内容提要

《中医眼科学》是中医药学高级丛书之一。由湖南中医药大学李传课教授主编。

全书分为五篇，第一篇为眼科基础，主要介绍发展史，眼与其他组织的关系，五轮八廓学说，病因病机，眼科诊断等内容；第二篇为眼科治疗，含治法、方药与针灸；第三篇为眼科病症，计114个；第四篇为眼的解剖生理与检查；附篇为眼部肿瘤与先天异常。全书既努力发掘了前人业已取得的成就，又汲取了当代新经验、新理论、新观点、新技术、新成果。可供眼科教学、医疗、科研等人员参考。

中医药学高级丛书

中医眼科学

第2版

主　编　李传课

副主编（以姓氏笔画为序）

李志英　曹建辉　彭清华　谢立科

图书在版编目（CIP）数据

中医眼科学/李传课主编. —2版. —北京：人民卫生出版社，2011.4

（中医药学高级丛书）

ISBN 978-7-117-13719-5

Ⅰ.①中…　Ⅱ.①李…　Ⅲ.①中医五官科学：眼科学
Ⅳ.①R276.7

中国版本图书馆CIP数据核字（2011）第008324号

中 医 眼 科 学

第2版

主　　编：李传课
出版发行：人民卫生出版社（中继线 010-59780011）
地　　址：北京市朝阳区潘家园南里19号
邮　　编：100021
E - mail：pmph @ pmph. com
购书热线：010-59787592　010-59787584　010-65264830
印　　刷：北京盛通数码印刷有限公司
经　　销：新华书店
开　　本：787×1092　1/16　　**印张**：56　　**插页**：2
字　　数：1392千字
版　　次：1999年11月第1版　　2025年9月第2版第15次印刷
标准书号：ISBN 978-7-117-13719-5
定　　价：113.00元
打击盗版举报电话：010-59787491　E-mail：WQ @ pmph. com
质量问题联系电话：010-59787234　E-mail：zhiliang @ pmph. com

中医药学高级丛书

中医眼科学(第2版)编写委员会

主　编
李传课

副主编（以姓氏笔画为序）
李志英　曹建辉　彭清华　谢立科

编　委（以姓氏笔画为序）
李　波　李传课　李全智　李志英　李清文
张　健　罗　萍　罗跃红　赵建浩　段俊国
俞兴源　徐茂生　曹建辉　彭清华　喻京生
曾明葵　谢立科　谢学军

中医药学高级丛书

中医眼科学(第1版)
编写委员会

主　编

李传课

副主编

曹建辉

编　委（以姓氏笔画为序）

李传课　李全智　李清文　罗　萍　赵建浩
段俊国　徐茂生　曹建辉　彭清华　曾明葵
谢立科　谢学军

协　编

俞兴源　喻京生　罗跃红　李　波　曾红艳

出版者的话

《中医药学高级丛书》(第1版)是我社在20世纪末组织编写的一套大型中医药学高级参考书，内含中医、中药、针灸3个专业的主要学科，共计20种。旨在对20世纪我国中医药学在医疗、教学、科研方面的经验与成果进行一次阶段性总结，对20世纪我国中医药学学术发展的脉络做一次系统的回顾和全面的梳理，为21世纪中医药学的发展提供借鉴和思路。丛书出版后，在中医药界反响很大，并得到专家、学者的普遍认可和好评，对中医药教育与中医药学术的发展起到了积极的推动作用，其中《方剂学》分册获得“第十一届全国优秀科技图书三等奖”，《中医内科学》获第16批全国优秀畅销书奖(科技类)及全国中医药优秀学术著作一等奖。

时光荏苒，丛书出版至今已十年有余。十余年来，在党和政府的高度重视下，中医药学又有了长足的进步。在“读经典，做临床”的学术氛围中，理论探讨和临床研究均取得了丰硕的成果，许多新观点、新方法受到了学界的重视，名老中医学术传承与经验总结工作得到了加强，部分疑难病及传染性、流行性疾病的中医诊断与治疗取得了突破性进展。在这种情形下，原丛书的内容已不能满足当今读者的需求；而且随着时间的推移，第1版中存在的一些问题也逐渐显露。基于上述考虑，在充分与学界专家沟通的基础上，2008年，经我社研究决定，启动《中医药学高级丛书》的修订工作。

本次修订工作在保持第1版优势和特色的基础上，增补了近十几年中医药学在医疗、教学、科研等方面的新进展、新成果。如基础学科方面，补充了“国家重点基础理论研究发展计划(973计划)”的新突破、新成果，进一步充实和丰富了中医基础理论，反映了当前我国中医基础学科研究的新思路、新方法；临床学科方面，在全面总结现代中医临床各科理论与研究成果的基础上，更注重理论与临床实践的结合，并根据近十年来疾病谱的变化，新增了传染性非典型肺炎、甲型H1N1流感、艾滋病等疾病的中医理论与临床研究成果，从而使丛书第2版的内容能更加适合现代中医药人员的需求。

本次修订的编写人员，在上一版专家学者的基础上，增加了近年来中医各学科涌现出来的中青年优秀人才。可以说此次修订是全国最具权威的中医药学家群体智慧的结晶，反映了21世纪第1个10年中医药学的最高学术水平。

本次出版共21种，对上一版的20个分册全部进行了修订，新增了《中医急诊学》分册。工作历时二载，各位专家教授以高度的事业心、责任感，本着求实创新的理念投入编写或修订工作；各分册主编、副主编所在单位也给予了大力支持，在此深表谢意。希望本版《中医药学高级丛书》，能继续得到中医药界专家和读者的认可，成为中医药学界最具权威性、代表性的重要参考书。

由于本套丛书涉及面广，组织工作难度大，难免存在疏漏，敬请广大读者指正。

人民卫生出版社

2010年12月

2版前言

本书是大型丛书——中医药学高级丛书之一，自 1999 年 11 月出版以来，得到了广大读者的认可与支持，至今已印刷了 4 次。然近十年来，社会在发展，科学在进步，中医眼科也在与时俱进。为了及时反映中医眼科之新进展，以满足广大读者的需求，人民卫生出版社于 2008 年 6 月下发了这套中医药高级丛书修订计划。我们根据修订计划的要求，将本书从以下三方面进行了一次全面修订。

首先，在保持本书原有优势与特色、框架与格式的前提下，汲取近十年来中医、中西医结合在眼科方面的新成果、新技术、新理论、新经验、新观点，这是修订的重点，主要体现在各章节【现代研究】项中。其次，为了更进一步切合临床实际，特在白内障治疗项下，介绍了当代的白内障手术；在附篇眼的解剖生理与检查节中增加了影像学检查。另对概念不严谨者修正之，古今文献重复者删除之，文字错漏者校正之。

为了发挥集体智慧，汲取各家专长，特在原版编写人员基础上增加了 3 名副主编和 6 名编委，同时我们又采取交叉审稿方式，旨在进一步提高修订质量。但由于编写人员分散，各自工作繁忙，可能仍有错漏或不妥之处，诚望同道指正。

李传课

2010 年 12 月

1版编写说明

本书是由卫生部教材办公室与人民卫生出版社组织编写的中医药学高级丛书之一。自编写任务下达后，即召开了编委会，学习了丛书编写的计划与要求，研究了有关编写事宜。

编写当代中医眼科学，如何处理好继承与发扬的关系，理论与实践的关系，中医与西医的关系，是我们历次编写教材、教参遇到的问题。通过编委会讨论，本书应始终以突出中医学为主，努力发掘前人业已取得的成就，汲取当代新经验、新理论、新观点、新技术、新成果；同时，也为了适应临床需要和面向未来，在保持中医药理论系统性和完整性的前提下，也适当编写了一些西医学知识，如眼的解剖生理与检查等。

本书分为五篇，第一篇为眼科基础，主要介绍发展史，眼与其他组织的关系，五轮八廓学说，病因病机，眼科诊断等内容；第二篇为眼科治疗，含治法、方药与针灸；第三篇为眼科病症，计 114 个；第四篇为眼的解剖生理与检查；附篇为眼部肿瘤与先天异常。全书共黑白线条图 140 幅，彩色图 28 幅。

本书编写眼科病症，是按概说（含简要沿革、中西病名对照）、病因病机、临床表现、诊断依据、鉴别诊断、辨证论治、其他治疗、转归预后、调护要点、预防要点、文献选录、现代研究等层次介绍的。在其他治疗项下，也包括了必要的西药。

本书眼底病全部采用西医学病名。这是因为古人受历史条件的限制，无当代的仪器设备，未能微观眼底变化，仅凭自觉症状命名，这种症状可以是多种眼底病的共有表现，也可以是一种眼底病的不同阶段，难以反映疾病的性质与具体部位；特别是当代眼科中医，已经汲取了西医学之长处，故特将眼底病采用西医学病名，继用中医理论阐述其病因病机和辨证论治。

本书编写中药 310 味，按主要作用分为 36 类。首先简介每味药的科属、性味、归经、功用与剂量等；药名采用我国药典规定的名称，原则上不写别名；主要重点介绍在眼科的临床应用，其他运用从略。其剂量是指成人一般的常用量，临证时可根据具体病情和药性进行适当增减。现代研究主要参考了江苏新医学院编的《中药大辞典》（上海科学技术出版社，1986 年 5 月）、中山医学院编的《中药临床应用》（广东人民出版社，1975 年 3 月）以及湖南中医学院编的《中药学》教材等著作。

本书编写方剂 309 首，其中内服方 243 首（含附方 38 首），外用方 66 首。按方剂的主要作用分为 35 类。选方的原则以古人论述精湛者，组方严谨合理者，临床验证有效者，可启发临床思维者。每首方剂按来源、组成、功能、主治、方解、按语层次介绍（外用方例外），其来源以眼科专著为主，主治范围以原著为准。方中犀角以水牛角代，虎骨以狗骨代。方名仍用古方名。

本书书末附有中药名及方剂名首字笔画索引，便于查阅。

本书在编写过程中，得到了各编委所在单位的支持，比较顺利地完成了编写任务，我们表示衷心感谢。但由于我们水平有限，书中错漏难免，诚望各位同道指正。

李传课

1998年10月

目　录

第一篇　眼科基础

第二篇　眼科治疗

第三篇 眼科病症

第四篇　眼的解剖生理与检查

附篇　眼部肿瘤与先天异常

第一篇　眼科基础

第一章

中医眼科发展史

中医眼科之发展，与医学其他各科一样，历史悠久，源远流长。起自何时，可以说有人类即有人类与眼病作斗争的史实。但当时无文字记载。自河南安阳殷墟出土甲骨文以来，根据主要的有关文献资料进行综合分析，可以看出，眼科是不断向前发展的。任何自然科学的发展与社会背景、社会经济紧密相连，所以眼科也有低谷阶段。一般认为，南北朝以前眼科处于萌芽阶段，隋唐时期为奠基阶段，宋元时期为独立发展阶段，明清时期为兴盛阶段，但自鸦片战争后的百余年间，眼科却处于衰落阶段，自建国至现在，眼科又得到了蓬勃发展。现按历史朝代顺序，将眼科发展概况介绍于后。

一、南北朝以前之眼科

(一)概述

这一时期远自上古至南北朝为止，经历了我国历史上夏、商、周、秦、汉诸代。该时期，我们的祖先通过一段漫长而原始的、一症一药对症治疗眼病的年代之后，开始对眼的解剖结构、生理病理，乃至辨证论治进行初步探索。但无系统资料，而散见于各种文献中。

据河南安阳殷墟出土的甲骨文，在当时王室祭祀祖先的祷辞或卜辞中(公元前1324～前1266年)，载有“贞王弗疾目”，“㞢(有)疾目其征(延)”，“疾目不征”，“大目不丧明”，“其丧明”等。可见当时已将眼这一视觉器官命名为“目”，眼病称为“疾目”，眼疾失明称为“丧明”。这是我国有关眼病的最早记载。春秋时期，《书经》载有“瞽奏鼓”，说明当时盲人多从事音乐事业，相传历史上著名乐师师旷就是盲人。《诗经》载有“矇瞍奏公”，据《毛传》解释：“有眸子而无见曰矇，无眸子曰瞍”，已将盲分为两类，盲而眼球完好者，称为矇；盲而眼球塌陷者，称为瞍。

关于眼的生理异常、眼病症状、眼的病理、眼的解剖等，也有较多散在记载。《荀子·非相》中谓“尧舜参瞳子”，《史记·项羽本纪》谓“项羽亦重瞳子”，这都是世界上关于先天性瞳孔异常的最早记载。《春秋左传·室公二年》有“睅其目”之句，睅即眼球突出貌，这是眼球突出的最早描述；在《僖公二十四年》中，又有“目不别五色之章为昧”，这又是色盲的最早概念。北魏高僧宋云在《行纪》中说：“雪有白光，照耀人眼，令人闭目，茫然无所见”，这是对雪盲症状的最早概括。雪盲也是一种紫外线伤害，因此紫外线眼炎从此就有记载了。在病症名与解剖名方面，《山海经》有眯、眴目、瞢，《五十二病方》有目痛、目外渍(眥)痛、目黄、目瞙(目芒)、如毋见等病症名，以及目内眦、目外眦、目内廉、目外廉、目前等解剖名称。汉代许慎撰集《说文解字》，虽说是一本字典，但涉及到眼生理病理已达120余字，可谓集汉以前关于眼生理病理之大成，至今仍有指导意义。如“睑，目上下睑也”，“眸，瞳子也”，“眯，草入目中也”，“眛，目不明也”，“眚，目病生翳也”，“瞤，目动也”等。以后刘熙撰集的《释名》又有新的补充。

关于眼病的治疗,《墨子·贵义篇》提到"今有药于此,食之则耳加聪、目加明",说明已用内服药物。《山海经》载有治疗各种疾病的药物120余种,其中有"其鸟多食尾,……食之不眴目"(西山经),"其鸟焉,……名曰鸪鹨,食之不灂"(北山经),"是多冉遗之鱼,……食之使人不眯"(西山经),"有草焉,……名曰植楮,……食之不眯"(中山经),"有兽焉,……名曰蜚蚔,……食之不眯"(中山经),"其中有鸟……名曰鸰鹦……服之不瞤"(中山经),"其名曰蓄草,服之不瞤"(中山经)等多种动植物药治疗眼病的记载。此外,《书经》、《诗经》也有一些治疗眼病的药物。《淮南子》还载有梣木治疗眼病,梣木即秦皮,具有清热燥湿退翳明目之功,至今仍为眼科所习用。该书还载有"目中有疵,不害于视,不可灼也",说明当时已有灼烙术。《晋书》载有"帝目有瘤疾,使医割之。"可见当时即可施行眼科的切瘤手术。在《肘后救卒方》、《刘涓子鬼遗方》、《肘后百一方》收载有少量治疗眼病的中药处方。另外,《庄子·外物篇》载有"眦搣可休老",即按摩眼眦周围组织可以防止视力衰退,免变老花。由此可见,药物、手术、针灸、按摩均已运用于眼科。

关于眼病的诊断,晋代王叔和所著《脉经》,列举了一些眼病所表现的脉象,目视晾晾可由肾实、胆虚、肝伤引起,目病可由肾与膀胱俱实所致。

这一时期,尚无专门的眼科医生。据《周礼·天官》所载,春秋时代的临床医学已有了疾医(内科)、食医(饮食调配)和疡医(外科)之分。同时,眼、耳、鼻、口、二阴已被作为一个系统(九窍)来认识,并积累了一定的临床经验,这就为包括眼在内的五官作为临床独立学科具备了可能性。据《史记·扁鹊仓公列传》载:"扁鹊过雒阳,闻周人爱老人,遂为耳目痹医",这可谓是最早的兼任五官科医生了。

这一时期,据《隋书·经籍志》载,有《陶氏疗目方》,甘浚之的《疗耳眼方》,前者可算是我国最早的一本眼科专著,可惜二书早已散佚,无法查考。

(二)重要文献简介

《黄帝内经》

《黄帝内经》简称《内经》,大约成书于战国时期,它集先秦医学之大成,在朴素的唯物主义观点指导下,比较全面地阐述了中医学的基础理论和辨证论治规律,亦奠定了临床各科发展的基础,还兼及了针灸与方药的治疗。除上述通用的基本理论能指导眼科外,还有许多直接关系到眼的生理、病理、诊断、治疗诸方面的原文,可以说,眼科许多基本理论都是在《内经》的基础上发展起来的。

眼与脏腑经络的生理病理关系方面:《内经》认为眼是机体的一部分,与脏腑经络有着非常密切的关系,不论在生理上、病理上都不可能分割开来。这方面的原文比较多,最具代表的是《灵枢·大惑论》,谓:"五脏六腑之精气皆上注于目而为之精。精之窠为眼,骨之精为瞳子,筋之精为黑眼,血之精为络,其窠气之精为白眼,肌肉之精为约束,裹撷筋骨血气之精而与脉并为系,上属于脑,后出于项中。"指出了眼之精明视物,是五脏六腑之精气不断输注于目的结果。基于如此紧密的关系,可以称为眼脏一体说。后来眼科的独特理论——五轮学说,也是在此基础上发展起来的。至于眼与经络的关系,也是非常密切的。《灵枢·邪气脏腑病形》说:"十二经脉,三百六十五络,其血气皆上于面而走空窍,其精阳气上走于目而为睛。"《灵枢·口问》说:"目者,宗脉之所聚也。"还论述了一些经脉起于目,或止于目,或经过目,或分布于目之周围。这些经络学说,一直沿用至今。病理方面,强调脏腑经络的失调,可以出现某一相应的临床症状,如《素问·脏气法时论》说:"肝病者,……虚则目晾晾无所见",《灵枢·决气》说:"气脱者,目不明",《灵枢·海论》说:"髓海不足,……目无所见"等原文,皆为后世眼科病理学的中心内容。

眼的生理功能方面，《素问·脉要精微论》说："夫精明者，所以视万物，别黑白，审短长。"《灵枢·脉度》也说："目能辨五色矣。"这些原文论述相当精辟，所谓别黑白，乃指眼具光觉功能；审短长，乃指眼具形觉功能；辨五色，乃指眼具色觉功能。这与现代认为视觉是由光觉、形觉、色觉三种功能组成的概念恰相吻合。另外，《内经》还认识到视物之大小与距离的远近有关，如《素问·气交变大论》："是以象之见也，高而远则小，下而近则大。"

眼的解剖名称方面：在《灵枢·大惑论》、《灵枢·癫狂》、《灵枢·口问》、《素问·玉机真脏论》等篇章，提到了目、眼、匡、内眦、外眦（锐眦）、液道、约束、络、白眼、黑眼、瞳子、目系等解剖名称。有些还论述了它的生理功能，如《灵枢·口问》说："目者宗脉之所聚也，上液之道也。……故悲哀愁忧则动心。心动则五脏六腑皆摇，摇则宗脉感，宗脉感则液道开，液道开故泣涕出焉。液者所以灌精而濡空窍者也。"说明液道是排泄泪液的，泪液可以濡养润滑空窍。

眼病病因学方面：《内经》对眼病病因的认识可概括为两个方面，其一为病理性致病原因，它又分为内因和外因两个方面。内因方面非常强调"邪之所凑，其气必虚"（《素问·评热病论》）；"正气存内，邪不可干"（《素问·刺法论》）。眼科也不例外。外因方面主要论述了风与热邪，如《素问·风论》说："风气与阳明入胃，循脉而上，……而为寒中而泣出"，《素问·太阴阳明》说："伤于风者，上先受之"，《素问·本病论》说："暴热而至，赤风瞳翳"等。认为风热之邪是眼病的常见病因，至今仍指导着临床。其二也论及了医源性致病原因。如《素问·刺禁论》说："刺匡上陷骨中脉，为漏为盲"，"刺面中溜脉，不幸为盲"。

眼病诊断方面：《内经》有关诊断方面的内容不少。如《灵枢·论疾诊尺》："目色赤者，病在心，白在肺，青在肝，黄在脾，黑在肾"，"诊目痛，赤脉从上下者太阳病，从下上者阳明病，从外走内者阳明病"，《素问·三部九候论》："瞳子高者，太阳不足"，"目内陷者死"等诸多原文，可从眼部的表现明确病位、病因，乃至预后转归。

眼病症状方面：《内经》记载的眼部病症较多，散见于各篇之中，收集起来计有赤脉、目盲、目瞑、目无所见、目不识人、目眯、目䀮䀮、目眴眴、目不明、目妄见、目转、目运、目眩、视歧、瞋目、目不合、泣下、泣出、见风泣下、目黄、目赤、目青、目白、目黑、目似脱、瞳子高、目匡陷、目内陷、戴眼、目眦疡、目痛、目内痛、目赤痛、目锐眦痛、眦青、漏、目下肿、目瞤瘛、窠上微肿如新卧起状等近40种。

另外，《内经》还将阴阳学说运用到眼科方面。如《灵枢·大惑论》说："瞳子黑眼法于阴，白睛赤脉法于阳，故阴阳合传而精明也。"还在《灵枢》经涉及了较多的针灸与少量药物治疗眼病的记载。

《神农本草经》

《神农本草经》大约成书于秦汉时期，是我国现存最早的药物学专著，比较全面地总结了汉代以前所积累的药学成就。它将药物分为上、中、下三品（即三类），计365味。上品为120味，多具补益功用，无毒益人；中品120味，可祛病补虚，无毒或有毒；下品为125味，能治病祛邪，多为有毒，不可久服。在上、中、下三品中，均有治疗眼病的药物。如治青盲药、治目痛药、治目翳药、治伤眦药、治泪出药、治目中淫肤药、治眼赤白膜药、治风邪目盲药、治目瞑药、治目欲脱药、治面目浮肿药、治夜视有精光药等，计80余味，可分别用于胞睑、两眦、白睛、黑睛、瞳神等部位的疾病以及一些全身性疾病的眼部症状。经长期临床实践，大多数药物功效比较正确，至今仍为眼科所常用。

《伤寒杂病论》

《伤寒杂病论》为东汉张仲景撰，大约成书于3世纪初，是仲景勤求古训、博采众长，结合本人临床经验撰集而成。书中以六经论伤寒，以脏腑论杂病，首创了理、法、方、药和辨证论治的原则，对临床各科均具有普遍指导意义。该书虽然主要阐述全身性疾病，但在部分条文中涉及20余种眼部病症，如目直视、目瞑、目黄、面目黄肿、目中不了了、睛不和、目眩、目赤、血从目出、眼中生花、其目正圆、目不得闭、目四眦黑、面目黯黑、目欲脱、两目浮肿、目泣自出、目青面黑、目睛晕黄、目窠上微肿等。其中所载“狐惑”一病，眼部表现为目赤如鸠眼，阴部有溃疡，当代认为是白塞综合征的最早记载。他所提出清热、解毒、除湿的治法，至今仍指导着该病的治疗。他在书中论述的方剂(后世称为经方)，许多可以用来治疗眼科疾病，如麻黄汤、越婢汤、五苓散、小柴胡汤、承气汤、白虎汤、苓桂术甘汤、炙甘草汤、泻心汤等。他所创立的六经辨证，对后世影响深远。如近代著名眼科教授陈达夫，通过多年潜心研究与临床探索，将仲景六经大法与眼科传统的局部辨证及全身辨证有机地结合起来，建立了独具一格的眼科六经辨证论治体系。

《针灸甲乙经》

《针灸甲乙经》是现存最早的针灸专著，为晋代皇甫谧撰集，大约成书于259年。本书是将《黄帝素问》、《针经》(即《灵枢》古名)、《明堂孔穴针灸治要》三部，“使事类相从，删其浮辞，除其重复，论其精要，厘为十二卷”，名为《针灸甲乙经》。该书论述了针灸经络、病因病理、腧穴部位、针灸手法与禁忌，及各类疾病证候的针灸取穴等，对先秦两汉针灸学成就作出了系统总结。其中有30余穴在主治中提到了眼病，但以头面部穴位居多，如攒竹、睛明、承泣、四白、颧髎、上关、上星、水沟、神庭、本神、头临泣、风池等，远道穴位次之，如内关、解溪等。主治眼病症状中，在前人基础上，增加了远视不明、白膜覆瞳子、目白翳、目痒等病症名。为后世针灸治疗眼病奠定了基础。

二、隋唐时期之眼科

(一)概述

隋唐时期，国家统一，社会稳定，经济繁荣，文化进步，对外交流也比较频繁，从而促进了中医学的发展，眼科也不例外。

这一时期，医著比较丰富，在一些全书、方书中已有集中记载眼科证治的文献，如《诸病源候论》、《备急千金要方》、《千金翼方》、《外台秘要》、《范汪方》、《深师方》、《崔氏方》、《张文仲方》等。特别是已出现《龙树眼论》、《刘皓眼论准的歌》等眼科专著。说明对中医眼科在前人的基础上，又有新的认识。

解剖方面：《外台秘要》将眼睛称为眼珠，谓：“其眼根寻无他物，直是水耳，轻膜裹水，圆满精微，皎洁明净，状如宝珠，故曰眼珠。”认识到眼珠由白睛、黑睛构成外壳，计有三层，但黑睛部分只有一层，谓：“人眼白睛重数有三，……黑睛水膜只有一重。”《龙树眼论》记载的眼解剖名称较《内经》又有增多，计有眼、睛、眶、眦、眼头(又称大眥头)、眼尾、眼睑、上睑、下睑、睫、眼毛、眼睑皮里、瞳人(又称水轮)、白睛、黑珠(又称乌珠)、眼带、赤脉等。这些记载，较前人又发展了一步。

生理方面：《内经》虽已确定了眼的生理功能，但如何才能完成这一功能，没有明确的解释。至《外台秘要》才有新的认识，认为“黑白分明，肝管无滞，外托三光，内因神识，故有所见。”即指出眼能视物至少应具备三个条件：一是眼的组织结构正常(黑白分明，肝管无滞)；

二是需有光线照明(外托三光),三是大脑意识正常(内因神识)。这种见解与现代医学有着十分相似之处。《龙树眼论》描述的对光反射,形象而生动,谓"瞳人端正,阳看能小,阴看能大。"可见当时望诊之细是不可比拟的。

五轮学说方面:在《刘皓眼论准的歌》里,他在前人的基础上,首次提出了五轮。有歌词曰:"眼中赤翳血轮心,黑睛属肾水轮深,白睛属肺气轮应,肝应风轮位于沉,总管肉轮脾脏应,两睑脾应病亦侵。"

病因病机方面:这一时期,已有专门论述眼科病因病机的文献,在《内经》的基础上,将眼科病因进一步具体化,如《备急千金要方》提出了十九条病因,《外台秘要》在此基础上又补充了"日没后读书、雪山巨睛视日、极目瞻视山川草木"等病因,这些病因与眼科紧密相连,至今仍有临床意义。病机方面强调以脏腑为主,如《备急千金要方》提出了肝虚、肝虚寒、肝受风寒、肝热、肝实热、胆虚寒、胆受风邪、肾阳虚、肾阴虚、膀胱肾冷、脾热等多种病机。这在前人基础上又有补充和发展。

眼科病症方面:《诸病源候论》中收载了50余候,《备急千金要方》有100多个病症。其中有些病症是最早的,如《诸病源候论》中雀目候,言:"人有昼而睛明,至瞑(黄昏)则不见物,世谓之雀目。言其如鸟雀,瞑便无所见也。"据考查,这种记载比欧洲要早出1000多年。眼部寄生虫病,即腊目候,也是记载比较早的。又有目肥候,其症为"白睛上生点注,或如浮萍,或如榆荚,有如胡粉色者,有作青黑色者,似羹上之脂,致令目暗,也呼之为肥目",这种描述类比结膜干燥之毕脱斑,可信度很高。可见当时不仅在前人基础上增加了不少病症,而且描述形象而具体。

治疗方面:这个时期对眼病的治疗,可谓丰富多彩,既有内服药物,又有外用药物;既有手术治疗,又有针灸治疗。如《备急千金要方》载有39个内服方,其中运用动物肝治疗维生素A缺乏之夜盲,既科学,又验廉,至今千百年而不衰。该书载外用方60个,其运用方法有点眼、滴眼、洗眼、渍目、熨目、熏目、外涂等,这些方法一直沿用至今。手术治疗某些眼病,发展也很快。《外台秘要》首次提到"金篦诀"治疗白内障,《龙树眼论》在手术适应证、术前准备、术中方法、术后护理作了补充。《备急千金要方》对胬肉攀睛提出割除术,《外台秘要》针对割后易复发,改用烙灼法,《龙树眼论》则兼采两家之长,综合为割烙法。针灸治疗在《备急千金要方》、《外台秘要》等著作中均有收录。可见这个时期的治疗,较之前人又完备了很多。

唐代不仅创行多种眼科手术,而且可配制义眼。如《太平御览》谓:"唐崔瑕失一目,以珠代之。"《吴越备史》谓:"唐立武选,以击球较其能否,置铁钩于球杖以相击,周宝尝与之选,为铁钩摘一目,睛失……敕赐木睛以代之。"这是世界上装义眼的最早记载。

另在唐初武德年间(624年),专门设置了太医署,从事医疗保健和管辖医学教育。当时分设医科、针科、按摩科、咒禁科,在医科中又分为体疗、少小、疡肿、耳目口齿、角法等五种。可见当时五官科从内外科范围内划分出来,自行一科,这对眼科的发展,进一步奠定了良好基础。

(二)重要文献简介

《诸病源候论》

隋代巢元方等人所著《诸病源候论》(公元610年),是我国现存的第一部论述病因病理和证候的专书。全书分67门,载列证候1720条。该书卷二十八为目病诸候,集中收载了眼病38候。即:目赤痛候、目胎赤候、目风赤候、目赤烂眦候、目数十年赤候、目风肿候、目风泪出候、目泪出不止候、目肤翳候、目肤翳覆瞳子候、目息肉淫肤候、目暗不明候、目青盲候、目青盲有翳候、目茫茫候、雀目候、目珠管候、目珠子脱出候、目不能远视候、目涩候、目眩候、目视一物为两候、目偏视候、目飞血候、目黑候、目晕候、睸目候、目胗矆候、睢目候、目眇候、目蜡候、目肥候、目皰疮候、目脓漏候、目封塞候、目内有丁候、针眼候、割目后除痛止血候。还有他卷中记载的全身病眼征10余候。该书遵循《内经》旨意，进一步阐述了眼病的发病机制，强调邪之所凑，其气必虚，如论述因虚招邪因虚邪袭的眼病即达19候之多。在脏腑病机方面，认为脏腑失和可致眼病，但以肝脏病机为主，在病因之中以风热为先。这些论点为后世祛风清热、清肝泻火奠定了理论基础。

《备急千金要方》、《千金翼方》

《备急千金要方》简名《千金要方》，为唐代孙思邈撰集，约成书于7世纪中期，共30卷。该书较系统地总结了唐代以前的医学成就。记述了本草、制药、妇、儿、内、外等各科病证，以及解毒、备急、食治、养性、平脉、针灸孔穴主治和导引等多方面内容。在卷六与卷三十有集中记载的眼科资料。《千金翼方》是作者为补充《千金要方》而编辑的，也是30卷。卷一中有眼科中药资料。

该书首次明确地提出了容易导致眼病的十九种因素。曰"生食五辛，接热饮食，热餐面食，饮酒不已，房室不节，极目远视，数看日月，夜视星火，夜读细书，月下看书，抄写多年，雕镂细作，博弈不休，久处烟火，泣泪过多，针头出血过多，右(以上)十六件是丧明之本，养性之士宜熟慎焉。又有驰骋田猎，冒涉风霜，迎风追兽，日夜不息者，亦是伤目之媒也。"

该书述及的眼部病症也比较多，达100余个。但绝大多数是眼病症状。现大体可归纳如下：

目赤类：目赤肿痛、眼昏赤、赤脉息肉、面黄目赤、赤痛、外眦赤痛、胎赤眼、眼眦赤、目赤而视物不清。

目痛类：瞳人痛、眼痛闭不开、眼痛、目眦痛如刺、目痛如脱、目卒疼痛、目痛不明、目痛、目中风肿痛、大风目痛。

目烂类：泪出烂眦、眦烂有翳、眦烂赤、风眼烂眦、目烂赤、睸目。

目泪类：高风眼泪、风泪出、恶风泪出、泣出目痒、睛赤冷泪、目痒泪出、目不明泪出、目痛泪出不止、中风冷泪出、风痒赤痛。

目痒类：目痒、瞳子痒、风痒赤痛。

翳膜类：淫肤白翳、目中淫肤、白幕覆瞳子、目中白翳、风翳、内眦赤痛痒生白肤翳、目生障翳、浮翳、热翳、凌睛、毒病后目赤痛有翳、热病后生翳、目翳覆瞳睛、风热生翳赤白膜、白膜侵睛、目中息肉淫肤、胬肉、目黄生翳。

视昏与盲类：眼暗、目䀮䀮无所见、目瞑、目昏浊、目茫茫昏、视物漠漠、青盲、远视不明、膇目䀮䀮、雀目、眼暮无所见、偏视不明、眼漠漠阇、失明漠漠、热病后眼暗失明、眼病不明。

视觉异常类：见两物、谛视生花、目眩、目失精彩、目眩冒、视如见星。

外伤类：目为物伤触青黑、眯目不明、砂石草木入目、稻麦芒入目、目中眯不出。

其他：目生珠管、目睛黄、面目浮肿、目瞤动、目系急目上插、目涩暴变、目青而呕、目眦伤、白睛青、目黄振黄、目上反、目卒肿。

治疗方面，孙思邈针对不同的眼病，采用不同的治疗方法。介绍了内服和外用药方81首。在内服药方及食治中首先提出了猪、牛、羊、兔等动物肝脏的明目作用。在外用药的数量与方法多样化方面有较大的发展，首次记载了赤白膜(翼状胬肉)的割除手术。关于针灸治疗眼病的资料也极为丰富，大大超过了以前各书。所以，《备急千金要方》、《千金翼方》对后世眼科发展颇具影响。

《外台秘要》

《外台秘要》一书为唐代王焘撰于752年，计40卷。本书汇集了唐代及其以前的数十种医学著作分类选编而成。内容十分丰富，记述内、外、妇、儿、五官各科病症，采药、制药、服石、腧穴和灸法等。计1104门，6000余方。眼科资料集中在第二十一卷，保存了唐以前多种眼科文献。

卷二十一，首先引入了反映印度医学理论的《天竺经论眼》，谓眼为六神之主，身由地、水、火、风四大原质所成。在眼的解剖生理方面，认为眼乃轻膜裹水，外膜白睛重数有三，黑睛水膜只有一重；对眼的视觉功能也提出了新的见解。在论述病机方面，提出了绿翳青盲之类的眼病（类似青光眼），系“皆从内肝管缺眼孔不通所致”的独特见解。在眼病论治方面，谓治脑流青盲眼（相当于白内障）“宜用金篦决，一针之后豁若开云而见白日”，这是我国关于金针拔内障的最早记载。而且在对脑流青盲眼、乌风眼、绿翳青盲、黑盲等证治的记述中，实际上还首次对白内障、青光眼、眼底病等进行了鉴别诊断。该书对眼病的治疗，主要是内治法，针灸方面只有灸法而未采用针法。此外，该书还辑录了晋唐间医书中诊治眼病的大量资料，并且首次按证候分类法，将眼病分为十九类，对各类眼病，除简述证候外，并有治疗处方150个，这种分类法，为后世许多眼科著作所采用，参考价值甚高。

《龙树眼论》

《龙树眼论》是我国著名的眼科专著。由于原著已散佚，其作者和成书年代不详。但在北宋《崇文总目》（公元1034～1042年）以及南宋初叶郑樵所著《通志》（公元1161年）均有此书名的记载，可见唐朝确有此书。再从唐代白居易“案上漫铺龙树论，盒中空捻决明丸”的诗句来看，说明此书在唐代较为盛行。该书虽然无法查考，但可从明代朝鲜金礼蒙来我国编著大型方书《医方类聚》里，可以看到《龙树菩萨眼论》一书，且排列在《诸病源候论》之前，据此推测可能是隋代作品。该书可划分为总论与各论两部分。总论计有“眼疾因起、谬误失理、应伏宜治、枅理诫约”四节。各论30节。每节依次介绍症状，或病名，或病因或病机，再介绍治疗或预后或注意事项等。病症范围主要是内障（白内障），绿盲（青光眼类），乌风，黑风，雀目，青盲，坐起生花，劳眼（玻璃体混浊），劳热（外障眼病），天行赤眼，暴风，息肉眼（小眦赤脉），顺翳，逆翳，翳如旋螺，损翳（蟹睛），倒睫，漏睛眼，睑皮旦生赤肉，上睑皮里有核，粟子疾（睑结膜结石），风眼（流泪、痒）胎赤，疼痛突出，撞刺作翳，撞打睛出，神祟眼（忽然赤痛），以及偏风牵行等30余种病症。治疗上提出白内障“唯用金针拔之”；青光眼“初觉即疗之”；霰粒肿宜“翻眼皮，可针破，捻去物”；睑结膜结石“可翻眼皮，起针拨去”等。此外，还专有“治小儿眼条例”，言“大小有异，长幼殊乖”，用药亦有别。书中许多基本论点、治法、方药等，对后世眼科影响很大。

《刘皓眼论准的歌》

《刘皓眼论准的歌》也是一本眼科专著，该书亦已散佚。据南宋郑樵《通志》亦载有此书名，说明系宋以前文献。该书在《宋史》中又称《刘皓眼论审的歌》。据日本人丹波元胤考证，现存《秘传眼科龙木论》中的“审的歌”即属《刘皓眼论准的歌》的内容。

根据《秘传眼科龙木论》中龙木总论“审的歌发挥”可以了解到该书的写作目的、命名缘由以及其内容概况。该书以诗歌体裁写成，将眼病分为内、外障72症，这是我国最早论述内外障具体内容的文献；而书中的“五轮歌”首次记述了眼科五轮的解剖位置。这对后世中医眼科学的发展影响深远。

三、宋元时期之眼科

(一)概述

宋元时期，即公元960年～1368年，历经400余年，眼科得到了较大发展。在北宋元丰年间(公元1076～1085年)，太医署设有九科，眼科为其中之一，当时将《龙树眼论》作为教材之一，学生3000余人，其中20余人专习眼科，自此，眼科成为独立专科。这自然有利于眼科的独立发展。

这个时期，医学巨著及其他方书、全书较多，如《太平圣惠方》、《圣济总录》、《幼幼新书》、《本事方》、《太平惠民和剂局方》、《仁斋直指方》、《儒门事亲》、《刘河间伤寒六书》、《东垣十书》、《丹溪心法》、《世医得效方》等，其中有专论、专卷眼科文献。据考，这时期的眼科专著，有《秘传眼科龙木论》、《银海精微》、《原机启微》等。从上述文献可以看到，眼科不论在基础、临床诸方面，均有较大发展。

五轮八廓方面：五轮学说在北宋初期开始被引用，并有发挥。如《太平圣惠方》将《黄帝内经》有关五脏、五色、五味、五方、五行、天干等理论引入五轮学说之中。谓："五轮应于五脏，随气之主也。肝者，在脏为肝，其色青，其味酸，属东方甲乙木也，王于春。肝气通于目，左目属甲为阳，右目属乙为阴。肝生风，眼有风轮也。虽有其名，形状难晓，与水轮相辅也。心者，在脏为心，其色赤，其味苦，属南方丙丁火也，王于夏。心主血，眼有血轮也。血轮与肉轮相连，赤黑色是也，此轮忌针。脾者，在脏为脾，其色黄，其味甘，属中央戊己土也，王于四季十八日。脾生肉，眼有肉轮也。肉轮在外，郁郁黄色也，今俗为白睛也。肺者，在脏为肺，其色白，其味辛，属西方庚辛金也，王于秋。肺生气，眼有气轮也。气轮在肉轮之下，隐而不见也。肾者，在脏为肾，其色黑，其味咸，属北方壬癸水也，王于冬。眼有水轮也，水轮在四轮之内，为四轮之母，能射光明，能视万物，今呼之瞳人也。"这种理论充实了五轮学说之内涵，也被后世有些医家所采用。但至南宋末叶，杨士瀛的《仁斋直指方》(1264年)对五轮的脏腑配属及定位比较明确。谓："其首尾赤眥属心，其满眼白睛属肺，其乌睛圆大属肝，其上下肉轮属脾，而中间黑瞳一点如漆者，肾实主之，是属五脏，各有证应，然论其所主，则瞳子之关系重焉。"后世有不少医家即采用这种五轮学说。但也有些医家在此基础上加入了五脏之精气上营于五轮之说。如《世医得效方》谓："白属肺，气之精气轮。黑属肝，筋之精风轮。上下睑属脾胃，肉之精肉轮。大小眦属心，血之精血轮。瞳神属肾，肾之精水轮。"这样，进一步完善了五轮与脏腑的生理病理关系。另外，在这一时期，也开始出现了八廓学说。南宋陈言所著《三因极一病证方论》，首次记载了"八廓"一词，但无具体内容。《葆光道人眼科龙木集》首次论述了八廓的具体名称及其与脏腑的关系。谓："关泉廓：小肠之腑属关泉，受病先从心经传，两眦多生热泪痒，但调经脉自然痊。养化廓：三焦有病肝中藏，冒暑冲风必犯光，凉膈邪犹留中宫，连投热药病难当。抱阳廓：内抱真阳是命门，眼前花乱色难分，不能补肾调肝胆，赤脉交加热有根。传道廓：传导为土本经根，肺气壅滞热风侵，太阳若顺应须愈，痛涩之时翳犯睛。水谷廓：食气伤脾在胃中，更加积热两相冲，胞沿渐肿侵睛赤，不解中宫热不通。津液廓：膀胱为水肾为元，冷热相刑未截居，青赤翳来轮廓内，非凭妙手不能除。清净廓：视物依稀在雾中，似雾隐乎障睛瞳，更加冷泪频频下，此是肝家虚冷收。会阴廓：肾中之病有因由，酒色气多有常忧，莫道睛疼无大咎，那堪障翳裹睛休。"此种八廓学说在眼部无定位，只是与脏腑功能联系起来。至《世医得效方》，则将八廓配在眼部的相应部位上，从廓位的表现，测知脏腑之生理病理变化，并将自然界八象(天、水、山、雷、风、火、地、泽)冠以廓名，即天廓、水廓等。《银海精微》则综上述两说，又首次加进了八卦正名(乾、坎、艮、震、巽、离、坤、兑)。自此，每廓均有了功能性、八象、八卦三种廓名。

病因病机方面：《太平圣惠方》、《世医得效方》基本遵循《千金要方》之十九因，略有增减，总体看来以外因为主。但在《三因极一病证方论》提及了内因，谓："六淫外伤，五脏内郁，饮食房室，……皆能病目。"在病机方面，宋元时期比较重视脏腑病机。如《太平圣惠方》中有22条关于肝脏虚实寒热所致目病的病机，另有15条涉及胆、脾、胃、肺、肾等脏功能失调所致目病的病机。《仁斋直指方》强调内障以肝肾虚弱为主的病机。谓："目者，肝之外候也，肝取木，肾取水，水能生木，子肝，母肾，焉有子母能相离者哉？故肝肾之精气充，则精采光明，肝肾之气乏，则昏蒙晕眩。"另外，这时期也认识到，病因与病机难以截然分开，故《原机启微》按病因与病机分类，论述了18类眼病。

眼科病症方面：这时期的著作对眼科病症有增加，如《太平圣惠方》比唐代以前增加了：丹石毒攻眼、眼睑垂肿、坠睛、小儿眼雀目、小儿眼青盲、小儿缘目生疮、小儿疳眼、小儿眼赤痛等。《圣济总录》又在《太平圣惠方》的基础上增加了：肝虚眼、肝实眼、目睑垂缓、将变内障、眼目眵䁾、目晕等。眼科专著《秘传眼科龙木论》、《银海精微》在此基础上进行归纳整理，有增有减。但本时期最显著的特点是将眼科病症分为两大类，即外障与内障。如《秘传眼科龙木论》载有内障二十三，外障四十九，合为七十二证。外障中对角膜病描述最多，急性与慢性、浅层与深层、原发与继发、感染与非感染均有论述。内障中以白内障描述最详，从颜色、形状、深浅多方面进行描述，包括今之老年性、先天性、并发性、外伤性诸种白内障，对后世影响深远。

眼病治疗方面：这时期治疗眼病的方剂空前增多。如《太平圣惠方》收集500多首，《圣济总录》收集800多首。有的书籍收集方剂不多，但对方剂的主治、服法比较明确。如南宋陈师文等将宫廷药局收存的有效方剂核定而成《太平惠民和剂局方》十卷本，书中卷七有"治眼目疾"一篇，对所收锦鸠丸等20余方皆注明主治证侯及服用法、配制法。这对方剂的规范有一定意义。另外，此时期记载针灸治疗眼病的文献也比较丰富。如《圣济总录》收载穴位130多个，每穴均有定位、主治、针法及注意事项，这比前人又前进了一步。

金元时期四大医家的学术思想对眼科影响很大。刘完素(1110～1200年)主火论，他在《素问玄机原病式》提出："目昧不明，目赤肿痛，翳膜眦疡皆为热也，及目瞑，俗为之眼黑，亦为热也。然平日目无所见者，热气郁之甚也。"张从正(1156～1228年)继承主火论，进一步强调"目不因火则不病，何以言之？气轮变赤，火乘肺也；肉轮赤肿，火乘脾也；黑水神光被翳，火乘肝与肾也；赤脉贯目，火自甚也。能治火者，一句可了。"李东垣(1180～1251年)主脾胃，他在《兰室秘藏》中言："夫五脏六腑之精气皆禀受于脾，上贯于目。脾者诸阴之首也，目者血脉之宗也，故脾虚则五脏之精气皆失所司，不能归明于目矣。……凡医者不理脾胃及养血安神，治标不治本，是不明正理也。"朱丹溪(1281～1358年)提出阳常有余、阴常不足论，引申《内经》旨意，指出"人年至四十，阴气自半"，"男子六十四岁而精绝，女子四十九岁而经断，夫以阴气之成，止供得三十年之视听言动"，所以力举滋阴。这些学术思想，对眼科的病机学、治疗学均有发展，影响深远，至今仍有临床意义。另外，刘完素还将《内经》之玄府学说引申到眼科，认为玄府在生理上是精津气血升降出入之通道；病理上玄府郁闭是多种内障眼病的原因。这为后世研究玄府学说奠定了基础。

宋元时期，眼镜也已发明和使用。如南宋赵希鹄《洞天清录》说："叆叇，老人不辨细书，以此掩目则明，"《正字通》释叆叇即眼镜也。可见当时即有老花眼镜了。

(二)重要文献简介

《太平圣惠方》

《太平圣惠方》由北宋王怀隐等人集体编写，刊于公元992年，收集了北宋以前的各种医方书，共100卷。该书收眼科方500余首，按方剂主要作用分类，如治眼赤诸方，治眼风赤诸方，治眼胎赤诸方，治眼赤烂诸方，治眼赤肿痛诸方，治热毒攻眼诸方，治丹石毒上攻眼目者诸方等57类。每类对病因病机均有扼要阐述，其立论多遵循《诸病源候论》与《黄帝内经》；然后先列主治证候，再列处方、制法、服法等。在基础理论方面，对眼生理解剖的认识并列了《黄帝内经》、《外台秘要》、《刘皓眼论准的歌》三家之说，但对五轮的配位有所改变；对眼病病因的论述，在《备急千金要方》19因的基础上，去掉了5因，又增加了10因；对五轮学说的阐述，引入《内经》五行生克原理，将五轮学说首次明确地运用于眼病病机理论方面，使五轮学说的临床应用向前推进了一步，并且以“眼通五脏，气贯五轮”的观点，强调了以五轮学说为基础的整体观念。在临床治疗方面，不仅介绍了前代治疗眼病的内治与外治方药，对眼科手术也收集得较全面，尤其是对金针开内障法作了较为详细的介绍，包括手术适应证、术前准备、操作方法、术后护理及注意事项。另外，根据当时炼丹服石成风，新增了治丹石毒上攻眼目诸方。因此，该书是一部很有价值的参考文献。

《圣济总录》

《圣济总录》，宋徽宗时由朝廷组织编撰，成书于1117年，录辑历代医籍及民间验方整理汇编而成，计200卷。第102～113卷为眼科文献。编写体例以病统方，如肝虚眼，肝实眼，肾肝虚眼黑暗，目胎赤，目赤痛，目赤肿痛，目热碜痛赤肿，风热冲目虚热赤痛，目风赤，暴赤眼，目赤烂，目积年赤，目飞血赤脉，目血灌瞳人，赤脉冲贯黑睛，坠睛，蟹目，目珠子突出，白睛肿胀，目暴肿，目风肿，目睛疼痛，目涩痛，目痒急及赤痛，五脏风热眼，目偏视风牵，目风寒眼，目风泪出，丹石毒上攻目，时气后患目，目晕，目昏暗，目晾晾，眼眉骨及头痛，目见黑花飞虫，息肉淫肤，目生胬肉，目内生疮，目脓漏，目生珠管，斑痘疮入眼，雀目，目睑生风粟，眼睑垂缓、眼睑肿鞕，倒睫拳挛，目生肤翳，目生丁翳，目生花翳，翳膜遮障，远年障翳，目青盲，将变内障眼，内障眼针后用药，外物伤目，目眵䁾，眯目，针眼58种病症。每个病症项下先论病因病机与症状，再列多个方剂，包括单方、验方，可供临床医生选择，共计800余首。在113卷项下，专篇论述了钩割针镰与熨烙的适应证及操作方法与注意事项。但该书未收录金针拨内障及五轮学说。因本书收集资料丰富，至今仍为一部有参考价值的文献。

《世医得效方》

《世医得效方》，元代危亦林著。刊于1345年。该书是作者根据其五世家传医方编写而成。分别论述了内、外、妇、儿、五官及伤科等各类疾病的证治，计19卷。卷16为眼科文献。其内容分总论、各论、附篇三部分。总论主要阐述了五轮八廓学说。对五轮，用《黄帝内经》的生理解剖观点，将五轮所配眼位与《灵枢·大惑论》所述眼部与脏腑相应的关系相吻合，形成了沿用至今的五轮配位法；对八廓，不仅首次配上了八象名称，而且还首次给每一廓配属了眼位，充实了八廓的内容。各论列眼病72症，多数有治有方，少数认为难治或不可治。附篇是对各论的补遗，介绍了作者对16种眼病的辨证论治。

《秘传眼科龙木论》

本书为古代著名的眼科专著，其作者及其著作年代不详，但据考证，为宋末元初之作品，乃作者撰集前人多种眼科文献而成。最早的有唐代的《龙木论》，最迟的是宋代著作。全书共10卷，可分为三部分，第一部分为《龙木论》、《刘皓眼论审的歌》及其他部分组成；第二部分为诸家秘要名方、针灸、药性组成;第三部分为《葆光道人眼科龙木集》。本书的主要成就,在于保存了隋唐时期之《龙木论》、《刘皓眼论审的歌》等眼科文献,从而得知五轮学说之最早记载。其次是将眼病分为内障与外障两大类,内障 23,外障 49。即圆翳内障,冰翳内障,滑翳内障,涩翳内障,散翳内障,浮翳内障,沉翳内障,横翳内障,偃月翳内障,枣花翳内障,白翳黄心内障,黑水凝翳内障,胎患内障,五风变内障,雷头风内障,惊振内障,绿风内障,乌风内障,黑风内障,青风内障,肝虚雀目内障,高风雀目内障,肝风目暗内障,肝虚积热外障,伤寒热病后患目外障,混睛外障,胬肉侵睛外障,两睑粘睛外障,钉翳根深外障,膜入水轮外障,黑睛如珠外障,花翳白陷外障,冰瑕翳深外障,玉翳浮满外障,因他病后生翳外障,逆顺生翳外障,鸡冠蚬肉外障,睑生风粟外障,胞肉胶凝外障,漏睛脓出外障,蟹睛疼痛外障,突起睛高外障,风牵㖞偏外障,倒睫拳毛外障,风牵睑出外障,神祟疼痛外障,旋螺尖起外障,鹘眼凝睛外障,辘轳转关外障,偶被物撞破外障,撞刺生翳外障,血灌瞳人外障,眯目飞尘外障,天行后赤眼外障,暴赤眼后急生翳外障,胎风赤烂外障,风赤疮痍外障,冲风泪出外障,暴风客热外障,睑硬睛痛外障,眼痛如针刺外障,眼痒极难忍外障,眼坐起生花外障,瞳人干缺外障,眼黄膜上冲外障,眼赤膜下垂外障,眼小眦赤脉外障,小儿通睛外障,小儿癍痘入眼外障,小儿睑中生赘外障,小儿疳眼外障,小儿青盲外障,共计七十二症。其中对白内障、青光眼、角膜病描述较为详尽,至今仍有临床指导意义。对每个病症的编写,先冠以病症名,再叙述初期表现,演变后症状,病因病机和各种治疗方法,并提示必要的禁忌,歌诀随后,继列方药。病名、症状、病因病机、病程演变、治法方药各个环节都已基本具备,初具眼科辨证论治之体系。再次在治疗上注重内外合治;比较详细的介绍了开内障的针法,术前、术后护理。第三部分之《葆光道人眼科龙木集》作为附篇排在最后,其内容录自《太平圣惠方》、《黄帝内经》、《七十二证眼论》等医学著作。

《银海精微》

《银海精微》著者及成书年代不详,托名孙思邈著。但在唐宋《艺文志》里,无此书名记载,孙思邈传亦未提及此书。首次将眼称为银海者,见于北宋末叶苏轼的《雪诗》,首次引用此书者,见于明初楼英的《医学纲目》,据此推测本书为宋以后之著作。全书计 2 卷。书中介绍了五轮八廓等基本理论,重点介绍了 81 种眼病的病因病机与证治,还附有简明插图。多数眼病可见于唐宋眼科文献,也有少数是新增的,均有论述,附篇涉及眼的生理、病理、辨证与治疗,以及药性、外用药制法等,可谓一应俱全。该书始终遵循《黄帝内经》所倡导的整体观思想,以阐述眼的生理、病理、诊断和治疗。在生理上强调眼须依赖脏腑气血的濡养,谓:"眼者,乃五脏之专精也;目者,乃心之窍也;瞳人者,肾之精也。"在病机上,认为脏腑功能失调及阴阳气血失和是导致眼病发生的内在原因,因而形成了以内服药物为主的治疗学(全书 90%是内服方)。同时,该书也注重因人、因地制宜和因时论病的天人合一观,指出:"北方之人故与南方之人用药有不同","视人之形气虚实,体之盛衰","老少不同"而治疗。在诊查眼病时,应"先审瞳人神光,次看风轮,再察白仁,四辨胞睑二眦",以免遗漏病情。这些学术思想,对中医眼科的发展,起了良好的作用。

《原机启微》

本书为元·倪维德撰,刊于 1370 年,计 2 卷。原著未见,但被《薛氏医案》与《古今医统》录载。上卷将眼病按病因病机分为十八类,即淫热反克之病,风热不制之病,七情五贼劳役饥饱之病,血为邪盛凝而不行之病,气为怒伤散而不聚之病,血气不分混而遂结之病,热积必溃之病,阳衰不能抗阴之病,阴弱不能配阳之病,心火乘金水衰反制之病,内急外弛之病,奇经客邪之病，为物所伤之病，伤寒愈后之病，强阳搏实阴之病，亡血过血之病，斑疹余毒之病，深疳为害之病。这种病机分类是遵《内经》之旨，据前人之所长，结合本人临床，首次深入地阐述了病因病机说。下卷首论组方原则，继列方剂 46 首，每首方剂均有明确的君臣佐使。用药达 105 味，以升发药、清热药、调和胃气药居多。由于本书深入阐述了病因病机，组方又强调君臣佐使，对后世影响深远，有些方剂至今仍为临床所习用。

四、明清时期之眼科

(一)概述

自明代至清代鸦片战争之前的 470 余年间，中医眼科的发展已达到了历史的高峰。这个时期，不论是眼科文献的数量和质量，眼科理论与临床知识的深度与广度，均大大超过了以前各代。唐宋时期的不少眼科医著，也在此期重版，今天所见到的眼科古籍，大多是明清时期的版本。这个时期，中医眼科有较大贡献的方书丛书主要有:《普济方》、《医方类聚》、《薛氏医案》、《古今医统大全》、《医学入门》、《本草纲目》、《证治准绳》、《古今医鉴》、《景岳全书》、《张氏医通》、《古今图书集成·医部全录》、《医宗金鉴》等。主要的眼科著作有《一草亭目科全书》、《审视瑶函》、《目经大成》、《眼科阐微》、《秘传眼科纂要》、《眼科百问》、《异授眼科》、《银海指南》等。在医学教育方面，明代设太医院，内设大方脉科、小方脉科、妇人科、疮疡科、针灸科、眼科、口齿科、接骨科、伤寒科、咽喉科、按摩科等 13 科。清代仍沿用明代制度，亦设太医院，组织大同小异，初设 11 科，后将痘疹归入小方脉科，咽喉科与口齿科合并，遂为 9 科。眼科仍为其中之一，可见当时眼科在社会上的地位，这也是眼科发展兴旺的一个原因。

这个时期，对中医眼科的独特理论——五轮学说，作了全面的整理，以《证治准绳》为代表，遵循《内经》之旨，总结前代之论，发挥个人之见，对五轮学说的内涵，作了深入的阐述。谓:“金之精腾结而为气轮，木之精腾结而为风轮，火之精腾结而为血轮，土之精腾结而为肉轮，水之精腾结而为水轮。气轮者，目之白睛是也，内应于肺，西方庚辛申酉之令，肺主气，故曰气轮，金为五行之至坚，故白睛独坚于四轮，肺为华盖，部位至高，主气之升降，少有怫郁，诸病生焉。血随气行，气若怫郁，则火胜而血滞，火胜而血滞，则病变不测，火克金，金在木外，故气轮先赤，金克木而后及风轮也。金色尚白，故白泽者顺也。风轮者，白内青睛是也，内应于肝，东方甲乙寅卯厥阴风木也，故曰风轮。目窍肝，肝在时为春，春生万物，色满宇宙，惟目能鉴，故属窍于肝也，此轮清脆，内包膏汁，有涵养瞳神之功，其色青，故青莹者顺也……”从这段原文可以看出，至少回答了五轮在眼部的部位，五轮与五脏的分属，五轮与五脏的生理关系，五轮与五脏的病理关系，五轮与五行的生克关系，五轮与五色、五方、四时、十天干、十二地支等关系。《审视瑶函》又进一步强调:“夫目之有轮，各应乎脏，脏有所病，必现于轮，势必然也。肝有病则发于风轮，肺有病则发于气轮，心有病则发于血轮，肾有病则发于水轮，脾有病则发于肉轮，此五轮之易知者。木青金白水黑火赤土黄，此五色之自知者，轮也色也。已灼然而现证，医犹不知为目病之验，又况亢则乘，胜则侮，并病合病，自病传病，生克制化，变通之妙，岂能知之乎?”综合上述两段原文，在这个时期，已经形成了比较完整的五轮学说。这些理论原则，对于解释眼的生理与病理，指导眼病的诊断与治疗，有着深远的影响。后世医家虽有论述，但未过于此，只是五轮所主病症或增删或调整而已。但在这个时期，对五轮学说的存废也有争议。《景岳全书》认为五轮是“徒资惑乱，不足凭也。”其实，这种学术争鸣，也推动了五轮学说的发展。

这个时期，对八廓学说首次提出了八方配位。自《葆光道人眼科龙木集》首次论述八廓与脏腑之关系后，在眼部的配位有两说，一是有名无位说，以明清时期《张氏医通》、《类证治裁》等为代表；二是虽有位但与五轮重叠，如白睛属五轮中的气轮，分属于肺，但八廓学说里之天廓也分属在白睛，这种八廓与五轮之重叠配位自宋元开始，至明清时期也有《医学入门》、《医宗金鉴》、《秘传眼科纂要》、《目经大成》等仍遵其说，唯有《证治准绳》首次提出了八方配位，即将眼部划分为正东、东南、正南、西南、正西、西北、正北、东北八个方位，分别与震廓、巽廓、离廓、坤廓、兑廓、乾廓、坎廓、艮廓相配，左眼从内眦按时钟顺行，右眼从内眦按时钟逆行，则左右两眼内外卦名不变。《审视瑶函》等推崇其说，并进一步强调从廓位上血脉丝络的变化，以推测脏腑之变。谓："盖验廓之病，与轮不同，轮以通部形色为证，而廓惟以轮上血脉丝络为凭，或粗细连断，或乱直赤紫，起于何位，侵犯何部，以辨何脏何腑之受病，浅深轻重，血气虚实，衰旺邪正之不同，察其自病传病，经络生克逆顺而调治之。"这种八方配位及诊断方法，在前人基础上大大前进了一步，对后世遵循八廓者，产生了深远影响。但在这个时期，也有反对八廓学说者，如张景岳、陈修园等即是。

这个时期，对眼的解剖生理有了新的发挥。如《证治准绳》首次提出瞳神含有神膏、神水、神光、真气、真血、真精。神膏乃目内包含之膏液，类似于玻璃体；神水能润泽眼珠，在内者与房水相类，在外者即为泪液；神光系指目能自见之精华，即视功能；真气、真血、真精系指滋养眼珠的营养物质。《目经大成》又将晶状体称为黄精，谓："风轮下一圈收放者为金井，井内黑水曰神膏，有如卵石，涂以墨汁，膏中有珠，澄澈而软，状类水晶棋子，曰黄精。"《医林改错》认识到目系与脑相连，谓："两目系如线，长于脑，所见之物归于脑"，使中医眼科的解剖生理得到了不断的补充和发展。

这个时期，对病因病机有了深入的阐述。在隋、唐、宋、元时期，大多罗列眼病的致病原因，但对致病因素的特有症状少有论述。明清医家对致病的因素有专篇论述，如《目经大成》有因风，因寒，因暑，因湿，因厥郁，因毒，因疟，因胎产，因痘疹，因疳积，因他，无因而因，计十二因的论述。《银海指南》立有六气总论，对每种邪气的致病特点，高度概括为"风则流泪赤肿，寒则血凝紫胀，暑则红赤昏花，湿则沿烂成癣，燥则紧涩眵结，火则红肿壅肿。"这为审证求因提供了指导性原则，至今仍具有重要临床意义。在病机方面，非常重视脏腑病机。明清时期，凡遵循倡导五轮八廓者，多立有五轮主病与八廓主病，这实质上是脏腑病机的具体表现。至《银海指南》又专篇分别论述心经主病，肝经主病，脾经主病，肺经主病，肾经主病，六腑主病，气病论，血病论等，深入阐述了脏腑病机。

这个时期，对眼病之辨证已有系统总结。以往文献记载的五轮、八廓、内障、外障等，虽有辨证学内容，但比较系统而又全面的专篇论述，首推《审视瑶函》。该书卷一之"识病辨症详明金玉赋"是一篇著名的眼病辨证杰作，对后世影响深远，具有相当重要的临床价值。以后《秘传眼科纂要》也有论虚实、论表里等专篇。

这个时期，对眼科病症之记载最为丰富。如《证治准绳》载有170余症，《审视瑶函》108症，《张氏医通》100余症等，较之以往不仅新增了一些病种，而且对某些病症之发生发展过程描述较为确切。如《证治准绳》对凝脂翳以肥浮脆嫩四字概括其病变特点，指出其翳"初起如星，色白中有纇，如针刺伤"，其发展可于障内变出一块如黄脂(角膜后脓肿)。"此阶段治愈后"珠上必有白障，如鱼鳞、外圆翳等状，终身不能脱。"若病情严重，邪毒炽盛，则可"为窟、为漏、为蟹睛"，其后果"内溃睛膏，外为枯凸"。这个病变过程，正是当今细菌性角膜溃疡之发展过程。又如黄膜上冲(即今之前房积脓)，《目经大成》认为是液而不是膜，改为黄液上冲。

诸如此类，病症名之准确已大大超过前代。当今编的中医眼科教材，大多沿用明清时期之病症名。

这个时期，对眼科之治疗有了进一步完善和发展。药物方面，著名医药学家李时珍撰集的《本草纲目》，收载药物1892种，附方11000余个，是历史上收载药物最多的专著，对眼科药物可谓收录无遗。在第四卷眼目项下，收录治赤肿药143种，治昏盲药157种，治翳膜药121种，治诸物眯目药31种，还有其他项下之药物可借用于眼科者。这时期之眼科专著，也有的立有眼科药物篇章，如《秘传眼科纂要》在眼科药项下，立有心经药、肝经药、脾胃经药、肺经药、肾经药、祛风药、凉血药、散血药、退肿药、止泪药、退翳膜药、止痛药、细料药等，比较充分地体现了眼科之用药特点。方剂方面，大型方书《普济方》自卷七十一至卷八十六，均为眼目门，收录方剂2300余首。《医方类聚》卷之六十四至卷之七十，收录方剂1300余首。眼科方剂之多前所未有。可谓内服外用俱全，膏丹丸散均有，食疗药膳亦备。眼科专著《审视瑶函》也收方300余首。《目经大成》仿《景岳全书》八阵，设补阵44方，和阵33方，寒阵37方，热阵19方，攻阵19方，散阵29方，固阵13方，因阵34方，还有诸药外治19方。眼科专著之方，一般具有针对性强的特点。还有的眼科专著，对眼科外用药的配制均有介绍。如《一草亭目科全书》、《银海指南》等，均较前代完善。在手术治疗方面，《证治准绳》专论钩割针烙；特别是《目经大成》进一步发展了金针拨内障术，指出进针部位应在"风轮与锐眦相当正中插入，毫发无偏"，此处正是血管稀少之睫状体扁平部，符合进针要求。具体操作时总结为审机、点睛、射复、探骊、扰海、卷帘、圆镜、完壁八步骤，具有重要的临床指导意义。

(二)重要文献简介

《普济方》

本书为明初朱橚等编汇，成书于公元1406年，系广泛搜集明以前医著之作。该书原为168卷，清初编《四库全书》时将本书改为426卷。计有方脉总论、运气、脏腑、诸疾、妇人、婴儿、针灸等100余门。对于每种病症有论有方，内容极为丰富，其"身形"部"眼目门"有眼科资料16卷，收方近2300余首。"眼目门"是由数十种医籍中的眼科资料汇成，罗列眼科病症60余种，如肝虚眼、肝实眼、肾肝虚眼、黑暗、五脏风热眼、目赤肿痛、胎赤眼、目赤痛、目暴肿、目赤烂、目积年赤、目赤磣痛赤肿、风毒冲目虚热赤痛等。很显然，有些是以病机命名，有些是以症状命名，有些是以病程与症状相结合命名。在每个病症项下，先介绍该病之病因病机、症状或预后等内容，再罗列若干处方，包括主治、剂量、用法等。由于本书收集资料丰富，方剂众多，故具有重要的临床参考价值。

另外，据陈明举考证，该书所引用的资料基本上都是摘要，唯独全文收录了《龙木论》，与后来黄毅刊行的《龙木总论》基本相同。这可谓是目前所能见到的最早的《龙木论》，比黄毅刊行本早169年。这对校勘研究《龙木总论》具有较大的参考价值。

《医方类聚》

《医方类聚》成书于1445年，是由朝鲜人金礼蒙等汇集，系收辑明代以前150多种中医古籍编成，内容丰富广博，堪称集医方之大成。该书之卷64～70为"眼门"，不仅全文收录了《龙树菩萨总论》，还汇集了其他26部古籍中有关眼科的论述，以及59种文献中的眼科方剂，计1300余首。每首方剂的介绍，包括了剂量、制法、用法或饮食禁忌等。由于该书是目前唯一保存有较完整的《龙树眼论》原文的文献，故对研究中医眼科史有重要参考价值。

《薛氏医案》

《薛氏医案》为丛书，又名《薛氏医案二十四种》，该书系将薛已及其父薛铠所撰写或校注、集辑的医书共24种合刊而成。包括《内科摘要》、《正体类要》、《口齿类要》、《疠疡机要》、《保婴撮要》、《女科撮要》、《外科发挥》、《外科心法》以及眼科文献《原机启微》等。该书除原文收载了《原机启微》外，尚有王庭所加的《原机启微》序言，介绍了倪氏简历与薛氏发现该书后的刊行过程。在《原机启微》之后薛氏还附加了各家论述摘要、前贤医案、按十剂分类的40余个处方及治疗小儿眼病的25个处方。目前所见到的《原机启微》单行本，即是从《薛氏医案》中摘出的。

《古今医统大全》

《古今医统大全》为明代徐春甫所著，成书于1556年。本书辑录明以前历代医书及经史百家有关医药资料百余种分类汇编而成，计100卷。书首为《内经要旨》，下列历代医家传略、各家医论、脉候、运气、经穴、针灸临床各科证治、医案、验方、本草、养生等类内容，《原机启微》18篇原文亦被收录。

该书在眼科总论部分，列有五轮病症、八廓病证、简要阐述各轮的病因病机，所主病症及治法；阐述各廓的所属脏腑及所主病症。但又认为八廓之说，无义可据，于理不切。各论转录了圆翳、冰翳、滑翳、涩翳、散翳等72证。在治疗上提出行血为治目之纲，散热为治目之要。

《证治准绳》

《证治准绳》含杂病、伤寒、疡医、幼科、女科证治准绳及杂病证治类方，故又名《六科证治准绳》，为明代王肯堂撰集于1602年。本书在杂病中的"七窍门"有眼科专篇。首先罗列历代有关论目的文献，以及五轮、八廓、开导法、点服药法、钩割针烙法等，首次将八廓以八方配位，较之以前有廓无位又前进了一步。对眼的生理解剖，阐述了神膏、神水、神光、真气、真血、真精的含义及其相互关系。接着介绍眼科病症，将眼病分为41类，每类又列若干证。如目痛类，分为白眼痛、天行赤热证、暴风客热证、火胀大头证、羞明怕热证、睑硬睛疼证、赤痛如邪证、气眼证、痛如针刺证、热结膀胱证、大小雷头风证、左右偏头风证、阴邪风证、阳邪风证、卒脑风证、巅顶风证、游风证、邪风证18种。全书共计170余种。病症之多可谓是空前的。每种病症的介绍一般含有症状、病因病机、预后、转变、治法及方剂，特别是对外障眼病描述较为准确，如凝脂翳、花翳白陷、黑翳如珠、蟹睛等，可谓观察之细，前所莫及。相隔42年的《审视瑶函》基本转录了本书的眼科文献，当今眼科教材之病症，多数采自本书。因此，其是一部具有较高参考价值的著作。

《景岳全书》

《景岳全书》为明代张介宾所著，刊于1640年。共64卷。全书分传忠录、脉神章、伤寒典、杂证谟、妇人规、小儿则、麻疹论、痘疹诠、外科钤、本草正、新方、古方、外科方等。在杂证谟的眼目卷，及古方八阵的因阵中各列眼科专篇。

张介宾反对五轮八廓，谓："眼目一证，虽古有五轮八廓，及72证之辨，余尝细察之，似皆非切当之论，徒资惑乱，不足凭也。"他强调虚实辨证，谓："凡病目者非火有余则阴不足耳，但辨以虚实二字，可尽之矣。"虚者当补，实者当泻。但须明确，虚中有兼实者，实中亦有兼虚者。知此二者，则目证虽多，无余义矣。

张介宾针对"眼科有风热之说，今医家凡见火证，无论有风无风，无不称为风热，多从散治"之弊，提出外感之风，或因风生热者，多从散治；若因热极生风而为痒为痛者，当宜清之，而不宜升散。

张介宾根据前人对远视与近视病机的相反论点，提出个人看法。如李东垣认为，能远视不能近视，为阳气不足；能近视不能远视为阴气不足。而王海藏认为，目能远视，责其有火；目能近视，责其有水。张介宾根据阳气犹日火也，阴气犹金水也，日火则外明而内暗，金水则内明而外暗的论点，同意王海藏观点，即近视乃火不足，远视乃水不足，这种观点被后世多数人采用。

张介宾赞同点药用辛热，洗眼用热汤。认为治疗火邪内炎上攻于眼的外治方法，可用冰片点眼。取其辛热，以散其邪，以散其热，达到拔出火邪之目的。

总之，张介宾其人，不是人云亦云，而是根据前人论点，或个人临床实践，提出不同观点。这种学术争鸣，有利于学术发展。今录之以资参考。

《审视瑶函》

明末傅仁宇编著，又名《眼科大全》，公元1644年刊行。该书主要根据《证治准绳》、《原机启微》，以及《龙木总论》、《针灸大成》等资料，结合本人临床经验纂辑而成。

全书共7卷。卷首列前贤医案24则，五轮八廓定位图，主病及歌诀，气功与五运六气等。卷一为"目为至宝论"、"五轮八廓所属论"、"钩割针烙宜戒慎论"等15篇论文，其中"识病辨证详明金玉赋"首次系统全面总结了眼病辨证经验。卷二主要全文转录《原机启微》18篇论文。卷三、卷四、卷五、卷六主要为眼科病症，计108症，每症先以诗歌概括，继用散文表述症状、病变特点、病因病机、预后转归等，再列处方数个，供选择使用。其中多数眼科病症，描述确切而具体，处方用药大多验之有效，可见傅仁宇不单是转录前人论述，也结合了本人经验，通过精心选择而成。此外，还介绍了眼科针灸要穴30个，附图13幅，以及金针开内障，外用处方研制等，内容丰富，实用性强，是一部参考价值较高的文献。

《张氏医通》

清初医家张璐于1695年撰《张氏医通》，计16卷。本书以内科为主，兼及其他各科。在"七窍门"中汇集了明清以前20余种医著中的眼科资料。其总论部分为眼的生理解剖、病因病机，以及外用药、手术等内容。各论部分为160余种病症。仿《证治准绳》体裁，按症状分类，分别阐述各个病症，介绍系统，内容具体，文字通俗，是一部有实用价值的参考书。但张氏只赞成五轮学说，不推崇八廓学说，认为八廓与治疗无关。

《医宗金鉴》

吴谦等人编纂的丛书《医宗金鉴》，刊于1742年。计90卷，卷77～78为"眼科心法要诀"，系采录历代各家学说，加以删订、整理而成。其总论部分，主要述及五轮、八廓及三因学说。但对八廓学说的配位与前人不同，只配六腑与命门、包络，未配五脏。其各论部分，主要根据《龙木总论》病名，先阐述了内障24证、外障48证，后又补遗10证，实为82证。每证之前，冠以歌诀，歌后附加注释，并重新配了方剂。计内服方106个，外用方仅7个。没有手术，对于需要手术治疗的眼病如漏睛疮、目中胬肉、皮翻证等，则收在《外科心法要诀》中。由于正文尽用七言诗歌，便于记诵，内容简明，便于初学者参考。

《目经大成》

《目经大成》为清代黄庭镜著，草成于1741年，抄录于1774年，刊行于1818年。本书共4卷，卷首为五运、六气、五轮、八廓、针割钩烙器械等图式。卷一为五轮、八廓、内景图说、六腑三焦辨、运气正误、五行存疑、血气体用说、乙癸同源说、点服之药用须适宜说、目不专重诊脉法、立案式、因风、因寒、因暑、因湿等44篇杂论。卷二主要论述眼病81症，还有似因非症8条，每症包括病因病机、临床表现以及选方治疗等基本内容。卷三为方剂，仿张景岳"八阵分类法"，列补阵方、和阵方、寒阵方、热阵方等228方，还有外用方19首，每方均有方义说明。

在手术方面，黄庭镜对针拔白内障术论述精湛，对术前准备、手术操作、术后护理等作了系统而全面的论述。特别是总结的针拔内障八法，影响深远。

黄庭镜知识渊博，精研眼科，经验丰富，敢于创新立说。如在卷一的44篇论文中，即有多篇提出不同意见，如运气正误，五行存疑，六腑三焦辨，目不专重诊脉论，诊不专主寸关尺议等。黄庭镜认为对五轮的轮字是根据"方以日月，定名曰轮"；八廓的廓字是"张小使大，开扩五轮之旨，故曰廓"。而且把每廓络属一腑（大肠、膀胱、胆、小肠、胃、命门、髓海、膻中），内连一脏（肺、肾、肝、心、脾、脾属、肝膈、肾脂）。同时又根据所属脏腑的生理功能，分别命名为行健廓、宣化廓、靖镇廓、虚灵廓、资生廓、育德廓、定光廓、成能廓。对黄膜上冲，认为是液不是膜，改名为黄液上冲。这些新见解，促进了眼科的发展。

本书经黄氏门生邓赞夫增补，名之为《目科正宗》，1804年问世。

《银海指南》

顾锡于1807年著《银海指南》，又名《眼科大成》，共4卷。卷一叙述中医眼科基础理论，如五轮八廓、五运六气、六淫七情与眼病的关系等。卷二主要是讨论五脏六腑主病，气血痰郁等杂病及临床各科常见疾病的病因病理、眼部表现和治疗法则。卷三选录眼科常用内服方剂170余首和外用方剂10余首及其制法。卷四为170余个眼科医案。

本书最显著的特点，即比较详细地阐述了眼与全身病的关系，对十二经主病及各种杂病在眼的表现均有较大篇幅论述，如肾经主病、胆经主病、气血痰湿郁致病以及伤寒主目疾论、痰湿兼目疾论等35篇，为眼与全身病的代表作。另外，对六淫在眼科致病的特点进行了高度概括，为六淫辨证及审证求因提供了指导性原则。

《眼科阐微》

本书为清代康熙年间马云从编著，共4卷。卷之一主要为眼科之辨证理论，如辨眼症虚实论、辨五轮生克论、辨肺金克肝木黑睛生翳膜论、辨年久眼病先补气血论、辨眼见五色花论等30余篇论文；卷之二专论老年眼病，根据《内经》之旨，阐述老年眼病的生理病理及治疗，也含药膳治疗；卷之三介绍眼科病症，如时行赤眼症、四季犯发眼症、眉骨疼眼症、火盛眼症、痰盛眼症等21种病症，每症先述病因病机，症状，继列若干方剂，供临床选用；卷之四为小儿眼症及杂论杂方等。全书共计250余方。本书立论精辟，辨证详明，可供临床参考。

《秘传眼科纂要》

本书原为黄岩纂集，后经程名成重订而刊行。全书分上下两卷。上卷包括四个方面内容：一是眼科药要，即将药物按归经及主要作用分类介绍，如心经药、肝经药、祛风药、凉血药等；二是选择介绍眼科的基本理论，如五轮八廓、五脏受病、论内外障、论表里等；三是介绍五脏用药的补泄及其代表方剂43首；四是具体论述眼科病症的症状、病机与治疗，如鸡冠蚬肉、胬肉攀睛、拳毛倒睫、玉翳遮睛、花翳白陷、血贯瞳仁等，计23节。下卷也有四方面的内容：一是接着论述痒极难忍、天行赤眼、风牵出脸、小儿通睛、赤膜上贯、蝇头蟹眼、冰瑕翳等病症的症状、病机与治疗，计25节；二是验案症方14条，如漏睛眼、雀目、瞳神散大等，先列症再列方，还介绍了部分外用方；三是按病因病机分类，分别介绍医案178则，其中包括前贤医案23则；四是列方剂46首，如羌活胜风汤、柴胡复生汤、冲和养胃汤、石斛夜光丸、酒调散、茶调散等。这大概是他在临床上用之有效者。

本书与其他著作不同之处，主要是将眼科常用药按归经与功能进行分类，紧密结合了眼科临床，值得参考。

《眼科百问》

《眼科百问》为清代王子固编著。全书用问答形式进行阐述，分上下两卷。上卷42问，主要论述眼科的基础理论，如五轮八廓、五运六气、七表八里、三阴三阳等，以及部分眼科病症的治疗。下卷79问，仍接着阐述眼科病症的治疗，如妇女、小儿、老人、眼外伤、屈光不正等眼病。共计111问，选方199首。书末还有眼科杂论，收载外治法及单方验方计55首。

《眼科奇书》

《眼科奇书》作者不详，于1886年由孙奉铭在重庆天府庙李氏老叟处抄得。曾石印3次，流传民间。本书分五部分：即外障眼病，内障眼病，内外障兼病，治眼病根底要诀，眼病禁忌药品及炮制法。本书篇幅不长，论少经验多，药量重得出奇。作者认为，外障是寒，投以四味大发散（麻黄、蔓荆、藁本、细辛）或八味大发散（即前方加羌活、防风、白芷、川芎），其用量超过常规用量的3倍。内障是气，主张先用枳壳、槟榔、郁金、香附行气破气（药量超过常规用量4倍），再服补中益气汤或熟益巴戟汤（熟地黄、巴戟、益智仁各一至二两）补足正气。这种用药经验，与寒凉派形成鲜明对照，临证可供参考，但必须因地、因时、因人制宜。

五、近代之中医眼科

（一）鸦片战争至新中国成立

自1840年鸦片战争爆发至1949年中华人民共和国成立的百余年间，由于清政府腐败，帝国主义入侵，中国陷入半殖民地半封建社会，中华民族的经济文化遭到严重破坏，各项事业逐渐衰落，中医药事业也处于萎缩阶段；特别是1911年以后的几十年，由于军阀混战，国民党统治，反动当局宣扬洋奴买办思想和民族虚无主义，认为中医不科学，企图扼杀中医。因此，中医药事业包括眼科在内受到严重摧残。此期间的眼科著作，也只有《眼科金镜》、《眼科菁华录》、《中西医眼科汇通》等寥寥数本。

《眼科金镜》是1911年由刘耀光所撰。该书以内障、外障为纲，病症为目，系统详细地论述了91种常见眼病的证治。刘氏对眼病的病因病机有不少独特见解。如在《眼科金镜·目病之源》说："七情之过者，脏腑必损，惟怒思二字伤者最多"；"六淫者，风寒暑湿燥火，惟风寒伤人最重"。强调在情志因素中，以怒伤肝，思伤脾为主；在六淫中以风寒居多。刘氏对内障、外障眼病的分类亦较合理，在症状记载方面较为详细，比较切合临床实际。

《眼科菁华录》为1935年由康维恂所编。系参录《原机启微》、《目经大成》、《银海精微》、《银海指南》、《一草亭目科全书》等著作汇编而成。全书分3卷，卷首列有30篇论文，主要是眼科基础理论，如阴阳备要、五运六气、五脏所现五轮病、目为人身至宝论以及眼科器具图解等。卷上与卷下分门别类介绍眼科病症，共计17门，含126个病症，每症分别叙述了病因病机、症状、方剂等。书末还有暴病验案6则及补遗方8首。本书内容尚广泛，意在录其精华，可供临床参考。

《中西眼科汇通》为陈滋在1912年留日归国后所著，1936年出版。因当时西医眼科已传入中国，受西医学影响，企图中西汇通。因此，书中采用西医眼科的分类方法，将眼病分为10类，98症，并附有中西眼科名词对照表。同时，还收载了眼科内服药方845个、眼药处方96个，其他外用药方31个。陈氏这种试图汇通中西眼科的思想是有进步意义的，可启迪临床思维，确有可取之处。

（二）新中国成立以后

1949年新中国成立以后，我国政府十分重视中医学在卫生保健事业中的重要作用，制定了一系列中医政策，使中医事业得到拯救，进入了一个新的发展时期，中医眼科也从衰落的境地获得了蓬勃发展。

为继承和发扬中医药学宝贵遗产，从1955年起，先后在全国各地创建了各级中医研究、教育和医疗机构。1955年中国中医研究院成立(2005年更名为中国中医科学院)，1956年创建了北京、上海、广州、成都高等中医院校(现均更名为大学)，此后绝大多数省相继建立了中医学院和中医研究院。中医眼科也均有研究室、教研室或组的建制。全国在县级及其以上的中医医疗机构中，均有眼科或以眼科为主的五官科。20世纪90年代初，中国中医研究院还创建了眼科医院。1987年湖南中医学院首次开办中医五官大专专业，1988年成都、广州中医学院开办中医五官本科专业，以后又相继有一些中医院校开设了中医五官专业，专门培养中医眼科、中医耳鼻喉科或中医口腔科医生。从此，后继人才的培养纳入了正常轨道，中医眼科队伍也日益壮大。同时，全国有些高等院校和研究机构还培养了一批获得眼科硕士或博士学位的高层次人才。

建国以来，各地名家学者撰集的各类中医眼科著作也相继问世。有具有工具书性质的《中医大辞典·外伤骨伤五官科分册》、唐由之主编的《中国医学百科全书·中医眼科学》；有名老中医的经验总结，如"十五"国家科技攻关计划"基于信息挖掘技术的名老中医临床诊疗经验及传承方法研究"课题的成果——《当代名老中医典型医案集·五官科分册》，路际平的《眼科临症笔记》、姚和清的《眼科证治经验》、陆南山的《眼科临证录》、《韦文贵眼科经验选》、陈达夫的《中医眼科六经法要》、《张皆春眼科证治》、庞赞襄的《中医眼科临床实践》、《陈溪南眼科经验》、张望之的《眼科探骊》等。有整理古代文献的，如杨维周的《中医眼科历代方剂汇编》、曹建辉的《眼科外用中药与临床》等；有大型参考书，如唐由之、肖国士主编的《中医眼科全书》、王明芳、谢学军主编的《临床传统医学丛书·中医眼科学》、廖品正等《高等中医院校教学参考丛书·中医眼科学》、李传课主编的《中医药学高级丛书·中医眼科学》、成都中医学院编的《中医眼科学》等；有专病类总结，如姚芳尉《眼底病的中医治疗》、李传课《角膜病证治经验》、彭清华《眼底病特色专科实用手册》、李全智《眼底出血》等；有中西医结合著作，如中医研究院广安门医院眼科《中西医结合手术治疗白内障》、陆绵绵《中西医结合治疗眼病》、李传课《新编中医眼科学》、黄叔仁《眼病的辨证论治》、李志英《中西医结合眼科急症学》、韦企平、魏世辉《视神经疾病中西医结合诊治》等；有临床手册类，如李传课《中医眼科临床手册》、肖国士《眼科临床治疗手册》等；还有曾庆华等编的《眼科针灸治疗学》；也有古代文献的点校，如《目经大成》、《眼科阐微》、《证治准绳·眼目集》等。教材建设方面，由广州中医学院主编出版了第一部全国高等院校统编教材《中医眼科学》，至2007年相继出版了5版《中医眼科学》教材、1版协编《中医眼科学》教材、2版新世纪全国高等中医药院校规划教材《中医眼科学》，以及各高等院校的自编教材等。著述之多，质量之高，内容之广，可谓是空前的。与此同时，有关基础理论、临床总结、科研成果等数以万计的学术论文，发表于国家级、省级医学期刊。1981年、1991年又分别创办了《中西医结合眼科杂志》、《中国中医眼科杂志》。1968年以来，不少省市相继成立了中医眼科学会、中西医结合眼科学会，定期或不定期召开学术会议，秉着"百花齐放、百家争鸣方针"，开展学术交流，对促进中医眼科学术发展起到了积极的推动作用。

随着时代的发展，科学技术的进步，中医眼科也引进了不少现代仪器设备，如眼底镜、眼压计、裂隙灯、视野计、眼底照像机、眼电生理仪以及影像学检查等常规设备。由过去的肉眼望诊进入到用仪器设备观察病变的细微变化；由过去的经验或症状诊断，进入到用仪器检查，以明确客观指征或指标，这无疑是大大地前进了一步。特别是眼底病，由于古人受历史条件的限制，未能观察眼底变化，常以自觉症状命名或诊断，这种自觉症状可以是多种眼底病的共同表现，也可以是一种眼底病的不同阶段，难以明确疾病的本质和部位。当代中医眼科，利用检查设备观察到了眼内及眼底的病理变化，如渗出物、水肿、出血、萎缩等。对这些病理变化，如何进行辨证，各地学者从不同角度进行了研究。或从病例总结，或从疗效分析，或追踪观察，总结出了辨证论治的基本规律。多数学者主张辨病与辨证结合，分期与分型结合，局部与全身结合，理论与经验结合。这种对眼底病研究的深度与广度，远远超过历史上任何朝代。

为了进一步加强对中医医疗技术标准规范化建设，国家中医管理局从1983年开始，编制了部分中医病证诊断疗效标准，在部分省市试行，经10余年实践和多次审定修订，于1994年6月28日发布《中医病证诊断疗效标准》，其中眼科有46个病证规定了病证名、诊断依据、证候分类、疗效评定。并于1995年元月1日起实施，作为中华人民共和国中医药行业标准，这是建国以来的第一次。在此基础上，又由国家中医管理局组织编写国家标准《中医临床诊疗术语》，经国家技术监督局批准，于1997年10月1日起在全国实施。这一举措，对于规范中医医疗技术标准的建设，提高中医学术水平，加强学术交流，具有重大意义，也是中医学术标准化的重大突破。

近40余年来，各地眼科工作者，按照现代的科研方法，不仅提高了科研水平，而且取得了一批科研成果。如用中西医结合的针拨套出术治疗白内障，割烙术治疗蚕蚀性角膜溃疡，用活血化瘀法治疗视网膜血管阻塞及角膜瘢痕翳障，用补虚化瘀法治疗原发性视网膜色素变性，用扶正祛邪法防治单疱病毒性角膜炎复发，用障眼明片治疗老年性早期白内障，用明目逍遥汤治疗血虚肝郁型儿童视神经萎缩，用丁公藤眼药水治疗青光眼，用三七或红花或丹参液电离子透入治疗前房积血，用针灸疗法防治青少年假性近视等均取得较好疗效。又有用电子显微镜观察中医药治疗视网膜中央静脉阻塞前后的血小板变化，用微循环、眼血流图、血液流变学等方法探讨视网膜色素变性的血瘀机制，用动物模型研究糖尿病视网膜病变，用眼电生理探讨眼与十二经脉的关系，用复习整理历代文献结合临床实践的方法，再次阐明眼的脏腑学说等。近十余年来，中医眼科的研究项目获得了国家“863”计划、攻关计划和国家自然科学基金等的全面支持。总之，在中医政策的指引下，眼科的新经验、新理论、新技术、新成果，可谓层出不穷。当前眼科的中西医结合也正在兴起，相互取长补短，共同继承和发扬中医学遗产，推动了眼科事业的发展，可以预计，在不久的将来将会取得更大的成就。

（谢学军　李传课）

主要参考资料

1. 廖品正. 中医眼科学. 北京：人民卫生出版社，1985，1-25
2. 彭清华，李传课. 先秦眼科史略. 中华医史杂志，1988，18(2)：75
3. 李涛，毕华德. 中国眼科学史大纲. 中华眼科杂志，1956，(5)：398
4. 张宝昌. 甲骨文中的人体知识. 中华医史杂志，1981，11(4)：235
5. 肖国士. 内外障学说简史. 云南中医学院学报，1991，14(3)：10
6. 李传课. 诸病源候论眼科学术成就. 中医杂志，1988，29(1)：51
7. 陈明举. 五轮八廓学说的沿革与争议. 中西医结合眼科杂志，1982，(1)：49
8. 董尚朴.《儒门事亲》眼科成就评述. 中国中医眼科杂志．1994，4(2)：105
9. 曾明葵.《银海精微》学术思想初探. 江西中医药，1986，(6)：3

10. 李传课.角膜翳史略．新中医,1984,(11):53
11. 祁宝玉.试析《景岳全书》眼目卷.中医杂志,1984,(8):61
12. 邱德文.论《眼科金镜》的学术成就.北京中医杂志,1986,(4):41
13. 曾樨良.从解放三十年看中医眼科的发展.成都中医学院学报,1982,(2):61
14. 杨钧,吴乐正．眼科学发展史//李凤鸣．中华眼科学．北京:人民卫生出版社,2005:3-22
15. 王明芳,谢学军．临床传统医学丛书·中医眼科学．北京:中国中医药出版社,2004:1-22
16. 曾庆华．中医眼科学．第2版．北京:中国中医药出版社,2007:1-6
17. 谢学军．中西医临床眼科学．北京:中国医药出版社,2001:3-13
18. 陈耀真．中国眼科学发展史．眼科学报,1986,2:3
19. 殷纳新．眼科中西医结合历史的回顾．中华医史杂志,2002,32:57

第二章

眼与其他组织的关系

眼为人体视觉器官，属五官之一。中医眼科学的一个突出特点是整体观念，认为眼虽属局部器官，但它和整体，特别是和以五脏为中心的脏腑经络有着不可分割的联系。精、气、血、津液都是构成人体的基本物质，它们的生成、运行和输布，必须通过不同的脏腑功能活动来完成，而脏腑的各种功能活动，又无不以精、气、血、津液作为物质基础。眼与脏腑在生理上互相联系，眼之所以能视万物，察秋毫，辨形状，别颜色，全赖五脏六腑通过经络把精、气、血、津液输注于眼。眼是有机整体不可分割的一部分，离开整体的眼就失去了它的功能。病理上互相影响，如果脏腑经络功能失调，可以引起眼病。如脏腑阴阳失调引起的全身病消渴症，能引起视瞻昏渺、圆翳内障、暴盲等多种眼病。眼病也可以通过经络影响脏腑，引起全身反应，如绿风内障可引起头痛如劈、恶心呕吐等全身症状。因此，在研究眼的生理、病理和诊治眼病时，必须有整体观念，学习中医眼科学，首先要掌握眼与脏腑经络的关系。

第一节　眼与脏腑的关系

眼与脏腑的密切关系，《灵枢・大惑论》早有深刻论述，谓："五脏六腑之精气，皆上注于目而为之精。精之窠为眼，骨之精为瞳子，筋之精为黑眼，血之精为络，其窠气之精为白眼，肌肉之精为约束，裹撷筋骨血气之精而与脉并为系，上属于脑，后出于项中。"说明眼的发育及功能是五脏六腑之精气不断上行输注的结果。精气是人体生命活动的主要物质基础，眼睛得到脏腑精气的涵养，才能神光充沛，视觉正常。如果脏腑功能失调，精气不能充足流畅地上行灌注于目，就会影响眼的功能，甚至发生眼病。《太平圣惠方・眼论》说："明孔遍通五脏，脏气若乱，目患即生，诸脏既安，何辄（注：反问语气，表示"为什么就"的意思）有损。"明确地指出了眼与脏腑之间的密切关系。

一、眼与五脏的关系

1. 眼与心的关系

（1）心主血脉，目得血而能视：《素问・五脏生成》说："诸血者，皆属于心"，"心之合脉也"，"诸脉者，皆属于目"。《素问・脉要精微论》说："脉者，血之府"，《素问・痿论》说："心主身之血脉"。血为心所主，脉与心相连，心气旺盛，心血充足，血液循行脉道运行不息，循环全身，上输于目，目得到心血的濡养，才能维持正常视觉。

（2）心主神明，目受心神支配：眼之所以能视，除受心血供养之外，还必须受心神支配。《素问・宣明五气》说："心藏神"，《素问・灵兰秘典论》说："心者，君主之官，神明出焉。"神明是指精神意识、思维、情志等，现代生理学认为，人的精神思维活动是大脑的功能，但中医学认为主要属于心的生理功能，心主神志，主宰生命的一切，机体的脏腑经络、四肢百骸、皮肉筋骨、形体官窍等均由心神所主，眼也不例外，眼之视物辨色及神态表现，均由心神支配，故《灵枢·大惑论》说："目者，心之使也，心者，神之舍也。"《证治准绳·杂病·七窍门》中说："神光者，谓目自见之精华也，夫神光发于心源于胆……"心神在目，发为神光，肾水、神光深藏瞳神之中，才能明视万物。王清任所著《医林改错》中说："两目系如线长于脑，所见之物归于脑。"临床所见神志昏迷的患者目不识人，脑瘤患者眼目失明，说明眼之能够视物，离不开心的主宰，心主神明实际包括了部分脑的功能。《灵枢·邪客》说："心者，五脏六腑之大主也，精神之所舍也。"《素问·解精微论》还说："夫心者，五脏之专精也，目者其窍也。"脏腑精气由心推送入目，精气充沛则目光有神，目赖脏腑精气所养，又受心神支配，因此，人体脏腑精气的盛衰，以及精神活动状态，喜怒哀乐等，均能反映于目，所以说目又为心之外窍，人们常把眼睛比喻为"心灵的窗户"，这一理论，是中医望诊中望目察神的重要依据。

(3)心之精气，腾结为血络：《灵枢·大惑论》中说："血之精为络"，心主血，血之精即心之精，心之精气升腾，结聚为两眦血络。所以《审视瑶函·目为至宝论》说："心之精腾，结而为血轮"。

2. 眼与肝的关系

(1)肝开窍于目，目为肝之外候：《素问·金匮真言论》在论述五脏应四时，同气相求，各有所归时说："东方青色，入通于肝，开窍于目，藏精于肝。"目为深藏于体内的肝脏和外界相通的窍道。肝所受藏的精微物质，能不断地输送至眼，眼得其养，从而维持正常的视觉功能。如果肝脏的气血阴阳有了病理性变化，可以从眼部反映出来，如《灵枢·五阅五使》说："五官者，五脏之阅也"，"目者，肝之官也"，其意是五官为五脏的外候，眼为肝的空窍。《灵枢·本脏》说："视其外应，以知其内脏，则知所病矣。"《丹溪心法》也指出："欲知其内，当以观乎外，诊于外者，斯以知其内。盖有诸内，必形诸外。"通过对目的诊察，可以测知内在肝脏的变化。所以隋朝医家巢元方在《诸病源候论》说："目，肝之外候也。"

(2)肝气通于目，肝和目能辨五色：目为肝窍，肝气可以直接通达于眼窍。虽然五脏六腑之精气皆上注于目，但与肝气和畅地上注于目关系最密切。所以《灵枢·脉度》说："肝气通于目，肝和则目能辨五色矣。"肝气调和畅达于目，脏腑之精、血、津液也能源源不断地上注于目，眼才能视物辨色。

(3)肝主藏血，肝受血而能视：肝具有贮藏血液，调节血量的功能。虽然五脏六腑之精、气、血皆上注于目，因目为肝之外窍，所以肝血的濡养最为重要。《素问·五脏生成》说："肝(注：《脾胃论》作"目")受血而能视。"《审视瑶函·目为至宝论》进一步阐述说："真血者，即肝中升运于目，轻清之血，乃滋目经络之血也。""血养水，水养膏，膏护瞳神"，才能维持眼的正常视觉功能，由此可以看出血与眼内神水、神膏、瞳神的密切关系。若肝血不足，则往往发生视物不清的眼病。

(4)肝主疏泄，气畅则目明：疏泄即疏通条达宣泄之意，代表着肝的柔和舒适的生理状态，既不抑郁，也不亢奋，而是一种活活泼泼的生机。肝的疏泄功能主要体现在三个方面，一是调畅气机，凡气机的运动变化，升降出入均与肝的疏泄密切相关。肝的这一功能关系着整个人体气机的调畅。气能生血、生津，又能行血、行津。肝气条达，气血和畅，气血津液不断上输于目，眼才能视物变色。二是条达情志，肝之疏泄能使七情调和，精神舒畅，气血和平，眼才能视物清晰。三是疏泄胆汁，助脾胃以化水谷，化生气血以营养于目。但怒为肝志，肝气易郁，气机不畅则血行阻滞，津液不行。气血失调是常见的眼病病理基础。

(5)肝主泪液，润泽目珠：五脏所化之液，肝化为泪，肝主泣。《素问·宣明五气》说："五脏化液，……肝为泪”，《灵枢·九针论》说：“肝主泣”（注：泣，泪也）。《银海精微》也说：“泪乃肝之液。”泪液有濡润和保护眼珠的作用。泪液的生成与排泄，与肝的功能有关，由于肝气的制约，泪液才不致外溢。

（6）肝脉上连目系：《灵枢·经脉》说：“肝足厥阴之脉，……连目系。”通观十二经脉，唯有肝脉是本经直接上连目系。肝脉联络眼与肝脏，沟通表里，运行气血，从而保证了眼与肝在生理功能上的密切联系。

（7）肝之精腾，结为黑眼：《灵枢·大惑论》说：“筋之精为黑眼。”肝主筋，筋之精即肝之精，肝之精气升腾结聚为黑眼，所以《审视瑶函·目为至宝论》说：“肝之精腾，结而为风轮。”

3. 眼与脾的关系

（1）脾输精气，上贯于目：这关系到脾两个方面的功能。其一，脾主运化。脾有主管消化饮食，运输水谷精微的功能和运化水湿的功能。脾为后天之本，气血生化之源，若脾运健旺，目得营血精气之养，则目光有神。若脾虚失运，则目失所养而目昏。《素问·玉机真脏论》在论及脾的虚实时说：“其不及则令人九窍不通。”脾胃派的李东垣非常重视眼与脾胃的关系，在《兰室秘藏》中说：“夫五脏六腑之精气皆禀受于脾，上贯于目。脾者诸阴之首也，目者血脉之宗也，故脾虚则五脏之精气皆失所司，不能归明于目矣，……凡医者不理脾胃及养血安神，治标不治本，是不明正理也。”其二，脾主升清。所谓升清，是指精微物质的上升与输布。脾将水谷精微上输于肺，再通过心肺作用而化生气血，以营养全身。《素问·阴阳应象大论》说：“清阳出上窍”，脾气上升，才能将精微物质升运于目，目得清阳之气的温养则明视万物。

（2）脾气统血，血养目窍：《难经·四十二难》说：“脾主裹血，温五脏。”《景岳全书·杂证谟·血证》又说：“盖脾统血，脾气虚则不能收摄；脾化血，脾气虚则不能运化，是皆血无所主，因而脱陷妄行。”由此可知，虽然脉为血之府，诸脉皆属于目，但血液在脉道中循行，不致溢于脉外，是靠脾的统摄功能来完成的。目中血液的正常循行，也与脾统血有关，若脾气虚衰，失去统摄能力，则可以引起眼部的出血病症。

（3）脾主肌肉，睑能开合：《素问·痿论》说：“脾主身之肌肉。”脾主运化水谷精微，以生养肌肉，胞睑肌肉得养，则开合自如。眼带（眼外肌）亦为脾所主，脾运正常，肌肉得养，则眼珠转动灵活。脾虚气弱，可发生上睑下垂、目偏视等。

（4）脾之精腾，结为胞睑：《灵枢·大惑论》说：“肌肉之精为约束。”脾主肌肉，肌肉之精即脾之精，脾的精气升腾，结聚为胞睑，所以《审视瑶函·目为至宝论》说：“脾之精腾，结而为肉轮。”

4. 眼与肺的关系

（1）肺主气，气和目明：《素问·五脏生成》说：“诸气者皆属于肺。”《素问·六节藏象论》说：“肺者，气之本。”肺主气，司呼吸，与大自然之气进行交换，并与体内水谷之气相结合而敷布全身，以营养各脏腑组织。若肺气旺盛，全身气机通调，则脏腑之气上注于目而眼目精明。若肺气不足，脏腑之气不充，则目视昏暗，所以《灵枢·决气》说：“气脱者，目不明。”

（2）肺朝百脉，气血上荣：肺能贯通百脉，辅助心脏司血脉运行。循行于全身的血脉，均要汇聚于肺，通过肺的作用才能布散全身。肺主气，心主血，心血与肺气是相互依存的，血的运行有赖气的推动，而气的输布也需要血的运载，气血并行全身。肺气充和，气血流畅，目得濡养则目视精明。

（3）肺主宣发肃降，眼络通畅：宣发即宣布散发之意，能使津液气血布散全身，以润养包括眼在内的各脏腑组织。肃降为清肃下降之意，可使水液下输膀胱。宣发与肃降，二者相互制约，共同完成布散气血津液和通调水道的作用。肺之宣降正常，则脉络通畅，目得气血津液之濡养而视觉正常。

(4)肺主卫表，防御外邪：肺主表，主皮毛，皮毛位于体表，是人体抗御外邪的屏障。肺气充足，则体表得到肺输布的卫气和津液的温养，肌腠致密，卫外能力强，不易发生外感眼病。若肺气虚弱，卫外功能不足，则易外感六淫之邪发生外障眼病。

(5)肺之精腾，结为白睛：《灵枢·大惑论》说："窠气之精为白眼。"肺主气，气之精即肺之精，肺之精气升腾结聚为白眼。《审视瑶函·目为至宝论》说："肺之精腾，结而为气轮。"

5. 眼与肾的关系

(1)肾主藏精，精充目明：人体之精气乃生命活动的基本物质。《素问·脉要精微论》谓："夫精明者，所以视万物，别黑白，审长短；以长为短，以白为黑，如是则精衰矣。"说明眼之能视，有赖于精气的濡养。《灵枢·大惑论》说："五脏六腑之精气皆上注于目而为之精。"肾是藏精之脏，既藏先天之精，也藏后天之精。《素问·上古天真论》说："肾者主水，受五脏六腑之精而藏之。"所以眼睛视物虽然与五脏六腑有关，但主要靠肾的精气上承。肾精的盛衰关系到人体的生长壮老，自然也关系到眼的形成发育与衰退。

肝肾同源。肾为藏精之所，肝为藏血之脏，肝血要靠肾精的涵养，肾精有赖肝血的补充，目得精血之养，才能视觉敏锐。故《仁斋直指方·眼目》说："肝肾之气充则精彩光明，肝肾之气乏，则昏蒙晕眩。"

(2)肾生脑髓，目系属脑：《素问·阴阳应象大论》说："肾生骨髓"，《灵枢·海论》说："脑为髓海"，《灵枢·大惑论》指出目系"上属于脑，后出于项中"，又说，"邪中于项，随目系入脑则脑转，脑转则目系急，目眩以转"。这里把眼视觉的生理病理与脑联系起来了。脑与髓，异名同类，究其来源，均由肾精所化生。肾生髓，脑为髓海，目系上属于脑，为脑的延伸部分。肾精充足，则髓海丰满，思维灵巧，目光敏锐。若肾精不足，则髓海空虚，头晕目眩，视物昏花。所以《灵枢·海论》说："髓海不足，目无所见。"王清任明确地将眼之视觉归之于肾精所生之脑，《医林改错·脑髓说》谓："精汁之清者，化而为髓，由脊骨上行入脑，名曰脑髓，……两目即脑汁所生，两目系如线，长于脑，所见之物归于脑。"清楚地阐明了肾-脑-眼的密切关系。

(3)肾主津液，上润目珠：《素问·逆调论》说："肾者水脏，主津液。"《灵枢·五癃津液别》又说："五脏六腑之津液，尽上渗于目。"津液在目化为泪，则为目外润泽之水；化为神水则为眼内充养之液。总之，眼内外水液的分布与调节，与肾主水的功能密切相关。

(4)肾之精腾，结为瞳神：《灵枢·大惑论》说："骨之精为瞳子。"肾主骨，骨之精即肾之精，肾之精气升腾，结聚为瞳神。《审视瑶函·目为至宝论》说："肾之精腾，结而为水轮。"《证治准绳·杂病·七窍门》说瞳神"乃先天之气所生，后天之气所成，阴阳之妙用，水火之精华。"只有肾精充足，瞳神才能辨析万物，明察秋毫。

二、眼与六腑的关系

五脏与六腑互为表里，具有互相依赖，互相协调的作用。如小肠与心，胆与肝，胃与脾，大肠与肺，膀胱与肾(三焦为孤腑)，一腑一脏，表里相合。因此，眼不仅与五脏有密切关系，与六腑也有着不可分割的联系。在生理上脏行气于腑，腑输精于脏。在病理上有脏病及腑，腑病及脏，脏腑同病等。

六腑的功能是主受纳，司腐熟，分清浊，传糟粕，将消化吸收的精微物质传送于周身，以供养全身包括眼在内的组织器官。如胃主受纳和腐熟水谷，胆主贮存和排泄胆汁以助消化，小肠主分别清浊，大肠主传导糟粕，膀胱主贮藏和排泄尿液，三焦主气化和通调水道等。这些功能在消化水谷和代谢水湿过程中起着重要作用。《灵枢·本脏》说："六腑者，所以化水谷而行津液者也。"《素问·六节藏象论》说："脾、胃、大肠、小肠、三焦、膀胱者，仓廪之本，营之居也，名曰器，能化糟粕，转味而入出者也。"六腑功能正常，目得所养，视觉正常。若六腑功能失常，目失所养，就会发生眼病。

眼与小肠的关系　心与小肠脏腑相合，互为表里。《素问·灵兰秘典论》说："小肠者，受盛之官，化物出焉。"饮食水谷由胃腐熟后，传入小肠，经小肠进一步消化，分别清浊，"清"包括水谷之精微和津液，由脾转输于全身，从而使目得濡养。

眼与胆的关系　肝与胆脏腑相合，互为表里。肝之余气溢入于胆，聚而成精，乃为胆汁。胆汁的分泌与排泄，都受肝的疏泄功能的影响。胆汁助脾胃以化水谷。胆汁于目十分重要，如《灵枢·天年》说："五十岁，肝气始衰，肝叶始薄，胆汁始减，目始不明。"《证治准绳·杂病·七窍门》说："神膏者，目内包涵膏液，……此膏由胆中渗润精汁积而成者，能涵养瞳神，衰则有损。"这说明胆在神膏的生成与养护瞳神方面有重要作用。

眼与胃的关系　脾与胃脏腑相合，互为表里，为后天之本，生化之源。脾主升清，胃主降浊，为机体升降出入之枢纽。《素问·阴阳应象大论》说："清阳出上窍，浊阴出下窍。"脾胃升降正常，出入有序，则清浊分明，目窍得养，视物清楚。胃为水谷之海，主受纳、腐熟水谷，下传小肠，其精微通过脾的运化，以供养周身，目得其益。李东垣《脾胃论·脾胃虚实传变论》说："九窍者，五脏主之，五脏皆得胃气乃能通利。""胃气一虚，耳、目、口、鼻俱为之病。"由此可见胃对眼之重要。

眼与大肠的关系　肺与大肠脏腑相合，互为表里。大肠接受小肠浊物，化为粪便，有赖肺气肃降，以推动其排出体外。大肠腑气通顺，则目中脉络气血流畅。若大肠积热，腑气不通，肺失肃降，则可使气、血、津液壅滞而发生眼病。

眼与膀胱的关系　肾与膀胱脏腑相合，互为表里。《素问·灵兰秘典论》说："膀胱者，州都之官，津液藏焉，气化则能出矣。"说明膀胱有贮藏津液，化气行水，排泄尿液的功能。膀胱的气化作用主要取决于肾气的盛衰。全身水液代谢与肾、脾、肺三脏有关。凡饮食入胃，经脾的运化，上归于肺，肺朝百脉，其清中之清者，随百脉输送至周身；清中之浊者，随肺气肃降下归于肾；浊中之清者，经肾的蒸腾，上输于肺；浊中之浊者，又由肾气化，下输膀胱，由前阴排出。在水湿代谢过程中，只有肾与膀胱的功能正常，眼部才不致出现水湿泛滥之症。

眼与三焦的关系　三焦为孤腑，主通行元气，运行水谷和疏通水道。《难经》说："三焦者，水谷之道路，气之所终始也。"这说明脏腑精气、津液均须通过三焦而上行灌注，使目受滋养。若三焦功能失常，可使水谷之运化发生障碍，精气无以化生输布；或使脏腑气机失调，气血不能贯通，目中脉络阻滞；亦可使水道不利，水液潴留，水湿上泛于目，从而发生各种眼部病变。此外，《证治准绳·杂病·七窍门》还指出眼内所涵神水，是由"三焦而发源"，所以三焦功能失常，可致神水衰竭而发生目病。

总之，眼之所以能视万物，辨五色，必须依赖五脏六腑之精气上行灌注。具体地说，心主血，肝藏血，心血充足，肝血畅旺，肝气条达时，肾脏所藏五脏六腑之精气，就能借助脾肺之气的转输和运化，循经络上注于眼，在心神(脑)的支使下，眼才能发挥正常的生理功能。眼之所以能视，离不开脏腑所受藏化生之精、气、血、津液的濡养以及神的主宰。《灵枢·本脏》说："人之血气精神者，所以奉生而周于性命者也。……五脏者，所以藏精神血气魂魄者也；

六腑者，所以化水谷而行津液者也。”

眼与五脏六腑生理上互相联系，病理上互相影响，关系十分密切。然而古代医家对眼与各脏腑关系的密切程度却有不同的看法。肝开窍于目，眼与肝的关系备受重视。这一学说起源于《内经》，以后为历代眼科医家所遵循。如《诸病源候论》中论目病56候，论及肝的有27候。《秘传眼科龙木论》书中所载72证，除外伤4证外，尚有68证，其中38证由肝或肝胆病变所引起。宋代杨士瀛著《仁斋直指方·眼目》，指出：“目者肝之外候也，肝取木，肾取水，水能生木，子母相合，故肝肾之气充，则精彩光明，肝肾之气乏，则昏蒙晕眩。”“心者神之舍，又所以为肝肾之副焉。”可见杨氏特别注重眼与肝、肾、心三脏的关系。其后李东垣认为眼与脾、胃和心的关系非常密切，他在《兰室秘藏·眼耳鼻门》中强调五脏六腑之精气皆禀受于脾，上贯于目，还指出心为君火，主人之神，主百脉皆荣于目，医治眼病不理脾胃及养血安神，是治标不治本，是不明正理。至明代，楼英在《医学纲目·目总论》中说：《内经》提到脏腑主目有二，一曰肝，二曰心，至东垣又推之而及于脾。王肯堂亦赞成楼氏之说，在《证治准绳·杂病·七窍门》比较重视眼与肝、心、脾的关系。赵献可特别偏重眼与肾的关系，《医贯·眼目论》中指出：“五脏六腑之精气皆上注于目而为之精，肾藏精，故治目者，以肾为主。”

实际上，眼与五脏六腑之间的关系各有特点，其密切程度虽不等同，但人体是一个有机整体，无论脏与脏，脏与腑，腑与腑之间，都有经络互相联系，它们在生理上相互协调，相互依存；在病理上相互影响，相互传变。因此，临床上诊治眼病时，不可偏执一家之言，而应实事求是，对具体病证作具体分析，辨证施治。

【文献选录】

《灵枢·大惑论》：“五脏六腑之精气，皆上注于目而为之精。精之窠为眼，骨之精为瞳子，筋之精为黑眼，血之精为络，其窠气之精为白眼，肌肉之精为约束，裹撷筋骨血气之精而与脉并为系，上属于脑，后出于项中。故邪中于项，因逢其身之虚，其入深，则随眼系以入于脑，入于脑则脑转，脑转则引目系急，目系急则目眩以转矣。……目者，五脏六腑之精也，营卫魂魄之所常营也，神气之所生也。故神劳则魂魄散，志意乱，是故瞳子黑眼法于阴，白眼赤脉法于阳也。故阴阳合传而精明也。目者，心之使也，心者，神之舍也。”

《审视瑶函·目为至宝论》：“华佗云：目形类丸，瞳神居中而独前，如日月之丽东南，而晦西北也。内有大络者五，乃心、肝、脾、肺、肾，各主一络。中络者六，膀胱、大小肠、三焦、胆、包络，各主一络。外有旁枝细络，莫知其数，皆悬贯于脑，下达脏腑，通乎血气往来以滋于目。故凡病发，则目中有形色、丝络一一显见而可验，方知何脏何腑之受病。外有二窍，以通其气。内包诸液，液出则为泪。中有神膏、神水、神光。真血、真气、真精皆滋目之液也。神膏者，目内包涵之膏液，膏液如破，则黑稠水出是也。此膏由胆中渗润精汁，升发于上，积而成者，方能涵养瞳神。此膏一衰，则瞳神有损。神水者，由三焦而发源，先天真一之气所化，在目之内，虽不可见，若被物触损伤，则见黑膏之外，有似稠痰出者是也，即目上润泽之水。水衰则有火盛燥暴之患；水竭则有目轮大小之疾；耗涩则有昏眇之危。亏者多盈者少，是以世无全精之目。神光者，谓目中自然能视之精华也。夫神光源于命门，通于胆，发于心，皆火之用事。神之在人大矣，在足能行，在手能握，在舌能言，在鼻能嗅，在耳能听，在目能见，有莫知其所以然而然者。夫神源舍乎心，故发于心焉。神如游龙，变化不测，人能静之，抱元守一，岂独目之无病哉。真血者，即肝中升运于目，轻清之血，乃滋目经络之血也。此血非比肌肉间混浊易行之血，因其轻清上升于高而难得，故谓之真也。真气者，即目经络中往来生用之气，乃先天真一发生之元阳也。大宜和畅，少有郁滞，诸病生焉。真精者，乃先后二天元气所化之精汁，先起于肾，次施于胆，而后及乎瞳神也。凡此数者，一有所损，目病生矣。大概目圆而长，外有坚壳数重，中则清脆，内包黑稠神膏一函，膏外则白稠神水，水以滋膏，水外则皆血，血以滋水，膏中一点黑莹，乃是肾胆所聚之精华，惟此一点，烛照鉴视，空阔无穷者，是曰瞳神，此水轮也。其妙有之，胆汁、肾气、心神也。五轮之中四轮不能视物，惟瞳神乃照物者。风轮则有包卫含养之功，故凡风轮有损，瞳神不久留矣。此即唇亡齿寒，辅车相依之意也。或曰，瞳神水乎？气乎？血乎？膏乎？曰：非血、非气、非水、非膏，乃先天之气所生，后天之气所成，阴阳之妙蕴，水火之精华。血养水，水养膏，膏护瞳神，气为运用，神则维持。喻以日月，其理相同。而午前则小，午后则大，亦随天地阴阳之运用也。大抵目窍于肝，生于肾，用于心，润于肺，藏于脾，有大有小，有圆有长，皆由人禀受之异也。”

【现代研究】

1. 关于肝开窍于目　如彭清华从血流动力学角度，以眼、肝、肺血流图为观察指标，采用分组对照的方法，对肝与目的关系进行了探索。实验分两组，即眼病组（均为眼底病）和正常对照组，均作眼、肝、肺血流图检查。结果表明：眼血流图中，眼病组异常率为74.81%，正常组为15.83%，两组比较 $P<0.01$，差异有非常显著性意义；肝血流图中，眼病组异常率为44.96%，正常组为12.5%，两组比较，$P<0.01$，差异有非常显著性意义；肺血流图中，眼病组异常率为5.8%，正常组为2.59%，两组比较，$P>0.05$，差异无显著意义。从检测结果看，眼病患者在眼血流图上显示眼循环血量减少，流速减慢，眼血流充盈困难，血管紧张度增加，血管弹性减退等病理变化；肝血流图显示肝循环血量减少，流速减慢，肝内阻力增大，肝血流充盈困难，回流受阻等病理变化；而眼病患者的肺血流图却无明显改变。这一结果说明眼与肝在生理病理上具有密切关系。初步论证了“肝开窍于目”的科学性。此外彭氏选择眼、肝血流图中均有波幅（HS）、流入时间（Ta）和流入容积速度（HS/Ta）三项指标进行分析，发现眼病患者肝经瘀滞型、肝肾阴虚型两组三项指标，均有显著性意义，而脾肾阳虚组眼、肝血流图中，只有血流灌注指数一项相关有显著意义。这说明眼、肝血流状况与“肝”的病理变化有关的眼病有密切关系，而与“肝”的病理变化无关的眼病关系较小。

2. 关于目为肝之外候　陈耀真和姚勇等通过观察发现，急慢性肝炎、肝硬化、肝癌等可并发眼部疾患，如视物模糊、视疲劳、眼球胀痛、眼内干涩、复视、夜盲等自觉症状和球结膜血管扩张、巩膜黄染、角膜知觉减退、瞳孔大小不等、视网膜静脉扩张、视盘水肿、视网膜出血、生理盲点扩大等。从现代医学角度为“目为肝之外候”提供了科学依据。

3. 关于目得血而视　日本学者高桥节夫采用血流动力学指标，观察发现人眼脉络膜血流量与肾脏相似，为脑血流量的2倍，肝血流量的3倍，在全身器官中几乎占首位，说明“目得血而能视”确有科学依据。

第二节　眼与经络的关系

《灵枢·本脏》说：“经脉者，所以行血气而营阴阳。”《灵枢·口问》又说：“目者，宗脉之所聚也。”经络网络周身，具有运行气血，沟通表里，联系内外，调节脏腑等功能。《灵枢·邪气脏腑病形》说：“十二经脉，三百六十五络，其血气皆上于面而走空窍，其精阳气上走于目而为睛（注：睛通“精”，亦指精明作用）。”说明眼与脏腑之间的有机联系，主要依靠经络为之贯通，构成一个活动而完整的系统，眼睛得到经络输送的气、血、精、津的濡养，才能维持正常的视觉功能。

一、眼与十二经脉的关系

十二经脉，三阴三阳表里相合，正经首尾相贯，旁支别络纵横交错，营血在经隧中运行全身，始于手太阴，终于足厥阴，周而复始，如环无端。十二经脉都直接或间接地与眼发生着联系，故《素问·五脏生成》说："诸脉者，皆属于目。"关于十二经脉的走向规律，《灵枢·逆顺肥瘦》说："手之三阳，从手从头；足之三阳，从头走足。"头为诸阳之会，所以直接与眼发生联系的主要是手足三阳经（图 1-2-1）。与目系相联系的有足厥阴肝经及手少阴心经。一般地说三阴经不上头，不过指其大者而已，分支细络皆可以上于头注于目。

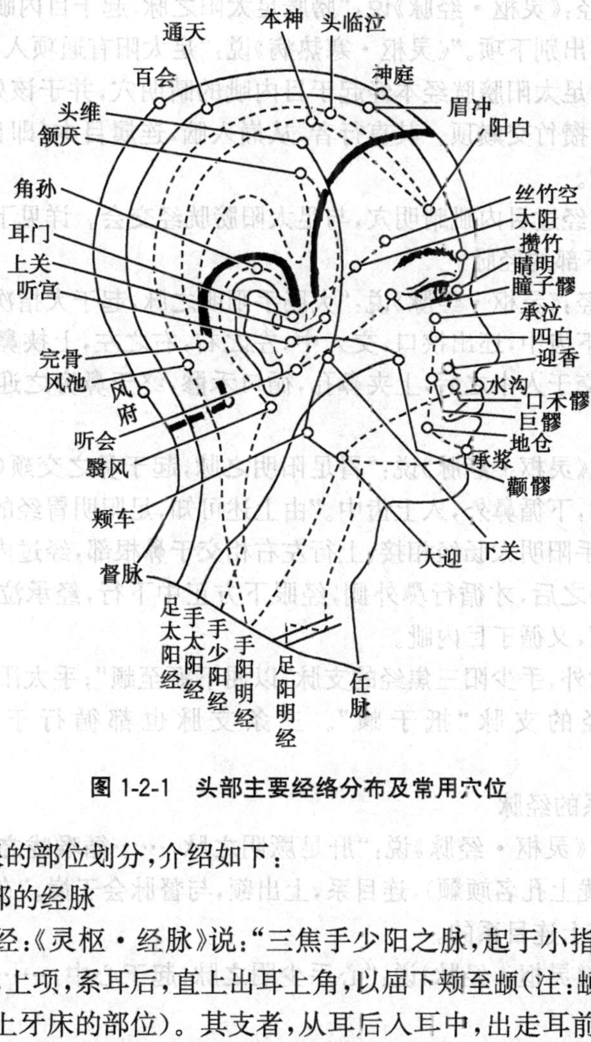

图 1-2-1　头部主要经络分布及常用穴位

按经络循行于眼的部位划分，介绍如下：

1. 循行于锐眦部的经脉

（1）手少阳三焦经：《灵枢·经脉》说："三焦手少阳之脉，起于小指次指之端，……其支者，从膻中上出缺盆，上项，系耳后，直上出耳上角，以屈下颊至䪼（注：䪼，音 zhuō 拙，指眼眶下方，包括颧骨内连上牙床的部位）。其支者，从耳后入耳中，出走耳前，过客主人前，交颊，至目锐眦。"由上述可知，手少阳三焦经通过两条支脉与眼发生联系，一条从胸中分出的支脉，沿耳后翳风上行，至角孙、耳和髎，再屈曲下行至面颊，直达眼眶下部。另一条是耳部支脉，入耳中，走耳前，与前一条支脉交会于面颊部，到达目锐眦部的瞳子髎，与足少阳胆经相接。

（2）足少阳胆经：《灵枢·经脉》说："胆足少阳之脉，起于目锐眦，上抵头角，下耳后，……其支者，从耳后入耳中，出走耳前，至目锐眦后。其支者，别锐眦，下大迎，合于手少阳，抵于䪼。"由上述可知，足少阳胆经的本经起于目锐眦的瞳子髎穴，并在此处与手少阳三焦经交接会合。由听会过上关，向上达额角部的颔厌穴，眉上方的阳白穴，下行至耳后的风池穴。其耳部的支脉，入耳中，行耳前，再行至目锐眦。另一条是外眦部的支脉，从瞳子髎下走大迎，会合手少阳，到达眼眶下方。这说明足少阳胆经与锐眦部的联系非常密切。

2. 循行于两眦的经脉

手太阳小肠经《灵枢·经脉》说："小肠手太阳之脉，起于小指之端，……其支者，从缺盆循颈上颊，至目锐眦，却入耳中；其支者，别颊上䪼，抵鼻，至目内眦，斜络于颧。"由此可知，手太阳小肠经的支脉循行于目之两眦，一条至目内眦的睛明穴，与足太阳膀胱经相接。

3. 循行于目内眦的经脉

(1)足太阳膀胱经：《灵枢·经脉》说："膀胱足太阳之脉，起于目内眦，上额交巅。……其直者，从巅入络脑，还出别下项。"《灵枢·寒热病》说："足太阳有通项入于脑者，正属目本，名曰眼系。"由上述可知足太阳膀胱经本经起于目内眦的睛明穴，并于该处与手太阳小肠经相接、会合，直上前额循攒竹交巅顶。其直行者，从巅入脑，连属目本(即目系)，可见眼与足太阳膀胱经关系之密切。

(2)足阳明胃经：经过目内眦睛明穴，与足太阳膀胱经交会。详见下条。

4. 循行于目眶下部的经脉

(1)手阳明大肠经：《灵枢·经脉》说："大肠手阳明之脉，起于大指次指之端，……其支者从缺盆上颈贯颊，入下齿中，还出挟口，交人中，左之右，右之左，上挟鼻孔。"由此可知，该支脉上行头面，左右相交于人中之后，上夹鼻孔，循口禾髎，终于鼻旁之迎香穴，与足阳明胃经相接。

(2)足阳明胃经：《灵枢·经脉》说："胃足阳明之脉，起于鼻之交頞(注：頞，音 è 遏，指鼻根)中，旁纳太阳之脉，下循鼻外，入上齿中。"由上述可知，足阳明胃经的本经，起于眼下鼻旁之迎香穴，在该处与手阳明大肠经相接，上行左右相交于鼻根部，经过内眦的睛明穴，与旁侧之足太阳膀胱经交会之后，才循行鼻外侧，经眼下方正中下行，经承泣、四白、巨髎，入上齿中。本经循于目眶下，又循于目内眦。

除上述两条经脉外，手少阳三焦经的支脉"以屈下颊至䪼"；手太阳小肠经的支脉"别颊上䪼"；足少阳胆经的支脉"抵于䪼"。三条支脉也都循行于眼眶下方，与目发生联系。

5. 与目系有联系的经脉

(1)足厥阴肝经：《灵枢·经脉》说："肝足厥阴之脉，……循喉咙之后，上入颃颡(注：音 háng sāng 航桑，喉咙上孔名颃颡)，连目系，上出额，与督脉会于巅。"在十二经脉中，只有足厥阴肝经是本经直接上连目系的。

(2)手少阴心经：《灵枢·经脉》说："心手少阴之脉，起于心中，……其支者，从心系上挟咽，系目系。"

综上所述，足三阳经之本经均起于眼或眼的周围，而手三阳经皆有1～2条支脉止于眼或眼的附近。足厥阴肝经以本经、手少阴心经以支脉连于目系。循行于锐眦部的经脉是手少阳三焦经和足少阳胆经，手足少阳经交接于瞳子髎穴。循行于两眦部的经脉是手太阳小肠经。循行于内眦部的经脉是足太阳膀胱经、足阳明胃经，手足太阳经交接于内眦部的睛明穴。循行于眼眶下部的经脉是手阳明大肠经和足阳明胃经，手足阳明经交接于迎香穴。此外，手少阳三焦经、手太阳小肠经和足少阳胆经也都有支脉循行于目眶下。

由于经络分布环卫于眼周，把眼与脏腑联系为一个有机整体，生理上脏腑的精、气、血、津液通过经络上注于目，使眼源源不断地获得营养，从而发挥正常的视觉功能。病理情况下，不论脏腑功能失调，或是经络发生病变，都可以发生眼病。古代医籍对经脉失调引起眼病有许多论述，如《灵枢·经脉》中说，大肠手阳明之脉、心手少阴之脉、小肠手太阳之脉、心包手厥阴之脉等发病，均可引起目黄；膀胱足太阳之脉发病，可致目似脱；肾足少阴之脉病，可致目䀮䀮如无所见；三焦手少阳之脉和胆足少阳之脉病，皆可致目锐眦痛。

掌握眼与经络的关系，对眼科临床的辨证分经有指导意义。不论外感六淫，或是脏腑功能失调，都可以通过经脉反映于眼及其附近有关经脉循行的部位上，故可以根据症状出现的部位，推断疾病发生于何脏何腑，属何经络，为疾病的诊断提供依据。正如《审视瑶函·识病辨症详明金玉赋》所说："论目之病，各有其症，识病之法，不可不详。"故曰："症候不明，愚人迷路，经络不明，盲子夜行，不可不慎乎。"《灵枢·论疾诊尺》说："诊目痛，赤脉从上下者，太阳病；从下上者，阳明病；从外走内者，少阳病。"后世医家继承前人辨证分经之说，不断有所发展。如《原机启微·风热不制之病》说："翳凡自内眦而出，为手太阳、足太阳受邪，治在小肠膀胱经；自锐眦客主人而入者，为足少阳、手少阳、手太阳受邪，治在胆与三焦、小肠经；自目系而下者，为足厥阴、手少阴受邪，治在肝经、心经；自抵过而上者，为手太阳受邪，治在小肠经。"该书还在多处论述了眼与经络的关系，强调医治眼病"要明经络，庶能应手"。《医宗金鉴·眼科心法要诀》在论述六淫致病时说："外邪乘虚而入，入项属太阳，入面属阳明，入颊属少阳，各随其经之系，上头入脑中，而患于目焉。"临床应用，多把眼症状和全身症状结合起来分经辨证。如太阳经受邪，往往羞明多泪，翳或赤脉从内眦出，鼻塞流涕，痛在眉额及头顶；如邪客少阳，则赤脉或翳从外眦部而生，并见偏头痛，或牵连太阳穴及耳根，口苦咽干等；如病属阳明，则见眉棱骨痛，甚至牵连面颊，口干便燥，眼病肯有黄液上冲。陈达夫著《中医眼科六经法要》一书，创立了六经辨证的理论，他不仅重视从眼病发生部位与经络循行的关系来归经论治，而且还根据脏腑与经络的络属关系，以及正虚邪乘情况下，经络传注病邪的特点，注意从脏腑寻及经络，或从经络搜及脏腑来辨目病。总之，辨证以六经为纲，将眼病和经络的关系作了全面论述。

二、眼与十二经筋的关系

十二经筋，即手足三阴三阳经筋，隶属于十二经脉，是经脉之气结聚散络于筋肉关节的系统，循行分布与同名经脉多相吻合，但部位表浅，不与内脏相连，有联缀百骸，维络周身，主司人体正常运动的作用。手足三阳之筋起于四肢末端的爪甲，结于关节，上于颈项，终于头面，分布于眼及眼周围。足三阳之筋，都到达缺盆部而到达眼的周围，手三阳之筋，并经过头面到达额角的部位。

1. 足太阳之筋　《灵枢·经筋》说："足太阳之筋，起于足小指上，……其支者，为目上网，下结于頄（注：頄，音 qiú 求，指颧骨）。"张景岳注曰："网，纲维也，所以约束目睫，司开合者也。"是说足阳明之筋，起于小足趾爪甲外侧，它的一条支筋像网络一样围绕上眼胞睑，然后向下结聚于颧骨处。

2. 足阳明之筋　《灵枢·经筋》说："足阳明之筋，……其直者，……上项，上挟口，合于頄，下结于鼻，上合于太阳。太阳为目上网，阳明为目下网。"在《黄帝内经太素》及《针灸甲乙经》，皆以"网"作"纲"。后世一些眼科专书一般也称"目上纲"、"目下纲"。张景岳认为，足太阳之细筋散布于目上，故为目上网；足阳明之细筋散布于目下，故为目下网。二筋协同作用，可统管胞睑运动。

3. 足少阳之筋《灵枢·经筋》说:“足少阳之筋,……支者,结于目眦为外维。”此支筋结聚于目之外眦,为目之外维。外维指维系目外眦之意,此筋收缩,人的眼目才能左右盼视。

4. 手太阳之筋 《灵枢·经筋》说:“手太阳之筋,……直者,出耳上,下结于颔(注:颔,音 hàn 焊,下巴),上属目外眦。”其直行的筋,出耳上,前行而下结于下巴,又上行联属眼外角,与手足少阳之筋相合。

5. 手少阳之筋《灵枢·经筋》说:“手少阳之筋,……其支者,上曲牙(注:曲牙,牙下骨,在颊车处,其形曲而向前,故名),循耳前,上乘颔(注:《类经》注:颔“当作额”),结于角。”此支筋,上颊车,会阳明之筋,循耳前上行,联属目外眦,然后上行,结于额角。

6. 手阳明之筋 《灵枢·经筋》说:“手阳明之筋,……其支者,上颊,结于頄;直者,上出手太阳之前,上左角,络头,下右颔。”手阳明经筋的支筋,上行面颊,结聚于颧骨部,直行的向上循行,出手太阳小肠经之筋的前方,上至左额角,络于头部,再下行到右颔部,而右侧之筋则上右额角,下行到左颔部。

上述网维结聚于眼及其周围的经筋,共同作用,支配着胞睑的开合,眼珠的转动,以及头面部其他筋肉的正常活动。至于足厥阴肝之筋,虽未直接分布至眼,然而肝主筋,一身之筋皆为肝所主,足厥阴之筋络诸筋,故与眼仍有着重要关系。

经筋所发生之病变,如《灵枢·经筋》所说:“经筋之病,寒则反折筋急,热则筋弛纵不收。”即因于寒的就发生拘急,因于热的就会筋肉纵缓不能收持。经筋如果发病,亦可引起眼部病症。如足阳明和手太阳两筋拘急时,就会突然发生口眼㖞斜,眼睑闭合,经过较长时间才能看清东西等。足阳明之筋因寒而拘急时,则胞睑不能闭合,因热而弛纵时,则胞睑不能张开。足少阳之筋有病变,如果因为左侧向右侧维络的拘急时,则右眼不能睁开。反之左眼不能睁开。

三、眼与经别的关系

经别是十二经脉别出而行的部分,循行在身体较深部位,也是人体气血运行的通道,虽与本经循行路线不同,但仍属正经,并非支路。在循行过程中,除了手足三阳经的经别均回流到原来的阳经外,手足三阴经的经别也均流入与其相表里的阳经。因此,经别是经脉循行路线的补充,也可沟通与其相表里的阴经和阳经的关系,使各经之间阴阳表里相互配合得更为严密,作用更加协调。

十二经别依照十二经脉的表里关系,分成六个离合,每一相互配合的阴经和阳经,自四肢末端正经别出,深入内脏,然后上走头项。

1. 手太阳与手少阴之经别,合于目内眦 《灵枢·经别》说:“手太阳之正,……入腋走心,系小肠也。手少阴之正,……属于心,上走喉咙,出于面,合目内眦。”是说手太阳经脉别出而行的正经,入心脏,系于小肠本腑。手少阴经脉别出而行的正经,入属心本脏,上走面部,与手太阳合于目内眦。

2. 足少阳与足厥阴之经别,合于目外眦 《灵枢·经别》说:“足少阳之正,……合于厥阴,别者,入季胁之间,循胸里,属胆,散之肝,上贯心,……散于面,系目系,合少阳于外眦也。”是说足少阳经脉别出而行的正经,与足厥阴经脉合并;其别出一脉,入季胁间,沿胸里入属本经胆腑,散行于肝,上贯心部,上行于面部,系于目系,与足少阳本经会合于目外眦。

3. 与目系相联系的经别与大络

(1)足少阳之正“系目系”。

(2)足阳明之正:《灵枢·经别》说:“足阳明之正,……上頞𩓐,还系目系,合于阳明也。”

(3)足太阳之正:《灵枢·寒热病》说:“足太阳有通项入于脑者,正属舌本,名曰眼系。”

(4)手少阴之别:《灵枢·经脉》说:“手少阴之别,名曰通里,……循经入于心中,系舌本,属目系。”《灵枢·经别》中之“别”字是指别出而行的正经,并非支脉,而《灵枢·经脉》中诸经之别的“别”字,是指本经所属贯通阴阳,相互灌注的络脉,“别”与“络”同义,马莳说:“夫不言络而曰别者,以此穴由本经而走邻经也。”手少阴心经的别出络脉,名叫通里,本络由此别出,循本经上行,入于心中,再上行联系舌本,属于目系。

总之,足三阳经以别出之正经(经别)连于目系,手少阴经以络脉连于目系。

四、眼与奇经八脉的关系

奇经有八,即任脉、督脉、冲脉、带脉、阴跷脉、阳跷脉、阴维脉、阳维脉,所以称奇经八脉。《难经·二十七难》说:“凡此八脉者,皆不拘于经,故曰奇经八脉也。”奇经八脉之间无表里配合,也不与脏腑直接联系,然而它们交叉贯穿于十二经脉之间,具有加强经脉联系,以调节正经气血的作用。只要保证正经气血充足流畅,也就能维持眼部正常营养。奇经中起、止、循行路径与眼有直接联系的有以下诸脉。

1. 任脉　任有“总任”的含义,任脉总任一身之阴经,所以称“阴脉之海”。其脉运行于颈喉胸腹的正中线。《素问·骨空论》说:“任脉者,起于中极之下,以上毛际,循腹里,上关元,至咽喉,上颐,循面入目。”任脉与目直接发生联系。

2. 督脉　督有“总督”的含义,能总督一身之阳经,所以称“阳脉之海”。人体背部属阳,腹部属阴,督脉运行于头项背后的正中线。《素问·骨空论》说:“督脉者,起于少腹以下骨中央,……别绕臀,至少阴,与巨阳中络者合少阴,上股内后廉,贯脊属肾,与太阳起于目内眦,上额交巅上,入络脑,……其少腹直上者,贯脐中央,上贯心,入喉,上颐环唇,上系两目之下中央。”说明督脉有一支别络绕臀直上,与足太阳膀胱经起于目内眦。另一支脉从少腹直上,上系于两目下中央。

3. 阴跷脉、阳跷脉　跷有轻健跷捷之意。阴阳跷脉,分别主一身左右之阴阳。两跷脉均起于足跟中,自内踝上行者为阴跷,自外踝上行者为阳跷。两脉均达于目内眦,与眼睑之开合作用有关。《灵枢·脉度》说:“跷脉者,少阴之别,起于然骨之后,上内踝之上,直上循阴股入阴,上循胸里,入缺盆,上出人迎之前,入頄,属目内眦,合于太阳、阳跷而上行,气并相还,则为濡目,气不荣则目不合。”《难经·二十八难》说:“阳跷脉者,起于跟中,循外踝上行,入风池。”《灵枢·寒热病》说:“足太阳有通项入于脑者,正属目本,名曰眼系,……入脑乃别阴跷、阳跷,阴阳相交,阳入阴出,阴阳交于目锐眦(《类经》注:“当作内眦”),阳气盛则瞋目,阴气盛则瞑目。”由此可知,阴跷脉为足少阴肾经之别脉,起于然骨之后的照海穴,经内踝,沿大腿内侧上行,入颧部,连属目内眦,与足太阳膀胱经及阳跷脉会合。阳跷脉为足太阳膀胱经之别脉,起于足跟申脉穴,经外踝,沿大腿外侧上行,到目内眦。足太阳膀胱经自项入脑,别络于阴跷、阳跷,阴跷阳跷又相交于目内眦的睛明穴。二经之气并行回还,以濡润眼目,司眼睑的开合。通常卫气出于阳则张目,入于阴则闭目。若阳跷脉气盛则目张不合,若阴跷脉气盛则目闭不张。

此外,《素问·缪刺论》说:“邪客于足阳跷之脉,令人目痛,从内眦始。”又《灵枢·热病》说:“目中赤脉,从内眦始,取之阴跷。”邪客于阳跷可致目赤痛,由于阴跷、阳跷交会于目内眦,故针阴跷脉的起点照海穴可以治疗。《原机启微·奇经客邪之病》还指出,阳跷脉感受外邪，可致大眦胬肉攀睛。

4. 阳维脉　维有维系之意，运行于诸阳经之间的为阳维脉。《难经·二十八难》说："阳维脉起于诸阳会也。"《十四经发挥·奇经八脉》说："阳维，维于阳。其脉起于诸阳之会，……其在头也，与足少阳会于阳白，上于本神及临泣，上至正营，循于脑空，下至风池，其与督脉会。"阳维脉维系诸阳经，起于足跟金门穴，上出外踝，经肢体外侧，上行至头颈，到前额络于眉上，再折向项后，与督脉会合。因为阳主外主表，所以阳维脉发生病变多见头痛目赤，恶寒发热之表证。

【文献选录】

《中国医学百科全书·中医眼科学》：十二经脉所主眼病，常见眼病与十二经脉的关系概述如下：

手太阴肺经　眼之白睛属手太阴肺经，因此白睛所患诸症均考虑与本经病变有关。如白睛赤脉，玉粒侵睛，状若鱼胞，色似胭脂等病证。

手阳明大肠经　大肠经与肺经相表里。大肠者，传导之官，排泄糟粕，故手太阴肺经有关之眼病，兼见大便秘结者，均应考虑与手阳明大肠经之功能失调有关。

足阳明胃经　胃为水谷之海，与脾相表里，眼病之兼有前额疼痛或齿痛或呕吐泛恶，消渴善饥者，亦应注意与足阳明胃经有关。此外足阳明为目下网，凡眼部赤脉由下而上者，或黄液上冲应考虑到与本经有关。

足太阴脾经　脾为后天之本，脾主肌肉，在眼之为约束胞睑，因此胞睑所患诸症，均应考虑与本经病变有关，如椒疮、粟疮、风弦赤烂、上胞下垂。

手少阴心经　心主血脉，眼之大小眦属手少阴心经，故大小眦所患诸症就要考虑与本经的病变有关，如大小眦赤脉贯睛、胬肉攀睛、眦帷赤烂、漏睛疮、窍漏等。

手太阳小肠经　小肠经与手少阴心经为表里。《诸病源候论》云："心主血，与小肠合，若心家热，结于小肠。"因此凡手少阴心经诸病，每每累及小肠经，如锐眦赤痛，小便短赤，应考虑与心热移于小肠有关。

足太阳膀胱经　膀胱经与足少阴肾经为表里。膀胱者州都之官，气化出焉，故凡肾经之病兼有小便不利者，均应考虑与本经病变有关。因太阳为目上网，故眼部之赤脉由上而下者，与太阳经受邪有关。此外，膀胱经为巨阳，其经脉最长，统束全身，凡外感疾病有眉头痛，目赤者，往往与太阳经病变有联系。

足少阴肾经　肾主骨，骨生髓，脑为髓之海，瞳神属肾，故凡瞳神疾患应考虑与本经病变有关，如圆翳内障、云雾移睛、视瞻昏渺等。

手厥阴心包经　心包经与手少阴心经之病有类似之处，本经病变可参见手少阴心经。

手少阳三焦经　三焦者，决渎之官，水道出焉。手少阳三焦经止于目外眦，故眼之赤脉从外眦而入，兼有小便赤者，应考虑与本经病变有关。

足少阳胆经　胆经与肝经互为表里。故肝经诸病，往往均可与胆经有关。

足厥阴肝经　黑睛属足厥阴肝经，其经脉连目系，凡黑睛及目系疾患，均应考虑与本经有关。如凝脂翳、蟹睛、青盲、暴盲等。

综上所述，眼与经脉关系至为密切，不论外感六淫，或内伤七情，都可以通过经脉而反映到眼及其附近有关经脉循行的所在部位上，故可以根据症状出现的部位，推断疾病发生于何脏何腑，或其所属经络，为疾病的诊断和治疗提供依据。正如《审视瑶函·识病辨证详明金玉赋》中谓："论目之病，各有其症，识症之法，不可不详。故曰：症候不明，愚人迷路，经络不明，盲子夜行，不可不慎乎。”

【现代研究】

1. 关于肝脉连目系　蔚迟静选择 8 例急、慢性病的经络敏感人作为观察对象，用 0.5 寸毫针刺足厥阴肝经的井穴，入针 1 分，对所引起的刺激感传进行密切的追踪观察，并将感觉经过的路线，用文字加以描述。结果针刺足厥阴肝经的大敦穴所激发的刺激感传，循本经上行直抵期门穴的深部，起于横膈入肺环周，由神藏穴浅出，再沿足少阴肾经抵俞府穴，又循足阳明胃经的气舍穴、水突穴、人迎穴和大迎穴，交承浆穴至人中穴。由此分出 2 支经络感传，一支沿两侧口禾髎穴、迎香穴至两侧睛明穴，绕眼睑外侧运行；另一支由人中穴直上，经素髎抵山根穴，折向两侧瞳子髎穴，由此深入眼内，绕眼内各组织运行，而抵眼底，越视神经，并循原路返回瞳子髎。这说明眼与肝之间确实存在着经络联系。

2. 从经络敏感人的感传径路看眼与经络的关系　夏贤闽报道 2 例经络敏感人身上经络感传径路的自我感觉测定，与典型经络行径作了比较。作者在对 2 例屈光不正少年针刺治疗过程中发现针感特别清楚，针刺有关穴位后，针感可到达眼球。如针刺手阳明大肠经的合谷穴后，1 例入对侧下眼眶至眼球，1 例入同侧下眼眶至眼球。针刺足阳明胃经的足三里后，2 例均入同侧下眼眶至眼球。针刺手少阳三焦经的外关穴与足少阳胆经的光明穴后，2 例均由同侧外眦入眼球。针刺手太阳小肠经的小海穴后，2 例均入同侧外眦至眼球。针刺足太阳膀胱经的委中穴后，2 例均入同侧上眼眶至眼球。针刺足厥阴肝经的行间穴及阳跷脉的跗阳穴后，2 例均由同侧下眼眶入眼球。针刺手少阴心经的神门穴后，2 例均由同侧下眼眶至眼球。针刺手厥阴心包经的内关穴后，例 2 由两侧下眼眶入两侧眼球。针刺阴跷脉的交信穴后，例 2 由同侧内眦入眼球，例 1 不入眼。针刺阳维脉的阳交穴后，2 例均由同侧上眼眶入眼球。针刺任脉的中脘穴后，2 例均由双侧下眼眶入眼球。针刺督脉的大椎穴后，例 1 从双侧眼内眦入眼球。通过对以上 2 例经络敏感人的观察，发现其经络感传径路与古书记载基本一致。例外的是病例 2 针心包经可入双眼。经络学说有关经络循行路线，远在两千多年前的《黄帝内经》中已有详细记述。近年来通过广泛的临床治疗和大量人群的调查，全国各地都发现一些经络敏感人和比较典型的经络感传现象，说明经络感传现象不仅是客观存在的，而且在一般人群中也并不罕见。在眼与经络的关系上，从经络循行路线来看，绝大多数经脉经过眼部或作为集散之处。眼与经络的关系，不同于分布于眼球的神经、血管及淋巴管系统，由此可见，眼与经络的关系，是一种特殊关系，这是一个客观事实，这种关系不仅是循经取穴治疗眼病的根据，同时也开辟了一条研究眼的生理与病理的新途径。

第三节　眼与气血的关系

气血是脏腑功能活动的物质基础，又是脏腑功能活动的产物，气血的生成与代谢均依赖于脏腑功能活动。眼之所以能视，主要靠气血的濡养，眼与脏腑的密切关系实际上是由气血来完成的。《灵枢·本神》说：“经脉者，所以行血气而营阴阳。”经脉作为气血运行的通道把眼与脏腑联系起来，如果气血运行终止，这种联系也就不复存在了。气与血相互依存，相互滋生。气属阳，血属阴，气能化生血液，推动血行，统摄血液，气为血之帅。而血能载气，气附于血，血为气之母。二者共行脉中，循环全身，以营养包括眼在内的组织器官。

一、眼与气的关系

气的含义有二，一是指构成人体和维持生命活动的精微物质，如真气、宗气、营气等；二是指脏腑功能活动，如肾气、脾气、心气、肝气、肺气等。气的活动力很强，流行全身，无处不到，“升降出入”是气运动的基本形式。《素问·六微旨大论》说：“升降出入，无器不有。”眼的生理功能，一刻也离不开气的贯注。如《太平圣惠方·眼内障论》谓：“眼通五脏，气贯五轮”，《景岳全书·杂证谟》说：“气之为用，无所不至，一有不调，则无所不病。”气对眼的主要作用，可以概括为以下几个方面。

1. 温养作用 《灵枢·大惑论》谓：“五脏六腑之精气皆上注于目而为之精。”精气是有营养作用的精微物质，眼受五脏六腑上输精气的濡养，才能维持其正常的视觉功能。眼位至高，脉道细微，气中非清阳精微者难以升腾上达于目。凡能往来出入于眼之经络脉道，具有生养作用之气，特名之谓“真气”。《审视瑶函·目为至宝论》说：“真气者，即目经络中往来生用之气，乃先天真一发生之元阳也。大宜和畅，少有郁滞，诸病生焉。”《证治准绳·杂病·七窍门》指出：瞳神“乃先天之气所生，后天之气所成”，其所受精气尤其充足，真气充旺则神光外发，瞳神才能视万物辨五色。

2. 推动作用 人体的生长发育，各脏腑经络的功能活动，血液的运行，津液的敷布，无不依靠气的激发和推动，具体地说，与肾气的充盈，心气的推动，脾气的升降，肝气的疏泄，肺气的敷布密切相关。由于气的升降出入，运动不息，才能推动精、血、津液不断输注于眼，以维持眼的视觉功能。

3. 固摄作用 气的固摄作用有三个方面。其一是气能摄血，就是气对血液的统摄，使血行脉中，不致溢出脉管之外。若气虚失统，往往导致种种眼部出血症。气对血的推动作用与固摄作用是相反相成的，使血行流畅又不外溢。其二是气对津液的固摄，使眼内津液不致溢出眼外，气虚往往泪溢。其三是气能收敛瞳神，古人认为瞳神为水火之精华，肾精胆汁升腾于中，元阳真气聚敛于外而成，故《原机启微·气为怒伤散而不聚之病》说：“神水（指瞳神）亦气聚也。”《银海指南》也指出：“气不裹精”则“瞳神散大”。

4. 防御作用 气能护卫肌表，防御外邪入侵。人体脏腑功能正常，正气充旺，卫外固密，外邪无从侵入，眼病就不会发生。即使外邪已侵入人体，气又能与病邪作斗争，驱邪外出，恢复健康。正如《素问·刺法论》说：“正气存内，邪不可干”，正气是指人体抗御病邪的能力。若正气不足，则容易发生外感眼病，或病后时轻时重，反复发作，缠绵难愈。

二、眼与血的关系

血是脉管中的红色液体，由水谷精微所化生，正如《灵枢·决气》所说：“中焦受气取汁，变化而赤，是谓血。”血由心所主，藏于肝，统于脾，循行于脉中，周流全身，内至五脏六腑，外达皮肉筋骨，对全身各组织器官起着营养和滋润作用。故《景岳全书·杂证谟》说：“（血）灌溉一身，无所不及，故凡为七窍之灵，为四肢之用，……凡形质所在，无非血之用也。”

1. 血主濡养 《难经·二十二难》说：“血主濡之”，这是对血的营养和滋润作用的概括，这种作用对于眼尤为明显。《素问·五脏生成》说：“肝受血而能视”，“诸脉者，皆属于目”，“诸血者，皆属于心”，目得血而能视，眼内经脉中往来运行之轻清精微者，特名之为“真血”。《审视瑶函·目为至宝论》说：“真血者，即肝中升运于目，轻清之血，乃滋目经络之血也。此血非比肌肉间混浊易行之血，因其轻清上升于高而难得，故谓之真血也。”心血充足，肝血畅旺，血液循血脉上输于目，目得血所养而视物清楚。

2. 血能化生和濡养神水、神膏　血与津液同为水谷所化生，同属人体阴液，故常“血液”并称。津液的输布，离不开血，津液在脉管中为血的组成部分，血伴随津液循环全身。津液渗入脉中转化为血液，而血中之液又可渗出于脉外，复转化为津液。《灵枢·痈疽》说：“肠胃受谷，上焦出气，以温分肉而养骨节，通腠理。中焦出气如露，上注溪谷而渗孙脉，津液调和，变化而赤为血。血和则孙脉先满溢，乃注于络脉，络脉皆盈，乃注于经脉。”

血化为真水，升运于目则为膏汁，神水由眼内细小血脉中的血液产生，从眼珠排出又还归血脉进入血液循环。神水透明又富含营养，以濡养神膏、晶珠等，从而保证了瞳神的正常视觉功能。所以《审视瑶函·目为至宝论》说：“血养水，水养膏，膏护瞳神。”

3. 血能载气，气附于血　《灵枢·营卫生会》说：“营行脉中”，营指营气，即存在于血中之气。气若不附于血中，则气焕散不收。气存血中，血以载气的同时，血还不断地为气的功能活动提供水谷精微，使其持续地得到补充，所以说“血为气之母”。气血同行脉中，周流全身，气血充盈，精神充沛，则目光炯炯有神，视物清晰。正如《审视瑶函·开导之后宜补论》说：“夫目之有血，为养目之源，充和则有发生长养之功，而目不病，少有亏滞，目病生矣。”可见眼与血的关系十分密切。

【文献选录】

《证治准绳·杂病·七窍门》：“又论亡血过多之病曰：《六节藏象论》曰：肝受血而能视。《宣明五气篇》曰，久视伤血。《气厥论》曰，胆移热于脑，则辛频鼻渊，传为衄衊瞑目。四时逆从论曰，冬刺经脉，血气皆脱，令人目不明。由此推之，目为血所养明矣。手少阴心生血，血荣于目，足厥阴肝开窍于目，肝亦主血，故血亡目病，男子衄血、便血，妇人产后崩漏，亡血过多者，皆能病焉。其证睛珠痛，珠痛不能视，羞明瘾涩，眼睫无力，眉骨太阳因为酸痛，芎归补血汤主之，当归养荣汤主之，除风益损汤主之，滋阴地黄丸主之。”

第四节　眼与津液的关系

津液是体内正常的液体，清而稀者为津，浊而稠者为液。津液有“温分肉”，“润肌肤”，“濡空窍”，“补脑髓”，“利关节”等作用。津液来源于饮食水谷，在脾气之运化转输，肺气之宣降通调，肾气之气化蒸腾，升清降浊作用下，以三焦为通道，随气的升降出入及血的运行，灌注于目。津液在目化为泪、神水、神膏等，皆为养目之液，津液的滋润、濡养、护卫对维持眼的生理功能至关重要。

1. 滋润营养作用　《灵枢·五癃津液别》说：“五脏六腑之津液尽上渗于目。”眼之所以能明视万物，离不开五脏六腑源源不断地上渗津液滋润营养。所以《灵枢·口问》又说：“液者，所以灌精濡空窍者也，……液竭则精不灌，精不灌则目无所见。”津液上渗于目，在目外化为泪液，润泽目珠，以保持黑睛白睛的润泽光滑；在目内化为神水、神膏，神水滋养神膏，又能养护瞳神。《证治准绳·杂病·七窍门》说：“大概目圆而长，外有坚壳数重，中有清脆，内包黑稠神膏一涵，膏外则白稠神水，水以滋膏，水外则皆血，血以滋水。”又谓：“神膏、神水、神光、真气、真元、真精，皆滋目之源液也。神膏者，目内包涵膏液，如破则黑稠水出是也。此膏由胆中渗润精汁积而成者，能涵养瞳神，衰则有损。神水者，由三焦而发源，先天真一之气所化，在目之内，虽不可见，然使触物损破，则见黑膏之外，有似稠痰者是也，在目之外，则为目上润泽之水。”

2. 补益脑髓　津液能补益脑髓，目系上属于脑，为脑向前延伸的部分。津液充足，脑髓丰满，则思维灵活，目光敏锐。津液匮乏，髓海不足，则脑转耳鸣，目无所见。

3. 维持眼珠形状及眼压　目内充满津液，眼才得以维持圆润如珠的形状。神水的产生与排出处于动态的平衡状态，才能维持正常眼内压力。故《外台秘要》说："其眼根寻无他物，直是水耳。轻膜裹水，圆满精微，皎洁明净，状如宝珠。"《审视瑶函·目为至宝论》说："大哉目之为体，乃先天之孔窍，肇始之元明，经络之精华，营卫之膏液，故有金珠玉液之称。"若由外伤或其他疾病，使神水神膏流失耗损，则眼珠变软，珠壁塌陷，甚至失明。水液停滞可致眼内视网膜水肿，眼压增高而成青风绿风内障等。

4. 维持阴阳平衡　正常人体阴阳处于相对平衡状态，津液属阴。津液不足，目失滋润，或津血两虚，目失涵养，则两目干涩昏花，更由于水火阴阳失去平衡，水亏则火旺，阴虚则阳亢，往往发生许多眼病。如《审视瑶函·目为至宝论》说："水衰则有火盛暴燥之患，水竭则有目轮大小之疾，耗涩则有昏眇之危，亏者多，盈者少，是以世无全精之目。"《审视瑶函·识病辨症详明金玉赋》又说："夫血化为真水，在脏腑而为津液，升于目而为膏汁，得之则真水足而光明，眼目无疾，失之则火邪盛而昏蒙，翳障即生。"

（李清文　彭清华）

主要参考资料

1. 彭清华．肝与目关系的研究．辽宁中医杂志，1989，(4)：11

2. 陈耀真．传染性肝炎眼部症状初步报告．中华眼科杂志，1960，(3)：145

3. 姚勇．病毒性肝炎的眼部症状与"肝开窍于目"．上海中医杂志，1984，(11)：20

4. 高桥节夫．脉络膜组织血流量に关する研究．第二报，他の藏器との比较．日眼会志，1981，85(9)：236

5. 蔚迟静．对"肝主目"的探索．辽宁中医杂志，1986，(6)：44

6. 夏贤闽．从经络敏感人的感传径路看眼与经络的关系．中西医结合眼科杂志，1984，(1)：51

第三章

五轮八廓学说

五轮八廓学说是阐述眼与脏腑之间关系的独特理论。自宋以来,历代眼科医籍多以五轮八廓立论,五轮八廓学说已成为中医眼科学的重要基本理论之一。

一、五 轮 学 说

古代医家将眼目由外至内分为肉轮、血轮、气轮、风轮和水轮五轮,分别对应于眼局部的胞睑、两眦、白睛、黑睛和瞳神五个部位,内应于脾、心、肺、肝和肾五脏。五轮学说则是借五轮与五脏相属的标本关系来说明眼的解剖、生理、病理,并用于指导临床诊断与治疗的一种基础理论。之所以名之为轮,是取眼珠圆转运动似车轮之意。如《审视瑶函》云:“名之曰轮,其象如车轮圆转,运动之意也。”《银海指南》说:“轮取圆转层护,犹之周庐环卫,以奠皇居也。”

1. 历史沿革　五轮学说渊源于《内经》中有关眼与脏腑关系的论述。《灵枢·大惑论》曰:“五脏六腑之精气,皆上注于目而为之精。精之窠为眼,骨之精为瞳子,筋之精为黑眼,血之精为络,其窠气之精为白眼,肌肉之精为约束,裹撷筋骨血气之精,而与脉并为系,上属于脑,后出于项中”,明确了眼与脏腑的密切关系,并将眼各部与相应脏的关系概括为骨、筋、血、气、肉“五体”。

后世医家在这一理论认识的基础上,观察到眼珠形圆运动如车轮之运转,将《内经》“五体”称为“五轮”,如《太平圣惠方·眼内障论》说:“眼通五脏,气贯五轮”,这是我国现存医籍中最早提出“五轮”的确切记载。此后古代医学家把五行学说用于说明眼各部与五脏的关系,进一步明确了五轮与眼各部位的对应关系和与五脏的相属关系,并应用于临床实践,逐渐发展成为五轮学说。如《银海精微·五轮八廓总论》云:“肝属木,曰风轮,在眼为乌睛(即黑睛);心属火,曰血轮,在眼为二眦;脾属土,曰肉轮,在眼为上下胞睑;肺属金,曰气轮,在眼为白仁;肾属水,曰水轮,在眼为瞳人。”《证治准绳》对五轮学说进行了全面而细致的描述,该书在七窍门中谓:“金之精腾结而为气轮,木之精腾结而为风轮,火之精腾结而为血轮,土之精腾结而为肉轮,水之精腾结而为水轮。”说明了五轮与五行的对应关系。该书进一步指出:“气轮者,白睛是也,内应于肺,……金为五行之至坚,故白睛独坚于四轮,……色尚白,故白泽者顺也。”“风轮者,目内青睛是也,内应于肝,……此轮青脆,内包膏汁,有涵养瞳神之功,其色青,故青莹者顺也。”“血轮者,目两角大小眦是也,内应于心,……夫火在目为神光,火衰则有昏瞑之患,火炎则有焚燥之殃,……火色赤,唯红和为顺也。”“肉轮者,两睥是也,……土藏万物而主静,故睥合则万有寂然思睡,此藏纳归静之应也,土为五行之主,故四轮亦为脾所包涵,其色黄,得血而润,故黄泽为顺也。”“水轮内应于肾,……五轮之中,四轮不鉴,唯瞳神乃照物者。”说明眼之五轮,禀于五行,源于五脏,其生理功能与相应的脏腑密切相关。

关于眼与相应脏腑的病理关系和临床应用方面的记载，最早见于晚唐时的《刘皓眼论准的歌》，其歌词曰："眼中赤翳血轮心"，"两睑脾应病亦侵"。《世医得效方》对眼部病变作了分轮记载：风轮病，"睛内偏疼，视物不明"；血轮病，"其候赤筋缠眦，白障侵睛"；肉轮病，"其候胞眩赤肿，倒睫涩痛"；气轮病，"筋多赤肿"；水轮病，"飞蝇相趁于睛前，……多昏多暗"。《审视瑶函》对五轮与五脏的病理关系进行了高度概括，该书说："目之有轮，各应乎脏，脏有所病，必见于轮，势必然也。肝有病则发于风轮，肺有病则发于气轮，心有病则发于血轮，肾有病则发于水轮，脾有病则发于肉轮。"这种轮脏相关的理论用于临床指导辨证，便形成了中医眼科特有的五轮辨证。

2. 五轮学说的主要内容

(1)五轮的解剖部位及五脏分属

1)肉轮：指胞睑，包括眼睑皮肤、皮下组织、肌肉、睑板和睑结膜等。胞睑分上、下两部分，分别称上胞(上睑)和下胞(下睑)。上下胞睑能够随意开合，具有保护目珠的作用。上、下睑之间的裂缝称睑裂。围绕睑裂的上、下睑游离缘，称睑弦，其上生有排列整齐的眼睫毛。胞睑在脏属脾，因脾主肌肉，故称肉轮。因脾与胃相表里，故肉轮与脾胃关系密切。此外，《张氏医通·七窍门》认为上胞属脾，下胞属胃。

2)血轮：指两眦，包括眦部皮肤、结膜、血管及内眦的泪阜、半月皱襞和泪道的起端等。两眦分为大小眦，大眦为上下胞睑的鼻侧联合处，其交角钝圆，又名内眦、眼大角、眼大嘴、眼大头、眼大睫；小眦为上下胞睑的颞侧联合处，其交角锐小，又名外眦、锐眦、眼小角、眼小嘴、眼小头、眼小睫。内眦处上、下睑弦部各有泪窍一个。泪窍又名泪堂、泪孔，为排泄泪液的孔窍。小眦外上方泪腺窝内有泪腺，中医称泪泉，是泪液分泌之所。泪液自泪泉泌出以润泽眼目，并经泪窍排出眼部。眦部血络较为丰富，大眦内尚有一红色肉状隆起，亦属络的范畴。两眦在脏属心，心主血，故称血轮。即两眦的功能正常有赖心血的濡养和心火的温煦。由于心与小肠相表里，故两眦与心和小肠的关系密切。

3)气轮：指白睛，包括球结膜和前部巩膜，为眼珠的外壁。可分为两层：其表层光滑菲薄，无色透明，称白睛表层，又名白睛外膜；里层白色，质地致密而坚韧，具有保护眼球内部组织的作用，称为白睛里层。白睛在脏属肺，肺主气，故称气轮。因肺与大肠相表里，故气轮与肺和大肠关系密切。

4)风轮：指黑睛，又名黑眼、水膜、黑仁、乌珠、青睛。有狭义和广义之分：狭义黑睛指位于眼珠前部的中央，质地坚韧，略呈椭圆的透明组织，即西医学所称角膜；广义黑睛包括角膜、前房和虹膜(古称黄仁)。因通过透明的角膜和前房而能透见后方黑褐色的黄仁，故称为黑睛。黑睛具有保护瞳神及其他眼内组织的作用，为光线进入瞳神的必经之路。黑睛在脏属肝，肝主风，故称风轮。因肝与胆相表里，所以，风轮与肝胆关系密切。

5)水轮：指瞳神，又名瞳子、瞳人、瞳仁、金井。有狭义和广义之分。狭义指位于黄仁中央的瞳孔，是光线进入眼内的门户，可随外界光线的强弱而缩小或开大，阳看则小，阴看则大；广义的瞳神则包括瞳孔及瞳孔以后的内眼组织，如脉络膜、视网膜、视神经、房水、晶状体、玻璃体等。瞳神清莹幽深，内含神水、晶珠、神膏以及构成眼珠内壁的视衣等，是眼珠结构的核心部分，也是眼能明视万物的主要部分。瞳神在脏属肾，肾主水，故称水轮。肾精充沛，则瞳神清莹明沏，展缩灵敏，目光炯炯，烛照鉴视，空阔无穷。因肾与膀胱相表里，所以水轮与肾和膀胱关系密切。但由于瞳神结构复杂，经古今不少医家的实践证明，其生理、病理不仅与肾和膀胱有关，与其他脏腑也有着同样密切的关系。

五轮学说把眼部划分为五个部分，分属五脏，对应五行，这对于明确眼局部与整体的关系具有重要意义(表 1-3 -1)。由于五行的生克乘侮，五脏的相互关系，五轮之间亦存在着密切的联系。在解剖上五轮互为彼邻，不能截然分割。如血轮为肉轮与气轮交汇形成，气轮与风轮相互移行，水轮之瞳孔由黑睛黄仁围成。正是由于眼局部的五轮互为关联，整体上五轮与脏腑的配属关系，保证了眼结构的完整和视觉功能的正常。在病理上五轮常互为影响，如《审视瑶函》有“风轮有损，瞳神不久留”之说。

表 1-3-1　五轮轮脏配位简表

五轮	部位	五脏	五行
肉轮	胞睑	脾	土
血轮	两眦	心	火
气轮	白睛	肺	金
风轮	黑睛	肝	木
水轮	瞳神	肾	水

(2)五轮的临床应用：五轮学说明确了眼局部与整体的关系。应用五轮与五脏的隶属关系，通过观察各轮外显症状，去推断相应脏腑内蕴病变的方法，即为眼科独特的五轮辨证。《审视瑶函・五轮不可忽论》说：“脏有所病，必现于轮，……大约轮标也，脏本也，轮之有证，由脏不平所致。”在临床上，五轮辨证，实际上也是一种从眼局部进行脏腑辨证的方法(详见“五轮辨证”节)。五轮本身在辨证中主要起确定病位的作用，临证上常与八纲、病因、气血津液等若干辨证方法结合起来应用。如睑弦红赤湿烂者，病位在肉轮，应责之于脾和胃，而红赤湿烂系湿热为患，因而证属脾胃湿热。同理，两眦赤脉粗大，生疮溃脓，多为心经实火。白睛赤脉密布，色泽鲜红多为肺经实火。黑睛生翳，如花瓣鱼鳞，多为肝胆火炽。瞳神内变白，视力渐减，不红不痛，多属肾阴亏虚。若病变出现于多轮，应考虑为多个脏腑功能失调的表现。如目眦胬肉渐长，并见白睛红赤，应属心肺积热。又若数轮先后发病，则应从相应脏腑之间的生克关系失常来认识疾病的发生、发展和变化。如先有白睛扁平结节，色泽暗红，继而黑睛后壁点状沉着物，神水混浊，常为肺金乘肝木之证。

由于五轮学说及五轮辨证对临床具有一定指导意义和应用价值，故由宋至今，眼科医家应用比较普遍。但应当认识到五轮辨证也有其明显的局限性。五轮学说理论上受五行学说生克乘侮的机械模式的影响，过分强调“轮脏相应”的关系，往往忽略了眼各部位之间、眼与脏腑经络之间复杂的整体关系。临床上，某一轮的病变，并不一定均是由其相应的脏腑病变所致。以白睛发黄为例，其病位虽在气轮，却非肺之为病，乃由脾胃湿热交蒸肝胆，胆汁外溢所致。又如，瞳神(水轮)病变，可白五脏六腑功能失调引起，并不只与肾有关。因此，眼科临证时，要灵活应用五轮辨证，既要详查五轮，又不可拘泥于五轮，注意从整体出发，四诊合参，将局部辨证与全身辨证综合起来，全面分析，才能得出正确的诊断从而指导治疗。

3. 五轮学说现代研究概况　五轮学说是中医眼科学的独特理论，当代对五轮学说的研究进行过一些探讨。在五轮与五脏的配属，五轮与五行等关系完全继承了前人的观点。只是在五轮的定位上，按照西医学的解剖学进行了一些深化工作。如郭秉宽提出肉轮包括上下睑表面、睑结膜;血轮包括内外眦、睑缘及所属皮肤、结膜;气轮包括球结膜、巩膜表面;风轮包括角膜、虹膜表面;水轮包括瞳孔、晶状体表面。1973 年上海中医学院编的《五官科学》、1975 年广东省中医院编的《中医眼科》、1977 年北京中医学院编的《五官科讲义》,1985 年成都中医学院编的《中医眼科学》等都做了类似的工作(表 1-3-2)。

表 1-3-2 五轮学说近代的几种解剖定位

作者	肉轮	血轮	气轮	风轮	水轮
郭秉宽	上下睑表面、睑结膜	内外眦、睑缘及所属皮肤、结膜	球结膜、巩膜表面	角膜、虹膜表面	瞳孔、晶体表面
上海中医学院	上下眼睑	内外眦之血络	球结膜、巩膜	角膜、虹膜	瞳孔
广东省中医院	眼睑(全层)	两眦皮肤、结膜、泪器	球结膜、巩膜	角膜、前房、虹膜等	瞳孔及后部眼内组织
北京中医学院	上下眼睑、眼肌	球结膜、小血络	球结膜、巩膜	角膜、虹膜	色素膜及后部眼内组织等
成都中医学院	眼睑皮肤、皮下组织、肌肉、睑板和睑结膜	眦部的皮肤、结膜、巩膜、血管及内眦的半月皱襞、泪阜、上下泪点	球结膜和巩膜	角膜、前房和虹膜	瞳孔、晶状体、玻璃体、脉络膜、视网膜和视神经

从表 1-3-2 可以看出,五轮所包括之解剖学组织,各家不尽相同,特别在水轮分属区别较大,有认为仅包括瞳孔与晶状体表面者;有认为包括瞳孔及晶状体、玻璃体、脉络膜、视网膜等眼内组织者。笔者认为以后者为妥。其余四轮,所辖解剖组织,各家基本相同,只是详略有别而已。虞存五为了证实眼与经络的关系,采用万能电表代替经络测定仪,测试了 258 例,并与 581 例正常组相比,获得了阳性结果。至于五轮学说在辨证学方面的意义,既要遵循五轮,但又不可拘泥于五轮,这在当代已形成了共识。

二、八廓学说

八廓学说是将外眼划分为八个部位或方位(亦称廓位),分属于脏腑,在病理情况下,借验廓位脉络变化来测定眼与机体内在的某些生理病理关系,从而指导临床辨证的理论。名之为"廓",取其匡廓卫御之意。正如《证治准绳·杂病·七窍门》说:"八廓应乎八卦,脉络经纬于脑,贯通脏腑,达血气往来,以滋于目。廓如城郭,然各有行路往来,而匡廓卫御之意也。"由于历代医家对八廓的名称、定位、所属脏腑及临床意义,见解各异,众说纷纭,故在眼科临床上应用较少。

1. 简要沿革　在我国现有医籍中,关于"八廓"的记载最早见于《三因极一病证方论·眼叙论》。《世医得效方·眼科》最早给八廓配上了眼位,并对每廓的病因和病候作了论述。《审视瑶函·勿以八廓为无用论》进一步指出:"八廓有位有形",不仅阐述了八廓的位置和内应脏腑,还说:"验廓之病与轮不同,轮以通部形色为证,而廓惟以轮上血脉丝络为凭,或粗细连断,或乱直赤紫,起于何位,侵犯何部,以辨何脏,以辨何腑之受病,浅深轻重,血气虚实,衰旺邪正之不同,察其自病传病,经络之生克逆顺而调治之。"《医宗金鉴·眼科心法要诀》所载八廓，位置多与五轮相重合，但主张八廓分属六腑与包络、命门。此后诸家关于八廓的具体位置和内应脏腑的认识有较大出入。一些医家不用八廓或不赞成八廓理论，如《医学纲目·目总论》说："八廓之说，于义无据，今删之不入焉。"《张氏医通·七窍门》又认为："八廓有名无位，……此虽眼目之源流，而实无关于治疗也。"正由于历代医家对八廓众说纷纭。后学者亦莫衷一是，因而它在临床的应用远不如五轮广泛。现代中医眼科专家陈达夫十分重视八廓理论。他在充分研究古代文献和结合临床进行认真观察之后，于所著《中医眼科六经法要·开卷明义篇》中指出："八廓，是说某种眼病发生的表现，并非每个病员都有廓病，更不是一般正常的人也分八廓。"并说明八廓有定位，位于白睛上四正四隅八个方位，其代表名称为后来流行的八卦。八个方位分别内应六腑及包络、命门。当气轮出现异常赤脉时，可以通过观察赤脉的起止方位、粗细、色泽等进行辨证。

2. 八廓学说的主要内容

(1)八廓的名称：八廓的名称繁多，一廓常有数种名称，一般有以下几种命名法：

1)用自然界八种物质现象命名：以《世医得效方》为代表。将八廓分别命名为天廓、水廓、山廓、雷廓、风廓、火廓、地廓、泽廓。

2)用八卦命名：以《银海精微》为代表。将各廓分别命名为乾廓、坎廓、艮廓、震廓、巽廓、离廓、坤廓、兑廓。

3)用相应脏腑功能命名：以《秘传眼科龙木论》为代表，分为传导廓、会阴廓、抱阳廓、关泉廓、津液廓、养化廓、水谷廓、清净廓等。《目经大成》则命名为行健廓、宣化廓、镇靖廓、虚灵廓、资生廓、育德廓、定光廓、成能廓。

4)用自然界八种物质现象结合八卦命名：以《医宗金鉴》为代表。八廓名称为乾天廓、坎水廓、艮山廓、震雷廓、巽风廓、离火廓、坤地廓、兑泽廓。

(2)八廓定位：关于八廓在眼部的定位，历代医家意见有分歧，见图1-3-1至图1-3-8。可概括为以下几种情况：

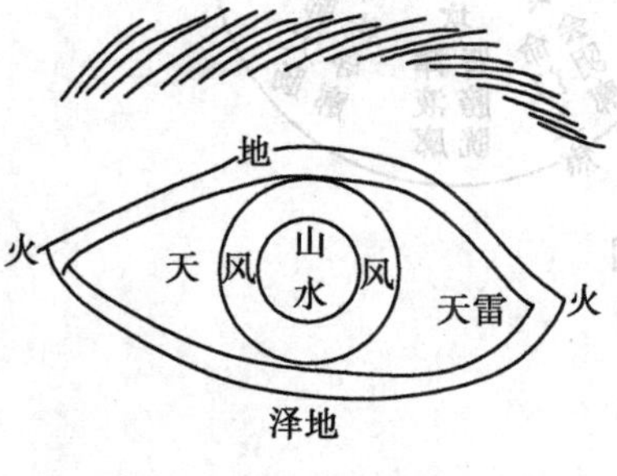

图1-3-1 《世医得效方》八廓定位图

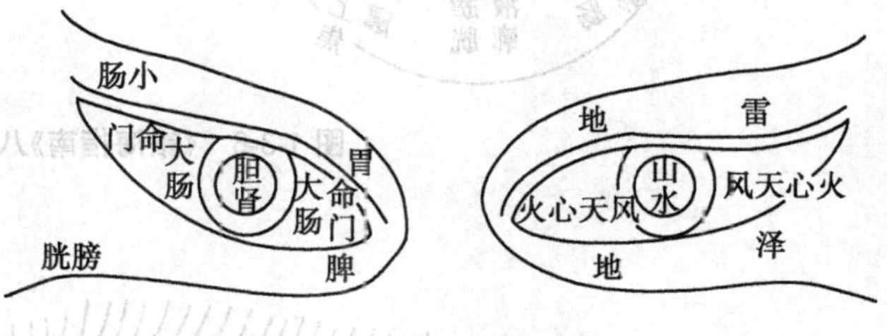

图1-3-2 《银海精微》八廓定位图

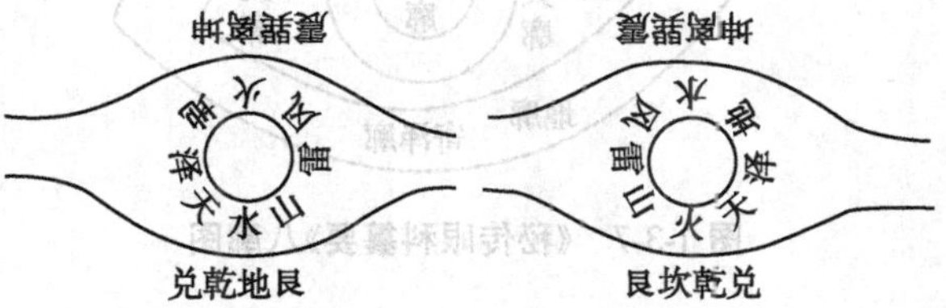

图1-3-3 《审视瑶函》八廓定位图

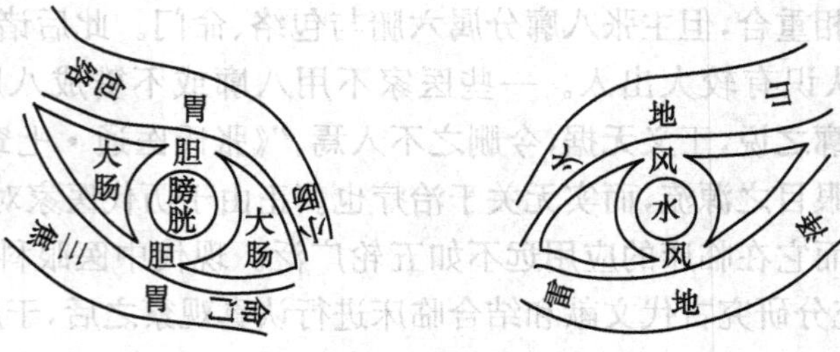

图 1-3-4 《医宗金鉴》八廓定位图

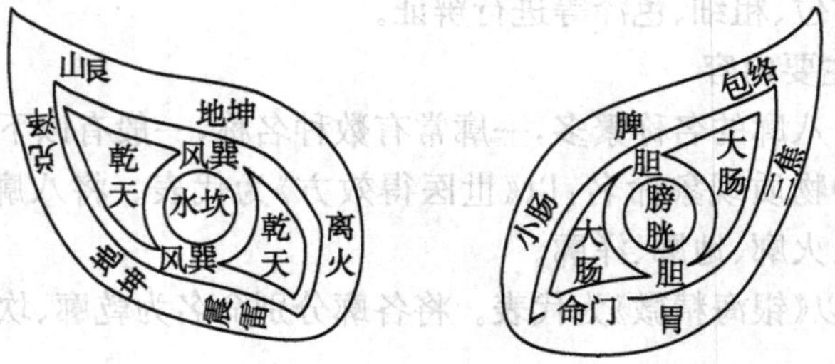

图 1-3-5 《目经大成》八廓定位图

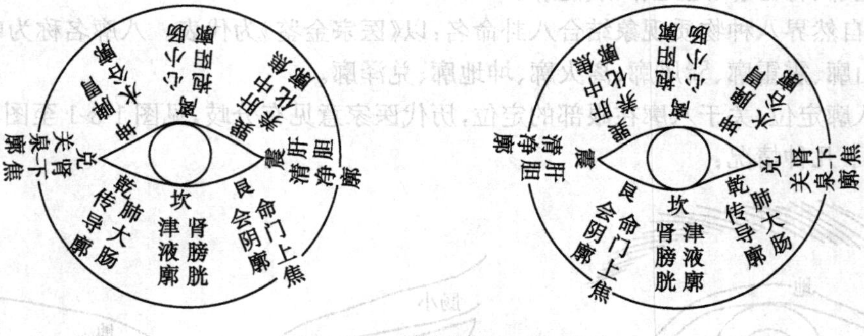

图 1-3-6 《银海指南》八廓图

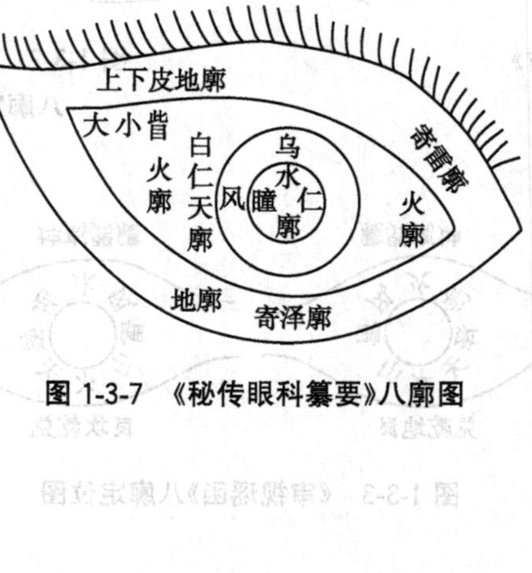

图 1-3-7 《秘传眼科纂要》八廓图

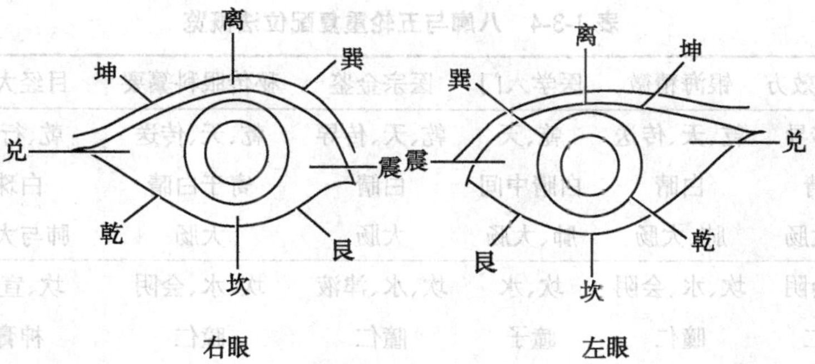

图 1-3-8　《中医眼科六经法要》八廓图

1）八廓有名无位：此种观点见于《葆光道人眼科龙木集》、《张氏医通》、《类证治裁》和《眼科百问》等，这些医籍记载有廓名，但没有指出具体的定位。详见表 1-3-3。

2）八廓与五轮重复定位：《世医得效方》、《银海精微》、《医学入门》、《医宗金鉴》、《秘传眼科纂要》、《目经大成》、《眼科捷径》等医著八廓的定位与五轮重复。详见表 1-3-4。

3）八廓的八方配位：《证治准绳》、《审视瑶函》、《银海指南》、《眼科入门》、《中医眼科六经法要》等医著按眼部的八个方位进行八廓定位。如《审视瑶函》说："八廓之经络乃验病之要领，……盖验廓之病与轮不同，轮以通部形色为证，而廓惟以轮上血脉丝络为凭。"《中医眼科六经法要》明确将八廓定位为白睛上四正四隅八个方位。

(3)八廓所属脏腑：八廓与脏腑相应，但何廓属何脏何腑则各医家认识混乱。有的一廓既属脏又属腑，有的八廓属脏或属腑，有的将八廓归属六腑、包络和命门（表 1-3-5）。

表 1-3-3　八廓有名无位概览

	葆光道人眼科龙木集	张氏医通	类证治裁	眼科百问
廓名	传道廓	天、传道廓	天廓	传导廓
脏腑	肺	大肠之府	大肠	肺、大肠
廓名	会阴廓	水、会阴廓	水廓	会阴廓
脏腑	肾	肾之府	肾	肾
廓名	清静廓	山、清净廓	山廓	清净廓
脏腑	肝	胆之府	胆	胆
廓名	关泉廓	雷、关前廓	雷廓	关泉廓
脏腑	小肠	小肠之府	小肠	小肠
廓名	养化廓	风、养化廓	风廓	养化廓
脏腑	三焦、肝	肝之府	肝	三焦
廓名	抱阳廓	火、抱阳廓	火廓	抱阳廓
脏腑	命门	命门之府	命门	心包、命门
廓名	水谷廓	地、水谷廓	地廓	水谷廓
脏腑	脾胃	脾胃之府	脾胃	脾胃
廓名	津液廓	泽、津液廓	泽廓	津液廓
脏腑	膀胱、肾	膀胱之府	膀胱	膀胱

表 1-3-4 八廓与五轮重复配位法概览

	世医得效方	银海精微	医学入门	医宗金鉴	秘传眼科纂要	目经大成	眼科捷径
廓名	天、传导	乾、天、传送	乾、天	乾、天、传导	乾、天、传送	乾、行建	乾、天、传道
配位	白睛	白睛	白睛中间	白睛	寄于白睛	白珠	白睛
脏腑	肺、大肠	肺、大肠	肺、大肠	大肠	大肠	肺与大肠	肺、大肠
廓名	水、会阴	坎、水、会阴	坎、水	坎、水、津液	坎、水、会阴	坎、宣化	坎、水、会阴
配位	瞳仁	瞳仁	瞳子	瞳仁	瞳仁	神膏	瞳仁
脏腑	肾	肾	肾	膀胱	肾	肾与膀胱	肾
廓名	山、清净	艮、山、清净	艮、山	艮、山、会阴	艮、山	艮、育德	艮、山、清净
配位	寄于瞳仁	寄于瞳仁	神光	外眦	寄于瞳仁	上睑	外眦上方
脏腑	胆	胆	胆	包络	胆	脾与命门	胆
廓名	雷、关泉	震、雷、关泉	震、雷	震、雷、关泉	震、雷、关元	震、请、镇	震、雷、关泉
配位	小眦、白睛	小眦眼睑	白睛上截向小眦	内眦	寄于上睑	青睛	内眦下
脏腑	小肠	心、小肠	小肠	命门	小肠	肝与胆	心、小肠
廓名	风、养化	巽、风、养化	巽、风	巽、风、养化	巽、风、养化	巽、定光	巽、风、养化
配位	黑睛	乌睛	乌珠瞳仁	黑睛	乌睛	金井	黑睛
脏腑	肝	肝	肝	胆	肝	肝膈与髓海	肝
廓名	火、抱阳	离、火、抱阳	离、火	离、火、抱阳	离、火、抱阳	离、虚灵	离、火、抱阳
配位	大小眦	白睛小眦部	大、小眦	内眦	大、小眦	内眦	内眦上
脏腑	心、命门	心、命门	心、命门	小肠	心、心包、命门	心与小肠	命门、心包络
廓名	地、水谷	坤、地、水谷	坤、地	坤、地、水谷	坤、地、水谷	坤、资生	坤、地、水谷
配位	胞睑	胞睑	上下睑	胞睑	上下睑	下睑	胞睑
脏腑	脾、胃	脾、胃	脾、胃	胃	脾、胃	脾与胃	脾、胃
廓名	泽、津液	兑、泽、津液	兑、泽	兑、泽、津液	兑、泽、清静	兑、成能	兑、泽、津液
配位	寄于下睑	寄于下睑	白睛下截向大眦	外眦	寄于大小眦	锐眦	外眦下部
脏腑	膀胱	膀胱	膀胱	三焦	膀胱、三焦	肾脂与膻中	膀胱

表 1-3-5 八廓八方配位法概览

	证治准绳	审视瑶函	银海指南	眼科入门	中医眼科六经法要
廓名	乾、传导	乾、天、传送	乾、传导	乾、天、传送	乾、天、传导
配位	西北方	锐眦下	锐眦下	小眦下	西北
脏腑	肺、大肠	肺、大肠	肺、大肠	肺、大肠	大肠
廓名	坎、津液	坎、水、津液	坎、津液	坎、水、津液	坎、水、津液
配位	正北方	正下方	正下方	正下方	北
脏腑	肾、膀胱	肾、膀胱	肾、膀胱	肾、膀胱	膀胱
廓名	艮、会阴	艮、山、会阴	艮、会阴	艮、山、会阴	艮、山、会阴
配位	东北方	内眦下	内眦下	内眦下	东北
脏腑	命门、上焦	命门、上焦	命门、上焦	命门、上焦	包络

续表

	证治准绳	审视瑶函	银海指南	眼科入门	中医眼科六经法要
廓名	震、清净	震、雷、清净	震、清净	震、雷、清净	震、雷、抱阴
配位	正东方	内眦部	内眦部	内眦部	东
脏腑	肝、胆	肝、胆	肝、胆	肝、胆	命门
廓名	巽、养化	巽、风、养化	巽、养化	巽、风、养化	巽、风、清净
配位	东南方	内眦上	内眦上	内眦上	东南
脏腑	肝络、中焦	肝络、中焦	肝络、中焦	肝络、中焦	胆
廓名	离、胞阳	离、火、抱阳	离、抱阳	离、火、抱阳	离、火、养化
配位	正南方	正上方	正上方	正上方	正南方
脏腑	心、小肠	心、小肠	心、小肠	心、小肠	小肠
廓名	坤、水谷	坤、地、水谷	坤、水谷	坤、地、水谷	坤、地、水谷
配位	西南方	小眦上	小眦上	小眦上	西南
脏腑	脾、胃	脾、胃	脾、胃	脾、胃	胃
廓名	兑、关泉	兑、泽、关泉	兑、关泉	兑、泽、关泉	兑、泽、关泉
配位	正西方	小眦部	小眦部	小眦部	西
脏腑	肾络、下焦	肾络、下焦	肾络、下焦	肾络、下焦	三焦

3. 八廓学说的临床应用　由于八廓的定位和所属脏腑历代争议较大，因而其临床应用不甚广泛。一些医籍对八廓主病有所记载，如《世医得效方》述："天廓，……其候视物生烟，眦疼难开，不能辨认。""地廓，……其候眼弦紧急，瘀血生疮。""水廓，……其候常多昏暗，睛弦泪多。""风廓，……其候黑睛多痒，两眦常烂，或昏多泪。""雷廓，……其候眦头赤肿，睑内生疮，倒睫拳毛，遮睛胬肉。"《证治准绳》、《审视瑶函》在"黄膜上冲"最早运用了八廓学说。如《审视瑶函》说："于风轮下际，坎位之间，神膏内，初起而色黄者，……此经络塞极，三焦关格，火土诸邪之盛实者。"《目经大成》所记载"地倾"、"火天夺日"、"天旋"也是八廓临床应用的实例。在《中医眼科六经法要》中八廓学说的应用较为普遍。白睛发生赤脉，该书主以八廓进行辨证。如在"少阴目病举要篇"记载有："突然目赤，坎离两廓血丝较多，不畏光，无眵，而头痛如锥，就是少阴表虚伤风，……若目不全赤，坎离两廓仅现血丝一二缕，则属于虚，治不同法。"

总之八廓辨证是一种局部辨证方法，由于历代医家对八廓的名称、定位、所属脏腑、主病等有较大分歧，故古代对八廓的临床应用实例极少。八廓学说在临床上的应用，有待于今后加以充实。

4. 八廓学说的现代研究概况　陈明举在编写《高等中医院校教学参考丛书·中医眼科学》时，做了细致的文献整理，如上述的表1-3-1至表1-3-3 3个表格即来源于此。由于现代医学研究发现许多疾病在结膜微循环上有病灶反应点，故姚芳蔚认为八廓学说有科学依据。程世明采用裂隙灯显微镜检查的方法，观察八廓特定方位上的球结膜微循环情况，结果表明中医辨证与八廓辨证相符合者占74.3%，认为八廓学说有位有形，血脉病变明现于外，八廓辨证能较客观地反映机体对疾病的应激指标及眼与脉络、经络之间的关系。目前对八廓的研究工作做得较少，对八廓学说的临床应用价值还不甚清楚。随着现代科学技术的发展，相信今后能通过多学科研究对八廓学说作出科学的论断。

【文献选录】

《审视瑶函·五轮不可忽论》："夫目之有轮，各应乎脏，脏有所病，必现于轮，势必然也。

肝有病则发于风轮；肺有病则发于气轮；心有病则发于血轮；肾有病则发于水轮；脾有病则发于肉轮，此五轮之易知者。木青、金白、水黑、火赤、土黄，此五色之易知者。轮也、色也，已灼然而现证，医犹不知为目病之验。又况亢则乘，胜则侮，并病合病，自病传病，生克制化，变通之妙，岂能知之乎。大约轮标也，脏本也，轮之有证，由脏之不平所致。未有标现证，而本不病者，今不知轮之证，则不知乎脏矣。夫轮脏相应，既不知轮，则是标本俱不明，标本既不明，何以知孰宜缓、孰宜急，而能治人之疾哉。间有知轮脏标本，而不知其中生此克此，自病传病，或并或合之不同，则乘侮制化变通之妙，又不能知。又有知标本缓急自传并合等症，而又不知人之强者弱者，在血在气，所受所与，当补当泻之不同，是顺逆、反正、攻守之治，必不能知。如此之医，岂能治人之疾乎。"

《审视瑶函·勿以八廓为无用论》："古人云：经络不明，盲子夜行。夫八廓之经络，乃验病之要领，业斯道者，岂可忽哉。盖验廓之病与轮不同，轮以通部形色为证。而廓惟以轮上血脉丝络为凭，或粗细连断，或乱直赤紫，起于何位，侵犯何部，以辨何脏腑之受病，浅深轻重，血气虚实，衰旺邪正之不同，查其自病传病，经络之生克逆顺而调治之耳。人有谓此八廓如三焦之有名无实，以为无用者，此谬之甚也。"

《秘传眼科纂要·五轮八廓论》："五轮之位皆实而可据，八廓之位皆虚而难凭。虽古来有关元、水谷、会阴、胞阳、清净、传送、津液、养化等名，然考其所论症治，仍不外五脏也，徒多名目，以滋惑乱，今概不录，惟录五轮，分五脏配五行（金、木、水、火、土）使简而可认。"

《异授眼科·看眼法》："夫天地之五行，配人身之五脏，身之五脏，合目之五经也。如两眦属心，心属火，其色红也；黑珠属肝，肝属木，其色青也；两睑属脾，脾属土，其色黄也；白珠属肺，肺属金，其色白也；瞳人属肾，肾属水，其色黑也。察其五色，观其五脏、五经，配于五脏者也。察乎五行，辨其生克，审其所感、所因，用药医治，无有不愈。"

（段俊国　李清文）

主要参考资料

1. 郭秉宽．祖国医学在眼科学上的成就．上海第一医学院学报，1956，1：1
2. 虞存五．五轮病变相关脏腑经络井穴皮肤电阻测试．眼科通讯，1987，(1)：3
3. 姚芳蔚．八廓学说的存废与实用性探讨．中西医结合眼科，1990(4)：153
4. 程世明．八廓辨证与球结膜微循环病变初探．眼科通讯，1988，(5)：1

第四章 病因病机

病因是指能导致人体阴阳气血及脏腑功能失调而发生疾病的原因。一切内外环境的致病因子，均可能导致眼病的发生，这就是眼病的病因。

病机是指疾病发生、发展、变化、结局的机理，亦称病理。眼科病理学，是研究致病因素在导致眼病过程中，病邪在体内的各种变化和机体对致病因子产生应变反应的机理和一般规律。

眼科病因病机，即是眼科发病学，是认识和治疗眼病的重要依据。中医眼科的发病学，以整体观念为指导思想，既重视研究各种致病因素的性质及致病特点，也重视眼病发生、发展、变化的机理和诸致病因素间的相互联系与转化规律，还注重探讨各种致病因素所致眼病的相同或不同临床表现，以指导临床诊断和治疗用药。依据分析眼病的临床表现而辨识病因病理，即审证求因，是中医眼科认识眼病病因的重要方法，故中医眼科发病学，亦可称之为辨证病理学。

中医眼科病因病机学说，是中医眼科学理论的重要组成部分，是我国劳动人民在长期同眼病作斗争的实践中逐步认识，并通过历代医家的不断积累而形成的。《黄帝内经》确立的病因病机的理论体系，对中医眼科发病学的形成和发展具有深远的影响。《内经》创立的以五脏为主体、外应四时气候变化、眼脏相关、脏窍一体的藏象学说，以正邪相搏的观点阐述疾病的发生和变化，强调"正气存内，邪不可干"的疾病观，是中医眼科发病学理论形成和发展的基础。《内经》中有关"五脏六腑之精气，皆上注于目而为之精"，"肝开窍于目"，"足厥阴肝经连目系"，"肝气通于目，肝和则目能辨五色"，"肝受血而能视"，"久视伤血"，"气脱者，目不明"等有关生理病理论述，至今仍是中医认识眼病病因病理的重要理论基础。现存论述眼病病因病理较早和较详的《诸病源候论·目病诸候》，对中医眼科发病学有较大的贡献。分析该书目病诸候，其病因涉及虚者(肝虚、气血虚、脏腑虚衰)13 候，与风邪外犯有关者 14 候，因热邪害目者 10 候，风热合邪者 8 候，与痰饮有关者 5 候，与瘀滞有关者 2 候。可见其病因多从风邪、热邪及脏腑虚衰立论，并涉及到痰饮瘀滞.这些病因学知识，至今仍有临床意义。至唐·孙思邈著《备急千金要方·七窍病》，受《内经》"久视伤血"观点的影响，十分强调用眼不当、饮食劳倦因素，为害目丧明之原，对中医眼科病因学的形成和发展有积极意义。宋代的《太平圣惠方》及《三因极一病证方论》，均遵循孙思邈的病因观并在不同方面都有所发挥，尤其是陈氏对眼病病因的三因分类观点，对眼科病因学的发展，有一定影响，如《秘传眼科龙木论》和《审视瑶函》等均遵其说。金元医家刘完素、张子和强调目病皆属火热；李东垣强调眼病与脾胃关系密切；朱震亨论眼病实则风热，虚则肾水不足等病因观，至今仍被眼科医家推崇。宋元时代的眼科专著《秘传眼科龙木论》、《银海精微》以及元末成书的《原机启微》，均从不同角度丰富和发展了眼科病因学说的内容。至此，中医眼科病因学说的理论体系基本形成。明代《医学入门》在《备急千金要方》和《三因极一病证方论》有关眼病病因学说的基础上，又有所补充和完善，书中将其病因概括为内因与外因两大类。并认为外因在表，伤目之标；内因在里，伤目之本。明末傅仁宇著《审视瑶函》，继承和总结了明代以前的眼科成就，为中医眼科病因学说的发展，作出了较大贡献。该书的“目为至宝论”及“识病辨证详明金玉赋”两篇，从眼的生理联系病因和审证求因的不同角度，集中论述了眼病的病因病机，比较系统和详尽，是研究病因病机颇具参考意义的佳篇。尤其是书中提出的“久病生郁，久郁生病”的病因观及凝脂翳乃血滞气壅的病机观，至今仍有重要意义。清代眼科专著《目经大成》，用大量篇幅，从整体的角度，遵循《内经》的病因观，以内科为基础进行病因学论述，对眼科病因学有一定的积极意义。而清代眼科医家顾锡著《银海指南》，是体现古代眼科病因学成就的代表作，标志着中医眼科传统病因学理论的成熟。该书全面而系统地论述了六淫、七情所致眼病的发生机理和临床表现；论述了六淫之邪的相互兼夹、转化关系及致病特点，并认识到风火为患者多；对七情内伤致眼病的机理与防治均有新颖见解；对气血失调致目病、杂症目病及眼外伤等的病因病机分析，亦有其超乎前人的认识。

由前所述，中医眼科发病学，以《黄帝内经》的整体观和疾病观作为指导思想，最先由隋代《诸病源候论》进行了初步的论述，至唐代《备急千金要方》有了病因的详述，宋代《太平圣惠方》的补充以及《三因极一病证方论》的归类，宋元时代《秘传眼科龙木论》的总结和发挥，古代眼科病因学说已基本形成。至明清时代，眼科专著和载有眼科篇章的综合性医药著作，在前人经验的基础上，对中医眼科发病学，从不同角度作出了贡献，推动了眼科发病学理论的发展并使之逐步完善。

以整体观念作指导思想的中医眼科发病学，首先必须遵循中医学认识和研究病因病机的一般原则，同时也要结合眼科自身特点。也就是既要重视眼脏一体，着眼整体寻求疾病的原因；更应注重眼睛局部，从眼睛自身的解剖构造和生理特性方面去探求其疾病发生、发展、变化的规律。如目乃清窍，其位至高，易为风袭，易被火炎，易招浊邪等；眼的构造精细，组织娇嫩，功能独特；目窍玄府，最宜和畅；目之组织富含水液和血管，亦有全无血管的透明组织；目与脏腑经络、气血津液息息相关等，都是我们研究和探索眼病病因病理时应该考虑的因素。而这些因素决定着眼科病因病理的独特性。

中医眼科发病学，包括病因和病理，病因是指导致疾病发生的原因，病理是疾病发生、发展、变化的机理。在理论阐述时，二者显然有别，但在临床实际中，病因病理却难以区分，往往是相互关联和包容的，有时病因病理相提并论。如风热不制、淫热反克、为物所伤、肝经风热，既是病因，也包含病理。又如临床常见的痰饮水湿和瘀血，既是病理产物，也常是眼病的致病原因。现根据中医病因病理学一般规律，将病因和病理分别论述。

第一节　病　因

导致眼病发生的原因非常复杂，有内在因素，也有外来因素，有局部因素，也有全身因素。古代眼科遵“三因说”者不少，李梴则将病因分为内因和外因两大类。现代中医眼科多遵其内外因之说，但内容则丰富得多。外来刺激超过了机体调节适应的能力，这就是外因；机体内部抵抗外界各种致病动因的能力降低，或体质上的某些缺陷导致疾病的发生，即是内因。经言“正气存内，邪不可干”、“邪之所凑，其气必虚”。外邪要在人体内在功能失调的情况下方能发病，故内因的作用不可忽视，尤其是诸多疑难和常易复发的眼病，更应重视内因的作用。眼科常见的病因有六淫及疠气、七情内伤、饮食失宜、劳倦、外伤、先天与遗传、衰老及其他因素等。这里主要研究上述因素的性质、特点以及所致眼病的临床表现，还要研究各致病因素的相互联系和转化等。

一、六　淫

六淫是指风、寒、暑、湿、燥、火等六种致病邪气，是眼科临床上常见的一类致病因素，尤其是外障眼病和炎症性眼病的主要致病因素。六淫之邪，每从外袭，眼居高位属本表，易被其害。其致病途径，常是乘虚从肌表和口鼻而入，犯其脏腑经络，病邪循经上扰而犯目，亦可是六淫外邪直接加害于眼，称其外感六淫。

六淫致病，以风火为患者居多，湿邪次之，这种病因观，已成古今眼科医家的共识。如《诸病源候论》所论眼病病因，以风热者多；明代医家徐春甫有"散热为治目之要"一说；分析历代眼科方剂与药物，以祛风和清热的方药应用最多。

六淫所致眼病，单独为害者少，兼夹致病者多，且与季节气候、生活起居及环境因素有关。故北方刘河间倡用寒凉治目，而南方顾锡则重视祛暑热湿邪。

六淫所致眼病，起病多急，症状明显，常有红、热、肿、痛、痒、涩、湿烂、眵泪、翳膜、视昏等。故《银海指南・六气总论》曰："寒暑燥湿风火，是为六气，当其位则正，过则淫。人有犯其邪者，皆能为目患。风则流泪赤肿，寒则血凝紫胀，暑则红赤昏花，湿则沿烂成癣，燥则紧涩眵结，火则红肿壅痛。"

1. 风　风是一种自然现象，中医学取类比象的借用为病因病理学名词，谓之风邪，并相应的有了祛风药、祛风剂、祛风法等。眼科临床上尚有用作病名者，如绿风内障、青风内障、暴风客热、风牵偏视、风热不制之病等。

(1)风邪的特性及致病特点

1)风性轻扬，易犯上窍，喜袭体表。在《素问・太阴阳明论》曰："伤于风者，上先受之。"眼乃至上之窍，居于体表，暴露于外，易被风邪所袭，故风邪是眼科临床上最常见的病因，可称之为外障眼病的先导。

2)风为百病之长，六淫之首，易与他邪相合。六淫之邪所致眼病，常常与风邪有关，尤其是急性病及外障眼病、炎症性眼病，因六淫所致者，初起时无不夹有风邪。如风寒为患、风热外犯、风邪夹湿等。

3)风性善行数变，易窜经络，易引动内邪。风邪所致眼病，一般起病多急，变化也快，症状明显。如过敏性疾病、病毒或细菌感染及眼外伤等，多与风邪有关。风易窜络，常与痰合，如眼的肌肉及运动神经方面的病变，多与风痰窜络有关。风性活跃，易激引内邪，内有火热或湿邪者，常致内外合邪，危害更甚。

(2)风邪致病的眼部表现：顾锡在《银海指南・风》曰："目为外风所伤，其症眵泪肿痛，星翳渐侵。风或挟热，则先头痛，眵粘眊矂，赤肿羞明；风或挟湿，则多泪作痒，沿烂恶明；风或挟燥，则眵硬多泪，眼皮紧急；风或挟寒，则时流冷泪，微赤羞明。"风邪袭目，常易犯及胞睑、白睛、两眦、黑睛及黄仁等部位，起病多急，症状显明，常诸多症状相兼出现，如眼痛、畏光、流泪、目痒、梗涩、目赤等。尤其是畏光、流泪、痒涩等症状的存在，无不与风邪有关。还有部分症状，则随邪犯何经而分别存在，如邪犯脾经则可有胞睑红肿，胞轮振跳，眨眼频频，上胞下垂等；邪犯阳明经而眉棱骨痛；邪犯肺经则白睛红赤，眵多流泪；邪犯肝经则黑睛生翳；风痰窜络可致目珠偏斜，口眼㖞斜，目睛瞤动。上述眼症，风邪单独为害者少，风热同犯者多，如《仁斋直指方・风热》曰："风肿则软，热肿则硬。"《原机启微》风热不制之病谓："风动而生热，因热而召，是为外来，久热不散，感而自生，是为内发，内外之邪，为病则一，淫热之祸，条例如前。益以风邪，害岂纤止，风加头痛，风加鼻塞，风加肿胀，风加涕泪，风加脑巅沉重，风加眉骨酸痛。”

2. 火　火与热邪，异名同类，程度有别，热者火之渐，火者热之极，火之极者为毒。火热阳邪而其性炎上，眼乃上窍而易被所害。眼科病症以火热为患者最常见，内外障眼病均与火热致病有关，尤其是炎症性眼病及出血性眼病，每多火热。

目病的火热为患，历代医家甚为重视，如《诸病源候论》所论目病诸候，将近半数的目病言及热邪；刘完素认为目病皆为热邪；张子和更是强调：“目不因火则不病，……能治火者一句可了。”历代眼科众多方剂，所用清热降火药者极多。

(1)火热的特性及致病特点

1)火性炎上，主升主动，易冲头目，其性急猛：目乃上窍，其位至高，易被火扰，故目病常因火热；火邪致病，常是起病急，发展快，病情重；火极为毒或火夹风邪而风火相煽者，其势更猛，传变更速。

2)火为阳邪，易伤阴液：目为至宝，富含真精、真血、神水、神膏等阴液，极易灼耗，故火热眼症者，多有阴液亏耗，后期常需养阴。

3)热易致肿，火易致疡：热邪害目，易致肿胀，如《仁斋直指方》曰：“热肿则硬。”经言：“热胜则肿。”火盛成毒时，易致眼部疮疡，如《灵枢·痈疽》说：“大热不止，热甚则肉腐，肉腐则为脓。”故眼部化脓性炎症常因火热所致。

4)火易动血：火热上扰灼目，目中脉络丰富娇嫩，易被火热所伤而致络伤出血，故眼科出血性疾病，常与火热有关。

5)火易夹风，热易兼湿：火热犯目，常与风邪同犯，尤其是外障眼病，火热多与风邪合而害目，风热为患最多；眼科临床上，热邪致病亦常与湿合，以致病程缠绵，久治难愈。

(2)火热致病的眼部表现：火热之邪犯目，既可导致外障目病，亦常引起内障目病，致病范围极广。如刘完素所言：“目昧不明，目赤肿痛，翳膜眦疡，皆为热也，及目瞑，亦为热也，然平白日无所见者，热气郁之甚也。……悉由热气怫郁，元府闭密，而致气液血脉，荣卫精神，不能升降出入故也。”火热致外障目病则常有眼痛较甚，灼热拒按，肿胀而硬，泪热如汤，畏火怕光，眵多黄稠或干结，抱轮红赤或白睛混赤；火热扰于目内，则主要致视力急降。火热犯胞睑，则胞肿红痛，生疮成脓；犯两眦，则赤脉传睛，胬肉红肿，睛明穴处红肿疼痛甚或疮疡痈肿；犯其白睛，则红赤臃肿，结节隆起，眵泪交加；灼伤黑睛，则翳厚腐黄，变生蟹睛；火灼瞳神黄仁，则瞳神紧小，黄液上冲，或瞳神散大不收；火灼目内，脉络被伤，可致眼内出血、渗出，神膏混浊，目系被灼，可致视力急降，或是热气怫郁，玄府闭密，神光被遏，突然失明等；火毒炽盛，犯其目眶者，可致胞肿如桃，突起睛高等重症。故金元医家张子和强调：“白轮变赤，火乘肺也，肉轮赤肿，火乘脾也，黑水神光被翳，火乘肝与肾也，赤脉贯目，火自甚也。凡目暴赤肿起，羞明隐涩，泪出不止，暴翳目朦，皆火热之所为也。”

3. 湿　六淫所致眼病，湿邪较为常见。湿虽为长夏主气，但四时皆有，与地域气候及生活起居密切相关。如江南多湿，故顾锡所著《银海指南》，其医案大多从湿治。成都盆地多雨雾，故陈达夫先生喜用三仁汤。如地域多雨雾，季节多梅雨，或久居湿地，或气候潮湿，或劳汗湿衣，或涉水冒雨等，则外湿为害；而饮食偏嗜，脾虚失运，既可生湿，亦可致外湿入侵。同气相求，目病多因湿，还与自身结构有关，眼部组织如黑睛、神水、神膏等富含水液，黄仁、瞳神属肾，肾者主水，胞睑属脾，脾喜燥恶湿，故这些部位常易被湿邪入侵而致病。

(1)湿邪的特性及致病特点

1)湿性阴凝:易于阻遏气机,瘀滞脉络,困阻脾阳。脾阳被困则不能升清降浊,清阳不升则目失所养,浊阴不降则上蒙清窍。

2)湿性黏腻:湿邪致眼病,起病较缓(夹有风邪、火邪者,起病亦急),病程冗长,缠绵难愈,甚或反复发病。如睑弦赤烂、聚星障、混睛障、湿翳、云雾移睛等。临床上那些慢性炎症细胞浸润及纤维素性渗出的炎症多与湿邪有关。

3)湿性秽浊:凡眼部湿烂秽浊等,均为湿邪的表现。如睑肤起疱渗液,糜烂结痂,黄水外溢,睑沿湿烂,眵泪胶黏,翳腐如虫蚀,眼内渗出、水肿、混浊等。

4)湿邪兼夹与转化:湿邪致眼病,尤其是外障眼病,很少单独为害,常易与风邪或热邪相合,出现湿热或风热湿邪证候。中医认为聚湿成水,聚水成饮,聚饮成痰,故湿邪与水饮痰等关系密切,湿可转化为水饮痰邪。湿邪壅滞,易于化热,尚可伤阴。

(2)湿邪致病的眼部表现:湿邪所致眼病,内外障眼病皆有,常见于那些慢性增殖性炎症、渗出性炎症、迟发性变态反应等。随其邪犯部位的不同,有不同的表现。如《银海指南·湿》曰:"脾湿则多眼癣眼菌,肺湿则多黄膜,心经湿则多胬肉如脂,肝经湿则多星障,黑珠如雾混浊,肾经湿则瞳神呆钝色淡,昏眊无光。"如胞睑湿烂痒痛,睑肤疱疹,睑内滤泡,白睛污红,眵泪黏腻,黑睛翳厚秽浊,溃陷边缘如虫蚀,或黑睛雾浊,神水及神膏混浊,黄仁污浊肿胀,眼内渗出、混浊、水肿或网膜脱离等。

4. 寒 寒与火热相对而言,是冬令主气,性为阴邪,易伤阳气,收引凝滞。

(1)寒邪的特性及致病特点

1)寒邪致眼病,多与风邪相合,且多在初期,稍久则常从热化,故临床上寒邪致眼病者不常见。

2)寒邪致病,多发生于寒冷季节或衣单冒寒,尤以机体阳气不足者易感。

3)寒性阴凝而主收引,易致气血凝滞,易致经脉拘急。故寒邪犯目,常目痛、脉络紫胀,眼胞拘急难睁,得温则减等。

4)眼病日久而仍显寒象者,多属阳虚体质或苦寒药太过所致,不一定是外感寒邪,其治不单散寒,而当振奋阳气。

(2)寒邪致病的眼部表现

疼痛 寒邪犯目,多为眼痛兼头痛,遇风遇冷痛甚,得温则减,起病多急,多兼风邪。

红赤 寒邪犯目,气血不畅,亦致目赤,多为淡红或脉络紫胀,红而润泽,不是鲜红。

多泪 寒邪犯目,多兼风邪,激引肝液,常致泪多,且涕泪交流,液无热感,清稀而多。

畏光 寒邪犯目,邪主收引,经脉拘急,可致胞睑难睁,但无红肿畏热。

翳障 翳障所生,多由风热。若翳障初起,状为星点,其色灰白,翳面不厚,不黄不腐,是为风寒犯目。故《银海指南·寒》曰:"设触冒严寒,因循不治,传变多端,上乘空窍,发为目病,冷泪翳障,视物昏花;若复兼湿,则邪滞太阴,胬肉壅肿;兼火则刑克肝阴,遂生白障;兼风则迎风流泪,云翳满遮;兼痰则睥生樱核,目睛赤涩。"

5. 燥 燥为秋季主气,与湿相反,是缺乏水液,湿度降低的表现。目窍娇嫩滋润,富含阴液,易被燥邪所伤。如早在《诸病源候论》即有"液竭者,则目涩"的记载。《素问·气交变大论》曰:"燥气流行,肝木受邪,民病两胁下少腹痛,目赤,眦痛。"《素问·至真要大论》谓:"燥淫所胜,……目昧、眦疡。"

(1)燥邪的特性及致病特点

1)燥性干涩:经言:“燥胜则干。”燥邪犯目,易伤阴耗液,津液亏少。

2)燥易伤肺:燥为秋季主气,易伤及肺脏,故易致白睛疾病。

3)燥邪温和,易犯人体上窍及体表:外障眼病常与燥邪有关;燥邪虽为阳邪,但其性温和,不如火邪、风邪急猛而传变速,燥邪致眼病,起病多缓,症状较轻,亦难速愈。

(2)燥邪致病的眼部表现:燥邪致目病,多伤及胞睑、白睛、黑睛等暴露于外的部位。出现干涩昏花,睑肤干燥粗糙生鳞屑,痒痛灼热,白睛红赤而不润泽,眵少干结,泪液极少,眼内梗涩,黑睛不泽或生翳障。如《银海指南·燥》曰:“上燥则渴,下燥则结。目之白珠,肺也,燥则眵干作痒;目之黑珠,肝也,燥则翳障模糊;目之瞳子,肾也,燥则睛光昏眊;心为火,燥则心阳上浮,红丝系绊;脾为土,燥则脾阴涩缩,黄膜牵遮。”

6. 暑 暑为夏令主气,是为阳邪,乃阳热所化,其性炎热升散,易耗阴液,易致人体汗出,故易耗气伤津。其发病只限于炎夏暑季,长夏又多湿,故暑之伤人,其病状或是与火热相似,或是与湿热相类。赵献可认为:“暑与火热相似。”眼科临床上,暑邪伤目者少见,但夏季流行红眼病者,可能与暑邪有关。古代医家,顾锡比较重视暑邪与目病的关系。《银海指南·暑》曰:“东垣治暑,则有阴阳动静之分,或广厦招凉以伤其外,或恣食生冷以伤其内,此静而得之为阴暑;农人耕耨于田中,征夫奔走于道路,此动而得之为阳暑。阴暑宜温,阳暑宜清。……心为火,故暑先入心,暑伤气,肺主气,故火旺金刑;……五火并炽,势等燎原,上延于目,则赤障肿痛,眵泪如脓。”在其医案中,亦有不少是清暑祛湿者。

由上所述,六淫之邪害目,可直接加害于眼,亦可先伤脏腑经络,然后损目者。六淫之邪,各有特性,所犯于目,病状各异,既可单独为患,亦常相兼致病。六淫致眼病,以风火之邪为最多,湿邪亦很常见,风火湿邪致病,四季皆有。六淫所致目病,外障眼病居多,但火热及湿邪,不但可致外障目病,亦常引起内障目病。

二、疠 气

疠气又称“戾气”、“疫疠”、“毒气”。是指来势急骤,能造成广泛流行,具有强烈传染性的外来致病邪气。疠者,恶疾,有病情急重之意,疫者,民皆疾也,有强烈传染性之意。如眼病的“天行赤眼”,即是疠气相染致病。如《银海精微·天行赤眼》曰:“天地流行毒气,能传染于人,一人害眼,传于一家,不论大小皆传一遍。”古人认为疠气致病,形症相同,病状相似,不分老幼,触之即病。如《素问遗篇》曰:“五疫之至,皆相染易,无问大小,症状相似。”《温疫论》曰:“疫者,感天地之疠气,此气之来,无论老少强弱,触之者即病。”疫疠所致眼病,来势急猛,被染者皆病,其症状特点与风火犯目者相似。

三、七 情

七情即喜、怒、忧、思、悲、恐、惊,是人体对客观事物的不同反应。情志变化是人体日常生活的正常精神活动,不会导致疾病。只有突然的、强烈的或长期的、反复的情志刺激,超出了机体的适应范围,使人体气机紊乱,由气及血,脏腑功能失调才致目病。因致病途径和机理与六淫外袭有别,故称之为七情内伤。肝开窍于目,肝气通于目,情志异常,最易伤肝;精神活动实由大脑产生,而眼乃头部器官,视神经与大脑联系紧密,中医亦认为目系通脑。所以历代医家十分重视精神情志因素与眼病的关系,如倪维德在《原机启微·心火乘金水衰反制之病》中明确指出:“天之六邪,未必能害人也,惟人以七情召而致也。七情匿召，六邪安从。"认为情志内伤，是六淫外邪为息的基础。傅仁宇的《审视瑶函》，十分重视眼病的情志因素，并有"久郁生病、久病生郁"的论点。清代顾锡著《银海指南》，对情志内伤所致眼病有独到的认识，很有临床意义，在七情总论、郁病论等篇章中，阐明了下述观点，首先强调情志内伤致病重在未病先防；其次认为目病由于七情者难治，妙药难医心上病，应当配合情志方面的疏导和心理调适，临床上那些情志所致眼病，目前仍感治疗棘手；还指出七情致目病，以怒郁、忧郁、思郁最为常见；并且认为眼科郁证，无非因郁而病，或因病而郁。

1. 情志内伤，诱发眼病　如绿风内障、视瞻昏渺、暴盲、青风内障等眼病，其发病常以悲哀、忧郁、忿怒等情志过激及精神创伤为诱发因素，古人称因郁而病，多有情志失调史。

2. 神情忧郁，加重病情　由于人们对眼睛的珍爱和视力的珍惜，病后心理压力大，尤其是心理承受能力较弱者，常会因内障眼病视力受损或疑难眼病久治不愈，而致郁闷忧虑，精神抑郁，即古人所称因病而郁。亦有在眼病治疗过程中，突受精神创伤，可致病情加重和影响疗效，甚至使好转了的眼病出现病情反复等，临床上常可遇到。故眼科医者有"内障多有郁，病久多有郁"的共识。如高风雀目内障，临床上的郁证，多为因病而郁，并非因郁而病。

3. 情志内伤，变化多端　百病皆生于气，情志内伤，最易伤气伤血伤肝，气机紊乱，变化尤多。情志所伤，常致气机郁滞，气郁致血瘀；气郁日久，最易化火，郁火上攻，多易害目，故眼科临床上肝郁气滞、肝郁化火的证型较多；郁火久留，又常耗伤阴血；肝郁犯脾，可致脾虚不运，亦可生湿成痰等。

总之，七情作为眼病的致病因素，主要影响气机的运行、气血的和畅，造成脏腑功能活动的紊乱，以致病目。虽说七情均可能害目，但临床上，以忿怒、悲哀、忧郁对眼的危害为甚。所致眼病范围较广，内障外障均有，而以内障为主；虚证实证互见，但以实证为多，如郁而夹瘀、郁而化火、郁而兼湿、郁而兼痰等，均属实证，且以内障眼病为多。辨证时详问病史很重要，全身症状亦应结合。治疗时还应结合思想疏导和心理调适，切勿因医生的言行不慎而造成患者的心理压力，出现医源性郁证。

四、外　　伤

眼外伤是指眼目被外物意外伤害所导致的损伤。眼病外伤病因，古已有之，现代更是常见，种类日趋繁多。早在《秘传眼科龙木论》就有被物撞破、撞刺生翳、血灌瞳人、眯目飞尘等外伤眼病。之后的《原机启微》、《银海精微》、《证治准绳》、《审视瑶函》等历代眼科医籍，均记述了不少眼外伤知识，气血受损和风热乘袭是古代医家对眼外伤病理的共识。有了大量的外伤病名，如为物所伤、振胞瘀痛、物损真睛、触伤真气、瞳神惊散、惊振内障、物损睛突、青珠破损、青黄牒出等。尤其是清代医家顾锡，在前人经验基础上，对眼外伤有新的认识，在《银海指南》的医案中，有不少外伤案例，并首次记述了石灰烧伤和烧烫伤的病因病理，谓："石本属阳，又因火化灰，其性更烈，目为所伤，则血凝水涸，……火性燥烈，烙目尤酷。"还首先倡导补肾精和散瘀滞治疗外伤瞳神散大等，对眼外伤的病因病理有重要贡献。

人们在生产、生活及社会交往中，常因不慎而造成眼的外伤，据统计，外伤所致眼病占眼科住院患者的10%以上，占所有目盲者10%以上，其中男性和儿童受伤者尤多。

致伤原因很多，轻者如砂尘、飞屑、小虫等飞溅入目，或蚊虫叮咬；重者如跌仆、碰撞、钝挫、挤压、弹击伤目，或刀剪、铁丝、竹片、树枝、玻璃、金属碎片等锐器刺伤；而爆炸、电击、烧烫伤、酸碱化学物及腐蚀刺激性物质的损伤更是极为严重和复杂的外伤；辐射日照亦常害目。

因眼居高位而暴露于外，加之眼的组织极为娇嫩易损，故外伤的发生率高；因眼的构造精细独特，修复极为困难或是无法修复，加之伤后的种种病理变化，后果极为严重，甚或难以预料，即使是轻伤，有时亦导致视功能的严重障碍，易于致盲；脑联目系，眼与脑的关系密切，有时并不严重(或对头部构不成伤害)的头部外伤，却导致视功能障碍甚或永久性的视力丧失，颅脑手术的创伤，有时也可致视功能的损害。

眼被外物所伤，多有骨肉筋脉损伤，或是络伤出血，或是组织破损，或是重在伤血，或是伤气为主，皆有气血瘀滞，外伤之际，风热邪毒，乘隙害目，其病理复杂，变化尤多，甚者化腐成脓。

五、饮食不节

饮食是摄取营养，维持人体生命活动和保持健康所不可缺少的。但如果饮食失节，如饥饱不匀，多食零食，偏食辛辣油腻、肥甘炙煿或烟酒过度，或食物冷热失调，或饮食不洁等，伤其脾胃，致脏腑功能失调，产生诸多病理变化，可导致眼病的发生或加重或复发。《素问·痹论》曰：“饮食自倍，肠胃乃伤。”故眼科历来重视饮食不节与眼病的关系。如唐宋时期的《备急千金要方》和《三因极一病证方论》，就非常注重眼病发生与饮食不节的因素。至明末傅仁宇的《审视瑶函》继承孙思邈和陈无择的病因观，认为“饮食不时，频食五辛，过啖炙煿”，是眼病的重要原因。而清代顾锡所著《银海指南》更是有“食病论”专言饮食不节所致目病的证治。

饮食不节与眼病的关系，主要体现在：

1. 脾胃受损，运化失职　暴饮暴食，饥饱失常，过食生冷，易损脾胃，运化失司，水湿内停，上泛清窍，可致眼内渗出、水肿甚或视网膜脱离等。运化失司，精微乏源，目失濡养，或是不能升清于目，均可致虚性眼病。视疲劳及近视眼，亦与饮食因素有关。暴饮可致绿风内障的发作。

2. 饮食偏嗜，湿热内生　过食辛热油腻或嗜烟酒，易致聚湿生热，易致胞睑疾病，如针眼、胞生痰核、睑弦赤烂、风赤疮痍等。

3. 饮食失宜，眼病复发　临床上常有火热或阴虚体质的眼病，虽经治愈，却因饮食不当，而致眼病复发者，如眼内出血性疾病、聚星障、混睛障、瞳神紧小症等。

4. 饮食失宜，营养缺乏　饮食偏嗜或盲目忌口者，可因营养素摄取不平衡，使某些营养素缺乏而导致眼病，如疳积上目的维生素A缺乏，以及某些眼病的发生与微量元素缺乏的关系。

六、劳逸失常

正常合理的劳动、锻炼和休息是必要的，不会使人致病。过劳则伤脏腑气血，过逸则不利气血流畅，均不利于人体健康。《素问·宣明五气》说：“久视伤血，久卧伤气，久坐伤肉，久立伤骨，久行伤筋。”《素问·举痛论》说：“劳则气耗”，《灵枢·邪气脏腑病形》说：“若入房过度，则伤肾。”《备急千金要方》所论眼病病因中，16条丧明之本，涉及劳倦因素者有用眼不当8条，房室过度1条。

眼科的劳倦内伤，包括用眼、劳神、房劳和体力的过度。而尤以用眼过度与眼病最为有关。故古人强调眼病的预防和调养最重要的一条是内则清心寡欲，外则惜视缄光。如用眼过度，竭视劳瞻，或用心罔极、劳神过度，均可肝血耗伤，心营暗耗，目失濡养；亦可心火内生，上炎于目，目病由生。故临床上视疲劳(古人称肝劳)、老视眼、近视眼等的发生，往往与用眼过度直接有关；而慢性闭角型青光眼、慢性单纯性青光眼、慢性球后视神经炎、中心性浆液性脉络膜视网膜病变、视网膜血管炎等眼病，其病情的发生或发展，与劳神竭视有一定关系。房劳过度，伤肾耗精，可致青盲、高风内障等虚性内障眼病的加重。体力过度，外损筋骨，内伤脏腑气血，可致目病加重；尤其是视网膜脱离、眼内出血等眼病的发生，常与体劳过度直接有关。

七、先天与遗传

先天禀赋不足，或父母遗传，与生俱来的眼病，中医称先天性眼病。或因先代遗传，或因母亲孕期将息失度、用药不当、患发热性疾病等，以致眼部先天畸形或其他眼病，如近视、远视、散光、白内障、青光眼、视网膜色素变性、色觉障碍、上睑下垂、家族遗传性视神经萎缩、瞳孔先天异常、晶状体半脱位等，均与先天或遗传有关。

八、衰老因素

《灵枢·天年》说："五十岁，肝气始衰，……目始不明"。《素问·上古天真论》说："女子，七七，任脉虚，太冲脉衰少，……男子，五八，肾气衰，……七八，肝气衰。"人至老年，气血渐衰，脏腑功能不足，可致多种眼病的发生，如老花眼、老年性白内障、老年黄斑变性、高度近视退行性变等，常因年老精亏血少所致，还有急性闭角型青光眼、视网膜血管阻塞、缺血性视神经病变等，亦常发生于老年人。这类老年人常见眼病，常以精血衰少为多，亦常有阴虚阳亢者。

九、药物因素

无论是局部用药或是全身用药，均可能对眼睛造成损害，出现过敏或毒副反应。如某些眼药水及其溶液引起眼部过敏反应，出现眼睑皮肤及结膜的红赤灼痛、涩痒等；局部长期使用激素导致白内障、青光眼等。乙胺丁醇等可致的中毒性视神经病变，奎宁所致的中毒性弱视等。

【文献选录】

《备急千金要方·七窍病》："生食五辛，接热饮食，热餐面食，饮酒不已，房室无节，极目远视，数看日月，夜视星火，夜读细书，月下看书，抄写多年，雕镂细作，博奕不休，久处烟火，泣泪过多，刺头出血过多，右十六件，并是丧明之本。养性之士宜熟慎焉。又有驰骋田猎，冒涉风霜，迎风追兽，日夜不息者，亦是伤目之媒也。恣一时之浮意，为百年之痼疾，可不慎欤。凡人少时，不自将慎，年至四十即渐眼昏，……人年四十已去，常须瞑目，……其读书、博奕等过度患目者，名曰肝劳。"

《济生方·目病论治》："眼通五脏，气贯五轮。由此观之，人能善自调摄，养气存神，安心惜视，然后心气通畅，肝气和平，精气上注于目，则目不致有疾矣。倘将养失宜，六淫外伤，七情内郁，嗜欲不节，饮食无度，彻夜奕博，热啖煎炙，久视勤书，忧郁悲泣，皆能病目，……须洞察形证，细究根源，自无失误。病眼之人，切忌当风看日，喜怒房劳，饮酒食热，惟当宽缓情性，谨慎调护，自无不痊矣。"

《三因极一病证方论·三因证治》："病者喜怒不节，忧思兼并，致脏气不平，郁而生涎，随气上厥。逢脑之虚，侵淫眼系，荫注于目，轻则昏涩，重则障翳，眵泪胬肉，白膜侵睛，皆内所因。或数冒风寒，不避暑湿，邪中于项，乘虚循系以入于脑，故生外翳。医论中所谓青风、绿风、紫风、黑风、赤风、白风、白翳、黄翳等，随八风所中，变生诸证，皆外所因。或嗜欲不节，饮酒无时，生食五辛，熟啖炙煿，驰骋田猎，冒涉烟尘，劳动外精，丧明之本。所谓恣一时之游佚，为百岁之固愆，皆不内外因，治之各有方。"

《审视瑶函·目为至宝论》："夫人之精血有限，岂可妄自断丧真元，一旦疾成始悔，究其因皆从躭酒恋色，嗜欲无穷；或痰火头风，哭泣太伤，思虑过度，风沙烟障，不知避戒，竭视劳瞻，而不知养息；或五味四气，六欲七情，不节之所致也。由微至著，而人不知省，及疾已成矣。仍仗血气之盛而不医，或泥巫祷灵而不治，遂成痼疾，……疾之初起，即当疗治也。制之之法，岂独药哉，内则清心寡欲，外则惜视缄光。盖心清则水生，惜视则目不劳，缄光则膏常润，脏腑之疾不起，眼目之患即不生。何目疾之有哉。"

《医学入门·眼病惟火》："眼不过虚实而已，白轮变赤，火乘肺也；肉轮赤肿，火乘脾也；黑珠五色，花翳，肾虚火也；神光青睛被翳，肝虚火也；赤脉瘀血，贯目涩痛，心火自甚也。故童子水在上，则视明了，老人火在上，则视昏眊。实火气有余，宜前风热药中加枳壳、杏仁以破气；虚火血不足，宜前养阴药中加知母、黄柏以降火，黑睛有翳者倍之。盖散有余之火在于破气，降不足之火在于养阴。"

《目经大成·十二因》(摘要)："因风一　风兮风来无由，未解吾愠添吾愁，表虚引入肌肤去，不病肌肤病目系，有致惊搐与偏㖞，或成上视死亡多。若夫六经因风作，痛攻先在头巅着，泪而风变医无济，外症得来仍不治，血虚血热亦生风，昏痒痛泪不和同，热盛风生祸较酷，一类凝脂一痘毒，君不见无风火不炎，病情虽逆药通参。

此章谓患风病人而病目也。盖风属木，木属肝，肝窍在目，本乎一气。久风多变热何也，木能生火也。火盛则血遂而耗损矣。况久病必郁，郁则亦生火，火炎而又生风，转转相生，内外障翳皆起于此。有日浅郁深为㖞斜者，有郁浅日深为翻睑者，有血虚筋急而振搐者，有火邪乖乱融和之气成内障者，有风腾血涌眦帷赤胜灿者，结为瘀肉如鸡冠者。再加服以香燥药物，概酒色不禁，致阴愈亏而火益炽，火益炽而风弥烈，病变为花白、凝脂之重者。

因寒二　寒令伤人无火郁，直据大中成冷厥，循经以入渐而深，内邪逼出方发热，热煎既久了无寒，谓从寒变成何说。风寒伤中本无常，或入于阴或入阳，就向阴阳求活法，初终手足任端详。

因暑三　大暑伤乎气，脉虚身则热，热极耗阴精，孤阳上飞越，忌下亦忌升，忌散复忌泄。此中有真意，高人参得得。

暑病与热病相似，但热病脉盛，暑病脉虚为辨。

因湿四　寒冬蒙雾春苦雨，劳人更涉空江水，秋夏炎威敞四冥，石泉收汗茶解醒，外而内，稔受湿，元气虚，湿邪入，入肺喘满生，入脾肿胀成，入肝身痛风湿搏，入肾体重寒湿薄。久湿入心变湿热，仍发肿痛与痎疟，湿淫肠胃为濡泄，湿阻气血倦怠绝，湿在皮肤则顽麻，强硬不仁居经脉，湿邪上游眼沿烂，或胀微痛眵不彻。吁嗟！湿令如此胡为医？清温利见真机。

病发多端，症成则一：有为流泪、赤烂，有为凝脂、黄液，有为花白、聚星，有为星月翳蚀，继则有凸者、焦者，冰瑕者、蟹睛者，有转风为㖞斜、为振跳牵引者。"

《审视瑶函·眼不医必瞎辨论》："目为窍至高，火性上炎，最易从窍而出。脉道幽深，经络微细。少犯禁戒，则必患之，且今人能知保护者少，损耗者多。是目之感病最易。"

《银海指南·六气总论》："风为百病之长，如挟寒、挟暑、挟湿、挟燥、挟火之类。有相从而化者，如风邪化火、寒邪化火、湿邪化火、燥邪化火之类。风邪发于前者，火邪继于后。故凡人之病目者，皆以为风火也。又有相杂而至者，以四时言之，冬月致病只三字，风寒火是也；春兼四字，风寒湿火是也；夏兼五字，风寒暑湿火是也；秋只四字，风寒燥火是也。然其中有伏藏有变化，亦不得执一而治。"

《银海指南·寒》："设触冒严寒，上乘空窍，发为目病，冷泪翳障，视物昏花。若复兼湿则邪滞太阴，胬肉壅肿；兼火则刑克肝阴，遂生白障；兼风则迎风流泪，云翳满遮；兼痰则睥生樱核，目睛赤涩；兼郁则眼倦慵开，气滞光暗。目为五脏之精华，禀天地之真气，若阴寒所制，必至失光昏眊，内障遮睛。"

《银海指南·湿》："脾胃虚弱，肺无禀受而气道不通，由是四海闭塞，三焦不泻，日久熏蒸，郁为湿病。然此为内伤之湿。若外感之症，在天有雨露霜雾之湿，在地有沮洳潮瘴之湿，饮食有酒浆之湿，衣被有汗液之湿。阳盛则火旺，湿且化热；阴盛则水旺，湿又化寒。风可祛湿，湿更挟风，燥可除湿，湿还胜燥。"

《银海指南·悲》："然必释其悲，则治得其效，若妇女性执，终岁戚戚，虽日用芜芎香附以升提，参术归苓以培本，是亦扬汤止沸之计而已。"

第二节 病 机

眼病的发生、发展和变化，一般受致病邪气的性质、轻重，发病的部位，体质的强弱，治疗调护当否等诸多因素的影响，其机理十分复杂。但亦有一定的规律可循，往往不外乎邪正盛衰、阴阳失调、气血津液失常、经络及脏腑功能紊乱等方面。《原机启微》十分重视眼病病机的论述，以病机概念对眼病进行分类，是该书的重要特色，所论病机概念如淫热反克，风热不制，七情五贼，劳役饥饱，血为邪盛凝而不行，气为怒伤散而不聚，血气不分混而遂结，热积必溃，阳衰不能抗阴，阴弱不能配阳，心火乘金，水衰反制，为物所伤，奇经客邪，强阳抟实阴，亡血过多等。对眼病病机论述很是全面，并有不少独到见解。

一、脏腑病机

眼的正常功能的发挥，有赖于五脏六腑之精气的濡养。而脏腑功能的失调，常会导致眼的病理改变。故傅仁宇曰："脏腑之疾不起，眼目之患即不生。"可见脏腑病理变化，在眼病病机中占重要地位，而五轮学说更是对这一病机观的强化。从眼科临床实践来看，除外感病邪及外伤因素可直接害目，许多眼病的发生均与脏腑功能失调有关，其他如气血津液及阴阳的失调，无不与脏腑功能紊乱有关联。

从眼病病机的角度，脏腑病机的基础和前提是脏腑的生理，须从眼与脏腑的生理关系去理解脏腑病机与眼病的关系。在叙述眼病的脏腑病机时，常需涉及眼病的表现，用临床症状印证病机，这就难免与诊断部分的脏腑辨证和五轮辨证有某些必要的重复。但叙述的着眼点有区别，前者侧重于机理，后者侧重症状。

1. 肝和胆　肝与胆互为表里，眼科病机常肝胆并提，如肝胆湿热、肝胆实火等。目为肝窍，肝受血而能视，肝气通于目，肝脉连目系，肝和则目能辨五色，泪为肝液。故脏腑病机以肝胆病理与目病最为有关，肝胆功能失调或邪犯肝胆经所致的眼病最常见。如角膜、色素膜、视网膜、视神经等的病变，以及青光眼、视疲劳、冷泪症等，无不与肝胆病理有关，某些胞睑病、白睛病亦常与肝火犯肺、脾有关。在肝胆病机中，尤以肝火、肝郁、肝虚与眼病关系最为密切。

(1)肝经风热：风热之邪外袭，犯其肝胆经，循经害目，熏灼风轮，致黑睛新翳，瞳神紧小，多兼畏光、流泪、疼痛等。

(2)肝气郁结：肝主疏泄，在志为怒，情志所伤，郁怒伤肝，疏泄失司，气机郁滞。肝气通于目，今肝郁气滞，易致目珠胀痛，视瞻昏渺，绿风内障，青风内障，甚或暴发失明等。故逍遥散及其加减方，在眼科极为常用。

(3)肝火上炎：多因肝郁气滞，郁久化火；或风热不解，内传化火；或暴怒伤肝，肝气暴张，气有余便是火，引发肝火上升；或五志过极化火，引动肝火上扰。气火上冲，夹痰生风，可致绿风内障；肝火上扰，灼伤目中血络，可致眼内出血；肝火灼伤目系，可致暴盲；肝火素盛，复感外邪，极易导致重症黑睛翳障或瞳神紧小症；眼睑带状疱疹、天行赤眼暴翳等亦与肝火上炎有关。目为肝窍，火性炎上，目乃居上之清窍，极易被肝火所扰，故临床上与肝火有关的目病特多，龙胆泻肝汤甚为常用。

(4)肝阴血亏：肝之虚证有阴虚血亏，肝受血而能视，眼赖肝血濡养。肝阴肝血不足，目失所养，可致眼内干涩，视物昏花，晶珠混浊，云雾移睛，视瞻昏渺，瞳神干缺，冷泪常流，青盲，夜盲等。瞳神属肾，精血同源，故眼科临床上常是肝肾亏虚并称，很少单独见肝阴虚或肾阴虚。肝血不足，有时与脾胃不健，生化乏源有关。

(5)肝阳上亢：多因肝肾阴虚，阴不制阳，肝之阳气升浮亢逆；亦可是精神情志失调，气火上逆致肝阳上亢。常致视网膜中央静脉阻塞而暴发失明，或致高血压性眼底出血，绿风内障，青风内障，新生血管性青光眼等。

(6)肝胆湿热：湿邪内生或外湿所侵，内蕴肝胆，日久化热而致肝胆湿热，循经上蒸于目，如凝脂翳、聚星障、混睛障、湿翳、瞳神紧小、云雾移睛等，均与肝胆湿热有关。

(7)肝之兼症：肝与脾，肝与肺，从五行理论来看，有克我和我克的关系，从五轮学说来看，黑睛与白睛紧邻，黑睛疾病不但影响白睛，严重时还出现胞睑症状。眼科临床上，常有肝气郁结，横逆犯脾，常致视网膜的水肿、混浊、渗出等；还有青盲、青风内障等常与肝郁脾虚有关。再如天行赤眼暴翳及凝脂翳的白睛混赤肿胀、眵泪俱多等，常是肝火犯肺。

中医认为年老之人，肝气和胆汁衰减者，可致视物不明。

2. 心和小肠　心主血脉，诸脉者皆属于目，目得血而能视，心主神明，目为心之使，内外眦属心。故其发病机理主要是血脉运行的障碍和心神异常，对眼的正常功能发生影响。心与小肠相表里，心火可下移小肠等。

(1)心火上炎：思虑过度，情志不遂，火由内生，火性炎上，可致两眦红痛，胬肉肥厚红赤，漏睛生疮，眦帷赤烂等；火邪迫血，可致眼内出血；火邪夹痰上扰，可致绿风内障，青风内障或新生血管性青光眼等；“诸痛痒疮，皆属于心”，眼部疮疡常与心火有关。心火的亢盛，有时与肾阴不足，水不制火有关，在倪维德《原机启微》称“心火乘金，水衰反制”。

(2)血脉瘀阻：心主血脉，若心气不振，脉动乏力，可致血脉瘀阻，在眼底可表现为脉络怒张或变细，出血或缺血，渗出和水肿。出现视网膜中央动脉或静脉阻塞，甚至出现视神经萎缩等。

(3)心气亏虚：思虑劳心，或是久病体弱，心气不足，心阳不振，既可致脉道瘀阻，更可致神光涣散或发越受阻，出现视物不清，久视乏力，能近怯远，青盲，暴盲等。正如《审视瑶函》

说:“夫神光原于命门,通于胆,发于心,皆火之用事。”

(4)心阴亏虚:竭虑劳心,阴血暗耗,阴不制阳,虚火上扰,可致两眦淡红微痛,干涩而痒,或致火疳,金疳,赤脉传睛,白睛溢血,云雾移睛,神光自现,荧星满目,兼心悸健忘,失眠多梦等。

(5)心神衰弱:心血不足,血不养神,心神衰弱,可致视疲劳,视物昏花,视瞻有色,视物不真等;心神决绝,则视觉全无。

(6)心脾两虚:心主血脉和神志,脾主统血乃生化之源,思虑过度,或劳倦过度,既伤心也伤脾,以致心脾两虚。可致视瞻昏渺,视瞻有色,青盲内障及黄斑部出血等。

3. 肺和大肠 肺主气朝百脉,肺主宣肃,白睛属肺,诸脉属目。肺的功能异常,对目内气血津液的正常运行有影响,与诸多眼病有关;风热外邪易于犯肺,肺经风热常致眼病。肺与大肠相表里,体现在肺热壅盛时,应当通腑泻下。脏病治腑,故眼病常用大黄之类。

(1)肺经风热:风热袭表,易犯肺经,失其治节,常致白睛红赤肿胀,流泪生眵,梗涩羞明,痒痛交加等;甚或治节失司致眼内水肿。

(2)肺经实热:风热寒邪外侵,化热犯肺,可致热邪蕴肺,出现金疳,火疳,白睛溢血,风轮赤豆;或使凝脂翳、聚星障、混睛障等黑睛病出现白睛混赤臃肿,眵多泪热;热毒壅盛者,尚可出现突起睛高,胞肿如桃等。

(3)肺燥阴虚:多由燥热之邪灼肺,或五志过极化火灼肺,亦可是痨瘵阴伤,肺的阴津亏虚或兼阴虚火旺。肺阴亏虚,久久可致肾阴不足,以致肺肾阴虚。常可致白睛干涩,金疳,火疳,白涩症,赤丝虬脉,云雾移睛,白睛溢血,视网膜静脉周围炎等。

(4)肺气不足:久病体弱,久咳伤肺,或年老体衰,肺气衰弱,气不上承,目失所养,可致视物昏花,或致暴盲、青盲,如视网膜脱离,视网膜动脉阻塞,中心性浆液性脉络膜视网膜病变等。

(5)肺气不宣:肺气不宣,治节失司,常可致眼内气血津液运行不畅。如眼内水液潴留者,血脉不畅者,可能与肺气失宣有关。临床上对球结膜及视网膜的水肿,眼压增高,眼内血管阻塞等,常常加用宣肺利水行水之药。如《秘传眼科龙木论》治五风内障,最常用的药物是桔梗、防风、细辛、车前子。

4. 脾和胃 脾主运化、主升清、主统血。这些生理功能失常,对眼的生理和病理有重要影响。故《兰室秘藏》曰:“脾虚则五脏之精气皆失所司,不能归明于目矣。”脾与胃互为表里,脾主升而胃主降,脾失运化,生化乏源,可致虚证眼病;脾失健运,水湿内聚,上泛清窍,而致目病;脾失统血,可致眼内出血;脾胃升降功能失司,清阳不升,目失所养而视物不明,浊阴不降,上泛于目窍,神光郁遏而视物模糊或眼前黑影。

(1)脾虚湿盛:脾失健运,饮食失节,湿浊内生,或聚而成饮生痰,水湿痰饮,上犯目窍,可致胞睑浮肿,夹有风热,可致胞睑湿烂痒痛,还可致针眼、痰核等;尚有玻璃体混浊及视网膜水肿、混浊、渗出、网膜脱离等,均可能与水湿痰饮上泛有关。

(2)脾气亏虚:脾虚气弱或中气下陷,可致目失所养而产生诸多目病。如上睑下垂,眼睑虚肿,黑睛翳陷难敛,眼欲垂闭,眼易疲劳,视神经萎缩,中心性浆液性脉络膜视网膜病变,缺血性视神经病变等。

(3)胃火炽盛:阳明胃火,上炎于目,常致生胞睑疮疖,黄液上冲,血灌瞳神,胞肿如桃,突起睛高等。

(4)脾不统血:脾虚气弱,统摄血液无权,而致血溢脉外。如眼底少量反复出血,黄斑部出血，白睛反复溢血等，可因脾不统血所致。

(5)脾阳不足：素体阳气虚衰，或过用寒凉而伤脾胃。脾阳不振，或是运化失司，湿浊内生，或是清阳不升，目失濡养，可致胞睑虚浮，疳积上目，高风雀目，视瞻昏渺，青盲内障等。

5. 肾和膀胱　肾主藏精，为水脏。“肾水神光，最灵最贵”(《审视瑶函·内外二障论》)。瞳神属肾称水轮，肾与眼的生理病理关系密切，主要体现在肾精与视功能的关系，眼乃视觉器官，视功能是其唯一，故肾的功能失调与眼病的关系，受到历代医家重视。肾主水而藏真阴，眼内外之津液无不与肾有关，肾阴亏损，则影响其目内外津液的生成。肾与膀胱互为表里，虚则责之肾，实则责之膀胱。

(1)肾阴亏虚：年老体衰，或禀赋不足，或久病阴伤，或劳伤房事，肾之阴精亏虚，目失濡养，可致诸多慢性内障眼病，如视瞻昏渺，高风雀目，青盲，圆翳内障，青风内障等病及暴盲之后期，无不与肾阴亏损，目失所养，神光衰微有关。故有内障多虚之说，虚则指肾阴亏虚。瞳神干缺、干眼症等亦常为肾阴亏虚所致。肝肾同源，肝开窍于目，故眼科临床上阴虚证，多是肝肾并提，称肝肾阴虚。肾阴亏虚，水不济火，易致阴虚火旺，临床上瞳神疾病中的炎性病变和出血性病变，多与阴虚火旺有关，黑睛疾病后期，亦多阴虚火旺。肾阴亏虚，阴不济阳，水不涵木，常有肝阳上亢。

(2)肾阳虚衰：先天禀赋不足，房劳伤肾，久病体虚，阴损及阳。眼之神光源于命门，皆火之用事，肾阳虚衰，命火不足，神光失养，必致视力渐退，如能近怯远、高风雀目等常与肾阳不足有关。《原机启微》有阳衰不能抗阴之病。肾阳虚衰不能温化水湿，水湿上泛可致神膏混浊，视网膜水肿、渗出、混浊，甚或视网膜脱离，视盘水肿等，还可致青盲。

眼科临床上肾阳虚者少，肾阴虚者多，故治疗上眼科不轻易温阳。

二、经络病机

经络是眼与脏腑之间相互联系的通道，具有沟通内外上下，运行气血的功能。所谓眼通五脏，气贯五轮，经络起着贯通的作用。从临床实践来看，眼科的脏腑病机就包含了经络病机。某些情况下，经络失调亦可致眼病。《审视瑶函·识病辨症详明金玉赋》曰：“症候不明，愚人迷路；经络不明，盲子夜行。”许多经络或分支起止于眼的周围。

首先经络的气血偏盛偏衰，可导致相应脏腑的功能过亢或减退，从而导致眼病的发生或加重；其次经络气血的逆乱，升降运行失调，可以影响脏腑功能，以致眼病发生；再次邪中经络，导致经气不利而气血阻滞，出现目偏视或眼底血管的阻塞等。但更多情况下是经络病机结合五轮理论，如足厥阴肝经和足少阳胆经病变导致黑睛病变，足阳明胃经失调出现胞睑病，手太阴肺经和少阳明大肠经的病变出现白睛病变等。

三、气血病机

气和血流行周身，是脏腑、经络和一切组织器官进行生理活动的物质基础，又是脏腑功能活动的产物，气还是脏腑功能的体现，人体病理变化也包括眼病，无不与气血失常有关。气血失常，概括了气和血的不足及其各自生理功能的异常。古人认为百病皆生于气，强调治眼病调血顺气为先，行血为治目之要。

1. 气的病机　气既是维持人体生命活动的精微物质，又是脏腑活动的生理功能的体现，即脏腑之气。气与脏腑关系密切，与血的病机亦密切难分。

(1)气虚气陷：多因劳倦伤气，或久病失养而耗伤元气，或素体虚弱，致气机虚衰，不能敷布精微充泽五脏，无以荣目。出现眼睑下垂，无力抬举，时欲垂闭，冷泪常流，黑睛生翳而溃陷难敛，视物模糊，不任久视，视物变形，网膜脱离，动脉阻塞，视神经萎缩等。多兼有卫外不固，统摄无权，温煦失司等全身症状，如少气懒言，倦怠乏力，头晕自汗，动则汗出，内脏下垂，食少便溏等。

(2)气滞气逆：多因情志内伤，或痰湿、食积、外伤、瘀血等阻滞气机，运行不畅，可致某一局部或某一脏腑经络的气机不畅，甚或全身气机不调。单纯气机郁滞，多为眼部胀痛，但稍久则产生一系列病理变化，如气郁日久可化火，火易炎上，易灼目窍；气帅血行，气滞血瘀则病情更重；气机不畅，津液不得敷布，而致水停痰饮等，其病理变化多种多样。大凡眼部的火热证、血瘀证、外伤证、水湿痰饮证等，多与气机失调有关。如火疳、金疳、睑弦赤烂、黑睛翳障、胬肉攀睛、云雾移睛、青绿二风、暴盲、青盲、视瞻昏渺、高风雀目等。

2. 血的病机　目得血而能视，眼的组织及功能的发挥，全靠血的濡养。明代《古今医统》曰："目得血而能视，故血为目之主，血病则目病，血凝则目胀，血少则目涩，血热则目肿。"故血的病机，主要为血虚、血瘀及血热。

(1)血热：外邪侵袭化热，或五志化火，脏腑蕴热等，均可见邪热入血，眼目乃多血之体，眼病多火热，故眼病中血热者甚，凉血药十分常用。眼科的血热病理改变，可以是热迫血行，热伤脉络，表现为出血鲜红；可以是血因热而沸腾，血脉增粗增多，表现为目赤鲜红；还可因热灼营阴，致血热阴伤，如色素膜的慢性炎症，视网膜血管的炎症等；热邪入血，煎熬营血，可致血瘀。

(2)血瘀：气为血帅，气机郁滞，多致血瘀，气虚血行迟缓，眼部外伤，痰浊阻滞脉络，寒邪入血而凝滞，邪热入血而煎熬等，均可形成血瘀。眼部结构独特，脉络幽深微细，血管丰富，故极易致瘀，血瘀病理与眼病关系十分密切。其中胞睑病、白睛病、黑睛病、瞳神病等诸多眼病的病机，均与血瘀有关，外伤眼病其主要病机是气滞血瘀。

(3)血虚：主要是指失血过多或化生不足所致，也包括血的濡养功能低下所致的病理状态。因肝主藏血而开窍于目，又有肝受血而能视之论。故眼科临床上血虚病理，多与肝血联系在一起，出现以视力衰减，眼目干涩为主要特征的眼病，多责之血虚。血虚还有一定的全身症状。《原机启微》有亡血过多之病，所论主症是眼珠痛，眉骨及太阳酸痛，眼睫无力，不任久视。

四、津液病机

津液为人体组织正常输布之水液。眼的结构功能独特，所含津液十分丰富，如神水、神膏、真精等。具有滋润眼珠，保持其晶莹透明，开合圆活的作用。其功能至关重要，故津液的失常，对眼病关系极大。其病理表现主要有两方面，一是津液的输布排泄障碍，输布障碍可致局部的津液滞留，排泄障碍则可致津液滞留体内，出现水湿痰饮内停，上泛清窍而致目病，津液靠气的输布运行，气机失常，输布障碍可致津停体内，津液滞留又可致气机运行不利。二是津液的不足，或是燥热、气火伤津耗液，或是津液的生化不足。

津液亏损则目失所养，出现目痒时作，干涩羞明，白睛枯涩疼痛，白睛及黑睛失润泽，神水神膏枯少，视物不清等。

津液滞留则水湿内停，可致胞睑肿胀或湿烂，白睛肿胀，黑睛雾浊；神水瘀滞可致青风内障、绿风内障，还可致玻璃体混浊，眼底水肿、渗出，网膜脱离等。

五、玄府病机

玄府又称元府,《素问》中的玄府是指汗孔而言,根据刘完素的玄府理论,眼之玄府是精、气、血、津液升降出入的道路和门户。其病理变化主要表现在玄府郁滞或闭塞。若风火痰扰,热气怫郁,玄府滞塞,津液出入失常,神水瘀滞,可发生绿风内障或青风内障等。气机郁滞而玄府不通,气血不得流行,精气不能上承,而目失所养,或气血逆乱而血溢目内等,可致暴盲、青盲、高风雀目等。

【文献选录】

《原机启微》(有关病机论述摘要):风热不制之病:翳凡自内眦而出,为手太阳、足太阳受邪,治在小肠膀胱经;自锐眦客主人而入者,为足少阳、手少阳、手太阳受邪,治在胆与三焦、小肠经;自目系而下者,为足厥阴、手少阴受邪,治在肝经、心经;自抵过而上者,为手太阳受邪,治在小肠经。

七情五贼劳役饥饱之病:七情内伤,五贼外攘,饥饱不节,劳役异常。足阳明胃之脉,足太阴脾之脉,为戊己二土,生生之原也。七情五贼,总伤二脉,饥饱伤胃,劳役伤脾。戊己既病,则生生自然之体,不能为生生自然之用。

阴弱不能配阳之病:五脏无偏胜,虚阳无补法,六腑有调候,弱阴有强理。心者五脏之专精,目者其窍也,又为肝之窍,肾主骨,骨之精为神水。故肝木不平,内夹心火,为势妄行,火炎不制,神水受伤,上为内障,此五脏病也。劳役过多,心不行事,相火代之。火盛则百脉沸腾,上为内障,此虚阳病也。膀胱小肠三焦胆,脉俱循于目,其精气亦皆上注。四府一衰,则精气尽败,邪火乘之,上为内障,此六腑病也。

心火乘金水衰反制之病:此病或因目病已久,抑郁不舒,或因目病误服寒凉药过多,或因目病时内多房劳,皆能内伤元气,元气一虚,心火亢盛,火能克金。

《秘传眼科纂要·十二经见症》(摘要):"足太阳膀胱症,头顶痛,睛明穴溃脓,翳自内眦出,赤脉,偷针,拳毛倒睫。足阳明胃症,头痛连齿,黄膜上冲,翳自下上,下胞肿,蚬肉。足少阳胆症,锐眦赤脉并翳。手阳明大肠经见症,白睛肿赤,眵,大便秘结。手少阳三焦症,锐眦赤脉,赤睑。足太阴脾症,羞明怕日,上胞浮肿,睫闭不开,拳毛倒睫,赤烂多痒,漏睛脓出,黄膜上冲,两胞赤肿,偷针。足厥阴肝症,瞳仁散大,脑脂下垂,睛珠突起,不能上视,珠痛,热泪,冷泪,花翳,雀目,目跳,蟹睛,空中黑花,散翳,内障,羞明,乌风内障,瞳神细小,热泪无时,视物不清。足少阴肾症,昏如雾露,黑花乱生,神水混色,瞳神紧小,瞳神散大,脑脂下垂,膜入水轮,视物不明,迎风有泪。手太阴肺症,白睛红赤,白睛肿胀,眵,赤膜遮睛,胬肉。手少阴心症,赤脉贯睛,痛如针刺,血灌瞳人,健忘惊悸,眊矂紧涩,痛痒,大眦赤,小眦赤,攀睛,蟹睛,旋螺睛,突睛,纵横赤脉,白仁金赤,赤涩散星。"

《银海指南·七情总论》(摘要):"但目之为病,由于六淫者易治,由于七情者难治。盖喜大虚则肾气乘矣,怒则肝气乘矣,悲则肺气乘矣,恐则脾气乘矣,忧则心气乘矣。一经自具一气,一经又各兼五气,变化难穷,苟不得其要,终难获效。然七情中,惟思伤脾、恐伤肾、怒伤肝者最多。诚能存养此心,使志意和平,精神淡定,悲怒不起,惊忧不扰,则天君泰然,百体从令,自然勿药有喜,何必乞灵于草根树皮哉。"

《银海指南·杂病总论》:"病之发也,有因外感内伤。至于杂症,不过气、血、痰、食、郁,五者而已。然五者之中,惟气血为甚。中气衰弱,水谷入胃,不能尽化,留而为痰。使脾胃健,则随食随化,皆成津液,焉能成痰。故肥人多痰者,因中气不能健运所致。若实痰者,或因风、因热、因湿、因寒，郁结于脏腑经络之间，血气不能通达，凝而为痰。祛其外感，而痰自消也。痰必因病而生，非病之因痰而致也。木性本条达，火性本发扬，土性本冲和，金性本肃清，水性本流通，五者一有所郁，斯失其性矣。至于情志之郁，不过忧、思、怒三者而已。忧则气聚，思则气结，怒则气逆也。初病宜顺宜开，若郁久则伤及中间，神志日消，心脾日耗，非补不可也。余谓痰、食、郁三者，总由气血不调之故。若气血和平，则神魂安静，肤腠固密，外来之邪，无隙可乘，内生之郁，无由而起。即使寒温不测，世事无常，或外犯客邪，或内为郁病、只宜祛其外感，调其郁气则安矣。宁有大病之足虑哉。”

《银海指南·气病论血病论郁病论》(摘要)：“百病生于气也。行医不识气，治病从何据，堪笑道中人，未到知音处。盖气之为用，无所不至，一有不调，无所不病。气有不调之处，即病根所在之处也。明者撮而调之，犹如解结，一举手而即脱然矣。目得血而能视。血者，气之所化也。故血盛则形强，人生所赖惟斯而已。润经络，泽脏腑，养筋骨，充满一身，而目受其荫。固宜通流，而不宜瘀滞也。血本阴类、其动者皆由于火。或外邪不解，而火郁于经，或纵饮不节，而火动于胃，遂使血热妄行，致成目赤眦疡。或壅瘀于经络，则睛珠胀陀。或郁结于脾眦，则胬肉堆突。或乘风热，则发椒疮粟疮之类。总以行血散血为治。夫人之气血不顺，脉不和平，即是郁症。乃因病而郁也。至若情志之郁，则有三焉，一曰怒郁，一曰思郁，凡芸窗秀士，茅店羁人，以及室女尼姑，心有所忆而生意，意有所属而生思，思有未遂而成郁，结于心者必伤于脾。一曰忧郁，或衣食之累，或因利害之牵，终日攒眉而致郁者，志意乖违，神情消索，心脾渐至耗伤，气血日消，饮食日少，遂至发为目症。五气之郁，因病而郁者也，情志之郁，因郁而病者也。凡患是症者，宜自为节制，皆非草木所能奏效。所谓妙药难医心上病也，不可不慎之。”

（曾明葵　李清文）

第五章 眼科诊断

眼科的诊断，是从整体观念出发，并利用现代的科学检查手段，对眼病进行诊察和判断的方法。诊察与判断是理论联系实际诊断眼病的两个重要环节。在临床实践中，首先要全面应用望、闻、问、切四诊来广泛收集临床资料，继而运用中医的基本理论，对眼病患者的各个症状和体征由表及里、去伪存真地进行分析归纳，找出其间的内在联系，然后判断眼病的病因、病位及其病变性质等，抓住疾病的本质与主要矛盾，得出正确的诊断，为治疗提供可靠的依据，对眼病的转归与预后也可做到心中有数。

自古以来，历代医家对眼病的诊断均相当重视，而且多强调整体观念。如《审视瑶函·弃邪归正论》说："夫有诸中然后形诸外，病既发者，必有形色部位之可验，始知何脏何腑，某经某络，所患虚实轻重，然后对症医治"。

诊断眼病，既要应用中医诊断疾病的一般规律，而又必须结合眼科的特殊情况进行。由于其基本诊断方法已详见中医诊断学，本章则主要介绍与眼科有关的常用诊察方法与辨证方法。

第一节 眼科四诊

眼科四诊是在诊察眼病时具体运用望、闻、问、切等四诊方法。由于眼睛特殊的部位、结构与功能，以及眼与脏腑经络的密切联系，决定了在眼科四诊之中，重在望诊与问诊。问诊主要是询问与眼病有关的病史与自觉症状，它包括眼部与全身的临床症状，二者不可偏废；望诊的重点是在眼部，其次是望舌、颜面、形体及其他；切诊亦应以眼部触诊为主，至于切脉，多居问诊与眼部望、切诊之后，以作参考。清代医家傅仁宇所著《审视瑶函》中，专有一篇"目不专重诊脉说"，认为"夫曰有是病即有是脉者，此亦大概言之，其微渺未必皆可恃乎脉也。如目病，必视其目为内障，为外障，……必辨其为何症，所中所伤之浅深，果在何轮何廓，辨之明而后治之当，……尤望闻问居其先，而切脉居于后，盖切而知之，仅谓之巧耳。"与内、儿等科相对而言，在眼科诊断中舍脉从证者确实不少。

由于现代科学的进步，中医的四诊也产生了一个飞跃，从原来只能用人的五官和手进行简单的四诊，发展为可以利用各种不同的现代科学手段，从各个角度对疾病进行诊察。眼科主要是利用现代科学仪器（尤其是光学仪器）进行眼部检查，它是望诊和切诊的发展，因此，在可能的条件下，应做到系统而详细，使四诊的内容更加丰富而具体确切。较多的客观检查资料可以大大提高诊断的正确率，有关治疗预后的对比也就能得到较多的科学依据。所以说眼科四诊的现代化，是中医眼科发展的必然趋势。

一、问　诊

为了正确了解患者来诊的目的、眼病发生发展的过程以及有关事项等，必须通过询问。

因此，问诊在眼科四诊中占有重要的位置。

一般而言，临床上通过问诊，能初步了解患者所患眼病是内障抑或外障，病位在某轮某部，病属何因，属何脏何腑，是气病或血病，以及病的虚实、表里、寒热等情况。甚至有的还可以通过患者对典型症状的描述，使医者对某一眼病产生强烈的印象，这为进一步有目的、有重点地进行眼部检查提供了重要的线索。在《审视瑶函·目症相同所治用药不同并戒慎问答》中也论及问诊对诊断眼病的重要性，如认为诊断眼病时应了解患者的“胎前产后，与夫情性之温暴，饮食之多寡，二便之通塞，四时之寒暑温凉，病症之虚实冷热，岁月之远近浅深，有能节戒不能节戒者，服药曾伤元气未伤元气者”等。

因此，问诊必须按照辨证要求，有目的有次序地进行，既要突出重点，又要全面了解，详细、客观地获取有益的资料。临床上首先要询问患者有关眼病的病史，如发病时间、起病情况及治疗经过等；次问眼部的自觉症状；再问全身的自觉症状。

1. 问病史

(1)询问发病时间与起病情况：应询问患者得眼病已有多久，是单眼或双眼，是初发或复发，是否有季节性，病起急骤或是缓缓而来，病情变化发展的快慢，是以目痛眵泪为主还是以视力下降及一些自觉的视觉变化为主等。全面采集病史的同时，如能抓住患者简单的提纲挈领的主诉，往往就能把握住疾病的主要矛盾和判断病变部位之所在，可初步分辨是外障或内障，是属新感或内伤，是虚证或实证。

(2)探询可能引发眼病的各种因素：如询问发生眼病前有无情绪波动、工作紧张、使用目力过度或熬夜；问患者的工作性质与环境；有无饮食不节或不洁，小孩还要问有关喂养情况；有无烈日暴晒；有无感冒发热及眼部外伤史、手术史；有无虫咬或点过什么眼药，戴过什么眼镜；如眼睛红赤眵多者，要问是否接触过红眼病患者等。询问的目的主要是要了解发生眼病的原因是属外感六淫，或内伤七情，或饮食劳倦，或外伤等。如果怀疑患者属遗传性眼病，则要仔细询问其亲属的健康情况，是否患有类似的眼病，如近视眼、高风内障等病。

中医学认为郁怒伤肝，饮食不节伤脾胃，使用目力脑力过度易耗伤精血，不避风寒暑湿则易感受外邪，以及眼外伤等，这些都是产生眼病的常见病因。问诊时必须注意这些情况，为辨证求因、审因论治提供部分依据。

(3)询问治疗经过：应询问患者是否经过治疗，曾使用过什么药物，药物反应如何，目前是否还在继续使用等。详细了解以往治疗情况，可以作为今后用药的参考。如已经使用寒凉药治疗无效者，可能非热证；已使用泻法无效者，可能非实证等。

2. 问眼部自觉症状　症状是中医辨证的基础，眼部自觉症状是眼科辨证论治的重要依据。自觉症状只有通过询问才能获得，也是问诊的重点内容。因为有些眼病的全身症状不明显，临床上无全身症可辨，这时主要是通过对眼部症状的分析，结合眼部检查来诊断。尤其对多出现这种情况的外障眼病更是如此，临床上不可忽视。

(1)询问目痛：目痛的性质是磨痛、灼痛、干涩痛、酸痛、刺痛、胀痛、隐隐作痛或剧痛难忍、胀痛欲脱等；疼痛部位是眼前部痛、眼深部痛或眼眶痛等；疼痛的诱因是眼珠转动时痛、触痛或阅读后疼痛等；在时间上是持续作痛，或时痛时止，是晨起痛甚或夜间痛甚等；疼痛时是否伴有躁闷不安、恶寒肢冷或恶心呕吐，痛时是否伴有头痛或眉棱骨痛，疼痛时是拒按还是喜按等。

了解目痛的部位与性质，首先可以辨别其属外障或内障，以及虚实寒热。至于从目胀痛及伴发恶心呕吐症状来探讨是否属于绿风内障，还必须重点注意眼压情况，以免发生漏诊。

（2）询问目痒：眼痒是外障眼病常见症状之一，应重点询问目痒的性质、程度以及兼症。是微痒不舒、涩痒兼作或痒若虫行、痒极难忍，与季节有何关系，是否春夏加重而至秋冬缓解；是否遇暖加重、遇冷减轻，或迎风痒极、无风则减；是病起即痒，病减时痒，还是仅二眦作痒；目痒与目痛是否间作，或先痒后痛，或先痛后痒；目痒时眵泪多少；目痒与食物或药物是否有关，是否发生于进食虾、蟹等腥发之物后，或服用、接触某些药物或化妆品引起；有无毒虫爬咬或停留胞睑、白睛等处。

患者自诉以目痒为主要症状时，首先要考虑是否为"目痒症"，它往往与季节有关，遇暖加重，遇冷减轻，有"痒如虫行"的典型症状，必须进一步检查上睑内面及黑睛与白睛之间的情况。同时可进一步了解目痒的性质，以辨别是属风、属火、属湿或血虚所致。

（3）询问眼眵：眼眵俗称眼屎。问是否有眼眵，如有眼眵，应重点询问眼眵量的多少，少则仅限于眦部，多则时擦时有，晨起粘睑难以睁开；其性质是黏稠似脓，还是稀如黏水，或可拉成丝状；眼眵的颜色是黄色、白色或微绿色；眼眵是骤起，还是常有。

眼眵是外障眼病（尤其是白睛疾患）的常见症状之一，故主诉有眼眵者，其病多属外障，但并不是每个外障眼病都出现眼眵，只有当病变直接或间接累及胞睑内面。尤其是白睛表层时才出现眼眵，所以应重点检查白睛。白睛属肺，故白睛红赤而伴有眼眵者，多与肺经病变有关，因此，进一步询问眼眵的情况，可辨别是否属肺经实热或虚热、或兼夹湿邪等情况。

（4）询问眼泪：泪有冷热之分。问是否突发热泪如汤，还是日久冷泪长流；是羞明流泪，还是迎风流泪或无时泪下；是目泪如水，或泪眵混杂；是否眼胀痛泪下，或目昏流泪；泪中有无带血；问情绪激动（如哭泣）时有无眼泪溢出，是否伴有眼干口干；是否多泪而目红赤，或少泪而干涩，或无泪而干燥难忍。

流泪为外障眼病的症状之一，详细询问流泪情况，可以初步了解其是为外感眼病的症状之一，还是由于内伤所致。并可指示进一步检查的重点，热泪者重点检查白睛与黑睛；冷泪者重点检查泪窍情况；主诉为眼干无泪者可作泪液分泌检查。

（5）询问羞明：应询问羞明的程度，有无红赤疼痛，是目赤多眵而羞明，或是眼无赤痛而羞明；如果眼部正常而有羞明，应询问发生的诱因，是否可以自然缓解。

（6）询问目涩：询问目涩的性质、程度或兼症，是干涩或为磣涩，或涩而沙擦；目涩是否兼有目赤、生翳，有无异物入目，有无泪液减少。

（7）询问视力：询问视力有无下降，是远视力下降，还是近视力下降，或远近视力均下降；是急剧下降，还是缓慢下降；视物不清有无时间性，是在傍晚与暗处看不清，还是情况恰好与此相反；行动是否方便，有无经常碰撞周围物件等。

问清视力下降的速度，可大概估计病变的虚实。同时还必须进行视力检查，对视力下降程度有个量的概念，并结合插片法以初步确定是否为近视或远视。一般来说，主诉以视力下降为主者多为内障眼病，但外障眼病亦有诉视物模糊者，如眼眵量多，或黑睛生翳等，所以必须进一步对眼从前部到后部进行系统检查，以找出视力下降的病位所在，以免漏诊。

（8）询问视觉异常情况：询问眼前视野范围内的感觉。眼前是否有黑影，如有则应询问黑影是固定的还是飘动的，是点状的还是条片状的，是急起的还是缓起的；视物是否变形，如变曲、变斜、变小、变大、变长、变短等；视一物是否变为两物，如有又须问清是单眼看有还是双眼看才有，是急起的还是缓起的；视固定物体有否跳动现象，如有是在视力持久的情况下发生，还是在睡眠不好的情况下发生；视物有无变色，如有是变成黄、红、黑、白等何种颜色；视物能否辨别颜色，如果不能辨别颜色，应分辨是先天的还是后天的；视灯光有无红绿彩晕，如有则是在什么情况下发生，经洗脸洗眼后是否消失；眼前有无闪光感觉，如有应询问闪光的程度、时间以及与体位的关系。

诉有视觉异常者，大多为内障眼病，故必须结合视力与内眼检查，四诊合参，以知病在何部，以辨阴阳、气血、寒热、虚实等情况。如问诊诉有视一为二者，除追问是双眼同时看还是单眼看的现象外，还要询问是否有眼部外伤史，同时检查是否有眼珠偏斜症状。

3. 问全身自觉症状　眼睛是整体不可分割的一部分，不仅邻近的耳、鼻、口齿疾患可以传变为眼病，而且通过经络与五脏六腑密切相连，因此，眼病不仅可引起全身症状，也可以是全身病的组成部分。现仅就常见的几个方面提示如下：

(1)问头痛情况：头痛的原因甚多，眼病也常伴有头痛，临证必须仔细询问头痛的性质是暴痛还是久痛，是持续不减还是时歇时止，头痛剧烈还是隐隐作痛；头痛的部位是在额部、颞部、头顶或后部，是满头痛还是偏头痛；头痛的性质是头痛如锥、头痛如裹还是头痛如劈，是头胀痛还是抽痛，是否伴有呕吐恶心等。一般来说，由眼病引起头痛者有两个特征：一是先有眼痛，病情加剧时放射至头部；二是在用眼时才引起头痛，这时应详细询问头痛的时间、部位与性质以及伴随的症状。

(2)问头部其他情况：如询问头发是否突然脱落、变白，有无耳鸣、耳聋，是否有鼻塞流涕、口疮、龋齿、咽部疼痛等，对眼病的诊治也有重要参考意义。

(3)问饮食口味与二便情况：询问平素饮食习惯，近日食欲及食量有无增减；有无口苦、咽干、口淡乏味或口甘黏腻；有无口干、口渴现象，是渴不欲饮还是口渴引饮，是喜冷饮还是喜热饮，口干是否以夜间为甚等；问二便是否调顺，有无大便干结或溏泄；小便清长还是黄赤等。由此可以了解脾胃的虚实及津液气血的盛衰。

(4)问睡眠情况：是难以入睡或易惊易醒，还是嗜卧乏力不欲睁眼等，可作为辨证用药的参考。

(5)问妇女经带胎产情况：问月经提前或延后，经量多少，颜色如何，是否有瘀块，是否有经前胁胀或经来腹痛；白带多少，是否黏稠腥臭；是否怀孕、哺乳或新产之后；分娩时是否有出血过多等现象。由此可了解其气血虚实情况以及有无气滞血瘀等。

总之，全身症状的范围较广，眼科可根据病情有目的地询问。如对于实性眼病，应询问有无发热，有无口渴，大便是否秘结，小便是否短黄等；对于虚性眼病，应询问有无头昏耳鸣，有无阳痿、遗精，大便是否溏泄，小便是否清长，饮食口味如何，睡眠情况如何等。借此以初步判断眼病的寒热虚实。

二、望　诊

望诊是诊断疾病的重要环节，医生用肉眼或借助现代仪器观察眼部一系列改变以及全身出现的异常变化，借以了解病情，诊断疾病。《灵枢·本脏》说："视其外应，以知其内藏，则知所病矣。"即观察呈现在体表的各种症状，便可测知与其相应脏腑的病变。望诊对眼病诊断尤为重要，如眼病之翳障部位、形态、色泽、深浅、数目等，全凭望而知之。中医眼科自古以来非常重视望诊，早在《银海精微》中就专立"看眼法"、"察眼法"，总结了望诊的方法和顺序，指出："凡看眼法，先审瞳人神光，次看风轮，再察白仁，四辨胞睑二眦，此四者，眼科之大要。看眼之时，令其平身正立，缓缓举手，轻撑开眼皮，先审瞳人，若有神光则开合猛烈。次看风轮，若展缩雄健，则魂魄无病。三察气轮，无病泽润光滑。四辨其肉轮，若好则开合有力，二眦不蠹赤矣。"按此五轮顺序检查，就不致遗漏。

随着科学技术的发展，中医眼科之望诊，借助诸如放大镜、检眼镜、裂隙灯显微镜等仪器进行检查，弥补了肉眼观察的不足，这是对眼科望诊的一大发展。用肉眼观察时必须在充足的光线下（自然光或装有聚光灯泡的手电筒光）进行，患者面窗而坐，医者背窗，面向患者。如用仪器检查，必须在暗室或在需要的光源下进行，必要时要放大瞳孔。望诊时，一般先查胞睑、两眦，次看白睛、黑睛、神水、黄仁、瞳神、晶珠及眼珠等，按由外眼到内眼的顺序检查。

1. 望胞睑　望胞睑是否开闭自如，有无目闭不开或目开不闭，或上胞下垂、欲睁不能，两眼胞睑是否对称；睑弦是否有内卷或外翻，睫毛排列是否整齐，是否有睫毛乱生、倒入，或睫毛脱落现象，睫毛根部有无红赤、鳞屑、脓疱、脓痂、溃疡与缺损；胞睑皮肤有无水疱、脓疱、红肿、水肿等，如有应注意其部位、范围和程度，如胞睑皮肤肿起是红肿如桃，还是不红只肿、虚起如球；胞睑是否有压痛；皮下有无硬结，与皮肤有无粘连，触之是否拒按，有无脓头；如有外伤史，则望胞睑有无擦伤、裂口及皮下瘀血，有无瘢痕。胞睑内面脉络是否清晰分明或模糊不清，有无椒样或粟样颗粒，并注意椒、粟颗粒的多少与位置；有无瘢痕及瘢痕的范围；睑内表面是否光滑，有无结石，结石是否高出于表面；睑内是否有局限性红肿及脓头，有无异物存留，有无卵石样排列的颗粒等。

检查睑内表面时，必须翻转胞睑。翻转胞睑的方法有以下几种：

（1）下胞睑翻转法：嘱被检者眼向上看，检查者用左手拇指将下睑轻轻往下拉，即可暴露下睑和穹隆部结膜。

（2）上胞睑翻转法：嘱被检者眼向下看，检查者用左手大拇指放在被检眼上睑中央部近睑弦处，食指放在上睑中央相当于眉弓下凹陷处，两指同时夹住相应部位皮肤向前下方轻拉，然后用食指轻压睑板上缘，拇指同时将眼皮向上捻转，上睑即可翻转。此时，用拇指将上睑弦部皮肤固定于眶缘处，并嘱被检者尽量向下看，用右手食指放在下睑弦中央下方，将眼球向后上方轻压，便能暴露上穹隆部结膜。

（3）婴幼儿胞睑翻转及眼珠检查法：检查者与家长对坐，患儿头向检查者平卧在家长两膝上，家长用两肘夹住患儿两腿，双手按住患儿两手，检查者用两膝固定患儿头部不使乱动。然后用两手拇指轻轻拉开其上下睑，并稍加挤压，眼睑即可翻转。但如有黑睛疾患或外伤时，应禁止使用本法，以免引起眼珠穿孔，若须检查眼珠时，则应改用眼睑拉钩轻轻牵开上下睑进行检查。

2. 望两眦　注意两眦皮肤有无红赤糜烂，是否干裂出血；大眦处有无红肿压痛，是否能摸到硬结，并注意红肿范围、硬结程度及有无瘘管存在；泪窍是否存在，是否紧贴眼球，有无外倾或内卷，压迫内眦部有无黏水或脓液自泪窍溢出，其量是多是少；外眦上方有无触及肿块及压痛；两眦处白睛有无异常赤脉，赤脉之多少粗细如何，有无三角形肉膜及肉膜之厚薄与膜上赤脉之多寡等。

3. 望白睛　正常白睛色白而有光泽。检查白睛时，应轻轻用拇指与食指将上下胞睑分开，并嘱被检者将眼向上下左右各方向转动。望白睛是否红赤，红赤的范围是广泛还是局限于一处，是明显红赤还是隐隐淡红，红赤是远离黑睛还是围绕黑睛作抱轮状，用手指或棉签轻推白睛表层时血脉是否随之移动，红赤是否伴有臃肿，其臃肿程度如何；白睛表面是否光滑，有无结节隆起或有小疱疹，其结节的数目、部位、大小及结节周围的红赤情况如何；白睛有无异物；白睛是否润泽，或晦滞无光，有无皱纹或混浊干燥斑；白睛有无膜状物，并注意膜状物的进展方向及赤脉的粗细多寡；白睛颜色是否正常，有无黄染、青蓝等；浅层下有无出血，并注意出血的部位与范围；白膜深层（巩膜）有无漏道；白睛浅层与眼睑有无粘连；如有外伤，应注意白睛有无异物、裂口、裂口的大小及是否有眼内容物嵌顿于创口等。

4. 望黑睛　望黑睛大小与透明度如何，有无光泽，表面是否光滑，知觉是否正常。黑睛无病，则晶莹润泽；黑睛有症，翳膜即生。望黑睛时应重点观察有无翳障（即混浊），如有则应注意翳障的性质、形态与部位。如为动翳类，注意其形状是星点状、片状、树枝状、地图状、圆盘状，还是凝脂状或蚕食状；是位于浅层还是深层；其位置在正中或偏旁；如发现混浊表面粗糙或有凹陷，则可用荧光素钠染色法以观察黑睛的溃烂情况。如为静翳类，应注意其厚薄、范围、部位，是否与黄仁粘连。黑睛有无膜状物，是白膜还是赤膜。黑睛有无赤脉伸入，赤脉来自的方向和数量的多寡如何，赤脉是在浅层还是深层。如有外伤，应注意黑睛有无异物及异物的性质和深浅，有无穿透伤及穿透伤口的大小，有无黄仁脱出等。黑睛后壁有无沉着物，其大小、颜色、数目及分布情况如何。黑睛翳障及赤脉伸入等情况，均可用图画来表示。

使用放大镜或裂隙灯显微镜更易检查出黑睛较为细微的病变。如果眼痛、目闭不开等刺激症状明显者，则应在滴表面麻醉药后进行检查，动作要轻；小儿则可用眼睑拉钩来帮助开睑。

5. 望神水　注意神水是否清澈透明，有无混浊、积血或积脓现象；神水内有无异物；并注意前房的深浅有无改变。

6. 望黄仁　望黄仁颜色是否正常，是否如泥土色而失去光泽，颜色是否变浅；黄仁纹理是否清楚，有无肿胀、膨隆、缺损、萎缩；黄仁上有无新生血管与结节存在；其前是否与黑睛粘连，其后是否与晶珠粘连，用扩瞳药物后其粘连能否拉开，粘连是部分的还是全部的；如有外伤，要注意黄仁是否存在，根部是否断离；当眼球转动时，黄仁有无震颤现象。

7. 望瞳神　要注意瞳神的大小、形态、位置与对光反应，且要两侧对比。望瞳神大小是否正常，两侧是否等大，有无瞳神散大或紧小现象。如瞳神紧小，还要观察黄仁纹理是否清晰，瞳仁中央有无膜状物；如瞳神散大，则应注意瞳神气色有无淡绿、淡青、淡黄之色。瞳神形状是否整圆，或呈梨形、菊花形及其他不规则形状；瞳神位置是在正中或偏斜于一方；注意瞳神的对光反应是直接的还是间接的，是反应灵敏还是反应迟钝或消失。如有外伤，应注意瞳孔是否变形。

黄仁之后是晶珠，要注意瞳神内的晶珠前壁是否有色素沉着；晶珠是否混浊，其混浊的形态是点状、片状、楔状还是呈圆形，混浊部位是在中央或周边部，是散在或局限于某处，必要时应散瞳检查。还要注意晶珠有无脱位，是半脱位还是全脱位，是脱于黄仁后面还是脱于黄仁前面；如前房距离增大，黄仁有震颤，可能是晶珠全脱位于玻璃体所致；如前房深浅不等，可能由晶珠半脱位引起，有时还可于瞳神内看到一新月形的边缘，用检眼镜可以看到两个眼底像。

眼底也属瞳神，但必须用眼底镜检查（见眼底检查法）。

8. 望眼珠　要注意眼珠位置是否突出。如有突出，应注意突出程度、突出方向及其眼别，眶周皮肤是否伴有红肿及白睛浅层有无壅肿等。眼珠有无低陷，是单侧还是双侧。眼珠运动如何，如有运动障碍，应观察运动障碍的方向以及眼珠偏斜的程度，有无口眼歪斜等。眼珠有无忽上忽下或忽左忽右不自主的震颤。眼珠大小是否正常，两侧是否对称。

三、闻　诊

闻诊指闻声音与闻气息，前者是听患者的语言、呻吟、咳嗽等声音，后者是嗅患者口中和排泄物（大、小便及矢气等）气味来鉴别疾病。闻诊对一些眼病的辨证有一定的临床意义。

如小儿疳眼症，可闻患儿啼哭声音嘶哑；症属食积者，常闻及口溢腐秽之气，大便秽臭特甚；有因腑热所致之眼疾，也常闻其口臭异常；患雷头风或绿风内障的患者，常可听到呻吟及呕吐声；白睛溢血之小儿，常可听到连声顿咳；凝脂翳患者黑睛穿破时，常可诉及在病眼剧痛时，听到有轻微的破裂声，随之眼流热液，疼痛骤减，视力消失，此为黑睛珠破之象。

四、切 诊

切诊包括按诊和切脉两部分。眼部检查时以局部按诊法为主。如触按胞睑有无肿块硬结及压痛，如有肿块，还须触按其软硬及是否与皮肤粘连，若根盘粘连则推之不移；触按攒竹穴有无压痛；若胞睑、眶内生脓肿，可借触诊判断脓成与否，是按之固定而坚硬或边硬顶软或有波动感；用两手食指触按眼珠的软硬，以估计眼压情况，眼珠是增硬或变软，是拒按或喜按，按时有无疼痛增剧。触按眶缘是否整齐，如有外伤，注意眶内有无瘀血，眶骨有无骨折，皮下有无气肿等。如眼珠突出，应触查眶压是否增高，眶内有无肿块，其方法如下：嘱患者轻闭双眼，检查者以双手拇指分别放在双眼上睑中部，其余四指分别固定在双侧颞下部，将眼球轻轻向后压入眼眶，根据手指所感觉抵抗力的大小，以了解眶压的高低。如发现眶压增高，多为眶内有占位性病变，可用小指沿眶缘向眼球与眶壁之间的间隙伸入，触查肿块的部位、质地、大小和边界是否清楚，表面是否光滑以及有无弹性感等（还应结合超声、X 线摄片或 CT 扫描等方法进行诊断）。按压内眦睛明穴处，注意有无脓液或黏液从泪窍溢出。

按诊还可辨眼病的虚实与轻重。如以按诊法辨别是肿胀如杯还是胞虚如球，可用两手掌擦热试之，若按之少平、顷复如故者，属虚证；若按之灼热、疼痛增剧者，属实证。抱轮红赤，按之不痛者，属轻症；抱轮红赤，按之痛剧者为火毒甚，属重症。

切脉是中医诊病的重要方法之一。因眼病的病机有属全身病变在局部的表现者，亦有属眼局部病变为主者，故诊目病不能专重于脉。《审视瑶函·目不专重诊脉说》指出："如目病，必视其目为内障、为外障，内障有内障之症，外障有外障之症，必辨其为何症，所中所伤之浅深，果在何轮何廓，辨之明而后治之当。……尤望闻问居其先，而切脉居于后。……必于诊脉之外，更加详视，始不至有误矣。"在眼科临床实践中，如目赤肿痛，眵泪俱多，羞明难睁，其脉多见浮、数、滑、实等；小儿疳眼，脾胃不足者，其脉多见细、弱；肝肾不足所致视瞻昏渺、高风内障等病，其脉多见沉、细、微、弱；气血不能濡养于目而致目昏等症者，其脉多见细、弱、涩；肝气郁结或肝阳上亢所致目衄、暴盲等病者，其脉多弦等。

【文献选录】

《银海精微》："凡看眼法，先审瞳人神光，次看风轮，再察白仁，四辨胞睑二眦，此四者眼科之大要。凡看眼之时，令其平身正立，缓缓举手，轻撑开眼皮，先审瞳人，若有神光则开合猛烈；次看风轮，若展缩雄健，则魂魄无病；三察气轮无病，泽润光滑；四辨其肉轮若好，则开合有力，二眦不蠹赤矣。"

第二节 眼科辨证

眼科辨证是中医诊治眼病的重要环节。辨证即辨别分析证候，辨证的过程也就是分析证候本质的过程。眼科辨证与其他各科辨证一样，也是在中医整体观念、人与自然相应等理论的指导下，将望、闻、问、切四诊所收集的临床资料，运用一定的辨证方法，逐一进行综合分析，判断属于何种证候，抓住证候的本质，确定相应的治法与方药。因此，辨证是论治的前提，也是论治的依据，辨证的正确与否，直接关系到疗效的高低。中医眼科工作者，必须掌握眼科辨证方法。

眼科辨证治疗眼病的方法起源于《内经》。该书中关于眼与脏腑、经络及精、气、血等密切相关的理论奠定了后世眼科辨证的基础，并且《内经》中还有对眼部症状、体征进行辨证的最早论述。如《素问·脉要精微论》说："夫精明者，所以视万物、别黑白、审短长，以长为短，以黑为白，如是则精衰矣。"又如《灵枢·论疾诊尺》谓："诊目痛，赤脉从上下者，太阳病；从下上者，阳明病；从外走内者，少阳病。"

隋·巢元方的《诸病源候论》对眼病证候的分析已较具体。如在"目病诸候"卷中就有"风热伤于目眦，则眦赤烂"；"凡人肝气通于目，言肝气有热，热冲于目，故令赤痛"；"目黑者，肝虚故也"等论述，在病因病机方面，基本上是外障眼病重风热、内障眼病重脏腑虚衰，对后世眼科辨证产生了一定影响。

金元时代，刘河间强调"目病属火热"的观点，李东垣则认为脾胃亏虚是导致眼病的根本原因，朱丹溪根据"阳常有余、阴常不足"的观点将眼病首分虚实等，均继续强调眼科整体辨证的方法。而金元四大家之一的张子和则在强调"目不因火则不病"的同时，还将该理论结合五轮进行辨证，如《儒门事亲·目疾头风出血最急说》云："目不因火则不病，何以言之？白轮变赤，火乘肺也；肉轮赤肿，火乘脾也；黑水神光被翳，火乘肝与肾也；赤脉贯睛，火自甚也。"后来明代医家徐春甫等亦受此影响，主张从五轮八廓辨证。从此，五轮学说渐渐成为眼科局部辨证的主要理论依据。

在托名孙思邈所著《银海精微》中，附有"审症应验口诀"，对眼科症状分析辨证，内容较为丰富。如认为"乌轮赤晕，刺痛浮浆，此肝热也"；"眼生清泪，枯黄绕睛，此肝虚也"等。明代傅仁宇著的《审视瑶函》中有论述眼科辨证的专篇"识病辨证详明金玉赋"，提出诊治眼病时应"先察部分形色，次辨虚实阴阳"，重点对局部症状从八纲、脏腑、气血等方面进行分析，汇集各家学说，论述较为全面而且不拘偏执，给后世的眼科辨证提供了极为丰富的资料。

千百年来，眼科的辨证方法在中医学基本理论的指导下，经过历代医家的长期实践和反复摸索，特别是近几十年来中医眼科随着现代医学检测手段的引进，已能观察到内眼细微变化，这无疑对中医眼科学术的发展起到了促进作用，同时对中医眼科辨证也提出了新的要求，例如内眼病变的辨证就是在这种背景下孕育产生的。虽然这种辨证方法可对眼球内部进行客观观察，但应用中医理论对所观察到的病理改变进行认识和具体应用，尚有待进一步观察摸索和总结提高。因此，对古代医家经长期临床实践总结出的辨证方法，必须有足够的重视，不能轻易否定。

眼科辨证方法，目前最常用的有八纲辨证、病因辨证、脏腑辨证、五轮辨证、内外障辨证等。这些辨证方法各具特点，但又相互联系、相互补充，也有重叠之处。运用这些辨证方法对眼科常见自觉症状、体征及眼底改变等的辨识，也属于眼科辨证范围，故在此一并介绍。

一、八纲辨证

八纲，是指表、里、寒、热、虚、实、阴、阳八个辨证的纲领。医生对通过四诊所获得的各种病情资料，运用八纲进行分析综合，从而辨别病变位置的浅深、病情性质的寒热、邪正斗争的盛衰和病证类别的阴阳，以作为辨证纲领的方法，称为八纲辨证。八纲辨证通过对病情进行辨别归类，执简驭繁，是一切辨证的总纲，也是各种辨证方法的基础。

眼科的八纲辨证，是以眼的局部症状结合全身表现综合分析来进行的。早在《审视瑶函》中就有"八要"之说，认为"八要者，表里虚实寒热邪正也"。并以此作为临床辨证的指导原则，可以说八纲辨证早已受到眼科医家的重视。现将八纲辨证的内容介绍如下：

1. 表里辨证　表里是辨别疾病部位内外深浅的一对纲领。表和里是相对的概念，不可作绝对的理解。一般而言，若从病位来区分，病在皮毛、肌肤，部位表浅的，为表证；病在脏腑、血脉、骨髓，部位深的，为里证。如《素问病机气宜保命集·眼目论》说："眼之为病，在腑则为表，当除风散热；在脏则为里，宜养血安神。暴发者为表而易治，久病者在里而难愈。"若从病因而论，六淫之邪从外而侵入者，多属表证；七情过伤，脏腑内损，病自内生者，多属里证。如《审视瑶函》说："按目病有外感、有内伤。外感者风寒暑湿燥火，此标证也，患者致目暴发疼痛，白睛红肿，眵泪赤烂，其势虽急易治。内伤者喜怒忧思悲恐惊，此七情也，患者致黑珠下陷，或起蟹睛，翳膜障蒙，或白珠不红，瞳神大小，视物昏花，内障不一，其势虽缓，难治。"如按病势、病程来区分，则表证发病多急，病程短而易治，但若治不及时，又有病邪由表入里、病情逐渐加重之势；里证发病多缓，病程长而难治，里证治疗得法，则病邪可由里出表，病渐减轻。眼科疾病的表里辨证可归纳为：

(1)表证：为风、寒、暑、湿、燥、火六淫之邪(常见外感风寒或风热)侵犯眼的浅表组织所反映出来的证候。以病位浅、起病急、多暴病、病程较短为病变特点。常见于胞睑、两眦、白睛、黑睛等发生于眼前部的病变，尤多见于急性外障眼病的早期。

其辨证依据为：突然起病，胞睑微肿或赤烂，白睛红赤，或黑睛星翳骤起，伴有眼部沙涩、眼痒、刺痛、畏光、流泪、生眵，全身可伴有头痛、恶寒发热、舌苔薄白或薄黄、脉浮等。

(2)里证：是七情等各种内因引起脏腑本身的阴阳偏盛，功能失调；或因感受六淫之邪失治，邪气深入，由表传里等，引起眼部特别是眼深部组织病变所反映出来的证候。其病变表现是多种多样的，有实证也有虚证，或虚实夹杂证，而病至后期，多为虚证；有寒证也有热证；多病程较长。常见于各种内障眼病，或外障眼病的极期、后期。

里证的辨证依据为：里实热证者多来势迅速，眼部症状严重，常见自觉眼痛难忍，眼胀如裂，热泪如汤，眵黄黏稠，胞睑红赤焮痛，白睛红赤壅肿，抱轮红赤，或白睛混赤，黑睛生翳如圆盘、如地图或凝脂状，神水混浊，或黄液上冲，或血灌瞳神，或瞳神紧小，或突起睛高；或眼外观端好，视力急剧下降，眼底出现充血、水肿、渗出或出血，或见玻璃体积血等。全身多伴有口苦、口干欲饮、溲赤便结、舌红苔黄、脉数等里热症状。

里虚证者多来势较缓，眼部症状相对较轻，如见视力逐渐下降，或眼前黑花飞舞，或萤星满目，或视物变形，眼酸胀隐痛，晶珠逐渐混浊，瞳神紧小或干缺，或瞳神散大，神膏点状、絮状混浊，眼底散在点状或小片状出血，或水肿、渗出，视盘颜色变淡或苍白等。全身多伴有头晕耳鸣、腰膝酸软、五心烦热、夜间口干、舌红少苔、脉细；或面色㿠白、神疲懒言；或畏寒肢冷、食少便溏、舌淡苔白等里虚症状。

(3)表里同病：是既有表证又有里证的证候。有些外障眼病的开始，即可出现表里同病，如暴风客热、天行赤眼暴翳等。也可在由表入里时发生表证未罢而里证已出现的情况，如黑睛疾患向瞳神发展时，表里症状可同时存在，即是例证。

(4)表里转化：表证和里证之间可相互转化。眼科由表入里的多，由里出表的少。凡眼珠表浅病变向深层发展，或外障眼病由早期进入中、后期，或白睛、黑睛病变影响至瞳神等，均是病变由表入里之象，是病情加重的表现。

2. 寒热辨证　寒与热是鉴别疾病性质的两个纲领。《景岳全书·传忠录》说："寒热者，阴阳之化也。”寒证与热证是脏腑阴阳偏盛偏衰的表现。《素问·阴阳应象大论》说：“阳盛则热，阴盛则寒。”《素问·调经论》指出：“阳虚则外寒，阴虚则内热。”是对寒证与热证病理机制的高度概括。

(1)寒证：寒证是阴寒之邪外侵；或素体阳虚，复感寒邪；或阳虚阴寒内盛等所出现的病理现象。

1)表寒证：是外感寒邪侵犯眼的浅表组织所出现的证候。多见于外障眼病的早期，多为实证。临床上，寒邪常与风邪同时犯眼，而出现风寒表证，如黑睛起翳如星，畏光多泪，眼痛头痛，清涕自出，畏寒发热，寒重热轻，舌质淡红，苔薄白，脉浮紧等。

2)里寒证：为脏腑功能减退，阳虚阴寒内盛所表现的证候。多见于慢性内外障眼病，多为虚证。眼部症状有诸如冷泪长流，翳膜渐侵黑睛而不红痛，视物模糊，视网膜水肿、渗出，眼睫乏力而常欲垂闭等，并伴有恶寒喜温，头昏，口淡不渴，常泛清水，食欲不振，肢冷，溲长便溏，舌质淡，苔白滑，脉沉迟等寒性症状。

(2)热证：热证是阳热之邪外侵，或机体阳气偏盛，或阴液亏损阳气偏亢所出现的病理现象。眼科较为常见。

1)表热证：为外感阳热之邪侵犯眼前部的浅表组织所出现的证候。多为实证，多见于胞睑、白睛、黑睛等外障眼病的早期。临床上，热邪常与风邪同时侵犯眼部引起风热表证。表现为胞睑红肿，白睛红赤，黑睛生翳，眼痛难睁，羞明流泪，眵多胶黏，恶寒发热，热重寒轻，咽痛口干，溲黄，舌质红，苔薄黄，脉浮数等表热症状。

2)里热证：为脏腑功能亢进，或热毒内侵、火热在里引起的证候。多实证，多见于急性外障眼病的中期或高峰期，以眼部红肿热痛为特点，多伴有发热口渴，面色红赤，溲黄便秘，舌红苔黄，脉数有力等实热症状。

3)虚热证：为脏腑功能失调，阴虚不足阳气偏亢引起的证候。为虚证，多见于热性眼病的后期及慢性眼病的反复发作期，外障、内障均可见，但以内障多见。表现为眼干涩不适，微觉涩痛，两眦或白睛深红，眵稀不结，或见瞳神干缺，或瞳神变白或淡绿，眼底可见视网膜出血，或见毛细血管瘤等。可伴有午后潮热，五心烦热，口燥咽干，舌红少苔或无苔，脉细数等虚热性症状。

3. 虚实辨证　虚与实是辨别病邪与人体正气之间盛衰的两个纲领，也是判断病势顺逆的依据。一般虚是指正气亏虚，实是指邪气亢盛。正如《素问·通评虚实论》所指出的：“邪气盛则实，精气夺则虚。”对于眼病虚实的辨别，《秘传眼科纂要》说：“凡治眼，只要识得部位，辨得虚实，无难事也，除内障昏朦，有虚无实外，其余外障，则有虚有实。何谓实，红肿且痛，涩泪且痒，眼难开，坐卧不安，小便赤，大便闭是也；何谓虚，有红有泪，有痒，无肿无痛，无涩是也。”该书在“论虚实”中还指出：“宜辨其虚实可矣。盖凡病红肿赤痛及少壮暂得之病，或因积热而发者，皆属有余(实)，其间有已无红肿，又无热痛，但或昏或涩，或眩晕，或无光，或年及中衰，或酒色过度，以致羞明黑暗，瞪视无力，珠痛如抠等症，皆属不足(虚)。……然实中有兼虚者，此于肿痛中亦当察其不足；虚中亦有兼实者，又于衰弱内，亦当辨其有余。总之虚实殊途，自有形色脉症可辨。知斯二者，目症可辨；知斯二者，目症虽多，断灭难治也。”一般认为新病多实，久病多虚；暴病多实，缓病多虚；外障多实，内障多虚；年轻体壮者多实，年老体弱者多虚等。

(1)实证：为邪气亢盛，正气不虚，正邪斗争激烈所反映出来的证候。其有外感风热或外感风寒等所致的外感眼病；亦有阳明腑实或肝火上炎、三焦热盛、风火相煽、风痰阻络等脏腑阳盛所致的眼病；另外，还有气滞血瘀、痰湿郁积所引起的眼病。实证多见于急性外障眼病的初、中期，也可见于急性内障眼病。

实证的特点是发病急，反应剧烈，变化快。如突发眼部红肿刺痛，或白昼疼痛明显，眼睑难睁，羞明多泪，眵稠黏结，视力骤降，或视物易色，或视物变形，或眼前红光满目；黑睛生翳如星、如凝脂，或黑睛溃破，蟹睛疼痛；或黄液上冲，或血灌瞳神，或瞳神紧缩，或瞳散眼胀；眼底大片水肿、渗出、出血，或血管充血怒张，或血管阻塞；或伴有头部剧痛，恶寒发热，面红气粗，口渴便秘，或口苦咽干，胸闷烦躁，小便短赤，舌红，苔黄，脉洪数有力等全身症状。

(2)虚证：为人体正气不足，脏腑功能衰退所表现出来的证候。其病因有正虚感邪，或外感眼病后期伤正所致者；亦常见肝肾两亏、脾虚湿泛、气血不足等脏腑亏损、功能衰退所引起的眼病。虚证多见于慢性内外障眼病及眼底组织退变的眼病，或由急性眼病拖延失治转化而来。

虚证的特点是发病缓慢，反应轻微，变化亦慢。如眼部轻度红肿，干涩隐痛，或轻度胀痛，冷泪长流；睁眼乏力，不耐久视，病变时发时止；眼痛喜按，或夜间痛甚；视力缓降，或黑夜睛明，眼前黑花飞舞，或神光自现；黑睛生翳溃久不收，或瞳神干缺，瞳神变色；眼底视盘色泽变淡或苍白，视网膜少量出血或轻度水肿，或弥漫性水肿经久不吸收，视网膜、黄斑变性或退变；或伴有头昏，神疲乏力，面色萎黄或㿠白，心悸气短，自汗盗汗，腰膝酸软，或四肢不温，舌淡，脉细弱等虚象。

(3)虚实夹杂证：虚实夹杂在眼科较为多见，其中又有虚中夹实和实中夹虚之分。虚中夹实以虚为主，实为次，如某些眼底病的后期，既有气血亏虚为主的症状，又有气滞血瘀或痰湿郁积的现象。实中夹虚则以实为主，虚为次，如某些眼病既有风热之邪，又兼有血虚或阴虚之征。

4. 阴阳辨证　阴与阳是鉴别疾病类别的两个纲领，是其他六纲的总纲。表里、寒热、虚实可用阴阳再概括，表证、热证、实证属于阳，里证、寒证、虚证属于阴。

(1)阳证：阳证主要是指实热证。如眼部红肿热痛，视力急速下降，发热口渴，尿黄便结，舌红苔黄，脉实等急性、亢奋性、进行性证候，均属于阳证。

(2)阴证：阴证主要是指虚寒证。如眼部不红不肿不痛，视力缓慢下降，恶寒喜暖，精神萎靡，尿清便溏，舌淡苔白，脉虚弱等慢性、虚性、退行性证候，均属于阴证。

二、脏 腑 辨 证

脏腑辨证，是根据脏腑的生理功能、病理表现，对疾病证候进行分析归纳，借以推究病机，判断病变的部位、性质、正邪盛衰情况的一种辨证方法，是辨证论治体系的重要组成部分，是在八纲辨证、病因辨证基础上以进一步明确病属何脏何腑。如按八纲和病因辨证为实火，要进一步明确是肝经实火还是心经实火，就必须按脏腑辨证进行分析归纳。由于眼与脏腑的生理病理关系相当密切，脏腑功能失调就容易引起眼的相应部位发生各种病症，又由于每味中药都有明确的性味与归经，因此，脏腑辨证就显得更为重要。

1. 心脏辨证

(1)心火上炎证

辨证依据　眼部常见大小眦头脉络红赤粗大，胬肉壅肿肥厚，大眦生疮，眵多干结，或泪窍泌泌脓出，或视网膜静脉迂曲，眼内出血，或脉络膜渗出；全身有心烦失眠，口舌生疮，小便短赤涩痛，舌尖红，脉数等心火证候。

证候分析　心为火脏，六淫之邪外侵或五志化火，或嗜食肥腻厚味以及烟酒等物，久而化热生火等，均易形成心火上炎证。两眦属心，心火上炎，则大眦生疮，或眵多干结；心经积热，化腐成脓，则泪窍沁沁脓出；热郁血分，血脉壅滞，则两眦血脉红赤粗大，胬肉壅肿肥厚，视网膜静脉迂曲；心主血脉，热入营血，迫血妄行，则可致眼内大片出血，或脉络膜渗出；心主神明，心火扰乱神明，心神不宁，则心烦失眠；心热移于小肠，则小便短赤涩痛；舌尖属心，心火循经上炎，则口舌生疮，舌尖红；脉数乃为心火表现的征象。

(2)心阴亏虚证

辨证依据　眼部常见眼内干涩，视物昏花，或坐起生花，视定反动，眦部赤脉淡红，眼底视网膜贫血；全身可见心悸，面色不华或萎黄，健忘多梦，唇舌色淡，口咽干燥，脉细弱或细数等候。

证候分析　本证多因久病耗损阴血；或阴血生成不足，血不养心；或思虑过度，暗耗心阴而成。心阴亏虚，眼部不能得到阴津濡养，则眼内干涩，视物昏花，或坐起生花；目为神使，今阴虚血少，心阴不足，神明失主，则视定反动；阴血虚亏，眼部血脉不充，故眦部赤脉淡红，眼底视网膜贫血；心失所养，心动不安，则心悸；心血不能上荣于面，则面色不华或萎黄，唇舌色淡；心神得不到心阴滋养，心神不宁，则失眠多梦、健忘；口咽干燥，脉细弱或细数，为阴虚之征。

2. 肝脏辨证

(1)肝气郁结证

辨证依据　眼部出现胀痛，视物昏朦，视瞻有色，瞳神散大，色呈淡青。检查可有眼压升高，视盘、视网膜及黄斑部充血、水肿、渗出。全身常见精神抑郁，喜叹息，胸胁胀闷或疼痛，或乳房胀痛，或咽部似有物梗，妇女月经不调、痛经或闭经，脉弦等。

证候分析　本证多因情志不舒或精神刺激引起的肝气郁结证候。肝气郁结，气机阻滞，影响至血，气血不和，郁闭清窍，则眼胀、视物昏朦、视瞻有色、瞳神散大及眼底充血、水肿、渗出等诸症丛生；肝失疏泄，不能条达情志，则精神抑郁；气机郁滞，叹气可舒畅气机，故喜叹息；肝之经脉循两胁，并主乳房，今肝气郁滞，则胸胁、乳房作胀甚至疼痛；肝气横逆犯脾，脾失健运，聚湿生痰，痰气上犯，则咽部如有物梗；肝气郁结，冲任不调，则妇女可见月经不调、痛经、甚或闭经；弦脉应肝，肝气郁结故脉弦。

(2)肝火上炎证

辨证依据　眼部可见抱轮红赤，黑睛生翳溃陷或翳散黑睛，黄仁肿胀，神水混浊，瞳神紧小或散大，眼痛拒按，或眼压升高视力骤降，视盘充血水肿，视网膜有黄白色渗出、水肿或出血；全身症见急躁易怒，面红耳赤，头胀头痛，胁痛口苦，舌红苔黄，脉弦数等。

证候分析　目为肝之窍，肝脉与目系相连，肝郁化火，肝火循经上承，蒸灼目窍，则抱轮红赤；蒸灼黑睛，则黑睛生翳溃陷；蒸灼黄仁，则黄仁肿胀、神水混浊、瞳神紧小；如进一步引起目中玄府闭塞，神水瘀积，则瞳神散大，眼压升高，视力骤降；蒸灼目系，则视盘充血水肿，视网膜渗出、水肿；肝火灼伤目络，脉破血溢，则视网膜出血；肝气化火，气火上逆，条达失职，故急躁易怒；火性炎上，气血壅盛脉络，则面红耳赤，头胀头痛；肝脉循两胁，肝与胆相表里，肝热移于胆，胆热上逆，则胁痛口苦；舌红、苔黄、脉弦数，为肝火上炎之征。

(3)肝胆湿热证

辨证依据　眼部症见白睛色黄，黑睛生翳如虫蚀、如腐渣，经久不愈，神水混浊，或黄液上冲，黄仁肿胀，瞳神紧小，或云雾移睛，视网膜渗出、水肿；全身症见头重如裹，胁痛身黄，厌食腹胀，大便溏或干结，小便短赤，或阴囊湿疹，瘙痒难忍，或睾丸肿胀热痛，或妇女带下黄臭，外阴瘙痒，舌苔黄腻而厚，脉弦数。

证候分析 本证多由感受湿热之邪，或嗜食肥甘厚味，酿湿生热，湿热蕴结肝胆而成。肝脉连目系，湿热蕴蒸，上承于目，则白睛色黄；湿热蒸灼黑睛，则生翳如虫蚀、如腐渣，因湿性黏滞，故经久不愈；灼伤黄仁则黄仁肿胀、神水混浊、瞳神紧小，或黄液上冲；郁蒸神膏，则云雾移睛；蕴蒸眼底则视网膜渗出、水肿；肝之疏泄失权，气机郁滞，故觉胁痛；湿热蕴结，胆汁不循常道而外溢于肌肤，则见身黄；肝气横逆脾土，脾胃运化失司，则见厌食腹胀；湿热互结，湿重于热则便溏，热重于湿则便干结；湿热蕴结于膀胱则小便短赤；肝脉绕阴器，湿热随肝之经脉下注，浸淫阴部，男子则觉阴囊湿疹瘙痒，睾丸肿胀热痛，女子则见带下黄臭，外阴瘙痒；苔黄为热，腻为湿，湿热互结则舌苔黄腻；湿热在肝胆，故脉弦数。

(4)肝阳上亢证

辨证依据 眼部症见眼胀痛，或眼压升高，眼硬如木，视力急剧下降，眼底可有视网膜动脉硬化、血管阻塞、视网膜出血等现象，或突然眼珠偏斜，视一为二；全身症见头晕目眩，耳如蝉鸣，面红耳赤，急躁易怒，失眠多梦，腰膝酸软，肢体麻木，舌红，脉弦数，或有中风的病史。

证候分析 本证多因焦虑恼怒，阴津暗耗，肾水亏虚，阴不潜阳，肝阳亢扰于上所致。水不涵木，目窍不利，玄府郁闭，神水瘀滞，则目胀痛，眼压升高，眼硬如木，视力急剧下降；肝肾之阴阳失调，阴虚于下，阳亢于上，气血不和，络脉不利，则视网膜动脉硬化；气血乖违，络脉瘀阻，则血管阻塞，血不循常道，而致视网膜出血；肝风窜扰目络，经气不利，则突然眼珠偏斜，视一为二；肝阳亢逆，气血上冲，则眩晕耳鸣，面红耳赤，失眠多梦；肝性失柔，则急躁易怒；肝主筋，肾主骨，腰为肾之府，肝肾阴亏，筋骨失养，则见腰膝酸软无力，肢体麻木；舌红乃阴虚之征，脉弦数为阴虚阳亢之象。

(5)肝血不足证

辨证依据 眼部症见白睛微红不退，黑睛边缘陷翳，眼部干涩昏花，睁眼乏力，不耐久视，视力缓降，或有夜盲，胞轮震跳，视盘色淡；全身症见头昏，面色少华，口唇淡白，妇女月经量少、色淡，甚至闭经，舌质淡，脉细。

证候分析 本证因生血之源亏乏，或失血过多，或久病耗损肝血，导致肝血亏虚的证候。肝受血而能视，肝血不足，目窍失养，则眼部干涩昏花，睁眼乏力，不耐久视；白睛、黑睛失养，则白睛微红不退，黑睛边缘生陷翳；肝之经脉上连目系，目系失养，故见视力缓慢下降，或出现夜盲，视盘颜色变淡；胞睑属肉轮，血虚不能营养筋肉，则胞轮震跳；血虚头面失养，则头昏，面色少华，口唇淡白；妇女肝血亏虚，冲任之脉失养，则月经量少、色淡，甚至闭经。舌淡、脉细均为血虚之象。

3. 脾脏辨证

(1)脾胃气虚证

辨证依据 眼部症见眼睑乏力，不耐久视，甚至上胞下垂不举，视物渐昏，或瞳神内晶珠渐混，视盘颜色淡白，视网膜及黄斑部水肿、渗出，甚至视网膜脱离等；全身症见面色㿠白或萎黄，精神倦怠，四肢疲乏，饮食不振，大便溏薄，舌质淡，脉缓弱。

证候分析 本证多因病后体虚，或饮食不节，或劳力过度，脾胃受伤所致。脾主肌肉，胞睑属脾，脾虚清气不升，中气下陷，睑失抬举，则眼睫乏力，不耐久视，或上胞下垂；脾虚则五脏六腑之精气皆失所司，不能归明于目，目中晶珠、目系等失养，则视物渐昏，晶珠渐混，视盘色淡；脾主黄色，黄斑属脾，脾虚不能运化水湿，水湿上泛，则见视网膜及黄斑部水肿、渗出；

脾气亏虚不能固护视衣，加之水湿上泛溢于视衣之下，即可引起视网膜脱离；脾为后天之本，气血生化之源，脾虚则气血化生不足，故见面色㿠白或萎黄无华；脾主肌肉，又主四肢，今脾胃虚弱，清阳不布，精微不输，肢体失养，则见精神倦怠，肢体疲乏；脾虚则运化失司，故饮食不振，大便溏薄；舌质淡、脉缓弱为脾胃气虚之征。

(2)脾不统血证

辨证依据　眼部症见眼底视网膜出血，或反复出血，视力急剧下降；全身症见神疲乏力，少气懒言，面色无华，食欲不振，舌质淡，脉细弱。

证候分析　本证多由久病脾虚，或劳倦伤脾，或思虑过度等，以致中气虚衰而统摄无权所致。脾能统血，即能使血液在脉道内正常循行而不致溢于脉外，但这种功能是在脾气旺盛的条件下完成的。若脾气虚弱，中气不足，则不仅会出现神疲乏力、少气懒言等症，也可因气虚不能摄血而使血溢于脉外，眼内反复出血则遮蔽神光，而出现视力剧降诸症。脾为后天之本，气血生化之源，脾虚则气血化生不足，故面色㿠白；脾虚则运化失司，故食欲不振。舌淡、脉细弱为脾胃气虚的表现。

(3)脾胃湿热证

辨证依据　眼部症见睑肤糜烂渗水，睑弦赤烂，胞生肿块，睑内粟疮累累，白睛污黄，眼眵可牵成丝状，黑睛生翳如腐渣，瞳神紧小，神水混浊或黄液上冲，玻璃体混浊，视网膜渗出水肿，视力下降等；全身症见头重如裹，肢体困重，纳呆腹胀，口淡无味，大便易溏或干结，小便黄赤，舌质红苔黄腻，脉濡数。

证候分析　本证多由湿热之邪外侵，或过食肥甘厚味酿成湿热，蕴积于脾胃所致。湿热熏蒸睑肤，则糜烂渗水；熏蒸睑弦，则红赤湿烂；蕴结胞睑，则生肿块；壅滞胞睑脉络，气血瘀滞，则粟疮丛生；湿热上攻，熏蒸白睛，则白睛发黄；蒸灼黑睛，则黑睛生翳如腐渣；蒸灼黄仁，则瞳神紧小，神水混浊，或黄液上冲；蒸灼神膏、眼底，则见玻璃体混浊，视网膜渗出水肿；湿性黏滞，故湿热之邪所致眼病的眼眵可牵成丝状。头为清阳之会，湿遏清阳，则头重如裹；脾为湿困，湿性重浊，则见肢体困重；湿热蕴脾，运化失司，升降失常，则纳呆腹胀，口淡无味；湿热互结，湿重于热则便溏，热重于湿则便干；蕴结于膀胱，则小便短赤；舌质红，苔黄腻，脉濡数等均为湿热互结的表现。

4. 肺脏辨证

(1)风热犯肺证

辨证依据　眼部症见突发眼痛，畏光流泪，白睛骤然红赤，眵黄而稠，或见黑睛星点翳障；全身可无特殊不适，或见恶寒发热、热重寒侵，咽痛，舌质红，苔薄黄，脉浮数等症。

证候分析　本证多因外感风热之邪侵犯肺卫所致。风热犯目，壅滞脉络，故突发眼痛；白睛属肺，风热外侵，首犯肺卫，故见白睛红赤，畏光流泪，眵黄而稠；肺属金，肝属木，肺金乘克肝木，则易出现黑睛星点翳障；风热之邪与正气相搏，则恶寒发热、热重寒轻；咽为肺系，风热犯肺，则可见咽痛。舌质红，苔薄黄，脉浮数为风热在肺卫之征。

(2)肺火蕴结证

辨证依据　眼部症见白睛出现紫红色结节，疼痛拒按，或白睛溢血，或白膜侵睛；全身症见咳嗽痰黄，或顿咳不已，口干便秘，咽部肿痛，舌质红苔黄，脉数。

证候分析　本证多由热邪犯肺，肺火蕴结所致。五轮之中，白睛为气轮，属肺所主，肺火亢盛，气机不利，气不行血，气血壅滞，则见白睛出现紫红色结节，且疼痛拒按；肺热上承，灼伤白睛血络，则可见白睛溢血；肺火蕴结，乘克肝木，可见白膜侵向黑睛；肺主气，肺气上逆，则见咳嗽，或至顿咳不已；肺火灼液成痰，故痰色黄；肺火循肺系上炎灼伤咽喉，则见咽部肿痛；肺与大肠相表里，肺火蕴结，肃降失权，故见大便秘结。舌质红，苔黄，脉数为肺火之征。

(3)肺阴不足证

辨证依据　眼部症见白睛干涩，视物昏花，白睛赤脉稀疏，泡性结节反复发生，泪少眵结；全身可有口干咽燥，干咳，手足心热，舌红少苔，脉细数等症。

证候分析　本证多因燥热之邪耗伤肺阴，或久病阴耗所致。白睛属肺，肺阴不足，津液亏虚，白睛失养，故白睛干涩，视物昏花；肺阴不足，虚火上承，故泡性结节反复发生，白睛赤脉稀疏；阴津不足，泪液生化之源缺乏，故泪少；虚火上炎，进一步灼伤津液，故眵结；咽为肺系，肺津不能上承，故口干咽燥；肺失滋润，清肃无权，故干咳无痰；阴虚阳无所制，虚热内炽，故手足心热；舌质红，少苔，脉细数为肺阴亏虚，虚火上炎之征。

5. 肾脏辨证

(1)肾精不足证

辨证依据　眼部症见干涩不适，视物昏朦，视界缩小，萤星满目，视瞻昏渺，视物变形，或有先天性疾病，或过早出现老年性疾病，晶珠混浊，玻璃体混浊，视盘色淡，或呈蜡黄色，视网膜血管变细，网膜上有色素沉着；全身症见头昏健忘，耳鸣耳聋，腰酸膝软，头发早白或脱落，舌淡，脉弱。

证候分析　本证多因先天禀赋不足，或房劳过度，或久病伤肾，肾精亏损所致。由于肝开窍于目，肝藏血，肾藏精，肝肾精血同源，本证与肝肾不足证在临床上往往难以截然分开，故在临床运用时，肝肾不足证的辨证可参照本证进行。肾主先天，主发育，肾精充足与否关系到眼的形成发育与衰退，肾精不足则可出现眼部发育不良，或过早衰退而出现老年性眼病；肾精不能上承，睛珠失养则眼部干涩不适；瞳神失养，神光衰微，则视物昏朦，视界缩小；肝肾不和，则萤星满目；肾精不足，神光逆乱，则视物昏朦渺小或变形；晶珠、神膏失养，则晶状体、玻璃体混浊；目系、视衣失养，则视盘色淡白或呈蜡黄，视网膜血管变细；肝肾精血不足，气血失和，则视网膜色素沉着。肾虚精不生髓，髓海不足，脑失所养，则头昏健忘；肾开窍于耳，肾精不能濡养耳窍，则耳鸣耳聋；腰为肾之府，肾又主骨，肾精不足，骨骼失养，则腰酸膝软；肾之华在发，肾精不足则发易早白或脱落；舌淡脉弱为肾精亏虚的表现。

(2)阴虚火旺证

辨证依据　眼部症见眼内干涩，白睛红赤时隐时现，黑睛生翳反复发作，神水混浊，瞳神干缺不圆，或瞳神散大不收，眼珠胀硬疼痛，视网膜反复出现渗出或出血；全身症见头昏耳鸣，虚烦失眠，颧红耳赤，五心烦热，舌质红或有裂纹，无苔，脉细数。

证候分析　本证多因久病耗阴，或房劳伤肾，或劳瞻竭视，肾阴暗耗，阴虚水不济火，虚火上炎所致。阴虚津不上承，眼失濡养，故眼内干涩；虚火上炎，白睛受灼，则白睛红赤时隐时现；黑睛受灼，则黑睛生翳，虚不抗邪，故反复发作；虚火上炎，黄仁受灼，则神水混浊，瞳神紧小，如迁延不愈，则瞳神干缺不圆；阴虚易阳亢，阴主敛，阳主散，可致瞳神散大不收，目中玄府闭塞，神水瘀积，故眼珠胀硬疼痛；虚火灼伤视网膜，则反复渗出；灼伤血络，血溢络外则见视网膜出血；肾阴不足，髓海空虚，则头昏耳鸣；肾为水脏，心为火脏，阴虚水不济火，心神失宁，则虚烦失眠；阴虚不能制阳，虚热内生，则颧红耳赤，五心烦热；舌质红或有裂纹，无苔，脉细数，均为阴虚火旺的表现。

(3)肾阳不足证

辨证依据　眼部症见眼外观如常，自觉视力逐渐减退，眼神呆滞，夜盲，视界缩小，行动困难，眼底视网膜水肿、渗出，且渗出物不易吸收；全身症见畏寒肢冷，精神萎靡，面色㿠白，阳痿精冷，夜间小便清长，舌淡苔白，脉沉弱。

证候分析　本证多由素体阳虚，或年老、肾衰，或房劳过度，或久病肾阳亏损所致。眼之神光既赖肾阴以滋养，亦赖肾阳以温煦，今肾阳不足，神光衰减，则视力逐渐减退，眼神呆滞；阳衰不能抗阴，每至夜晚为阴盛阳衰之时，已衰之阳不能自振，故见夜盲；阳气虚衰，日损及阴，阴阳俱损，精血不能升荣目窍，则视界逐渐缩窄，行动困难；肾主水，肾阳不足，气化失权，水湿上泛，则眼底视网膜水肿、渗出；因肾阳一旦虚衰，则难以振复，故渗出物不易吸收。肾阳不足，不能温煦肌肤，故畏寒肢冷；肾阳不足，心神不振，故精神萎靡；阳气不足，气血运行无力，不能上荣于面，故面色㿠白；肾阳虚损，命门火衰，阳事不举，则阳痿精冷；肾司二便，肾阳不足，温化无力，故见夜晚小便清长；舌质淡，苔白，脉沉弱，均为肾阳虚衰气血运行无力的表现。

三、病 因 辨 证

病因辨证，是辨别导致疾病当前证候的原因的辨证方法，它实际上也是根据致病因素的致病特点，对疾病证候的性质进行判断。眼病的致病因素多种多样，如六淫、七情失调、外伤、药物过敏、先天因素、饮食劳倦等。其中有些有明确的病史，患者即可主诉，但也有些患者不能主诉，需根据其致病特点进行分析。现将六淫辨证与饮食劳倦辨证介绍于下。

1. 六淫辨证

(1)风淫辨证

辨证依据　起病急骤，眼部症见眼睑白睛红肿热痛，星翳骤生，畏光流泪，或痒如虫行，或睑肤麻木，口眼㖞斜，目珠偏斜，或胞睑肌肉跳动；全身或伴有发热恶风，头痛，鼻塞流涕，舌质红，苔薄白，脉浮缓。

证候分析　风为六淫之首，百病之长。风邪致病，以善行数变，轻扬向上为特点。风邪突从外袭，故起病急骤；风为阳邪，常与热邪相合，其性升发向上，易犯上窍，侵及眼睑、白睛，则易出现红肿热痛等阳热症状；侵犯黑睛，则星翳骤生，畏光流泪；风郁胞睑肌肤，则痒如虫行；风袭肌腠，则睑肤麻木；风中经络，筋脉迟缓，则口眼㖞斜，目珠偏斜；风侵睑肤肌肉，其性善动，则眼睑肌肉跳动；风邪袭表，卫气受邪，故见发热恶风；风为阳邪，干扰清阳之会，则见头痛；肺卫受邪，肺窍不利，故鼻塞流涕；舌质红、苔薄白、脉浮缓，均为风邪在卫表的表现。

(2)寒淫辨证

辨证依据　眼部症见胞睑、白睛血凝紫胀，隐隐作痛，喜温喜按，黑睛星翳初起，畏光流泪，泪液清稀；全身症见恶寒发热，头痛身痛，鼻塞流涕，舌苔薄白，脉浮紧。

证候分析　寒邪致病，以易伤阳气，收引凝滞，阻碍血行为特点。寒邪外侵，凝滞胞睑、白睛血络，气血运行障碍，则表现为血凝紫胀，隐隐作痛；寒为阴邪，温之则舒，按之痛减，故患处喜温喜按；寒常兼夹风邪，侵犯黑睛，则黑睛产生星点翳障，畏光流泪；寒与热性质迥异，寒邪为患，故泪液清稀；寒邪束表，卫阳受遏，故恶寒发热，寒重热轻；寒性收引，经脉不畅，故头痛身痛；寒袭肌表，肺卫受束而不宣，故鼻塞流涕；舌苔薄白，脉浮紧，为风寒束表的征象。

(3)暑淫辨证

辨证依据　病发于炎热暑季，眼部症见目赤肿痛，眵泪如脓，视物昏花；全身症见发热口渴，汗出，小便短赤，舌红，苔黄，脉稍数或虚数。

证候分析　暑为阳邪，仅见于盛夏，其性炎热升散，易汗出伤津。暑邪在眼科致病与火邪相似。暑邪外侵，上炎于目，则目赤肿痛，眵泪如脓；暑性炎热，故见发热；暑性升散，易汗出伤津，不仅损伤眼部津液，致目失濡养而视物昏花，而且全身可见口渴、小便短赤等症；舌红、苔黄、汗出为外感暑邪之征；脉稍数多在暑邪轻症或仅有眼部症状者时出现；脉虚数则多为伤暑较重，汗出过多，气随汗泄所致。

(4)湿淫辨证

辨证依据　眼部症见胞睑水肿，睑弦赤烂，或睑肤起疱渗水，睑内粟疮累累，黑睛生翳如腐渣，眵泪黏腻，缠绵不愈，视网膜水肿渗出；全身症见头胀而重，肢体沉重，关节酸痛，胸闷不舒，舌苔白腻，脉濡。

证候分析　湿为阴邪，其性重浊、污腻、黏滞。湿邪为病，表现为重着、水肿渗出、缠绵不愈等特点。脾主湿，湿邪犯脾，脾阳不振，水湿停聚，留于胞睑则胞睑水肿，停于眼底则视网膜水肿渗出；湿与热合，湿热上承眼部可致睑肤起疱渗水，或睑弦赤烂；湿邪郁于胞睑，脉络壅滞，气血受阻，可致睑内粟疮累累；湿热之邪熏灼黑睛，则黑睛生翳；湿性污腻黏滞，故翳如腐渣，眵泪黏腻，迁延不愈；湿邪外袭，阻遏头部清阳，则头胀而重；湿邪阻遏人体阳气，则肢体沉重；留着关节则酸痛；郁遏胸阳，气机不畅，则胸闷不舒，舌苔白腻、脉濡为湿邪表现之特征。

(5)燥淫辨证

辨证依据　眼部症见眼内干涩，白睛、黑睛干燥，视物昏花，甚则变生翳障，或眦角干裂出血；全身症见干咳，鼻咽干燥，舌质红无苔，脉细。

证候分析　燥为阳邪，其性干燥，易伤津耗液，所致眼病也以干燥性症状为主要表现。燥邪外侵，津液损耗，目失濡养，则眼内干涩；白睛属肺，燥邪损耗肺阴，可致白睛干燥；黑睛属肝，燥邪耗伤肝阴，则致黑睛干燥，初起出现视物昏花，久则变生翳障；两眦属心，燥邪耗损心阴，可致眦角干裂，甚则出血；燥邪伤肺，肺失清肃，则干咳无痰；鼻咽为肺系，肺阴受伤，不能滋润鼻咽，则鼻咽干燥。舌质红无苔、脉细为燥邪伤阴之象。

(6)火淫辨证

辨证依据　起病急重，发展迅速。眼部症见红肿热痛，疮疖肿毒，白睛胬肉堆起，发展迅速，赤脉横贯，黑睛溃烂，黄液上冲，脓攻全珠，视盘充血水肿，脉络膜渗出，视网膜出血等；全身症见发热口渴，溲赤便秘，舌质红苔黄，脉数等实火证候。

证候分析　火邪为病，其性炎上，燔灼急迫，来势迅猛。火邪外侵，蒸灼目窍，反应剧烈，故眼局部出现病理变化明显的红肿热痛，胬肉堆起，发展迅速，赤脉横贯等症；毒由火生，火毒蕴结，气血壅遏，热蒸肉腐而出现眼部的疮疖肿毒，黑睛溃烂，黄液上冲，甚至脓攻全珠等症；火性急迫，燔灼蒸腾，侵及营血，迫营动血，则表现为炎性渗出与出血，如津液溢于脉外的脉络膜渗出，血溢脉外之视网膜出血，以及目系受灼之视盘充血水肿等。火为阳邪，其性炎热，易耗液伤津，故可见发热口渴，溲赤便秘；舌质红、苔黄、脉数为火证之表现。

2. 饮食劳倦辨证

(1)饮食失调辨证

辨证依据　有饮食失调史。眼部症见睑弦赤烂，睑边疮疖；或胞生痰核硬结，视网膜渗出水肿；或眼底退行性改变，视力缓慢下降；或白睛干涩，黑睛生翳等。全身可见脘腹痞胀，纳呆厌食，呕吐吞酸，舌苔腻，脉滑等症。

证候分析　饮食失调，损伤脾胃，可致眼科实证或虚证。素食肥甘厚味和辛热炙煿之品，酿成脾胃湿热，湿热上承，可致湿热性眼病，如睑弦赤烂，睑边疮疖等；饥饱失常，寒凉过度，脾阳不振，运化失司，湿聚痰生，可致痰湿性眼病，如胞生痰核，视网膜渗出水肿等；择食、少食、偏食等，引起脾胃虚弱，生化不足，气血乏源，可致虚性眼病，如眼底退行性病变，视力缓慢下降等；饮食不洁，感染寄生虫卵，肠道虫积，小儿易成疳积，疳积上目，可出现白睛干涩，黑睛生翳等症。而脘腹痞胀，纳呆厌食，呕吐吞酸，舌苔腻，脉滑等，均为饮食所伤，脾胃运化功能失调之象。

(2)劳倦过度辨证

辨证依据 眼部症见视物昏朦，视力缓降；或眼珠酸疼，眉骨酸痛，睁眼乏力，眼睑常欲垂闭；或视瞻昏渺，视物变形；或视近清晰，视远模糊等。全身症见神疲乏力，精神倦怠，腰酸膝软，舌淡，脉弱等虚象。

证候分析 劳倦过度是指房劳、体力、脑力、目力等使用过度。房劳过度则伤肾，肾精亏虚，目失濡养，可致视物昏朦，视力缓降等内障眼病；体力过度，内损脏腑，尤易伤脾，脾胃受伤，运化失司，气血不足，眼失所养，可致眼珠及眉骨酸痛，睁眼乏力，眼睑常欲垂闭；脑力过度，暗耗心阴，心阴亏虚，营血不足，可致视瞻昏渺，视物变形；目力过度，使用不当，可出现能近怯远等病症。而神疲乏力、精神倦怠、腰酸膝软、舌淡、脉弱等，均为劳倦过度之表现。

四、五轮辨证

五轮辨证，是将肉轮、血轮、气轮、风轮、水轮五轮部位所出现的病征，按照脏腑分属进行分析的一种辨证方法。由于中医眼科有传统的五轮学说，因此常将五轮辨证作为眼科独特的辨证方法。其实五轮辨证仍是以八纲、病因、脏腑等辨证方法作为基础，如胞睑为肉轮，内应于脾，当胞睑出现红肿热痛时，还须运用八纲、病因等辨证方法，才能明确疾病的本质。因此，临床运用五轮辨证时，应当与其他辨证方法参合运用。另外，各轮的病变也不必拘泥于轮与脏相应的关系，应从整体观念出发，才能得出正确的辨证结论。

1. 肉轮辨证 肉轮指胞睑，在脏属脾，在腑属胃，肉轮病变多与脾胃有关。

(1)辨胞睑肿胀：胞睑肿胀如球，按之虚软，肤色光亮，不红不痛不痒，为脾虚失运，湿邪停聚；或为肾阳不振，水湿上泛。

胞睑红肿如桃，呈弥漫性肿胀，触之灼热，压痛明显，为外感风热，热毒壅盛。

胞睑局限性红赤肿胀，如涂丹砂，触之质硬，表皮光亮紧张，为火毒郁于肌肤。

胞睑边缘局限性红肿，触之有硬结、压痛，为邪毒外袭所致。

胞睑局限性肿胀，不红不痛，触之有核状硬结，为痰湿结聚而成。

胞睑青紫肿胀，有外伤史，为络破血溢，瘀血内停。

(2)辨睑肤糜烂：胞睑皮肤出现水疱、脓疱、糜烂渗水，为脾胃湿热上承；若因局部使用药物引起者，为药物过敏。

睑弦红赤糜烂，痛痒并作，为风湿热三邪互结所致。

胞睑皮肤肥厚粗糙，时时作痒，附有头屑样物，为血虚风燥。

(3)辨睑位异常：上睑下垂，无力提举，属虚证，多由脾胃气虚所致，或因风邪中络引起。

胞睑内翻，睫毛倒入，多为椒疮后遗，内急外弛而成。

胞睑外翻，多为局部瘢痕牵拉，或因风邪入络所致。

(4)辨胞睑瞤动：胞睑肌肤频频跳动，多为血虚有风。

上下胞睑频频眨动，多为阴津不足；若是小儿患者，则多为疳积上目的早期。

频频眨目或骤然紧闭不开，数小时后自然缓解，多为情志不舒，肝失条达引起。

(5)辨睑内颗粒：睑内颗粒累累，形小色红而坚，多为热重于湿兼有气滞血瘀。

睑内颗粒累累，形大色黄而软，多为湿重于热兼有气滞血瘀。

睑内红色颗粒，排列如铺卵石样，奇痒难忍，为风湿热三邪互结。

睑内黄白色结石，为津液受灼，痰湿凝聚。

2. 血轮辨证　血轮指两眦，在脏属心，血轮病变多与心或小肠有关。

(1)辨内眦病症：内眦红肿，触之有硬结，疼痛拒按，为心火上炎或热毒结聚所致。

内眦不红不肿，指压出脓，为心经郁热。

内眦有瘘管，久不愈合，常流脓水，为气血不足，毒邪稽留。

(2)辨两眦病症：眦角皮肤红赤糜烂，为心火兼夹湿邪；若干裂出血，又为心阴不足。

两眦赤脉粗大刺痛，为心经实火；赤脉细小、淡红、稀疏、干涩不舒，为心经虚火或相火上炎。

胬肉红赤壅肿，发展迅速，头尖体厚，为心肺风热；胬肉淡红菲薄，时轻时重，涩痒间作，发展缓慢或静止不生长，为心经虚火上炎。

3. 气轮辨证　气轮指白睛，在脏属肺，肺与大肠相表里，故气轮病变多与肺及大肠有关。

(1)辨颜色红赤：白睛浅层红赤，颜色鲜红，为外感风热或肺经实火；赤脉粗大迂曲而暗红，为热郁血滞。

抱轮红赤(环绕黑睛发红)，颜色紫暗，疼痛拒按，为肝火上炎兼有瘀滞；抱轮淡赤，压痛轻微，为阴虚火旺。

白睛浅层赤脉纵横，病呈慢性，时轻时重，为热郁脉络或阴虚火旺所致。

白睛浅层下呈现片状出血，色如胭脂，为肺热郁络或肝肾阴亏所致，亦有外伤引起者。

(2)辨白睛肿胀：白睛浅层红赤壅肿，眵泪俱多，骤然发生，多为外感风热；白睛微赤，虚肿而痒，多为药物过敏。

白睛浅层紫暗壅肿，眵少泪多，舌淡苔薄白，为外感风寒所致。

双眼白睛浅层水肿，透明发亮，伴眼睑水肿，多为脾肾阳虚，水湿上泛。

白睛浅层壅肿，甚至脱于睑裂之外，眼珠突起，多为热毒壅滞；若仅限于眦部，特别是外眦部者，多为眦部针眼引起。

(3)辨白睛结节：白睛浅层有泡性结节，周围红赤怒张脉络环绕，涩疼畏光，多为肺经燥热所致；若结节周围脉络淡红，且病久不愈，或反复发作，则多为肺阴不足，虚火上炎所致。

白睛深层有紫红色结节，周围发红，触痛明显，多为肺火亢盛所致。

(4)辨白睛变青：白睛局限性青蓝，呈隆起状，高低不平，多因肺肝热毒，困于白睛。

白睛青蓝一片，不红不痛，表面光滑，为色素沉着，乃先天而成。

(5)辨其他病症：白睛浅层与眼睑粘连，为睥肉粘轮，多因椒疮后遗或酸碱烧伤结瘢而成。

白睛枯涩，失去光泽，多为阴津不足，津液耗损所致。

白睛污浊稍红，痒极难忍，为肺脾湿热而成。

白睛出现漏口，时流稠浊白水，为偏漏。多为痰湿郁滞白睛所致。

4. 风轮辨证　风轮指白睛，在脏属肝，肝与胆相表里，故风轮病变多与肝胆有关。

(1)辨黑睛翳障：黑睛初生星翳，多为外感风邪；翳大浮嫩或有溃陷，多为肝火炽盛；黑睛混浊，翳漫黑睛，或兼有血丝伸入，多为肝胆湿热，兼有瘀滞；翳久不敛，或时隐时现，多为肝阴不足，或气血不足。

(2)辨黑睛赤脉：黑睛浅层赤脉，排列密集如赤膜状，逐渐包满整个黑睛，甚至表面堆积如肉状，多为肺肝热盛，热郁脉络，瘀热互结所致。

黑睛深层出现赤脉，排列如梳，且深层呈现灰白翳障，多为肝胆热毒蕴结，气血瘀滞而成。

黑睛出现灰白色颗粒，赤脉成束追随，直达黑睛浅层，多为肝经积热或虚中夹实。

(3)辨形状改变：黑睛形状大小异常，或比正常大，或比正常小，多为先天异常所致。

黑睛广泛突起，或局部突起如螺旋尾状，多为肝气过亢，气机壅塞所致。

5. 水轮辨证　水轮指瞳神，在脏属肾，肾与膀胱相表里，故水轮病变多与肾及膀胱有关。

(1)辨瞳神大小：瞳神散大，色呈淡绿，眼胀欲脱，眼硬如木，头痛呕吐，多为肝胆风火上扰所致；瞳神散大，眼胀眼痛，时有呕吐，病势缓和，多为阴虚阳亢或气滞血瘀引起。

瞳神散大不收，或瞳神歪斜不正，或有多个瞳神，又有明显外伤史，为黄仁受伤所致。

瞳神紧小，甚至小如菜籽许，神水混浊，黑睛后壁沉着物多，或黄液上冲，抱轮红赤，多为肝胆实热所致。

瞳神紧小，干缺不圆，抱轮红赤，反复发作，经久不愈，多为阴虚火旺所致。

(2)辨气色改变：瞳神内色呈淡黄，瞳神散大，不辨明暗，此为绿风内障后期，瞳神全损。

瞳神紧缩不开，内结黄白色翳障，如金花之状，此为瞳神干缺后遗而成。

瞳神展缩自如，内结白色圆翳，不红不痛，视力渐降，多为年老肝肾不足，晶珠失养所致。

瞳神变红，视力骤减，红光满目(多为视网膜、玻璃体出血)，多属血热妄行，或肝阳上亢所致；反复出血者，多为阴虚火旺引起。

瞳神内变黄，白睛混赤，眼珠变软，多为火毒之邪困于睛中；若瞳神内变黄，状如猫眼，眼珠变硬，多系眼内有恶瘤。

五、内外障辨证

内外障辨证是将眼病分为内障和外障两大类进行辨证的方法。内外障唯眼科独有，它既是一种眼病分类方法，也是一种辨证方法。临床运用时，也需与八纲、病因、脏腑等辨证方法相结合。

对于眼病的分类，早在《秘传眼科龙木论》中，就已将眼病按内外障分为外障 49 症和内障 23 症，如冲风泪出外障、胬肉攀睛外障、绿风内障、高风雀目内障等。《原机启微》中附录有“论内障外障”篇，而《审视瑶函》的“内外二障论”则讨论了内外障的症状特点、病因病机与治疗等，临床参考价值较大。《医宗金鉴·眼科心法要诀》又对内外障作了具体的解释：“障，遮蔽也。内障者，从内而蔽也；外障者，从外而遮也。”由此可见内外障可泛指一切眼病，内障、外障这两大类眼病虽是按部位来划分的，但其在发病原因、证候特点、辨证论治等方面均有很大的区别，因此，辨别内外障有较大的临床意义。《审视瑶函·目不专重诊脉说》曾强调指出：“如目病，必视其目为内障、为外障，内障有内障之症，外障有外障之症，必辨其为何症，所中所伤之浅深，果在何轮何廓，辨之明而后治之当。”所以说，眼科辨别内外障是一切辨证的前提。

1. 内障辨证　内障是从内而障碍视力，是指水轮病变。它有狭义内障和广义内障之分。

狭义内障　是指晶状体混浊，但也可概括瞳神大小气色的变化。古代医家在内障辨证时，非常重视瞳神内颜色的改变。《证治准绳·杂病·七窍门》在“如银内障”叙述晶珠混浊时说：“瞳神中白色如银也，轻则一点白亮，如星似片；重则瞳神皆雪白而圆亮，圆亮者一名圆翳内障，有仰月、偃月变重为圆者，有一点从中起视渐昏而渐变大不见者。”《秘传眼科龙木论·龙木总论》中“内障眼法根源歌”说：“日久既应全黑暗，特名内障障双瞳，……灵药这回难得效，金针一拨日当空。”也将瞳神部位看到的晶珠混浊直接称为内障。《证治准绳·杂病·七窍门》还特地在“青盲”条下提出内障与青盲的鉴别点，说：“青盲者，瞳神不大不小，无缺无损，仔细视之，瞳神内并无些少别样气色，俨然与好人一般，只是自看不见，方为此证，若有何气色，即是内障，非青盲也。”强调瞳神有气色变化才算内障。

广义内障　泛指瞳神及眼底组织的病变。即除了包括上述瞳神部位有肉眼可以见到的病变外，还包括瞳神端好而只有视力与视觉方面改变的眼病，如自觉视物昏花或视物变色、变形，检查眼底可有出血、水肿、渗出等病理改变。《审视瑶函·内外二障论》说：“夫内障之症，不红不紫，非痛非痒，惟觉昏朦，有如薄纱笼者，有如雾露中者，有如见黑花者，有如见蝇飞者，有如见蛛悬者，有眉棱骨痛者，有头旋眼黑者，皆为内障。”

内障多因七情内伤，思虑过度，多用目力及劳倦等，致精气耗损，气血不和，脏腑功能失调，经络郁塞，玄府不通而引起；亦可因外伤所致。故内障眼病既有虚证，也有实证或虚中夹实证。

(1)内障虚证

辨证依据　内障眼病日久，视力缓慢下降，或瞳神渐变白色，或眼前黑花飞舞，或视神经萎缩，视网膜萎缩变性。

证候分析　久病多虚，病情日久多出现虚证。虚乃正气不足，既可以是气血阴阳津液的虚损，也可以是脏腑功能的不足。《内经》指出，五脏六腑之精气皆上注于目，眼才能精明视物。今阴阳气血不足，脏腑虚损，精气不能上承，瞳神失养，因而出现视力逐渐下降、瞳神渐变白色等上述诸症。

(2)内障实证

辨证依据　起病较急，视力下降较快或骤然下降，瞳神散大，眼硬如木，或瞳神紧小，眼前黑影密集，或视网膜出血较多，或视网膜明显渗出水肿，或视盘充血水肿等。

证候分析　实乃邪气实，既可以是脏腑功能亢盛，也可以是湿热痰火瘀血。邪实则来势快，证情重，故起病快，视力下降严重。风火上扰，神水瘀滞，则瞳神散大，眼硬如木；湿热蒸灼瞳神，强阳抟实阴，则瞳神紧小，眼前黑影密集；热郁血分，迫血妄行，则视网膜出血量多；邪火蒸灼视网膜、视神经，则见视网膜渗出水肿、视盘充血水肿等。

2. 外障辨证　外障是从外而障碍视力(也有不障碍视力的)。包括胞睑、两眦、白睛、黑睛等部位发生的病变。多因六淫之邪外袭所致，也可因痰凝毒聚、虫咬外伤、药物过敏、嗜食辛热炙煿及肥甘厚味等引起。一般以起病急，发展快，变化多，有明显的外在见症为其特点。

外障眼病多属有余之证，但亦有由内虚所致者。目前临床上大多用八纲辨证、脏腑辨证或与五轮辨证相结合来分析外障眼病。如全身无明显证候可辨时，则多以五轮联系五脏辨证为主。正如《审视瑶函·内外二障论》中说：“至于外障，必据五轮而验症，方知五脏之虚实。”

(1)外障实证

辨证依据 胞睑红赤肿痛，睑弦赤烂，椒粟丛生，颗粒累累，白睛红赤，结节高突，星翳凝脂，畏日羞明，热泪如汤，眵多胶结等。

证候分析 多因邪气入侵，风火湿热上炎，或蕴结成毒，毒气上攻于目所致。邪毒侵犯于胞睑，则胞睑红赤肿痛，或睑弦赤烂；邪气郁于血分，血络瘀滞，则椒粟丛生，颗粒累累；袭于白睛，则白睛红赤，或结节高突；外邪侵及黑睛，则生星翳凝脂，畏日羞明；实热致病，故热泪如汤，眵多胶结。

(2)外障虚证

辨证依据 胞睑虚肿如球，眼睑无力提举；白睛干涩；白睛赤脉淡红，时隐时现；黑睛翳陷，日久不敛等。

证候分析 外障多实，虚证较少，即使有亦是气虚、阴虚之证。脾虚失运，水湿上泛，可见胞睑虚肿如球；气虚清阳不升，故眼睑无力抬举；阴虚津乏，白睛失养，可致白睛干涩，赤脉淡红，时隐时现；气血亏虚，正不抗邪，可致黑睛翳陷，日久不愈。

六、常见症征辨证

常见症征辨证，是运用八纲、病因、脏腑等辨证方法，对眼部疾病所表现的常见症状和体征，如视觉障碍、疼痛、眼痒、畏日羞明、眵泪、翳、膜、眼位改变等进行分析，明确症状的性质及其与脏腑气血的关系，以有助于眼病的诊断。有些体征如红肿等已在五轮辨证中作了介绍，在此不再赘述。

1. 辨视觉障碍

(1)辨外观端好，视力障碍：眼外观端好，视远不清，视近清晰，常见于近视，多为气不足。若视近不清，视远较视近清楚，常见于远视，多为阴不足。

眼外观端好，视力大幅度急速下降，为暴盲。多因肝气上逆，肝火上炎；或脉道瘀滞，玄府闭塞；或肾水不足，肝阳上亢；或热迫血行，血溢脉外；或气虚不固，视衣脱落等所致。

眼外观端好，视力缓慢下降，为青盲。多因气血不足，或肝肾亏虚，精不上承，目失濡养所致。

眼外观端好，自觉视物昏渺，蒙昧不清，为视瞻昏渺。多因气血不和，或肝肾亏损，或脾失健运等引起。

自觉眼内干涩，视物不清，为干涩昏花。多因肝肾阴虚，或肝血不足，目失濡养所致。

自觉视野日渐缩窄，视力逐渐下降，且视物于傍晚或暗处时更不清晰，多为高风雀目。常因肝血不足，或脾气虚弱，或命门火衰，阳衰不能抗阴引起。

自觉视物于暗处较清，但白昼时视物不清，为黑夜睛明。多为肝肾精亏，目失濡养；或肾水不足，神光失序所致。

(2)辨外有见症，视力障碍：外有红赤热痛等症状而视力障碍者，多见于黑睛、瞳神等部位的病变，辨证时可参见风轮与水轮辨证。

(3)辨眼前黑影：眼前出现飘荡不定的点状、条状黑影，为云雾移睛。起病急骤的，多为湿热上熏或眼内出血引起；缓慢发生的，多为肝肾不足或气血亏虚所致。眼前出现点状黑影且固定不飘动的，多为圆翳内障早期。常为肝肾亏虚所致。

(4)辨视物异常：视直如曲、视正反斜、视大为小、视长反短、视短反长等，为视物变形。多因肝郁血滞，气血失和；或脾失健运，湿邪停聚；或肝肾阴亏，虚火上炎引起。

视一物而有两物，为视一为二。多为风邪入络，眼肌麻痹引起；或肝肾虚弱，气血不足所致。

视固定物体反觉跳动，为视定反动。多为阴虚血少所致。

(5)辨视色异常：视无色物体反见有色，为视瞻有色，多为肝肾虚弱所致；视红色自觉为白色，为视赤如白，多为先天遗传所致。视灯光有红绿彩晕，为虹视，如兼眼胀头痛，多为五风内障的症状之一，乃肝胆风火上扰所致；如由眼眵黏糊引起，则多为风热犯目。

(6)辨眼前闪光：久坐久卧，骤然起立觉头昏眼花，为坐起生花。多为气血不足或肝肾阴虚所致；亦常见于正常人。

眼前金星散乱，状如荧光飞舞，为萤星满目。多因心肾不足，或肝肾虚弱，或虚火上炎所致。

眼前如有电光闪掣，甚则如火焰霞明，为神光自现。多因阴精亏损，玄府郁滞所致。

2. 辨疼痛症状　目痛为眼科最常见的症状之一，内外障皆可出现。外障引起的目痛为涩痛、磣痛、灼痛，或痛如针刺、如鸡啄，多属阳；内障引起的目痛多酸痛、胀痛、牵拽痛，或眼珠深部疼痛，多属阴。

(1)辨疼痛性质：眼前疼痛，突然发生，痛势急重，持续不断，喜冷拒按，冷之痛减，按之痛甚，为热证、实证；眼目疼痛，缓慢发生，痛势缓和，时作时止，喜温喜按，温之痛减，按之则舒，为寒证、虚证。肿痛属实，不肿微痛属虚；午夜至午前作痛为阳盛，午后至午夜作痛为阴盛。

(2)辨疼痛程度：头目剧痛，头如斧劈，目若锥钻，为头风痰火，气血瘀阻，神水瘀滞，玄府闭塞所致；头目胀痛，胀而兼痛，为气机郁滞；目珠胀痛如突，多气火上逆，气血郁闭；隐隐胀痛，多为阴精不足，阳亢于上；稍加注视，即感眼胀痛，多脾肾不足，精不上承；头目刺痛，如艾之灸，如针之刺，为风热火毒壅盛，气血瘀滞；头目抽痛，痛连他处，若抽掣，似电击，为风邪窜络；眼内灼痛，为热郁血分；眼内涩痛，除眼球表层异物外，多为阴虚津液不足；眼部隐痛，痛势轻微缓和，多为气血不足，血不养目；胞睑赤痛肿硬，伴大便秘结，多为阳明实火；眼珠深部疼痛，多为肝郁气滞，或为阴虚火旺。

(3)辨疼痛部位：目痛连及前额、眉骨、鼻齿，为阳明经受邪；目痛连及颞颥，为少阳经受邪；目痛在眼眶深部，连及头顶，为厥阴经受邪；目痛连及后项，为太阳经受邪。

3. 辨目痒症状　目痒虽有因风、因火、因湿与因虚等不同，但临床上以因风引起者居多。

(1)辨外有见症，眼部作痒：目痒难忍，痒如虫行，春夏加重，秋冬缓解，为风湿热三邪蕴结，郁滞脉络所致。

目痒而皮肤湿烂，红赤疼痛，为脾胃湿热兼夹风邪；目痒而干涩，皮肤粗糙，为血虚生风；目赤而痒，迎风加重，多为外感风热；痛痒并作，红赤肿甚，多为风热邪毒炽盛；睑弦赤烂，眵泪交加，瘙痒不已，多为脾胃蕴积湿热；眼局部用药后作痒，皮肤生疹起疮，为药物过敏；外障眼病，症状日渐减轻，而轻度作痒，多为邪退火息，正气来复，病将痊愈之兆。

(2)辨外无见症，眼部作痒：眼目不红不肿不痛，自觉眼部作痒，乃风在皮肤肌腠，或血虚生风引起。

4. 辨畏日羞明

(1)辨外有见症，畏日羞明：畏日羞明严重，红赤疼痛，多为肝经风热或肝胆火炽；羞明较轻，红赤不显，多为阴虚火炎；羞明毫无红赤疼痛，伴白睛干燥及黑睛混浊，多为脾虚肝旺。

(2)辨外无见症，畏日羞明：羞明既无眼部红赤疼痛，又无赤脉翳膜，只是眼睑常欲垂闭，多为阳气不足所致。

5. 辨眵泪症状

(1)辨眼眵症状：眼眵为外障眼病的一个常见的伴发症状，多属热。眵黄量多，甚至胶封眼睑，为风热外袭或心肺火盛；眵稠如脓，或眵绿量多，为热毒炽盛；眵白质稀量多，为湿热互结，湿重于热。

眵少干结，为心经有热；眵稀不结，为肺经虚热；眵白量少，可牵成丝状者，为有湿邪。

(2)辨眼泪症状：泪下无时，泪无热感，迎风加重，为冷泪。多因排泪窍道阻塞引起。

冷泪长流，泪道冲洗通畅，为外感寒邪或肝肾阴虚，不能制约泪液所致。

泪下有热感，甚至热泪如汤，为热泪。为外障眼病常见症状之一，多因肝经风热或肝胆实火引起。

热泪频流，兼夹血液，为血泪。多因外感风热或心肺热盛所致。

眼干涩昏花而无泪者，多为阴津亏耗，不能生泪，或由椒疮后遗。

泪下无时，挤压大眦部可见黏液或脓液自泪窍溢出，是为心经蕴热。

6. 辨翳与膜　翳膜是外障眼病中的常见主要体征之一，正如《审视瑶函·目病有三因》说："内障乃瞳神黑小，神光昏昧也；外障则有翳膜可见。"由于翳与膜均可以明显影响视力，故历代医家都极为重视，在古代医籍中讨论也较多。

翳膜之名最早出现于《内经》中，如《素问·本病论》中即有"赤风瞳翳"、"赤风气肿翳"等名称；《神农本草经》中单独列有"治目翳淫肤赤白膜药"一项；《诸病源候论·目病诸候》中有"目肤翳候"和"目青盲有翳候"；至《秘传眼科龙木论》一书中，则以翳和膜命名的眼病者甚多，如花翳白陷、凝脂翳、赤膜下垂、黄膜上冲、圆翳内障等。

从历代医籍的记载来看，古人所说的"翳"，既指黑睛上的混浊，又指瞳神内晶珠的混浊。但指晶珠混浊者，一般在"翳"字的前或后加上"内障"或"障"字，以便与属于外障眼病的黑睛翳相区别，如"圆翳内障"等。古人所说的"膜"，除黄膜上冲是指神水中有脓，而且已被后人纠正为"黄液上冲"以外，主要是指眼珠表面有膜状物滋生。因此，本节主要就黑睛上的翳与膜进行讨论。

(1)辨翳：黑睛上的混浊称为翳。其形状各异，有点状、树枝状、地图状、虫蚀状等。根据翳的形态，结合其色泽浓淡、病变深浅程度及有无溃陷等情况，而有花翳白陷、凝脂翳、云翳、冰瑕翳等许多名称。但总的归纳起来，不外乎新起的新翳和陈旧的宿翳两大类，临床上首先区别是新翳或是宿翳，然后才能结合其他症状进行辨证。西医眼科的"翳"，相当于中医眼科宿翳的范畴。

1)辨新翳：新翳又称动翳或炎性翳障。凡病属初起，黑睛某处混浊，色多灰白，表面粗糙，轻浮脆嫩，边缘模糊，具有向周围与纵深发展的趋势，用2%荧光素染色后呈阳性反应，并伴有不同程度的目赤疼痛、畏光流泪等症状者，均属新翳的范畴。如聚星障、花翳白陷、凝脂翳等，它类似于西医学中各种类型的角膜炎。

黑睛属肝，故新翳多从肝经辨证，如肝经风热、肝火上炎、肝经湿热或肝阴不足等，而外感六淫之邪，尤其风热之邪，是黑睛生翳的主要病因。因新翳有发展趋势，易引起传变，故临证时必须严密观察其动态，以便根据病情辨证施治。

一般来说，黑睛翳色灰白，形如秤星，散在如云雾状，或排列如树枝状，或如地图状，或向深层发展团聚如圆盘状，白睛混赤，羞明流泪，眼痛及眉骨疼痛，为肺肝风热；翳色灰黄，如凝脂样肥浮脆嫩，迅速发展，黄液上冲，白睛混赤甚或壅肿，溲黄便秘，为肝胆湿热兼有阳明腑实；翳色淡绿，黑睛迅速溃烂，甚至穿孔毁珠，黄液量多，遮满瞳神，白睛混赤壅肿，头目剧痛，为三焦热毒炽盛；翳色白浊，表面如豆腐渣样堆积，或边缘糜烂如虫蚀，眵泪黏腻，白睛混赤，为湿重于热，湿热蕴结；翳色灰暗，双眼同时发生，白睛枯涩，不红不痛，只是羞明，此为疳积上目，多为脾虚肝旺；翳陷不起，久不愈复，眼痛眼红等症状较轻，此为正虚邪留，其虚包括肝阴（血）不足、肝肾阴虚或气血两虚等。

根据新翳的发生与发展的部位，也可从经络来辨证。一般而言，翳从上而下者，为太阳经受邪；从下而上者，为阳明经受邪；从内走外者，为少阴经受邪；从外走内者，为少阳经受邪。

黑睛新翳亦可由他轮病变发展而来，其病变又可波及黄仁及瞳神。故临床上对新翳与各轮病变的因果关系，必须辨别清楚，抓住治疗时机，以免发生各种变证。新翳症轻者经治疗可以消散，症重者则留下瘢痕而成宿翳。

2）辨宿翳：宿翳又称静翳或瘢痕翳障。凡黑睛某处混浊，表面光滑，边缘清晰，无发展趋势，2%荧光素钠染色呈阴性，不伴有赤痛流泪等症状者，属宿翳范畴。

近代中医眼科根据宿翳厚薄浓淡的不同程度，将宿翳分为四类：翳菲薄，如冰上之瑕，须在强光下才能查见者，为冰瑕翳（西医学称云翳）；翳稍厚，如蝉翅，似浮云，自然光线下可见者，为云翳（西医学称斑翳）；翳厚且色白如瓷，一望可知者，为厚翳（西医学称角膜白斑）；翳与黄仁粘连，瞳神倚侧不圆者，称为斑脂翳（西医学称粘连性角膜白斑）。另有黑睛周边混浊如环，视物昏花，称偃月障，主要见于老年人，多因年老体衰，肝肾虚弱所致。

宿翳为黑睛疾患痊愈后遗留下的瘢痕。如在新翳向宿翳过渡期间，把握时机，及时治疗，内服外点药物，可减轻瘢痕的形成；若病日久，气血已定，则药物难以奏效，尤以白斑为甚。正如《审视瑶函·识病辨症详明金玉赋》说："白者怕光滑如磁，故沉涩光滑者，医必难愈。"

宿翳对视力的影响程度如何，主要看翳的部位，大小厚薄次之。如翳虽小，但位于瞳神正中，阻挡神光发越，则视力会明显减退；如翳在黑睛边缘，虽略大而厚，对视力也无太大的影响。《审视瑶函·诊视》说："翳怕光滑，星怕在瞳神。"

（2）辨膜：自白睛或黑白之际起障一片，或白或赤，或为肉样高起，或渐渐向黑睛中央蔓延者，称为膜。如赤膜下垂、白膜侵睛等。若膜上有赤丝密布者，称为赤膜；赤丝细疏，红赤不显者，称为白膜。凡膜薄色淡，尚未掩及瞳神者为轻；膜厚色赤，掩及瞳神者，危害较重；膜生阔大，赤厚如血积肉堆，掩没整个黑睛者，则更为严重。

7. 辨眼位改变

（1）辨眼球突出：单侧眼球突出，转动受限，白睛浅层红赤壅肿，多为风热火毒结聚于眶内；双侧眼球突出，如庙堂凶神之貌，红赤如鹘眼，多因肝郁化火，火热上炎，目络涩滞所致。

眼球骤然突于眶外，怒吼呕恶加重，仰头平卧减轻，多为气血并走于上，脉络郁滞所致；眼球突出，胞睑青紫肿胀，有明显外伤史，是为眶内血络受损，血溢络外，停于眶内所致；眼球进行性突出，常为眶内肿瘤所致。

（2）辨眼球低陷：眼球向后缩陷，称为膏伤珠陷，多因肾精亏耗或眶内瘀血机化所致；大吐大泻后眼球陷下，多为津液大脱；眼球穿破，或瞳神紧小失治所致的眼球萎缩陷下，是为陷睛翳；自幼眼珠细小，呈现低陷现象者，为先天异常。

（3）辨眼球偏斜：眼球骤然偏斜于一侧，转动受限，视一为二，恶心呕吐，多为风痰阻络所致；双眼交替向内或向外偏斜，自幼得之，是为屈光不正、弱视等引起。

（4）辨眼球颤动：眼球颤动，突然发生，伴有头晕目眩等症，多为风邪入袭或肝风内动引起；眼球颤动，自幼即有，视力极差，多为眼球发育不良所致。

七、眼底改变辨证

眼底病变属中医“内障”范畴。对于瞳神内无气色、形态改变的眼底病，古人无法窥见其病变，因而仅以患者的视觉异常来命名。如眼前有黑影飘舞，抓摸不着，称为云雾移睛；若视力骤然下降，称为暴盲等。所以眼内疾病，凡是以自觉症状作为病名的，往往包含有相同症状的许多眼病。随着现代眼科检查器械的发展和引进，中医眼科已能窥见眼底病变，因而扩大了望诊范围，也使传统的体表望诊向深部望诊发展了一步。

眼底病变辨证，就是应用检眼镜等检查仪器，窥视眼底组织的形态、色泽改变，结合中医理论进行辨证的一种方法。眼底改变辨证，首先要掌握眼内组织的脏腑、经络分属，然后按其所属部位的病变性状作综合分析。

1. 眼底组织的脏腑、经络分属　眼底组织包括玻璃体、视神经、视网膜、脉络膜、黄斑、视网膜血管等（彩图1）。其与脏腑、经络的各自关系为：

（1）玻璃体：中医称为神膏。《证治准绳·五轮》说：“神膏者，目内包涵之膏液……此膏由胆中渗润精汁积而成者。”又说：“血养水，水养膏，膏护瞳神，气为运用。”故陈达夫根据以上所论，认为玻璃体属手太阴肺经。除此还与胆和气血有关。

（2）视神经：中医称为目系。对于目系的脏腑、经络所属，《灵枢·经脉》说：“足太阳膀胱经，……并入脑，连目本（目本即目系）。”“手少阴心经之脉，系目系。”“足厥阴肝经之脉，连目系。”膀胱与肾互为表里，目系又入脑，脑为髓之海，肾主骨生髓，所以目系与心、肝、肾有密切的关系。

（3）视网膜：中医称视衣，是发越神光的重要组织。《证治准绳·五轮》说：“神光者，谓目内自见之精华也。夫神光发于心，源于胆，火之用事。”《审视瑶函·目为至宝论》说：“神光者，谓目内自然能视之精华也，源于命门，通于胆，发于心，皆火之用事。”可见视衣与命门、胆、心关系密切。

（4）黄斑区：中医无记载。陈达夫在《中西串通眼球内容观察论》中说：“黄斑属足太阴脾经。”其理由在于黄斑位于眼内中央，中央戊己土，属脾，且黄斑色黄，为脾主之色，故属足太阴脾经。其实，黄斑也是视网膜的组成部分，因而与命门、胆、心也有密切关系。

（5）视网膜血管和脉络膜：视网膜血管中医称血脉。脉络膜经现代解剖发现，是由大大小小的血管组成，故亦属血脉范畴。中医认为心主血脉，肝藏血，脾统血，血液能够正常循行脉中，与心、肝、脾三脏的功能有关。故视网膜血管和脉络膜与心、肝、脾有关。

2. 眼底病变常见体征辨证　根据眼底病变的病理变化，其常见的体征有瘀血和充血、出血和缺血、水肿和渗出、色素沉着和萎缩、机化等，多由炎症、血液循环障碍和组织变性引起。由炎症所致者，组织表现为充血、水肿及渗出。其反复发作，可使组织增生，渗出变为机化以及病灶组织萎缩。由血液循环障碍所致者，组织表现为瘀血、出血与缺血。若组织缺血，则色泽苍白，血管变细，或血管内无血柱，呈白线状，如有少量血柱，则呈串珠状。若组织营养障碍，则导致组织萎缩、变性或坏死。若是血管炎，则出现出血、渗出以及血管旁显现白线。由组织变性所致者，则表现出色素沉着及萎缩。概而言之，眼底常见病理体征的发生机制为：

（1）眼底组织水肿：多为水湿停留，瘀滞结聚。与肺、脾、肾三脏功能失调，气化障碍有关。

(2)眼底组织渗出:多因脏腑功能失调,体液运化和排泄功能发生障碍,而产生水、湿、痰等病理产物,瘀滞日久,变生渗出物。

(3)眼底组织出血:多为热邪犯血,血受热迫,溢于脉外,或脉络受损所致。与心、肝、脾三脏关系密切。

(4)眼底组织充血:多为肝火上炎,或为肝经郁热,或因气血瘀滞所致。

(5)眼底组织萎缩、变性:多出现于病变后期,病久致虚,因气血不足,不能上荣于目,目不得养所致。

(6)眼底组织增生:增生属有形之物,多由郁滞所致,以气滞血瘀多见。

3. 眼底各组织改变辨证

(1)辨玻璃体改变:玻璃体内出现尘埃状混浊,眼内有炎性病变或病史,多为湿热蕴蒸,或为肝胆热毒煎灼;若出现片状、条状混浊,眼内有出血性病变或病史或外伤史,多为火热上攻,脉络出血,或为气滞血瘀;若出现丝状、或棉絮状、或蝌蚪状混浊,眼底有高度近视等退行性病变,多为肝肾不足,或气血虚弱。

(2)辨视盘改变:视盘充血隆起,颜色鲜红,边缘模糊,多为肝胆实火;或肝气郁结,郁久化火;或兼气滞血瘀所致。

视盘轻度充血,或无明显异常而视力骤降,眼球转动时有痛感,多为肝失条达,气滞血瘀所致。

视盘颜色淡白或苍白,生理凹陷扩大加深,多为脾胃虚弱,气血不足;或肝血不足;或素体禀赋不足,肝肾两亏,致目系失养而成。若兼视盘边界模糊,则为气滞血瘀的表现。若视盘色淡而污秽,边界不清,周围血管伴有白线者,则不能以纯虚论治,其中不少是由视盘瘀血、充血及水肿演变而成,故虚实夹杂,临证时必须全面分析,方不致有误。

视盘血管屈膝状,偏向鼻侧,杯盘比增大,或有动脉搏动,多为肝肾阴亏,肝阳上亢,或肝风上扰,或痰湿内阻所致。

视盘水肿,高起如蘑菇状,兼视盘颜色暗红者,多为气血瘀滞,血不利则为水;或为痰湿郁遏,气机不利。若兼视盘颜色淡红者,多属肾阳不足,命门火衰,水湿蕴积于目系所致。

(3)辨视网膜改变

视网膜出血 一般早期视网膜出血,颜色鲜红,呈火焰状者;或位于视网膜深层,呈团状、片状出血者;或出血量多,积满玻璃体者,均为血溢脉外所致。可因心肝火盛,上炎于目,灼伤血络,迫血妄行;或阴虚阳亢,肝失藏血;或脾虚气弱,气不摄血;或瘀血未去,新血妄行;或眼受外伤,血络破损等因素引起。若出血颜色暗红,多为肝郁气结,气滞血瘀,脉道失和,血溢脉外而成;若出血陈旧,血色暗红,亦多为气滞血瘀;若血液机化,组织增生,也为气滞血瘀兼有痰湿郁积。若反复出血,新旧血液夹杂,或有新生血管,则多为阴虚火炎,煎灼脉络;或脾虚气弱,统血失权;或虚中夹瘀,虚中夹邪,正虚邪留所致。

视网膜水肿 视网膜局限性水肿,常见于黄斑部,可因肝热、脾虚有湿或阴虚火旺所致;亦可因肝气郁结、气滞血瘀,脉道阻塞,血不利则为水而成水肿,正如《血证论》说:"瘀血化水,亦发为肿。"视网膜弥漫性水肿,多因脾肾阳虚,水湿上泛所致。外伤后的视网膜水肿,则多为气滞血瘀的产物。

视网膜渗出 视网膜出现新鲜渗出物,多为肝胆湿热,或热郁血分,或阴虚火旺所致;较为陈旧的渗出,则多为肝肾不足兼有气滞血瘀或兼痰湿郁积所致。

视网膜萎缩与机化 视网膜出现萎缩,多为肝肾不足,或气血虚弱,视衣失养所致;视网膜出现机化物，多因气血瘀滞兼夹痰湿而成。

视网膜色素沉着　视网膜上色素浮现，多由组织变性或退行性改变所致。如色素色泽变黑，多属肾阴虚损或命门火衰；若色素黄黑相兼，状如椒盐，则多属脾肾阳虚，痰湿上泛所致。

(4)辨视网膜血管改变

血管扩张　视网膜血管粗大，扩张扭曲，或呈串珠状，常伴有渗出物，多为肝郁气滞，气血瘀阻；或心肝火盛，血分有热而致瘀。小血管扩张，或血管末端有微血管瘤形成，色泽暗红，多为肝肾阴亏，虚火上炎而致瘀。亦有因气血不足，无力疏通，血行瘀滞而扩张者。

血管细小　视网膜血管细小，伴有视盘颜色变淡等眼底退行性改变，多为气血不足，虚中夹瘀所致；视网膜动脉变细，甚至呈白线条状，多为肝郁气滞，气血瘀阻而成；视网膜血管痉挛，动脉变细，反光增强，或动、静脉交叉处有压迹，或黄斑部有螺旋状小血管，多为肝肾阴虚，阴不潜阳，肝阳上亢所致。

血管阻塞　视网膜血管阻塞，多为气滞血瘀，或气虚血瘀，或痰湿阻络所致；亦可因肝阳妄动，肝气上逆，气血郁闭；或肝火上炎，火灼脉道而成。

(5)辨脉络膜改变：脉络膜有渗出斑块，多为阳气不运，痰湿积聚所致；脉络膜萎缩，多为肝肾不足，或气血亏虚而成；脉络膜组织缺损，系先天禀赋不足，多为肝肾亏虚或脾肾不足所致。

(6)辨黄斑区改变

黄斑水肿与渗出　黄斑水肿渗出，多为肝气犯脾，脾失运化，水湿停聚所致；水肿消退，遗留渗出物，多为气血瘀滞；若新旧渗出物混杂，多为阴虚火旺；若渗出物较为陈旧，多为肝肾不足。若黄斑水肿经久不消，多属脾肾阳虚，气化失职，水湿停滞。

黄斑出血　黄斑部出血，多为思虑过度，劳伤心脾，脾不统血；或热郁脉络；或阴虚火旺所致；或为外伤引起。

黄斑色素沉着，或黄斑囊样变性，多为肝肾不足；或脾肾阳虚，痰湿上泛。

八、常见证型

证型就是证候的类型，一个证型可以包括多种眼病，一种眼病也可分为多个证型。但它总是对疾病性质、病因病机等方面的高度概括，反映着疾病某个阶段的规律，也是辨证学的组成部分。眼科常见证型，主要有以下几种。

1. 风热型

辨证依据　白睛骤然红赤，胞睑红肿，眵泪俱多；黑睛浅层翳障，畏日羞明；或兼咽痛鼻塞，舌质红苔薄黄，脉浮数。

证候分析　风热型是外眼病最为常见的证型。大多在气候变化无常，机体抗病能力下降时，风热之邪从皮毛或口鼻而入或直接侵犯眼部引起。常见于急性结膜炎、早期角膜炎等病。因肺主卫表，又主皮毛，所以风热侵入必首犯肺卫。风热为阳邪，来势快，发病急，故骤然出现白睛红赤等浅层病变；伴之而来的是胞睑红肿，眵多泪少或泪多眵少，因白睛属肺，故称为肺经风热。白睛浅层与黑睛浅层紧密相连，同属表层病变，一方面白睛病变可影响黑睛，另一方面即是黑睛浅表翳障，不论形态如何，同属风热为患。《证治准绳》所说："翳膜者，风热重则有之。"不过，临床上白睛红赤引起黑睛翳障者，称之为肺肝风热；若黑睛翳障引起白睛发红者，称之为肝经风热。因病变性质属热属阳，昼日属阳，阳与阳合，睁则疼痛流泪等症加重，为避免光线刺激，则必然出现畏日羞明、眼睑难睁，这也是风热的表现。临床上不论何种翳障，何种眼病，哪个阶段，只要畏光流泪与红痛症状同时存在，则说明风热之邪未除。

咽痛鼻塞，舌红苔薄黄，脉浮数，为风热在卫表之征。

2. 实热型

辨证依据 眼部红赤肿胀，剧烈疼痛，胬肉壅肿，赤脉粗大，白睛结节，紫赤高突，黑睛凝脂，瞳神紧小，视网膜渗出水肿，视盘充血，眼底出血量多。或舌质红，苔黄，脉数有力。

证候分析 实热型是眼病中的常见证型。多因感受阳热之邪，或外邪入里化热，或五志化火，或素食辛热炙煿引起。因火热燔灼炎上，来势又急，故不论何种实热性眼病，总以来势猛、发展快、病情重、反应强烈为特点。常见于急性炎症的炽盛期（中期）。火热上攻眼部，气因热滞，血为热壅，故出现红赤肿胀，疼痛剧烈诸症。它比风热所致的红赤疼痛更为明显，但在病机上不同，前者偏表，后者属里。

火又有心火、肺火、肝胆火、胃火以及在气、在血等不同。以眼部症状分，凡眦部红肿热痛，胬肉壅肿，赤脉粗大，为心火上炎。白睛结节，紫赤高突，触痛明显，为肺火亢盛。火热蒸灼黑睛，致生凝脂等翳，总有向四周和深层发展之势，甚则迅速发展，出现黑睛溃破，黄仁绽出，变生蟹睛恶候；若蒸灼黄仁，则瞳神紧小；灼及眼底，则视网膜大量渗出水肿；侵及目系，则视盘充血水肿，以上均属肝胆实火。可见肝胆实热在眼部表现是多种多样的，外障、内障均可出现。若有黄液上冲，则为胃火炽盛。因为阳明为目下网，胃火炽盛，则前房黄液自下冲上，甚则遮满瞳神。若大便秘结，为阳明腑实。火热侵及血分，迫血妄行，溢于脉外，则出现眼底大量出血。侵及血分的热邪，以心肝二经为多，因心主血脉，肝主藏血，心火太盛则血液妄行；肝火太盛，则藏血失职。若以全身症状辨，舌尖糜烂为心火，咳嗽痰黄为肺火，口渴喜饮为胃火，胁痛口苦为肝胆火，这些可作为辨别脏腑火热之参考。

舌质红，苔黄，脉数有力，为实热之征。

3. 湿热型

辨证依据 胞睑糜烂红赤，睑内粟疮累累，白睛黄浊，黑睛翳障，瞳神紧小，视神经、视网膜急性炎症改变，全身可见头身困重，胸闷不舒，舌质红，苔黄腻，脉濡数等症。

证候分析 湿热型在眼内外疾病中均可出现。多因湿热外侵，或嗜食肥甘酒酪，脾胃失调，致生湿邪，湿郁化热，湿热互结所致。常见于睑缘炎，滤泡性结膜炎，春季卡他性结膜炎，真菌性角膜炎，葡萄膜炎，视网膜、视神经等急性炎症。湿热上熏，蕴于胞睑，则胞睑红赤糜烂疼痛；蕴于睑内，则睑内脉络瘀滞，丛生粟疮颗粒；因胞睑属脾，脾与胃相表里，故常称为脾胃湿热。若白睛黄浊，又兼瘙痒难忍者，因白睛属肺，称为肺脾湿热兼夹风邪。湿热蒸灼黑睛，则生黑睛翳障，它的表现是翳黄滞，表面如腐渣样堆积；蒸灼黄仁，则黄仁肿胀，瞳神缩小；蒸灼眼底，则表现为视网膜、视神经的急性炎性，出现水肿和渗出物，甚至出现玻璃体混浊，以上均称为肝胆湿热。因湿性黏滞，故病程长，缠绵难愈为这些病的共同特点。

湿郁清阳，阻滞气机，故头身困重，胸闷不舒。舌质红，苔黄腻，脉濡数为湿热的表现。

4. 痰湿型

辨证依据 局部痰核或肿块，眼球胀痛，眼底渗出物多而日久不散，舌苔白滑，脉滑。

证候分析 多因脾胃失调，运化失司，湿邪内聚，聚湿成痰所致。常见于睑板腺囊肿，眶内炎性假瘤，感染性炎症后期，高眼压病，视网膜渗出性炎症的后期。痰既为一种病理性产物，又是一种致病性因素，故其为病，症状多端。停于胞睑，阻滞气机，气血不分，混而遂结，成为痰核;停于眶内,气血瘀滞,痰瘀互结,成为眶内肿块;眼睑化脓性炎症,经治疗后红退脓消痛止,但触之局部遗留较硬的硬结,亦为痰湿结聚之象。痰滞经脉,经脉不畅,玄府不利,可致眼球胀痛。视网膜渗出物、前房渗出物虽系热引起,但治疗后热邪已清而渗出物多,且日久不散者,也是痰湿郁积的表现。

舌苔白滑,脉滑均为痰湿之征。

5. 气滞型

辨证依据　眼胀痛,青风、绿风内障;视网膜水肿渗出;黑睛旋螺样突起,胸闷胁痛,月经不调等。

证候分析　气滞即气机运行不畅。多因七情失调,情志郁结;或因痰湿及瘀血阻滞气机;或因感受外邪,脏腑经络失调,影响气机运行所致。常见于屈光不正,开角型青光眼,高眼压症,视神经视网膜炎,圆锥角膜等病症。

气机郁滞在眼科以肝气郁结多见。因肝开窍于目,肝主疏泄条达,若精神抑郁,肝失条达,目之气血失和,则可致眼胀痛;亦可致玄府郁滞而出现青风、绿风内障等病症。若肝气横逆,脾土受克,水湿失运,可致视网膜水肿渗出。若肝气亢盛,气机郁滞,可致黑睛突起。若郁久化热,又可形成肝火证。

肝之经脉循于两胁,气机郁滞,故胸胁、乳房胀痛;气血失和,冲任失调,故见月经不调等病症。

6. 血瘀型

辨证依据　眼组织损伤,瘀血留内;眼内有陈旧性出血,局部肿硬充血,色呈紫暗瘀滞;慢性炎症,组织增生,颗粒累累,结节形成;病情日久,脉络瘀滞,视力减退,视觉变化;眼底病变,渗出质多,血管细小稀疏,或病变陈旧,色素增生,瘢痕形成;眼底血管阻塞等病症。

证候分析　血瘀是指局部血液循环障碍或血溢脉外形成瘀血或组织增生而言,是眼科的常见证型。可由多种原因引起,如六淫外侵,邪毒炽盛,《原机启微》指出:“凡是邪盛,血病不行,不行则渐滞而易凝,凝则病始外见”;七情内伤,肝气郁结,气机郁滞而血瘀;脏腑经络失调,可致气血不调,血脉瘀阻及气虚、寒凝等,均可导致血瘀。

血瘀形成,气血运行不畅,则出现上述的病症。这些病症可以单独出现,形成典型的血瘀型,但在多数情况下,是夹在其他证型里,构成兼有血瘀的病理证型。

7. 气虚型

辨证依据　眼睫无力,常喜垂闭,甚则下垂不举;眼底退行性改变;眼底反复出血;多兼少气懒言,精神倦怠,四肢乏力,面色㿠白,舌淡嫩,脉细弱等。

证候分析　气虚型是眼病中的常见证型。多是素体虚弱,或大病久病后脏腑虚损;或劳倦过度,伤气损脾;或年老气弱,脏腑功能衰退等原因引起。常见于视疲劳,重症肌无力眼睑型,视网膜色素变性,视神经萎缩,视网膜脉络膜萎缩,老年黄斑变性,视网膜反复少量出血等多种病症。

气虚即是功能不足。各脏腑均有气虚,眼科以脾气虚多见。脾气不足,清阳不升,故眼睫无力,常喜垂闭,甚至下垂遮掩瞳神;气虚不能贯目,清阳不能上达,眼内组织失养,故眼底出现退行性病变;若与肺气虚同时存在,则称为脾肺气虚。在脾气虚的基础上,不能统摄血液,导致眼底反复出血,称脾不统血。

脾气虚弱,中气不足,故少气懒言,精神倦怠;脾主四肢,清阳不达,故四肢无力;气虚不能荣华于面,也缺乏对血流的鼓动作用,故见面色㿠白,舌质淡嫩,脉细弱。

8. 血虚型

辨证依据　干涩昏花，视瞻昏渺，青盲，夜盲，可见心慌心悸，面色淡白，唇色浅淡，脉象细弱。

证候分析　血虚型在眼底虚性疾病中比较多见，多因产后、外伤等失血过多；或脏腑功能不足，生血衰减；或久病及肾，肾精亏虚，精不养髓，髓虚不能化生气血引起。常见于视网膜变性，视神经萎缩等退行性病变。

血虚在眼科以肝血虚多见，其次为心血不足。因肝开窍于目，肝受血而能视，今肝血不足，目失濡养，故出现干涩昏花、视瞻昏渺、青盲、夜盲等多种内障眼病。

血不能养心，故心慌心悸；血虚不能荣华于面，亦不能充盈脉道，故面色淡白，唇色浅淡，脉细弱。

9. 阴虚型

辨证依据　眼内干涩，急性、热性眼病之后期，或眼底反复出血，视力缓降，晶状体混浊，可兼舌红无苔，脉细或细数或细弦。

证候分析　阴虚即体内阴精津液不足。多因实热之邪灼伤阴液，或苦寒之药过剂，或过服辛温香燥之品，或劳瞻竭视、房事过多等引起。常见于浅层点状角膜炎，结膜角膜干燥症，感染性角膜炎之恢复期，急性视神经视网膜炎后期，视网膜静脉周围炎，糖尿病视网膜病变，老年性白内障等多种病症。

眼内干涩是眼科阴虚证的通有症状，因阴津亏虚目失濡养引起。一般说来，干涩症状越明显，阴津亏虚越严重。但它不能确定何脏何腑，需结合其他症状进行判断。如干涩昏花为肝阴虚，头昏耳鸣为肾阴虚，咽干鼻燥为肺阴虚，心烦失眠为心阴虚，口干唇干为胃阴虚。如无全身症状，可从局部病症分，白睛干涩为肺阴虚，黑睛干涩为肝阴虚，眼底病变后期为肝肾阴虚。

阴虚不能与阳相互协调，而阳相对偏盛，则出现五心烦热，骨蒸潮热，午后颧红，甚至盗汗等内热症状。这种内热非实热可比，阴虚为其本质，故称阴虚内热或阴虚火旺。在眼科不一定出现这些全身症状，常表现为白睛赤脉淡红，时轻时重，黑睛翳障经久不愈，眼底急性炎性病变之后期等。它们的共同特点多有一个急性热性病的过程。阴虚易火旺，虚火灼伤视网膜脉络，则易出现眼底反复出血，通常是少量出血，与实火大量出血不同。

阴虚亦有不出现内热的，多为房劳过度，阴精亏损，表现为肝阴不足，肾阴亏虚，曰肝肾阴(精)虚。眼内多表现为视神经、视网膜退行性改变，出现视力缓降等症状。或年老肾衰，阴精不足，晶珠失养，出现白内障等病症。

舌红无苔，脉细，均是阴虚之征；细数为阴虚内热，细弦为阴虚阳亢。

10. 阳亢型

辨证依据　视网膜血管硬化或阻塞；眼底出血，白睛溢血；瞳神散大，眼胀欲脱；急躁易怒，失眠多梦，舌质红无苔，脉弦细。

证候分析　多因情志不遂，忿怒暴悖；或长期嗜好烟酒，损阴耗液；或房劳过度，肾阴亏损，以致阴虚不能潜阳，而阳向上偏亢。五脏均有阴阳，唯独肝为刚脏，体阴而用阳，最易出现阳亢，称之为肝阳上亢，表现出既有阴虚又有阳亢的本虚标实病机。常见于视网膜动脉硬化，视网膜动脉阻塞，视网膜静脉阻塞，高血压视网膜病变，慢性青光眼等多种病症。由于肝阳上亢，肝气上逆，气血逆乱，初则血管硬化，继则气血郁闭而脉道阻塞，导致暴盲。因肝阳上亢，藏血失职，故见眼底出血或白睛溢血。如果阳亢动风，风痰上扰，神水瘀滞，可致瞳神散大，眼胀欲脱等症。阳亢扰乱神志，神志不宁，故见急躁易怒，失眠多梦。

舌红无苔脉细为阴虚之象，脉弦为阳亢之征。

【文献选录】

《医方类聚·和剂指南》："眼目昏暗，视物不明，不肿，不痛，不赤，亦无翳膜，此内障证候也。"

《医学心悟》："凡目疾暴赤肿痛，畏日羞明，名曰外障实证也；久痛昏花，细小沉陷，名曰内障，虚证也。实者由于风热，虚者由于血少，实则散风泻火，虚则滋水养阴。然散风之后，必继以养血，经曰：目得血而能视也。养阴之中，更加以补气，经曰：气旺则能生血也。……再凡用散药，不可太过以伤其血，用补气药，不可太过以助其火。又不宜过用寒凉，使血脉凝结，反生青黄之障膜。温存肝肾，调剂和平，而目疾自痊愈矣。"

《景岳全书·杂证谟·眼目》："翳障当分虚实，大都外障者，多由赤痛而成，赤痛不已则或为胬肉，或为瘢痕，此眦有余之证，治当内清其火，外磨其障。若内障者，外无云翳而内有蒙蔽纲目，谓其有翳在黑睛，内遮瞳子而然。龙木论又云：脑脂流下作翳者，足太阳之邪也。肝风冲上作翳者，足厥阴之邪也。故治法以针言之，则当取三经之俞，如天柱、风府、太冲、通里等穴是也。又闻有巧手妙心，能用金针于黑眼内，拨去云翳取效最捷者，此虽闻之而实未见其人也。又有所谓内障者，察其瞳子，则本无遮隔，惟其珠色青蓝或微兼绿色，或瞳人散大，别无热壅等证，而病目视不明，或多见黑花等证，此悉由肾气不足故致瞳子无光。若有所障而内实无障也，治当专补肾水，气虚者尤当兼补其气。又有七情不节，肝气上逆，或夹火邪而为蒙昧不明，若有所障者，虽其外无赤痛，然必睛珠胀闷，或口鼻如烟，此亦有余之证。气逆者，先当顺气；多火者，兼宜清火；若气不甚滞，火不甚盛，心当滋养肝血。然有余者多暴至，若因循日积者多不足也，又当以此辨之。"

《临证指南医案·目》："眼科一症，古有五轮八廓、七十二问之辨，傅氏又分为一百零八症。因名目太多，徒滋惑乱，至于见症，杨仁斋已备论，具载景岳。但阴阳虚实寒热标本施治，不可紊乱。经云：五脏六腑之精华，皆上注于目。又云：目者肝之窍也，肝与胆为表里，肝液胆汁充足，目乃能远视。故无论外感与内症，皆与肝胆有关系焉。夫六淫之邪，惟风火燥居多，兼寒兼湿者亦间有。内起之症，肝胆心肾为多，他脏亦间有之。若夫论治，则外感之症，必有头痛、寒热、鼻塞、筋骨酸疼，脉见紧数或浮洪，一切表症，方可清散。至于内因之症，有虚实之殊，实者肝胆之风热盛也。凡暴赤肿痛，胀闷难开，翳膜眵泪，酸涩作痒，斑疮入睛，皆实症也。当除风散热。虚者，肾经之水火衰也，凡久痛昏暗，青盲雀目，内障昏朦，五色花翳，迎风泪出，皆虚候也，治宜壮水益火。若阴血虽亏，而风热未尽，则当审其缓急，相参而治。若久服寒凉，虚阳转盛，则当补以甘温，从乎反佐。至于红色浅淡而紫者为虚热，鲜泽而赤者为实热，瞳神内涌、白睛带赤者为热症；瞳神青绿、白睛枯槁为寒症；肿胀红赤、眼珠刺痛、夜则尤甚，目不能闭，而视物犹见者，为邪火炽盛。若白翳遮睛，珠不甚痛，或全不痛，目仍能开，而视物不见者，为真火不足，当细察其形症色脉，因症而用药，此内治之大法也。若日久失调，致气血凝滞，火热壅结，而为赤肿腐烂，瞖膜遮蔽，致成外障，譬之镜受污垢，必当洗磨，须用点药。若但服药，必不能愈。至于内障之症，但宜服药，倘用点药，徒伤其气血，必无益而有损。更当知目眦白珠属阳，故昼痛，点苦寒药则可效。瞳子黑睛属阴，故夜痛，点苦寒药则反剧。是外治之法，亦当以阴阳区别也。若夫偏正头风，属气虚痛者，朝重暮轻；血虚痛者，朝轻暮重。亦有外感内因之别。此症当以补养正气为主，略兼治表。倘概以风热而论，专于表散，最易损目。更有肝阴亏耗，木火上炎，头痛恶心，眉棱骨痛，不欲饮食，眼胞红肿，眼珠刺痛，眵泪如脓，白睛如胬，目珠上窜不下，不得瘖瘵，甚则巅顶脑后，如破如裂，此内发之风也。夫肝属木，木主风，热盛化风，其体必本阴亏，男子或有遗精白浊、肠风痔漏下血等疾，女子或犯淋带崩漏诸症。此系阴伤阳升，内风沸起，大忌发散，宜用育阴熄风、柔肝滋肾等法。或可救十中之四五，凡羌活、防风、川芎、细辛、藁本、升麻等药，皆不可用。倘或失治，必致膏伤低陷，青黄牒出，致成痼疾而不可救。专是科者，不可不留意焉。"

《圣济总录·眼目门》："惟主于肝，故肝虚寒，则目䀮䀮视物生花；肝实热，则目痛如刺；肝中寒，则目昏而瞳子痛；肝热冲睛，则目眦赤痛，生瘜肉。不特如此，神志俱悲而泣下，则以水火相感故也。一水不胜五火而目盲，则以阴阳各并故也。夫五脏阴阳，其变动俱感于目。又况摄养失宜，动过生疾者耶，或多热食，或嗜五辛，或喜怒不时，或房室不节，以至凌寒冒暑，处湿当风，哭泣不瘥，凡过用目力，皆致疾病，其候不一，养生者不可不知也。

肝气通于目，其气和平，则诸疾不生。肝脏风热，目赤痒痛；积热不散，目赤肿痛，或生障翳；肝虚视物漠漠，不能远见；肝虚寒，眼目昏暗；肾虚眼目昏暗，及风毒上冲，脑脂流下，变为内障；肝虚受风，筋脉拘急，目视不明；肝虚血弱，不能上助目力，视物昏暗；肝气实，眼常昏浊，视物不明；肝实热，目眦热痛；肝脏实热，目眦生赤肉涩痛；肝脏实热，目痛如刺，渐生淫肤息肉；肝气壅实，目痛如刺。"

《审视瑶函·识病辨症详明金玉赋》："论目之病，各有其症，识症之法，不可不详。故曰：症候不明，愚人迷路，经络不明，盲子夜行，可不慎乎。凡观人目，而无光华神色者，定是昏朦。男子必酒色劳役气怒。女子郁结风多，气血虚损，则目疾昏花，因之而起。故宜先察部分形色，次辨虚实阴阳，更别浮沉，当知滑涩。看形色之难易，详根脚之浅深。经云：阳胜阴者暴，阴胜阳者盲。虚则多泪而痒，实则多肿而痛。此乃大意然也。夫血化为真水，在脏腑而为津液，升于目而为膏汁。得之则真水足而光明，眼目无疾；失之则火邪盛而昏朦，翳障即生。是以肝胆亏弱目始病，脏腑火盛珠方痛。赤而且痛火邪实，赤昏不痛火邪虚。故肿痛涩而目红紫，邪气之实，不肿不痛而目微红，血气之虚。大眦赤者心之实，小眦赤者心之虚。眵多热结肺之实，眵多不结肺之虚。黑花茫茫肾气虚，冷泪纷纷肾精弱。赤膜侵睛火郁肝，白膜侵睛金凌木。迎风极痒肝之虚，迎风刺痛肝邪实。阳虚头风夜间暗，阴虚脑热早晨昏。日间痛者是阳邪，夜间痛者是阴毒。肺盛兮白膜肿起，肝盛兮风轮泛高。赤丝缭乱火为殃，斑翳结成五气滞。气实则痛而燥闷，气虚则痛而恶寒。风痰湿热，恐有瞳神散大丧明之患；耗神损肾，必主瞳神细小昏盲之殃。眸子低陷伤乎血，胞胪突出损乎精。左传右兮阳邪盛，右传左兮阴邪兴。湿热盛而目睛黄色，风热盛而眼沿赤烂。近视乃火少，远视因水虚。脾肺液损，倒睫拳毛。肝肾邪热，突起睛高。故睛突出眶者，火极气盛。筋牵胞动者，血虚风多。阳盛阴虚，赤星满目。神劳精损，黑雾遮睛。水少血虚多痛涩，头眩眼转属阴虚。目昏流泪，色欲伤乎肾气，目出虚血，邪火郁在肝经。大病后昏，气血未足。小儿初害，营卫之虚。久视伤睛成近觑，因虚胞湿变残风。六欲过多成内障，七情太伤定昏盲。暴躁者外多紫脉，虚淫者内多黑花。隐隐珠疼，只为精虚火动。绷绷皮急，皆因筋急气壅。迎风泪出，分清分浊。天行赤热，有实有虚。目赤痛而寒热似疟，小便涩乃热结膀胱。脑胀痛而涩痛如针，大便闭乃火居脏腑。三焦火盛，口渴疮生。六腑火炎，舌干唇燥。目红似火，丝脉忌紫如虬。泪热如汤，浊水怕稠如眵。脑胀痛，此是极凶之症。连眶肿，莫言轻缓之灾。脑筋如拽若偏视，当虑乎珠翻之患。珠疼似击若鹘眼，须忧乎眸突之凶。鼻塞生疮，热郁于脑，当和肝而泻肺。耳鸣头晕，火盛于水。宜滋肾以清心。嗜酒之人，湿热熏蒸精气弱，多赤黄而瘀肉。贪淫之辈，血少精虚气血亏，每黑暗以昏朦。孕中目痛非有余，乃血气之亏耗。产后目疾为不足，因营卫之衰虚。水少元虚或痰火，则天行赤热。燥急风热并劳苦，则暴风客热。瘀血滞而贯睛，速宜开导。血紫赤而侵瞳，轻亦丧明。睑硬睛疼肝风热而肝血少。胞胀如杯，木克土而肝火盛。黄膜上冲，云生膜内，盖因火瘀邪实。赤膜下垂，火郁络中，故此血滞睛疼。凝脂翳生，肥浮嫩而易长，名为火郁肝胆。花翳白陷，火灼络而中低，号为金来克木。鸡冠蚬肉，火土燥瘀。鱼子石榴，血少凝滞。胞虚如球，血不足而虚火壅。皮急紧小，膏血耗而筋膜缩。实热生疮，心火炽而有瘀滞。迎风赤烂，肝火赤而睥泪湿。迎风冷热泪流，肝肾虚而精血弱。无时冷热泪下，肝胆衰而肾气虚。大小眦漏血水，泻其南而补其北。阴阳漏分黄黑，黑则温之黄则凉。神水将枯，火逼蒸而神膏竭。神光外现，孤阳飞而精气亏。视定为动，水虚火盛来攻击。皮翻粘睑，气聚血壅风湿滞。色似胭脂，血热妄侵白睛赤。白珠俱青，肝邪蒸逼气轮蓝。火郁风轮，则旋胪泛起。血瘀火炽，则旋胪尖生。精亏血少虚损，则起坐生花。竭视酒色思虑，则昏朦干涩。暴盲似祟，痰火思虑并头风。赤痛如邪，肝肾亏损营卫弱。枣花障起，痰火色酒怒劳瞻。萤星满目，辛燥火痰劳酒色。眼若虫行因酒欲，悲思惊恐怒所伤。云翳移睛见旗帜，蝇蛇异形虚所致。淫欲多而邪气侵，则膜入乎水轮。肝心热而痛流泪，则睛出乎珠外。或血少而或哭泣，津液枯而目涩痛。或酒欲而或食毒，脾肾伤而眼赤黄。风热邪侵，眉棱骨重而痛。风热邪盛，眼胞睛眶硬肿。风木克乎脾络，故迎风即作赤烂。血虚不润乎肌，故无风常作烂赤。血少神劳精气衰，则瞻视昏渺。火邪有余在心经，则痛如针刺。五脏毒而赤膜遮睛，脾积毒而胬肉侵目。水晶障翳瘀滞，凉剂片脑所因。鱼鳞形异歪斜，气结膏凝难愈。逆顺生翳，内有瘀滞。白星乱飞，血弱精虚。火胀大头，须分风热湿热。风胀痛而湿热泪。怕热羞明，要辨血虚。火燥，血少羞明，火怕热，又当知脾实亦怕热。羞明涩痛，脾虚乃血少，或明或暗。积年目赤号风热，两目赤肿名风毒。粟疮湿热椒风热，椒疮红硬粟黄软。肝经有邪，故玉翳浮睛。肾脏风热，亦羞明生花。聚开之障，时圆缺而时隐见，症因于痰火湿热。聚星之障，或围聚而或连络，疾发多见于痰火。青眼膏损，皆因火炽。瘀血贯睛，总由凝滞。故房欲烦躁辛热多，则火炙神膏缺损。久视劳瞻郁风烟，则瘀滞赤丝脉乱。胎风兮小儿赤烂，胎毒兮小儿癍疮，血气滞兮星上，火邪实兮障遮。痘症多损目，浊气来损清和之气。疳病亦伤睛，生源而失化养之源。小儿青盲肝血虚，小儿白膜肺实热，小儿雀目肝不足，小儿目疮胎污秽。青盲内障肝风热。二目赤肿热冲菝。每年必发是天行，时常害眼心火盛。痰火并燥热，伤睛之本。头风兼烘炙，损目之宗。为怒伤睛，怒伤真气。因哭损目，哭损神膏。酸辣食多损目，火烟冒久伤瞳。劳瞻竭视，能致病而损光华。过虑多思，因乱真而伤神志。目中障色不正，急宜早治。睛内神水将枯，速图早医。原夫目之害者起于微，睛之损者由于渐，欲无其患，防制其微。大抵红障凹凸，怕如血积肉堆。白障难除，喜似水清脂嫩。瞳神若损，有药难医。眸子若伤，无方可救。外障珠不损，何必多忧。内障瞳虽在，其实可畏。勿以障薄而为喜，勿以翳厚而为忧。与其薄而沉损，不若厚而浮嫩。红者畏紫筋爬住，白者怕光滑如磁。故沉涩光滑者，医必难愈。轻浮脆嫩者，治必易除。颜色不正，详经络之合病并病。形状稀奇，别轮廓之或克或生。漏有正形，风无定体。血实亦痛，血虚亦痛，须当细辨。病来亦痒，病去亦痒，决要参详。识经络之通塞，辨形势之进退，当补当泻，或止或行。内王外霸，既了然于胸中，攻守常劫，其无误于指下。知病症之虚实阴阳，熟药性之温凉寒热。症的治当，百发百中。吾辈能以药代刀针，则技之精妙，更入乎神。以上关节备陈，奥妙尽载，当熟读而深详，宜潜思而博览。则症之微曲，皆为子识。目之安危，尽系于君矣。名曰散金碎玉，不亦宜乎。”

《异授眼科·看眼法》：“但人之所禀有厚薄，病之所感有重轻，风寒暑湿、喜怒哀乐，无非有所因而发也。今以而大概观之，因气感者，当朦昧而色浊；因血而感者，多羞涩而色淡。饮酒发者，色必盛而珠带赤；好色而发者，红必鲜而睛光恍惚。痛极者热而带虚，痒极者热而加风，如有两感，必至重犯。此皆初发之疾，大略如此。至于时作时止，日积月累，迁延岁月，或成红障、白膜、雀目、青盲、痔蠹、胬肉、漏突、顶睛、物伤、跌扑、痘疔、疳溃，千态万状，不能枚举。但是睛珠无损，瞳人不失，不过障翳侵掩，皆为可治之症。至于珠塌、睛悬、泪枯、瞳涸、旋螺纹点、黑白混杂，此皆破坏之疾，不治之证也。有障翳贼翳，对视不见，必须斜眇；有干睛缩睛，目力难辨，必须借日。翳有坚浮厚薄，不过迟速，皆可去也。色有红蓝紫绿，不过传变，皆是火也。拳毛倒睫，肺与脾而相搏，风热有余；睑皮宽解，痰与气而相搏，寒湿尤多；转睛斗睛，无非风热弥深，远视近视，当分阴阳偏胜，此皆目前所见。"

《目经大成·证治语略》："凡病有证，审视务须精详。各症有因，问切益宜端的。上医体天运，治将来；中工合时宜，验现在。在左主血主阴，在右主阳主气。阳溢外发，势必暴而数变；阴盛内攻，祸少迟而延传。右传左，血气两争，阳盛则旦烦夕静；左传右，风火交逼，阴虚每夜剧昼宁。肥人中缓，肌理纵，气不充固，不充则生寒，寒生湿，湿生痰，固肥人多痰，而外邪易入；瘦人中燥，肌理微，血常枯涸，枯涸则生热，热生风，风生火，故瘦人多火，而内伤数见。伤风者恶风，风伤卫，多发热头痛，自汗泣出，再伤暑兼恶热；伤寒者恶寒，寒伤荣，或暴赤肿痛，无汗涕流，假恶谷兼夹食。诸痒属风，痒罢而痛不可忍，兹久风变热；诸痛属火，痛极加泪多头痛，此热盛生风。肿满主湿，但湿淫上甚，时痒时痛便为淫热；收引为寒，倘眴惕振掉，有热有汗当责风邪。要知邪轻则痒，邪重则痛。病来亦痒，病去亦痒。大病后昏，精气未复；初针如眊，神水犹浑。隐隐涩痛，只为阴虚火动；绷绷紧急，多因土燥风生。气滞弥漫，头奇痛，轮红于火，赤脉大小纵横，此凶妄之症，宜速针导；血瘀灌涨，视不见，泪热如汤，碧水粘稠硬结，虽虚寒之人，切忌火攻。睛高而多紫脉，彼哉暴而间少；睑陷及有斑魇，之子虚与湿兼。兼胎凝血气不行；因产决荣卫靡足。不行蕴热，不足增寒。是故，阳虚则外寒，盛则外热；阴虚则内热，盛则内寒。风寒外薄，个中亦发火燥，而火燥之后卒又归于虚寒。此其大意也。若夫病候既成，离宫虹现，火盛立贯风轮；乾廓眵凝，气痿翻如泉出。彩云捧日，血为邪盛，非肝木之为魔；白翳混珠，阳被阴抑，岂肺金不务德。气满则火天夺日；风高则春水扬波。赤丝撩孔暨木晕，泛火为殃；阴阳嫌隙致气乖，流痛如刺。寒湿留中，而天水昏黄，不然，天五之土为火所焚，阳黄也，地二之火为水所溺，阴黄也；风热不制，而眦帏赤烂，否则，痰饮上甚转为热淫，湿而烂；津液内涸春气不潮，燥而烂。时见流星，色欲伤乎肾气；偶出鲜血，邪火郁在肝经。豪士酒狂，湿热熏蒸，多赤黄瘀肉；骚人情侠，精血亏损，会昏惑生花。血溢为疮，心火炽热及其子；粟疮湿热黄而软，椒疮风热硬而红；热淫成漏，肝木强风游于脾；阴漏定南盈北竭，阳漏拟中热外淫。迎风冷热泪流，肝虚引邪；无时左右泣出，肾衰发燥，火胀大头分风热、湿热，风胀痛，湿热虚起，谨防睛凸与身灾；怕热羞明有血虚、火燥，火怕热，血虚羞明，须知脾实亦怕热。胬肉本胃盛心劳，浪臼奇经客热；目疡纵此轻彼重，总为五脏生邪。倒睫悬球，肺虚脾惫；口㖞睑动，血竭风生。偏正头痛，为风扰阴阳；前后顶疼，盖邪居督任。至乃小儿疾作，荣卫无根。胎风兮赤烂；胎毒兮斑疮。血气虚而生风，㖞斜不免；风火旺而停饮，翳障横生。痘疹多凶，浊气伤清和之气；疳积无治，生源失养化之源，白睛带朱霞一抹，心血妄行；气轮变蓝靓八分，肝邪蒸逼。热郁风旋，看怒蟹横睛；血瘀火炽，恸海螺出壳。闭目不开筋纵乎，戴眼直视系绝也。瘈疭翻腾，惊风天钓；辘轳转展，风火回旋。不动而黑睛自摇，知成风痫；无故常肉轮连眨，欲作肝疳。他如水轮散大，非风即痰热相摧；金井敛小，乃神与精气有损。脑筋如拽，脱或偏视，预防反背；头痛似劈，寻而鱼目，窃控长垂。黄液上冲、白膜中蔽，实似脓而非脓，及鸡冠鱼子，一皆火土作梗；凝脂翳变、花翳白陷，肥浮嫩而易长、与大小雷头，当名风火夹痰。干涩为心肾烦躁，加痛则翳蚀；萤电因阴阳混淆，愈虚越夜光。视歧见妄，火退乃复如初；天旋地倾，日久不能复转。冰壶秋月，虚潭戍月，气结精伤；逆顺生翳，阴阳两翳，膏凝瘀滞。浮萍、聚星之障，风热时来去，故时隐现；流金、偃月之说，寒湿在气轮，而交风轮。己蚌合，头更痛，则土木相持；未杯覆，睛先损，乃风火交并。此数者，皆准治之症也。且尤有甚焉者；青盲、暴盲，百少三痊；乌风、绿风，万无一治。内障乃七情潜伤：阴风则虚阳下陷，风轮稍破，有药难完，况且陷入下去；瞳子若焦，无方可救，漫云突出眶来。所以翳赤如朱，都围紫筋缠绵；障滑如磁，周遭红色净尽。与夫能近怯远、能远怯近、气翳、气轮落、神悴、神水枯、皮急、睑废者，不能治也。嗟夫！远年瞽目，针药能开，如无造化，唯唤奈何矣。务宜心细眼明，知轻识重；病端杂出，究合、传之变境；药饵不效，急苦、欲之先施。如土洁而干，绝无苔莓，何事崩裂；脾温且厚，自然运气，哪得停痰。木喜条达，荫密则叶落虫生；火本发荣，蔽郁徒有烟无焰。金弗畏火，肺病故不羞明；水可作镜，肾足准能照物。如此推类，左右逢源。原夫身之害，睛之损，由于渐，起于微。欲无其渐，防制其微。补、和、攻、散，既了然于胸中，钩、割、针、烙，自无误于指下。指下既清，合明指面。左脉大数，心火正旺；右脉如是，火又乘金。浮数微弦，风木方刚；弦而兼滑，木来克土。春夏独见沉小，寒阴不升肾水；秋冬倍加弦数，阳水上挟木邪。沉迟本阴寒，涉缓可温散；浮数为阳热，如濡须清温。滑系热多痰盛；涩恐气滞血枯。总之，病实脉实，胃气冲和；病实脉虚，先调脾土。虚有五：脉细、皮寒、少气、泄利、饮食不入，喜粥浆进而泻止；实有五：脉盛、皮热、腹胀、便秘、瞀闷谵言，期前后通而得汗。病在于阴，阳如虚者，从阴引阳，得阳则火下归原而阴自谐；病在于阳，阴如虚者，从阳引阴，阴胜则生气于精而阳潜伏。在表勿攻里，恐邪乘虚陷入，开鬼门乃所以除风散寒；在里休虚表，汗多常致亡阳，洁净府何莫非安神养血。痰燥治火，无效须理气；水饮理气，不及当补火。子能令母实，泻子即急治其标；子能令母虚，补母正缓顾其本。神不足温以气，精不足滋以味。气亢血错行，理宜泻火；阳衰阴随走，法用温中。毋致邪，毋失正，药斯当，而病斯起矣。略陈管见，编就兹篇。专是业者，请究心焉。然而作家巨手，临症圆机，神而明之，又在乎人。"

《秘传眼科纂要》："杨仁斋曰：眼为五脏六腑之精华，如日月丽天而不可掩者也，其大眦属心，小眦属小肠，白睛属肺，乌轮属肝，上胞属脾，下胞属胃，而中之瞳仁属肾，是虽五脏各有部位，然轮其所主，则瞳仁之关系重焉。何以言之，夫目者肝之外候也，肝属木，肾属水，水能生木，子肝母肾也，有子母而能相离者哉。故肝肾之气充则精彩光明，肝肾之气乏则昏矇眩晕，若乌轮赤晕，刺痛浮浆，此肝热也。燥涩清泪，枯黄绕睛，此肝虚也。瞳仁散大，淡白偏斜，此肾虚也。瞳仁焦小，或带微黄，此肾热也。一虚一实，以此验之，然肝肾之气相依而行，孰知心者神之舍，又所以为肝肾之副也。何则心主血，肝藏血，凡血热冲发于目者，皆当清心凉肝，又不可固执水生木之说。夫眼以轻膜裸水，照彻四方，溯源反本，且天一生水，孰为主宰乎，析而论之，则拘急牵飕，瞳青胞白，痒而清泪，不赤不痛，是谓之风眼。乌轮突起，胞硬红肿，眵泪湿浆，里热刺痛，是谓之热眼。眼浑而泪，胞肿而软，上壅朦胧，酸涩微赤，是谓之气眼。其或风与其并，则痒而深赤；风与气搏，则痒涩昏沉；血热交浆，故生浮肤，粟肉红缕，偷针之类。气血不至，故有渺视，胞重，雀眼，盲障之形。淡紫而隐红者为虚热，鲜红而大赤者为实热，两眦呈露生胬肉者，此心热血旺。白睛红膜如伞纸者，此气滞血凝。瞳仁内涌，白睛带赤，热也。瞳仁青绿，白睛枯槁，冷也。热眼经久，复为风冷所侵则赤烂，眼中不赤，但为痰饮所注则作痛，肝气不顺而夹热，所以羞明；热气蓄聚而伤胞，所以胞合。吁！此外症之大概云尔。然五脏不可缺一，脾与肺独无预见，何也？曰：白睛带赤或红筋者，其热在肺，上下胞或目唇间如疥点者，其热在脾，脾主味也，五味之气养诸中则精华发见于其外。肺主气也，水升火降，营卫流转，非气孰能使之，五脏应症此可推矣。"

"黄耐菴曰：眼科自子和有能治火者，一句可了之说笔之于书，而庸庸者流一遇眼疾，统称曰火。凡暴受风寒及脾胃虚损之辈，无不罹其灾害。夫表里虚实，气血阴阳，医者之的也，一有不明，如射者之无的，欲其幸中，必不能矣。何为表？风邪从三阳入者也。三阳者何？目之上纲属定太阳膀胱，目之下纲属阳明胃，目之小眦属少阳胆。如目平素无病，忽然怕风怕日，其痛如刺如锥，泣泪交横，呼号不止，或恶寒憎热，此风邪也。风为阳邪，阳性急速，故其发暴，三经之中有一所伤，其病立见，解用表散之药，一剂可愈，败毒散神方也。但须分别三阳而君之，如脑顶痛，红筋自上纲而下者，风伤太阳也，宜以羌活为君，甚则加藁本；如眉棱骨痛，眼眶痛，红筋自下而上者，风伤阳明也，加葛根、白芷为君；如头两边痛，红筋自小眦入者，风伤少阳也，柴胡为君，此症或被庸奴先用寒凉闭遏风毒，或病至三、五日不治，则风郁久而成热，以致泪下如汤，宜加芩连，或予新制柴连汤，无不立愈，若两眦红肿锥痛之极，风热两甚，则酒调散，分寸多少，用得其当，其仙液乎，此皆所谓表也。景岳所谓宜降不宜升者也。何谓里？病在五脏者也，盖五脏之脉，皆上注于目，白睛属肺，黑轮属肝，瞳人属肾，上胞属脾，大眦属心。心属火也，主赤，大眦赤甚者，心实热；赤微者，心之虚热也。肝巽木也、主青、乌轮青甚者，肝实热；淡青者，肝之虚也。脾艮土也，主黄，胞睑黄甚者，脾实热；淡黄者，脾之虚也。肺兑金也，主白，白睛肿突作痛，或生脾肉者，肺实热；白而带蓝，或眵多不粘不结者，肺之虚也。知其虚实而攻之、补之，药无夹杂，力不制肘，一剂下咽，未有不如乡之应声也。或有兼症，只于主方之中，略加一、二味，用以驱之，治眼能事，不过此矣。

至若退翳一节，尤宜详慎，夫翳生于乌轮，其曰肝症，孰不知之，翳自热生，平肝即所以去翳，人未必知之也。翳有新久，药有温凉，尤非浅常所能别也，故无论新翳、冰翳、陷翳，动用谷精、木贼之类，思图幸中，不知二药温燥，冰翳用之可矣，新翳热邪正盛，有不变轻为重，变重为瞎乎，庸奴误人，所见不少矣。"

"景岳曰：凡病目者非火有余则水不足，但宜辨其虚实可也。盖凡病红肿赤痛及少壮暂得之病，或因积热而发者，皆属有余。其间有已无红肿，又无热痛，但或皆或涩，或眩晕或无光，或年及中衰，或酒色过度，以致羞明、黑暗、瞪视无力，珠痛如抠等症，皆属不足，不足者补之，有余者泻之，此固其辨也，然实中有兼虚者，此于肿痛中亦当察其不足，虚中亦有兼实者，又于虚弱内亦当辨其有余。总之虚实殊途，因有形色脉症可辨，知斯二者，目症可辨，知斯二者，目症虽多，断无难治也。"

"景岳曰：治眼之法，当察以辨虚实，经曰：黄赤者多热气，青白者少热气，故凡治黄赤者宜清肝泻火，治青白者宜壮肾扶阳，此固是也。然玩多字，非谓黄赤全无寒，青白全无热也。实热而黄，黄必如桔，此湿热内蓄、郁蒸而成，热去则黄自退，此宜清利者也；虚热之黄，黄必晦暗，此则因元阳日剥，津液消索而然，其为病也，已无有余之形气，又无烦热之脉症，只因干枯所以枯黄，假非温补，何以回生，若概指为热，清之利之，死不旋踵，况欲愈其疾乎。"

《眼科阐微》："眼有七十二症，大要不外虚实二者而已。虚者眼目昏花，肾经真阴不足；实者暴赤肿痛，肝经风热有余。治虚症宜滋肾阴，补气血，所以益其不足；治实症宜散风热，泄火毒，所以损其有余。间有虚实相半之症，则滋肾、散热，兼而用之。夫何眼疾之不瘳哉！

每见世之治目者，不审虚实，不究来历，不按经络，凡遇眼目昏花，直曰热邪熏蒸，误凉药投之，不知寒凉伤胃，生意不能上升，变成青盲等内障矣。凡遇暴赤肿痛者，直曰火盛水衰，误以补肾之药投之，不知补肾生肝之气，肝气上冲则翳膜更生. 变成玉翳浮瞒等外障矣。此皆用药之差，而非目病之厚不可治也。呜呼！举世迷路，混乱用药，轻病变为重病，重病治成坏病，堂堂七尺之躯，竟作废人，可叹可叹！余故为切切辨之。”

“眼疼属火，有虚火、实火不同。暴疼为实，久痛为虚；肿起为实，细小沉陷为虚. 实痛肿且胀，虚痛陷且涩。此眼痛虚实之辨也。

治实痛则泄其火，治虚痛则养其气、生其血。泄火不可骤用寒凉，补气不可遂为助长。且眼以气血为主，养血不可损血，补气不可动火。然气乃阳明之火，补气焉得不动火？盖气实则热，气虚则寒，气平则温。故补气无动其火，而温补之，何动火之有？是以止痛之法，亦不外补、泄两端矣。实痛外用拈痛散，内点元灵丹，虚痛点白王锭。”

【现代研究】

1. 眼部血瘀证诊断标准的研究　彭氏等通过参阅大量古今文献，结合眼科临床的特点和实验研究的结果，提出了眼部血瘀证的诊断试行标准，内容如下：

(1)血瘀性眼病的全身症状：①甲皱及舌尖毛细血管异常扩张，血液郁滞；②舌质呈紫红色、暗红色或紫色，舌体有瘀点、瘀斑及郁血，舌下静脉弯曲、扩张、暗红，舌下脉外带有瘀点；③月经不调，痛经，经血污浊有血块；④脉涩或细涩。

(2)血瘀性眼病的局部症状：①眼睑及结膜颜色暗红或青紫，或有瘀点瘀斑；②眼内外的各种出血、积血；③球结膜及视网膜血管怒张、扭曲或呈波浪状及网状畸形；④视网膜血管显著变细；⑤眼内外各部的新生血管；⑥眼局部组织的增生物(如颗粒、结节、硬节、肿块)；⑦视盘苍白色；⑧视野显著缩小；⑨眼球胀痛或刺痛。

(3)血瘀性眼病的实验室检查：①眼血液动力学障碍：血流量减少，血流阻力增加，流速减慢，血管紧张度增加，弹性减退；②血液流变学异常：全血黏度、血浆比黏度、红细胞压积、红细胞变形指数、体外血栓长度、体外血栓湿重、体外血栓干重、血小板黏附率、血小板数、血小板聚集数、血小板聚集扩大型增加，血栓弹力图反映时间和凝固时间、血栓最大幅度、血栓最大凝固时间、血栓最大弹力度降低；③血压升高，红细胞增多，凝血时间缩短，出血时间延长；④血沉慢，血浆纤维蛋白原增高，纤溶活性降低；⑤高脂质血症，总胆固醇、甘油三酯、脂蛋白及低密度脂蛋白增高，高密度脂蛋白降低。⑥血栓素 B_2、前列腺素 E_2 及前列腺素 F_2 升高，6-酮-前列腺素 $F1\alpha$ 降低。⑦病理切片显示血瘀；⑧新技术显示血管阻塞。

2. 六经辨证在眼科的运用　陈达夫在《伤寒论》六经辨证理论和传统的眼科辨证理论的基础上创立了眼科六经辨证理论，其特点是从眼发病部位与六经经络循行的关系来归属，如目内眦属足太阳膀胱经，目外眦属足少阳胆经，眼眶属足阳明胃经等，它实际上是一个以六经为纲，融五轮、八廓、经络、脏腑、八纲与卫气营血等眼局部辨证和全身辨证于一炉的辨证综合体，使眼科整体综合辨证的方法得到了发展。其辨证纲要为：凡目暴病，白珠红赤，大眦内血丝较粗，或从上而下者特甚，鼻鸣或不鸣，脉浮，微恶风，或巅顶脑项痛，或半边头肿痛，系太阳伤风，为太阳经目病；气轮血丝满布，乾廓、坤廓尤多，羞明、流泪，额前痛、目眶痛，为阳明经目病；两额角或太阳穴胀痛，或口苦咽干，目赤羞明，锐眦兑廓血丝较甚. 脉弦细或沉紧者，系少阳伤寒，为少阳目病；头痛如压，肉轮浮肿而软，气轮血丝细碎，或乾坤二廓血丝较多，四肢烦疼者，为太阴目病；突然目赤，坎离两廓血丝较多，不畏光，无眵，头痛如锥，系少阴表虚伤风，为少阴目病；头如斧劈，仅在顶巅，风轮随起灰白色翳膜，白珠红赤梗痛，手足时冷复热者，为厥阴经目病。

3. 内眼组织与脏腑经络相属学说及眼底病变的辨证　陈达夫于1959年以《内经》理论

原则为依据，结合现代医学对眼的解剖生理认识和临床实践，创立了内眼组织与脏腑经络相属学说，认为视神经、视网膜、虹膜睫状体及晶状体悬韧带，属足厥阴肝经；视网膜黄斑区，属足太阴脾经；脉络膜，属手少阴心经；玻璃体，属手太阴肺经；眼中的一切色素，属足少阴肾经等。该学说为眼底病变的中医辨证奠定了基础。由于属于内障范畴的视神经、视网膜、视网膜血管、黄斑、脉络膜等眼底组织不独为肾所主，而与五脏六腑均有直接或间接的联系，眼底变化也就是脏腑功能失调的反应，因此，经过许多医者多年的临床探索，逐步形成了眼底常见症状的辨证方法。这种辨证方法是对充血、出血、血管痉挛、阻塞、水肿、渗出、萎缩、变性、机化等眼底最常见的病理改变进行辨证分析，以指导临床治疗用药，它是对眼科五轮辨证和脏腑辨证的补充和发展。

4. 对外障多实、内障多虚、瞳神属肾理论的研讨 “外障眼病多实，内障眼病多虚”，以及五轮辨证中“瞳神属肾”等，是中医眼科基本理论之一，一直指导着眼科临床。随着现代科学技术的高度发展，眼科医者可以借助现代先进的检测手段诊治眼病，这些传统眼科理论的临床实用价值究竟如何？彭氏等通过对 917 例外障眼病的辨证分析，发现 13 种常见外障眼病辨证属实证者 814 例，占 88.77％；虚实夹杂证者 95 例，占 10.36％；属虚证者仅 8 例，占 0.87％，说明外障眼病确实多实证，虚证极少。对 1725 例内障眼病的虚实辨证分析发现，18 种常见内障眼病中辨证属实证者 555 例，占 32.17％；属虚证者 417 例，占 24.17％；属虚实夹杂证者 753 例，占 43.65％。除生理性衰退性内障眼病外，其他内障眼病以实证和虚实夹杂证为主，说明内障眼病并非多虚证。内障眼病在脏腑辨证中的分布为：由肝脏功能失调引起者 635 例，占 36.81％；由肾脏功能失调引起者 80 例，占 4.64％；由脾脏功能失调引起者 218 例，占 12.64％；由肝肾同病引起者 705 例，占 40.87％；由脾肾同病引起者 41 例，占 2.38％。说明瞳神眼病并非只属肾，相反，以肝肾同病多见，其次属肝。

5. 眼科专科辨证体系及眼科常见证候的研究 彭氏等通过分析眼科辨证的特点，认为中医学尽管以往对眼科疾病的病名诊断较为具体，但对辨证则显得不足，缺乏特征性。如现有的八纲辨证、脏腑辨证、卫气营血辨证、六经辨证等，主要都是适用于内、妇、儿科，特别是适合于内科疾病的辨证，对于眼科疾病的特异性反映不够。以往的眼科辨证诊断，都是共用大内科的证名，难以反映眼科证候的特殊性，且大内科证名所提示的常见症状，在眼科不一定能见到，从而造成眼科证名诊断的困难，或证名使用欠准确，更乏眼科特征性，因而有必要建立眼科专科辨证体系。彭氏等在中华人民共和国国家标准《中医临床诊疗术语——证候部分》所列眼科专用证名 35 个的基础上，增加了 18 个，并对眼科证候进行补充修改。增补修改后的眼科常见专科证名有：风热[火]犯[攻]目证，风寒犯[入]目证，风湿凌目证，外伤目络证，虫积化疳证；气轮风热证（同义词：风热外袭白睛证），气轮湿热证（同义词：湿热郁结白睛证），气轮血瘀证，气轮热毒证，气轮阴虚证，气轮阴血亏虚证；血轮实热证，血轮虚热证，血轮阴虚证，血轮气血两虚证；肉轮瘀热证，肉轮风热证（同义词：胞睑风热外袭证），肉轮热毒证，肉轮湿热证（同义词：胞睑湿热侵淫证），肉轮痰湿证，肉轮风痰阻络证，肉轮气虚证，肉轮血虚证；风轮风热证，风轮风寒证，风轮湿热证，风轮实火证，风轮热毒证，风轮痰热蕴结证，风轮血热瘀结证，风轮阴虚津伤证，风轮阴虚邪恋证；水轮风热证，水轮风火证，水轮实火[热]证，水轮郁火证，水轮湿热证，水轮痰火证，水轮痰湿证，水轮水湿停聚证，水轮阴亏证，水轮虚火证，水轮气虚证，水轮气不摄血证，水轮气虚血亏证，水轮气虚血瘀证，水轮气滞血瘀证，水轮痰瘀互结证，水轮火邪伤络证，水轮血脉痹阻证，水轮阳虚络痹证，水轮气虚络痹证，水轮精亏络痹证，共计 53 个证名，使其体系基本完成，还对眼科辨证中证名的应用进行了规定，并从证候表现、证的鉴别、治法、主方等四方面对53个眼科常见证候进行了研究。

（彭清华）

主要参考资料

1. 彭清华．从眼病学角度探讨血瘀证的诊断标准．云南中医杂志，1991，12(1)：11
2. 罗国芬．陈达夫中医眼科临床经验．成都：四川科学技术出版社，1985：35
3. 王明芳．陈氏“内眼组织与脏腑经络相属”学说的临床应用．成都中医学院学报，1985，(3)：11
4. 王明芳．试论眼底病变的中医辨证规律．四川中医，1983，(12)：42
5. 李传课．眼底病无症可辨怎么办．云南中医杂志，1981，2(2)：40
6. 肖国士．变性眼病中医诊疗规律初探．中西医结合眼科，1983，(2)：5
7. 彭清华．对“外障多实、内障多虚”理论的初步探讨．辽宁中医杂志，1991，(11)：6
8. 彭清华．对“瞳神属肾”理论的临床考察．江苏中医，1992，(7)：28
9. 彭清华，朱文锋．眼科专科辨证体系的研究．中国中医眼科杂志，2000，10(3)：172
10. 彭清华，朱文锋．眼科专科辨证体系及眼科常见证候的研究(1)．辽宁中医杂志，2001，28(1)：12
11. 彭清华，朱文锋．眼科专科辨证体系及眼科常见证候的研究(2)．辽宁中医杂志，2001，28(2)：68
12. 彭清华，朱文锋．眼科专科辨证体系及眼科常见证候的研究(3)．辽宁中医杂志，2001，28(3)：134
13. 彭清华，朱文锋．眼科专科辨证体系及眼科常见证候的研究(4)．辽宁中医杂志，2001，28(4)：202
14. 彭清华，朱文锋．眼科专科辨证体系及眼科常见证候的研究(5)．辽宁中医杂志，2001，28(5)：269
15. 彭清华，朱文锋．眼科专科辨证体系及眼科常见证候的研究(6)．辽宁中医杂志，2001，28(6)：331
16. 彭清华，朱文锋．眼科专科辨证体系及眼科常见证候的研究(7)．辽宁中医杂志，2001，28(7)：396

第六章

眼病的护理与预防

眼病的护理与预防，是中医眼科治疗学和保健学的重要组成部分，古代虽无专篇专著，但在眼科专著和一些其他医籍中，均有散在记载。随着时代的发展，眼病的护理与预防内容也不断增加且日趋完善。现分述如下：

一、眼病的护理

在疾病的治疗过程中，护理工作占有相当重要的地位。常言说："三分医药，七分护理。"正确的护理可以缩短病程，提高疗效。古代眼科医家对护理也很重视，在唐代《龙树菩萨眼论》中，就已有多方面的护理知识。如该书在黑风、绿风内障中提出了"此候总恶，善自将息，细看禁忌慎护之。不可吃生冷、五辛、芸薹、生鸡子、热面、酒、醋、毒鱼、猪肉、油腻、葵、诸香菜及陈臭等物"的饮食护理知识；在服药方面有空腹温服、食后服等服药护理知识；在钩割针劆等外眼手术有"不得空腹，五脏虚即运倒(注：运倒即昏倒)"等术前护理知识；在开内障术后提出"绵封七日，仰卧不能转动，人常看，勿高声叫唤、觅物，欲大小便，人缓缓扶起，勿令痛(注：痛，《太平圣惠方》作"患")人用力"等术后护理知识。

至《秘传眼科龙木论》一书中，有关护理方面的知识则更为广泛。如"煎药诀"中说："大凡煎药退热，药须要清利，不可用火太猛，火势蒸炎，水数易干，须是火势得中，扇之恐灰土泥飞入药中，服之反为害也。"又如"服药须知"中说："凡眼药率多凉剂，必于食后服之，或者徒泥其说，往往食未下咽，药即入口，是致食气与药气冲搏，酿积于脾胃之上，不谓药无其效，且使脾家受冷，旋至虚弱。须当食后片刻，候胸膈稍宽，然后随意服之。尤贵冷热得所，大热则非肝肺所宜，大冷则脾肾停积不化，宜自斟酌耳。"尤其在针拨内障术方面，提出了术前调理身体，术后头枕要安稳，进食宜粥饭，便时勿用力，避免呕逆、咳嗽等重要的护理知识，至今仍有临床意义。此后历经诸代，护理知识也日趋完善。现根据古人经验和当代眼科临床实践，分述如下。

1. 医护合作，辨证施护　医护既要分工，更要密切合作。病房和门诊均应建立建全护理制度，并严格执行，同时要结合宣传护理常识。特别是在病区的护理工作中，对可能发生的心脑血管病及各种休克的急症抢救措施，应高度重视，时刻保证病房工作的正常运转。对于眼病护理，则要辨证施护，并把辨证施护应用到护理工作的各个环节中。例如肝阳上亢、阴虚火旺、高血压、糖尿病、肾炎等病证所致的眼底病变患者，应当注意其舌脉、血压、心电图及其全身的体征，而后给予相应的护理，并随时注意观察，发现异常应及时向主治医师汇报。

凡传染性眼病，患者患眼的眵泪不要沾污他人，用过的毛巾、手帕、枕巾等要煮沸消毒。医生检查后要用消毒液洗手，然后才能检查他人。如一眼先患病的，不要交叉擦眼，卧位宜取患侧，以免眵泪流入对侧，引起健眼发病，同时禁止将眼部封盖，以免加重病情。

眼局部用药时，先要查对患者的姓名、床号，在核对准确后，要将用药方法、用药次数、用药后的反应等，一一向患者交待清楚。同时还需查对药物、查对眼别，药瓶不要碰触睫毛。用药时动作要轻巧敏捷，特别是对于黑睛疾病，更须遵循《秘传眼科龙木论·黑翳如珠外障》中“不用强看将手擘，恐因手重出青涎（注：青涎，意为眼内容物）”的告诫。局部外敷药物时，勿将药末掉入眼内，一般可用纱布隔垫一层，不要直接敷于眼上。

对于眼外伤患者，尤其是真睛破损的患者，在护理时除应注意伤眼情况外，还应注意健眼情况，避免误诊或漏诊交感性眼炎。

2. 根据病情，合理休养　休养包括目力、体力、房事等方面的休养。凡眼病患者，一般都要少使用目力，特别是在急性期不要作阅读、抄写、雕镂等增加目力负担的工作，即使是症状较轻的慢性眼病，也只宜适当阅读书报，不宜过度，应稍读稍息，避免因用目力过度而加重眼病。如为黑睛等部位的疾病，外出时应戴用有色眼镜，避免强光的刺激；室内窗户可置帘幔，灯光适当遮挡，以免光线过强，刺激患眼。对于由眼内出血所致的暴盲患者，必须减少体力活动或卧床休息，而对于视衣脱落所致的暴盲患者，更应卧床休息，并遵医嘱仰睡或俯卧或侧卧，以免活动过度加重眼内出血或扩大视衣脱落范围。在患者的居处，不宜接近高温炉灶，更须避免烟熏，室内要注意整洁，空气要注意流通，环境要注意安静，让患者安逸舒适，以有利于病情的痊愈。对于有些眼病，尤其是肾虚引起的内障眼病，必须节制或暂忌房事。对这一点，前人非常重视，如在《秘传眼科龙木论·肝风目暗内障》中就对患者有避忌房事的告诫，说：“此眼初患之时，眼朦昏暗，并无赤痛，内无翳膜，此是肾脏虚劳。……如此患者，切忌房事。”

3. 关怀患者，安定情绪　精神护理是眼科护理中非常重要的内容。因眼病与情志关系非常密切，除了不少眼疾可因情志抑郁、暴悖忿怒等直接引起外，一般来说，眼疾患者大多恐惧忧虑，尤其是眼病严重且有失明趋势者，更是悲观失望，忧愁焦虑，烦躁易怒，甚至啼哭不止。这些情志改变，可以加剧病情或导致病情反复，不利于眼病的治疗。如悲思太过，肺气耗伤，意气消沉，脾脏运化无力，食欲减退，则濡目之精血失于化源，精气虚损则目视不明；又如郁怒气逆化火，气火上犯清窍，可致眼底出血者加剧、绿风内障者胀痛增剧等。

因此，对于眼疾患者，尤其是对于难以速愈或预后较差的眼病患者，要注意了解患者的思想情况，劝其心情开朗，保持七情和畅，切勿焦虑忧郁，正确对待疾病，解除思想顾虑，鼓励其树立治疗信心，使其配合医生治疗。医护人员应急患者之所急，痛患者之所痛，一切为患者作想，工作认真负责，态度和蔼可亲，对患者应温和体贴，多加安慰鼓励，减少患者的思想负担；要言谈谨慎，对病情严重的患者尤应注意，要贯彻好保护性医疗制度，避免将病情直接告诉患者，以免患者惊惧啼哭、失眠不食等而影响治疗，甚至因悲观失望而发生意外。护士要管好病历，不能让患者及探视者随便翻阅，以免增加患者精神上不必要的压力和思想负担。因此，调和患者情志是眼科护理中的重要环节。正如《银海指南》中说：“使志意和平，精神淡定，悲怒不起，惊忧不扰，则天君泰然，百体从令，自然勿药有喜。”可见精神护理之重要。

4. 饮食宜忌，视证酌定　中医学对饮食护理非常重视，强调在治疗疾病时，除了给予服药、手术等外，还应重视饮食调养的作用。《素问·五常政大论》说：“谷肉果菜，食养尽之。”就是说疾病后期可以通过饮食调养以助恢复。因此，正确的饮食宜忌，可以减轻疾病，辅助药效，促使疾病早日康复。古代眼科医家对此亦十分重视，如《世医得效方·眼科》在热证眼病禁忌中指出：“眼乃一身之主，如不能忌，已药亦无功，自陷此身也。”

饮食调养的一般原则，是要注意饮食适量，软硬、冷热相宜及饮食要卫生。对于眼病的饮食宜忌，总的来说，以食物多样又富于营养，且易消化为宜。在一般情况下，凡属实热性质的眼病，不宜食五辛（《本草纲目》注：五辛是指葱、蒜、韭、蓼蒿、芥）、煎炒炙煿以及腥发之物，以免助热生火，或蕴成脾胃湿热，加重病情；宜多食瓜果蔬菜等清润之品，以助清利头目。若属虚寒性质的眼病，当戒食寒凉凝滞之物，以免损伤脾胃，致运化失司，妨碍康复。若是年老体胖的眼病患者，以多食清淡的饮食为宜，少食或不食肥甘厚味之品，如过食之则有助湿生痰变生他证之弊。若是年幼体虚的眼病患者，则又以综合饮食为妥，多食动物肝、瘦肉、蛋类、青菜等，不可偏嗜或偏食，否则会营养缺乏，生化不足，目失濡养。嗜烟对身体有害，应少吸或不吸；至于饮酒，对于眼病患者亦以不饮为宜。只有掌握正确的饮食宜忌，才有助于眼病的恢复。《外台秘要》说："凡目疾，不问长少男女，皆忌面酒五辛等。"

5. 煎服药物，注意方法　中药内服的剂型很多，药效各殊，临床应根据疾病治疗需要而选择使用。目前常用的剂型有汤、丸、散、膏、片剂、合剂、冲剂、颗粒剂、胶囊等。护理人员必须全面掌握和了解药物的功用、剂型的服用方法和服药后的护理，才能更好地提高疗效，促进眼病患者的早日康复。

眼部病情较急较重者，应以汤剂为主，发挥汤剂吸收快、作用速、加减灵活的优点，一般每日1剂，煎2次，分2～3次服用；病情急者可顿服；特殊情况时可一日服2剂，以使药力相续，增加疗效。病情缓慢而须长期施治的眼病患者，可服用膏、丹、丸、散等中成药，方便患者长期持续治疗，逐渐调理，缓以图功。

合理地煎煮药物，注意服用方法，可以节省药材，提高临床疗效。凡辛散轻扬类药物，以武火急煎为宜；味厚滋补类药物，以文火久煎为妥。介壳类、矿石类药物，可另包先煎；芳香挥发性药物，应该后下。易溶于水的药物，可溶化冲服。贵重而难煎药，可采用磨调，亦可研末兑服。总之，根据药物不同性质，采用不同的煎服方法。

至于服药时间，古代虽分有食前服、食后服、晨服、临卧服等多种，但大部分是食后服。前人认为病在上部者（如眼病），可借食后之热力，载药上升，直达病所。根据当前的临床实践，一般认为在进食后休息半小时至1小时服药为宜。内障眼病肝肾两虚型患者，则宜于睡前或空腹服药，以利充分吸收。至于热服还是冷服，可根据病情而定，如对于热甚的患者，可用冷服的方法，但其他眼病一般以温服居多。

6. 术前术后，护理得法　历代眼科医家，对眼科手术前后的注意事项及护理方法等均十分重视。早在《秘传眼科龙木论》中就已有记载，如在"针内障眼"中提出术前应"先明虚与实，调和四体持安然，不然气闷违将息，呕逆劳神翳却翻，咳嗽振头皆未得，多惊先服镇惊丸。"术后应"仰卧三朝莫厌迟，……七朝豉粥温温食，震着牙关事不宜；大小便时须缓缓，无令自起与扶持。"并认为术后30日内均应如此护理，嘱一月之内切勿高声叫唤，更应禁食五辛，勿过思虑，禁忌夫妻同房等。《审视瑶函》更明确指出："术后气盛者，欲行针之际，前二三日先服退气散血之剂数服，平其五脏，弱者不必服之。"对于术后的护理方法，提出应"一日一换（药），仰面而卧，……起坐饮食，大小二便俱宜缓，不可用力震动，3日内只用温和稀粥，烂熟肴馔，不可震动牙齿；3日后开封视物，服药静养而已。"还提出了术后眼部疼痛以及呕吐等的护理方法。

（1）外眼手术前后的护理：外眼手术，包括眼睑、结膜、泪器、眼肌、眼眶等部位的手术。在护理方面，术前应注意观察患者，如发现眼部有急性炎症或全身有手术禁忌证，应立即通知医生；术前一日按医嘱准备，如需要剃眉、植皮者，其采皮区应剃毛、擦洗、消毒、包扎，但消毒禁用碘酒，包扎不用胶布；泪道手术前应充分冲洗泪道，鼻腔填塞丁卡因、麻黄碱纱条或棉片；并作好普鲁卡因、青霉素过敏试验；手术当日清晨用0.1%升汞液或生理盐水冲洗结膜囊，并用0.1%～0.2%苯扎溴铵或75%酒精消毒眼睑及周围皮肤，然后用无菌纱布覆盖手术眼，绷带固定，禁用胶布粘贴。术后应按二级或三级护理常规护理，遵医嘱给以半流或普通饮食，并注意敷料有无松动移位，伤口有无出血，发现问题及时处理，如疼痛时可服镇静或止痛剂；术后一般每日换药一次，5～7天拆线。

(2)内眼手术前后的护理：内眼手术包括角膜、巩膜、虹膜、晶状体、玻璃体、视网膜等部位的手术，因手术伤口直通眼内，不仅对手术操作者要求更高，术前术后的护理也显得更为重要。

内眼手术前要了解患者的思想情况，进行解释工作，消除患者对手术的恐惧，增强对手术的信心，取得医患合作；训练患者卧床生活，如仰卧进食、饮水、大小便等，并训练患者学会眼球向各个方向转动，以便更好地配合手术；教会患者控制咳嗽和喷嚏，如用舌尖顶住上腭、作吞咽动作或指压人中穴位等，以防术中、术后发生眼内出血、伤口裂开、眼内容物脱出等不良情况；密切观察患者有无手术禁忌证，如咳嗽、发热或其他疾病以及妇女月经来潮等，遇有情况及时通知医生；按医嘱术前2日用抗生素眼药水滴眼，每日4～6次，以清洁结膜囊，防止术后感染；术前一日沐浴、洗发，但视网膜脱离及眼外伤患者禁止洗浴；作好普鲁卡因和青霉素过敏试验；给手术眼剪睫毛，冲洗结膜囊和泪道；术前晚上及术前1小时给予镇静剂；全麻患者术前6小时禁食，术前半小时注射阿托品；术日清晨眼部消毒同眼外手术前准备；进手术室前，嘱患者先排大小便，然后穿好手术衣，连同病历，一同送往手术室。

内眼手术后应妥善移放患者，勿震动头部，遵医嘱采取合适的体位、头位，为了避免意外碰撞，应在眼垫外加保护眼罩；按一级护理，嘱患者不可用力咳嗽，大声谈笑，未经医生允许，不应下床活动；按医嘱给予饮食，一般给予半流质或全流质饮食；眼部疼痛时遵医嘱给以镇静剂或止痛剂，如有突然的眼部剧痛或发热等症状时，应及时通知医生处理；注意保暖，防止感冒；注意大便情况，大便秘结时可给予缓泻剂。全麻手术患者则按全麻术后常规进行护理。

【文献选录】

《秘传眼科龙木论·服药须知》："凡眼药率多凉剂，必于食后服之。或者徒泥其说，往往食未下咽，药即入口，是致食气与药气冲搏，酿积于脾胃之上，不谓药无其效，且使脾家受冷，旋至虚弱，须当食歇片时，候胸膈稍宽，然后随意服之，尤贵冷热得所。大热则非肝肺所宜，大冷则脾肾停积不化，宜自斟酌耳。"

《秘传眼科龙木论·煎药诀》："大凡煎药退热，药须要清利，不可用火太猛，火势蒸炎，水数易干，须是火势得中，扇之恐灰土泥飞入药中，服之反为害也。要当家人监视，不可专付婢仆也。"

《秘传眼科龙木论·点眼药诀》："点眼之时，宜向密室端坐，然后用铜箸点少许药放入眼内，点毕，以两手按鱼尾二穴，次合眼良久，候血脉稍定，渐渐放开。若是夜卧用药，则又不拘此法也。或向当风处，或是点罢即开，则风邪乘入，血脉涩滞难散，疾势愈切，切须留意。"

《秘传眼科龙木论·针内障眼叙法歌》："内障金针针了时，医师言语要深知；绵色黑豆如球子，眼上安排绵系之；头安枕上须要稳，仰卧三朝莫厌迟；封后忽然微有疼，脑风牵动莫它疑；或针或烙依经法，痛极仍将火熨之；拟吐白梅含咽汁，吐来仰卧却从伊；起则恐因遭努力，虽然希有也须知；七朝豉粥温温食，震着牙关事不宜；大小便时须缓缓，无令自起与扶持；高声叫唤言多后，惊动睛轮见雪飞；如此志心三十日，渐渐出外认亲知；狂心莫忆阴阳事，夫妇分床百日期；一日不须临面洗，针痕温着痛凝凝；五辛酒面周年断，服药平除病本基。”

《医方考·眼疾门》：“目疾者，戒沐头，宜濯足。昆（注：昆，指该书作者吴昆）谓此二句者，先医之格言也。太极之道，动而生阳，静而生阴。沐头则上动矣，必生阳而损目，况夫湿气难干，乘风而梳拂不已，则风湿袭于首而并于目，甚者至于丧明，此沐头之宜戒也。然何以宜濯足也？足太阳之经，根于足之小指端，上贯于睛明；足少阳之经，根于足大指歧骨间，上贯于瞳子帘；足阳明之经，根于足中指内间，上贯于承泣。《易》曰，水流湿，火就燥。若能以温水濯其两足，则头目间之热邪，亦能引之而下，况夫温濯之余，腠理疏泄，又足以泻经中之邪，是亦去病之一助也，故曰宜濯足。”

二、眼病的预防

预防即防患于未然。中医学在总结劳动人民与疾病作斗争的经验时，认识到了预防疾病的重要性。早在《素问·四气调神论》中已明确指出：“圣人不治已病治未病，不治已乱治未乱。……夫病已成而后药之，乱已成而后治之，譬犹渴而穿井，斗而铸锥，不亦晚乎。”《难经·七十七难》亦说：“上工治未病，中工治已病。”均生动地提出了“治未病”的预防学思想。

眼虽是人体局部器官，然它却为人身之至宝。历代中医眼科学家都以《内经》的预防思想为指导，十分重视眼病的预防。如《诸病源候论》所列38候眼病中的“目风泪出候”、“目暗不明候”、“目青盲候”、“目茫茫候”等4个章节中摘引了古代养生方法共11条。在“目暗不明候”节的一条中，巢元方引云：“鸡鸣以两手相摩令热，以熨目三行，以指抑目左右，有神光，令目明不病痛。”这和现代眼保健操的作法相接近。

在《备急千金要方·七窍病》中，列举了“生食五辛，接热饮食，热面食，饮酒不已，房室无节……”等多种直接或间接的损目原因，告诫人们必须避免之，并有用小黑豆、胡麻等内服以明目的药物预防方法。《太平圣惠方》中又有“食治眼痛诸方”的食疗防治方法，如用猪肝、葱白、鸡子煮服，以防治肝虚目暗等。《圣济总录·眼目门》则强调养生之士，必须注意如下诸般：“或多热食，或嗜五辛，或喜怒不时，或房事不节，以至凌寒冒暑，外湿当风，哭泣不寐，凡过用目力，皆致疾病。”还有用掌心擦热温熨眼部以防治目暗的方法。

宋·严用和在《济生方·目病论治》一章中，对孙思邈在《备急千金要方》中提出的眼病预防思想作了归纳和理论探讨，指出：“人能善自调摄，养气存神，安心惜视，然后心气通畅，肝气和平，精气上注于目，则目不致有疾矣。倘将养失宜，六淫外伤，七情内郁，嗜欲不节，饮食无度，彻夜奕博，热啖煎炙，久视勤书，忧郁悲泣，皆能病目。”并进一步说：“病眼之人，切忌当风看日，喜怒房劳，饮酒食热，惟当宽缓情性，谨慎调护，自无不痊矣。若纵恣乖违，触犯禁忌，自贻其咎，必致丧明而后已，可不谨欤！”

《葆光道人眼科龙木集》在饮食、七情、视力卫生等诸方面，亦有简要论述，并认为“凡有养性之事，必须慎之，终生保息，自然无忧。”《审视瑶函》则详细论述了眼病预防的重要性、必要性和预防的具体方法，对眼病病因的认识比孙思邈、严用和等所述更为明确。该书在“目为至宝论”一节中指出：“究其因，皆从耽酒恋色，嗜欲无穷；或痰火头风，哭泣太伤，思虑过度，风沙烟障，不知避戒，竭视劳瞻而不知养息；或五味四气，六欲七情不节之所致也。”并指出了眼病预防和其他医学学科的预防有不同之处，说："他恙之戒人酒色劳怒犹易，独自病之戒人则难；他病身体无力、四肢疲倦而念难起，惟病目者，身体强健而念易动，动则精出窍矣。"在"识病辨证详明金玉赋"中又进一步提出了"目之害者起于微，睛之损者由于渐，欲无其患，防制其微"的早期治疗思想。这些至理哲言，千百年来仍然指导着临床实践。根据前人的经验和当代的实践，眼病的预防主要体现在未病先防、已病防变、病愈防复三个方面。

1. 未病先防 未病先防，就是在疾病未发生之前，做好各种预防工作。对于眼病的预防，必须从调养身体，避、戒不良嗜好，提高正气抗邪能力和防止病邪的侵害等方面着手。

(1)顺应四时，防止外邪侵袭：人与自然界密切相关。《素问·移精变气论》说："失四时之从，逆寒暑之宜，贼风数至，虚邪朝夕，内至五脏骨髓，外伤空窍肌肤。"眼居高位，直接暴露于外，更易受外邪的侵袭。若四时不正之气侵犯机体，可致多种眼病，尤以外障眼病为多。如风性轻扬，最易伤头目，而致目睛斜视、眼睑眩动、黑睛生翳等；火热之性炎上，故易攻犯眼目，而致胞睑红赤肿痛、白睛红赤、黑睛生翳、瞳神干缺及暴盲等。避免时邪，应顺应四时，适其寒温，锻炼身体，或结合气功，以增强体质。如有疠气广泛流行，一家之内，邻里之中，男女老幼迅速相染者，最有效的预防措施是隔离患者，避免接触。对于工矿、机关、学校、幼儿园、托儿所等集体单位，可采用相应的预防性药物，如用千里光眼药水滴眼，用薄荷、板蓝根、桑叶、金银花等煎水内服，做到及早预防，以免广泛流行。

(2)调和情志，避免脏腑内损：情志活动包括喜、怒、忧、思、悲、恐、惊等。中医学认为人的情志活动，与其生理、病理变化有密切关系，调和情志，可以增强正气抗邪能力，预防疾病的发生。《银海精微·七情》说："喜伤心其气散，怒伤肝其气紧，忧伤肺其气聚，思伤脾其气结，悲伤心包其气急，恐伤肾其气怯，惊伤胆其气乱。"《眼科秘诀》指出："怒则伤肝，肝气上冲，脑汁下坠，黑睛生翳膜，遮掩瞳人，不睹阳光，致令昏蔽、流泪，变异万状。"《审视瑶函》亦说："怒则伤肝，肝伤则目损"；"为怒伤睛，怒伤真气"。《银海指南》则认为："怒发于阴，而侵乎于肾也，至肝胆心肾四脏皆能为病，……目为肝窍，尤易受伤。"七情过激，脏腑受伤，气机郁滞就能引起眼疾。如临床上暴怒伤肝，肝气(火)上攻于目，可致眼部红赤肿痛，黑睛生翳，羞明流泪，白睛赤脉满布，视盘充血水肿，视网膜水肿、渗出与出血等。《秘传眼科龙木论》说："病者喜怒不节，忧思兼并，致脏气不平，郁而生涎，随气上厥，逢脑之虚，浸淫眼系。轻则昏涩；重则障翳，眵泪胬肉，白膜遮睛。"因此，必须七情和畅，愉快乐观，方能百脉和畅，脏腑安和，少生或不生眼病。已病之后，也不能因病而郁，加重病情。

(3)讲究卫生，爱护目力：加强卫生宣传教育，开展爱国卫生运动，是预防疾病减少疾病的有效措施。个人要养成良好的卫生习惯，如勤剪指甲，勤洗手，不用脏手脏帕擦眼，也不用别人的手帕、毛巾擦眼。与传染性眼病患者接触后，应用肥皂水将手洗净。公共场所如理发店、浴池、旅馆、饮食店等要有严格的卫生管理制度，所用的脸盆、面巾、浴巾等要经常消毒。传染性眼病流行季节或正值流行时节，公共浴室、游泳场所要严加管理，甚至停止开放。医生护士用的检查器械、药品、敷料等要注意消毒，以免相互传染。

注意用眼卫生、保护视力是眼科保健的主要方面，从小要养成良好的用眼习惯。对此，古代医家早有认识，认为劳瞻竭视、穷役目力，为损目的重要原因之一。《审视瑶函》说："劳瞻竭视，能致病而损光华"；"久视伤睛成近视"等。说明长期使用目力不当，可促使视功能减退。因此，阅读书写时姿势要端正，距离不宜过近或太远，以距离阅读书写物30cm左右为宜；连续读书写字一小时许，要休息片刻，闭目或两眼远眺。光线照明度应适宜(过强则刺目，过弱则损目),不要在昏暗的灯光下读书写字,更不能在直接日光下或眩耀刺眼的电灯下读书写字;不要躺卧阅读,或于坐车乘船之际、行走之中,阅读或操作精细手工等。在做到上述诸项的同时,每日配合按摩眼周穴位,以疏通经络气血,消除视疲劳。如发现有视疲劳症状,应及时去医院诊治。

(4)饮食有节,起居有常:饮食有规律,起居有常度,可以增强体质,提高机体抵抗能力,以预防眼病的发生。饮食应饥饱适宜,不可过饥过饱,亦不可暴饮暴食,并严禁偏嗜偏食,以免损伤脾胃。过饥则摄取不足,营养不良,气血生化之源匮乏,目失气血濡养而致病;过饱则会损伤脾胃,气机阻滞,饮食物不能及时腐熟,甚至酿成食积、疳积等而为患于目;而偏嗜偏食之人,常可导致机体部分营养物质的缺乏,甚至引起机体阴阳的偏盛偏衰,而发为能近怯远、肝虚雀目等眼病。另外,平素还应少食炙煿及膏粱厚味之品,以免蕴成脾胃湿热。正如《原机启微·七情五贼劳役饥饱之病》所说:"饥饱伤胃,劳役伤脾,戊己既然,则生生自然之体,不能为生生自然之用,故致其病。"

起居有常,是指生活起居、工作学习、文体活动等都要适当安排而有规律。正常的生活起居,适当的文体活动,能使机体气血调和,顺应四时,精神充沛,身心快乐,从而提高抗病能力。相反,人体生活起居无规律,文体活动过度及不适当的用眼,均可使身心、视觉受到损害。如久视则伤血,久卧则伤气,久坐则伤肉,久立则伤骨,久行则伤筋。规律失常,房事不节,可致耗血伤精,甚至造成内障眼疾,故务当慎之。

(5)避、戒烟酒:吸烟对身体有害无益,人身许多疾病的发生与吸烟有着密切的关系。就眼睛而言,过度吸烟一则能损害人体视功能,而出现视物昏朦不清等症;二则能降低机体的抵抗力,致眼部易受外邪侵袭而发病。

少量饮酒虽能舒经通络、活血祛瘀,但久服热酒则可引起机体阳气偏亢,气血壅滞,湿热痰浊内生而为眼病。正如《审视瑶函》所说:"恣酒助阳,动湿热而烁阴";"嗜酒之人,湿热熏蒸精气弱,多赤黄而瘀血"。《眼科集成》认为:"平素爱饮热酒,胃气受伤,死血滞留,污浊之气,蔽塞玄府关窍,以致暴盲。"这与当今临床所见因嗜酒中毒而发生视物不见,甚至失明的情况是相符的。

(6)加强锻炼,增强体质:坚持经常锻炼身体,能增强身体素质,减少或防止全身与眼部疾病的发生。汉代医家华佗根据"流水不腐,户枢不蠹"的道理,创造了"五禽戏"健身运动,即模仿虎、鹿、熊、猿、鸟五种动物的动作来锻炼身体,促使血脉流通,关节流利,气机调畅,以增强体质,防治疾病(包括眼病)。后世不断演变的太极拳、八段锦、易筋经等多种健身方法,对增强体质,提高健康水平,预防眼病的发生有重要作用。

导引养生亦有预防眼病的作用,我国历代医家对坚持用养生方、导引法防治眼病均很重视。除隋·巢元方《诸病源候论·眼病诸候》载有养生导引法11条外,《神巧万全方》和《运化玄枢》中亦都有养生导引的论述。如《运化玄枢》说:"孟冬之月,夜卧宜被盖覆,用暖睡觉,睁目转睛,呵出心气,永无眼疾。"对养生导引法作了具体的描述。

(7)注意安全,防止外伤:眼外伤可以造成视力严重障碍,甚至完全失明。因此,注意安全,防止外伤,是保护眼睛的关键性措施。平时要做好预防眼外伤的宣传教育工作,使广大群众了解眼外伤的基本预防知识。基层单位的医务人员要掌握眼外伤的防治知识,以便及时正确地初步处理眼外伤患者。各厂矿和农村,要根据不同工种,建立和健全各种规章制度,制订安全措施,定期检查落实情况,并要改进生产设备和增加防护措施,减少甚至消除眼外伤。农民也要注意预防农业性眼外伤,在播种收割等繁忙季节,尤应注意异物入目。学校的老师和家长要对小孩进行安全教育，禁止儿童玩耍有棱角、尖刺的玩具以及雷管等危险品，并应告诫儿童勿用弹弓、爆竹伤人。一旦发生眼外伤，须及时去医院诊治。

(8)防止遗传性眼病：遗传因素是不少眼病发生的重要原因，如高度近视、色盲、家族遗传性角膜营养不良、先天性晶体异位、糖脂代谢性白内障、先天性遗传性青光眼、视网膜色素变性、遗传性视网膜劈裂症、遗传性视神经萎缩等眼病，遗传因素起着关键性作用。仅以高度近视为例，父母双方均为高度近视者，其子女均为高度近视；父母一方为高度近视者，其子女高度近视的出现率为50%；父母双方均非高度近视，但为基因携带者时，其子女高度近视的出现率为25%。另外，许多全身性遗传性疾病，如染色体突变、遗传代谢病等，亦多伴有眼部改变。因此，从预防学、优生学的角度来说，必须大力提倡优生法，避免近亲结婚，最大限度地控制遗传性眼病的发生。

(9)预防全身疾患导致的眼病：眼是整个机体的组成部分，它与全身其他各系统、各器官间有着密切的联系。临床上眼部病变，不少是由全身疾病引起，是全身疾病在眼部的表现。对容易导致眼病发生的各系统、各器官疾病，如结核、梅毒、麻疹、扁桃体炎、龋齿、副鼻窦炎、化脓性中耳炎、传染性肝炎、流行性出血热、白血病、风湿性关节炎、动脉硬化、高血压、无脉症、肾炎、妊娠中毒症、脑血管疾病等，必须及时抓紧治疗，必要时可清除病灶，以免致发眼病。

2. 已病防变　未病先防，是最理想的积极措施，因而它是预防工作的重点。但是如果眼病已经发生，则应当争取及早诊断、及早治疗，以防止眼病的发展与传变。《审视瑶函》说："目之害者起于微，睛之损者由于渐。"提出了眼病的早期治疗思想："欲无其患，先制其微。"临床上有许多眼病如果不在其开始发生、病情轻微时即抓紧治疗，延误病情，就会导致变症丛生。如沙眼经久不治，就可并发角膜血管翳、倒睫拳毛、角膜干燥混浊、眼睑下垂等症；角膜炎早期不抓紧治疗，就可发展而成角膜溃疡、前房积脓，甚至角膜穿孔等严重病情。故及时诊治眼病，是保护好视力的关键。

在及时诊治眼病的同时，还应注意调和情志，清心寡欲，少用目力，增加营养（凡病后饮食之宜忌，当视病情而定，切不可乱开忌口谱）等。正如《审视瑶函》所认为的，对于眼病"治之之法，岂独药哉！内则清心寡欲，外则惜视缄光。盖心清则火息，欲寡则水生，惜视则目不劳，缄光则膏常润，脏腑之疾不起，眼目之患即不生，何目疾之有哉？""不但目之无病，而寿亦延纪矣"。说明了安定情绪，爱惜目力，避免房劳等在眼病治疗中起着十分重要的作用。

3. 病愈防复　病愈防复，是指疾病通过治疗暂时得以基本治愈后，还应采取一些相应的措施，以防止疾病的复发。病愈防复，可从以下几方面着手：

(1)适当服药调理：服用调理性药物能调理脾胃，益气养血，增强体质。人在患急性眼病时，多用辛温香窜或苦寒清泻的药物治疗，这类药物过多或过久使用，均有使机体正气减退、脾胃受损的副作用，故急性眼病痊愈后，往往伴有机体正气的不足和脾胃运化功能的减退。因此，当这类疾病的眼部症状消失后，还应服一些调理脾胃、补气养血，或滋补肾阴、益肝明目之药物，这对于机体正气的早日恢复、脾胃功能的健运、身体素质的增强，从而防止眼病的复发，有很好的作用。

(2)定期到医院复查：定期去医院复查，不仅可以了解眼病痊愈后的情况，而且还能及时发现问题并及早诊治，这对防止眼病的复发具有重要意义。如角膜炎患者在临床治愈后，还应定期到医院用荧光素钠着色和裂隙灯显微镜检查，以防角膜上皮炎症的复发。另如视网膜静脉周围炎、葡萄膜炎、巩膜炎、视神经炎等均易复发，亦应注意定期复查。如愈后发现有眼部不适感觉或视力又开始下降，应及时到医院复查诊治。

(3)加强锻炼，调和情志，起居有节，避感时邪：体质虚弱，是易感外邪致发眼病的内在因素。眼病痊愈后，因经过了一场疾病的侵袭，多体质亏虚，气血不足。如果在病愈后不加强身体锻炼，不提高身体素质，只要稍有外邪侵袭，原患眼疾就又会被诱发而复生。

调和情志，经常保持心情舒畅，避免过度的情绪活动，也是保证眼病痊愈后不致复发的重要方面。反之，情志失常，喜怒过度，则易导致许多眼病的复发。如慢性闭角型青光眼经药物治疗眼压降至正常后，如果不注意调和情志，性情急躁，经常发怒，则很容易诱使本病急性发作。

另外，病愈后还应注意生活起居有节，劳逸适度，避免过度的体力劳动、目劳和房劳；应注意春夏秋冬四季气候变化，避免感受时邪等。这些对于防止眼病的复发，保护眼睛视力均有重要作用。

(4)注意忌口，增加营养：眼病痊愈后，嗜食生冷、五辛、热面、牛肉、雄鸡、鲤鱼等发物，有促使眼病复发的可能，因而眼病患者切忌过多服用这些辛辣发物。正如《龙树菩萨眼论》所说："不可吃生冷、五辛、芸薹、生鸡子、热面、酒醋、毒鱼、猪肉、油腻、葵、诸香菜及陈臭等物。"但眼病患者病愈后，亦切不可乱开忌口谱，应多食瘦肉、猪肝、蛋类、鱼肉、水果、蔬菜等营养丰富的食物，以增加营养，提高机体的抗病能力，从而防止眼病的复发。

附：2008年新版眼保健操

第一节　按揉耳垂眼穴及脚趾抓地。通过对头部、脚趾等局部穴位的刺激，增加全身血液循环、疏通全身经络，使孩子全身气血畅通，从而达到调节眼部的目的。

第二节　按揉太阳穴，刮上眼眶。拳起四指，以左右大拇指罗纹面按住太阳穴，以左右食指第二节内侧面刮上眼眶，从眉头开始，到眉梢为止。

第三节　按揉四白穴。先以左右食指与中指并拢，放在靠近鼻翼两侧，大拇指支撑在下腭骨凹陷处，然后放下中指，在面颊中央按揉。注意穴位不要移动，按揉面不要太大。

第四节　按揉风池穴。风池穴位置在后脑勺下方颈窝的两侧，由颈窝往外约两个拇指的左右即是。注意穴位不要移动，按揉面不要太大。

第五节　按压头部督脉穴。督脉穴是从面部人中穴到脊椎，考虑操作方便，该节只按揉从前额到脑后发髻处的一段。

【文献选录】

《备急千金要方·七窍病》："生食五辛，接热饮食，热餐面食，饮酒不已，房室无节，极目远视，数看日月，夜视星火，夜读细书，月下看书，抄写多年，雕镂细作，博奕不休，久处烟火，泣泪过多，刺头出血多，右十六件，并是丧明之本，养性之士，宜熟慎焉。又有驰骋田猎，冒涉风霜，迎风追兽，日夜不息者，亦是伤目之媒也。恣一时之浮意，为百年之痼疾，可不慎欤？凡人少时不自将慎，年至四十即渐眼昏，若能依此慎护，可得白首无他。所以人年四十已去，常须瞑目，勿顾他视，非有要事，不宜辄开，此之一术，护慎之极也。"

《秘传眼科龙木论·附葆光道人眼科龙木集》："疾病多般，皆是谋养有乖，致使眼目生患。凡人多食热物，或食五辛，喜怒无时，淫欲不节，冲寒冒暑，坐湿当风，恣意谊呼，狂情啼叫，长夜不寐，天日无闲，极目视高，凝神远望，或久处烟火，或博戏经时，拈掇多年，雕镌画绣，灯下细书，月中读书，皆能耗散精华，大能损目。更有驰骋田猎，冒涉霜雪，向日延风，昼夜不息，皆是损目之因。恣一时之快意，为目病之根源，所以疾生眼目，凡有养性之事，必须慎之，终身保息，自然无忧，永无眼目之患也。”

《医方类聚・严氏济生方》：“善养生者，养气存神，安心惜视，然后心气通畅，肝气和平，精气上注于目，则目无其疾矣。倘将养乖理，六淫外伤，七情内郁，嗜欲不节，饮食无度，生食五辛，热啖炙博，久视勤力，忧哀悲泣，皆能病目。”

（彭清华　罗跃红）

第二篇　眼科治疗

第一章 眼科常用治法

眼乃五官之一，居于人体上部及体表，其结构、功能及病理有其自身特点，又与脏腑、经络、气血等整体有着不可分割的关系，故眼病的治疗，必须内外兼治。内治对于调整脏腑、阴阳、气血失调以治本，固然重要，而外治对外障眼病和某些内障眼病有着不可替代的重要作用。正如《审视瑶函・点服之药各有不同问答论》所云："病有内外，治各不同。内病既发，非服药不除。止其流者，莫若塞其源，伐其枝者，莫若治其根，扬汤止沸，不如釜底抽薪，此皆治本之谓也。外若有翳，不点不去，物秽当洗，镜暗须磨，脂膏之釜，不经涤洗，焉能洁净。此皆治标之谓也。必须内外兼治，两尽其妙，庶病可愈矣。故曰：伐标兼治本，伐本兼治标，治内失外是为愚，治外失内是为痴，内外兼治是为良医。"万代眼科医家在内外兼治方面积累了许多经验，是中医眼科学的重要组成部分。所以强调内治，重视外治，兼顾针灸、推拿、气功等，是中医眼科治疗学的主要特点特色，在防盲治盲中发挥着重要作用。

第一节 内治法

内治法是通过内服药物，以祛除病邪，调整脏腑经络和气血阴阳的失调，调动自身抗病修复能力，从而达到治疗眼病和提高视力的目的。内治法以整体观为指导，以辨证为依据，在中医眼科治疗学中占有重要地位，是中医眼科治疗的主要给药途径，认为是治本之法，受到历代眼科医家的重视，积累了大量的内服方药。由于目病的病因、病位、病性等不同，故内治法是多种多样的。其配伍既灵活又需遵循一定的法度。在具体组方遣药时，既要立足全身辨证，又要结合局部症状和辨病，其内涵是十分丰富的。内服药物，既是内障眼病的主要治疗措施，也是外障眼病治本之法。

一、祛风清热法

本法是以辛散轻扬与寒凉清热药物为主组成。以祛除风热之邪为主要作用，治疗眼病的风热证候，是外障眼病的最常用治法之一。正如《古今医统》云："散热为治目之要"，"于苦寒剂中，而加之以辛温之药而发散之"，把疏散风热作为治目之要法，谓其组方主要是苦寒剂中加辛温发散。

祛风清热法主要适用于具有红肿热痛及眵泪涩痒等症状的炎症性眼病。多发病较急，症见胞睑红肿，湿烂痒痛，目痛畏光，眵泪交加，白睛红肿，黑睛翳障，瞳神缩小，目珠偏斜，眉骨疼痛。或伴恶风发热，头痛流涕，苔薄白不润或薄黄，脉弦或浮数等风热表证。如眼睑、结膜、角膜、巩膜、前葡萄膜、眼眶等的炎症性疾病初期，或眼外伤、过敏性眼病等，常以本法为主。风邪易犯上窍及体表，火性炎上且目病多火热，外障眼病以风热为最多见，故祛风清热法应用很广。

常用方剂有银翘散、驱风散热饮子、羌活胜风汤、金液汤、新制柴连汤、抑阳酒连散、还阴救苦汤、防风通圣散、菊花决明散、散热消毒饮等。其组方既有以辛凉发散祛风药为主者，但更多的是辛温发散祛风药配伍寒凉清热药。在具体应用时，要区分是风邪偏盛或热邪偏盛者，祛风与清热有轻重的不同；并根据病位及症状的不同，运用五轮辨证以辨明邪犯何经，如肝经风热、肺经风热、脾经风热等；体质各有差异，如素体气虚、血虚、阴虚、阳虚等；病邪有兼夹湿、夹瘀、伏火等。均应区别不同情况而选方用药，方能切合病情。外障眼病，尤其是炎性眼病，多有红赤，应用祛风清热者，当注意配伍凉血活血之品，如归芍红花散。用于黑睛翳障者，又当选加退翳明目药。风邪热邪皆阳邪，易伤阴液，辛温发散和苦寒清热药亦有伤阴之嫌，应当注意顾护阴液；苦寒清热有碍脾之虞，故前人羌活胜风汤有枳壳、白术、甘草。古人在用祛风清热法时，常加大黄以通下泻热，上病治下，如驱风散热饮子、防风通圣散等。

二、祛风散寒法

本法是以辛温发散疏风祛邪药物为主组成方剂，以祛风散寒除邪为主要作用的治疗大法，用以治疗眼病的风寒证候。尤其是目痛为主症的眼病较为常用。正如《古今医鉴》曰："世谓目病而痛，多由火热及血太过。予窃谓目病固由火热，然外无风寒闭之，目亦不病，虽病亦不甚痛。盖人感风寒，则腠理闭密，火热不得外泄，故上走窍而目病矣。散其外之风寒，则火泻而痛自止。"强调风寒与目病的关系，对当时所盛行的"目不因火则不病"的理论，颇具独到见解，对祛风散寒法在眼科的应用具有参考价值。

本法适用于眼痛较甚，畏光多泪，或伴目痒梗涩等症的外障眼病。多发病较急，眼病早期，邪未化热，症见眼痛头痛，泪多眵少，泪无热感，畏光怕风，目痒目涩，目珠偏斜，黑睛翳障，眉骨疼痛等。可伴身痛恶寒，项背不舒，苔薄白，脉浮紧或弦而不数等。多见于病毒性炎症眼病、过敏性眼病、眶上神经痛、麻痹性斜视等。如结膜、角膜、巩膜、前葡萄膜等的炎症性眼病。一般多用于外障眼病初期，若用于久病者，多为陈寒痼疾或是阳虚体质或是过早过多用寒凉所致。

常用方剂如荆防败毒散、明目细辛汤、柴胡复生汤、驱风一字散、川芎茶调散、羌活退翳散、四味大发散、八味大发散等。在具体应用时，须分清不同情况组方遣药，如以目痛甚者，可选祛风止痛药，酌加通络活血之品；目痒为主者，当选用疏风止痒药，酌加养血活血之品；畏光流泪甚者，当选用祛风止泪药，酌加解痉之品以缓解眼睑痉挛；黑睛翳障者，一般酌加解毒、退翳、活血之品；至于目痛甚，还应依其疼痛牵连的部位不同，而选用不同的引经药，如头额痛的白芷，头顶痛的藁本，眉骨痛加化痰通络药等。对于祛风散寒法治眼病，前人积累了不少经验，如《眼科奇书》的四味大发散、八味大发散。《中医诊疗要览》则常用葛根汤治疗青光眼及炎症性眼病。本法应用得当时，其效快捷。临床上以痛剧、痒甚、泪多、畏光等症为主，又无热象者，宜用本法。

三、清热解毒法

本法是以清热解毒药物为主组成，以清热解毒为主要作用，适用于眼病热毒证候的治疗方法，且日益受到眼科医家的重视。多用于炎症性眼病属热毒实证者，尤其是化脓性炎症、角膜炎症及眼外伤并感染者。症见眼睛疼痛或灼热拒按，胞肿如桃，疮疡疖肿，白睛混赤肿胀，眵泪交加，眼珠红肿突起，黑睛翳腐，黄液上冲等。或伴发热口渴，舌红苔黄，脉数等。如眼睑、结膜、泪器、眼眶、角膜的急性炎症性疾病以及眼外伤感染等，属热证者，多以本法为主。

常用方剂如黄连解毒汤、五味消毒饮、普济消毒饮、银花复明汤、银花解毒汤、通腑降黄汤等。其组方遣药时，既要针对热毒证候以清热解毒药为主，又要考虑邪有兼夹，体质各异，病位及症状有别等各种因素，进行酌情配伍。早期多配伍祛风之品以散邪和止痛消肿；消肿止痛还当伍以活血化瘀；后期又需配伍托毒排脓；夹湿者当伍以利湿之品；胞睑病、黑睛病、白睛病、眼眶病等，其用药也各有区别；体质弱者，又当兼以扶正等。本法多用于眼部疮疡，其治疗方药，既要遵循疮疡证治的“消、托、补”一般原则，又要结合眼病的不同情况。虽说目病多火热，但清热解毒之剂不可滥用，以免碍胃伤正或凝滞气血等弊端。由于对眼病病因认识上的差异，对于本法的应用，古代眼科运用较少，而现代中医眼科临床运用甚为广泛。

四、清热降火法

本法是以寒凉清热降火药物为主组成，以清除火热之邪为主要作用的治疗方法。用于眼病的实火热证。目不因火则不病，火性炎上，眼病因火热者居多，本法在眼科比较常用。

清热降火法主要适用于外感六淫化热生火，或脏腑功能失调，内生火邪，或五志化火等实火热证眼病。症见病势急重，胞睑红赤焮热肿胀，头目痛甚，眼痛拒按，畏火羞明，泪热眵稠，视力骤降，白睛混赤或抱轮红赤，黑睛翳厚或溃陷，黄液上冲，瞳神缩小或散大，目珠高突，转动受限。常伴有口渴欲饮，便结溲黄，舌红苔黄，脉数实等实热之象。多用于重症角膜炎、重症结膜炎、巩膜炎、葡萄膜炎、眼内炎、全眼球炎、急性视神经炎、眼眶急性炎症、急性闭角型青光眼、眼外伤感染等。

常用方剂如龙胆泻肝汤、黄连解毒汤、四顺清凉饮子、竹叶泻经汤、清脾散、退红良方、退赤散、黄连天花粉丸、龙胆芦荟丸、泻肝汤、泻肺饮等。在具体组方选药时，首先依其病变部位的不同，运用五轮辨证，分辨邪犯何经何脏，如黑睛病变及目系、黄仁等部位的病变，多责之肝火，当清肝泻火；胞睑、眼眶病变多为脾胃火热，宜清脾泻胃火；白睛病变为肺火，应清肺经之火；两眦病变与心火有关，治当清心火。还应区分外眼病与内眼病，化脓性炎症与非化脓性炎症，火热之邪是在气分还是血分等不同情况，选用相应的方药。火热犯目，常有红赤肿痛及畏光流泪，常应配伍凉血活血、祛风发散之品，以利消肿退赤止痛，尚可防其寒凉凝滞气血。对外眼病及急性炎症性眼病，急性闭角型青光眼等，运用清热降火法时，宜酌情配伍辛散祛风之品，十分重要，既能顺应目为上窍，药宜升浮之性，同时也可因势利导，发散火邪，是祛邪之需，如泻青丸之用羌活、防风，《秘传眼科龙木论》之泻肝汤用防风、细辛，黄连天花粉丸之薄荷、川芎、菊花，故经曰火郁发之，眼科方剂中很少有不用辛散药的清热泻火剂。眼病火盛者，寒凉直折固然重要，辛散达邪亦常配伍，然而釜底抽薪也备受重视，是祛除病邪与有害物质的又一途径。尤其是病势急重，局部症状重，体质壮实或兼便结者，往往加大黄、桃仁等泻下降火，甚者加芒硝荡涤实热火邪。对于感染性炎症，用清热降火时，配伍解毒之品，利于清除火毒。火热之邪易伤阴液，应用清热降火法，佐以养阴凉血之品，有利降火，如《银海精微》的五泻汤，《审视瑶函》的退热散等。对于黑睛疾病应用清热降火法，需配伍退翳消障药，以便火热除，翳障消。正如《张氏医通·目疾统论》曰：“虽翳自热生，然治法先退翳而退热，若谓热极生翳，先去赤热，则血为之冰，而翳不能去矣。”运用本法时，勿使寒凉过早，亦忌寒凉过多，中病即止，以免损脾碍胃伤正，目病难愈。《审视瑶函·内外二障论》云：“治火虽云苦寒能折，如专用寒凉，不得其当，则胃气受伤，失其温养之道，是以目久病而不愈也。”故张子和曰：“能治火者，一句可了。”但用好寒凉降火一法，并非易事。

五、泻下降火法

本法是用通导大便和清热泻火药物为主的配伍组方，以排出燥屎及有害物质，荡涤实热火毒与瘀血，减轻上部反应，止痛退赤为主要作用的治疗大法，用以治疗火毒炽盛，里实秘结，瘀滞内停的眼病。

泻下降火法主要适用于火毒炽盛，实热蕴结，体质壮实者，多为感染性炎症性眼病的严重阶段。症见头目剧痛，痛而拒按，胞肿难睁，畏热羞明，泪热眵多，白睛混赤肿胀，黑睛溃烂翳腐，黄液上冲，瞳神紧小或散大，珠突胀痛，突发失明，眼部疮疖肿痛等。常伴有口渴喜饮，大便秘结，腹胀腹痛，舌红苔黄，脉数实等里实热结证。常用方剂如芍药清肝散、泻肝散、泻脑汤、通脾泻胃汤、眼珠灌脓方、防风通圣散、凉膈连翘散、内疏黄连汤等。眼科运用泻下降火法，与内科的攻下法有别，极少单用通里攻下之剂，而是依其症情、体质及眼病自身特点进行恰当配伍。最常用的是泻下通里药与清热降火解毒药、祛风散邪药的配伍，如泻肝散、芍药清肝散即是。红肿痛甚或疮疡者，尚需配活血凉血，消肿止痛，解毒医疮等。内障眼病而视物模糊者，应用本法还需选加清肝明目之品。外障眼病初起，尤其是黑睛翳障初期，没有具备明显里实热结者，不宜过早使用泻下剂，以免引邪陷里或冰伏翳障。而翳障中期，里热壅盛或有黄液上冲者，又非泻下通腑不足以降其上炎邪火。至于出血性眼病及绿风内障等，酌情应用泻下之品，对于减轻上部压力以止血止痛，甚为有利。但年老体弱，幼儿孕妇，新产血亏，病后津伤等，不宜轻用泻下。况且泻下剂大都易损伤脾胃，耗津伤正，得效即止，不可贪功。

六、滋阴降火法

本法由甘寒滋阴与寒凉降火药物为主组成方剂，用以滋阴液降虚火，治疗眼病的阴虚火旺证。是炎症性眼病中后期的常用治法。眼乃上窍，功能独特，内有滋目之真血真精，还有神膏神水，富含阴液；且风邪火邪皆为阳邪，易袭上窍，易伤阴耗液，目病阴虚火旺者多。《景岳全书·卷二十九》云："凡病目者，非火有余则阴不足耳。"故本法比较常用。症见眼目干涩，视物昏花，萤星满目，眼前黑花飞舞或似云雾飘荡，或眵干泪少，眼睛痒涩，白睛淡红或暗红而有结节，赤脉稀疏或抱轮微赤，黑睛翳面洁净，瞳神干缺，或眼内出血、渗出、充血等，或年老体弱之人，或病久阴亏，或病程长而反复难愈。伴有五心烦热，颧赤唇红，盗汗遗精，失眠多梦，腰膝酸软，口燥咽干，舌红少津，脉细数等阴虚内热之象。多用于结膜、角膜、巩膜、虹膜睫状体等的炎症性疾病的中后期，眼底病中的炎症性疾病及出血者。常用方剂如滋阴降火汤、知柏地黄汤、养阴清肺汤、清肾抑阳丸、滋阴地黄丸、连柏益阴丸等。

滋阴降火法的组方遣药，需依其不同的病位，区分是何脏阴亏致虚火扰目，如白睛病变多为肺经虚火，黑睛翳障多为肝经虚火，两眦赤涩疼痛多为心经虚火、瞳神疾病多为肾经虚火。还要结合局部病理改变，如翳障、结节、渗出、水肿、充血、出血、退变等的不同，选用不同方药。同是瞳神疾病，出血性疾病与炎症性眼病用药亦不尽相同。

滋阴药易滞气碍胃，使用时当注意顾护脾胃；滋阴药有留邪之弊，往往需结合祛邪之药，如外眼炎症性疾病，常需依其症状不同，分别佐以祛风清热、凉血活血、退翳明目等药；尤其是要恰当处理滋阴与祛湿的关系，临床上常有阴虚火旺型眼病，又有眼底的水肿、渗出或是玻璃体混浊，或是有角膜水肿等，这种情况下，既要滋阴降火，又要淡渗祛湿，方能切合病情，加强上述组织的水液代谢，有利于混浊水肿的消除。

滋阴降火法的临床应用，历来受到眼科医家的重视，在眼科治法中有重要地位。故而《审视瑶函·内外二障论》曰："一肾水而配五脏之火，是火太有余，水甚不足。"

七、祛 湿 法

本法是用祛湿化浊利水药物为主组方，以祛除湿邪为主要作用的治疗方法。用于内外障眼病的湿浊上泛者。眼睛为多水多液的器官，有其高度透明的屈光间质，易致水肿和混浊，故常需利水渗湿，且不少祛湿药有明目作用，可能是通过加速水液的排出，恢复其屈光间质的透明性，而达到明目的目的。临床上多用于渗出性炎症性内眼病及病程冗长的外眼炎性疾病，以及过敏性炎症。症见胞睑浮肿，痒痛湿烂，眵泪胶黏，白睛污黄，黑睛雾浊，或翳如虫蚀、翳如腐渣，神水混浊，瞳神缩小或边缘如锯齿，视物模糊，视物变形，眼前黑影，视网膜渗出、水肿等。病程缠绵，或久处湿地，或暑夏之季。一般起病较缓，夹风火者，起病亦急。多见于眼睑、结膜、角膜、葡萄膜、视网膜等的炎症性疾病及玻璃体的混浊等。病变性质以糜烂、渗出、水肿、混浊为主，可伴有体倦身重，胸胁疼痛，腹胀纳呆，泛恶便溏，苔滑厚腻，脉濡等湿盛的症状。常用方剂有三仁汤、五苓散、甘露消毒丹、除湿汤、猪苓散。

祛湿法的配伍运用，既要区别内障眼病与外障眼病，炎症性眼病与非炎症性眼病，区分眼病的不同病理及症状；还要视其湿邪的兼夹和病理机制的不同，酌情组方用药。湿久易化热，亦可是湿邪兼热，故多配伍清热燥湿药；外眼炎症，多有痒痛眵泪，又需配伍祛风散邪之品；湿久滞气，由气而血，常配伍理气活血药；湿盛常与脾失健运有关，又宜兼以健脾祛湿。就祛湿药的选用，眼科亦有其独特性，首先是眼乃上窍，药宜轻扬，故辛散祛风除湿药常用于眼病湿证，使湿邪从表解，尤其是胞睑、白睛、黑睛病更是如此；其次眼科祛湿，非常重视渗湿利水药的应用，如猪苓、泽泻、车前子、地肤子等利水明目之品，甚是常用，有水肿混浊者，更是如此；只有湿困中焦之症状明显者，方选用芳香化湿或苦温燥湿药。《银海指南·湿》云："风药可以胜湿，燥药可以除湿，淡药可以渗湿，泄小便可以引湿，利大便可以逐湿，吐痰涎可以却湿。湿而有热，苦寒之剂燥之；湿而有寒，辛热之剂燥之。至于脾肾皆虚，水溢为病，则须培土填精，标本兼治。"

祛湿药有耗液伤阴之弊，养阴药亦常留湿，阴虚兼湿或湿热伤阴者，治疗用药时应当酌情处理好养阴与祛湿的关系，常需二者兼顾，孰轻孰重，大宜慎之。

八、化 痰 法

本法是用祛痰化饮药物为主组方，以消除痰饮为主要作用的治疗方法。用于眼病的痰饮上泛者。症见视物模糊，眼睛酸胀，偏头痛，眉骨痛，眼前黑影，视物变形，目珠偏斜，胞轮振跳，瞳神散大，眼部肿块结节，眼底渗出质多，或有机化、结节、变性，网膜不洁，血管瘀阻。如青光眼，视网膜脉络膜病变，玻璃体混浊，麻痹性斜视，眶上神经痛等。多伴有体肥身胖，精神抑郁，头晕目眩，多梦纳呆，咳吐痰涎，苔滑腻，脉滑等。风痰阻络或风火痰扰者，起病多急；痰湿上蒙，痰气郁结，痰凝血瘀者，起病较缓，病程也长。怪病多由痰作祟，疑难慢性眼病，多从痰从瘀论治。常用化痰剂有二陈汤、温胆汤、化坚二陈丸、涤痰汤、正容汤、导痰汤等。

痰之与饮，异名同类，因湿所生，临床上化痰饮与祛水湿常常相伍为用，如三仁汤的杏仁、法半夏，二陈汤的茯苓，平胃散与二陈汤合用等。且痰与瘀，痰与气，痰与风，痰与火，关系密切，常相兼为害，故在临床上，化痰祛瘀，化痰理气，化痰祛风通络，清热化痰等，均为常用配伍形式。顽痰及眼内机化结节者，又需配伍软坚散结之品，如昆布、海藻、鸡内金、山楂、牡蛎等。化痰药有寒温之别，临床上宜酌情选用。湿痰者宜温药以燥湿化痰；痰而有热者，又当凉药以清热化痰，前者如法半夏、制南星，后者如瓜蒌、贝母。燥湿化痰药有伤阴之弊，故阴虚夹痰者，可在养阴润燥的基础上，选用贝母、瓜蒌、法半夏等化痰之品。

九、止 血 法

本法是用止血药物为主配伍组方，以制止眼部出血的治疗方法。用于眼内出血的早期。一切以出血为主症的眼病，在出血没有停止之前，血色鲜红，视力仍不断下降，有继续出血趋势者，均可酌情应用止血法。常见者如结膜下出血、前房积血、玻璃体积血、脉络膜视网膜出血等。常用方剂如十灰散、宁血汤、生蒲黄汤、祛瘀汤、归脾汤等。《审视瑶函》所论目赤四症，其中有三症论出血，用方有分珠散、宣明丸、坠血明目饮、退赤散、落红散等。

应用止血法，不可见血治血，盲目用止。首先应辨别全身病所致出血，还是眼部疾病的出血，前者治疗全身病为主，后者方可言治目；且应辨明导致出血的原因，做到清源与塞流相结合。眼部出血的常见原因，不外乎因火（实火、虚火、肝火、胃火）、因瘀、气病（气逆、气虚）、外伤等。从临床实践看，眼部出血因火热入血者为多。选方用药时，应针对不同原因，采用不同方药，既应辨证，也要辨病，对血管阻塞及外伤所致出血，止血药不宜多用。对于玻璃体积血性混浊，根据古人治云雾移睛用猪苓散的经验，采用滋阴活血利水之法，有利于积血的清除吸收。

处理眼内出血时，需结合眼部出血特点，因眼内无窍道直接排出，吸收消散难而易于留瘀，瘀留目内则变症丛生，后患无穷；眼内出血不像体表四肢能机械的直接止血，故止血不易；眼部组织脆弱而脉络丰富，因而易于再出血。在眼科应用止血法时，必须考虑其“两难二易”的特点，组方遣药时注意止血而勿忘留瘀之弊，化瘀而勿忘再出血之嫌，止血与化瘀的关系要处理恰当，不可偏执。还应注意清心宁神以利止血，如山栀仁、连翘、生地黄、夜交藤等是止血剂常用药。

十、活血化瘀法

本法是用活血行气、化瘀通脉药物为主组方，用以通利血脉、促进血行、消散瘀滞的治疗方法。适用于眼部血瘀证。眼病治血，受到历代眼科医家重视，古人强调治眼病，调血顺气为先，行血为治目之纲，恶血必归肝，而肝开窍于目，眼病血瘀证多见，活血法是中医眼科治疗学的重要组成部分。故《审视瑶函·开导之后宜补论》曰：“夫目之有血，为养目之源，充和则有发生长养之功，而目不病，少有亏滞，目病生矣。”《银海精微》及《银海指南》等眼科古籍均非常重视活血药的应用。

凡眼部胀痛，红肿青紫，肿块结节，组织增生，眼内渗出、水肿、出血、缺血、机化、萎缩、变性、血管痉挛或扩张或阻塞、屈光间质混浊、眼外肌麻痹、外伤及手术后等，其病机均与血瘀有关，均可酌情应用活血祛瘀药。常用方剂有桃红四物汤、血府逐瘀汤、通窍活血汤、行血散、归芍红花散、破血红花散、破血汤、祛瘀汤、清上瘀血汤、大黄当归散、川芎行经散、补阳还五汤等。

眼病有瘀者，致瘀原因各不相同，症情各异，缓急轻重有别，活血药作用各有短长，故宜区别不同病情，选用不同方药，进行恰当配伍。如兼气滞者，用血府逐瘀汤；兼气虚用补阳还五汤；兼风热者，用归芍红花散、川芎行经散；兼热毒之邪，以大黄当归散、清上瘀血汤；陈旧出血者，可用祛瘀汤配伍养阴利水、软坚散结药；渗出多或瘀滞日久或结节、机化等，需配伍化痰散结药；萎缩、退行性病变者，多为虚中夹瘀，或是病久长服活血剂者，均需配伍益气血、补肝肾之剂；血管阻塞或眼外肌麻痹，常应配伍化痰通络之品。某些有出血倾向的眼病及易于复发的出血性眼病，虽有瘀血之征，应用本法亦宜慎重，以免导致出血。眼部的某些组织其结构（缺乏血管或血管特别丰富）和生理具有特殊性，如角膜、巩膜、玻璃体、葡萄膜、视网膜及血管、视神经、眼外肌等，缺乏血管者，需用活血药加强血液供应，血管丰富者，易致局部的瘀滞，亦需用活血药改善其血液循环以消瘀滞，故其病变过程中，始终要注意应用活血药。

十一、疏肝理气法

本法是用解肝郁、畅气机、调脏腑的药物为主组方。用以调理气机，消散郁滞，养肝和血；平衡脏腑，恢复和增加抗病修复能力，从而达到治疗眼病的目的。适宜于肝气郁结而致气机不畅，目窍不利的眼病，无论是因郁而病，或因病而郁，均应疏肝解郁。症见眼目胀痛，视物昏朦，或突然失明，视物变形，视物变色等。多兼有精神抑郁，或情绪紧张，或情志急躁，或忧愁善感，或胸胁胀闷，乳房胀痛，不思饮食，月经不调等。用于如视神经、视网膜及其血管疾病，慢性葡萄膜炎症，青光眼，视疲劳，非器质性眼病的目胀痛等，尤其是眼底病恢复期及久病不愈者。目为肝窍，肝气通于目，肝气和畅则玄府通利，神光发越无阻，肝气不和或郁滞，可致目中脉道阻滞和经气不和，神光不得发越，故眼科临末上，疏肝理气解郁法应用较广，受到历代医家的重视。如《审视瑶函·内外二障论》谓治目病“惟以宽中开郁，顺气消痰，滋阴降火，补肾疏风为主”。把开郁顺气列为眼科主要治法之一。对于解郁法，清代医家顾锡有独到的认识，所著《银海指南》有七情总论、气病论、郁病论等专论郁证及郁证治疗的篇章。其观点是认为由于七情者难治，志意平和则勿药有喜，不必乞灵于草根树皮。认为无论因郁而病或因病而郁，患是症者，宜自为节制，妙药难医心上病。说明眼病因郁者，应当注重精神上的疏导，不能单纯依赖药治。

本法常用方剂如柴胡疏肝散、逍遥散及其众多加减方，疏肝解郁益阴汤等。因久病多兼瘀，气郁亦常致血瘀，故解郁疏肝常配伍活血化瘀药；内障多虚，久病多虚，解郁法宵与补益法同用，如舒肝解郁益阴汤；目病多火，气郁易致化火，故解郁法常需配伍清火，临床上丹栀逍遥散比逍遥散更为常用，甚至再加知母、黄柏；视网膜水肿、渗出者，又常配伍利水祛湿化痰之品；兼有出血者，还应配伍凉血止血药物。

十二、平肝潜阳法

本法是用平肝息风和滋阴潜阳药物为主组成，以平衡阴阳，用于治疗肝阳上亢所致眼病。症见头目胀痛，头晕耳鸣，烦躁失眠，面红烘热，视物昏花或视力骤丧，或视物难持久，白睛赤脉粗大，瞳神散大，眼压增高，目珠偏斜，眉骨胀痛，视盘充血肿胀，视网膜动脉细而反光强，静脉怒张或血管阻塞，视网膜有出血、渗出、水肿或是缺血状态等。多见于视神经及视网膜的炎症，视网膜血管病，青光眼，视疲劳，斜视等。常用方剂如镇肝熄风汤、天麻钩藤饮、平肝熄风汤、养肝熄风汤、平肝潜阳汤等。

应用平肝潜阳法，需根据不同病症进行配伍，如出血者，需伍以凉血止血；血管阻塞者，多结合化瘀通络；斜视者，需配伍祛风通络化痰；阴血亏虚者，应当养阴益血以平衡阴阳。平肝潜阳的组方遣药，还应根据其平肝潜阳药物的各自特长，分别选用，有的能镇惊安神，有的能明目，有的可清肝热，有的能退翳障。如肝火上炎者，可选用有清肝作用者；角膜病或白内障，常选用有退翳消障作用的平肝药，而那些具有明目作用的平肝药，内障眼病视物模糊者，常被选用。平肝潜阳药，或是金石介类，或是性味寒凉，脾胃虚弱者应慎用。

十三、益气养血法

本法是用具有补气养血作用的方药，治疗眼病气血亏虚证的方法。主要适用于眼睫乏力，常欲垂闭，上胞下垂，胞虚如球，视物昏花或不耐久视，黑睛翳障，翳面洁净，溃陷难敛，眼底组织退行性变或萎缩，眼内出血量少而反复发病者。如视疲劳，上睑下垂，角膜溃疡，老年性白内障，视神经萎缩，视网膜脉络膜病变，视网膜脱离，视网膜色素变性，开角型青光眼，缺血性视神经病变，黄斑变性及黄斑部出血等。多为慢性病或急性病恢复期，常伴有神倦乏力，少气懒言，动则汗出，面色少华，心慌心悸，爪甲淡白，舌淡脉虚等气血亏虚的全身症状。目得血而能视，气脱者目不明，神光有赖真气真血真精的滋养，方能明视万物，气血对于眼目至关重要，补益气血是中医眼科重要治法，可增强机体抗病修复能力，消除或减轻某些眼病发生发展的内在原因，促进视网膜视神经功能的恢复，达到治愈眼病和减少复发的目的。

补益气血的常用方剂有八珍汤、人参养荣汤、补中益气汤、归脾汤、助阳活血汤、参苓白术散、黄芪人参汤、当归补血汤等。本法临床组方遣药时，既要区别内障眼病和外障眼病的不同，还应兼顾眼局部病理改变的不一样，进行相应的配伍。同时，眼病纯虚者少，多为虚实夹杂，故眼科用补，每多选加祛邪之药，如化痰祛湿，祛风清热，明目退翳，活血通络，软坚散结等药物，常常与补益气血法进行配伍应用。古代眼科尤重视补血和健脾胃，如《原机启微》就有较多用四物汤加味的方剂，即是目得血而能视理论的具体应用。脾胃为生化之源，健脾胃是补益气血的重要措施。如《脾胃论·卷中》曰："血虚以人参补之，阳旺则能生阴血也。"眼科临床上的气血亏虚，有偏于气虚或偏于血虚的不同，补益时应有所侧重，如神倦乏力，眼睫乏力，常欲垂闭，舌淡胖嫩者，是偏气虚，重在益气；如眼目干涩，视物昏花，心悸失眠者，偏于血虚，重在养血。但二者又常相互为用，补血需益气，补气需益血。

十四、补益肝肾法

本法是以补养肝肾的药物为主组成，治疗眼病的肝肾亏虚证的方法，是眼科常用治法。尤其是治疗内障眼病恢复期的主要治疗方法，受到历代眼科医家的重视。肝受血而能视，肝开窍于目，肾主藏精，瞳神属肾，肾水神光，最灵最贵，故正常的精明视物，离不开肾精肝血的濡养，而补益肝肾是内障眼病明目的重要方法。肝肾亏虚者，症见目少神光，视物昏花，眼前黑影，视物变形，神光自现，萤星满目，冷泪常流，眼内干涩，黑睛翳障后期，瞳神淡白，瞳神散大或干缺，眼底退变、萎缩。如角膜溃疡恢复期或反复难愈而红痛不显、眵泪很少，功能性溢泪，白内障，青光眼，视神经、视网膜、脉络膜炎症后期等。多伴头昏耳鸣，腰膝酸软，梦遗滑精，失眠健忘，舌淡少苔，脉细弱等肝肾不足之全身症状。常用方剂如杞菊地黄丸、石斛夜光丸、四物五子丸、三仁五子丸、加减驻景丸、补水宁神汤等。肝肾乃母子关系，精血同源，精血均为滋目之源。但肾精与神光关系极大，内障眼病，常常肝肾同补，对于明目增视，则尤重补肾。故明·赵献可认为，治目者以肾为主，目虽肝之窍，子母相生，肾肝同一治也。《医宗必读》亦说："东方之木，无虚不可补，补肾即所以补肝。"内障眼疾，甚难速愈，需缓以图功，精血之充，须假以时日，眼病用补，少用温补，慎用燥热药，亦勿过于滋腻，平补为佳。温补则易耗阴升火，滋腻太过则碍脾而生机不旺，用药时需兼顾脾胃以健后天，如《兰室秘藏·眼耳鼻门》云："凡医者不理脾胃，及养血安神，治标不治本，是不明正理也"。杞菊地黄丸之茯苓、怀山药即有健脾之用意。诸子明目，补肾明目增视多选子类药。肝肾精血亏损，补益固然重要，精血要能上注，目始得其濡养，补益剂当少佐理气活血之药，补而不滞，静中有动，以利精血上注畅达于目，加减驻景丸中用乳香即是此意。明目增视，补益肝肾的同时，还需配伍养心宁神之品，如古方三仁五子丸用酸枣仁、柏子仁等。补益扶正时，若兼余邪者，还需结合祛邪之品。

十五、软坚散结法

本法是用软坚散结的药物与化痰、祛瘀的药物为主，配伍组方，以消散痰瘀结滞，治疗眼部机化、结节、肿块等病症的方法。

软坚散结法主要适用于各种内外障眼病，具有气血凝滞、痰瘀互结而成为有形之物者。如胞睑痰核肿块，白睛结节隆起或赤白膜障，眼内陈旧积血或机化条膜形成，或血管阻塞，或陈旧渗出多者。常用药物如昆布、海藻、海浮石、牡蛎、僵蚕、贝母、鸡内金等。临床组方选药时，应根据不同病变区别用药，病在血分者，配伍行气活血化瘀药；痰凝所致者，当选用化痰消滞药；阴虚而津液不足者，则当配伍养阴增液之品，以利结块软化而助消散，尤其是眼内机化和渗出者，更应注意养阴。应用软坚散结法者，多为慢性眼病和顽症，病程多冗长，尤其是内障眼病，往往有虚的一面，且久病多郁，故应注意配伍解郁和补虚，而补虚以补益肝肾和补益气血为主，常常是在补益之剂中加软坚散结药。

十六、退翳明目法

本法是用具有消障退翳作用的方药，以促进黑睛翳障的消散，减少瘢痕的形成，恢复黑睛晶莹之性，达到增加视力的目的，是中医眼科特有的内治方法。适宜黑睛新翳欲转老翳的恢复期。至于黑睛新翳的初、中期，邪气尚盛，此时治疗当以祛邪为要，祛邪即能退翳，酌情选加退翳药即可，并非退翳明目法为主，非本法适应证。而黑睛翳障老定经年日久者，内服药治实难有效。故《证治准绳·七窍门》认为“滑涩沉深及患久者，虽极治亦难尽去。”并指出：“珠上必有白障，如鱼鳞、外圆翳等状，终身不能脱。”《目经大成》亦认为此种情形“不必言及医药”。退翳明目法需用之适时，最宜于角膜炎恢复期邪气已衰者。此时期风热毒邪渐除，新翳不再发展，翳面开始修复，适时应用本法，因势利导，旨在帮助和促进角膜混浊的吸收，减少瘢痕的形成，尽可能恢复其透明性，增加视力才有可能。临床经验证明，这种修复是一个相当长的过程，需坚持服药，日久方能收到翳退目明的效果。

角膜炎恢复期，常历经疗治，往往虚实夹杂，使用本法退翳，需依其不同症情，恰当配伍。首先考虑的是病至后期，阳邪伤阴耗液，加之角膜本身营养供应差，当以养阴益血，如当归、生地黄、麦冬、石斛、枸杞等；还可有风热湿邪未尽，可酌情选用防风、羌活、黄连、车前子、木通，用羌防者，尚有升发退翳之用意；活血之使用亦属必要，如红花、苏木、桃仁、丹皮等，有利于加强角膜的营养和加强代谢而减少瘢痕的形成；翳陷难敛者，可用黄芪、党参之类益气敛疮；退翳明目药可选用白蒺藜、乌贼骨、蛇蜕、蝉蜕、木贼等；胃纳不佳者，神曲、山楂、麦芽、青皮之类可选用。虽说退翳明目法仅宜于角膜炎恢复期，而退翳明目药则不但用于黑睛翳障，更常用于屈光间质的混浊乃至影响视力的所有内障眼病，适当加用，旨在明目。

为便于叙述，虽说内治分为16法，但临床应用时，因往往邪有兼夹，体质各异，病位及症状不同，配伍亦需多样化，很少单独应用某一治法，而多需几法配伍使用，方能切合病情需要。这既是眼科内治法的特点之一，也充分体现了一法之中，八法具矣，八法之中，百法具矣的治疗学观点。

【文献选录】

《银海指南·兼症总论》:“医虽有专科,而病则无专病。有专科则其术精,无专病则其症杂,……使患目之人,并入光明之域,必须博考诸家,临症乃能措手也。古人立法,互有不同,有偏于寒者,有偏于热者,有偏于攻者,有偏于补者。熟究深思,化其偏而得其全,则法皆尽善矣,……专其心,专其力,斯得专其艺。”

《银海指南·用方法》“病情百变,方难胶一,故有一方之中,寒热并用,攻补并用,……治谢某火旺水亏,宜用六味丸,但目有星障,不宜酸敛,因去萸肉加女贞而病除,……但天下之病无穷,古人之方不能尽其变态,则因证立方,当抒独见。”

《银海指南·用药法》“罗谦甫治一妇,肝脾郁结,午前用补中益气汤下六味丸,午后用逍遥散下归脾汤,此气血并治之法也。尝治沈某,目红壅肿,眵泪如脓,口干唇燥,小便赤涩,此一水不能胜五火也。乃以六味汤下青宁丸,火清而水亦壮。姚某右目为苗叶刺伤,白障满泛,疼痛不止,当以活血为本,治气为标,乃朝用四物汤加苏木、红花、乳香、没药、䗪虫以行其血,夕用沉香越鞠丸,以通其气。李某两目赤障,昼则时痛时止,此阳不和也,乃朝用香砂六君子以和其阳,然上焦郁气未通,再用嗃鼻碧云散以达其气。马某两目赤翳,夜则时痛时止,此阴不和也,余用补肝散合四物汤以和其阴,然浮火上升,不可不降,再用熟地附子,捣烂涂涌泉穴,以降其浮游之火。刘某两目昏眊,胸膈郁闷,无事生怒,此肾水不能生肝木也,余用左归饮下越鞠丸,则壮水之中兼解其郁。凡此阴阳互济,气血并调,虚实兼治诸法,不能遍举,略举数条,以待学者隅反。或曰:何不合一汤以治之。余曰:不然,用药如同用兵,譬如两支兵合路而来,则合师以剿,自可奏效。若东一支兵,西一支兵分路来犯,若合师以剿,东驰西走,力不能专,何如分师进取,各奏成功。然而奇正相生,各存乎人,总期变通尽利。”

《审视瑶函·用药寒热论》:“用药如用兵,补泻寒热之间,安危生死之所系也,可不慎与?虽云目病非热不发,非寒不止。此言夫火之大概耳,内有阴虚、冷泪、昏渺、脱阳等。岂可独言是火,而用寒凉也。今之庸医,但见目病,不识症之虚实寒热,辨别气血,惟用寒凉治之。殊不知寒药伤胃损血,是标未退而本先伤。至胃坏而恶心,血败而拘挛。尚不知省,再投再服。遂令元气大伤,而变症日增。必虚寒之症已的,始可投以温和之药,否则,有抱薪救火之患。设是火症,投以热药,其害尤速,不可不慎。大抵燥赤者清凉之,炎秘者寒凉之,阴虚(疑阳字之误)者温补之,脱阳者温热之。然热药乃回阳之法,寒药乃救火之方,皆非可以常用者。外障者养血去障,内障者滋胆开郁。故治火虽用芩连知柏之类,制之必以酒炒,庶免寒润泄泻之患。而寒热补泻之间,又宜谅人禀受之厚薄,年力之盛衰,受病之轻重,年月之远近,毋使太过不及,当于意中消息,如珠之走盘,如权之走秤,不可拘执,是为良医。”

《审视瑶函·内外二障论》:“久病生郁,久郁生病。今之治者,不达此理,俱执一偏之论,惟言肝肾之虚,止以补肝肾之剂投之。其肝胆脉道之邪气,一得其补,愈盛愈蔽,至目日昏,药之无效。良由通光脉道之瘀塞耳,……肝肾无邪,则目决不病。专是科者,必究其肝肾果无邪而虚耶,则以补剂投之。尚正气虚而邪气有余者,必先驱其邪气,而后补其正气,……然今之业是科者,煎剂多用寒凉以伐火,暂图取效,点药皆用砒硇以取翳,只顾目前。予观二者皆非适中之治,亦非仁术之所宜也。故治火虽云苦寒能折,如专用寒凉,不得其当,则胃气受伤,失其温养之道,是以目久病而不愈也。至于药之峻利,夫岂知眼乃至清至虚之府,以酷烈之药攻之,翳虽即去,日后有无穷之遗害焉,良可慨也。予业岐黄,朝夕承先大人庭训,附以管见。订制煎剂点药,虽非适中之治。然亦不越于规矩准绳之外也。所用煎剂,惟以宽中开郁，顺气消痰，滋阴降火，补肾疏风为主。点药专以去翳明目为先，……治人之目，必抱兢业之心，至病目者，愈当小心禁戒，即如劳神酒色忿怒诸事，并宜捐弃。”

第二节　外　治　法

眼科外治法是指采用药物的或非药物的治疗措施，在外部进行施治的方法，是与内治法相对而言。其方式方法多种多样，其适应范围和内容十分广泛，有用药物制成各种剂型施于眼局部者，如眼药水、眼药粉、眼药膏、药物煎水熏洗、药物捣烂外敷等；还有用器械对眼部施治者，如钩割、针法、劆洗、熨烙等，均属眼的局部治疗，是眼科外治法的主要内容。此外，还有非对眼睛局部的治疗措施，如摩顶法、发泡法、搐鼻法、药枕法、按摩法、针灸法、穴位注射等。本条只讨论传统的眼科外治法，不包括针灸、按摩乃至现代手术疗法。

整体观认为，外病需要内治，内病亦可外治。经言内者内治，外者外治，眼睛乃体表居上部的器官，生理病理上与内在脏腑密切有关，眼病治疗虽然强调内治，更是重视外治，内外兼治是中医治疗眼病的原则，故外治法是中医眼科治疗学的重要组成部分，受到历代眼科医家的重视，积累了许多宝贵的经验。早在《淮南子》和《神农本草经》就记载了眼病外洗的常用药物，如秦皮、黄连等。《中藏经》和《华佗神医秘传》，就记载有眼科外用药和处方。《肘后备急方》亦有不少眼科外用方。晋代已能手术割目瘤，至唐代已能置换假眼，在《外台秘要》与《备急千金要方》，总结了唐以前的眼科外治学经验，不但有眼科药物的外治经验和多种剂型，如散剂、膏剂、水剂、洗剂、熨剂、枕剂等，对非药物疗法也记述颇多，标志着眼科外治法，在唐以前已有相当高的水平。至宋元明清时期，中医眼科外治法有长足的发展，如《秘传眼科龙术论》、《证治准绳》、《原机启微》、《银海精微》、《审视瑶函》、《目经大成》、《张氏医通》、《秘传眼科纂要》等古典医籍，均从不同方面，对中医眼科外治法的完善和丰富作出了较大的贡献，其记录了很多外治学经验，是我们研究眼科外治法的宝贵资料。由于历史的原因，尚有大量的眼病外治方面的宝贵经验散存于民间，有待于发掘、整理和提高，并加以推广，这将是一项很艰巨而又有潜力工作。

眼科局部治疗，能使药物直接作用于眼的病灶处，或用手术直接施治于病变部位，具有用药量少而局部浓度高，全身副作用少，能充分发挥药效或用手术方法去除病灶而作用快，疗效较好等优点。常能收到内服药治不能替代的效果。《审视瑶函》喻之为“物秽当洗，镜暗须磨”。临床应用十分广泛。某些外障眼病，单用外治法亦能愈病，有些眼病还可以几种外治方法同用。外治法也常与内治法配合使用，整体与局部兼顾，标本同治，相得益彰。

一、点　眼　法

点眼法是将眼药制成粉剂，直接点于眼部或病灶处的方法。是古代眼科外治法的常用剂型和给药方法。

具有作用时间长，给药次数少，能直接置于病灶处，性质较稳定而不易变质，便于保管和携带等优点。适用于眼睑皮肤炎症，翼状胬肉，结膜炎，巩膜炎，角膜溃疡恢复期，角膜宿翳，虹膜睫状体炎，白内障，青光眼等。

多由祛风解毒、收湿敛疮、活血化瘀、退翳明目等药物组方制成，常用者以矿石贝壳类药物为主。以消毒过的眼用小玻棒，挑蘸适量药粉，医生用手指轻轻撑开上下眼睑，将药粉置于大眦处，嘱患者闭目片刻。若用于胬肉翳膜者，可将药物置于病变处，更能集中药力。眼用粉剂，要求无菌制备，其细腻程度是，必须过200目筛，以置舌上毫无渣涩之感，点入眼内清爽舒适为宜，常以小瓶分装密封以贮存备用。点药粉时，一是量不宜多，玻棒头部必须光滑，点时勿要触伤黑睛。现在亦有将粉剂在临用前溶于眼药水中滴用者。

二、滴 眼 法

滴眼法是将药物制成水溶液、油溶液或混悬液，直接滴于眼睛局部的治疗方法。是目前眼科外治法中最常用的给药途径，尤以水剂最为常用。具有简便易行，节省药物，易吸收，作用快，患者易接受等优点。

适用于外眼炎症性疾病，虹膜睫状体炎，青光眼及白内障，眼外伤及某些内眼病等。多由清热解毒、祛风活血、明目退翳等药物制成，常用复方，亦有用单味药物制成者。滴眼时嘱患者眼睛向上看，头微后仰，以拇指或食指拉开下眼睑，将药液滴于下穹隆部结膜处，每次滴药一滴即可，滴药次数视病情和药物性能而定。滴眼药时注意，药液勿直接滴于角膜上；同时用两种以上眼药水者，滴药后需间隔20分钟，再滴另一种眼药；滴用有毒性的眼药，滴眼药后宜压迫泪囊区5分钟左右，以免流入鼻腔吸收而发生中毒；滴药时其滴管勿接触患者眼部及睫毛等部位。眼科外用药的水剂，虽然目前很常用，并有诸多优点，但也存在某些有待克服的弱点。如有些药物不适宜作水溶剂，有些药物性质不稳定，不便于保存而需临时配制；中药眼药水的制备工艺较为复杂，有效成分的提取有待改进，眼药水的保存期有待延长等。

三、涂 眼 法

涂眼法是将眼药制成膏剂，直接涂于眼的下穹隆处或眼睑局部的治疗方法。是眼科临床上较为常用的给药方法和剂型。常与水溶剂相互配合使用，互为补充，各有所长。膏剂具有作用时间长而宜于夜晚睡前使用，性能较稳定而保存时间长，便于携带和保管等优点。还有润滑和保护眼球的作用。

其适应证与滴眼法基本相同。其药物组成亦基本同水剂，但比水剂较为适宜用矿石贝壳类药物。用小玻璃棒挑取适量眼药膏，直接涂于眼睑皮肤患处；或置于下穹隆部，令患者闭目时，将玻璃棒自眼眦角处徐徐抽出，轻揉胞睑片刻。若是用管装眼药膏，可直接将眼药膏挤出涂于眼部，轻提上睑，然后闭合轻揉，使眼药膏在结膜囊内均匀分布。注意在抽出玻璃棒时，勿在黑睛表面擦过，以免擦伤黑睛；管状眼药膏者，涂眼时勿使管嘴接触眼部，以防眼药膏污染。

四、浸 眼 法

浸眼法是指用药物制成水溶液，将眼部浸泡于水液中的一种外治方法。本法具有药液制备和使用简便易行，可以随时选择所需药物，用药的灵活性大，药液与眼部接触面广泛而量多和施治时间长短自便等优点。适用于过敏性眼炎，眼睑皮肤炎症，急慢性结膜炎，角膜炎症及角膜宿翳，虹膜睫状体炎，外伤性眼睑、结膜出血及前房积血，眼部化学伤等。

所用药物以植物类为主，或可溶于水者，常选用祛风止痛、止痒止泪、清热解毒、活血消肿、退翳明目等药物，煎水后用消毒纱布过滤，滤液温度适宜时，用消毒眼浴杯盛装过滤后的药液，将杯口扣住眼眶，胞睑不停眨动，使眼部组织广泛与药液接触，可维持数分钟，以便药力渗入眼部组织，还能机械的清除眼部表浅有害物质，由于药液可选择所需温度，故本法可起到洗眼、热敷、药疗的综合效用。遇眼化学伤时，用盆装清洁之水，将头面连同眼部浸于水中，不断眨眼以行眼浴。

使用浸眼法时，需注意药液过滤要严格仔细，不可使药液中混有药渣等固体物，保证药液澄清，以免造成结膜角膜异物和角膜擦伤。药液温度的选择，用于眼球前段炎症及眼内积血日久者，液温可酌情高一些，起到热敷的效用，且有利于气血的流通和药性的渗透；用于眼睑、结膜的急性炎症和眼部出血之初，药液宜凉些为佳。

五、洗　眼　法

洗眼法是将药物煎液淋洗患眼或以生理盐水清洁眼部的一种比较常用的治疗方法。既有机械冲洗洁净眼部的作用，也可选用不同药物直接作用于眼部，或是赋予一定温度，达到祛除病邪、疏通经络、流通气血、退红消肿、收泪止痒等效果。本法与浸眼法既可同施，亦有区别，取其药效以浸眼为佳，洁净眼部以洗眼为宜，既可配合，也各有所长。

洗眼法适宜于外眼炎症性疾病，痒痛红赤，眵泪俱多者，以及眼部手术前和眼外伤的局部清洁。洁净眼部以生理盐水即可。祛邪除病，流畅气血，则需选用祛风解毒、止痒止痛、清热活血、收湿止泪等药物，煎液后需用消毒纱布过滤，以免药渣进入眼结膜囊内。用澄清药液以消毒纱布或棉球渍水，反复淋洗眼睛局部。还可视其病情需要，配合使用熏眼、浸泡等法，使之发挥综合效用。当今医院洗眼多用洗眼壶或吊瓶胶管，用水液直接冲洗眼部。目前术前及外伤的洗眼，主要起洁净眼部的作用，而古代眼科针拨术时，主张用泉水（凉水）反复淋洗，则起到麻醉止痛和止血的作用，同时也达到清洁眼部的目的。洗眼法受到古代眼科医家的重视，积累了大量外洗的有效方药。

六、熏　眼　法

熏眼法是以药物煎剂利用其热气蒸腾上熏眼部的治疗方法。具有物理湿热敷及药物治疗的双重作用，能发散外邪，疏通经络，畅行气血。适用于角膜炎症，巩膜炎症，急慢性葡萄膜炎，视神经视网膜炎症，眼眶慢性炎症，冷泪症等。临床上可根据病情需要，单用熏法，或熏洗结合，或先熏后洗。

方法是将煎药罐连药带液离开火炉，立即用一厚纸筒或有孔厚纸盖罩住药罐，使热气蒸腾上熏眼部。其温度以能忍受而不烫伤为宜，温度过低则达不到熏眼目的，而应重新加温。亦可置于文火炉上，边加温边熏眼，可以延长一些施治时间而药液不凉。每次用 15 分钟左右，每日可用 1～3 次不等。目前可用电加温蒸气壶作熏眼用。眼部恶性肿瘤，出血性眼病初期或是有复发趋势者，急性结膜炎等，不宜用本法。

七、敷　眼　法

敷法是用物理的（冷敷、热敷）或药物直接置于眼的外部，用以治疗眼病的方法，临床上可分为热敷、冷敷及药物敷三种。

热敷　热敷能疏通经络、宣通气血、疏邪导滞，以达到散瘀、止痛、消肿、散结的目的。适用于眼睑化脓性炎症、角膜炎症、巩膜炎、葡萄膜炎症、眼眶软组织的炎症、急性泪囊炎，眼外伤 24 小时之后，眼睑青紫肿痛者，亦可用于非新鲜的结膜下出血与前房积血等。热敷分为湿热敷与干热敷，其中干热敷方法及适应证与熨法相似。湿热敷的方法是，先于眼睑皮肤面涂上眼药膏或凡士林油膏，然后用消毒毛巾或纱布数层，放于沸水内浸湿，取出后拧干折叠成数层，待温度适宜时，敷于眼部，反复多次的置于热水中，以使外敷物保持一定热度，每次敷20分钟左右，每日3次。亦可用热水袋或玻璃瓶装热水，外裹湿毛巾作湿热敷，可使热度持久，免其更换。本法简便易行，疗效较好，临床上很常用。热敷时注意温度适宜，既要有热度，又要避免烫伤。化脓性感染已成脓者及新鲜的出血不能用本法。

冷敷　冷敷具有清凉除热、止痛、凉血止血等功效。适宜于挫伤性眼部出血之早期止血，电光性眼炎及急性结膜炎局部灼热涩痛较甚者。常以冷水浸湿纱布或毛巾敷眼。夏天气温高者，可用冰块橡皮袋外裹湿毛巾敷之。因本法有凝滞气血之弊，只可暂用，不宜久施，气血瘀滞者不宜用。

药物敷　本法是选用清热解毒、消痈散结、化瘀止痛、祛风止痒等药物，研末加入赋形剂，直接敷于眼睑及附近皮肤的方法。适宜于外眼炎症，尤其是化脓性炎症，如眼睑、泪器、眼眶等部位的炎症，还有眼挫伤的瘀肿疼痛。方法是将所需药物研为细末，视其不同病情，选用凡士林、蜂蜜、香油、醋、茶水、冷开水、人乳、姜汁、鸡蛋清、胆汁、蛋黄油等作赋形剂，将药末调成糊状或膏状，敷于眼睑表面，敷药前应先于结膜囊内涂上抗生素眼药膏，并盖以消毒纱布。也可选用新鲜药物如鲜地黄、白萝卜、芙蓉花或叶或根皮，洗净捣烂外敷患眼，或将鲜药捣碎取汁浸湿纱布敷之亦可，有止血止痛、消肿散瘀之功，常用于眼部挫伤致青紫肿痛者。药物敷多为一天换一次，具有给药的维持时间长，药物品种与来源广泛，药物作用多种多样，疗效较好，制备和使用简便易行等优点，是很有中医特色的常用外治方法，受到历代眼科医家的重视，积累了不少宝贵经验。如《审视瑶函》记载的摩风膏外敷治风牵偏斜，即将药物研末，以鹅脂、猪板油、麻油同煎作赋形剂。一绿散是用芙蓉叶、生地黄共捣烂敷眼睑治眼部挫伤。

八、摩　顶　法

摩顶法是用药物制成膏剂，置于头顶并反复摩擦以治眼病的方法。本法能使药物通过头皮（有百会穴等）吸收，并兼有按摩刺激穴位的双重效用，使脑部清爽，清窍通利，气血畅行，而达到明目治病的目的。是古代眼科独特外治法之一。适宜于角膜炎，巩膜炎，急慢性虹膜睫状体炎，视疲劳，视神经炎症，眶上神经痛等眼病而兼有头昏沉重或头顶痛者。多选用轻清芳香、开窍醒脑、清利头目、行气活血之类药物，如冰片、细辛、红花、石菖蒲、薄荷、樟脑等，研极细末，调以凡士林或香油、蜂蜜等，并适量加酒，调成膏状，取药膏适量涂于头顶部，然后反复按摩之，约10分钟左右，每日1～2次。最好先剃去头发，以方便按摩并使之充分发挥药效。皮肤对刺激性药物易于过敏者慎用，按摩时力度需均匀，避免擦伤头皮。

九、发　泡　法

发泡法是用对皮肤有较强刺激性的药物贴在一定穴位上，使之起水泡的方法。主要用于角膜炎症和角膜瘢痕。一般选用新鲜威灵仙根或新鲜毛茛菜、地下明珠等作发泡用药。常选内关穴或太阳穴作发泡部位，用一块胶布，中间剪一小孔，贴于选定的穴位上，将所用发泡药物捣烂，取蚕豆大发泡药置于胶布上，再贴一块胶布封盖固定，一天后即可起泡并去除药物及胶布。局部发泡后，注意清洁，勿要弄破，以免感染。用于角膜瘢痕翳障者，亦可在消毒的情况下，抽取发泡液0.3ml，于患眼结膜下注射。

十、嗜鼻法

嗜鼻法是将某些有刺激性的药物置于鼻腔内，取嚏以治眼病的方法。具有宣肺通窍，疏散外邪的功效，古人喻之为如开锅盖法，使邪毒不闭，令有出路。适用于外眼炎症性疾病，如结膜炎、角膜炎、巩膜炎、虹膜睫状体炎。如《原机启微》对淫热反克之病、风热不制之病、七情五贼劳役饥饱之病、强阳抟实阴之病等，均指出用嗜鼻碧云散（鹅不食草、青黛、川芎）嗜鼻。一般选用芳香刺激性药物，研末备用，用时取药末少许吹入鼻腔内取嚏，每日嗜鼻 1～2 次。亦可用新鲜鹅不食草适量，洗净捣烂纳入鼻腔内。因嗜鼻药物的刺激，令人喷嚏频作，涕泪交流，上窍得以宣通，风热邪毒随之外泄。角膜溃疡欲穿孔、眼内出血、高度近视等，忌用嗜鼻法，以防有变。对于本法的应用，《理瀹骈文》有深刻的认识，谓："嚏法开也，在上在表者也，可以宣发阴阳之气。"又谓："大凡上焦之病，以药研末嗜鼻取嚏发散为第一捷法，……喉风、赤眼、牙疼等症，皆有嚏药，亦使病在上者从上出也。"

十一、药枕法

药枕法是用药物加工后置于枕心之内，枕头部以治眼病的方法。具有施治时间持久，缓以图功，使用简便，一般无副作用，适宜经常应用等优点。可作为慢性眼病的辅助治疗手段，亦可作为眼科保健措施之一。对调理清窍、和畅气血、消除视疲劳等，有一定作用。多选用有祛风散热、宣窍宁神、平肝明目、芳香醒脑之类药物，尤以花草类药物为宜，经过一定加工处理，制成药物枕心备用。

十二、钩割法

钩割法是以钩针挽起病变组织，然后用刀或铍针割除的手术方法。《审视瑶函》曰："钩，钩起也，割，割去也。"合而称钩割法。是古代眼科手术方法的常用者。现代亦常以镊子夹起或穿线牵起，然后用剪刀剪除之，如胬肉切除术，即古代钩割术的改进。本法主要用于割除胬肉、息肉、某些睑球粘连及其他眼部赘生物。如《圣济总录·眼目门·钩割针镰》云："盖邪毒结聚，其势盛，实有药力所未能去者，决射之法，不可废也。凡目生息肉、肿核、黄膜之类，治宜先钩割镰洗去恶毒。"又云："凡两眦头有赤脉及息肉者，宜钩起，以铍针割去令尽。未尽更割，以尽为度。或以缝衣细针穿线，口衔线头，别以铍针向目中割之。"其钩割方法，以割除胬肉为例，术时先用锋利之针穿入肉中，将胬肉挽起，用刀逐步自黑睛向白睛分离，然后钩起割除之，为防复发，割毕以火烙之。施术时动作宜轻而准，尤其是黑睛瞳仁部位极薄，古人早有认识，告诫割时应谨慎操作，以免睛破，分离时力求干净，早上空腹时和过劳后不宜行割术，以免晕倒。

十三、劆洗法

劆法是指用锋针或表面粗糙的器物，轻刺或刮磨患眼病灶处的手术方法。因劆后常需洗去其邪毒瘀血，故称为劆洗法。本法因直接针对病灶局部施术，具有药物难以达到的祛瘀泄毒作用，还因在劆洗后形成了新鲜创面，使局部用药更易吸收，直接深达病变组织，而充分发挥其作用等优点。受到古代眼科的重视，如《圣济总录·眼目门·钩割针劆》云："凡目赤肿鞕，泪出难开，疼痛不可忍，……宜先劆洗，除去毒血，次服药攻治"；"凡目睑内胶凝者，……宜针破出血，次劆洗去瘀血，加汤药攻治"及"凡睑生风粟者，……宜劆出恶血，除去根本。”可见古代眼科的劆洗法应用较广，现代多用于沙眼、结膜炎等，睑结膜面有颗粒累累或瘀滞、粗糙者。方法是先滴表麻药，翻转胞睑，然后用消毒之锋针轻刺其颗粒；亦可用特制的乌贼骨棒之类粗糙器具，于粗大颗粒或瘀滞处来回刮治，以颗粒破碎和出血为度，一次未尽者，可数日后重刮，劆毕用生理盐水或消炎药水冲洗瘀血，滴相应眼药水并涂眼膏。现今常将乌贼骨削成菱形或笔尖状，置于消毒液中备用，亦可浸泡于清热解毒之药液中，使刮治过程中兼有药物效用。

十四、熨 烙 法

熨法是以药物加热，或掌心擦热，或用器物加热，放置于患部熨敷，或是在患处来回移动的治疗方法，与干热敷有相似之处。具有热敷、按摩、药治等综合效用。是古代中医眼科较为重视的有特色的治疗方法。历代医籍有关熨法治目的记载不少，早在《诸病源候论》于目暗不明候中曰：“鸡鸣以手相摩令热，以熨目三行，以指抑目左右，有神光，令目明不病痛。”可见远在隋代之前，即已开始用熨法治疗和预防目病。至《备急千金要方》、《太平圣惠方》等书亦记载了不少熨方。《圣济总录·眼目门·熨烙》记载更多，如“治目赤肿，贴熨地黄膏方，生地黄、粟米饭淀极酸者，上二味等分，烂研为膏，匀摊于薄绢上，方圆二寸许，贴熨目上，干即易之。”“治目暗，掌心熨法，……以两手相摩极热熨目三遍，仍以指甲掐两眦头，觉有神光，妙。”“治目赤痒涩，及一切目疾，汤器熨方，上盛热汤满器，铜器尤佳，用以熨目，仍闭目勿开，亦勿以手揉目。”本法有温经散寒、温通气血、止痛明目等作用，常用于阴寒内盛或气血凝滞的头眼疼痛、外伤瘀肿疼痛、视神经炎、葡萄膜炎等。方法可用热水袋裹于毛巾敷熨眼部，简便易行；但常常以生盐、葱白、生姜、艾叶、吴茱萸、川椒、桂枝等温散寒邪之品炒热，布包趁热敷熨患眼或太阳穴、百会穴及涌泉穴等，宜保持一定温度，以不烫伤为宜，可反复加热，每次熨 20 分钟左右。

烙法是用特制之烙器或火针烧灼患眼病变处的治疗方法。可单用烙法，亦可与钩割法合用，先钩割后行烙，合称割烙术。割胬肉时配合用烙法，可收到止血和防止复发的效果。黑睛生翳，溃陷难敛者，亦可用烙法，但注意温度不宜过高，速度要快，手法要稳而准，以免烙伤健康组织，甚或因烙至穿孔等变症。对于烙法，古代眼科较为重视，如《秘传眼科龙木论·胬肉侵睛外障》云：“渐生胬肉侵睛，遮满瞳人，此状宜令钩割熨烙。”《圣济总录·眼目门·熨烙》云：“生白膜极厚者，烧针烙法：上取平头针，可翳大小者，烧赤，当翳中烙之，须轻下手。”《银海精微》论风牵出睑时，曰：“肉坚厚者，用火烙三五度，至皮转为度。”

十五、针 法

三棱针法　本法是用三棱针刺破皮肤使其出血以泄邪毒的治疗方法。主要包括了放血疗法和挑刺疗法。在《证治准绳·开导说》和《审视瑶函·开导之后宜补论》，均论述了开导法的作用是攻邪，喻之为开门逐贼，亦强调了开导的弊端，并列举了用于开导的常用眼周及头部穴位，没有论及开导的具体方法。

放血法是以三棱针点刺穴位部位之皮肤，使其放出少量血液。有攻逐邪毒、泄热破瘀之作用，达到消肿、止痛、退赤的目的。适用于外眼炎症性眼病属实证、热证者，只可暂用，不宜重施。多选太阳穴、耳尖、指尖、丝竹空穴等部位，先行消毒皮肤，用三棱针点刺放出少量血液。点刺不宜过深，以免出血太多，亦不必压迫止血，让其少量出血而自止。

挑刺法用三棱针在一定部位反应点，或皮肤红点，将皮肤挑破，挤出黏液或血水，人为的对穴位或反应点造成创伤而起刺激作用，从而治疗疾病。如《证治准绳》即介绍了治疗针眼，在背部皮肤找出其红点，即反应点，然后挑破之的挑刺疗法。

铍针法 铍针尖如剑锋，两面有刃，可以刺亦可以割。是割法的常用器具之一。多用于切除胬肉及其他眼部赘生物，亦可用来刺割眼部痰核及已成脓的疮疖。

金针拨内障法 是古代眼科常用手术方法之一，用拨障针自瞳孔部位拨去混汩的晶珠。适宜于老年性白内障已成熟者，尤适宜于年龄较大，体质较弱，不适宜其他内障手术方式者，此为本法优点。现代在此基础上，进一步创新成白内障针拨套出术，适应范围更广。

十六、眼部注射法

本法是将药物制成注射剂，注射于眼睛局部的一种治疗方法，是眼科常用的给药途径。既常用于眼病治疗，亦用于眼科手术麻醉。较滴眼法有局部吸收充分而浓度较高，延长药物作用时间而减少给药次数；较肌肉注射和静脉注射、口服给药等，有局部浓度高，节省药量并能充分发挥药效等优点。适用于眼球及其视神经、眼眶等的病变，应用范围较广。眼球前节病变，则采用球结膜下注射法，眼球后节及视神经病变，采用球后注射。多选用清热解毒、活血利水、益气养血、软坚散结等药物，按要求制成注射剂。临床上多用于炎症、退变及出血性眼病。球结膜下注射，患者多采用平卧位，先滴 0.5%丁卡因以表麻，暴露下方球结膜及穹隆部，以注射器带 4 号针头，将药液 0.5ml 左右注射于靠近下穹隆部的结膜下，进针方向应与角膜缘平行，避开血管，针尖斜面朝上，成 45°刺入球结膜下，注意勿刺伤角膜及巩膜。一般 1 天 1 次或数天 1 次。球后注射，亦应采用平卧位，常规消毒下睑及附近皮肤，患者向内上方注视，用注射器带 5 号牙科针头，于眶下缘外 1/3 和中 1/3 交界处垂直刺入皮肤约 1cm，然后针尖微倾斜向鼻上方，向眶尖方向缓缓进针约 2.5cm，抽吸无回血时，缓缓注入药液约 1～2ml，注射完毕抽出针头后，以纱布轻轻按摩眼球片刻，促进药液迅速扩散以利吸收。如注射后眼球渐渐外突，或眼球转动受限，则为球后出血现象，应立即盖以纱布并用绷带加压包扎 1～2 天，以压迫止血，出血 3～5 天可自行吸收，严重者可口服三七，球后注射可 2 天 1 次或数天 1 次。

【文献选录】

《圣济总录・眼目门》："胬肉攀睛淫肤垂睑之类，皆为外障，审其轻重，则有服食点洗之剂，钩割熨烙之法，以外去者，盖其势微浅，所以除治在皮肤之表尔。内障之证异于是，有不痛不痒者，虚实特未定也，有冰涩浮沉枣花偃月之翳，浅深固不一也，亦有清明无翳，若未尝萦疾苦者，则患与未患又相似也。是以论内障者，每重于药疗，必俟之岁月，其翳成熟，乃用针拨，或一之而愈，或再三而愈。"

《证治准绳・钩割针烙说》："烙能治残风溃弦，疮烂湿热久不愈者，轻则不须烙，而治自愈。若红障血分之病割去者，必须用烙定，否则不久复生，在气分之白者，不须用烙。"

《审视瑶函・点服之药各有不同问答论》："点服之治，俱各不同，有点而不服药者，有服药而不点者，有点服并行者，何谓乎？曰病有内外，治各不同。内疾已成，外症若无，不必点之，……若外有红丝赤脉，如系初发，不过微邪，邪退之后，又为余邪，点固可消，……内病既成，外症又见，必须内外并治，故宜点服俱行，……内病既发，非服药不除，古云止其流者，莫若塞其源，伐其枝者，莫若治其根，扬汤止沸，不如釜底抽薪，……外若有翳，不点不去，古云物秽当洗，镜暗须磨，脂膏之釜，不经涤洗，焉能洁净，……内外兼治，两尽其妙，庶病可愈矣。"

《审视瑶函·钩割针烙宜戒慎论》:"夫钩,钩起也,割,割去也,针,非砭针之针,乃针拨瞳神之针,烙,即熨烙之烙。此四者,犹夫刑之杀戮凶强,剪除横逆之法也,要在审察明而详夺定,然后加刑,先灭巨魁,以及从恶,……若论治法,实开泄郁滞,涤除瘀积之一法也。惟要症候明而部分当,始可施治。先伐标而后治本,则气血宁,……如钩先须认定何处皮肉,筋脉浮浅,可钩不可钩,酌量治之。即手力,亦随病之轻重行之。如针,必须内障,即症候可针,必俟年月已足,血气已定者,方可针之,……当以活法审视,不可拘于一定,必须口传亲授,临症亲见,非笔下之可形容,大抵钩割针烙之法,功效最速,虽有拨乱反正之功,乃乘险救危之法,亦不得已而用之,全在心细而胆大。必症候明而部分当,又兼服药内治,方为两尽其美。"

(曾明葵 李全智)

第二章

眼科常用药物

眼科常用药物，包括内服与外用两方面。历代眼科对药物治疗非常重视，所涉及的品种也比较多，现将眼科常用药物，按其主要作用进行分类，分别介绍于下。

一、疏风散热药

本类药大多味辛性凉，质地轻扬，归入肺与膀胱经。因辛能散，凉能清，轻扬走表，故具疏风散热作用。主治风热犯表，恶寒轻、发热重，汗出，头痛，咽痛口干，溲黄，舌质红苔薄黄，脉浮数等风热表证。眼科常用于目赤肿痛，痒涩不适，翳膜骤生，畏光流泪等风热犯目证。因辛能耗阴灼液，对于阴虚血少者，不宜单独使用。

桑　叶

本品为桑科落叶小乔木植物桑的干燥叶片。因系初霜后采集入药，故又有霜桑叶、冬桑叶之处方名。味甘、苦，性寒，归入肺与肝经。质地轻浮，擅疏风散热，为风热侵犯肺卫之常用药。用量为5～10g，一般入煎剂；亦可煎水洗眼。

【眼科应用】

疏风散热：用于骤感风热，目赤肿痛，眵泪俱多。常与菊花、黄芩、金银花等药配伍。

清肝明目：用于肝阳偏亢，目赤头昏，视物昏花。常与决明子、夏枯草、菊花等药配伍。

养阴滋肝：用于肝阴不足，眼干涩不适，视物昏暗。常与黑芝麻、女贞子、枸杞子等药配伍。

【文献选录】

《古今医统》："桑叶浸水洗目，去风热止泪，除昏明目。"

《本草纲目》："治劳热咳嗽，明目，长发。"

《本草求真》："清肺泻胃，凉血燥湿，去风明目。"

《本草蒙筌》："煮汤，洗眼去风泪。"

《本草经疏》："桑叶，甘所以养血，寒所以凉血，甘寒相合，故下气而益阴，是以能主阴虚寒热及因内热出汗，其性兼燥，故又能除脚气水肿，利大小肠，除风，经霜则兼清肃，故又能明目而止渴。发者血之余也，益血故又能长发，凉血故又能止吐血。"

【现代研究】

本品含芸香苷、槲皮素以及酚类、氨基酸、维生素C、维生素B_1、维生素B_2等。能保持毛细血管正常的抵抗力，减少血管通透性；同时还有抗炎作用，能显著抑制大鼠创伤性水肿，并能阻止结膜炎、耳廓炎、肺水肿的发展。在试管内对病毒、真菌、葡萄球菌等有抑制作用。此外，桑叶还能降低以四氧嘧啶引起的大鼠糖尿病的空腹血糖。

菊　花

本品为菊科多年生草本植物菊的干燥头状花序。因其产地和加工方法不同，又有亳菊、滁菊、贡菊、杭菊之分，但其性味基本相同，即质轻柔，气清香，味甘苦，性微寒，归入肺与肝经。以疏风散热、平肝明目著称，为眼科常用药，内障、外障均可用之。用量为 5～10g，入煎剂或入丸散；亦可煎水代茶饮，还可煎水作为外洗剂。

【眼科应用】

疏风散热：用于风热眼病，目赤肿痛，畏光流泪。常与桑叶、连翘、薄荷等药配伍。

平肝明目：用于肝阳偏亢，头痛眩晕，视物昏花。常与石决明、白芍药等药配伍。

养肝止泪：用于肝虚冷泪，头昏眼花。常与枸杞子、巴戟天等药配伍。

退翳消障：用于翳膜遮睛，圆翳内障。常与蒺藜、石决明、木贼等药配伍。

【文献选录】

《神农本草经》："主诸风头眩，肿痛，目欲脱，泪出。"

《药性本草》："治头目风热，风旋倒地，脑骨疼痛，身上一切游风，令消散利血脉。"

《银海精微》："菊花，味甘苦，微寒，入肝经，明目，清头风，去目翳，发表。"

《随息居饮食谱》："清利头目，养血息风，消疔肿。"

《本草求真》："其味辛，故能祛风而明目，其味甘，故能保肺以滋水，其味苦，故能解热以除燥。凡风热内炽而致眼目失养，翳膜遮睛与头眩晕，恶风湿痹等证，服此甘和轻剂以平木制火，养肺滋肾，俾木平则风息，火降则热除，而病无不愈矣。"

【现代研究】

本品含菊苷、腺嘌呤、氨基酸、水苏碱、胆碱、黄酮类、少量维生素及挥发油。有显著抗菌作用，对金黄色葡萄球菌、链球菌、痢疾杆菌均有杀灭作用，对流感病毒也有抑制作用。大剂量菊花有明显的解热与降压作用。

柴　胡

本品为伞形科多年生草本植物柴胡或狭叶柴胡的干燥根。因其产地不同，分别称为北柴胡与南柴胡。味苦，性微寒，归入肝与胆经。气味俱薄，轻清升散，擅长疏肝、和解、退热、升阳，为眼科常用药。用量为 3～10g；入煎剂或入丸散剂。

【眼科应用】

疏风散热：用于风热外袭，骤然目赤，肿胀疼痛。常与前胡、菊花、薄荷等药配伍。

疏肝解郁：用于肝气郁结，精神抑郁，内障外障，目昏目暗。常与白芍、郁金等药配伍。

清肝退翳：用于肝热目赤，黑睛翳障。常与黄芩、栀子等药配伍。

升阳举陷：用于清阳下陷，眼睫无力，眼睑下垂，翳陷日久。常与党参、黄芪等药配伍。

引药入肝：本品擅入肝胆，凡疏肝、清肝、泻肝之剂，常伍本品以引药归经。

【文献选录】

《秘传眼科龙木论》："去肠胃中结气，久服轻身明目。"

《古今医统》："泻肝火，发散风热，为厥阴头目痛之使药。"

《本草纲目》："治阳气下陷，平肝胆三焦、包络相火，及头痛眩晕，目昏、赤痛障翳，耳聋鸣。"

《本草从新》："治伤寒邪热，痰热结实，心下烦热，诸疟寒热，头眩呕吐，目赤胸痞胁痛，口苦耳聋。"

【现代研究】

本品含挥发油、柴胡皂苷、柴胡醇、油酸、亚麻酸、棕榈酸等。具有解热、镇静、镇痛及抗炎作用。能显著改善肝功能，有升高血糖和轻度降压作用，对结核杆菌、流感病毒及脊髓灰白质炎病毒有抑制作用。

薄　荷

本品为唇形科多年生草本植物薄荷的干燥茎叶。味辛，性凉，归入肺与肝经。气清凉芳香，性轻扬升浮，能疏风散热，透疹利咽，擅治在上在表之风热，为外障眼病常用之品。用量为3～6g，入煎剂，宜后下；亦可煎水外洗。

【眼科应用】

宣散风热：用于风热犯目，骤然红赤，壅肿灼热，眵泪俱多。常与金银花、连翘等药配伍。

疏风止痒：用于风邪睑肤瘙痒，睑弦赤烂，目痒难忍。常与蝉蜕、蒺藜等药配伍。

解毒透疹：用于麻疹疹透不畅，白睛红赤。常与牛蒡子、葛根、升麻等药配伍。

疏肝开郁：用于肝气郁结，气机不畅，眼胀昏花。常与柴胡、白芍等药配伍。

【文献选录】

《用药法象》："清头风，除风热。"

《秘传眼科七十二症全书》："清六阳风火，解毒散邪明目。"

《本草纲目》："辛能发散，凉能清利，专于清风散热。故头痛，头风，眼目、咽喉、口齿诸病，小儿惊热，及瘰疬、疮疥为要药。"

《本草再新》："消目翳。"

【现代研究】

本品含挥发油、薄荷酮及乙酸薄荷酯等。少量内服可扩张皮肤血管，促进汗腺分泌，并有兴奋中枢作用。外用能使皮肤血管收缩，局部产生清凉舒适感，还能麻痹神经末梢而有止痛消炎止痒作用。

蔓荆子

本品为马鞭草科落叶小灌木植物单叶小蔓荆的干燥成熟果实。味辛苦，性微寒，归入膀胱、肝、胃经。本品因质轻而浮，上升而散，故有"诸子皆降，唯蔓荆子独升"之说。擅长疏风散热，清利头目，常用于上部风热诸证。用量为6～10g；入煎剂或入丸散。

【眼科应用】

疏风散热：用于风热目赤肿痛。常与菊花、薄荷、金银花等药配伍。

疏风止痛：用于风热头痛，眼眶痛，眉骨疼痛，或痛连齿颊。常与白芷、川芎、防风等药配伍。

疏风退翳：用于风热翳膜，畏光流泪。常与菊花、蝉蜕、蒺藜等药配伍。

升提清阳：用于气虚清阳不升，眼睫无力，久视酸痛。常与党参、黄芪等药配伍。

【文献选录】

《神农本草经》："主筋骨寒热，湿痹拘挛，明目坚齿。"

《名医别录》："治风头痛，脑鸣，目泪出。"

《珍珠囊》："疗太阳头痛，头沉昏闷，除昏暗，散风邪，凉诸经血，止目睛内痛。"

《秘传眼科龙木论》："主明目，头风痛，风泪出。"

《本草纲目》："体轻而浮，上升而散，故所主者，皆头风虚之症。"

《药品化义》："蔓荆子，能疏风、凉血、利窍，凡太阳头痛，及偏头风、脑鸣、目泪、目昏，皆血热风淫所致，以此凉之，取其气薄主升，佐神效黄芪汤，疏消障翳，使目复光，为肝经圣药。"

【现代研究】

本品含挥发油、生物碱、黄酮类、维生素A等。具有镇静止痛作用，并能调节体温中枢，故有退热作用。

前　胡

本品为伞形科多年生草本植物白花前胡或紫花前胡的干燥根。味辛苦，性微寒，归入肺经。辛能散，苦能降，寒能清，故以宣散风热、降气祛痰为主要作用。用量为3～10g；入煎剂。

【眼科应用】

宣散风热：用于风热犯肺，咳嗽痰黄，白睛红赤。常与桑白皮、杏仁等药配伍。

祛风退翳：用于风邪生翳，羞明紧涩，抱轮红赤。常与羌活、柴胡等药配伍。

【文献选录】

《名医别录》："主疗痰满胸胁中痞，心腹结气，风头痛，去痰实，下气，治伤寒寒热，推陈致新，明目益精。"

《秘传眼科七十二症全书》："味苦性寒，清肺，去热，明目。"

《滇南本草》："解散伤风伤寒，发汗要药，止咳嗽，升降肝气，明目退翳，出内外之痰。"

【现代研究】

紫花前胡含前胡苷、海绵甾醇、甘露醇、挥发油等；白花前胡含白花前胡甲素、乙素、丙素、丁素等。紫花前胡煎剂，能显著增加呼吸道分泌物，故有祛痰作用。前胡苷有抗菌、抗真菌作用。

升　麻

本品为毛茛科多年生草本植物大三叶升麻、兴安升麻或升麻的干燥根茎。味辛微甘，性微寒，归入肝、脾、胃、大肠经。质地空疏，轻清升散，能发表透疹，清热解毒，升举阳气，为眼科外障常用药。用量为3～10g；入煎剂，亦可入丸、散剂。

【眼科应用】

透疹发表：用于麻疹初起，白睛红赤，泪出汪汪。常为牛蒡子、葛根等药配伍。

清热解毒：用于脾胃热毒，眼睑肿痛，白睛红赤。常与黄连、黄芩等药配伍。

升清举陷：用于脾虚气陷，眼睑下垂，提举无力，黑睛翳陷，目昏内障。以此蜜炙，配伍党参、黄芪等补气药，以助升清。

【文献选录】

《本草纲目》："消斑疹，行瘀血，治阳陷眩晕，胸胁虚痛，久泄，下痢后重，遗精，带下崩中。"

《本草汇言》："升麻，散表升阳之剂也。疗伤寒，解阳明在表之邪，发痘瘖于隐密之时，化斑疹于延绵之际，但味苦寒平，所以风寒之邪，发热无汗；风热之邪，头风攻痛，并目疾肿赤，乳蛾喉胀，升麻并皆治之。"

【现代研究】

本品含升麻碱、水杨酸、鞣质、树脂、咖啡酸等。在试管内对结核杆菌和皮肤真菌有不同程度的抑制作用，其提取物注射于动物，有降压、抑制心肌、减慢心率的作用。此外，还有镇静等作用。

葛　根

本品为豆科多年生落叶藤本植物野葛或甘葛藤的干燥根。味甘辛，性凉，归入脾与胃经。以解肌退热，发表透疹，升阳止泻，生津止渴为主要作用。用量为6～15g；入煎剂，或入丸、散。

【眼科应用】

解肌退热：用于外感风热，发热头痛，口干目赤。常与柴胡、黄芩等药配伍。

发表透疹：用于麻疹初起，疹发不畅，白睛红赤。常与升麻、前胡等药配伍。

疏风止痛：用于阳明头痛，如前额痛，眼眶痛，痛连齿颊。常与白芷、荷叶等药配伍。

生津止渴：用于阴虚津亏口渴，目昏目暗。常与麦冬、天花粉等药配伍。

升发脾阳：用于脾胃气虚，清气不升，目昏耳鸣。常与党参、黄芪等药配伍。

活血化瘀：新近用于视网膜中央动脉阻塞，视神经萎缩，陈旧性视网膜脉络膜炎等，以此改善血液循环，增加营养。现有针剂与片剂供临床选用。

【文献选录】

《神农本草经》："主消渴，身大热，呕吐，诸痹，起阴气，解诸毒。"

《用药法象》："其气轻浮，鼓舞胃气上升，生津液，又解肌热。治脾胃虚弱泄泻圣药也。"

《药品化义》："属足阳明胃经药。治伤寒发热，鼻干口燥，目痛不眠，疟疾热重。"

【现代研究】

本品含黄酮苷（主要为葛根素、葛根黄苷、大豆黄酮苷等）及多量淀粉。动物试验能使脑及冠状动脉血流量增加，血管阻力降低。葛根煎剂给家兔口服能降低血糖，还有较强的解热作用。

牛　蒡　子

本品为菊科二年生草本植物牛蒡的干燥成熟果实。古有恶实、鼠粘子、黍粘子之称。味辛苦，性寒，归入肺与胃经。因辛散苦泄，寒能清热，故具疏散风热，宣肺透疹，解毒利咽作用。用量为6～12g；入煎剂。

【眼科应用】

疏风散热：用于风热骤感，白睛红赤，眵泪黏稠。常与连翘、黄芩等药配伍。

宣肺透疹：用于斑疹初起，疹透不畅，白睛红赤。常与葛根、升麻等药配伍。

解毒利咽：用于风热咽痛，目赤肿痛，黑睛生翳。常与黄芩、板蓝根等药配伍。

【文献选录】

《名医别录》："明目补中，治风伤。"

《银海精微》："去风明目行血。"

《本草经疏》："恶实，为散风除热解毒之要药。辛能散结，苦能泄热，热结散则脏气清明，故明目而补中。风之所伤，卫气必壅，壅则发热，辛凉解散则表气和，风无所留矣。"

【现代研究】

本品含牛蒡苷、脂肪油以及少量硬脂酸、棕榈酸等。其水浸剂在试管内对金黄色葡萄球菌及多种致病真菌有不同程度抑制作用。其提取物能降低大鼠血糖。牛蒡苷能引起实验动物的强直性惊厥，对运动神经及骨骼肌有麻痹作用。

二、发表散寒药

本类药大多味辛性温，归入肺与膀胱经。因辛散风，温祛寒，故具发散风寒作用。主治风寒外侵，恶寒重，发热轻，无汗，头身痛，鼻塞流清涕，舌苔薄白，舌质淡红，脉浮紧等风寒表证。眼科常用于眼睑血凝紫胀，翳膜久障，沙涩不适，畏日羞明，冷泪时流等风寒犯目证。本类药发汗作用较强，对于表虚有汗者禁用，阴虚津伤血少者，亦须慎用。

防　风

本品为伞形科多年生草本植物防风的干燥根。味辛甘，性微温，归入膀胱、肝、脾经。其性轻浮，以擅去风邪著称。因其质润，故味辛而不燥，性温而缓和，乃风药中润剂，不论风寒或风热均可用之。用量为5～10g；入煎剂，亦可入丸散。

【眼科应用】

祛风退赤：用于风邪目赤肿痛，畏光流泪或眵泪俱多。常与黄芩、栀子配伍。

祛风止痒：用于风在睑肤肌腠，或药物过敏，肤痒如虫行，甚至痒极难忍。常与蝉蜕、蒺藜等药配伍。

祛风活络：用于风邪中络，上睑下垂，口眼㖞斜，目珠偏视。常与秦艽、木瓜等药配伍。

升发退翳：用于风热初犯，目赤翳膜，或日浅瘢痕翳障。常与羌活、木贼等药配伍。

助脾升清：用于脾气不升，眼睑常欲垂闭。常与党参、黄芪等药配伍。

炒炭止血：用于眼内出血早期，常与荆芥炭、藕节等药配伍。

【文献选录】

《神农本草经》："主大风头眩痛，恶风，风邪目盲无所见，风行周身，骨节疼痛。"

《药类法象》："治风通用，泻肺实，散头目中滞气，除上焦风邪。"

《古今医统》："散风邪，明目。"

《秘传眼科七十二症全书》："去温邪明目。"

《本草正》："气味俱轻，故散风邪治一身之痛，疗风眼，止冷泪。"

【现代研究】

本品含挥发油、甘露醇、苦味苷等。动物实验有解热、镇痛、利尿及抑制流感病毒等作用。其煎剂对痢疾杆菌、枯草杆菌及某些皮肤真菌有抑制作用。

羌　活

本品为伞形科多年生草本植物羌活或宽叶羌活的干燥根茎及根。味辛苦，性温，归入膀胱与肺经。能祛风散寒，除湿止痛。眼科以其升发退翳用于多种外障眼病。因本品辛温燥烈，不可重用，一般用量为3～9g；多入煎剂，亦可入丸散剂。

【眼科应用】

发散风寒：用于风寒犯表，头痛目赤，涕泪交流。常与荆芥、防风等药配伍。

升发退翳：用于风邪致翳，黑睛骤生星点翳障，畏日羞明。常与防风、菊花等药配伍。

祛风止痛：用于风寒或风湿头痛，目痛。常与川芎、藁本等药配伍。

除湿通痹：用于风湿痹痛，肩背酸楚，关节疼痛，伴发火疳、瞳神紧小。常与独活、秦艽等药配伍。

升发清气：用于脾虚清气下陷，目失温煦，目昏内障。以此为辅，配伍党参、黄芪等补气药以助升清。

燥湿防滞：用于大量滋阴补肾药物中，既可引药上升，又防滋阴助湿。

【文献选录】

《日华子本草》："治一切风并气，筋骨拳挛，四肢羸劣，头旋眼目赤疼。"

《珍珠囊》："羌活治肢节疼痛，太阳本经风药也。羌活若为太阳风药，而足太阳与少阴肾为表里，羌活亦入之。"

《秘传眼科七十二症全书》："发散三阳客邪，利头目，止太阳头痛，去四肢风湿，明目。"

《本经逢原》："治足太阳风湿相搏，一身尽痛。"

【现代研究】

本品含挥发油。能发汗退热镇痛，并对皮肤真菌有抑制作用。

荆 芥

本品为唇形科一年生草本植物荆芥的干燥地上部分。单用花穗者称荆芥穗。味辛，性微温，归入肺与肝经。其气芳香，温而不燥，质地轻扬，擅于表散，故具祛风解表，透疹上痒之功。炒黑又有止血之用。与辛凉药配伍，还可用于风热。用量为 3～10g，不宜久煎；亦可入丸散，或煎水外洗。

【眼科应用】

发散风寒：用于外感风寒，头痛鼻塞，涕泪交流，白睛红赤。常与防风、羌活等药配伍。

发散风热：用于外感风热，咽痛鼻干，白睛红赤，眵泪俱多。常与金银花、连翘等药配伍。

祛风退翳：用于风邪犯目，黑眼骤生星翳，畏光流泪。常与蝉蜕、蒺藜等药配伍。

祛风消肿：用于眼睑疮疖初起，肿胀疼痛。常与金银花、白芷、防风等药配伍。

透疹止痒：用于麻疹疹发不畅，风疹瘙痒，白睛红赤。常与薄荷、牛蒡子等药配伍。

炒炭止血：用于眼内出血或外伤出血、吐血、衄血、便血、崩漏，常与其他止血药配伍。

【文献选录】

《本草纲目》："散风热，清头目，利咽喉，消疮肿。治项强，目中黑花，及生疮，阴癞，吐血，衄血，下血，血痢，崩中，痔漏。"

《秘传眼科七十二症全书》："去风退肿，止太阳头痛，明目。"

《本草求真》："荆芥辛苦而温，芳香而散，气味轻扬，故能入肝经气分，驱散风邪。凡风在皮里膜外，而见肌肤灼热，头目昏眩，咽喉不利，身背疼痛者，用此治无不效。"

【现代研究】

本品含挥发油。能加快皮肤血液循环，增强汗腺分泌及解除痉挛，能促进疮癣病变组织修复。炒炭后能缩短出凝血时间。

白 芷

本品为伞形科多年生草本植物白芷或杭白芷的干燥根。味辛，性温，归入胃、大肠、肺经。能祛风散寒，通窍止痛，消肿排脓。其气芳香，通利九窍，温通上达，以擅治头面诸病为长。用量为 3～10g；入煎剂或入丸散。

【眼科应用】

祛风散寒：用于风寒外侵，头痛鼻塞，目赤流泪。常与羌活、防风等药配伍。

通窍止痛：用于鼻塞不通，前额痛，眉骨痛，牙痛。常与蔓荆子、防风等药配伍。

消肿排脓：用于痈疽疮疡，眼睑疮疖肿毒，常与金银花、天花粉、蒲公英等药配伍。

升发退翳：用于黑睛新翳，目赤疼痛，畏光流泪。常与羌活、柴胡等药配伍。

【文献选录】

《名医别录》："风痛头眩，目痒。"

《日华子本草》："治目赤胬肉。"

《本草纲目》："治鼻渊鼻衄，齿痛，眉棱骨痛，大肠风秘。"

《药性论》："明目，止泪出。"

《本草求真》："白芷，气雄力厚，通窍行表，为足阳明经祛风散湿主药。故能治一切头面诸疾，如头目昏痛，眉棱骨痛，暨牙龈骨痛，面黑瘢疵者是也。"

【现代研究】

本品含挥发油、白芷素、白芷醚、白芷毒素等。体外试验，白芷水煎剂对大肠肝菌、痢疾杆菌、变形杆菌、伤寒杆菌、副伤寒杆菌、绿脓杆菌等有抑制作用。小量白芷毒素能兴奋延髓血管运动中枢、呼吸中枢、迷走神经，出现血压升高，呼吸增强，脉搏徐缓与反射亢进，并能引起唾液增加或呕吐。大量可发生惊厥，继而全身麻痹。

藁　本

本品为伞形科多年生草本植物藁本或辽藁本的干燥茎及根。味辛，性温，归入膀胱经。能祛风散寒，除湿止痛，为治太阳头痛之常用药。用量为3～10g；入煎剂或入丸散。

【眼科应用】

祛风散寒：用于风寒外侵，恶寒无汗，头痛身痛，目赤翳膜，畏光流泪。常与羌活、防风等药配伍。

祛风止痛：用于风邪目痛，头巅顶痛，痛连齿颊。常与细辛、白芷等药配伍。

祛风治伤：用于眼球穿通伤初期，风邪乘隙侵入，珠痛目赤。常与川芎、防风等药配伍。

【文献选录】

《秘传眼科七十二症全书》："止头目痛及巅顶痛。"

《珍珠囊》："治太阳头痛，巅顶痛，大寒犯脑，痛连齿颊。"

《银海精微》："藁本味辛，入膀胱经，去巅头痛，引药上行。"

《本草再新》："治风湿痛痒，头风目肿，泄泻疟痢。"

《本草汇言》："其气辛香雄烈，能清上焦之邪，辟雾露之气，故治风头痛，寒气犯脑，以治齿痛。"

【现代研究】

本品含挥发油及油脂酸。其煎剂在试管内对常见致病性皮肤真菌有抑制作用，其挥发油有抑制流感病毒的作用。

细　辛

本品为马兜铃科多年生草本植物北细辛、汉城细辛或华细辛的干燥全草。味辛，性温，归入心、肺、肾经。能祛风散寒，通窍止痛，温肺化饮。因本品性温燥烈，易伤阴耗气，用量宜轻，一般不超过3g，入煎剂。外用适量。不宜与藜芦同用。

【眼科应用】

发散风寒：用于风寒目痛，白睛红赤，涕泪俱下。常与川芎、防风等药配伍。

升发退翳：用于风寒翳膜，畏日羞明，或久翳老障。可与麻黄、藁本等药配伍。

祛风止泪：用于寒邪中目，冷泪时流，泪液清稀，迎风更甚。可与白术、干姜等药配伍。

温通血脉：用于虚寒内障，四肢不温，目昏目暗。常与当归、桂枝等药配伍。

【文献选录】

《神农本草经》："明目，利九窍。"

《药性论》："能止风眼泪下，明目，开胸中滞，除齿痛。"

《秘传眼科七十二症全书》："散太阳风寒客邪，止肝风目泪。"

《本草衍义》："治头面风痛，不可缺此。"

《本草正义》："细辛，芳香最烈，故善开结气，宣泄郁滞，而能上达巅顶，通利耳目，旁达百骸，无微不至，内之宣络脉，而疏通百节，外之行孔窍，而直达肌肤。"

【现代研究】

本品含挥发油(主要为甲基丁香油酚)等。小剂量挥发油有镇静作用,大剂量则可使中枢神经系统先兴奋、后麻痹,呼吸减弱而死于呼吸麻痹。本品还有麻醉作用,用于黏膜浸润及传导麻醉均有作用。

麻　黄

本品为麻黄科多年生草本状小灌木草麻黄或木贼麻黄的干燥草质茎。味辛微苦,性温,归入肺与膀胱经。因辛温质轻,开发腠理,宣通肺气,故能发汗散寒,宣肺平喘,利水消肿。用量为2～9g;入煎剂。

【眼科应用】

发散风寒:用于外感风寒,恶寒无汗,头痛身痛,目赤泪多。常与荆芥、防风等药配伍。

升发退翳:用于陈寒积冷,翳膜久伏,目痛流泪,羞明隐涩。常与藁本、细辛等药配伍。

宣肺消肿:用于风寒束肺,肺气不利,白睛水肿,隐涩不适。常与杏仁、石膏等药配伍。

【文献选录】

《名医别录》:"麻黄疗伤寒,解肌第一药。"

《日华子本草》:"通九窍,调血脉,御山岚瘴气。"

《本草纲目》:"散赤目肿痛,水肿,风肿,产后血滞。"

《本草正》:"手太阴之风寒咳嗽,手少阴之风热斑疹,足太阴之风水肿胀,足厥阴之风痛目痛,凡宜用散者,惟斯为最。"

【现代研究】

本品含麻黄碱、伪麻黄碱、甲基麻黄碱、甲基伪麻黄碱及挥发油等。麻黄碱与伪麻黄碱能松弛支气管平滑肌,缓解支气管痉挛,作用缓和而持久;又能收缩血管,升高血压,伪麻黄碱还有利尿作用。挥发油对流感病毒有抑制作用,并能刺激汗腺分泌,故有发汗退热作用。

桂　枝

本品为樟科植物肉桂的干燥嫩枝。味辛甘,性温,归入心肺与膀胱经。能发汗解肌,温通经脉,助阳化气。用量为3～9g;入煎剂。

【眼科应用】

发表散寒:用于风寒外袭,恶寒无汗,白睛红赤,涕泪交流。常与麻黄、杏仁等药配伍。

温阳利水:用于阳虚气化不利,水湿停滞,视网膜下积液水肿以至视网膜脱离者。常与茯苓、泽泻等药配伍。

温通血脉:用于虚寒内障,视物昏暗,眼底血管细小,甚则闭塞。常与当归、细辛等药配伍。

温阳通痹:用于寒湿痹阻,关节冷痛,肩臂酸楚,瞳神紧小,畏光冷泪。常与黄芪、防风、羌活等药配伍。

【文献选录】

《珍珠囊》:"去伤风头痛,开腠理,解表发汗。"

《药品化义》:"专行上部肩臂,能领药至痛处,以除肢节间痰凝血滞。"

《本草再新》:"温中行血,健脾燥胃,消肿利湿,治手足发冷作麻,筋抽疼痛,兼外感寒凉等症。"

【现代研究】

本品含挥发油(主要为桂皮油和桂皮醛等)、鞣质、黏液质及树脂等。桂皮油可促进唾液及胃液的分泌，帮助消化，解除内脏平滑肌痉挛，缓解腹痛；还有强心作用。桂皮醛可刺激汗腺分泌，扩张皮肤血管，促进血液循环，通过发汗而起解热作用。

三、清热降火药

本类药大多味苦，寒性较重，归入肺、胃等经。因苦能降，寒能清，故具清热降火作用。主治热犯肺胃，壮热汗出，口渴引饮，心烦溲黄，舌质红，苔黄，脉洪数等气分实热证。眼科常用于眼睑红肿，焮热疼痛，目赤似火，眵多黄绿，热泪如泉，黑睛凝脂，瞳神紧小，黄液上冲，视网膜、视盘充血水肿等实热性眼病。因火性炎上，易犯目窍，故前人有“目为火之户”，“目不因火则不病”之说，可见清热降火在眼科运用是较广泛的，内障外障均可用之。然寒凉可伤脾败胃，脾胃受伤，生发之气受抑，反致正虚不能抗邪。因此，本类药宜中病则止，不可过剂；若对年老体弱及孕妇患者，亦须慎用。

石　膏

本品为硫酸盐类矿物硬石膏族石膏。味甘辛，性大寒，归入肺与胃经。能清热泻火，除烦止渴，擅长清泻肺胃气分实热，乃治阳明经证之要药。用量为15～60g；入汤剂，宜先煎。若火煅去水，质地酥松，名煅石膏，为外用药。

【眼科应用】

清胃降火：用于胃火炽盛，目赤疼痛，黑睛凝脂，瞳神紧小，黄液上冲。常与知母、寒水石等药配伍。

清肺泄热：用于肺热亢盛，白睛骤赤，眵泪俱多。常与桑白皮、菊花等药配伍。

清热止渴：用于胃热津伤，口渴尿多，内障目昏（以糖尿病为多）。常与天花粉、石斛等药配伍。

收湿敛疮：用于睑肤溃烂，久不收口，或湿疹瘙痒，或水火烫伤，或睑弦赤烂而渗液较多者。常以煅石膏研末外敷，亦可与青黛、黄柏末配伍。

【文献选录】

《名医别录》：“除时气头痛身热，三焦大热，皮肤热，肠胃中膈热，解肌发汗，止消渴烦逆，腹胀暴气喘息，咽热。”

《秘传眼科七十二症全书》：“味辛性寒，泻胃，除阳明头目热壅胀痛，凉胃清肺。”

《本草再新》：“治头痛发热，目昏长翳，牙痛，杀虫，利小便。”

【现代研究】

本品为含水硫酸钙，经煅后去水为脱水硫酸钙。生石膏煎水内服，可抑制体温中枢的兴奋性，解热作用快而强，但不持久。

寒 水 石

本品为天然层积矿物单斜晶系硫酸钙及三方晶系碳酸钙矿石。味辛咸，性大寒，归入胃与肾经。功似石膏，能清热泻火，除烦止渴。用量为10～30g；宜打碎先煎或入丸散。

【眼科应用】

清胃泻火：用于胃热炽盛，目赤似火，瞳神紧小，黄液上冲。常与黄柏、黄芩等药配伍。

退红消肿：用于水火烫伤，丹毒，红肿疼痛，以本品研末外敷，亦可与炉甘石、煅石膏共研细末，撒于患处，可有止痛和减少渗出的作用。

【文献选录】

《名医别录》：“除时气热盛，五脏伏热，胃中热，烦渴，口渴。”

《本草纲目》："治小便白，内痹，凉血降火，止牙痛，坚牙明目。"

《本草求真》："敷汤火伤。"

【现代研究】

本品含硫酸钙、硫酸镁等。因含硫酸镁，故有泻下作用。

知　母

本品为百合科多年生草本植物知母的干燥根茎。味苦甘，性寒，归入肺、胃、肾经。因性寒质润，故能上清肺热，中泻胃火，下滋肾水，为清热降火、生津润燥之品。用量为6～12g；入煎剂。

【眼科应用】

清泻肺胃：用于肺胃热盛，目赤疼痛，黑睛凝脂，黄液上冲。常与石膏、黄芩等药配伍。

滋阴润燥：用于肝肾阴虚，视物昏暗，眼内干涩，五心烦热。常与黄柏、熟地黄等药配伍。

生津止渴：用于津伤口燥，口渴尿多，视物昏花。常与天花粉、玉竹等药配伍。

【文献选录】

《神农本草经》："主消渴热中，除邪气。"

《用药法象》："泻无根之肾火，疗有汗之骨蒸，止虚劳之热，滋化源之阴。"

《秘传眼科七十二症全书》："味苦，性寒，滋阴降火，泻肾火。"

《本草纲目》："下则润肾燥而滋阴，上则清肺金而泻火。"

【现代研究】

本品含多种甾体皂苷、还原糖与黏液质等。其煎剂对葡萄球菌、伤寒杆菌、痢疾杆菌、大肠杆菌、枯草杆菌、结核杆菌以及常见的致病真菌均有抑制作用。其浸膏对家兔有解热作用。有人报道对四氧嘧啶性糖尿病兔，可降低血糖。大量浸膏可致家兔呼吸停止，血压下降，导致死亡。

栀　子

本品为茜草科植物栀子的干燥成熟果实。又名山栀子。味苦，性寒，归入心、肺、三焦经。能泻火除烦，清热利湿，凉血解毒，为眼科常用药。用量为6～10g。若炒黑则止血力增强，若外敷患处则研末用。

【眼科应用】

清热泻火：用于三焦热盛，烦热口渴，目赤肿痛，眵呈黄绿，黑睛凝脂，黄液上冲，瞳神紧小，视神经、视网膜充血水肿。常与龙胆、黄芩等药配伍。

清热解毒：用于热毒炽盛，眼睑疮疖肿毒，红肿焮痛。可研末外敷患处，亦可与黄芩、黄连等药配伍。

清热利湿：用于中焦湿热，面目俱黄，溲赤短少。常与黄柏、茵陈等药配伍。

清解郁热：用于肝郁化热，胸闷胁胀，内障目昏。常与牡丹皮、柴胡等药配伍。

清热凉血：用于热入血分，血热妄行，吐血，衄血，尿血，眼内出血。常与生地黄、牡丹皮等药配伍；亦可炒黑配方。

【文献选录】

《名医别录》："疗目热赤痛，胸心大小肠大热，心中烦闷，胃中热气。"

《秘传眼科七十二症全书》："佐黄连泻心火，亦泻肺火，清心胃，治火眼，凉心肾，去郁热，明目。"

《本草备要》："生用泻火，炒黑止血，姜汁炒治烦呕，内热用仁，表热用皮。"

《药性论》:"明目,治时疾除热及消渴口干,目赤肿痛。"

【现代研究】

本品含黄酮类栀子素、果胶、鞣质、藏红花素、D-甘露醇等。其水提取液能使胆汁分泌量增加,有利胆作用。栀子煎剂对猫、兔有降压作用。栀子水煎液在试管内对致病真菌有抑制作用。

淡竹叶

本品为禾本科多年生草本植物淡竹叶的干燥茎叶。味甘淡,性寒,归入心、胃、小肠经。能清热除烦,利尿。用量为 6～10g;入煎剂。

【眼科应用】

清心泻火:用于心火上炎,眦部红肿,眵多黏稠,漏睛疮。常与黄芩、赤芍等药配伍。

【文献选录】

《本草再新》:"凉血健脾,治吐血、鼻血,聪耳明目。"

《本草求真》:"大要总属清利之品,合以石膏同治,则能解除胃热,而不致烦渴不止也。"

【现代研究】

本品含三萜化合物,实验证明,本品有轻微解热和利尿作用。

夏枯草

本品为唇形科植物夏枯草的干燥果穗。味辛苦,性寒,归入肝与胆经。能清火明目,散结消肿,为眼科常用药。用量为 9～15g;入煎剂,亦可泡水代茶饮。

【眼科应用】

清肝泻火:用于肝热上承,目赤肿痛,羞明流泪,翳障浮嫩。常与龙胆、黄芩等药配伍。

潜阳降压:用于肝阳偏亢,血压增高,头痛眩晕,视物昏暗。常与石决明、钩藤等药配伍。

平肝止痛:用于肝气过亢,眼胀痛,目珠夜痛。常与香附、柴胡等药配伍。

软坚散结:用于痰火互结,瘰疬瘿瘤,火疳结节,炎性假瘤,眼底渗出物机化。常与昆布、海藻等药配伍。

【文献选录】

《本草纲目》:"夏枯草治目疼,用沙糖水浸一夜用,取其能解内热,缓肝火也。楼全善云,夏枯草治目珠疼至夜则甚者,神效。或用苦寒药点之反甚者,亦神效。盖目珠连目本,即系也,属厥阴之经。夜甚及点苦寒药反甚者,夜与寒亦阴故也。夏枯草禀纯阳之气,补厥阴血脉,故治此如神,以阳治阴也。"

《本草图解》:"夏枯草苦辛微寒,独入厥阴,消瘰疬,散结气,止目珠痛,此草补养厥阴血脉,又能疏通结气,目痛瘰疬,皆系肝脏,故建神功。"

《生草药性备要》:"去痰消脓,治瘰疬,清上补下,去眼膜,止痛。"

《滇南本草》:"行肝气,开肝郁,止筋骨疼痛,目珠痛,散瘰疬,周身结核。"

【现代研究】

本品含三萜皂苷,其苷元是齐墩果酸,还含游离的齐墩果酸,维生素 B_1、维生素 C、维生素 K,胡萝卜素等。夏枯草的水浸出液、乙醇水浸液和 3%乙醇浸出液,对麻醉动物有降压作用。夏枯草煎剂对痢疾杆菌、伤寒杆菌、霍乱弧菌、大肠杆菌、变形杆菌、绿脓杆菌、葡萄球菌、链球菌有抑制作用。其水浸剂对致病真菌亦有抑制作用。

决明子

本品为豆科一年生草本植物决明的干燥成熟果实,又名草决明,以其能明目故名。味甘苦咸，性微寒，归入肝与大肠经。能清热明目，润肠通便，乃眼科常用药，内障外障均可用之。用量为 9～15g；入煎剂，或入丸散，亦可泡饮。

【眼科应用】

清肝明目：用于肝热目赤，星翳凝脂，羞明流泪。常与夏枯草、龙胆等药配伍。

平肝潜阳：用于肝阳偏亢，头晕目眩，视物昏暗。常与石决明、钩藤等药配伍。

滋补肝阴：用于肝肾阴虚，视瞻昏渺，青盲夜盲。常与菊花、枸杞子等药配伍。

润肠通便：用于阴亏便秘，内障目昏。常与生地黄、何首乌等药配伍；亦可单味泡饮代茶。

【文献选录】

《神农本草经》："治青盲，目淫肤赤白膜，眼赤痛泪出，久服益精光。"

《本草求真》："除风散热，凡人目泪不收，眼痛不止，多属风热内淫，以致血不上行，治当即为驱逐；按此苦能泄热，咸能软坚，甘能补血，力薄气浮，又能升散风邪，故为治目收泪止痛之要药。"

《本草正义》："决明子明目，乃滋益肝肾，以镇潜补阴为义，是培本之正治，非如温辛散风，寒凉降热之止为标病立法者可比，最为有利无弊。"

【现代研究】

本品含大黄素、芦荟大黄素、大黄酚、大黄酸、大黄素葡萄糖苷、大黄素蒽酮、大黄素甲醚、决明素等多种蒽醌类。有泻下作用。其水浸液、醇浸液对动物皆有降压作用。种子的醇提取物对葡萄球菌、白喉杆菌、伤寒杆菌、副伤寒杆菌、大肠杆菌等均有抑制作用。其水浸剂在试管中对某些皮肤真菌有不同程度的抑制作用。

青葙子

本品为苋科一年生草本植物青葙的干燥成熟种子。味苦，性微寒，归入肝经。因苦能降，寒能清，故具清肝退翳作用。常用于目赤翳膜，为眼科常用药。但《本草备要》指出："瞳子散大者忌服。"用量为 9～15g；入煎剂，或入丸散。

【眼科应用】

清肝泻热：用于肝热目赤，瞳神紧小，黑睛生翳，疼痛流泪。常与龙胆、菊花等药配伍。

清热疏风：用于风热犯目，白睛暴赤，眵泪黏稠，沙涩不适。常与菊花、薄荷等药配伍。

平肝潜阳：用于肝阳偏亢，血压增高，头痛眩晕，视物昏花。常与石决明、夏枯草等药配伍。

【文献选录】

《药性论》："治肝脏热毒冲眼，赤障青盲翳肿。"

《日华子本草》："治五脏邪气，益脑髓，明耳目。"

《本草正》："能清肝火血热，故治赤眼，退赤障，消翳肿，镇肝明耳目。"

《本草正义》："青葙，即鸡冠花之同类，其子苦寒滑利，善涤郁热，故目科风热肝火诸症统以治之。"

《滇南本草》："明目，治泪涩难开，白翳遮睛。"

【现代研究】

本品含脂肪油、硝酸钾以及烟酸等。

桑白皮

本品为桑科落叶乔木植物桑的干燥根皮。味甘，性寒，归入肺经。能泻肺平喘，利尿消肿，尤以清肺为长，眼科常用于肺火证。用量为6～12g；入煎剂。

【眼科应用】

清肺泻热：用于肺经热盛，白睛红赤，火疳结节，眵泪黏糊。常与地骨皮、黄芩等药配伍。

泻肺行水：用于肺热壅滞，白睛浅层浮肿，状如鱼鳔，甚至遮盖瞳神。常与杏仁、葶苈子等药配伍。

【文献选录】

《秘传眼科七十二症全书》："味甘，性寒，退肿，清肺。"

《本草纲目》："泻肺，降气，散血。"

《本草求原》："治脚气痹挛，目昏，黄疸，通二便，治尿数。"

【现代研究】

本品含伞形花内酯、东莨菪素、黄酮成分、桑根皮素、桑素、桑色素及类似乙酰胆碱的降压成分。动物实验表明，有降低血压和显著利尿作用。

莲子心

本品为睡莲科植物莲的成熟种子的干燥幼叶及胚根。味苦，性寒，归入心与肾经。能清心安神，交通心肾，涩精止血。用量为2～5g；入煎剂。

【眼科应用】

清心降火：用于心火过盛，目赤肿痛，瞳神紧小，目赤疼痛。常与生地黄、牡丹皮等药配伍。

交通心肾：用于心肾不交，失眠梦遗，头昏心烦，视瞻昏渺。常与玄参、麦冬等药配伍。

【文献选录】

《本草再新》："清心火，平肝火，泻脾火，降肺火，消暑除烦，生津止渴，治目红肿。"

《温病条辨》："莲心，由心走肾，能使心火下通于肾，又回环上升，能使肾水上潮于心。"

【现代研究】

本品含莲花碱、异莲花碱、甲基莲花碱、荷叶碱及木犀草苷、芸香苷等。动物实验有较强降压作用，主要通过释放组胺，使外周血管扩张，从而使血压下降。

夜明砂

本品为蝙蝠科脊椎动物蝙蝠的干燥粪便。味辛，性寒，归入肝经。能清肝明目，散血消积，习以明目为长。用量为3～10g，布包煎。

【眼科应用】

清肝退翳：用于肝热目赤，翳膜遮睛，畏光流泪。常与木贼、蝉蜕等药配伍。

消疳明目：用于小儿疳积，夜盲。《本草纲目》以夜明砂炒研，猪肝汁和丸绿豆大，每米饮下5丸。

【文献选录】

《本草纲目》："治目盲障翳，明目除疟。"

《本草衍义》："治疳有效。"

《本草求真》："入肝经血分，活血，为治目盲障翳之圣药。"

《本草经疏》："夜明砂，令人主明目，治目盲障翳。其味辛寒，乃入足厥阴经药，《本经》所主诸证，总属是肝所发，取其辛能散内外结滞，寒能除血热气壅故也，然主疗虽多，性有专属，明目之外，余皆可略。"

【现代研究】

本品含尿素、尿酸、胆固醇及少量维生素A等。

芦　根

本品为禾科多年生草本植物芦苇的新鲜或干燥根茎。地上部分名苇茎。二者功用相似。味甘，性寒，归入肺与胃经。具有清热生津、除烦止呕、利尿作用。用量为15～30g；鲜品用量加倍或捣汁用。

【眼科应用】

清胃降火：用于胃热目赤，黄液上冲，疼痛流泪。常与石膏、知母等药配伍。

清热生津：用于胃热消渴，口渴尿多，视物昏暗。常与天花粉、石斛等药同用。

【文献选录】

《名医别录》："主消渴客热。"

《天宝本草》："清心益肾，去目雾、头昏、耳鸣、疮毒、夜梦颠倒，遗精。"

《本草经疏》："芦根味甘气寒而无毒，甘能益胃和中，寒能除热降火，热解胃和，则津液流通而渴止矣。"

【现代研究】

本品含薏苡素、蛋白质、脂肪、碳水化合物、天门冬酰胺等。体外试验对β-溶血性链球菌有抗菌作用。

四、清热解毒药

本类药大多味苦，性寒凉，归入心、胃、肺、肝等经。具有清热解毒作用。主治热病斑疹，疮疖肿毒，内脏痈毒（如肺痈、肠痈）以及毒虫毒蛇咬伤等热毒证。眼科常用于眼睑疮疖肿毒，时行疫毒及眼内热毒炽盛等证。

由于毒由火生，故在解毒的同时常配伍其他清热降火药；若大便秘结者，必须配伍通便泻火药。

本类药对于热毒重者，宜重用；热毒轻者，宜轻用；体表热毒常与外用药同用。

金银花

本品为忍冬科多年生木质藤本植物忍冬、红腺忍冬、山银花或毛花柱忍冬的干燥花蕾或带初开的花。味甘，性寒，归入肺、心、胃经。以清热解毒著称，为疮疖肿毒之要药。用量为6～15g，热毒重者可重至50～60g；入煎剂。

【眼科应用】

清热解毒：用于眼睑红肿热痛，黑睛凝脂星翳，瞳神紧小，前房积脓，突起睛高等热毒炽盛证。常与野菊花、蒲公英、黄芩等药配伍。

疏风散热：用于外感风热，或天行疫疠，眼睑红肿，白睛红赤，眵泪如脓。常与连翘、防风、板蓝根等药配伍。亦可制成滴眼剂，治疗多种外障眼病。

【文献选录】

《本草纲目》："治诸肿毒，痈疽，疥癣，杨梅诸恶疮，散热解毒。"

《本草逢原》："金银花，解毒去脓，泻中有补，痈疽溃后之圣药。但气虚脓清，食少便泻者勿用。"

【现代研究】

本品含木犀草素、肌醇、皂苷、鞣质等。在体外对伤寒杆菌、副伤寒杆菌、大肠杆菌、变形杆菌、绿脓杆菌、百日咳杆菌、霍乱弧菌、葡萄球菌、链球菌、肺炎双球菌、脑膜炎球菌等有抑制作用。另外，据实验证实，能减轻患癌动物肝脏中过氧化氢酶及胆碱酯酶活性的降低。

连翘

本品为木犀科灌木植物连翘的干燥果实。味苦，性微寒，归入肺、心、小肠经。具清热解毒、消肿散结作用，乃疮家圣药。用量为6～15g；入煎剂。

【眼科应用】

清心解热：用于心火目赤，眦角红肿，疼痛拒按。常与淡竹叶、栀子、黄连等药配伍。

解毒消肿：用于眼睑疮疖肿毒，丹毒，红肿焮热，或糜烂渗水。常与金银花、野菊花、蒲公英等药配伍。

祛风清热：用于风热眼疾，白睛红赤，黑睛星翳，畏光流泪。常与金银花、荆芥、菊花等药配伍。

散结消肿：用于瘰疬，眼睑痰核，炎性假瘤。常与夏枯草、牡蛎等药配伍。

【文献选录】

《古今医统》："泻六经之邪火，凉目清血。"

《秘传眼科七十二症全书》："清心退肿，泻无根之邪火上壅头目，或肿痛者。"

《珍珠囊》："连翘之用有三：泻心经客热，一也；去上焦诸热，二也；为疮家圣药，三也。"

《本草求真》："连翘味苦微寒，质轻而浮，书虽载泻六经郁火，然其轻清上浮，实为泻心要剂，心为火主，心清则诸藏与之皆清矣，且经有言，诸痛疮疡，皆属心火，连翘实为疮家圣药也。"

【现代研究】

本品含连翘酚、甾醇化合物、皂苷、黄酮醇苷类、马苔树脂醇苷等成分。连翘浓缩煎剂在体外有抗菌作用，对金黄色葡萄球菌、溶血性葡萄球菌、肺炎双球菌、痢疾杆菌、伤寒杆菌等均有抑制作用。此外，还有强心、利尿、镇吐作用。

大青叶

本品为十字花科二年生草本植物菘蓝的干燥叶。味苦，性寒，归入心与胃经。具有清热解毒、凉血消斑作用。用量为9～30g；多入煎剂。

【眼科应用】

清热解毒：用于外感疫疠邪毒，眼睑丹毒，天行赤眼，或星翳丛生。常与板蓝根、防风等药配伍。

清热凉血：用于血热斑疹，或瞳神紧小，渗出物多。常与生地黄、赤芍等药配伍。

【文献选录】

《本草纲目》："主热毒痢，黄疸，喉痹，丹毒。"

《本草正》："治瘟疫热毒发狂，风热斑疹，痈疡肿毒，除烦渴，止鼻衄、吐血，杀疳蚀、金疮箭毒。"

《本草经疏》："时行热毒，头痛大热口疮，为胃家实热之证，此药乃对病之良药也。"

【现代研究】

本品含色氨酸、靛红烷B、葡萄糖芸薹素、新葡萄糖芸薹素及靛蓝等。对金黄色葡萄球菌及白喉杆菌有抑制作用。

板蓝根

本品为十字花科二年生草本植物菘蓝的干燥根。味苦，性寒，归入心与胃经。能清热解毒，凉血利咽，以擅治天行热毒为长。用量为9～15g；多入煎剂。

【眼科应用】

清热解毒：用于时行热毒，咽喉肿痛，白睛红赤，眵泪黏糊；或眼睑丹毒。常与大青叶、金银花、连翘等药配伍。

解毒退翳：用于疫毒生翳，翳呈星点，连缀成片，畏光流泪。常与菊花、木贼、黄芩等药配伍。

【文献选录】

《日华子本草》："治天行热毒。"

《本草便读》："清热解毒，辟疫，杀虫。"

【现代研究】

本品含靛苷、β-谷甾醇、靛红、板蓝根乙素、丙素、丁素，还含植物蛋白、树脂状物、糖类等。板蓝根水浸液对枯草杆菌、金黄色葡萄球菌、八联球菌、大肠杆菌、伤寒杆菌、痢疾杆菌等有抑制作用。用1∶100以上板蓝根在试管内有杀钩端螺旋体的作用。临床用于防治流感、乙脑、腮腺炎及传染性肝炎有效。

青　黛

本品为爵床科植物马蓝、蓼科植物蓼蓝或十字花科植物菘蓝的叶或茎叶经加工制得的干燥粉末或团块。味咸，性寒，归入肝经。具有清热解毒、凉血定惊作用。用量为1.5～3g，宜入丸散；外用适量。

【眼科应用】

清热解毒：用于睑肤湿疹，糜烂渗液，或睑弦赤烂，痒痛交作。常与黄柏、冰片、硼砂等药共研，麻油调搽；亦可单独使用。

【文献选录】

《药性论》："解小儿疳热，消瘦，杀虫。"

《开宝本草》："主解诸药毒，小儿诸热，惊痫发热，天行头痛寒热，煎水研服之。"

《岭南采药录》："可涂疮及痄腮。又治眼热有膜及吐血，内服之。"

【现代研究】

本品之醇浸液在体外对炭疽杆菌、肺炎杆菌、志贺痢疾杆菌、霍乱弧菌、金黄色和白色葡萄球菌等有抑制作用。

野菊花

本品为多年生草本植物野菊的干燥头状花序。味苦辛，性微寒，归入心与肝经。以清热解毒著称。一般用量为9～15g，入煎剂；外用适量，煎汤外洗，或制膏外涂。

【眼科应用】

疏风清热：用于风热犯目，目赤肿痛，眵泪黏稠。常与防风、薄荷等药配伍。

清热解毒：用于眼睑疮疖痈毒，红肿焮热。常与蒲公英、金银花等药配伍。

【文献选录】

《本草纲目》："治痈肿疔毒，瘰疬眼瘜。"

《本草汇言》："破血疏肝，解疔散毒。主妇人腹内宿血，解天行火毒丹疔。洗疮疥，又能祛风杀虫。"

《山西中药志》："疏风热，清头目，降火解毒，治诸风眩晕头痛，目赤，肿毒。"

【现代研究】

本品含刺槐素、野菊花内酯、苦味素及挥发油等。有降玉作用，并对金黄色葡萄球菌、白喉杆菌、痢疾杆菌等有抑制作用。

紫花地丁

本品为堇菜科多年生草本植物紫花地丁的干燥全草。味苦辛，性寒，归入心与肝经。具有清热解毒、凉血消肿作用。用量为15～30g，入煎剂；外用鲜品适量，捣烂敷患处。

【眼科应用】

清热解毒：用于眼睑疮疖痈肿，或目赤肿痛，黑睛凝脂，眵呈黄绿，甚或眼球高突等热毒证。常与野菊花、金银花等药配伍。

【文献选录】

《本草备要》："泻热解毒。"

《本草正义》："地丁专为痈肿疔毒通用之药。濒湖《纲目》称其苦辛寒，治一切痈疽发背，疔肿瘰疬，无名肿毒，恶疮，然辛凉散肿，长于退热，惟血热壅滞，红肿焮发之外疡宜之。若谓通作治阴疽发背寒凝之证，殊是不妥。"

《上海常用中草药》："清热解毒，外用拔毒消肿，治目赤肿痛，麦粒肿，疔疮肿毒，乳痈，肠炎腹泻，毒蛇咬伤。"

【现代研究】

本品含苷类、黄酮类等成分。在试管内有抑制结核杆菌的作用。

蒲公英

本品为菊科植物蒲公英、碱地蒲公英或同属数种植物的干燥全草。味苦甘，性寒，归入肝与胃经。能清热解毒、消肿散结、利尿通淋。用量为9～15g，入煎剂；外用鲜品适量捣敷或煎汤熏洗患处，亦可制成滴眼剂。

【眼科应用】

清热解毒：用于眼睑疮疖肿毒，目赤肿痛。常与金银花、野菊花等药配伍。

清热利湿：用于湿热星翳、凝脂翳、湿翳，瞳神紧小，黄液上冲。常与茵陈、车前子等药配伍。

【文献选录】

《唐本草》："主妇人乳痈肿。"

《本草正义》："蒲公英，其性清凉，治一切疔疮、痈疡、红肿热痛诸证。"

《山东中药》："为解毒清热消炎药。治黄疸，目赤，小便不利，大便秘结。"

【现代研究】

本品含蒲公英甾醇、胆碱、菊糖和果胶等。蒲公英注射液在试管内对金黄色葡萄球菌、耐药菌株、溶血性链球菌、肺炎双球菌、脑膜炎球菌、白喉杆菌、绿脓杆菌、变形杆菌、痢疾杆菌、伤寒杆菌等有杀菌作用。其提取液对某些真菌亦有抑制作用。此外，还有利胆、利尿等作用。

鱼腥草

本品为三白草科多年生草本植物蕺菜的干燥地上部分。又名蕺菜。味辛，微寒，归入肺经。能清热解毒、消肿排脓、利尿通淋，为治肺痈要药。用量为15～25g，不宜久煎；鲜品用量加倍，水煎或捣汁服；外用适量，捣敷或煎汤熏洗患处。眼科常制成滴眼剂滴眼。

【眼科应用】

清热解毒：用于眼睑疮疖肿毒，或毒攻全珠。常与金银花、黄芩、连翘等药配伍。

清热退赤：用于目赤肿痛，眵泪如脓。常与黄芩、桑白皮、防风等药配伍。

清热退翳：用于热毒生翳，黑睛凝脂。常与龙胆、栀子、金银花等药配伍。

【文献选录】

《本草纲目》："散热毒痈肿。"

《本草经疏》："治痰热壅肺，发为肺痈吐脓血之要药。"

【现代研究】

本品含挥发油，油中含鱼腥草素等成分。体外试验 对卡他球菌、流感杆菌、肺炎球菌、金黄色葡萄球菌、痢疾杆菌、大肠杆菌、伤寒杆菌等有抑制作用，对流感病毒、皮肤真菌也有抑制作用。此外，还有利尿作用。

千　里　光

本品为菊科多年生草质藤本植物千里光的全草。又名九里光。味苦，性寒，归入肝、胃、肺、大肠经。能清肝明目，清热解毒，为外障眼病常用药。用量为15～30g，鲜品加倍；外用适量，捣烂外敷或煎洗。眼科常制成滴眼剂滴眼。

【眼科应用】

清热解毒：用于眼睑热毒，痈肿疮疖，丹毒，常与金银花、连翘、黄芩等药配伍。亦可单味鲜品捣敷。

清肝明目：用于风火目赤，眵泪如脓，星翳凝脂。常与菊花、夏枯草等药配伍。

【文献选录】

《图经本草》："同甘草煮汁饮，退热明目。"

《银海精微》："去风解毒热，明目，亦能行气。"

《百草镜》："治目不清，去红丝白障，迎风流泪。"

《采药志》："治时疫，赤鼻，聤耳，火眼，诸疮疖肿毒破烂及鹅掌风。"

《纲目拾遗》："明目去星障。"

【现代研究】

本品含大量的毛茛黄素、菊黄质及少量的β-胡萝卜素，还含生物碱、挥发油、黄酮苷鞣质等。5%煎剂对志贺痢疾杆菌、金黄色葡萄球菌、伤寒杆菌及黄疸型出血性钩端螺旋体均有抑制作用。1∶40浓度对人体阴道滴虫有抑制作用。

土　茯　苓

本品为百合科植物尖叶菝葜的干燥根茎。味甘淡，性平，归入肝与胃经。具有除湿、解毒、通利关节的作用。习以治梅毒为长。用量为15～60g；入煎剂。

【眼科应用】

清热解毒：用于梅毒致翳，目赤羞明，视物不清。常与金银花、甘草等药配伍。

清热渗湿：用于湿热眼病，眼睑湿烂，瘙痒渗液。常与泽泻、车前子等药配伍。

【文献选录】

《本草纲目》："健脾胃，强筋骨，去风湿，利关节，止泄泻，治拘挛骨痛，恶疮痈肿。解汞粉、银朱毒。"

《本草正》："疗痈肿，喉痹，除周身寒湿、恶疮。"

【现代研究】

本品为含皂苷、鞣质、树脂等。临床报道可以防治钩端螺旋体病。

半　边　莲

本品为桔梗科多年生草本植物半边莲的干燥全草。味辛，性平，归入心、小肠、肺经。能清热解毒，利尿消肿。用量为9～15g，鲜品加倍；可捣汁服，亦可捣烂外敷。

【眼科应用】

清热解毒：用于眼睑疮疖肿毒。内服外敷均可。

【文献选录】

《本草纲目》："治蛇虺伤，捣汁饮，以渣围涂之。"

《生草药性备要》："敷疮，消肿毒。"

【现代研究】

本品含生物碱、黄酮苷、皂苷、氨基酸等。动物实验有显著而持久的利尿作用，并伴血压下降。

半枝莲

本品为唇形科多年生草本植物半枝莲的干燥全草。味辛苦，性寒，归入肺、肝、肾经。能清热解毒，化瘀利尿。用量为15～30g，鲜品加倍。外用适量，捣敷患处。

【眼科应用】

清热解毒：用于眼睑疮疖肿毒。可与金银花、半边莲等药配伍。

清热退翳：用于热毒致翳，如凝脂翳，黄液上冲，眵多黄绿，目赤疼痛。可与菊花、蒺藜等药配伍。

【文献选录】

《泉州本草》："清热，解毒，祛风，散血，行气，利水，通络，破瘀，止痛。"

《广西药植图志》："消炎，散瘀，止血。治跌打伤，血痢。"

【现代研究】

本品含生物碱、黄酮苷、酚类、甾体。用美蓝试管法筛选试验，对急性粒细胞型白血病有轻度抑制作用。

重楼

本品为百合科多年生草本植物重楼及同属多种植物的根茎。味苦，性寒，有小毒，归入肝、心、胃经。能清热解毒，息风定惊。用量为3～10g，煎服；若研粉或磨冲，每服0.5～1g。外用适量。

【眼科应用】

清热解毒：用于眼睑疮疖肿毒，或毒虫咬伤。可单味内服或用醋磨搽，亦可与其他清热解毒药同用。

【文献选录】

《唐本草》："醋磨疗痈肿，敷蛇毒。"

《滇南本草》："消诸疮，无名肿毒，利小便。"

《本草衍义》："蛇虫之毒，得此治之即休，故有蚤休、螫休诸名。"

【现代研究】

本品含蚤休苷、薯蓣皂苷等。用100%制剂在试管内对肠道杆菌和化脓球菌等多种致病菌有抗菌作用。

金果榄

本品为防己科藤本植物青牛胆或金果榄的干燥块根。味苦，性寒，归入肺与大肠经。能清热解毒，利咽止痛。用量为3～9g；外用适量，研末吹喉或敷患处。

【眼科应用】

清热解毒：用于眼睑疮疖肿毒，或毒虫咬伤，以此研末外搽。若用于目赤肿痛，星翳凝脂，黄液上冲，可与黄芩、龙胆等药配伍。

【文献选录】

《纲目拾遗》："性凉，解毒。"

《药性考》："解毒。咽喉痹急，口烂宜服。疽痈发背，焮赤疔瘯，蛇蝎虫伤，磨搽。治目痛，耳胀，热嗽，岚瘴，吐衄，一切外症。"

【现代研究】

本品含掌叶防己碱等。动物实验有降糖作用。在体外可抑制结核杆菌。

穿　心　莲

本品为爵床科一年生草本植物穿心莲的干燥地上部分。味苦，性寒，归入心、肺、大肠、膀胱经。能清热解毒，凉血消肿。用量为6～9g；外用适量。

【眼科应用】

清热解毒：用于眼睑疮疖，目赤肿痛。可单服穿心莲片剂；亦可制成眼膏点眼；还可与金银花、黄芩等药配伍煎服。

【文献选录】

《岭南采药录》："能解蛇毒，又能理内伤咳嗽。"

《泉州本草》："清热解毒，消炎退肿。治痢疾，高热。"

【现代研究】

本品含二萜内酯化合物，穿心莲甲素、乙素、丙素等。能抑制痢疾杆菌、肺炎双球菌、金黄色葡萄球菌、钩端螺旋体，还有抗病毒作用。

马　齿　苋

本品为马齿苋科一年生肉质草本植物马齿苋的全草。味酸，性寒，归入大肠、肝经。能凉血解毒，止血止痛。用量为30～60g，鲜品加倍，入煎剂；外用适量捣敷。

【眼科应用】

清热解毒：用于眼睑疮疖痈肿，或带状疱疹、湿疹、丹毒。可煎服，亦可以鲜品捣烂外敷。

解毒退翳：用于热毒致翳，星翳丛生，反复发作。常与金果榄、金银花、防风等药配伍。

【文献选录】

《食疗本草》："明目，亦治疳痢。"

《开宝本草》："主目盲白翳，利大小便，去寒凉，杀诸虫，止渴，破癥结痈疮。"

《日用本草》："凉肝退翳。"

【现代研究】

本品含大量去甲基肾上腺素和多量钾盐及苹果酸、柠檬酸、谷氨酸、天冬氨酸等。在试管内对痢疾杆菌有杀灭作用，对伤寒杆菌、大肠杆菌及金黄色葡萄球菌有抑制作用。其提取液对子宫有收缩作用。

白花蛇舌草

本品为茜草科植物白花蛇舌草的带根全草。味苦，性寒，归入心、肝、脾经。能清热解毒，利湿。用量为30～60g；捣汁内服。外用则捣敷。

【眼科应用】

清热解毒：用于眼睑痈肿疔疮。可单味煎服或捣汁外敷；亦可与其他清热解毒药配伍。

【文献选录】

《广西中药志》:"治小儿疳积,毒蛇咬伤,癌肿。外治白泡疮,蛇癞疮。"

《泉州本草》:"清热散瘀,消痈解毒,治痈疽疮疡,又能清肺火,泻肺热。治肺热喘促,咳嗽胸闷。"

【现代研究】

本品含豆甾醇、熊果酸、齐墩果酸等。在体外(相当生药 6g/ml)对急性淋巴细胞型、粒细胞型、单核细胞型以及慢性粒细胞型肿瘤细胞有较强抑制作用。

皂角刺

本品为豆科植物皂荚的干燥棘刺。又名皂荚刺、天丁。味辛,性温,归入肝与胃经。能托毒、消肿、排脓。用量为 3～9g;外用适量,醋蒸涂患处。

【眼科应用】

消肿排脓:用于眼睑痈肿疮疖初起及漏睛疮初起或脓成不溃。常与穿山甲、金银花等药配伍。

【文献选录】

《本草图经》:"米醋熬嫩刺针作浓煎,以敷疮癣。"

《本草汇言》:"皂角刺,拔毒祛风。凡痈疽未成者,能引之以消散;将破者,能引之以出头;已溃者,能引之以行脓。"

【现代研究】

本品含黄酮苷、酚类、氨基酸等。

五、清热凉血药

本类药大多味甘性寒,归入心与肝经。具有清营凉血作用。主治温病热入营血,壮热神昏,或烦躁谵语,舌质红绛以及热迫血液妄行之吐血、衄血、尿血、便血等症。眼科主要用于热郁血分之血管充血、渗出,迫血妄行之眼底出血、血灌瞳神等血热性眼病。

生地黄

本品为玄参科多年生草本植物地黄的根。味甘,性寒,归入心、肝、肾经。因甘寒质润,故具清热凉血、养阴生津作用,为眼科凉血滋阴的常用药。用量为 9～15g;鲜品加倍。外用则捣敷。

【眼科应用】

凉血止血:用于热迫营血,血液妄行,血灌瞳神,眼底出血,白睛溢血。常与藕节、生荷叶、栀子炭等药配伍。

凉血退红:用于热郁血分,白睛红赤,血络粗大,视网膜血管充血或渗出水肿。急性者常与龙胆、栀子等药配伍;慢性者常与牡丹皮、赤芍等药配伍。

滋阴止渴:用于阴虚消渴,多饮多尿,目昏内障。常与天花粉、石斛等药配伍。

滋阴明目:用于阴虚内障,头昏耳鸣,眼内干涩,视物昏渺,青盲,夜盲。常与熟地黄、山药等药配伍。

滋阴润肠:用于津枯便秘又有内障者。常与麦冬、麻仁等药配伍。

【文献选录】

《秘传眼科七十二症全书》:"味甘苦,性寒,散血,凉血,活血,生血,及凉心肾,治眼。"

《珍珠囊》:"凉血,生血,补肾水真阴。"

《本草求真》:“力专清热泻火,凉血消瘀,故凡吐血、咯血、衄血、畜血、溺血、崩中带下,审其证果,因于热成者,无不用此调治。”

【现代研究】

本品主要含地黄素、木蜜醇、维生素A类。动物实验证实,生地黄的提取物有促进血液凝固的作用,还有强心利尿作用,并能抑制实验性高血糖。

牡 丹 皮

本品为毛茛科多年生灌木植物牡丹的干燥根皮。味苦辛,性微寒,归入心、肝、肾经。因苦凉清热,辛通散瘀,故凉血而不留瘀,散瘀而不妄行,为清热凉血、活血化瘀之要药。用量为6～12g;入煎剂或入丸散剂。

【眼科应用】

凉血散瘀:用于血热妄行,眼内出血,外伤出血。不论早、中后期,均可使用。早期常与生地黄、赤芍等凉血止血药配伍;中后期常与三七、丹参等活血化瘀药配伍。

滋阴清热:用于阴虚内热,视物昏朦,眼干涩不适。常与熟地黄、生地黄等药配伍。

【文献选录】

《秘传眼科七十二症全书》:“散血,行血,凉血,治骨蒸无汗。”

《珍珠囊》:“治无汗之骨蒸,衄血,吐血。”

《本草纲目》:“治血中伏火,除烦热。”

【现代研究】

本品含牡丹酚、牡丹酚原苷、芍药苷及挥发油、植物甾醇等。动物实验证实,牡丹酚有降压、镇静、镇痛、解热、抗惊厥作用。试管内对白色葡萄球菌、枯草杆菌、大肠杆菌、伤寒杆菌、痢疾杆菌等有较强抗菌作用。

赤 芍

本品为毛茛科多年生草本植物芍药或赤芍的干燥根。味苦,性微寒,归入肝经。具有清热凉血、散瘀止痛作用,以行血中之滞为长。用量为6～12g;多入煎剂。不宜与藜芦同用。

【眼科应用】

行滞化瘀:用于眼外伤,眼内出血日久不散,瘀血内停。常与三七、丹参等药配伍。

清热凉血:用于血热妄行,眼内出血,白睛溢血。常与生地黄、牡丹皮等药配伍。

清肝退赤:用于肝热目赤,胬肉壅肿,疼痛流泪。常与龙胆、夏枯草等药配伍。

散瘀止痛:用于眼睑疮疖肿毒初期,红肿热痛。常与金银花、连翘、黄芩等药配伍。

【文献选录】

《日华子本草》:“明目,目赤,胬肉。”

《本草品汇精要》:“利小便,下气,行经,通顺血脉,散恶血,消痈肿,主治血,止痛。”

《本草备要》:“尤能泻肝火,散恶血,治腹痛坚积,血痹疝瘕,经闭肠风,痈肿目赤,能行血中之滞。”

《本草经疏》:“肝开窍于目,目赤者肝热也。酸寒能凉肝,故治目赤。”

【现代研究】

本品含芍药苷。动物实验证实,具有较好的解痉作用,还有镇静、镇痛及增加冠状动脉血流量作用。

玄 参

本品为玄参科多年生草本植物玄参的干燥根。味甘苦咸,性微寒,归入肺、胃、肾经。具有凉血滋阴、泻火解毒作用。用量9～15g;入煎剂。不宜与藜芦配伍。

【眼科应用】

滋阴降火:用于阴虚火旺,内障视昏,视网膜反复渗出水肿。常与知母、黄柏等药配伍。

滋阴凉血:用于阴虚血热,眼内反复出血,视力日降。常与生地黄、牡丹皮等药配伍。

滋阴润燥:用于阴虚干燥,眼内干涩,视物昏花,口干咽燥。常与麦冬、石斛等药配伍。

滋阴解毒:用于热毒伤阴,黄液上冲,或反复发作,白睛紫红,日久不退。常与赤芍、牡丹皮、莲子心等药配伍。

软坚散结:用于痰火郁结,颈项瘰疬,胞睑痰核,眼底渗出物多或机化。常与昆布、海藻等药配伍。

【文献选录】

《神农本草经》:"主腹中寒热积聚,女子产乳余疾,补肾气,令人明目。"

《名医别录》:"止烦渴,散颈下核,痈肿。"

《秘传眼科七十二症全书》:"滋肾阴,去风消肿,清五脏,补虚明目。"

《本草正义》:"疗胸膈心肺热邪,清膀胱肝肾热结,疗风热之咽痛,泄肝阳之目赤,止自汗盗汗,治吐血衄血。"

《医学衷中参西录》:"玄参能明目,诚以肝开窍于目,玄参能益水以滋肝木,故能明目。且目之所以能视物者,在瞳子中神水充足,神水固肾之精华外视者也,以玄参与柏实、枸杞并用,以治肝肾虚而生热,视物不了了者,恒有捷效也。"

【现代研究】

本品含生物碱、糖类、甾醇、氨基酸、脂肪酸、微量挥发油、胡萝卜素等。动物实验,其流浸膏有降压、降糖作用。在体外有抗真菌作用。因含皂苷,故又有溶血作用。

紫　草

本品为紫草科多年生草本植物新疆紫草或内蒙紫草的干燥根。味甘咸,性寒,归入心与肝经。能凉血活血,解毒透疹。用量为5～9g;外用适量,熬膏或用植物油涂擦;亦可制成滴眼剂滴眼。

【眼科应用】

清热凉血:用于血分郁热,白睛赤脉虬蟠。常与生地黄、牡丹皮等药配伍。

解毒透疹:用于血热斑疹,透发不畅,白睛红赤。常与牛蒡子、山豆根等药配伍。

解毒退翳:用于热毒生翳,羞明流泪。常与板蓝根、蝉蜕等药配伍。

【文献选录】

《神农本草经》:"主心腹邪气,五疳,补中益气,利九窍。"

《本草图经》:"治伤寒时疾,发疮疹不出者,以此作药,使其发出。"

《本草纲目》:"治斑疹、痘毒,活血凉血,利大肠。"

【现代研究】

本品含乙酰紫草醌、紫草烷等。对病毒、金黄色葡萄球菌、灵杆菌等有抑制作用。此外,本品对急性淋巴细胞性白血病有轻度的抑制作用。

地 骨 皮

本品为茄科灌木植物枸杞或宁夏枸杞的干燥根皮。味甘,性寒,归入肺、肝、肾经。能凉血除蒸,清肺降火。用量为9～15g;多入煎剂。

【眼科应用】

清热凉血：用于阴虚骨蒸潮热，咳血吐血，眼内反复出血，视物昏朦。常与知母、黄柏、生地黄等药配伍。

清肺降火：用于肺火郁结，白睛结节，紫赤高突，疼痛流泪。常与桑白皮、黄芩等药配伍。

【文献选录】

《食疗本草》："去骨热消渴。"

《汤液本草》："泻肾火，除肺中伏火，去胞中热，退热。"

《本草纲目》："去下焦肝肾虚热。"

《本草述》："主治骨劳发热，往来寒热，诸见血证。"

【现代研究】

本品含桂皮酸和多量酚类物质、甜菜碱等。其浸剂对麻醉动物有明显降压作用，其煎剂能降低动物血糖。此外，还有解热作用。

白 薇

本品为萝藦科多年生草本植物白薇或蔓生白薇的干燥根及根茎。味苦咸，性寒，归入胃、肝、肾经。能清热凉血，利尿通淋，解毒疗疮，用量为5～9g；多入煎剂。

【眼科应用】

清热凉血：用于血分郁热，白睛赤脉紫暗粗大，干涩不适。常与生地黄、牡丹皮等药配伍。

清热解毒：用于疮疡肿毒，如漏睛溢脓，红赤疼痛。常与淡竹叶、栀子等药配伍。

清热滋阴：用于热病伤阴，青盲，视力缓降。常与地骨皮、牡丹皮等药配伍。

【文献选录】

《本草纲目》："治风温灼热多眠，及热淋，遗尿，金疮出血。"

《本草正义》："凡阴虚有热者，自汗盗汗者，久疟伤津者，病后阴液未复而余热未清者，皆为必不可少之药；而妇女血热，又为恒用之品矣。"

【现代研究】

本品含白薇素、挥发油、强心苷。有解热、利尿及强心作用。

银 柴 胡

本品为石竹科多年生草本植物银柴胡的干燥根。味甘，性微寒，归入肝与胃经。因其清凉而不苦泄，故为清虚热之良药。用量为3～9g；多入煎剂。

【眼科应用】

清热凉血：用于血分郁热，眼底反复出血，视力日降。常与生地黄、牡丹皮等药配伍。

清热消疳：用于小儿疳热，疳积上目，黑睛翳障。常与胡黄连、白术、密蒙花等药配伍。

清热解郁：用于肝经郁热，青盲内障，视物昏朦。常与生地黄、牡丹皮、栀子等药配伍。

【文献选录】

《本草从新》："治虚劳肌热，骨蒸劳疟，热从髓出，小儿五疳羸热。"

《本草正义》："退热而不苦泄，理阴而不升腾，固虚热之良药。"

《本草求原》："清肺、胃、脾、肾热，兼能凉血。"

【现代研究】

本品含三萜皂苷，苷元为棉根皂苷元。动物实验可降低血清胆固醇浓度，使胆固醇脑磷脂系数降低，并使主动脉类脂质含量降低。

水牛角

本品为牛科动物水牛的角。味苦,性寒,归入心与肝经。能清热解毒,凉血定惊。用量为15～30g,宜先煎3小时以上。可作为犀角的代用品。

【眼科应用】

清热凉血:用于血分实热,迫血妄行,眼内出血。常与生地黄、牡丹皮等药配伍。

清心解毒:用于心火热毒,眼底渗出水肿,云雾移睛。常与连翘、黄连等药配伍。

【文献选录】

《名医别录》:"疗时气寒热头痛。"

《日华子本草》:"煎,治热毒风并壮热。"

《陆川本草》:"凉血解毒,止衄。治热病昏迷,痈疽斑疹,吐血,衄血,血热,溺赤。"

【现代研究】

本品成分与犀角大同小异,含甾醇类、氨基酸、肽类、胍基衍生物、蛋白质等。其煎剂或提取物能使动物离体心脏加强收缩,对白细胞有升高等作用。

六、清热燥湿药

本类药味苦性寒,大多归入肝、胆、肺、胃、大肠经。因苦能燥湿,寒能清热,故具清热燥湿作用。主治湿热内蕴之黄疸、痢疾、带下、痹证、淋证等。眼科常用于睑肤红赤糜烂,椒疮,粟疮,白睛黄浊,翳如腐渣,眵泪黏腻,视神经视网膜充血、渗出、水肿等湿热熏目证。另外,本类亦具清热解毒作用,故对眼科湿热火毒证更为适宜。因苦能化燥伤阴,寒能伤脾败胃,若阴亏津伤或脾胃虚弱患者,理当慎用。

黄芩

本品为唇形科多年生草本植物黄芩的干燥根。味苦,性寒,归入肺、胆、脾、大肠、小肠经。能清热燥湿,泻热解毒,止血安胎。为眼科清热良药,最为常用。用量为3～10g;多入煎剂。

【眼科应用】

清热燥湿:用于湿热蕴蒸,睑肤糜烂,目赤肿痛,翳浮脆嫩,瞳神紧小,黄液上冲,视盘、视网膜充血水肿。常与龙胆、栀子等药配伍。

清热解毒:用于火毒蕴结,眼睑疮疖肿毒,红肿疼痛。常与金银花、连翘等药配伍。

清热凉血:用于热入血分,迫血妄行,眼内出血。可炒炭用,常与生地黄、牡丹皮等药配伍。

清肺降火:用于肺火上承,白睛红赤,眵泪如脓。常与桑白皮、地骨皮等药配伍。

【文献选录】

《神农本草经》:"主诸热黄疸,肠澼泄痢,逐水,下血闭,恶疮疽蚀火疡。"

《古今医统》:"酒炒清阳明经火,泻肺热,治头目壅热,白睛红痛。"

《本草纲目》:"得酒上行,得猪胆汁除肝胆火,得柴胡退寒热,得芍药治下痢,得桑白皮泻肺火,得白术安胎。"

《医学启源》:"治肺中湿热,疗上热目中肿赤,瘀血壅盛,必用之药。"

【现代研究】

本品含黄芩苷元、黄芩苷、汉黄芩素、汉黄芩苷、黄芩新素等。在试管内对痢疾杆菌、白喉杆菌、绿脓杆菌、葡萄球菌、链球菌、肺炎双球菌等均有抑制作用。动物实验有解热、镇静、利胆、利尿、降压、抑制肠管运动及抗过敏作用。

黄　连

本品为毛茛科植物黄连、三角叶黄连或云连的干燥根茎。味苦，性寒，归入心、脾、胃、肝、胆、大肠经。能清热燥湿，泻火解毒；长于清心，为眼科常用药，擅治火毒眼疾。用量为2～5g；多入煎剂。外用适量。

【眼科应用】

清热燥湿：用于湿热蕴蒸，目赤肿痛，星翳丛生，凝脂肥浮脆嫩，瞳神紧小，云雾移睛，眼底炎性渗出、水肿等多种内外障眼病。常与栀子、龙胆等药配伍。

清热解毒：用于疫疠邪毒，疮疖痈肿，眼睑红肿焮热，或白睛红赤肿胀。常与金银花、连翘等药配伍。

清心泻火：用于心火上承，大眦溢脓，或眦角糜烂，或眦部红赤，或赤脉传睛。常与黄芩、栀子等药配伍。

清热凉血：用于血热妄行，眼内出血，或外伤出血。常与生地黄、大黄等药配伍。

【文献选录】

《神农本草经》："主热气目痛，眦伤泪出，明目，肠澼腹痛下痢，妇人阴中肿痛。"

《珍珠囊》："其用有六：泻心火，一也；去中焦湿热，二也；诸疮必用，三也；去风湿，四也；治赤眼暴发，五也；止中部见血，六也。"

《本草图经》："今医家洗眼汤，以当归、芍药、黄连等分停细切，以雪水或甜水煎浓汁，乘热洗，冷却再温洗，甚益眼目，但是风毒赤目花翳等皆可用之。其说云：凡眼目之病，皆以血脉凝滞使然，故以行血药合黄连治之，血得热则行，故乘热洗之，用者无不效。"

《秘传眼科七十二症全书》："泻心火，肝胆火，酒炒厚肠胃，亦去肠胃之湿热，止目痛明目。"

【现代研究】

本品含小檗碱、黄连碱、甲基黄连碱、掌叶防已碱等生物碱，还含有黄柏酮、黄柏内酯等。体外试验，对溶血性链球菌、脑膜炎球菌、肺炎双球菌、霍乱弧菌、炭疽杆菌、金黄色葡萄球菌、痢疾杆菌、白喉杆菌、枯草杆菌等均有抑制作用。此外，动物试验还有降压、利胆、解热等作用。

黄　柏

本品为芸香科植物黄皮树的干燥树皮。味苦，性寒，归入肾与膀胱经。能清热燥湿，泻火除蒸，解毒疗疮。以清肾为长，常用于肝肾阴虚火旺眼疾。用量为3～12g；多入煎剂。外用适量。

【眼科应用】

清热燥湿：用于湿热目赤肿痛，凝脂溃陷，瞳神紧小。常与黄芩、黄连等药配伍。

清热解毒：用于热毒生疮，睑肤疮疖肿毒，红赤疼痛。常与金银花、黄芩等药配伍。

滋阴降火：用于阴虚火旺，骨蒸潮热，抱轮暗红，瞳神紧小干缺，目昏内障。常与知母、熟地黄、生地黄等药配伍。

【文献选录】

《名医别录》："疗惊气在皮间，肌肤热赤起，目热赤痛，口疮。"

《日华子本草》："安心除劳，治骨蒸，洗肝，明目，多泪，口干。"

《古今医统》："泻肾火，滋阴补水，以镇阳光，使相火不起，而目自明。"

《医学入门》："治眼赤、鼻皶、喉痹及痈疽发背，乳痈脐疮亦用。"

《秘传眼科七十二症全书》："滋阴降火，滑血除热。"

【现代研究】

本品含小檗碱、药根碱、木兰花碱、黄柏碱等，还含黄柏酮、黄柏内酯、黄柏酮酸等。体外试验对金黄色葡萄球菌、肺炎球菌、白喉杆菌、草绿色链球菌、痢疾杆菌等有抑制作用。其煎剂对常见致病真菌有抑制作用，还能杀死钩端螺旋体。动物试验有降压作用。

龙　胆

本品为龙胆科多年生草本植物条叶龙胆、三花龙胆或坚龙胆的干燥根皮根茎。味苦，性寒，归入肝与胆经。能清热燥湿，泻肝清胆，乃眼科常用药。用量为6～9g；多入煎剂。

【眼科应用】

泻肝清胆：用于肝胆实火或湿热，目赤肿痛，胬肉肥厚，新翳肥浮脆嫩，黄液上冲，黑翳如珠，蟹睛突起，瞳神紧小，视神经视网膜炎性充血水肿。常与柴胡、黄芩、栀子等药配伍。

【文献选录】

《日华子本草》："治客忤，疳气，热病狂语，疮疥，明目，止烦。"

《医学启源》："治黄目赤肿，睛胀，瘀肉高起，痛不可忍。"

《秘传眼科七十二症全书》："泻肝火，止睛痛，去白翳，治昏盲，去目赤，止泪，明目，凉肝。"

《药品化义》："专泻肝胆之火，主治目痛颈痛，两胁疼痛，惊痫邪气，小儿疳积，凡属肝经热邪为患，用之神妙。"

【现代研究】

本品含龙胆宁碱、龙胆苦苷及龙胆三糖。体外试验，对大肠杆菌、枯草杆菌以及致病性皮肤真菌有抑制作用。动物实验，少量龙胆可增加胃液分泌。

苦　参

本品为豆科多年生灌木植物苦参的干燥根。味苦，性寒，归入心、肝、胃、大肠、膀胱经。能清热燥湿，杀虫利尿。用量5～9g；外用适量，煎汤洗患处。

【眼科应用】

清热燥湿：用于湿热生疮，睑肤湿烂，脓水渗溢，红赤疼痛，或疥癣瘙痒。常与白鲜皮、车前草等药配伍；亦可单味煎水外洗。

【文献选录】

《神农本草经》："主心腹结气，癥瘕积聚，黄疸，溺有余沥，逐水，除痈肿，补中，明目止泪。"

《滇南本草》："凉血，解热毒，疥癞，脓窝疮毒，疗皮肤瘙痒，血风癣疮，顽皮白屑，肠风下血，便衄。"

【现代研究】

本品含多种生物碱及黄酮类等成分。在试管内对结核杆菌及多种致病真菌有抑制作用，还可抗阴道滴虫。苦参碱注射于家兔，可麻痹中枢神经而致呼吸停止。

白 鲜 皮

本品为芸香科多年生草本植物白鲜的干燥根皮。味苦，性寒，归入脾、胃、膀胱经。能清热燥湿，祛风解毒。用量5～9g；外用适量。煎汤洗或研粉敷。

【眼科应用】

清热燥湿：用于湿热睑肤糜烂渗水，红赤疼痛。常与苦参、苍术配伍，可内服外洗。

祛风止痒:用于目痒,甚则痒极难忍。常与防风、蝉蜕等药配伍。

【文献选录】

《日华子本草》:"通关节,利九窍及血脉,并一切风痹筋骨弱乏,通小肠水气,天行时疾,头痛眼疼。"

《本草原始》:"治一切疥癞、恶风、疥癣、杨梅、诸疮热毒。"

【现代研究】

本品含白鲜碱、白鲜内酯、谷甾醇、黄柏酮酸、胡芦巴碱等。体外试验对多种致病真菌有抑制作用。白鲜碱对离体蛙心有兴奋作用,可使心肌张力增加,对家兔子宫平滑肌有收缩作用。根皮有解热作用。

秦　皮

本品为木犀科落叶乔木植物苦枥白蜡树、尖叶白蜡树或宿柱白蜡树的干燥根皮或干皮。味苦、涩,性寒,归入肝、胆、大肠经。能清热燥湿,收涩,明目。为外障眼病之常用药。用量为6～12g;外用适量,煎洗患处。

【眼科应用】

清热燥湿:用于湿热目赤肿痛,眵泪黏糊。常与黄芩、黄连等药配伍,亦可煎汤外洗。

清热退翳:用于肝热目赤,黑睛翳障,疼痛流泪。常与防风、板蓝根等药配伍。

燥湿止痒:用于睑肤目赤作痒,睑肤湿烂。常与滑石、黄连等药配伍。

【文献选录】

《神农本草经》:"去风寒湿痹,洗洗寒气,除热,目赤青翳白膜。"

《药性本草》:"明目,去目中久热,两目赤肿疼痛,风泪不止,作汤浴小儿身热;煎水澄清,洗赤目极效。"

《日华子本草》:"洗肝,益精,明目,小儿热惊,皮肤风痹,退热。"

《秘传眼科龙木论》:"去风除热,目中青翳白膜,可作汤洗目。"

【现代研究】

苦枥白蜡树树皮含马栗树皮苷、马栗树皮素等。尖叶白蜡树树皮含秦皮素、秦皮苷等。体外试验有抑制痢疾杆菌、大肠杆菌的作用。动物实验有消炎、镇痛、利尿等作用。

胡 黄 连

本品为玄参科多年生草本植物胡黄连的干燥根茎。味苦,性寒,归入肝、胃、大肠经。能清湿热、除骨蒸、消疳热。用量为2～9g;入煎剂或丸散。

【眼科应用】

清热燥湿:用于湿热上熏,睑肤湿烂渗水。常与龙胆、金银花等药配伍。

消疳退翳:用于小儿疳积上目,白睛干燥,黑睛生翳。常与白术、使君子等药配伍。

【文献选录】

《唐本草》:"主骨蒸劳热,补肝胆,明目。"

《银海精微》:"入肝经,退骨蒸潮热,补肝胆,明目。能治小儿疳伤不下食,霍乱,热痢疾,小儿药多用之。"

《秘传眼科七十二症全书》:"味苦,性凉,凉血明目。"

【现代研究】

本品含胡黄连素、秀夹蓝酸、胡黄连醇等。其水浸膏在试管内对堇色毛癣菌等皮肤真菌有不同程度抑制作用。根的提取物有利胆、抗菌作用。

七、芳香化湿药

本类药大多气味芳香，味辛苦，性偏温，归入脾与胃经。具有芳香辟浊、化湿醒脾的作用。主治湿邪内侵，脘腹胀满，头胀胸闷，恶心呕吐，食少便溏，舌苔白腻而又有眼病者。用此以芳化湿邪，达到祛湿的目的。

藿 香

本品为唇形科一年生草本植物广藿香的干燥地上部分。味辛，性温，归入脾、胃、肺经。能芳香化湿，开胃止呕，发表解暑。用量为 3～10g；入煎剂，宜后下。

【眼科应用】

芳化湿浊：用于湿邪内阻，脘腹胀满，黑睛生翳，缠绵不愈。可与苍术、厚朴等药配伍。

发表解暑：用于外感暑湿，头痛寒热，白睛红赤，视物昏花。可与苏叶、青蒿等药配伍。

【文献选录】

《本草图经》："治脾胃吐逆，为最要之药。"

《本草再新》："解表散邪，利湿除风，清热止渴。治呕吐霍乱，疟痢疮疥。"

【现代研究】

本品主要含挥发油。其煎剂在试管内对许兰毛癣菌等多种致病性真菌有抑制作用。另外，对钩端螺旋体也有抑制作用。

佩 兰

本品为菊科多年生草本植物佩兰的干燥地上部分。味辛，性平，归入脾、胃、肺经。能芳香化湿，醒脾开胃，发表解暑。用量为 3～10g；入煎剂，宜后下。

【眼科应用】

芳化湿浊：用于湿浊内阻，胸闷腹胀，黑睛生翳，缠绵不愈。可与藿香、厚朴等药配伍。

发表解暑：用于外感暑湿，头痛寒热，目赤肿痛。可与藿香、青蒿等药配伍。

【文献选录】

《本草纲目》："按《素问》云，五味入口，藏于脾胃，以行其精气，津液在脾，令人口甘，此肥美所发也。其气上溢，转为消渴，治之以兰，除陈气也。"

《中药志》："发表祛湿，和中化浊。治伤暑头痛，无汗发热，胸闷腹满，口中甜腻，口臭。"

【现代研究】

本品含挥发油等成分。其中麝香草酚甲醚和醋酸香树脂对流感病毒有抑制作用。

八、苦温燥湿药

本类药味苦性温，归入脾胃二经。因苦能化燥，燥能胜湿，故具燥湿醒脾作用。主治寒湿内阻，脾阳不运，眼睑浮肿，视网膜水肿，饮食不思，便溏腹胀，舌苔腻滑白浊等脾阳被遏证。因脾阳不运，水湿不布，最易聚湿生痰，又易碍滞气机。夹痰者须配伍祛痰药，气滞者又须配伍行气药。

苍 术

本品为菊科多年生草本植物茅苍术或北苍术的干燥根茎。味辛苦，性温，归入脾、胃、肝经。能燥湿健脾，祛风散寒，明目。用量为 3～10g；入煎剂或入丸散。

【眼科应用】

燥湿健脾：用于湿盛困脾，黑睛生翳，翳如腐渣。常与黄芩、木贼、蝉蜕等药配伍。

燥湿消肿：用于脾湿不运，水湿内停，黄斑水肿，视物昏渺。常与茯苓、薏苡仁等药配伍。

燥湿止泪：用于冷泪常流，视物昏花。可与木贼、椒目等药配伍。

燥湿止痒：用于睑肤湿疹，瘙痒难忍。可与白鲜皮、黄柏等药配伍。

祛风除湿：用于风湿痹阻，肢节疼痛，火疳结节，瞳神紧小。常与羌活、防风等药配伍。

补虚明目：用于肝虚夜盲，饮食不思。可将本品研末，掺于猪肝内蒸熟同食。

【文献选录】

《珍珠囊》："明目，暖水脏。"

《秘传眼科七十二症全书》："止泪，发汗，宽中，治目盲，燥脾，去湿。"

《银海精微》："平胃气，祛风邪，去湿止泪，发散。"

《药品化义》："苍术，味辛主散，性温而燥，燥可去湿，专入脾胃，主治风寒湿痹，山岚瘴气，皮肤水肿，皆辛烈逐邪之功也。"

【现代研究】

本品含挥发油（主要为苍术醇、苍术酮）及维生素A等。其浸膏可降低实验家兔血糖。苍术、艾叶烟熏消毒，对结核杆菌、金黄色葡萄球菌、大肠杆菌、枯草杆菌、绿脓杆菌有抑制作用。

厚　朴

本品为木兰科植物厚朴或凹叶厚朴的干燥干皮、枝皮及根皮，味辛苦，性温，归入脾、胃、大肠及肺经。能燥湿消痰，下气除满。用量为3～9g；多入煎剂。

【眼科应用】

燥湿导滞：用于湿阻气滞，脘腹胀痛，黑睛翳障或角膜移植片水肿混浊。常与苍术、陈皮等药配伍。

【文献选录】

《日华子本草》："健脾。主反胃，霍乱转筋，冷热气，泻膀胱，泄五脏一切气。妇人产前产后腹脏不安。调关节，杀腹脏虫，明耳目。"

【现代研究】

本品含挥发油、厚朴酚及木兰箭毒碱等。其煎剂在试管中对肺炎球菌、白喉杆菌、溶血性链球菌、枯草杆菌、痢疾杆菌、金黄色葡萄球菌等有抑制作用。对实验性病毒性肝炎有改善肝脏实质病变的作用。此外，厚朴箭毒碱可引起运动神经麻痹。

白豆蔻

本品为姜科多年生草本植物白豆蔻或爪哇白豆蔻的干燥成熟果实。又名白蔻仁。味辛，性温，归入肺、脾、胃经。能化湿消痞，行气温中，开胃消食。用量为3～6g；入煎剂宜后下。

【眼科应用】

温中化湿：用于湿阻中焦，胸闷不饥，头重睑肿，黑睛翳蓂，瞳神紧小，云雾移睛，视瞻昏渺。常与杏仁、薏苡仁等药配伍。

行气消滞：用于肝气郁滞，火疳结节，白睛红赤。常与桑白皮、牡丹皮等药配伍。

【文献选录】

《医学启源》："《主治秘要》云，肺金本药，散胸中滞气，感寒腹痛，温暖脾胃，赤眼暴发，白睛红者。"

《本草经疏》："东垣用以散肺中滞气，宽膈进食，去白睛翳膜，散滞之功也。"

《本草求真》:"其辛温香窜,流行三焦,温暖脾胃,而使寒湿膨胀,虚疟、吐逆、反胃、腹痛,并翳膜、目眦红筋等症悉除。"

【现代研究】

本品含挥发油。具有健胃止呕等作用。

砂　仁

本品为姜科多年生草本植物阳春砂、绿壳砂或海南砂的干燥成熟果实。味辛,性温,归入脾、胃、肾经。能化湿开胃,温脾止泻,理气安胎。用量为3～9g;入煎剂,宜后下。

【眼科应用】

化湿温脾:用于脾虚失运,湿滞中焦,饮食不振,大便溏薄,眼睑下垂,视物昏花。常与党参、茯苓、白术等药配伍。

行气防滞:本品味辛芳香,能散能行,对于眼底病需要长时间服用滋阴药者,可伍少量砂仁,有防滋阴助湿、滞气碍脾之弊。

【文献选录】

《本草汇言》:"砂仁,温中和气之药也。若上焦之气梗逆而不下,下焦之气抑遏而不止,中焦之气凝聚而不舒,用砂仁治之,奏效最捷。"

《药品化义》:"砂仁,辛散苦降,气味俱厚。主散结导滞,行气下气,取其香气能和五脏,随所引药通行诸经。"

【现代研究】

本品含挥发油。油中主要成分为樟脑、乙酸龙脑酯、芳樟醇等。

九、健脾运湿药

本类药味甘性平,归入脾胃二经。具有健脾强胃运湿的作用。主治脾胃虚弱,运化失司,食少纳呆,脘腹胀满,大便溏薄,精神疲乏,肢体倦怠或浮肿等脾虚湿聚证。眼科常用于脾失健运之眼睑浮肿,视网膜水肿等症。

茯　苓

本品为多孔菌科真菌茯苓的干燥菌核。味甘淡,性平,归入心、肺、脾、肾经。能健脾宁心,利水渗湿。用量为9～15g;入煎剂或入丸散。

茯苓菌核中抱有松根的白色部分,曰茯神,长于养心安神。茯苓菌核近外皮部的淡红色部分,曰赤茯苓,长于渗利湿热。

【眼科应用】

健脾运湿:用于脾虚湿聚,水湿内停,眼睑水肿,或视网膜水肿,或单纯黄斑部水肿。常与泽泻、白术等药配伍。

健脾益气:用于脾气虚弱,四肢乏力,眼睑下垂,不耐久视,青盲,夜盲。常与党参、黄芪等药配伍。

宁心安神:用于心神不宁,头昏失眠,惊悸健忘,视瞻昏渺。以茯神为佳,常与酸枣仁、龙眼肉等药配伍。

利尿降压:用于水湿内聚,眼压升高,眼胀头痛。常与泽泻、车前子等药配伍。

【文献选录】

《秘传眼科七十二症全书》:"味甘淡,性温,去肾邪,益气生津,补虚劳。"

《用药心法》:"茯苓,淡能利窍,甘以助阳,除湿之圣药也。味甘平补阳,益脾逐水,生津导气。”

【现代研究】

本品菌核含β-茯苓聚糖和三萜类化合物乙酰茯苓酸、茯苓酸以及蛋白质、脂肪、甾醇、卵磷脂、葡萄糖等。动物实验有利尿、降血糖等作用。另有人报道，用煎剂滤液作家兔静脉注射，有降低眼压作用。

薏苡仁

本品为禾科植物薏苡的干燥成熟种子。味甘淡，性凉，归入脾、胃、肺经。能健脾渗湿，除痹止泻，清热排脓。用量为9～30g；入煎剂或入丸散。

【眼科应用】

健脾运湿：用于脾虚湿聚，胞虚如球，视网膜水肿，视物昏渺。常与泽泻、茯苓等药同用。

利湿清热：用于湿热上承，黑睛翳障，瞳神紧小，火疳结节。常与栀子、黄芩等药配伍。

排脓解毒：用于脓毒不尽之漏睛，稀脓常流，或黄液上冲反复发作。常与栀子、车前子等药配伍。

【文献选录】

《本草纲目》：“健脾益胃，补肺清热，去风胜湿。”

《本草经疏》：“薏苡仁，性燥能除湿，味甘能入脾补脾，兼淡能渗泄，故主筋急拘挛不可屈伸及风湿痹痛，除筋骨邪气不仁，利肠胃，消水肿，令人能食。”

【现代研究】

本品含蛋白质、脂肪、碳水化合物、少量维生素B_1、氨基酸、薏苡素、薏苡酯等。动物实验，薏苡素对横纹肌有抑制作用，还有利尿、降压、降血糖等作用。另有报道，薏苡仁对癌细胞有阻止成长作用。

赤小豆

本品为豆科植物赤小豆或赤豆的干燥成熟种子。味甘酸，性平，归入脾、心、小肠经。能利水消肿，解毒排脓。用量为9～30g；外用适量，研末调敷。

【眼科应用】

利水消肿：用于水湿停滞，黄斑水肿。常与茯苓、泽泻等药配伍。

解毒排脓：用于眼睑疮疖肿毒，红肿热痛，可用本品研末水调外敷患处；亦可与赤芍、连翘等药配伍内服。

【文献选录】

《神农本草经》：“主下水肿，排痈肿脓血。”

《名医别录》：“利小便，下腹胀满。”

《本草经疏》：“凡水肿、胀满、泄泻，皆湿气伤脾所致，小豆健脾燥湿，故主下水肿胀满，止泄，利小便也。”

【现代研究】

本品含蛋白质、脂肪、碳水化合物、粗纤维、灰分、钙、磷、铁、硫胺素、核黄素、尼克酸。煎剂对金黄色葡萄球菌、伤寒杆菌等有抑制作用。

十、利水渗湿药

本类药大多味甘淡，性寒，归入肾与膀胱经。因其淡渗，又入肾经，故能利小便，使湿从小便出。前人云，治湿不利其小便，非其治也。故本类药通过利尿而达到渗湿的目的。主治水湿内停,小便不利,肢体浮肿诸症。眼科常用于水湿上泛之眼睑浮肿,视网膜弥漫性或局限性水肿等。湿邪为病,单独致病者少,常与他邪结合,夹热则湿热上承,睑肤糜烂渗水,睑内粟疮丛生,白睛黄浊,翳如腐渣,瞳神紧小,云雾移睛;夹痰则痰湿互结,胞生痰核,炎性假瘤,眼底渗出物堆积;夹暑则发于夏令季节,目赤昏花,眵泪如脓。兼夹不同,配伍亦异。然利水渗湿药,易伤阴耗液,故阴虚患者不可单独使用。

猪 苓

本品为多孔菌科寄生植物真菌猪苓的干燥菌核。味甘淡,性平,归入肾与膀胱经。能利水渗湿。用量为6～12g;入煎剂。

【眼科应用】

渗湿清热:用于湿热上承,瞳神紧小,云雾移睛。常与滑石、萹蓄等药配伍。

渗湿消肿:用于水湿停聚,视网膜水肿,视物不明。常与茯苓、白术等药配伍。

【文献选录】

《本草纲目》:"开腠理,治淋、肿、脚气,白浊,带下,妊娠子淋,小便不利。"

《本草汇言》:"猪苓,渗湿气,利水道,分解阴阳之的药也。"

【现代研究】

本品含麦角甾醇、生物素、糖类、蛋白质。其煎剂有利尿作用。其醇提取液对金黄色葡萄球菌、大肠杆菌等有抑制作用。

泽 泻

本品为泽泻科多年生沼泽植物泽泻的干燥块茎。味甘,性寒,归入肾与膀胱经。能利小便,清湿热。用量为6～9g;多入煎剂。

【眼科应用】

利湿清热:用于湿热熏蒸,白睛红赤,黑睛生翳,瞳神紧小。常与猪苓、车前子等药配伍。

利湿消肿:用于水湿停滞,视网膜水肿,眼睑水肿等。常与茯苓、白术等药配伍。

利湿止眩:用于痰湿内阻,头晕目眩。常与白术、天麻等药配伍。

滋阴泄火:用于阴虚火旺,口渴多饮,内障视昏。常与熟地黄、牡丹皮等药配伍。

【文献选录】

《银海精微》:"入膀胱,利水通淋,补阴不足,明目。"

《药性论》:"主肾虚精自出,治五淋,利膀胱湿热,宣通水道。"

《本草纲目》:"泽泻,气平,味甘而淡,淡能渗湿,气味俱薄,所以利水而泄下。脾胃有湿热,则头重而目昏耳鸣,泽泻渗去其湿,则热亦随去,而土气得令,清气上行,天气明爽,故泽泻有养五脏、益气力、治头旋,聪耳明目之功。"

【现代研究】

本品含三萜类化合物(泽泻醇等)、挥发油、生物碱、天门冬素、植物甾醇、树脂、蛋白质、多糖淀粉等。动物实验有利尿、降血脂、降胆固醇、降压、降血糖等作用。对脂肪肝有护肝作用。

车前子

本品为车前科多年生草本植物车前或平车前的干燥成熟种子。味甘,性微寒,归入肝、肾、肺、小肠经。能清热渗湿,利尿通淋,清肝明目,止咳祛痰。本品可利可补,利者清其热,补者益其阴,为眼科常用药。用量为9～15g;入煎剂宜包煎。

若全草入药曰车前草,性味、功用基本相似,但偏于清凉。

【眼科应用】

清热渗湿：用于湿热上承，睑肤湿疹，睑弦赤烂，瞳神紧小。常与黄芩、黄连等药配伍。

清肝祛风：用于肝经风热，目赤肿痛，眵泪黏糊。常与黄芩、龙胆等药配伍。

清肝退翳：用于痘后生翳，黑睛翳膜，羞明流泪。常与石决明、绿豆、蒺藜等药配伍。

利尿消肿：用于水湿停滞，眼睑水肿，视网膜水肿。常与茯苓、泽泻等药配伍。

益阴明目：用于阴虚内障，青盲，夜盲，视物昏渺，云雾移睛。常与枸杞子、菟丝子等药配伍。

【文献选录】

《名医别录》："男子伤中，女子淋沥，不欲食。养肺强阴益精。明目疗赤痛。"

《药性论》："去风毒，肝中风热，毒风冲眼，目赤痛障翳，脑痛，泪出，去心胸烦热。"

《眼科集成》："车前子，治肝经热毒，从小便出，补肝益肾，久服强筋骨，聪耳明目。"

【现代研究】

本品含车前子碱、琥珀酸、脂肪酸、腺嘌呤、胆碱、黏液质、维生素A、维生素B_1。有显著利尿作用，同时亦能增加尿素、氯化物、尿酸等物的排泄量。另外，还有降压、降胆固醇及祛痰作用。

滑　石

本品为硅酸盐类矿物滑石族滑石。味甘淡，性寒，归入膀胱、肺、胃经。能利尿通淋，清热解暑，祛湿敛疮。用量为9～24g；外用适量。

【眼科应用】

利湿清热：用于湿热熏目，云雾移睛。常与萹蓄、猪苓等药配伍。

清热解暑：用于暑热伤目，白睛红赤，眵泪如脓。常与金银花、连翘等药配伍。

祛湿敛疮：用于眼睑湿疹，黄水渗溢。以本品研末撒于创面，有吸水敛疮之功。

【文献选录】

《药性论》："能疗五淋，主难产，除烦热心躁，偏主石淋。"

《本草纲目》："疗黄疸，水肿脚气，吐血、衄血，金疮出血，诸疮肿毒。"

《本草通玄》："利窍除热，清三焦，凉六腑，化暑气。"

【现代研究】

本品含硅酸镁，还含氧化铝等杂质。具有保护皮肤和黏膜的作用，对伤寒杆菌、副伤寒杆菌以及脑膜炎球菌有抑制作用。

地 肤 子

本品为藜科一年生草本植物地肤的干燥成熟果实。味辛苦，性寒，归入肾与膀胱经。能清热利湿，祛风止痒。用量为9～15g；外用适量，煎汤熏洗。

【眼科应用】

清热利湿：用于眼睑湿疹，痒痛难忍。常与白鲜皮、蝉蜕等药配伍。亦可用本品煎汤外洗。

养肝明目：用于肝虚雀目，青盲，干涩昏花。常与决明子、枸杞子、菟丝子等药配伍。

【文献选录】

《神农本草经》："主膀胱热，利小便。补中，益精气。"

《滇南本草》："利膀胱小便积热，洗皮肤之风，疗妇人诸经客热，清利胎热，湿热带下。"

《玉楸药解》："疗头目肿痛，狐疝阴癞，腰疼胁痛，血痢，恶疮。"

《本草求原》："地肤子，清利膀胱邪热，补膀胱阴血，热去则小便利，中焦之阴气自受益，而耳目聪明矣。"

【现代研究】

本品含三萜皂苷、油、生物碱。在试管内对黄癣菌、小芽胞癣菌等皮肤真菌有抑制作用。

萹 蓄

本品为蓼科一年生草本植物萹蓄的干燥地上部分。味苦，性微寒，归入膀胱经。能利尿通淋，杀虫止痒。用量为9～15g；外用适量，煎洗患处。

【眼科应用】

清热利湿：用于湿热上承，云雾移睛。常与猪苓、苍术、栀子等药配伍。

杀虫止痒：用于眼睑湿疹，瘙痒。可用本品煎汤外洗。

【文献选录】

《药性论》："主丹石毒发冲目肿痛，又敷热肿效。"

《滇南本草》："利小便。治五淋白浊，热淋，瘀精涩闭关窍，并治妇人气郁，胃中湿热，或白带之症。"

【现代研究】

本品含萹蓄苷、槲皮苷、草酸、硅酸、黏液质、葡萄糖、果糖等。实验证明，本品有利尿、降压、利胆等作用，并能加速血液凝固，使子宫张力增高。在试管内对致病真菌有抑制作用。

木 通

本品为马兜铃科植物东北马兜铃的干燥藤茎。味苦，性寒，归入心、小肠、膀胱经。能清心火，利小便，通经下乳。用量为3～6g；入煎剂。

【眼科应用】

清心导热：用于心热移于小肠，口疮目赤，小便短赤。常与生地黄、淡竹叶等药配伍。

清利湿热：用于湿热熏目，目赤肿痛，瞳神紧小。常与龙胆、黄芩等药配伍。

【文献选录】

《药性论》："主治五淋，利小便，开关格，治人多睡，主水肿浮大，除烦热。"

《日华子本草》："安心除热，止渴退热。治健忘，明耳目。"

《药品化义》："木通，导脾胃积热下行，主治火泻、热泻，盖为利小肠火郁，行膀胱水闭，使水火分，则脾气自实也。且心移热于小肠而脏病由腑结，腑通则脏安。"

【现代研究】

本品主含木通苷等。有显著利尿作用。体外试验对多种致病真菌有抑制作用。

冬 瓜 皮

本品为葫芦科一年生草本植物冬瓜的干燥外层果皮。味甘，性凉，归入脾、小肠经。能利尿消肿。用量为9～30g；入煎剂。

【眼科应用】

利尿消肿：用于眼睑浮肿，黄斑水肿，视瞻昏渺。常与车前子、茯苓等药同用。

清热解暑：用于暑热口渴，小便短赤，目赤肿痛。可与西瓜皮煎水服。

【文献选录】

《滇南本草》："止渴，消痰，利小便。"

《分类草药性》："消水肿，痔疮，大健脾。"

【现代研究】

本品煎剂，能使非肾性水肿排尿量显著增加。

冬葵子

本品为锦葵科草本植物冬葵的成熟种子。味甘，性寒，归入大肠、小肠经。能利尿通淋，下乳，润肠。用量为9～15g；入煎剂。

【眼科应用】

清热利湿：用于湿热目赤肿痛，瞳神紧小。可与黄柏、滑石等药配伍。

【文献选录】

《药性论》："治五淋，主奶肿，下乳汁。"

《本草纲目》："葵，气味俱薄，淡滑为阳，故能利窍通乳，消肿滑胎也。其根叶与子，功用相同。"

【现代研究】

本品含脂肪油及蛋白质。

瞿麦

本品为石竹科多年生草本植物瞿麦的干燥地上部分。味苦，性寒，归入心与小肠经。能利尿通淋，破血通经。用量为9～15g；入煎剂。

【眼科应用】

清心导热：用于心火上承，赤脉传睛，小便涩痛。常与木通、栀子等药配伍。

清利湿热：用于湿热目赤，黑睛生翳。常与车前子、赤茯苓等药配伍。

【文献选录】

《神农本草经》："主关格诸癃结，小便不通，出刺，决痈肿，明目去翳，破胎下子，下闭血。"

《秘传眼科龙木论》："味苦辛，寒，无毒。明目去翳。"

《日华子本草》："叶，治痔漏并泻血，小儿蛔虫，眼目肿痛，捣敷治浸淫疮并妇人阴疮。"

【现代研究】

本品含粗蛋白、粗纤维、磷酸、维生素A及少量生物碱等。动物实验有利尿、兴奋肠管、降血压等作用。

石韦

本品为水龙骨科多年生附生草本植物庐山石韦、石韦或有柄石韦的干燥叶片。味甘苦，性微寒，归入肺与膀胱经。能利尿通淋，清热止血。用量为6～12g；入煎剂。

【眼科应用】

清利湿热：用于湿热目赤疼痛，小便不利。常与瞿麦、滑石等药配伍。

清热凉血：用于血热赤脉粗大，侵入黑睛，或眼内出血。常与蒲黄、赤芍等药配伍。

【文献选录】

《神农本草经》："主劳热邪气，五癃闭不通，利小便水道。"

《日华子本草》："治淋沥遗溺。"

【现代研究】

本品含黄酮类、皂苷、蒽醌类、鞣质等。动物实验有镇咳祛痰作用。

海金沙

本品为海金沙科多年生攀援蕨类植物海金沙的孢子。味甘咸，性寒，归入膀胱、小肠经。能清利湿热，通淋止痛。用量为6～15g；入煎剂。

【眼科应用】

清热利湿：用于湿热赤脉传睛，胬肉攀睛，眼见黑花，小便赤涩。常与滑石、车前子、麦冬等药配伍。

【文献选录】

《本草纲目》："治湿热肿满，小便热淋、膏淋、血淋、石淋、茎痛，解热毒气。"

【现代研究】

本品含脂肪油、海金沙素。对金黄色葡萄球菌、绿脓杆菌、福氏痢疾杆菌、伤寒杆菌等有抑制作用。

萆　薢

本品为薯蓣科多年生蔓生草本植物绵萆薢和粉萆薢的干燥根茎。味苦，性平，归入肾、胃、肝经。能利湿化浊，除痹止痛。用量为 9～15g；入煎剂。

【眼科应用】

清利湿热：用于湿热目赤，眼前黑花，视物昏朦。常与赤茯苓、石菖蒲等药配伍。

【文献选录】

《日华子本草》："补水脏，坚筋骨，益精明目。"

《本草纲目》："治白浊，茎中痛，痔瘘坏疮。"

【现代研究】

本品含薯蓣皂苷等成分。有抗真菌，扩张毛细血管，降低血压，升高血糖等作用。

茵　陈

本品为菊科植物滨蒿或茵陈蒿的干燥地上部分。味苦辛，性微寒，归入脾、胃、肝、胆经。能清湿热，退黄疸。用量为 6～15g；外用适量，煎汤熏洗。

【眼科应用】

利湿清热：用于阴虚湿热，口舌生疮，瞳神紧小，畏日羞明。常与天冬、麦冬、石斛等药配伍。

利湿退黄：用于脾胃湿热，面目俱黄。常与栀子、黄柏等药配伍。

利湿止痒：用于睑肤湿疮，瘙痒不止。可用本品煎汤熏洗。

【文献选录】

《神农本草经》："主风湿寒热邪气，热结黄疸。"

《日华子本草》："治天行时疾，热狂，头痛头旋，风眼痛。"

《银海指南》："无论寒湿、湿热，其目皆黄，甚至瞳神亦黄，势必云雾翳障，瞻视昏花，治亦无他法，以茵陈为主，五苓、四逆随症选用。"

【现代研究】

本品含茵陈烯、茵陈酮、菌陈素、叶酸、绿原酸、咖啡酸等。其煎剂有解热作用。其水浸液或精制浓缩浸液能促进胆汁分泌，呈现利胆作用。对实验性肝炎能促进肝细胞再生，还有利尿、降压等作用。在试管内对金黄色葡萄球菌、痢疾杆菌、溶血性链球菌、肺炎双球菌以及致病性皮肤真菌有抑制作用。

十一、祛风除湿药

本类药大多味辛苦，性温通，归入肝与肾经。具有祛风除湿，通经活络，散寒通痹，舒筋止痛作用。主治风寒湿痹，关节疼痛，屈伸不利，肌肤麻木，筋脉拘急，腰膝酸痛诸症。眼科常用于风湿犯目或眼病兼有风湿者。因本类药大多辛散温燥，易伤阴耗液，故阴虚血少者慎用。

独　活

本品为伞形科植物重齿毛当归的干燥根。味辛苦，性微温，归入肾与膀胱经。能祛风除湿，通痹止痛。用量为3～9g；入煎剂。

【眼科应用】

祛风除湿：用于风湿痹痛，眼前黑花，瞳神紧小，瞳神干缺，羞明隐涩。常与羌活、蔓荆子等药配伍。

祛风退翳：用于风邪上犯，翳膜渐生，目赤涩痛。常与羌活、防风等药配伍。

祛风止痛：用于风湿头痛，目痛，眉骨疼痛，鼻塞流涕。常与川芎、细辛等药配伍。

【文献选录】

《名医别录》："治诸风，百节痛风无久新者。"

《秘传眼科七十二症全书》："性热，去风，亦去诸风，不论新旧，明目，治黑花。"

《本草通玄》："治失音不语，手足不随，口眼歪斜，目赤肤痒。"

【现代研究】

毛当归含当归醇、当归素、当归酸、佛手柑内酯和少量挥发油等。其煎剂具有镇静、催眠、镇痛作用。在试管内对结核杆菌有抑制作用。独活粗制剂对实验动物有降压作用。

秦　艽

本品为龙胆科多年生草本植物秦艽、麻花秦艽、粗茎秦艽或小秦艽的干燥根。味辛苦，性平，归入胃、肝、胆经。能祛风湿，清湿热，止痹痛。用量为3～10g；入煎剂。

【眼科应用】

祛风除湿：用于风湿痹阻经络，关节屈伸不利，火疳结节，目赤疼痛。常与羌活、独活等药配伍。

清利湿热：用于湿热犯目，眼生黑花，视物昏暗。常与车前子、青葙子等药配伍。

清退虚热：用于小儿疳热，骨蒸潮热，白睛干涩，黑睛生翳。常与胡黄连、地骨皮等药配伍。

舒筋活络：用于风中络脉，筋脉不舒，口眼㖞斜。常与香附、僵蚕等药配伍。

【文献选录】

《神农本草经》："主寒热邪气，寒湿风痹，肢体痛，下水，利小便。"

《日华子本草》："主骨蒸，治疳及时气。"

《珍珠囊》："去阳明经风湿痹，仍治口疮毒。"

【现代研究】

本品含秦艽碱甲、乙、丙及挥发油与糖类。动物实验，秦艽碱能减轻关节炎症状，降低大鼠毛细血管的通透性，还有镇静、镇痛、降压、升高血糖等作用。体外试验，对炭疽杆菌、葡萄球菌、伤寒杆菌、肺炎杆菌、痢疾杆菌等有抑制作用。对某些皮肤真菌也有抑制作用。

威灵仙

本品为毛茛科植物威灵仙、棉团铁线莲或东北铁线莲的干燥根皮及根茎。味辛咸，性温，归入膀胱经。能祛风除湿，通络止痛，为痛风要药。用量为6～10g；入煎剂。

【眼科应用】

祛风除湿：用于风湿痹阻，关节疼痛，游走不定，巩膜结节，瞳神紧小，目赤疼痛，羞明畏日。常与当归、独活等药配伍。

【文献选录】

《本草图解》："搜逐诸风，宣通五脏，消痰水，破坚积。丹溪曰："威灵仙痛风之要药也，其性好走，通十二经，朝服暮效。辛能散邪，故主诸风，咸能泄水，故主诸湿。壮实者诚有殊功，气弱者反成痼疾。"

【现代研究】

威灵仙根含白头翁素等，铁线莲根含三萜皂苷等。动物实验有降压、兴奋肠管、抗利尿、降血糖及镇痛等作用。

防　己

本品为防己科植物粉防己的干燥根。味苦性寒，归入膀胱与肺经。能利水消肿，祛风止痛。常用量为5～10g；入煎剂。

【眼科应用】

祛风利湿：用于风湿关节疼痛，瞳神紧小，目赤疼痛，畏光流泪。常与防风、独活等药配伍。

【文献选录】

《医林纂要》："泻心，坚肾，燥脾湿，功专行水决渎，以达于下。"

《本草再新》："利湿，除风，解火，破血，治膀胱水肿，健脾胃，化痰。"

【现代研究】

本品含生物碱以及黄酮苷、酚类、有机酸、挥发油等。动物实验有镇痛、降压、抗过敏、松弛横纹肌等作用。在试管中对痢疾杆菌及真菌等有抑制作用。

桑　枝

本品为桑科植物桑的干燥嫩枝。味微苦，性平，归入肝经。能祛风湿，利关节。用量为9～15g；入煎剂。

【眼科应用】

祛风利湿：用于风湿上肢关节疼痛，瞳神紧小，红赤疼痛。可与独活、羌活等药配伍。

【文献选录】

《本草图经》："疗遍体风痒干燥，脚气风气，四肢拘挛，上气，眼晕，肺气嗽。"

《本草备要》："利关节，养津液，行水祛风。"

【现代研究】

本品含鞣质，游离蔗糖、果糖、水苏糖、葡萄糖等。

蚕　砂

本品为蚕蛾科家蚕之粪便。味辛甘，性微温，归入肝、脾、胃经。能祛风除湿，和胃化浊。用量为3～10g；布包煎服。外用适量。

【眼科应用】

祛风除湿：用于风湿痹痛，火疳结节。常与当归、防风等药配伍。

祛风止痒：用于眼睑湿疹，睑弦赤烂，瘙痒不宁。用本品焙焦研细，香油调搽患处。

【文献选录】

《名医别录》："主肠鸣，热中消渴，风痹隐疹。"

《本草纲目》："治消渴，癥结及妇人血崩，头风，风赤眼，去风除湿。"

【现代研究】

本品含植物醇、葡萄糖苷、胆固醇及多种氨基酸、胡萝卜素、维生素B等。

路　路　通

本品为金缕梅科落叶乔木枫香树的干燥成熟果子。味苦，性平，归入肝与肾经。能祛风活络，利水通经。用量为5～10g；入煎剂。

【眼科应用】

祛风除湿：用于风湿痹痛，腰膝酸痛，瞳神紧小。常与独活、桑寄生等药配伍。

活血通络：用于视网膜静脉阻塞，兼有视网膜水肿。常与丹参、牛膝等药配伍。

【文献选录】

《纲目拾遗》："辟瘴却瘟，明目，除湿，舒筋络拘挛，周身痹痛。"

【现代研究】

本品成分不明。临床观察，可能有抗过敏作用。

海　风　藤

本品为胡椒科植物风藤的干燥藤茎。味辛苦，性微温，归入肝经。能祛风湿，通经络；止痹痛。用量为6～12g；入煎剂。

【眼科应用】

祛风通络：用于风湿痹痛，关节屈伸不利，目赤疼痛，瞳神紧小，畏日羞明。常与秦艽、独活等药配伍。

【文献选录】

《本草再新》："行经络，和血脉，宽中理气，下湿除风，理腰脚气。"

【现代研究】

本品含挥发油、鞣质和糖类。

五　加　皮

本品为五加科植物细柱五加的干燥根皮。味辛苦，性温，归入肝与肾经。能祛风湿，补肝肾，强筋骨，消水肿。用量为5～10g；入煎剂或入丸散。

【眼科应用】

祛风除湿：用于风湿痹阻，腰膝酸痛，瞳神干缺，抱轮暗红。常与牛膝、松节等药配伍。

利湿消肿：用于眼睑水肿，重坠难睁。常与桑白皮、生姜皮等药配伍。

【文献选录】

《日华子本草》："明目，下气，治中风骨节挛急，补五劳七伤。"

《本草纲目》："治风湿痿痹，壮筋骨。"

【现代研究】

无梗五加皮根皮主含芝麻素、酒维宁、丁香树脂酚及胡萝卜甾醇等成分。动物实验有抗关节炎、镇痛、解热等作用。

刺五加根皮含多种糖苷及芝麻素、多糖等。具有较人参更好的"适应原"样作用，即使机体处于"增强非特殊性防御能力状态"，增强机体抵抗力，调节病理过程使之趋于正常等作用。

乌　梢　蛇

本品为游蛇科动物乌梢蛇除去内脏的干燥全体。简称乌蛇。味甘咸，性平，归入肝经。

能祛风湿，通经络，止瘙痒。用量为3～12g，研末冲服2～3g。

【眼科应用】

祛风止痒：用于风邪目痒，甚至痒极难忍。常与藁本、防风等药配伍。

祛风解痉：用于风邪所致，睥翻黏睑。常与天麻、防风等药配伍。

【文献选录】

《开宝本草》："主诸风瘙瘾疹，疥癣，皮肤不仁，顽癣诸风。"

《医林纂要》："滋阴明目。"

【现代研究】

本品主要含蛋白质与脂肪。

十二、苦寒泻下药

本类药味苦性寒，多归入脾、胃、大肠经。具有通便泻腑，荡涤肠胃，消除积食，清热泻火等作用。主治热结肠胃，或热毒蕴结，或燥屎坚积，或宿食积滞，腹部胀满疼痛等腑实不通之证。眼科主要用于火毒炽盛，疮疖痈毒，红肿热痛，目赤高突，眼胀欲脱，翳肥脆嫩，瞳神紧小，黄液上冲，眼内出血，视神经、视网膜充血水肿等实热性眼病而有大便闭结者，以此通腑泻下达到祛邪的目的。若大便不结，但只要眼部症状剧烈而体实邪实者，亦可使用泻下，使邪热火毒从大便出，通过釜底抽薪、上病下治以减轻局部反应。

但苦寒攻下药，易伤人正气，最易损脾败胃，宜中病则止，不可过剂。对于年老体弱、孕期产后及行经期间，均当慎用或禁用。

大　黄

本品为蓼科植物掌叶大黄、唐古特大黄或药用大黄的干燥根及根茎。味苦，性寒，归入脾、胃、大肠、肝、心包经。因性猛下行，具有清泻之功，故能通肠泻热，凉血解毒，逐瘀通经。本品生用则峻下，熟用则缓下，酒制后擅清上焦之火，炒炭后又以止血为长。用量为3～12g，用于泻下不宜久煎；外用适量，调敷患处。

【眼科应用】

通腑泻便：用于热毒炽盛，大便不通，目赤肿痛，瞳神紧小，凝脂溃陷，黄液上冲，视神经视网膜充血水肿。常与芒硝、枳实等药配伍。

泻火解毒：用于眼睑疮疖肿痛，漏睛疮等欲成脓者。常与白芷、金银花、黄芩等药配伍。

清热凉血：用于血热妄行，血灌瞳神，眼底出血。常与黄连、牡丹皮等药配伍。

逐瘀活血：用于眼外伤，眼睑青紫肿胀。常与生地黄捣烂外敷。

【文献选录】

《珍珠囊》："泻诸实热不通，除下焦湿热，消宿食，泻心下痞满。"

《本草纲目》："主治下痢赤白，里急腹痛，小便淋沥，实热燥结，潮热谵语，黄疸，诸火疮。

《药品化义》："大黄气味重浊，直降下行，走而不守，有斩关夺门之力，故号为将军。专攻心腹胀满，胸胃蓄热，积聚痰实，便结瘀血，女人经闭。"

【现代研究】

本品含蒽醌类衍生物，包括大黄酸、大黄酚、大黄素等，还含有鞣质等成分。蒽醌类化合物能刺激大肠，增加其推进性蠕动而促使排便，但久煎后易被破坏，泻下力减弱。又因含鞣质，具收敛作用，故在致泻后可产生继发性便秘。大黄还有降低血压和血清胆固醇等作用。大黄蒽醌类衍生物有抗菌作用，对金黄色葡萄球菌、链球菌、肺炎双球菌、白喉杆菌、伤寒杆菌、大肠杆菌、痢疾杆菌等有抑制作用。

芒 硝

本品为硫酸盐类矿物芒硝族芒硝，经加工精制而成的结晶体。味咸苦，性寒，归入胃与大肠经。因咸能软坚，苦寒泻热，故能泻热通便，润燥软坚，清火消肿。用量为6～12g；兑服。外用适量。

【眼科应用】

通腑泻便：主治与大黄相同，常与大黄配伍。但本品味咸，能润燥软坚，对肠内有坚硬燥屎者更宜。

清热明目：用于风热目赤肿痛，眵泪俱多，椒粟丛生。可用本品溶化外洗，亦可将本品置西瓜中结成西瓜霜，作为外用药。

【文献选录】

《秘传眼科龙木论》："治眼有翳。"

《本草蒙筌》："清心肝明目，涤肠胃止疼。"

《本草再新》："涤三焦肠胃湿热，推陈致新，伤寒疫痢，积聚结癖，停痰淋闭，瘰疬疮肿，目赤障翳，通经坠胎。"

【现代研究】

本品主要含硫酸钠。有泻下作用。对感染性创伤，以10%～25%硫酸钠外敷，可以加快淋巴生成，有消肿和止痛作用。

芦 荟

本品为百合科植物库拉索芦荟、好望角芦荟或其他同属近缘植物叶的液汁浓缩干燥物。味苦，性寒，归入肝、胃、大肠经。能清肝泻热，通利大便，杀虫消疳。用量为2～5g，入丸散，不入煎剂；外用适量，研末敷患处。

【眼科应用】

通便泻热：用于肝胆湿热，腑实不通，目赤肿痛，瞳神紧小，黄液上冲。可与当归、龙胆配伍。

消疳杀虫：用于小儿疳积、虫积，或疳积上目。可与使君子、胡黄连等药配伍。

【文献选录】

《开宝本草》："主热风烦闷，胸膈间热气，明目镇心，小儿癫痫惊风，疗五疳，杀三虫及痔病痔漏。"

《本草再新》："治肝火，镇肝风，清心热，解心烦，止渴生津，聪耳明目，消牙肿，解火毒。"

【现代研究】

本品主含芦荟大黄素苷等成分。有刺激性泻下作用，在泻下的同时伴有显著腹痛和盆腔充血，严重时可引起肾炎。芦荟水浸物（10%）外搽可治疗创伤。芦荟提取物可抑制肉瘤。芦荟水浸剂在试管内对致病性皮肤真菌有抑制作用。

番 泻 叶

本品为豆科草本状小灌木植物狭叶番泻或尖叶番泻的干燥小叶。味甘苦，性寒。归入大肠经。能泻热行滞，通便利水。用量为2～6g，开水泡服，入煎剂宜后下。

【眼科应用】

泻热通便：用于热结胃肠，大便不通，目赤肿痛，瞳神散大。可单味泡水服，或与枳实、厚朴等药配伍。

【文献选录】

《饮片新参》:“泄热,利肠府,通大便。”

【现代研究】

本品主含蒽醌苷,能刺激大肠致泻。

十三、润肠通便药

本类药大多味甘性平,归入脾、胃、大肠经。入药多为植物种子或果仁,富含油脂,能润肠通便。主治津枯便秘而兼有慢性眼病者。

火麻仁

本品为桑科一年生草本植物大麻的干燥成熟种子。简称麻仁。味甘,性平,归入脾、胃、大肠经。能润燥、滑肠通便。用量为9～15g,打碎煎服;或入丸散。

【眼科应用】

润肠通便:用于老年内障,视物昏暗而兼津枯便秘者。常与玄参、制首乌等药配伍。

【文献选录】

《神农本草经》:“补中益气,久服肥健。”

《食性本草》:“润五脏,利大肠风热燥结。”

《本草备要》:“缓脾润燥,治阳明病胃热汗多而便难。”

【现代研究】

本品含脂肪油等。内服至肠中,遇碱性肠液产生脂肪酸,能刺激肠壁,蠕动增强,故有缓下作用。动物实验有降低血压作用。高血压患者服5～6周,血压亦可下降,且无不良反应。

郁李仁

本品为蔷薇科落叶灌木欧李、郁李或长柄扁桃的干燥成熟种子。味辛苦甘,性平,归入脾、大肠、小肠经。能润燥滑肠,下气利水。用量为6～10g;入煎剂。

【眼科应用】

润燥滑肠:用于内障眼病,如黄斑变性、缺血性视神经病变而兼有津枯肠燥,便秘不通者。常与麦冬、玄参等药配伍。

下气利水:用于乌风内障,眼胀头痛,大便不通。可与大黄、甘草等药配伍。

【文献选录】

《神农本草经》:“主大腹水肿,面目四肢浮肿,利小便水道。”

《用药法象》:“专治大肠气滞,燥涩不通。”

《本草再新》:“行水下气,破血消肿,通关节,治眼长翳。”

【现代研究】

本品含苦杏仁苷、脂肪油、挥发性有机酸、粗蛋白质、纤维素、淀粉、油酸及皂苷等。具润滑性缓泻作用。

十四、活血化瘀药

本类药大多味辛性偏温,归入心与肝经。辛能散能行,温则可以行血,故具通行血脉,消散瘀血等作用。主治疼痛,肿块,癥积,肌肤甲错,舌质暗紫或有瘀斑,脉细涩等血流不畅或局部有瘀血停滞的病症。近代研究表明,本类药具有扩张血管,加速血流,改善微循环,增加组织营养,软化结缔组织等活血化瘀作用,其适应范围更为广泛。眼科主要用于眼组织损伤，眼睑肿胀青紫；睑内颗粒丛生，赤脉粗大迂曲；巩膜暗紫，结节形成；黑睛形成瘢翳，或有赤脉伸入；前房反复出血，积血日久，血染角膜；玻璃体积血性混浊；视网膜血管硬化，血液循环障碍或血管阻塞；视网膜反复出血，血液机化，或有新生血管；视网膜退行性改变，血管细小，色素增生；眶内肿块，眼球突出；眶内瘀血机化，眼球退缩；眼球手术后出血；眼球刺痛胀痛等血瘀或瘀血证。可见活血化瘀药在眼科运用是较为广泛的。气为血帅，气行则血行，气滞则血瘀，故运用活血化瘀药时，常常与行气药配伍，以加强活血化瘀之功。

本类药大多辛温香燥，既可耗气伤阴，又可坠胎下血，须当注意。

川　芎

本品为伞形科多年生草本植物川芎的干燥根茎。味辛，性温，归入肝、胆、心包经。因辛温行散，通达周身，故能活血行气，祛风止痛。用量为 3～10g；入煎剂或入丸散。

【眼科应用】

行气活血：用于气滞血瘀性眼病，如眼内瘀血，视网膜血管阻塞，眼外伤。常与当归、白芍药等药配伍。

祛风止痛：用于风邪偏正头痛，眼痛，眉骨疼痛。常与白芷、细辛等药配伍。

祛风除湿：用于风湿头痛，身痛，目痛。常与羌活、独活等药配伍。

祛风退翳：用于风邪致翳，疼痛畏光。常与蝉蜕、蒺藜等药配伍。

祛风止痒：用于风邪目痒，或痒如虫行，或痒极难忍。常与藁本、防风等药配伍。

【文献选录】

《名医别录》："除脑中冷痛，面上游风去来，目泪出，多涕泪。"

《珍珠囊》："其用有四：为少阳引经，一也；诸经头痛，二也；助清阳之气，三也；云湿气在头，四也。"

《本草汇言》："上行头目，下润经水，中开郁结，血中气药。常与当归助使，非第治血有功，而治气亦神验也。凡散寒湿，去风气，明目疾，解头风，除胁痛，养胎前，益产后，又癥瘕结聚，血闭不行，痛痒疮疡，痈疽寒热，脚弱痿痹，肿痛脚步，并能治之。"

【现代研究】

本品含挥发油、生物碱、酚性成分、内酯类有机酸等。在生物碱中含有川芎嗪，能扩张血管，增加冠状动脉流量，降低心肌氧耗量，改善微循环，降低血小板聚集，预防实验性血栓形成。川芎煎剂对中枢神经系统有镇静作用，川芎水浸剂有降低动物血压等作用，川芎能使孕兔的离体子宫收缩加强，大剂量则转为抑制。体外试验对大肠杆菌、痢疾杆菌、变形杆菌、绿脓杆菌、伤寒、副伤寒杆菌以及某些致病性真菌有抑制作用。

丹　参

本品为唇形科多年生草本植物丹参的干燥根及根茎。味苦，性微寒，归入心、肝经。能活血祛瘀，通经止痛，清心除烦。擅长活血化瘀，凡内障、外障兼有血瘀者，均可用之。用量为 9～15g；入煎剂或入丸散。不宜与藜芦同用。

【眼科应用】

活血化瘀：用于血瘀性眼病或其他眼病兼有血瘀者。如外障眼病之赤脉迂曲粗大，或赤脉侵入黑睛；内障眼病之视网膜血管阻塞，缺血性视神经病变，视神经萎缩，视网膜色素变性等。其配伍也相当灵活，可根据病情与补气、补血、温寒、清热、祛痰、化湿、行气、破瘀等药配伍。现有丹参片、丹参注射剂等剂型，可供临床选用。

活血调经：用于月经不调，行经腹痛，目昏内障。古有"一味丹参，功同四物"之说。常与香附、当归等药配伍。

清心安神：用于心神不安，头昏失眠，视瞻昏渺。常与柏子仁、酸枣仁等药配伍。

【文献选录】

《名医别录》："养血，去心腹痼疾结气，腰脊强，脚痹；除风邪留热，久服利人。"

《日华子本草》："养神定志，通利关脉，治冷热劳，骨节疼痛，四肢不遂；排脓止痛，生肌长肉；破宿血，补新生血；安生胎，坠死胎；止血崩带下，调妇人经脉不匀，血邪心烦；恶疮疥癣，瘿赘肿毒，丹毒；头痛，赤眼；热温狂闷。"

《滇南本草》："补心定志，安神宁心。治健忘怔忡，惊悸不寐。"

【现代研究】

本品含黄酮类物质（丹参酮甲、乙、丙）及维生素 E 等。动物实验表明，丹参注射液能扩张冠状动脉，增加冠脉血流量，并有使心跳减慢，心脏收缩力加强及抑制血小板凝集等作用。还有镇静、降压、降血糖等作用。丹参酒精浸剂在试管内对金黄色葡萄球菌、结核杆菌、大肠杆菌、霍乱弧菌及某些致病性真菌有抑制作用。

毛冬青

本品为冬青科常绿灌木毛冬青的根或茎叶。味辛苦，性寒，归入心、肝、肺经。能活血通脉，清热解毒。用量为 10～30g。多入煎剂。

【眼科应用】

活血化瘀：用于血瘀性暴盲，如视网膜血管阻塞，视力剧降。常与丹参、牛膝等药配伍。

活血消肿：用于视瞻昏渺，如中心性浆液性脉络膜视网膜病变之水肿期。可用毛冬青注射液肌注，亦可与茯苓、车前子等药配伍。

清热解毒：用于热毒目赤，瞳神紧小。常与生地黄、牡丹皮等药配伍。

【文献选录】

《广西中草药》："清热解毒，消肿止痛，利小便。"

《新编中医学概要》："活血通脉，治血栓闭塞性脉管炎，冠心病，脑血管意外所致的偏瘫。"

【现代研究】

本品含多种黄酮类、酚性成分、甾醇、氨基酸、糖类、鞣质、三萜成分。动物实验，能扩张冠状动脉，使血流量增加，耗氧量降低，并能扩张外周血管，降低血压，还有镇咳祛痰作用。另外，对金黄色葡萄球菌、变形杆菌、福氏痢疾杆菌、绿脓杆菌有抑制作用。

桃仁

本品为蔷薇科植物桃或仙桃的干燥成熟种子。味苦甘，性平，归入心、肝与大肠经。能活血祛瘀，润肠通便。用量为 5～10g。多入煎剂。

活血祛瘀：用于眼外伤，组织受损，瘀血内停，或视网膜血管阻塞。常与红花、当归等药配伍。

润肠通便：用于津枯便秘，对于既要活血化瘀又要润肠通便的病症，更为相宜。常与火麻仁、决明子等药配伍。

【文献选录】

《秘传眼科七十二症全书》："散血行血，去滞生新血，亦破血、活血。"

《本草经疏》："夫血者阴也，有形者也，周流夫一身者也，一有凝滞则为癥瘕，瘀血血闭，或妇人月水不通，或击扑损伤积血，及心下宿血坚痛，皆从足厥阴受病，以其为藏血之脏也。

桃核仁苦能泄滞，辛能散结，甘温通行而缓肝，故主如上等证也。"

【现代研究】

本品含苦杏仁苷、挥发油、脂肪油及苦杏仁酶等。桃仁的醇提取物有抗血凝作用及较弱的溶血作用。桃仁脂肪油能润滑肠黏膜而易于排便。

红　花

本品为菊科二年生草本植物红花的干燥花。味辛，性温，归入心与肝经。能活血通经，散瘀止痛。用量为3～9g。入煎剂或丸散。

【眼科应用】

破血疗伤：用于眼外伤，组织损伤，瘀血内停。常与桃仁、当归等药配伍。

破血通脉：用于视网膜血管阻塞，视力剧降。常与桃仁、川芎、枳壳等药配伍。

破血消瘀：用于瘀滞性眼睑肿硬，或椒疮累累。常与当归、赤芍、栀子等药配伍。

【文献选录】

《秘传眼科七十二症全书》："除恶血，散血、行血。"

《本草纲目》："活血，润燥，止痛，散肿，通经。"

《本草汇言》："红花，破血、行血、和血，调血之药也。"

【现代研究】

本品含红花黄色素、红花苷及脂肪油等。动物实验，其煎剂对子宫有兴奋作用，对麻醉动物有降压抑制心脏等作用。其水提取液对麻醉狗冠脉血流量有一定程度的增加。口服红花油可降低胆固醇。

乳　香

本品为橄榄科植物卡氏乳香树及其同属植物皮部渗出的油胶树脂。味辛苦，性微温，归入心、肝、脾经。能活血行气，疗伤止痛，去腐生肌。用量为3～10g。

【眼科应用】

破瘀止痛：用于眼外伤，瘀滞性肿胀，疼痛剧烈。常与没药、川芎等药配伍。

活血消肿：用于眼部疮疖肿毒，红肿硬结，脓液未成。常与金银花、黄芩、白芷等药配伍。

【文献选录】

《珍珠囊》："定诸经之痛。"

《本草纲目》："消痈疮诸毒，托里护心，活血定痛，伸筋，治妇人难产，折伤。"

【现代研究】

本品含树脂、树胶、挥发油及苦味质等。

没　药

为橄榄科植物没药树或其同属植物茎干皮部渗出的油胶树脂。味苦，性平，归入肝与心经。能活血行气，疗伤止痛，去腐生肌。用量为3～10g。多入煎剂。

【眼科应用】

疗伤止痛：用于眼外伤，组织损伤，眼内瘀血，疼痛剧烈。常与乳香、血竭、大黄等药配伍。

活血消肿：用于眼睑疮疖肿毒，漏睛疮，脓液未成。常与金银花、白芷等药配伍。

【文献选录】

《开宝本草》："主破血止痛。疗杖疮、诸恶疮、痔漏卒然下血，目中翳晕痛肤赤。"

《本草经疏》："水属阴，血亦属阴，以类相从，故能入血分，散瘀血，治血热诸疮及卒然下血证也。肝经血热，则目为赤痛，肤翳，散肝经之血热，则目病除矣。"

【现代研究】

本品含树脂、挥发油、树胶等。其水浸剂在试管内对堇色毛癣菌、同心性毛癣菌、许兰黄癣菌等多种致病真菌有不同程度的抑制作用。含油树脂部分能降低雄兔高脂血症的胆固醇含量，并能防止斑块形成，也能减轻家兔体重。

三　棱

本品为黑三棱科植物黑三棱的干燥块茎。味辛苦，性平，归入肝与脾经。能破血行气，消积止痛。用量为3～10g。入煎剂或入丸散。

【眼科应用】

破血消瘀：用于眼内瘀血或瘀血机化，或眼眶炎性假瘤，或视网膜陈旧渗出物。常与莪术、牛膝等药配伍。

破血通脉：用于高风内障，视网膜血管细小狭窄。常与熟地黄、当归等药配伍。

【文献选录】

《开宝本草》："主老癖癥瘕结块。"

《本草纲目》："能破气散结，故能治诸痛，其功可近于香附而力峻，故难久服。"

《本草经疏》："三棱，从血药则治血，从气药则治气。老癖癥瘕积聚结块，未有不由血瘀、气结、食滞所致。苦能泄而辛能散，甘能和而入脾，血属阴而有形，此所以能治一切凝结停滞有形之坚积也。"

【现代研究】

本品含挥发油。对癌细胞有抑制作用。

莪　术

本品为姜科多年生草本植物蓬莪术、广西莪术或温郁金的干燥根茎。味辛苦，性温，归入肝与脾经。能行气破血，消积止痛。用量为6～10g。入煎剂或入丸散。

【眼科应用】

破血行气：用于眼内瘀血，血液机化，或视网膜陈旧渗出物。常与三棱、昆布、海藻等药配伍。

破血通脉：用于高风内障，视网膜血管细小狭窄。常与党参、熟地黄、丹参等药配伍。

【文献选录】

《日华子本草》："治一切气，开胃消食，通月经，消瘀血，止扑损痛，下血及内损恶血。"

《图经本草》："今医家治积聚诸气，为最要之药，与荆三棱同用之良。"

《本草纲目》："郁金入血，专治血分之病；姜黄入脾，兼治血中之气；蓬莪术入肝，治气中之血，稍为不同。"

【现代研究】

本品含挥发油，油中主要成分为倍半萜烯类。口服及腹腔注射莪术注射液，对小鼠肉瘤有抑制作用。在试管内对金黄色葡萄球菌、β-溶血性链球菌、大肠杆菌、伤寒杆菌、霍乱弧菌有抑制作用。

郁　金

本品为姜科植物温郁金、姜黄、广西莪术或蓬莪术的干燥块根。味辛苦，性寒，归入肝、心、肺经。能行气化瘀，清心解郁，利胆退黄。用量为3～10g。多入煎剂。

【眼科应用】

行气化瘀：用于眼内瘀血内停，视网膜血管阻塞。常与丹参、川芎等药配伍。

行气解郁：用于情志不遂，肝气郁结，眼球胀痛，眉骨疼痛。常与香附、柴胡等药配伍。

辛香通窍：用于清窍郁滞，玄府不通，青盲内障，视物昏暗。常与石菖蒲、香附等药配伍。

【文献选录】

《本草衍义补遗》："治郁遏不能散。"

《本草备要》："行气解郁，泄血，破瘀，凉心热，散肝郁，治妇人经脉逆行。"

《本草汇言》："其性轻扬，能散郁滞，顺逆气，上达高巅，善行下焦，心肺肝胃气血火痰郁遏不行者最验，故治胸胃膈痛，两胁胀满，肚腹攻疼，饮食不思等证。"

【现代研究】

本品含挥发油、淀粉、脂肪油等。动物实验能减轻家兔或大白鼠主动脉或冠状动脉内膜斑块形成及脂质沉积，但不能降低胆固醇。其水浸剂在试管内对多种致病真菌有抑制作用。

水 蛭

本品为水蛭科动物蚂蟥、水蛭或柳叶蚂蟥的干燥体。味咸苦，性平，有毒，归入肝经。能破血，逐瘀，通经。用量为1～3g；煎服。为末冲服或装入胶囊吞服，每次0.5～1g，或入丸剂。

【眼科应用】

破血逐瘀：用于瘀血蓄积，视网膜静脉阻塞，或玻璃体积血量多，甚至机化，且又无出血者。可与昆布、海藻等药配伍。

活血化瘀：用于眼底退行性病变，视网膜血管细小变窄者。常在补益的基础上，配伍本品少量，以改善血液循环。

【文献选录】

《神农本草经》："主逐恶血、瘀血、月闭，破血瘕积聚，无子，利水道。"

《名医别录》："坠胎。"

【现代研究】

本品含水蛭素、肝素、抗血栓素等。水蛭素不受热或乙醇之破坏，能阻止凝血酶对纤维蛋白原的作用，阻碍血液凝固。水蛭还可分泌一种组胺样物质，因而可扩张毛细血管，增加出血，20ml水蛭素可阻止100g人血之凝固。

牛 膝

本品为苋科多年生草本植物牛膝的干燥根。味苦酸，性平，归入肝与肾经。能补肝肾，强筋骨，逐瘀通经，引血下行。对于肝肾虚弱之内障眼病又须活血化瘀者，为常用之品。用量为5～10g。入煎剂或入丸散。

【眼科应用】

破血通脉：用于视网膜血管阻塞，或视网膜反复出血，玻璃体积血，前房积血以及眼外伤。常与当归尾、川芎、丹参等药配伍。

补肝益肾：用于肝肾虚弱，内障目昏，视物不明。常与枸杞子、熟地黄等药配伍。

强筋壮骨：用于腰膝酸痛，肢软无力，屈伸不利，瞳神干缺。常与续断、杜仲等药配伍。

性善下行：在治下焦病变时，配伍本品引药下行；治疗阳亢性上部出血时，配伍本品引血下行；治疗小便淋沥不通时，配伍本品通利小便。

【文献选录】

《神农本草经》:"主寒湿痿痹,四肢拘挛,膝痛不可屈,逐血气,伤热火烂,坠胎。"

《药性论》:"治阴萎,补肾填精,逐恶血流结,助十二经脉。"

《本草经疏》:"走而能补,性善下行。"

【现代研究】

本品含三萜皂苷,水解后生成齐墩果酸,并含多量钾盐。其煎剂或流浸膏对家兔子宫有收缩作用。对麻醉犬静脉注射煎剂有降压作用,还有止痛和轻度利尿作用。

鸡血藤

本品为豆科植物密花豆的干燥藤茎。味苦甘,性温,归入肝与肾经。能补血、活血、通络。用量为9~15g,入煎剂或入丸散。

【眼科应用】

活血补血:用于血虚内障,视网膜退行性病变,视网膜血管细小。常与熟地黄、白芍等药配伍。

舒筋活络:用于风湿痹痛,关节屈伸不利,瞳神紧小。常与牛膝、独活等药配伍。

【文献选录】

《纲目拾遗》:"活血,暖腰膝,已风瘫。"

《饮片新参》:"去瘀血,生新血,流利经脉。"

【现代研究】

本品含鸡血藤醇。动物实验,丰城鸡血藤酊剂对甲醛性"关节炎"有显著疗效。大鼠腹腔注射酊剂有镇静催眠作用,犬静脉注射相当于生药4.25g/kg时中毒死亡。本品煎剂可促进肾脏及子宫的总磷代谢,还能促进水及氯化物的排泄。密花豆的干燥根煎剂对蟾蜍心脏有抑制作用,可使麻醉犬血压下降,对离体兔耳血管却有收缩作用。

益母草

本品为唇形科一年生或二年生草本植物益母草的干燥地上部分。味苦辛,性微寒,归入肝与心包经。能活血调经,利尿消肿。用量为9~30g。多入煎剂。

【眼科应用】

活血消肿:用于视瞻昏渺,黄斑水肿。常与丹参、茯苓等药配伍。

调经明目:用于月经不调,行经腹痛,经期目病复发或加重。常与当归、白芍等药配伍。

【文献选录】

《本草衍义》:"治产前产后诸疾,行血养血;难产作膏服。"

《本草纲目》:"活血,破血,调经,解毒。"

《本草汇言》:"益母草,行血养血,行血而不伤新血,养血而不滞新血,诚为血家之圣药也。"

【现代研究】

本品含多种生物碱、苯甲酸、多量氯化钾、月桂酸、亚麻酸等。动物实验表明,本品能兴奋子宫,加强收缩,利于子宫产后复原。

茺蔚子

本品为唇形科植物益母草的干燥成熟果实。味辛苦,性微寒,归入心包与肝经。能活血调经,清肝明目,乃眼科常用药,但瞳子散大者忌用。用量为5~10g。

【眼科应用】

活血化瘀：用于眼底出血，瘀血内停，如视网膜静脉阻塞。常与丹参、牛膝等药配伍。

清肝明目：用于肝热目赤，翳膜遮睛，或瞳神紧小，畏日羞明。常与青葙子、决明子等药配伍。

【文献选录】

《神农本草经》："主明目，益精，除水气。"

《秘传眼科龙木论》："主明目，疗头痛。"

《本草纲目》："茺蔚子，白花者入气分，紫花者入血分。治妇女经脉不调，胎产一切血气诸病，妙品也。而医方鲜知用，时珍常以之同四物、香附诸药治人，获效甚多。盖包络生血，肝藏血，此物能活血补阴，故能明目、益精、调经，治女人诸病也。"

【现代研究】

本品含益母草宁及油与维生素 A 等。

泽　兰

本品为唇形科植物毛叶地瓜儿苗的干燥地上部分。味苦辛，性微温，归入肝与脾经。能活血化瘀，行水消肿。用量为 6～12g；入煎剂。

【眼科应用】

活血化瘀：用于眼内出血，瘀血内停，如前房积血，玻璃体积血，视网膜出血等。常与丹参、川芎等药配伍。

行水消肿：用于视瞻昏渺，黄斑水肿。常与茯苓、车前子等药配伍。

【文献选录】

《日华子本草》："通九窍，利关脉，养血气，破宿血，消癥瘕，产前产后百病，通小肠，长肉生肌，消扑损瘀血，治鼻洪吐血，头风目痛，妇人劳瘦，丈夫面黄。"

【现代研究】

本品含挥发油、葡萄糖苷、鞣质和树脂，还含黄酮苷、酚类、氨基酸等。有强心作用。

五 灵 脂

本品为鼯鼠科动物复齿鼯鼠的干燥粪便。味咸辛，性温，归入肝经。擅入肝经血分，以散瘀止痛为长。用量为 3～10g，布包入煎，不与人参同用。

【眼科应用】

散瘀止痛：用于瘀血疼痛，如眼外伤，眼睑瘀血，眶内瘀血，珉球胀痛。常与蒲黄、没药等药配伍。

【文献选录】

《本草衍义》："五灵脂行经血有功，不能生血，尝有人病眼中翳，往来不定，如此乃是血受病也。盖心生血，肝藏血，肝受血则能视，目病不治血为背理。"

《本草蒙筌》："行血宜生，止血须炒，通经闭及治经行不止；定产妇血晕，除小儿疳蛔。"

【现代研究】

本品含维生素 A、树脂、尿素、尿酸等。动物实验对实验性结核病有一定疗效。其水浸剂在试管内对多种真菌有不同程度的抑制作用。

延 胡 索

本品为罂粟科植物延胡索的干燥块茎。又名玄胡索。味辛苦，性温，归入肝与脾经。能活血散瘀，理气止痛。用量为 3～9g；入煎剂或入丸散。

【眼科应用】

理气止痛:用于气滞血瘀之眉骨痛,经行目痛,眼外伤目痛。常与白芷、香附等药配伍。

【文献选录】

《本草纲目》:"能行血中气滞,气中血滞,故专治一身上下诸痛,用之中的,妙不可言。"

《本草汇言》:"玄胡索,凡用之行血,酒制则行;用之止血,醋制则止;用之破血,非生用不可;用之调血,非炒用不神。随病制宜,应用无穷者也。"

【现代研究】

本品含多种生物碱,如延胡索乙素、丑素、甲素等,有显著镇静、镇痛、解痉、催吐作用。延胡索乙素(四氢巴汀)能显著提高痛阈,镇痛作用强,且无呼吸抑制之副作用及成瘾性。现已制成片剂,广泛用于头痛、腰痛、关节痛、月经痛、神经痛及内脏绞痛等。延胡索醋炒或醋煮后,所含生物碱与醋酸形成盐类,在水中溶解度大,易于煎出,故醋制后镇痛效果更明显。

丝瓜络

本品为葫芦科植物丝瓜的干燥成熟果实的维管束。味甘,性平,归入肺、胃、肝经。能活血通络,祛风。用量为5～10g;入煎剂。

【眼科应用】

活血通络:用于风湿关节痛,瞳神紧小,火疳结节。常与防己、桑枝等药配伍。

【文献选录】

《本草求原》:"和血脉,活经络,滋水,止阴痛,补中健脾,消水肿。"

【现代研究】

本品含多缩木醣和纤维素。动物实验,有止咳祛痰作用。其粉煎剂与酒精煎剂对呼吸道常见细菌有较强的抑制作用。

姜黄

本品为姜科多年生草本植物姜黄的干燥根茎。味辛苦,性温,归入脾与肝经。能破血行气,通经止痛。用量为3～10g;入煎剂或入丸散。

【眼科应用】

破血行气:用于玻璃体积血,前房积血,眼球胀痛。常与牛膝、夏枯草等药配伍。

通经止痛:用于风湿痹痛,上肢抬举不利,瞳神紧小,火疳结节。常与防风、羌活等药配伍。

【文献选录】

《日华子本草》:"治癥瘕血块,痈肿,通月经,治跌扑瘀血,消肿毒,止暴风痛冷气,下食。"

《本草纲目》:"治风痹臂痛。"

《医林纂要》:"治四肢之风寒湿痹。"

【现代研究】

本品含挥发油及姜黄素等。动物实验有利胆、收缩子宫、降压、镇痛等作用。对金黄色葡萄球菌及多种皮肤真菌有抑制作用。

续断

本品为川续断科植物川续断的干燥根。味苦辛,性微温,归入肝与肾经。能补肝肾,强筋骨,续折伤,止崩漏。用量为9～15g;多入煎剂。

【眼科应用】

接骨疗伤:用于眼外伤,眶骨折伤,瘀血疼痛。常与乳香、没药等药配伍。

补肝益肾：用于肝虚肾弱，腰酸膝软，目昏内障。常与杜仲、牛膝等药配伍。

【文献选录】

《本草汇言》："续断，补续血脉之药也，大抵所断之血脉非此不续，所伤之筋骨非此不养，所滞之关节非此不利，所损之胎孕非此不安，久服常服，能益气力，有补伤生血之效，补而不滞，行而不泄，故女科、外科取用恒多也。"

【现代研究】

本品含生物碱、挥发油、维生素E及有色物质。

刘寄奴

本品为菊科多年生草本植物奇蒿的全草。味辛苦，性温，归入肝与脾经。能活血疗伤，通经止痛，消食除胀。用量为3～10g；入煎剂。

【眼科应用】

破血通经：用于眼外伤，瘀血肿痛，视网膜静脉阻塞，玻璃体积血。常与丹参、当归等药同用。

【文献选录】

《日华子本草》："心腹痛，下气，水胀，血气，通妇人经脉，癥结。"

【现代研究】

本品含挥发油。

穿山甲

本品为鲮鲤科动物穿山甲的鳞甲。味咸，性寒，归入肝与胃经。能通经下乳，消肿排脓，搜风通络。用量为5～10g，一般炮炙后用。

【眼科应用】

活血散瘀：用于眼外伤，瘀血内停，肿胀疼痛。常与当归、桃仁等药配伍。

消肿排脓：用于眼部疮疖痈肿。初起红肿硬痛者，可与金银花、赤芍等药配伍，促使消散；脓成未溃者，常与皂角刺、白芷等药配伍，促使速溃排脓。

【文献选录】

《滇南本草》："破气行血，胸膈膨胀逆气，治膀胱疝气疼痛。"

《本草纲目》："通经脉，下乳汁，消痈肿，排脓血，通窍杀虫。"

苏木

本品为豆科植物苏木的干燥心材。味甘咸，性平，归入心、肝、脾经。能行血祛瘀，消肿止痛。用量为3～9g；入煎剂。

【眼科应用】

活血疗伤：用于眼组织损伤，或眶骨骨折，瘀血疼痛。常与乳香、没药等药配伍。

活血化瘀：用于眼内瘀血，出血陈旧，或视网膜陈旧渗出物。常与鸡血藤、丹参等药配伍。

活血退翳：用于血热瘀滞，抱轮暗红，花翳白陷。常与生地黄、赤芍、蝉蜕等药配伍。

活血散结：用于胞生痰核，重坠难睁，局部硬结。常与防风、当归尾等药配伍。

【文献选录】

《唐本草》："主破血，产后血胀闷欲死者。"

《本草纲目》："少用则和血，多用则破血。"

《本经逢原》："苏木阳中之阴，降多升少，肝经血分药也。"

【现代研究】

本品含无色的原色素——巴西苏木素,其遇空气即氧化为巴西苏木红素。另含苏木酚,挥发油及鞣质。动物实验,能使血管轻度收缩,苏木水对兔、鼠有催眠作用,大量可麻醉甚至死亡。苏木煎液对金黄色葡萄球菌、伤寒杆菌、白喉杆菌等有抑制作用。

血 竭

本品为棕榈科常绿藤本植物麒麟竭及同属植物的果实和树干渗出的树脂。味甘咸,性平,归入心与肝经。能活血疗伤,化瘀定痛,止血生肌。入丸散,每服1～1.5g;入煎剂3～9g。

【眼科应用】

化瘀定痛:用于机械性眼外伤,眼睑瘀血肿痛,前房积血不散,疼痛难忍。常与大黄、没药等药配伍。

【文献选录】

《海药本草》:"主打伤折损,一切疼痛。"

《本草经疏》:"骐骥竭,甘主补,咸主消,散瘀血生新血之要药。"

《本草逢原》:"血竭,助阳药中同乳香、没药用之者,取以调和血气,而无留滞壅毒之患。"

【现代研究】

本品是一种树脂酯及血竭树脂鞣醇的混合物,另含无定形的血竭白素、黄色血竭树脂烃等成分。在试管内对堇色毛癣菌、石膏样毛癣菌、许兰黄癣菌等多种致病性真菌有抑制作用。

自 然 铜

本品为硫化物类矿物黄铁矿族黄铁矿。味辛,性平,归入肝经。能散瘀、接骨、止痛。用量为3～9g;入丸散则服1～1.5g。外用适量。

【眼科应用】

化瘀接骨:用于眼外伤,眶骨骨折,瘀血肿痛。常与乳香、没药等药配伍。

【文献选录】

《开宝本草》:"疗折伤,散血止痛,破积聚。"

《本草经疏》:"自然铜乃入血行血,续筋接骨之药也。"

【现代研究】

本品主要含二硫化铁。动物实验,用人工方法使家兔股骨骨折后,每日服用自然铜与虎骨(现用狗骨代)各半的合剂3g,共服1个半月,对骨折愈合有促进作用。表现为骨痂生长快,量多且较成熟,抗折力亦较对照组增加。但单独使用则效果差。

十五、理气疏肝药

本类药大多味辛性温,归入肺、脾、肝经。因辛能散能行,温能通,芳香又能走窜,故具有理气和脾、疏肝解郁等作用。有些还兼有健胃、祛痰、散结等作用。主治内外障眼病兼有脘腹胀满,食欲不振,嗳气吞酸,恶心呕吐,大便失常等脾胃气滞证;或情志不舒,胁肋胀痛,月经不调等肝气郁结证。眼科以肝气郁结多见,因肝失疏泄,气机不畅,气血失调,可致视瞻昏渺等多种内障眼病;郁久化火,火动风生,风火上逆,又可致五风内障诸症。因此,疏肝解郁药在临床上运用最多,但在具体运用时常须根据病情选择配伍柔肝、养肝、平肝、清肝等药,方能达到调理气机的目的。

本类药大多辛温香燥，易耗气伤阴，对于气虚阴虚者，须当慎用。

陈 皮

本品为芸香科植物橘及其栽培变种的干燥成熟果皮。又名橘皮。味苦辛，性温，归入肺与脾经。能理气健脾，燥湿化痰。用量为3～9g；入煎剂或入丸散。

【眼科应用】

化痰散结：用于痰湿互结，胞生痰核，重坠难睁。常与茯苓、法半夏等药配伍。

健脾燥湿：用于脾虚湿盛，水湿停滞，眼睑水肿，或视网膜水肿。常与茯苓皮、赤小豆等药配伍。

和胃止呕：用于胃气不和，胃气上逆，头痛眼胀，恶心呕吐。常与法半夏、竹茹等药配伍。

理气消滞：用于脾虚气滞，脘腹胀满，饮食不思，眼胀不适。常与砂仁、党参、白术等药配伍。

【文献选录】

《医学启源》："去胸中寒邪，破滞气，益脾胃。"

《本草纲目》："橘皮，苦能泻能燥，辛能散，温能和，其治百病，总是取其理气燥湿之功，同补药则补，同泻药则泻，同升药则升，同降药则降。"

【现代研究】

本品含挥发油。油中主要成分为柠檬烯、枸橼醛等。挥发油对消化道有缓和刺激作用，有利于胃肠积气的排泄；能促使胃液分泌，利于消化。动物实验表现为对胃肠平滑肌的抑制作用，能对抗氯化钡、毛果芸香碱引起的肠痉挛。能刺激呼吸道黏膜，使分泌增多，稀释痰液，有利于排出；川陈皮素能舒张支气管而显平喘作用。能兴奋心脏，收缩外周血管，使血压升高，但剂量过大对心脏则起抑制作用。广陈皮在试管内对葡萄球菌、卡他奈瑟菌有抑制作用。

青 皮

本品为芸香科植物橘及其栽培变种的干燥幼果或未成熟果实的果皮。味苦辛，性温，归入肝、胆、胃经。能疏肝破气，消积化滞。用量为3～9g；多入煎剂。

【眼科应用】

疏肝破气：用于肝气郁结，乳痛胁胀，眼球胀痛。常与柴胡、香附等药配伍。

消痰散结：用于痰气结聚，眼睑痰核，眼眶炎性假瘤。常与贝母、牡蛎等药配伍。

【文献选录】

《本草图经》："主气滞，下气，破积结及膈气。"

《秘传眼科七十二症全书》："散血，行血，消肿。"

《本草纲目》："治胸膈气逆，胁痛，小腹疝气，消乳肿，疏肝胆，泻肺气。"

【现代研究】

本品含挥发油，且多含黄酮苷等成分。

佛 手

本品为芸香科植物佛手的干燥果实。又名佛手柑。味辛苦酸，性温，归入肝、脾、肺经。能疏肝理气，和胃止痛。用量为3～9g；多入煎剂。

【眼科应用】

疏肝理气：用于肝郁气滞，胃气不和，视久眼胀，眉骨疼痛，恶心欲呕。常与木香、砂仁等药配伍。

【文献选录】

《滇南本草》:“补肝暖胃,止呕吐,消胃寒痰,治胃气疼痛,止面寒疼,和中行气。”

《本草再新》:“治气舒肝,和胃化痰,破积,治噎膈反胃,消癥瘕瘰疬。”

【现代研究】

本品含柠檬油素,还含香叶木苷和橙皮苷。其醇提取物对动物肠管有明显抑制作用。

枳 实

本品为芸香科植物酸橙及其栽培变种或甜橙的干燥幼果。味苦辛酸,性温,归入脾与胃经。能破气消积,化痰消痞。用量为3～10g;多入煎剂。

【眼科应用】

破气化瘀:用于肝气不舒,气滞血瘀,胸膈痞胀,视网膜血管阻塞,视力急剧下降。常与柴胡、赤芍等药配伍。

破气消积:用于湿热积滞,腹胀疼痛,腑实不通,目赤疼痛。常与大黄、芒硝等药配伍。

【文献选录】

《名医别录》:“除胸胁痰癖,逐停水,破结实,消胀满,心下急痞痛,逆气,胁风痛,安胃气,止溏泄,明目。”

《本草再新》:“破气,化痰,消食宽肠。”

【现代研究】

本品含挥发油,且多含黄酮苷等。本品有明显升压作用,升压时对冠状动脉、脑、肾血流量明显增加,血管阻力下降,心肌耗氧量及心率增加不明显;肌肉及皮肤血管阻力增加,血流量减少,有利于改善休克状态下生命重要器官的血液供应。在离体心或心肺装置实验中有强心和利尿作用。

枳 壳

本品为芸香科植物酸橙及其栽培变种的干燥未成熟果实。味苦辛酸,性温,归入脾、胃二经。能理气宽中,行滞消胀。用量为3～10g;多入煎剂。

【眼科应用】

宽肠理气:用于肠胃气滞,腹部胀满,大便不通,目赤疼痛。可与大黄等药配伍。

行气活血:用于气滞血瘀,视网膜血管阻塞。常与桃仁、红花等药配伍。

降浊升清:用于子宫下垂,胃下垂,眼睑下垂。常与党参、黄芪等补气升提药配伍,以本品少量降浊,利于升清。

【文献选录】

《秘传眼科龙木论》:“枳壳,味苦酸,微寒无毒,止风痛。”

《日华子本草》:“健脾开胃,润五脏,下气,止呕逆,消痰。”

《本草衍义》:“枳实、枳壳一物也。小则其性酷而速,大则其性和而缓。”

【现代研究】

本品含挥发油和黄酮苷等。其药理作用见枳实条。

木 香

本品为菊科植物的干燥根。味辛苦,性温,归入脾、胃、大肠、三焦、胆经。能行气止痛,健脾消食。用量为3～6g;多入煎剂。

【眼科应用】

行气止痛:用于视疲劳,视久眼胀痛,眉骨疼痛。常与黄芪、党参等药配伍。

行气退翳：用于气滞翳膜，如云翳、冰霞翳等。常与蝉蜕、木贼、丹参等药配伍。

行气防滞：在大量补益药中，常伍木香少量，以防补剂滞气碍脾。

【文献选录】

《珍珠囊》："散滞气，调诸气，和胃气，泄肺气。"

《本草求真》："木香，下气宽中，为三焦气分要药。"

【现代研究】

本品含挥发油及木香碱等。能降低家兔离体肠管紧张性，并可拮抗乙酰胆碱引起的收缩效应。小剂量木香挥发油可兴奋心脏作用，对伤寒杆菌、痢疾杆菌、大肠杆菌及多种真菌有抑制作用。

香　　附

本品为莎草科多年生草本植物莎草的干燥根茎。味辛微苦微甘，性平，归入肝、脾、三焦经。能行气解郁，调经止痛。眼科取其理气，用于多种眼病。用量为6～10g；入煎剂。

【眼科应用】

行气解郁：用于肝失条达，精神抑郁，视瞻昏渺，青盲暴盲。常与柴胡、白芍等药配伍。

行气止痛：用于气滞性眼球胀痛，或夜间痛甚。常与夏枯草、丹参等药配伍。

行气调经：用于月经不调，行经腹痛，经期目赤疼痛。常与当归、白芍等药配伍。

行气退翳：用于肝气不舒，黑睛宿翳早期。常与柴胡、石决明等药配伍。

行气和血：用于妇人产后，气血不和，目昏不明，午后为甚。常与熟地黄、当归等药配伍。

【文献选录】

《滇南本草》："调血中之气，开郁，宽中，消食，止呕吐。"

《本草纲目》："香附之气平而不寒，香而能窜，其味多辛能散，微苦能降，微甘能和。生则上行胸膈，外达皮肤，熟则下走肝肾，外彻腰足。炒黑则止血，得童溲浸炒则入血分而补虚，盐水浸炒则入血分而润燥，青盐炒则补肾气，酒浸炒则行经络，醋浸炒则消积聚，姜汁炒则化痰饮。"

【现代研究】

本品含葡萄糖、果糖、淀粉、挥发油。动物实验，能抑制离体子宫收缩，对子宫肌张力的弛缓作用与当归流浸膏相似。还能明显提高小鼠痛阈，故具有止痛作用。其块根提取物对某些真菌有抑制作用。

十六、凉血止血药

本类药大多味苦性寒，归入心与肝经。因苦寒能清热，而血得寒则止，故具有凉血止血作用。主治血热所致的吐血、衄血、咳血、咯血、尿血、痔血、崩漏、紫癜及眼内外等各部位之出血，而兼有身热烦躁，面赤口渴，舌红，苔黄，脉数等症者。具体运用时需分辨热邪之轻重及在何脏何腑之别。热邪重者，须配伍清热凉血药；心火盛者，须配伍清心泻火药；肝火盛者，须配伍清肝泻火药；胃火盛者，须配伍清胃泻火药；若腑实不通者，又须配伍通便泻火药。但寒凉不可过剂，过则有留瘀之弊，须当注意。

白　茅　根

本品为禾本科多年生草本植物白茅的干燥根茎。味甘，性寒，归入肺、胃、膀胱经。能凉血止血，清热利尿。用量为9～30g，鲜品为30～60g；入煎剂。

【眼科应用】

凉血止血：用于血热眼部出血，如白睛溢血、血灌瞳神、眼底出血等。常与生地黄、牡丹皮等药配伍。

利尿消肿：用于黄斑水肿，视网膜水肿，视物昏渺。常与茯苓、赤小豆等药配伍。

利尿降压：用于前房出血，眼压增高，眼球胀痛。用本品既可凉血止血，又可利尿降压。常与车前子、牛膝等药配伍。

【文献选录】

《滇南本草》："止吐血，衄血，治血淋，利小便，止妇人崩漏下血。"

《本草纲目》："白茅根，甘能除伏热，利小便，故能止诸血、哕逆、喘急、消渴，治黄疸水肿，乃良物也。"

《医学衷中参西录》："白茅根必用鲜者，其效方著。"

【现代研究】

本品含大量钾盐及茅根苷、木蜜糖、果糖、葡萄糖、柠檬酸、草酸、甘露醇等。有利尿作用，并能缩短出血时间，增强凝血作用，降低毛细血管通透性。

侧柏叶

本品为柏科常绿乔木植物侧柏的干燥枝梢及叶。味苦涩，性寒，归入肺、肝、脾经。能凉血止血。用量为6～12g；外用适量，以生用者居多，若炒炭后则收敛作用增强。

解毒疗伤：用于眼睑皮肤烫伤。以本品炒炭研末，麻油调搽。

【文献选录】

《名医别录》："治吐血，衄血，痢血，崩中赤白。"

《医林纂要》："泄肺逆，泻心火，平肝热，清血分之热。"

【现代研究】

本品含挥发油、黄酮类、鞣质、树脂、维生素 K_1 等。能缩短出血时间，增强凝血作用。其提取物有镇咳、祛痰、镇静等作用。其酒浸剂在试管内对肺炎球菌、金黄色葡萄球菌、痢疾杆菌等有抑制作用。

大 蓟

本品为菊科多年生草本植物蓟的干燥根或地上部分。味甘苦，性凉，归入心与肝经。能凉血止血，解毒消肿。用量为9～15g；外用则多用鲜品捣烂敷患处。

【眼科应用】

凉血止血：用于血热之前房出血，玻璃体积血，视网膜出血。常与小蓟、栀子等药配伍。

潜阳止血：用于肝阳上亢，头晕目眩，眼底出血。常与牛膝、槐花等药配伍。

解毒消肿：用于眼睑疮疖肿毒，以鲜品捣烂外敷。

【文献选录】

《药性论》："根，止崩中血下。"

《滇南本草》："消瘀血，生新血，止吐血、鼻衄。"

《本草述》："夫小蓟退热固以止血，而大蓟下气更是止血妙理，盖气之不下者，多由于阴之不降，以致阳亢而不下也，气下则血归矣，此非气为血先之义欤。"

【现代研究】

本品全草含生物碱，挥发油，根含乙酸蒲公英甾醇、豆甾醇等。动物实验有降血压作用，临床亦有用于治疗高血压病而取效者。体外试验对结核杆菌有抑制作用。

小　蓟

本品为菊花植物刺儿菜的干燥地上部分。味甘苦，性凉，归入心与肝经。能凉血止血，解毒利尿。用量为5～10g；外用则以鲜品捣烂敷患处。

【眼科应用】

凉血止血：用于血热之眼内出血。常与大蓟、白茅根等药配伍。

【文献选录】

《本草图经》："生捣根绞汁服，以止吐血、衄血、下血。"

《本草求原》："大蓟、小蓟二味根、叶，俱苦甘气平，能升能降，能破血，又能止血；小蓟则甘平胜，不甚苦，专以退热去除，使火清而血归经，是保血在于凉血。"

【现代研究】

本品含生物碱及皂苷等。动物实验可使出血时间明显缩短，其煎剂在试管内对溶血性链球菌、肺炎球菌及白喉杆菌有一定抑制作用。

槐　花

本品为豆科落叶乔木槐树的干燥花及花蕾。味苦，性微寒，归入肝与大肠经。能凉血止血，清肝泻火。用量为5～10g；止血多炒炭用，清热则生用。

【眼科应用】

凉血止血：用于血热眼底出血，前房出血。常与生地黄、栀子炭等药配伍。

清肝明目：用于目热目赤肿痛，头痛。常与夏枯草、决明子等药配伍。

【文献选录】

《日华子本草》："治五痔，心痛，眼赤。"

《医林纂要》："泄肺逆，泻心火，清肝火，坚肾水。"

《本草逢原》："槐花苦凉，阳明厥阴血分药也。故大小肠便血及目赤肿痛皆用之，自得血而能视，赤肿乃血热之病也。"

【现代研究】

本品含芸香苷、甾醇类、鞣质等。能降低毛细血管通透性，可使因脆性增加而出血的毛细血管恢复正常的弹性。还有抗炎、降低胆固醇等作用。

地　榆

本品为蔷薇科多年生草本植物地榆或长叶地榆的干燥根。味苦酸涩，性微寒，归入肝与大肠经。能凉血止血，解毒敛疮。用量为9～15g；外用适量，研末敷患处。

【眼科应用】

凉血止血：用于眼内外出血，如结膜下出血，前房出血，眼底出血，眶内出血等。常与牡丹皮、赤芍等药配伍。

解毒疗疮：用于眼睑湿疹，疮毒，水火烫伤。可将鲜品研细，麻油调搽，或浓煎以纱布湿热敷，或煎汤外洗。

【文献选录】

《日华子本草》："排脓止吐血，鼻洪，月经不止，血崩，产前后诸血疾，赤白痢并水泻，浓煎止肠风。"

《本草正》："清火明目。"

《药品化义》："解诸热毒痈。"

【现代研究】

本品含鞣质、三萜皂苷等成分。动物实验，能缩短凝血时间，能使烫伤创面渗出减少，对金黄色葡萄球菌及绿脓杆菌有抑制作用。

十七、收敛止血药

本类药大多味苦涩，性平或凉，归入肺、肝、脾经。因苦涩收敛，擅长止血，故具收敛止血作用；若炒炭后止血作用增强。主治各种内外出血，尤以虚性出血为宜。若兼有瘀滞者，需配伍化瘀止血药；若兼有血热者，又需配伍清热凉血药。然收敛止血药有留邪之弊，须当注意。

仙 鹤 草

本品为蔷薇科多年生草本植物龙芽草的干燥地上部分。味苦涩，性平，归入心与肝经。能收敛止血，清肠止痢，解毒截疟。用量为6～12g；外用适量。

【眼科应用】

收敛止血：用于眼内外各种出血。常与白茅根、地榆等药配伍。

解毒消肿：用于眼睑疮疖肿毒。可将鲜品捣烂敷患处，或以茎叶熬膏外搽。

【文献选录】

《滇南本草》："治妇人月经或前或后，赤白带下，面寒腹痛，日久赤白血痢。"

《生草药性备要》："理跌打伤，止血，散疮毒。"

【现代研究】

本品含仙鹤草素、仙鹤草内酯、鞣质、甾醇、有机酸、酚性成分等。能缩短出血时间，促进血液凝固，升高血小板，增加血钙。仙鹤草酚为杀虫有效成分，能抗疟驱绦虫，其嫩茎叶煎液外洗，可治阴道滴虫病。

白 及

本品为兰科多年生草本植物白及的干燥块茎。味苦甘涩，性微寒，归入肺、肝、胃经。能收敛止血，消肿生肌。用量为6～15g；入煎剂。研粉吞服3～6g；外用适量。不宜与乌头类药同用。

【眼科应用】

收敛止血：用于眼底反复出血，如视网膜静脉周围炎等。常与阿胶珠、墨旱莲等药配伍。

解毒生肌：用于眼睑疮疖肿毒，溃口不收；皮肤皲裂。以本品研末，麻油调搽；或撒于创口。

【文献选录】

《用药法象》："止肺血。"

《本草纲目》："白及性涩而收，得秋金之令，故能入肺止血，生肌治疮也。"

【现代研究】

本品含淀粉、葡萄糖、挥发油、黏液质等。动物实验有明显止血作用，并能促进家兔创面肉芽组织生长。体外试验对结核杆菌有抑制作用。

棕 榈 炭

本品为棕榈科常绿植物棕榈的干燥叶柄。采棕时割取旧叶柄下延部分和鞘片，除去纤维状的棕毛，煅制成炭。味苦涩，性平，归入肺、肝、大肠经。用量为5～10g；入煎剂。若研末吞服，每服1～2g。

【眼科应用】

收敛止血：用于眼部各种出血之早期。常与大蓟、小蓟等药配伍。

【文献选录】

《本草纲目》："棕灰性涩，若失血去多，瘀滞已尽者，用之切当，所谓涩可去脱也。"

《本草备要》："烧黑能止血，治吐衄下痢、崩带、肠风失血过多者。"

【现代研究】

本品富含鞣质。

百　草　霜

本品为燃烧柴草的铁锅底或烟囱中附着的黑色烟灰。味涩，性温，归入肺、胃、大肠经。能收敛止血，涩肠止泻。用量为2～5g，包煎服；或入丸散。

【眼科应用】

收敛止血：用于眼科各种出血。可与藕节、栀子炭等药配伍。

【文献选录】

《本草纲目》："止上下诸血，妇人崩中带下，胎前产后诸病。"

《玉楸药解》："敛营止血，清热消瘀。专止失血，吐衄便血，产漏诸血。"

紫　　珠

本品为马鞭草科多年生木本植物杜虹花、大叶紫珎或裸花紫珠的干燥叶。味苦涩，性凉，归入肝与脾经。能收敛止血，解毒疗疮。用量为10～30g；煎服。研末吞服每次2～3g。外用适量。

【眼科应用】

收敛止血：用于眼部各种出血，术后出血。常与仙鹤草、侧柏叶等药同用。也可单味制成片剂或研末吞服。

解毒疗伤：用于眼睑水火烫伤，可用本品煎液或粉末涂布。

【文献选录】

《本草拾遗》："解诸毒物，痈疽，喉痹，毒肿。"

《福建民间草药》："活瘀，止血，消炎，解郁。"

《中国药植药鉴》："对食道静脉出血，肠胃溃疡出血，鼻出血，创伤出血，肺出血以及拔牙出血，均有良效。"

【现代研究】

本品含黄酮类、缩合鞣质等。本品注射液可使血小板增加，微细血管收缩，使出血时间与凝血时间缩短。对金黄色葡萄球菌、大肠杆菌、链球菌等有抑制作用。

十八、化瘀止血药

本类药大多味甘苦，性平或温，归入心与肝经。具有化瘀止血作用。主治因瘀血阻滞经脉，气血运行不畅，血不循经而外溢的出血症，即所谓瘀血不去，新血妄行；也用于既需化瘀又需止血的病症，达到既止血又不留瘀的目的。

三　　七

本品为五加科多年生草本植物三七的干燥根。味甘微苦，性温，归入肝与胃经。能散瘀止血，消肿定痛。用量为1～3g；研末吞服。外用适量。

【眼科应用】

化瘀止血：用于眼部各种出血，或既需止血又需化瘀的病症（如视网膜静脉周围炎、糖尿病视网膜病变）。可研末配方兑服，亦可单味服。

化瘀通脉：用于视网膜静脉阻塞。常与丹参、牛膝等药配伍。

活血定痛：用于跌打损伤，眼部瘀血肿痛。可与乳香、没药等药配伍；亦可单用本品研末内服或外敷。

【文献选录】

《本草纲目》："止血，散血，定痛。金刃箭伤，跌扑杖疮，血出不止者，嚼烂涂，或为末掺之，其血即止。亦主吐血，衄血，下血，血痢，崩中，经水不止，产后恶露不下，血运，血痛，赤目，痈肿，虎咬蛇伤诸病。"

《本草新编》："三七根，止血之神药也。"

【现代研究】

本品含三七皂苷、黄酮苷等。三七皂苷能收缩血管，缩短凝血时间，并使血小板增加，起止血作用。黄酮苷能扩张冠状动脉，增加冠脉流量，减低心肌耗氧量，改善心肌缺血状态。

蒲　黄

本品为香蒲科植物水烛香蒲、东方香蒲或同属植物的干燥花粉。味甘，性平，归入肝与心包经。能止血、化瘀、通淋。用量为5～10g；布包煎。外用适量，敷患处。生用活血力强，炒炭则止血力强。

【眼科应用】

化瘀止血：用于视网膜静脉阻塞，视网膜静脉周围炎，糖尿病视网膜病变等既需活血又需止血的病症。常与生地黄、三七、丹参等药配伍。

【文献选录】

《神农本草经》："主心腹膀胱寒热，利小便，止血，消瘀血。"

《本草汇言》："凡生用则性凉，行血而兼消；炒用则味涩，调血而且止也。"

【现代研究】

本品含异鼠李素的苷、廿五烷、挥发油及脂肪成分。动物实验，能缩短凝血时间、凝血酶原时间，增加血小板，起止血作用。对子宫有兴奋作用，促使收缩加强或紧张性增高。此外，还有降血压等作用。

茜 草 根

本品为茜草根多年生草本植物茜草的根及根茎。味苦，性寒，归入肝经。能凉血，止血，祛瘀，通经。本品止血而不留邪，活血而不致妄行，为眼科常用止血药。用量为6～10g；多入煎剂。

【眼科应用】

化瘀止血：用于眼底反复出血，如视网膜中央静脉阻塞，视网膜静脉周围炎，糖尿病视网膜病变出血等。常与栀子炭、白茅根等药配伍。

【文献选录】

《药性论》："治六气伤心肺，吐血，泻血。"

《珍珠囊》："去诸死血。"

《本草正义》："茜草根性寒，所主多血热失血之症。"

【现代研究】

本品含紫茜素、茜素、伪紫茜素、茜草色素等。动物实验表明,本品有明显的止咳和祛痰作用。对子宫有收缩作用。稍能缩短血液凝固时间,有轻度止血作用。在试管内对金黄色与白色葡萄球菌、肺炎球菌等有抑制作用。

藕 节

本品为睡莲科多年生水生草本植物莲的干燥根茎节部。味甘涩,性平,归入肝、肺、胃经。能收敛止血消瘀。用量为10~30g,煎服;鲜用加倍,捣汁服。

【眼科应用】

化瘀止血:用于眼部各种出血,如前房出血,眼底出血,眶内出血。常与生地黄、牡丹皮等药配伍。

【文献选录】

《药性论》:"捣汁,主吐血不止,口鼻并皆治之。"

《本草纲目》:"能止咳血,唾血,血淋,溺血,下血,血痢,血崩。"

《医林纂要》:"藕节,止吐、衄、淋、痢诸血证。甘能补中,咸能软坚去瘀,涩能敛散固精,又取其通而有节也。"

【现代研究】

本品含鞣质、天门冬酰胺、淀粉、维生素C。动物实验能缩短出血时间。

血 余 炭

本品为人发制成的炭化物。味苦,性平,归入肝、胃经。能止血化瘀。用量为5~10g;煎服。研末冲服,每次1~3g。

【眼科应用】

止血散瘀:用于眼底反复出血。常与侧柏炭、棕榈炭等药配伍。

【文献选录】

《名医别录》:"止血鼻内烧之吹内立已。"

《药性论》:"能消瘀血。"

《本草衍义补遗》:"消瘀血,补阴甚捷。"

【现代研究】

本品含碳素。动物实验证实,本品能缩短出、凝血时间和血浆再钙化时间。

花 蕊 石

本品为变质岩类岩石蛇纹大理岩。味酸涩,性平,归入肝经。能化瘀止血。用量为5~10g,煎服;若研末服,每次1~3g。

【眼科应用】

化瘀止血:用于眼底反复出血或出血的后期,既需止血又需活血的病症。常与三七、血余炭等药配伍。

化瘀退翳:用于多年障翳,视物昏暗。常与川芎、防风等药配伍。

【文献选录】

《嘉祐本草》:"主金疮止血,又疗产妇血晕、恶血。"

《本草纲目》:"治一切失血伤损,内漏,目翳。"

《玉楸药解》:"功专止血。治吐衄崩漏胎产,刀杖一切诸血。"

【现代研究】

本品含大量钙、镁的碳酸盐等。能防止血浆渗出,促进血液凝固。

十九、温经止血药

本类药或辛或甘,但性均温热,多归入肝与脾经。因温能祛寒,亦能助阳,炒炭可止血,故具温经止血作用。主治脾胃虚寒,气不摄血之精神疲乏,四肢倦怠,面色㿠白或萎黄,舌淡脉虚而眼底反复出血者。常与补脾益气药配伍。但若阴虚血热所致出血者,禁用。

艾　叶

本品为菊科多年生草本植物艾的干燥叶片。味辛苦,性温,归入肝、脾、肾经。能温经止血,散寒止痛,安胎。用量为3～10g;入煎剂。

【眼科应用】

温经止血:用于脾胃虚寒,面色萎黄,唇舌淡白,眼底反复出血。以本品炒黑,与阿胶、党参、白术等药配伍。

【文献选录】

《药性论》:"止崩血,安胎止腹痛。"

《唐本草》:"主下血,衄血,脓血痢,水煮及丸散任用。"

【现代研究】

本品含挥发油。动物实验有镇咳、祛痰、平喘等作用。

炮　姜

本品为干姜炮至外呈黑色,内为老黄色而成。味苦涩,性热,归入肝与脾经,能温经止血,温脾止泻。用量为3～5g;入煎剂。

【眼科应用】

温经止血:用于脾胃虚寒,便溏腹泻,面色萎黄,口唇淡白,眼底出血。常与党参、白术、茯苓等药配伍。

【文献选录】

《医学入门》:"炮姜,温脾胃,治里寒水泻,下痢肠澼,久疟,霍乱,心腹冷痛胀满,止鼻衄,唾血,血痢,崩漏。"

《本草经疏》:"干姜炒黑,能引诸补血药入阴分,血得补则阴生而热退,血不妄行矣。"

二十、止咳平喘药

本类药大多味辛或苦,性温或寒,归入肺经为主。因辛能开能宣,苦能降能平,故具有宣肺止咳、降气平喘的作用。主治肺气上逆,咳嗽气喘又有眼病者。具体运用时需根据寒热虚实予以适当的配伍,方能奏效。

杏　仁

本品为蔷薇科落叶乔木植物山杏、西伯利亚杏、东北杏或杏的干燥成熟种子。又名苦杏仁。味苦,性微温,有小毒,归入肺与大肠经。能降气止咳平喘,润肠通便。用量为3～9g;入煎剂。

【眼科应用】

疏风散热:用于肺感风热,发热咳嗽,白睛红赤,眵少泪多,痒痛不适。常与桑叶、菊花等药配伍。

降肺散结：用于肺气不利，白睛泡性结节，沙涩不适。可与玄参、沙参等药配伍。

【文献选录】

《珍珠囊》："除肺热，治上焦风燥，利胸膈气逆，润大肠气秘。"

《本草备要》："降气行痰，润燥，通大肠气秘，治咳逆上气，烦热喘促，有小毒，能杀虫治疮。肺虚而咳者禁用。"

【现代研究】

本品含苦杏仁苷、苦杏仁酶、苦杏仁油等。苦杏仁苷经酶水解后产生氢氰酸，微量氢氰酸能镇静和抑制咳嗽中枢而起镇咳平喘作用，过量则可导致中毒。苦杏仁油对蛔虫、钩虫、蛲虫及伤寒杆菌、副伤寒杆菌有抑制作用。

紫苏子

本品为唇形科一年生草本植物紫苏的种子。简名苏子。味辛，性温，归入肺与大肠经。能下气消痰，润肠通便。用量为3～9g；布包煎。

【眼科应用】

消痰散结：用于痰湿混结，火疳结节，风轮赤豆。可与黄芩、连翘等药配伍。

平喘消肿：用于痰涎壅盛，咳嗽气喘，眼睑浮肿，白睛浅层肿胀状如鱼鳔。可与厚朴、茯苓等药配伍。

【文献选录】

《名医别录》："下气，除寒温中。"

《药性论》："治上气咳逆冷气。"

《日华子本草》："消痰止嗽，润心肺。"

【现代研究】

本品含脂肪油及维生素B_1等。

葶苈子

本品为十字花科一年生或二年生草本植物独行菜或播娘蒿的干燥成熟种子。味辛苦，性大寒，归入肺与膀胱经。能泻肺平喘、行水消肿。用量为3～9g；布包煎。

【眼科应用】

泻肺行水：用于肺气壅塞，白睛肿胀，状若鱼鳔。常与杏仁、旋覆花等药配伍。

泻肺退赤：用于肺火上承，眼赤痒痛，渐生翳膜。常与黄芩、栀子等药配伍。

【文献选录】

《药性论》："利小便，抽肺气上喘息急，止嗽。"

《开宝本草》："疗肺壅上气咳嗽，定喘促，除胸中痰饮。"

《本草正义》："葶苈子苦降辛散，而性寒凉，故能破滞散结，定逆止喘，利水消肿。"

【现代研究】

独行菜含芥子苷、脂肪油、蛋白质、糖类；播娘蒿含芥子碱、挥发油。两者之醇提取物均有强心、利尿作用。

紫菀

本品为多年生草本植物紫菀的干燥根及根茎。味辛苦，性温，归入肺经。能润肺下气，消痰止咳。用量为3～9g；入煎剂。

【眼科应用】

润肺消痰：用于肺经燥热，咳嗽气逆，咯痰不爽，金疳时愈时发。常与玉竹、沙参等药配伍。

散寒止咳：用于风寒咳嗽，泪出汪汪，白睛红赤。常与杏仁、苏叶等药配伍。

【文献选录】

《本草衍义》："益肺气。"

《本草再新》："润肺下气，寒痰及虚喘者宜之。"

【现代研究】

本品含紫菀酮、紫菀皂苷、槲皮素、挥发油等。动物实验有显著祛痰作用。体外试验对大肠杆菌、痢疾杆菌、变形杆菌、伤寒杆菌等有抑制作用。

款冬花

本品为菊科多年生草本植物款冬的花蕾。味辛，性温，归入肺经。能润肺下气，止咳化痰。用量为3～9g；入煎剂。

【眼科应用】

润肺止咳：用于咳嗽不已，咯痰不爽，白睛干涩。常与浙贝母、杏仁等药配伍。

【文献选录】

《日华子本草》："润心肺，益五脏，除烦，补劳劣，消痰止嗽，肺痿吐血，心虚惊悸，洗肝明目及中风。"

《医学启源》："温肺止嗽。"

【现代研究】

本品含款冬花醇、三萜皂甙、芸香苷、金丝桃苷、鞣质、挥发油等。动物实验有镇咳祛痰平喘作用。

马兜铃

本品为马兜铃科多年生落叶藤本植物北马兜铃或马兜铃的干燥成熟果实。味苦，性微寒，归入肺与大肠经。能清肺降气，止咳平喘，清肠消痔。用量为3～9g；入煎剂。

【眼科应用】

养肺止咳：用于肺阴不足，咳嗽少痰，白睛干涩，赤脉传睛。常与天冬、麦冬、浙贝母等药配伍。

【文献选录】

《药性论》："主肺气上急，坐息不得，咳逆连连不止。"

《本草纲目》："马兜铃体轻而虚，熟则悬而四开，有肺之象，故能入肺。气寒味苦微辛，寒能清肺热，苦辛能降肺气。"

【现代研究】

本品含多种生物碱及马兜铃酸等。有扩张支气管及祛痰作用。体外试验对金黄色葡萄球菌、肺炎球菌、痢疾杆菌等有抑制作用。

白前

本品为萝藦科多年生草本植物柳叶白前或芫花叶白前的干燥根茎及根。味辛苦，性微温，归入肺经。能降气止咳，消痰，乃肺家要药。用量为3～9g；入煎剂。

【眼科应用】

降气止咳：用于肺气上逆，咳嗽气喘，面目浮肿，白睛溢血。常与紫菀、葶苈子等药配伍。

【文献选录】

《名医别录》："主胸胁逆气，咳嗽上气。"

《本草纲目》:“白前,长于降气,肺气壅实而有痰者宜之。”

《本草经疏》:“白前,肺家之要药。甘能缓,辛能散,温能下,以其长于下气,故主胸胁逆气,咳嗽上气。”

【现代研究】

本品含三萜皂苷。

百　部

本品为百部科多年生草本植物直立百部、蔓生百部或对叶百部的干燥块根。味甘苦,性微温,归入肺经。能润肺下气止咳,杀虫。用量为3～9g;外用适量。

【眼科应用】

润肺止咳:用于新久咳嗽或百日咳,顿咳不已,白睛溢血。常与百合、地骨皮等药配伍。

杀虫消疳:用于蛲虫、蛔虫病,虫积日久,疳积上目。可用本品保留灌肠,或与使君子等药配伍煎服。

杀虫止痒:用于睑肤疮痍,睑弦赤烂,奇痒难忍。常与蝉蜕、蒺藜、滑石等药配伍。亦可用本品煎水外洗。

【文献选录】

《名医别录》:“主咳嗽上气。”

《药性论》:“治肺家热,上气,咳嗽,主润益肺。”

《本草备要》:“能润肺,治肺热咳嗽,杀蛔、蛲、蝇、虱。”

【现代研究】

本品含百部碱、百部定碱、百部原碱等多种生物碱。所含生物碱能降低呼吸中枢兴奋性,抑制咳嗽反射,有镇咳作用。煎剂和醇煎液对人型结核杆菌、痢疾杆菌、霍乱弧菌、金黄色葡萄球菌、肺炎双球菌、溶血性链球菌及皮肤真菌有不同程度的抑制作用。对蚊蝇幼虫、头虱、体虱及臭虫均有杀灭作用。

二十一、止咳化痰药

本类药大多味辛或苦,性温或寒,归入肺、胃、脾经。具有止咳化痰作用。主治咳嗽气喘,痰滞胸闷,或与痰有关的瘰疬瘿瘤等病症。眼科主要用于痰湿互结,滞于经络,气血受阻致局部结节肿块等病症。因脾为生痰之源,痰又易碍滞气机,故前人治痰,对于健脾与行气非常重视。因为脾健则能输布津液,杜绝生痰之源;行气则气机调畅,升降有序而痰自消。

半　夏

本品为天南星科多年生草本植物半夏的干燥块茎。经加工炮制后名法半夏。味辛,性温,有毒,归入脾、胃、肺经。能燥湿化痰,降逆止呕,消痞散结。一般经炮制后使用,用量为3～9g;入煎剂。不宜与川乌类药同用。

【眼科应用】

燥湿祛痰:用于痰湿互结,滞塞经络,睑生痰核,或视网膜渗出物多而日久不消。常与陈皮、茯苓等药配伍。

降逆止呕:用于胃失和降,胃气上逆,恶心呕吐,头痛眼胀。常与吴茱萸、生姜等药配伍。

【文献选录】

《名医别录》:“消心腹胸膈痰热满结,咳嗽上气,心下急痛坚痞,时气呕逆;消痈肿,坠胎,疗萎黄,悦泽面目。”

《药性论》:“消痰涎,开胃健脾,止呕吐,去胸中痰满,下肺气,主咳结。”

【现代研究】

本品含挥发油、少量脂肪、淀粉、烟碱、黏液质及药理作用与毒芹碱及烟碱相似的生物碱等。动物试验有明显镇咳作用,口服半夏丸或浸膏有止吐作用。另有报道,本品有轻度降眼压作用。

瓜　蒌

本品为葫芦科多年生草质藤本栝蒌或双边栝蒌的成熟果实。味甘微苦,性寒,归入脾胃、大肠经。能清热化痰,宽胸开结,润肠通便。用量为9~15g;入煎剂。

【眼科应用】

化痰止咳:用于肺热咳嗽,或顿咳不已,白睛溢血。常与黄芩、桑白皮等药配伍。

清热润肠:用于腑实便秘,黑睛凝脂,黄液上冲。常与大黄、石膏等药配伍。

【文献选录】

《名医别录》:“主胸痹。”

《本草纲目》:“润肺燥,降火,治咳嗽,涤痰结,利咽喉,消痈肿疮毒。”

【现代研究】

果实含三萜皂苷、有机酸、树脂、糖类;种子含脂肪油。在体外对大肠杆菌、宋内痢疾杆菌、变形杆菌及某些皮肤真菌有抑制作用。其煎剂在体外对腹水癌细胞有致死作用。因含强烈的致泻物质,故有致泻作用。

桔　梗

本品为桔梗科多年生草本植物桔梗的干燥根。味苦辛,性平,归入肺经。能宣肺利咽,祛痰止咳,排脓消痈。用量为3~9g;入煎剂。

【眼科应用】

宣肺散热:用于风热外袭,咳嗽咽痛,声嘶不扬,白睛红赤,泪多眵少。常与柴胡、前胡等药配伍。

宣肺散结:用于火疳滞结,金疳结节。常与桑白皮、地骨皮等药配伍。

载药上浮:本品性平质浮,功主升提,载药上行,配在补剂中能升清,配在寒剂中能清上部热。

【文献选录】

《本草衍义》:“治肺痈。”

《珍珠囊》:“利窍,除肺部风热,清利头目咽嗌。”

【现代研究】

本品含皂苷、植物甾醇、菊糖等。动物实验,其皂苷有祛痰作用,其酒精提取物有降血糖作用。此外,静脉注射有溶血作用。

浙 贝 母

本品为百合科多年生草本植物浙贝母的干燥鳞茎。味苦,性寒,归入肺与心经。能清热化痰,开郁散结。另有川贝母,功用基本相同。用量为5~10g;入煎剂。不宜与乌头类药同用。

【眼科应用】

化痰散结:用于痰热互结,眼睑肿硬,触之疼痛,或火疳结节,风轮赤豆。常与夏枯草、赤芍等药配伍。

清肺养阴：用于肺阴不足，白睛干涩，赤脉传睛。常与麦冬、玄参等药配伍。

【文献选录】

《名医别录》："疗咳嗽上气。"

《本草正》："半夏、贝母俱治痰嗽，但半夏兼治脾肺，贝母独善清金；半夏用其辛，贝母用其苦；半夏用其温，贝母用其凉；半夏性速，贝母性缓；半夏散寒，贝母清热。性味阴阳，大有不同。"

【现代研究】

本品含浙贝母碱、贝米芬、贝米替丁等多类生物碱及甾醇、淀粉等。能扩张支气管平滑肌，减少支气管分泌物，呈镇咳祛痰作用。并有扩瞳、降血压、兴奋子宫等作用。

二十二、祛风化痰药

本类药味辛，性温，有毒，归入肺与脾经。具有祛风化痰作用。主治中风痰壅，不省人事，口噤抽搐，或风痰阻络，手足麻痹，半身不遂，口眼㖞斜，语言謇涩等病症。眼科主要用于风痰中络，上睑下垂，眼位偏斜，视一为二等病症。因本类药辛温燥烈，易伤阴耗液，对于阴虚有风者忌用。

天　南　星

本品为天南星科植物天南星、异叶天南星或东北天南星的干燥块茎。如用牛胆汁炮制则名胆南星。味苦辛，性温，有毒，归入肺、肝、脾经。能燥湿化痰，祛风止痉，散结消肿。一般炮制后用，用量为3～9g；入煎剂。外用生品适量，研末以醋或酒调敷患处。

【眼科应用】

祛风化痰：用于风痰阻络，上睑下垂，或眼珠偏斜，或口眼㖞斜。常与白附子、僵蚕等药配伍。

祛风止痛：用于风痰眉骨疼痛，后脑痛。常与细辛、白芷等药配伍。

祛风止痉：用于破伤风口噤，手足痉挛，角弓反张。可与天麻、防风等药配伍。

化痰散结：用于痰湿互结，胞生痰核，或针眼初起。可用生南星醋磨外搽。

【文献选录】

《开宝本草》："主中风，除痰，麻痹，下气，破坚积，消痈肿，利胸膈，散血坠胎。"

《本草纲目》："治惊痫，口眼㖞斜，喉痹，口舌疮糜，结核，解颅。"

《本草经疏》："半夏治湿痰多，南星主风痰多，是其异矣。"

【现代研究】

本品含三萜皂苷、安息香酸、淀粉、氨基酸。动物实验有镇静、止痛、抗惊厥作用。能显著增加呼吸道黏膜分泌，有祛痰作用。其水提取液在试管内对肿瘤细胞有抑制作用。

白　附　子

本品为天南星科植物独角莲的干燥块茎。味辛，性温，有毒，归入胃与肝经。能祛风痰，定惊搐，解毒散结止痛。用量为3～6g；先煎。

【眼科运用】

祛风化痰：用于风痰中络，眼睑下垂或口眼㖞斜，目珠偏斜。常与胆南星、全蝎等药配伍。

祛风止痛：用于风痰偏正头痛，眉骨疼痛。常与全蝎、僵蚕、白芷等药配伍。

祛风止痒：用于风邪眼部作痒，甚至痒极难忍。常与蝉蜕、防风等药配伍。

祛风止痉：用于破伤风口噤，四肢痉挛，角弓反张。常与天南星、防风等药配伍。

【文献选录】

《名医别录》："主血痛血痹，面上百病，行药势。"

《日华子本草》："中风失音，一切冷风气。"

《四川中药志》："镇痉止痛，祛风痰，治面部病，中风失音，心痛血痹，偏正头痛，喉痹肿痛，破伤风。"

【现代研究】

本品含黏液质、草酸、钙、蔗糖、皂苷及固醇等。动物实验有抗结核作用。

二十三、软坚化痰药

本类药大多味咸性寒，归入肝与肾经。具有软坚散结化痰作用。主治瘰疬瘿瘤。眼科主要用于痰湿互结之胞生痰核，炎性假瘤，金疳，火疳，或眼底渗出物堆积，或眼底反复出血，瘀血机化等痰瘀病变。运用本类药物，往往与行气活血化瘀药配伍，以增强疗效。

昆　布

本品为海带科或翅藻科植物昆布的干燥叶状体。味咸，性寒，归入肝、胃、肾经。能软坚散结，消痰利水。用量为6～15g；入煎剂。

【眼科应用】

软坚散结：用于痰瘀互结，颈项瘿瘤，睑生痰核，或眼内瘀血机化，结缔组织增生，视网膜渗出物多。常与海藻、牡蛎等药配伍。

消痰明目：用于痰湿蒙蔽清窍，云雾移睛，圆翳内障，眼前黑花。可制成滴眼剂外用，亦可与茯苓、泽泻等药配伍内服。

【文献选录】

《名医别录》："主十二种水肿，瘿瘤聚结气，瘘疮。"

《本草从新》："顽痰积聚。"

【现代研究】

本品含多糖类成分藻胶酸、昆布素、甘露醇、碘、蛋白质、氨基酸等。可纠正因缺碘引起的甲状腺功能不足，同时也可暂时抑制甲状腺功能亢进引起的新陈代谢率升高而减轻症状。碘化物进入组织和血液后，能促进病理产物如炎症渗出物的吸收。并能促进病态组织的崩溃和溶解。此外，昆布、海藻流浸膏对感染血吸虫尾蚴的家兔肝组织有保护作用。

海　藻

本品为马尾藻科植物海蒿子或羊栖菜的干燥藻体。味苦咸，性寒，归入肝、胃、肾经。能软坚散结，消痰利水。用量为6～15g；入煎剂。不宜与甘草同用。

【眼科应用】

软坚散结：用于痰瘀互结，瘰疬瘿瘤，胞睑痰核，或眼眶炎性假瘤。常与昆布、牡蛎等药配伍。

软坚化瘀：用于气滞血瘀，瘀血机化，组织增生，增殖性视网膜病变等。常与当归、川芎等药配伍。

【文献选录】

《神农本草经》："主瘿瘤气，颈下核，破散结气，痈肿癥瘕坚气。"

《药性论》："治气痰结满，疗疝气下坠，疼痛肿核。"

【现代研究】

本品含藻胶酸、粗蛋白、甘露醇、多糖、黏液质、碘、钾等。其含碘的作用与昆布相同。本品抗凝血作用与肝素、水蛭素相似。多种海藻均能降低血清中胆固醇。大剂量对麻醉犬兔有降血压作用。

海蛤壳

本品为软体动物帘蛤科多种海蛤的贝壳。常用的是文蛤和青蛤的贝壳。味苦咸，性寒，归入肺与胃经。能清肺化痰，软坚散结。用量6～15g；多入煎剂。

【眼科应用】

化痰散结：用于痰热互结，瘰疬瘿瘤，或增殖性视网膜病变，或视网膜渗出物堆积。常与昆布、海藻等药配伍。

【文献选录】

《神农本草经》："主咳逆上气，喘息，烦满，胸痛寒热。"

《药性论》："治水气浮肿，下小便，治嗽逆上气，项下瘿瘤。"

【现代研究】

本品含碳酸钙、壳角质等。

瓦楞子

本品为蚶科动物毛蚶、泥蚶或魁蚶的贝壳。味咸，性平，归入肺、胃、肝经。能消痰化瘀，软坚散结，制酸止痛。用量为9～15g，宜先煎；或入丸剂。外用适量。

【眼科应用】

化瘀软坚：用于痰瘀互结，眼底反复出血，血液机化。常与昆布、海藻等药配伍。

敛湿止痒：用于睑肤湿疹，或睑边赤烂。可与枯凡研末麻油调搽。

【文献选录】

《日用本草》："消痰之功最大，凡痰膈病用之。"

《丹溪心法》："能消血块，次消痰。"

【现代研究】

本品主含碳酸钙，次含有机质及少量镁、铁、硅酸盐、硫酸盐、碳酸盐、磷酸盐和氯化物。烧煅后碳酸钙分解，产生氧化钙等，有机质则被破坏。

二十四、豁痰开窍药

本类药大多味甘，性寒凉，归入心与肝经。具有豁痰开窍作用。主治痰迷心窍，神志不清，惊痫抽搐，癫狂等病症。眼科可用于窍道不利，玄府不通之青盲、暴盲以及小儿高热病后视物昏暗不明等病症。

石菖蒲

本品为天南星科多年生草本植物石菖蒲的干燥根茎。味辛苦，性温，归入心与胃经。能豁痰开窍，化湿开胃，醒脾益智。用量为3～9g；多入煎剂。

【眼科应用】

豁痰开窍：用于痰湿上泛，眼络阻塞，玄府不通，青盲，暴盲。常与胆南星、法半夏等药配伍。

养心明目：用于心气不足，能近怯远。常与党参、茯苓等药配伍。

化湿醒脾：用于湿浊上泛，头目胀痛，恶心欲呕。常与法半夏、茯苓等药配伍。

【文献选录】

《神农本草经》:"主风寒湿痹,咳逆上气,开心孔,补五脏,通九窍,明耳目,出音声。"

《名医别录》:"聪耳目,益心智。"

《银海精微》:"石菖蒲,味辛,性热,入肾经,补肾,能开心窍,明目。"

《本草备要》:"补肝益心,去湿逐风,除痰消积,开胃宽中。"

【现代研究】

本品含挥发油,油中主要成分为β-细辛醚及细辛醚,次为石竹烯等;此外,还含有氨基酸和糖类。动物实验,挥发油具有镇静作用。内服能促进消化液的分泌及制止胃肠异常发酵,并有弛缓肠平滑肌痉挛的作用。挥发油对小白鼠有降温作用,在试管内对某些真菌有抑制作用。其煎剂在体外筛选试验中,初步证实能杀死腹水癌细胞。

竹　沥

本品为禾本科多年生常绿乔木植物淡竹及苦竹的茎秆经火烤沥出的液汁。味甘,性大寒,归入心、肺、胃经。能滑痰利窍,清热镇惊。用量为30～60g;冲服。

【眼科应用】

开窍明目:用于肝阳化风,风阳上扰,窍道不利,视力剧降。常与羚羊角、天麻等药配伍。

清热退赤:用于肺胃热盛,小儿白睛红赤肿痛。可取本品滴眼。

【文献选录】

《本草衍义》:"竹沥行痰,通达上下百骸毛窍诸处,如痰在巅顶可降,痰在胸膈可开,痰在四肢可散,痰在脏腑经络可利,痰在皮里膜外可行。"

《本草备要》:"消风降火,润燥行痰,养血益阴,利窍明目。"

《本草再新》:"清心火,降肝火,化痰止渴,解热除烦,治牙痛。明眼目。"

【现代研究】

本品有镇咳祛痰作用。

竹　茹

本品为禾本科多年生常绿乔木或灌木植物淡竹的茎秆刮去绿色外衣,刮下的中间纤维层。味甘,性凉,归入肺、胃、胆经。能清热化痰,凉胃止呕。用量为3～9g;入煎剂。

【眼科应用】

化痰止呕:用于痰火呕吐,瞳神散大,眼硬如木,头目胀痛。常与羚羊角、钩藤等药配伍。

化痰清热:用于痰火互结,睑生痰核,或痰火攻目,瞳神紧小。常与黄连、茯苓等药配伍。

【文献选录】

《本经逢原》:"竹茹专清胃府之热,为虚烦、烦渴、胃虚呕逆之要药。"

《本草再新》:"泻火除烦,润肺开郁,化痰凉血,止吐血,化瘀血,消痈痿肿毒。"

【现代研究】

本品体外试验,对白色葡萄球菌、大肠杆菌、枯草杆菌、伤寒杆菌等有抑制作用。

天 竺 黄

本品为禾本科常绿木本植物青皮竹或华思劳竹等秆内的分泌液干燥后的块状物。味甘,性寒,归入心与肝经。能清热豁痰,凉血定惊。用量为3～9g;入煎剂或入丸散。

【眼科应用】

豁痰利窍:用于小儿痰热惊痫抽搐后,青盲内障,视物昏暗。常与石菖蒲、郁金等药配伍。

【文献选录】

《开宝本草》："治小儿惊风天吊，去诸风热，镇心明目，疗金疮止血，滋养五脏。"

《本草备要》："凉心经，去风热，利窍豁痰，镇肝明目。"

【现代研究】

本品含氢氧化钾、硅质等。

二十五、平肝息风药

本类药大多味咸或甘苦，性偏寒凉，归入肝经为主。具有平肝潜阳或息风止痉的作用。主治阴不潜阳，肝阳上亢之头痛头胀，头晕目眩，头重脚轻，面红耳赤，烦躁易怒等病症；或肝阳化风，肝风内动之肌肤麻木，肌肉颤动，口眼㖞斜，手足抽搐，甚则昏仆不省人事，半身不遂等病症。眼科主要用于肝阳上亢、肝风上扰之头目胀痛，甚则眼胀欲脱，瞳神散大，视力剧降，或目珠偏斜，视一为二，或眼底血管阻塞，视网膜动脉硬化等。

肝阳上亢，多为肾水亏虚，水不涵木，在平肝潜阳之时需配以滋阴养肾之品；肝风上扰，常兼风痰，在平肝息风之时又当伍以祛风化痰之药。

平肝息风药属于矿石介类之品者，有伤气伐脾之弊，临证须当注意。

石　决　明

本品为鲍科动物杂色鲍、皱纹盘鲍、羊鲍、澳洲鲍、耳鲍或白鲍的贝壳。味咸，性寒，归入肝经。能平肝潜阳，清肝明目，为眼科常用药，内障外障均可用之。用量为3～15g，先煎。

【眼科应用】

平肝潜阳：用于肝阳上亢，头痛眩晕，视物昏暗。常与牛膝、钩藤等药配伍。

平肝息风：用于肝风上扰，头目胀痛，五风内障。常与夏枯草、车前子等药配伍。

养肝明目：用于肝虚血少，青盲，夜盲，干涩昏花。常与夜明砂、枸杞子等药配伍。

清肝退翳：用于肝火上承，凝脂星翳，疼痛畏光。常与蝉蜕、蒺藜等药配伍。

清肝退赤：用于肝火目赤，瞳神紧小，羞明畏日。常与决明子、青葙子等药配伍。

【文献选录】

《名医别录》："主目障翳痛，青盲。"

《秘传眼科七十二症全书》："去翳，治盲。"

《海药本草》："主青盲内障，肝肺风热，骨蒸劳热。"

《本草从新》："除肝经风热，内服除青盲内障，外点散赤膜外障。"

《本草经疏》："石决明，乃足厥阴经药也。足厥阴开窍于目，目得血而能视，血虚有热，则青盲赤痛障翳生焉。咸寒入血除热，所以能主诸目疾也。"

【现代研究】

本品主含碳酸钙，次含有机质，还含少量镁、铁、硅酸盐、硫酸盐、磷酸盐、氯化物及微量碘。烧煅后碳酸盐分解，产生氧化钙，有机质则被破坏。

磁　石

本品为氧化物类矿物尖晶石族磁铁矿。味咸，性寒，归入肝、心、肾经。能平肝潜阳，聪耳明目，镇惊安神，纳气平喘。用量为9～30g，先煎。

【眼科应用】

潜阳平肝：用于肝阳上亢，头晕目眩，头痛耳鸣。常与石决明、牡蛎等药配伍。

潜阳安神：用于肝阳上亢，心神不宁，头昏失眠，视物昏花，视定反动。常与茯神、酸枣仁等药配伍。

潜阳退障:用于肝阳上亢,圆翳内障,视物昏暗。常与朱砂、神曲等药配伍。

【文献选录】

《本草衍义》:“肾虚耳聋目昏者,皆用之。”

《本草纲目》:“明目聪耳,止金疮血。”

《本草求原》:“治瞳神散大及内障。”

【现代研究】

本品主要含四氧化三铁。少数变种含有氧化镁、三氧化二铝等。

龙 骨

本品为古代多种大型哺乳动物如东方剑齿象、犀牛类、三趾马或高氏羚羊等的骨骼化石。味甘涩,性平,归入心、肝、肾经。能镇心安神,平肝潜阳,收敛固脱。用量为 9~15g,宜先煎;外用适量。

【眼科应用】

平肝潜阳:用于肝阳上亢,头晕目眩,或视物昏花。常与石决明、牡蛎等药配伍。

镇心安神:用于心神不宁,头昏失眠,视物不真,视定反动。可与酸枣仁、茯神等药配伍。

固精止遗:用于肾虚遗精,滑精,青盲,夜盲。常与沙苑蒺藜、牡蛎等药配伍。

收湿敛疮:用于眼睑湿疹,黄水渗溢,或睑弦赤烂。可将本品研末调搽。

【文献选录】

《药性论》:“逐邪气,安心神,止冷痢及下脓血,女子崩中带下,止梦泄精。”

《本草纲目》:“益肾镇惊,止阴疟,收湿气,脱肛,生肌敛疮。”

《本草求真》:“龙骨功与牡蛎相同,但牡蛎咸涩入肾,有软坚化痰清热之功;此属甘涩入肝,有收湿止脱镇惊安神之妙。”

【现代研究】

本品主要含碳酸钙、磷酸钙,还含铁、钾、钠、氯、硫酸根等。

牡 蛎

本品为牡蛎科动物长牡蛎、大连湾牡蛎或近江牡蛎的贝壳。味咸,性微寒,归入肝、胆、肾经。能重镇安神,潜阳补阴,软坚散结,收敛固涩。用量为 9~30g,先煎。

【眼科应用】

平肝潜阳:用于肝阳上亢,头晕目眩或头痛眼胀。常与龙骨、牛膝等药配伍。

软坚散结:用于痰湿互结,眼内瘀血机化,视网膜渗出物多。常与玄参、昆布、海藻等药配伍。

【文献选录】

《药性论》:“主治女子崩中。止盗汗,除风热,止痛。”

《本草纲目》:“化痰软坚,清热除湿,止心脾气痛,痢下,赤白浊,消疝瘕积块,瘿疾结核。”

【现代研究】

本品含碳酸钙、磷酸钙及硫酸钙,并含镁、铝、硅及氧化铁等。

珍 珠 母

本品为蚌科动物三角帆蚌、褶纹冠蚌或珍珠贝科动物马氏珍珠贝的贝壳。味咸,性寒,归入肝与心经。能平肝潜阳,定惊明目。用量为 10~25g,先煎。

【眼科应用】

平肝潜阳：用于肝阳上亢，头痛眩晕，面红耳赤，视物昏花。常与石决明、白芍等药配伍。

平肝明目：用于肝虚夜盲，视物昏花。常与苍术为末同动物肝脏煮服。

清肝退赤：用于肝热目赤，瞳神紧小，羞明畏日。常与菊花、夏枯草等药配伍。

清肝退翳：用于黑睛翳膜，疼痛流泪。常与菊花、千里光等药配伍。

收湿敛疮：用于眼睑湿疹，糜烂渗水。以本品火煅后研细外搽。

【文献选录】

《饮片新参》："平肝潜阳，安神魂，定惊痫，消热痞，眼翳。"

【现代研究】

本品主要含碳酸钙，另含有机质，还含少量镁、铁、硅酸盐、巯酸盐、磷酸盐和氯化物。烧煅后碳酸盐分解，产生氧化钙等，有机质则被破坏。

代赭石

本品为赤铁矿的矿石。味苦，性寒，归入肝、胃、心经。能平肝潜阳，降逆止呕，止血。用量为6～15g，先煎。

【眼科应用】

平肝潜阳：用于肝阳上亢，头痛眩晕，耳鸣目昏。常与牛膝、龙骨、牡蛎等药配伍。

降逆止呕：用于胃气上逆，呃逆呕吐，头痛眼胀。常与茯苓、车前子、钩藤等药配伍。

【文献选录】

《本草再新》："平肝降火，治血分去瘀生新，消肿化痰，治五淋崩带，安产坠胎。"

《医学衷中参西录》："治吐衄之证，当以降胃为主，而降胃之药，实以赭石为最效。"

【现代研究】

本品主要含三氧化铁，混有黏土、钛、镁、砷盐等杂质。小量长期喂养动物，可致砷中毒。

地　龙

本品为巨蚓科环节动物毛蚓的干燥全体。味咸，性寒，归入肺、肝、脾、膀胱经。能清热止痉，通络除痹，平喘利尿。用量为5～15g，鲜品10～20g。入煎剂。

【眼科应用】

平肝潜阳：用于肝阳上亢，头痛眩晕，视物昏暗。常与钩藤、石决明、夏枯草等药配伍。

活血通络：用于瘀血阻络，如视网膜静脉阻塞，眼内出血，视力急剧下降。常与当归、红花等药配伍。

【文献选录】

《本草纲目》："主伤寒疟疾大热狂烦，及大人小儿小便不通，急慢惊风，历节风痛，肾脏风注，头风，齿痛，风热赤眼。"

【现代研究】

各种蚯蚓含蚯蚓解热碱、蚯蚓毒素等，又含氮类物质如丙氨酸、酪氨酸、赖氨酸等。动物实验有缓慢而持久的降压作用。从地龙中提取的一种含氮的有效成分能舒张支气管。蚯蚓水浸剂及蚯蚓解热碱对大肠杆菌毒素引起的人工家兔发热有良好的解热作用。其热浸液、醇提取溶液对小白鼠和家兔有镇静抗惊厥作用。

羚 羊 角

本品为牛科动物赛加羚羊的角。味咸，性寒，归入肝与心经。能平肝息风，清肝明目，散血解毒。用量为 1～3g，宜单煎 2 小时以上；磨汁或研粉服，每次 0.3～0.6g。

【眼科应用】

平肝息风：用于肝风上扰，绿风内障，青风内障，头痛眼胀，珠硬如木。常与大黄、车前子、茯苓等药配伍。

清肝退翳：用于肝火翳膜，目赤疼痛，畏日羞明。可与龙胆、青葙子等药配伍。

凉血解毒：用于血热壅盛，赤膜下垂，血翳包睛。可与生地黄、赤芍等药配伍。

【文献选录】

《神农本草经》："主明目，益气起阴，去恶血注下，安心气。"

《秘传眼科七十二症全书》："味咸苦，性咸，清肺，去风明目。"

《银海精微》："入肝经，清肝火，清心明目，肝虚不用。"

《本草纲目》："羚羊角，入厥阴肝经，肝开窍于目，其发病也，目暗障翳，而羚羊角能平之。"

【现代研究】

本品含磷酸钙、角蛋白及不溶性无机盐等。对中枢神经系统有抑制作用。对伤寒、副伤寒菌苗引起的家兔发热有退热作用。另，因本品价格昂贵，近代有用山羊角取代者。

钩　藤

本品为茜草科常绿木质藤本植物钩藤、大叶钩藤、毛钩藤、华钩藤或无柄果钩藤的干燥带钩茎枝。味甘，性凉，归入肝与心包经。能清热平肝，息风定惊。用量为 3～12g，入煎剂宜后下。

【眼科应用】

平肝潜阳：用于肝阳上亢，头痛眩晕，面红耳赤，视物昏花。常与天麻、石决明、牛膝等药配伍。

平肝息风：用于肝风上扰，眼睑瞤动，眼球震颤，视定反动，或口眼㖞斜。常与防风、僵蚕等药配伍。

清肝退翳：用于风热外侵，星翳骤生，畏日羞明。常与菊花、蒺藜等药配伍。

清肝退赤：用于肝热目赤，疼痛流泪。常与夏枯草、决明子等药配伍。

【文献选录】

《本草纲目》："大人头旋目眩，平肝风，除心热，小儿内钓腹痛，发斑疹。"

《本草述》："治中风瘫痪，口眼㖞斜，及一切手足走注疼痛，肢节挛急。"

《本草新编》："钩藤，去风甚速，有风症者，必宜用之。"

【现代研究】

本品带钩茎枝叶含钩藤碱、异钩藤碱等。动物实验能兴奋呼吸中枢，抑制血管运动中枢，扩张周围血管，使血压下降和心率减慢。还有明显镇静作用，能制止实验动物癫痫反应发生。近年来还发现钩藤对呼吸道感染的病毒(如腺病毒等)有抑制作用。

天　麻

本品为兰科多年生寄生草本植物天麻的块茎。味甘，性平，归入肝经。能平肝息风止痉。用量为 3～9g。研末吞服，每次 1～1.5g。

【眼科应用】

平肝潜阳：用于肝阳上亢，头晕目眩，正偏头痛，视物昏花。常与钩藤、牛膝等药配伍。

平肝息风：用于肝风内动，惊厥抽搐，或眼周肌肉颤动，眨目频繁，眼球震颤。可与僵蚕、全蝎等药配伍。

平肝通络：用于风邪中络，口眼㖞斜，目珠偏斜，视一为二。常与天南星、秦艽等药配伍。

平肝退翳：用于肝气过亢，新老翳膜。常与石决明、蝉蜕、蒺藜等药配伍。

【文献选录】

《珍珠囊》："治风虚眩晕头痛。"

《本草汇言》："主头风，头痛，头晕虚旋，癫痫强痉，四肢挛急，语言不顺，一切中风，风痰。"

【现代研究】

本品含香荚兰醇、香荚兰醛、维生素A类物质，微量生物碱、黏液质等。动物实验有镇静、镇痛、抗惊厥、抗癫痫等作用，还有促进胆汁分泌的作用。

僵　蚕

本品为蚕蛾科昆虫家蚕的幼虫而感染白僵菌致死的干燥体。味咸辛，性平，归入肝、肺、胃经。能祛风定惊，化痰散结。用量为5～9g；入煎剂。外用适量。

【眼科应用】

息风化痰：用于风邪中络，口眼㖞斜，目珠偏斜，麻痹性上睑下垂。常与天南星、白附子等药配伍。

祛风止痒：用于风邪作痒，目痒难忍，或风弦赤烂。常与蝉蜕、蒺藜等药配伍。

化痰散结：用于痰湿互结，胞睑痰核。常与贝母、夏枯草等药配伍。

【文献选录】

《日华子本草》："治中风失音，并一切风疾，小儿客忤，男子阴痒痛，女子带下。"

《医学启源》："去皮肤间诸风。"

《本草纲目》："散风痰结核，瘰疬，头风，风虫齿痛，皮肤风疮。"

【现代研究】

本品含脂肪丝蛋白、草酸钙等。有催眠作用，能对抗士的宁所致的小鼠惊厥作用。

全　蝎

本品为钳蝎科动物东亚钳蝎的干燥体。如单用尾，名蝎尾或蝎梢。味辛，性平，有毒，归入肝经。能息风止痉，通络止痛，解毒散结。用量为1～3g，煎服。

【眼科应用】

祛风止痉：用于风邪入侵，面肌抽动，痉挛性下睑外翻。可与白附子、僵蚕等药配伍。

祛风通络：用于风邪中络，口眼㖞斜，目珠偏斜。可与白附子、南星等药配伍。

祛风止痒：用于风邪作痒，眼奇痒难忍，病情顽固。可与当归、白芍等药配伍。

【文献选录】

《开宝本草》："疗诸风瘾疹，及中风半身不遂，口眼㖞斜，语涩，手足抽掣。"

《本草图经》："治小儿惊搐。"

《本草备要》："治诸风掉眩，惊痫抽搐，口眼㖞斜，疟疾，风疮。"

【现代研究】

本品含蝎毒，系一种类似蛇毒神经毒素的蛋白质。还含三钾胺、甜菜碱、牛磺酸等。动物实验有抗惊厥作用。蝎毒能使呼吸麻痹，兔中毒症状为四肢强直性痉挛，流涎，呼吸停止。蝎酸钠盐对离体肠管和子宫运动有促进作用。

二十六、养心安神药

本类药大多味甘质润，归入心与肝经。具有养心益阴，安神定志的作用。主治心血不足，肝阴亏虚所致神志不宁，失眠多梦，心悸怔忡而有慢性眼病特别是眼底病者。常与滋阴养血或重镇安神等药配伍。

酸 枣 仁

本品为鼠李科植物酸枣的干燥成熟种子。味甘酸，性平，归入肝、胆、心经。能补肝，宁心，敛汗，生津。用量为 9～15g；入煎剂。

【眼科应用】

养心安神：用于心神不宁，失眠头昏，眠则多梦，视瞻昏渺。常与茯神、远志等药配伍。

滋补肝阴：用于肝阴不足，目失濡养，视物昏花，青盲内障。常与枸杞子、熟地黄等药配伍。

【文献选录】

《名医别录》："主心烦不得眠。"

《本草再新》："平肝理气，润肺养阴，温中利湿，敛气止汗，益志定呵，聪耳明目。"

【现代研究】

本品含多量脂肪油、蛋白质及甾醇等。动物实验有镇静催眠和降血压作用。

柏 子 仁

本品为柏科植物侧柏的干燥成熟种仁。味甘，性平，归入心、肾、大肠经。能养心安神，润肠通便，止汗。用量为 3～9g；入煎剂。

【眼科应用】

养心安神：用于心神不宁，头昏失眠，视瞻昏渺。常与五味子、酸枣仁等药配伍。

润肠通便：用于年老内障，兼阴津不足，大便干结。常与玄参、麦冬等药配伍。

【文献选录】

《神农本草经》："主惊悸，安五脏，益气，除湿痹。"

《本草纲目》："柏子仁，性平而不寒不燥，味甘而补，辛而能润，其气清香，能透心肾，盖上品药也，宜乎滋养之剂用之。"

【现代研究】

本品含脂肪油及少量挥发油。

远 志

本品为远志科多年生草本植物远志或卵叶远志的干燥根。味苦辛，性温，归入心、肾、肺经。能安神益智，祛痰开窍。用量为 3～9g；入煎剂。

【眼科应用】

交通心肾：用于心肾不交，失眠多梦，健忘头昏，视物昏花，视瞻昏渺。常与茯苓、酸枣仁等药配伍。

养心益气：用于心气不足，能近怯远，视久眼胀。常与人参、石菖蒲等药配伍。

【文献选录】

《神农本草经》："除邪气，利九窍，益智慧，耳目聪明，不忘，强志，倍力。"

《滇南本草》："养心血，镇惊，宁心，散痰涎。"

【现代研究】

本品含远志皂苷、远志醇等。动物实验有较强祛痰作用。对子宫有促进收缩和增强张力作用。对麻醉犬有降压作用。但本品有引起溶血及轻度恶心的副作用。

首乌藤

本品为蓼科多年生蔓生草本植物何首乌的蔓茎。味甘，性平，归入心与肝经。能养心安神，祛风通络。用量为15～30g；入煎剂。

【眼科应用】

养心安神：用于心神不宁，心烦不眠，头昏眼胀。常与珍珠母、柏子仁等药配伍。

祛风止痛：用于睑肤风疮，红赤痒甚。可用本品煎汤外洗。

【文献选录】

《本草纲目》："风疮疥癣作痒，煎汤洗浴，甚效。"

《本草正义》："治夜少安寐。"

《饮片新参》："养肝肾，止虚汗，安神催眠。"

【现代研究】

本品含蒽醌类，主要为大黄素、大黄酚或大黄素甲醚。

合欢皮

本品为豆科落叶乔木植物合欢的干燥树皮。味甘，性平，归入心与肝经。能解郁安神，活血消痈。用量为6～12g；入煎剂。

【眼科应用】

解郁安神：用于精神抑郁，虚烦不眠，头昏健忘，内障目昏。常与首乌藤、柏子仁等药配伍。

活血消痈：用于眼睑痈疮肿毒，红赤疼痛。常与蒲公英、野菊花等药配伍。

【文献选录】

《神农本草经》："主安五脏，和心志，令人欢乐无忧，明目。"

《本草纲目》："和血，消肿，止痛。"

《本草汇言》："味甘气平，主和缓心气，心气和缓，则神明自畅而欢乐无忧。如俗语云，萱草忘忧，合欢蠲忿，正二药之谓欤。"

【现代研究】

本品含皂苷、鞣质等。

二十七、补脾益肺药

本类药大多味甘，性温或平，归入脾与肺经。因甘温多补，又擅入脾肺二经，故具有健脾益肺作用。主治脾肺气虚，精神疲乏，少气懒言，语言低微，四肢倦怠，饮食不振，大便溏薄，舌淡，脉虚等症。眼科主要用于因脾肺气虚，清气不升，目失温煦之青盲，夜盲，云雾移睛，翳降溃陷日久不修复，冷泪时流，上睑下垂无力提举等气虚目病。因气虚有急有缓，有轻有重，一般而言，急重者宜峻补，多用煎剂；缓轻者宜平补，多用丸散或膏剂。但补药多滞，运用时宜配伍行气药；补药留邪，对邪实而正不虚者忌用。

人参

本品为五加科多年生草本植物人参的干燥根。产于吉林的名吉林参，产于辽宁的名辽宁参，产于朝鲜的名朝鲜参、别直参、高丽参，产于日本的名东洋参。洗净晒干的称生晒参或白干参，蒸熟晒干的称红参、边条参，煮后置糖汁中浸泡晒干称白参、糖参，沸水浸煮晒干的称大力参。根须入药称参须。味甘微苦，性平，归入脾、肺、心经。能大补元气，复脉固脱，补脾益肺，益气生津，安神益智。用量为3～9g，文火另煎，兑服；研末服，每次1～3g。不宜与藜芦同用。

【眼科应用】

大补元气：用于元气亏虚，清气不升，青盲，夜盲，上睑下垂。常与黄芪、白术等药配伍。

补气退翳：用于黑睛翳降后期，溃陷日久不能修复。常与黄芪、蒺藜等药配伍。

补气止泪：用于气虚摄约无力，冷泪时流。常与黄精、菟丝子等药配伍。

生津止渴：用于气阴不足，口渴多饮，体瘦倦怠，视力下降。常与麦冬、石斛等药配伍。

【文献选录】

《神农本草经》："主补五脏，安精神，定魂魄，止惊悸，除邪气，明目，开心益智，久服轻身延年。"

《名医别录》："调中，止消渴，通血脉，破坚积，令人不忘。"

《古今医统》："人参味甘，性温平，补诸虚不足，气虚内障陷翳不起，或服破气药过多，两目愈昏，宜多服久服，则目复明。"

【现代研究】

本品含有人参烯、人参素、人参苷、人参酸、挥发油、植物甾醇、维生素、糖及酶等。能兴奋中枢神经，提高分析能力，加强抑制过程，改善睡眠和情绪，有显著抗疲劳作用。具有"适应原"样作用和抗应激作用，并能兴奋垂体分泌促性腺激素，以促进男女性激素功能。能降低血糖，与胰岛素有协同作用；又能调节胆固醇代谢，抑制高胆固醇血症的发生，并有抗利尿作用，能强心，扩张冠状动脉及脑血管、眼底血管等。

党　参

本品为桔梗科多年生草本植物党参、素花党参或川党参的干燥根。味甘，性平，归入脾与肺经。能补中益气，健脾益肺。用量为9～30g；入煎剂或人丸散。

【眼科应用】

补气升清：用于脾肺气虚，清气下陷，眼易疲劳，眼睫无力，青盲，夜盲。常与黄芪、白术等药配伍。

补气生血：用于气不生血，面色萎黄，口唇淡白，目昏内障。常与当归、熟地黄等药配伍。

补气托毒：用于正气虚弱，余毒未尽，疮疡溃破日久不愈，如漏睛疮等。常与金银花、皂角刺等药配伍。

【文献选录】

《本草从新》："补中益气，和脾胃，除烦渴。"

《本草正义》："党参力能补脾养胃，润肺生津，健运中气，本与人参不甚相远。其尤可贵者，则健脾运而不燥，滋胃阴而不湿，润肺而不犯寒凉，养血而不偏滋腻，鼓舞清阳，振动中气，而无刚燥之弊。"

【现代研究】

本品含皂苷、微量生物碱、蔗糖、葡萄糖、菊糖、淀粉、黏液质及树脂等。动物实验有抗疲劳作用，可增加正常动物的红细胞及血红蛋白，能升高血糖，对麻醉犬有降血压作用。

黄　芪

本品为豆科植物蒙古黄芪或膜荚黄芪的干燥根。味甘，性温，归入肺与肝经。能补中升阳，益卫固表，托疮生肌，利尿消肿。用量为 9～30g；入煎剂或入丸散。

【眼科应用】

补气升清：用于脾虚气陷，眼睑无力，眼睑下垂。常与党参等药配伍。

补血摄血：用于脾虚气弱，统血失权，眼底反复出血。常与党参、白术等药配伍。

补气化瘀：用于脾肺气虚，运血无力，血流速缓，血滞成瘀，如视网膜静脉阻塞等。常与桃仁、红花等药配伍。

托毒生肌：用于疮疡溃破日久不愈，如漏睛疮等。常与金银花、皂角刺等药配伍。

【文献选录】

《珍珠囊》："黄芪甘温纯阳，其用有五：补诸虚不足，一也；益元气，二也；壮脾胃，三也；去肌热，四也；排脓止痛，活血生血，内托痈疽，为疮家圣药，五也。"

《本草正义》："黄芪具春令升发之性，味甘气温色黄，皆得中和之正，故能补益中土，温养脾胃，凡中气不振，脾土虚弱，清气下陷者最宜。"

【现代研究】

本品含蔗糖、葡萄糖醛酸、黏液质、数种氨基酸、苦味素、胆碱、甜菜碱、叶酸等。动物实验能抗疲劳，能使血清总蛋白与白蛋白增加，对正常心脏能加强收缩，能扩张血管，并能降低血压。口服或注射黄芪有利尿抗肾炎和减少尿蛋白作用。黄芪还有类性激素、兴奋中枢神经以及保护肝脏防止肝糖元减少作用。在试管内对志贺痢疾杆菌、肺炎双球菌、金黄色葡萄球菌等有抑制作用。

白 术

本品为菊科多年生草本植物白术的干燥根茎。味苦甘，性温，归入脾与胃经。能健脾益气，燥湿利水，止汗，安胎。用量为 6～12g；入煎剂或入丸散。

【眼科应用】

补脾升清：用于脾胃气虚，清气不升，眼睫无力，眼睑下垂、青盲、夜盲。常与党参、黄芪等药配伍。

健脾运湿：用于脾虚湿聚，眼睑水肿或视网膜水肿。常与茯苓、车前子等药配伍。

益气退翳：用于气虚翳陷，久不愈复。常与蝉蜕、木贼等药配伍。

【文献选录】

《医学启源》："除湿益燥，和中益气，温中，去脾胃中湿，除胃热，强脾胃，进饮食，和胃，生津液。主肌热，四肢困倦，目不欲开，怠惰嗜卧，不思饮食。止渴，安胎。"

《本草汇言》："白术，乃扶植脾胃，散湿除痹，消食除痞之要药也。"

【现代研究】

本品含挥发油，主要成分为苍术醇、苍术酮等，还含维生素 A 等。动物实验能增加体重及增强肌力，具有强壮作用；并有明显而持久的利尿作用；还有轻度降血糖、抗血凝作用。

山 药

本品为薯蓣科多年生缠绕草本植物薯蓣的块根。味甘，性平，归入脾、肺、肾经。能健脾养胃，益肺生津，补肾涩精。用量为 15～30g；入煎剂或入丸散。

【眼科应用】

补脾益气：用于脾胃气虚，清气不升，青盲，夜盲。常与党参、黄芪、当归等药配伍。

补肾益阴：用于肾阴亏虚，目失濡养，内降目昏，干涩昏花。常与熟地黄、枸杞子等药配伍。

补阴生津，用于肺肾阴虚，津液亏乏，消渴多饮，内障视昏。常与石斛、天花粉等药配伍。

【文献选录】

《神农本草经》："主伤中，补虚，除寒热邪气，补中益气力，长肌肉，久服耳目聪明。"

《名医别录》："主头面游风，头风眼眩，下气，止腰痛，治虚劳羸瘦，充五脏，除烦热，强阴。"

《本草纲目》："益肾气，健脾胃，止泄痢，化痰涎，润皮毛。"

《本草经读》："山药，能补肾填精，精足则阴强，目明耳聪。"

【现代研究】

本品含皂苷、黏液质、胆碱、淀粉、糖蛋白和自由氨基酸，还含止杈素、多酚氧化酶、维生素C等。

大 枣

本品为鼠李科落叶灌木植物枣的干燥成熟果实。味甘，性温，归入脾与胃经。能补中益气，养血安神。用量为6～15g；入煎剂。

【眼科应用】

补中益气：用于脾胃气虚，视疲劳，青盲，夜盲。常与党参、黄芪等药配伍。

养血安神：用于血虚脏躁，面色萎黄，头昏眼花。常与熟地黄、当归等药配伍。

【文献选录】

《名医别录》："补中益气，坚志强力。"

《本草求真》："大枣味甘气温，色赤肉润，为补脾胃要药。经曰里不足者，以甘补之；形不足者，温之以气。大枣甘能补中，温能益气。"

【现代研究】

本品含蛋白质、糖类、有机酸、黏液质、维生素A、维生素B、维生素C，微量钙、磷、铁等。动物实验证明，本品有增加体重和增强肌力的作用，并能保护肝脏。

灵 芝

本品为多孔菌科植物紫芝或赤芝的子实体。又名灵芝菌、灵芝草。味甘，性平，归入心、肺、肾经。为滋补强壮剂，能补肺益气，养心安神。用量为3～15g。现多制成糖浆剂、酊剂、片剂或注射剂使用。

【眼科应用】

补肺益气：用于脾肺气虚，内障目昏，青盲，夜盲。可与党参、龙眼肉等药配伍。

养心安神：用于心神不宁，失眠多梦，健忘迟钝，视久眼胀。可与桑椹子、酸枣仁等药配伍。

【文献选录】

《神农本草经》："主耳聋，利关节，保神，益精气，坚筋骨，好颜色。"

《本草纲目》："疗虚劳。"

【现代研究】

紫芝含麦角甾醇、有机酸、氨基葡萄糖、多糖类、树脂、甘露醇等。赤芝含麦角甾醇、树脂、脂肪酸、甘露醇和多糖类；又含生物碱内脂、香豆精、水溶性蛋白质和多种酶类。动物实验具有镇静、镇痛及抗惊厥作用，能提高动物的耐寒耐缺氧能力，能减慢心率，降低血压，降低血糖，保护肝脏，并有平喘、镇咳、祛痰作用。

甘　草

本品为豆科多年生草本植物甘草、胀果甘草或光果甘草的根及根茎。味甘，性平，归入心、肺、脾、胃经。能补脾益气，祛痰止咳，缓急止痛，清热解毒，调和诸药。用量为 3～9g。若用蜜炙为炙甘草，补益作用增强，清热解毒力消失。

【眼科应用】

补脾益气：用于脾胃虚弱，眼睫无力，内障目昏，陷翳不愈。常与党参、黄芪等药配伍。

清热解毒：用于实热眼病，疮疖肿毒，目赤热痛，畏光流泪。常与黄连、黄芩等药配伍。

调和药性、广泛配伍于方剂中，以缓和药性，调和诸药，解百药毒。

【文献选录】

《本草汇言》："甘草，和中益气，补虚解毒之药也。"

《本草正》："甘草，味至甘，得中和之性，有调补之功，故毒药得之解其毒，刚药得之和其性，表药得之助其外，下药得之缓其速。"

【现代研究】

本品含甘草甜素、甘草次酸及多种黄酮成分。甘草有类肾上腺皮质激素样作用。甘草次酸有抗炎及抗变态反应作用。甘草甜素能使高血压患者血中胆固醇下降，血压也下降。甘草浸膏、甘草提取物对实验性胃溃疡有明显抑制作用。甘草还有镇咳、镇痛及抗惊厥等作用。

二十八、补血明目药

本类药大多味甘，性平或偏温或偏凉，归入心、肝、肾经。因味甘能补，又能直接滋养心肝，故具有补血生血作用。主治血虚所致面色㿠白或萎黄，唇色浅淡，头昏眼花，心悸失眠，月经量少，经期延后，舌质淡，脉细无力等症。眼科用于血虚目窍失养，青盲、夜盲等眼底退行性改变。因补血药性多黏腻，对于湿滞中满，食少便溏者慎用。

当　归

本品为伞形科多年生草本植物当归的根。味甘辛，性温，归入心、肝、脾经。能补血活血，调经止痛，润肠通便。用量为 5～15g；入煎剂。补血常用当归身，活血宜用当归尾，和血则用全当归。补血润肠可生用，通经活血多酒炒。

【眼科应用】

补血养血：用于血虚目窍失养，内障外障。常与熟地黄、白芍等药配伍。

活血止痛：用于血瘀作痛，如眼外伤，眼球胀痛刺痛。常与丹参、川芎等药配伍。

活血通脉：用于眼底视网膜血管阻塞。常与桃仁、红花等药配伍。

活血调经：用于月经不调，火疳及青光眼睫状体炎综合征在经期复发或加重者。常与香附、丹参等药配伍。

活血消痈：用于眼睑疮疡初起，瘀滞红肿疼痛。常与金银花、黄芩等药配伍。

活血宣痹：用于风湿痹痛，瞳神紧小，抱轮红赤。常与防风、羌活等药配伍。

【文献选录】

《注解伤寒论》："脉者血之府，诸血皆属于心，凡通脉者必先补心益血，故张仲景治手足厥寒，脉细欲绝者，用当归之苦温以助心血。"

《本草正》："当归，其味甘而重，故专能补血，其气轻而辛，故又能行血，补中有动，行中有补，诚血中之气药，亦血中之圣药也。"

【现代研究】

本品含挥发油、蔗糖、维生素 B_{12}、维生素A类物质等。动物实验对子宫有收缩作用，其煎剂有保护肝脏作用，能防止肝糖原降低，各种制剂对麻醉动物有降压作用。其浸膏对人工心房纤颤有治疗作用。当归粉对实验性动脉粥样硬化之斑块病理过程有保护作用。另有研究，当归水注射液浓缩液(相当于0.4g/ml)有降眼压作用。

熟地黄

本品为玄参科多年生草本植物地黄的块茎，清净烘干，经黄酒拌焖反复蒸晒而成。味甘，性微温，归入肝与肾经。能滋阴补血，益精填髓，乃壮水之主药，阴虚内障者常用之。用量为9～15g。

【眼科应用】

滋补肝肾：用于肝肾阴虚，目失濡养，干涩昏花，视瞻昏渺，青盲，夜盲，昼盲，云雾移睛，圆翳内障。常与枸杞子、山药等药配伍。

补血养血：用于血虚内障，视物昏花，视疲劳，不耐久视。常与当归、白芍等药配伍。

【文献选录】

《珍珠囊》："主补血气，滋肾水，益真阴。"

《秘传眼科七十二症全书》："生血养血，治虚目昏。"

《本草纲目》："填骨髓，长肌肉，生精血，补五脏，内伤诸不足，通血脉，利耳目，黑须发，男子五劳七伤，女子伤中胞漏，经候不调，胎产百病。"

【现代研究】

本品含地黄素、甘露醇、维生素A类等物质。其煎剂可使血压降低，血清胆固醇和甘油三酯下降，脑血流图和心电图改善。麻醉犬静脉注射地黄浸膏，有利尿作用。对兔皮下注射地黄浸膏有降血糖作用。

白芍

本品为毛茛科多年生草本植物芍药的干燥根。味苦酸，性微寒，归入肝与脾经。能平肝止痛，养血调经，敛阴止汗。用量为6～15g；入煎剂。不宜与藜芦同用。

【眼科应用】

补益肝血：用于肝血不足，内障目昏，青盲，夜盲。常与熟地黄、当归等药配伍。

和营止痛：用于血虚目失濡养，珠痛，眉骨疼痛，目昏。常与川芎、白芷等药配伍。

养阴柔肝：用于肝阴不足或热病伤阴，干涩昏花，青盲内障。常与鳖甲、麦冬等药配伍。

【文献选录】

《秘传眼科七十二症全书》："泻肝火，补肾消肿，生新血，退热止痛明目。"

《日华子本草》："治头痛，明目，目赤胬肉。"

《本草备要》："补血，泻肝，益脾，敛肝阴，治血虚之腹痛。"

《本草正义》："补血益肝脾真阴，而收摄脾气之散乱，肝气之恣横，则白芍也；逐血导瘀，破积泄降，则赤芍也。成无已谓白补而赤泻，白收而赤散，故益阴养血，滋润肝脾，皆用白芍；活血行滞，宣化疡毒，皆用赤芍。"

【现代研究】

白芍含芍药苷、牡丹酚、挥发油、脂肪油、树脂、鞣质、糖、蛋白质、β-谷甾醇、三萜类等。其药理作用与赤芍相似，有较好的解痉、镇痛、镇静、抗惊厥、降压、解热及消炎抗溃疡作用。对贺氏痢疾杆菌、葡萄球菌、绿脓杆菌及京科68-1病毒、疱疹病毒均有抑制作用。

阿 胶

本品为马科动物驴的皮去毛后熬制而成的胶块。如用蛤粉或蒲黄粉炒成珠用，则为阿胶珠。味甘，性平，归入肝、肺、肾经。能补血止血，滋阴润燥。用量为6～15g；烊化兑服。

【眼科应用】

生血补血：用于血虚内障，头昏心悸，面色萎黄，视物昏暗。常与熟地黄、当归等药配伍。

滋阴止血：用于阴虚火旺，眼底反复出血，视力下降。常与生地黄、墨旱莲等药配五。以蒲黄粉炒成阿胶珠为宜。

滋阴润燥：用于阴虚津亏，干涩昏花，大便干结。常与麦冬、玄参等药配伍。

【文献选录】

《本草纲目》："阿胶，大要只是补血与液，故能清肺益阴而治诸证。"

《本草经疏》："经曰：精不足者，补之以味。味者阴也，此药具补阴之味，俾入二经（肝肾）而得所养，故能疗如上诸证也。血虚则肝无所养，益阴补血，故能养肝气。入肺肾补不足，故又能益气，以肺主气，肾纳气也。"

【现代研究】

本品多由胶原及其部分水解产物所成，含蛋白质及氮等。水解后产生多种氨基酸，其中有赖氨酸、精氨酸、组氨酸等。动物实验能增加红细胞和血红蛋白，能改善体内钙平衡，能减少或阻止肌营养障碍症动物模型的发生。还有促进健康人淋巴细胞转化作用。

龙 眼 肉

本品为无患子科常绿乔木龙眼的成熟果肉。味甘，性温，归入心与脾经。能补养心脾，养血安神。用量为9～15g；入煎剂。

【眼科应用】

养血安神：用于心脾亏虚，血不养神，头昏失眠，视定反动。常与酸枣仁、茯苓、黄芪、党参等药配伍。

【文献选录】

《本草纲目》："开胃益脾，补虚长智。"

《随息居饮食谱》："龙眼甘温，益脾阴，滋营充液，果中神品，老弱宜之。"

【文献选录】

本品含维生素A、维生素B；葡萄糖、蔗糖、酸类、蛋白质及脂肪。

二十九、滋补肝肾药

本类药大多味甘或咸，性偏凉，归入肝与肾经。具有滋补肝肾、养阴增液作用。主治肝肾阴虚之头晕目眩，须发早白，失眠健忘，耳鸣如蝉，腰膝酸软，男子遗精，女子月经量少等病症。眼科常用于肝肾阴虚之青盲，夜盲，昼盲，视瞻昏渺，干涩昏花，视定反动，视大反小，视小反大等多种内障眼病。

因本类药性多滋腻，能助湿碍脾，对于痰湿内阻、腹满便溏者，不宜使用。

枸 杞 子

本品为茄科多年生落叶灌木植物宁夏枸杞的果实。味甘，性平，归入肝与肾经。能滋补肝肾，益精明目，为肾虚内障之良药。用量为6～15g；入煎剂或入丸散。

【眼科应用】

补益肝肾：用于肝肾虚弱，青盲，夜盲，视瞻昏渺，云雾移睛。常与熟地黄、山茱萸、菊花等药配伍。

补肾退翳：用于年老体弱，肝肾虚弱，圆翳内障，视物渐昏。常与熟地黄、生地黄、石决明等药配伍。

补肝止泪：用于肝虚流泪，冷泪长流，迎风更甚，视物昏暗。常与蕤仁、蒺藜、菊花等药配伍。

【文献选录】

《本草纲目》："滋肾，润肺，明目。"

《本草经疏》："枸杞子，润而滋补，兼能退热，而专于补肾、润肺、生津、益气，为肝肾真阴不足、劳乏内热补益之要药。老人阴虚者十之八九，故服食家为益精明目之上品。昔人多谓其能生精益气，除阴虚内热明目者，盖热退则阴生，阴生则精血自长，肝开窍于目，黑水神光属肾，脏之阴气增益，则目自明矣。"

《本草通玄》："枸杞子补肾益精，水旺则骨强，而消渴、目昏、腰疼膝痛无不愈矣。"

【现代研究】

本品含甜菜碱、硫胺素、核黄素、烟酸、抗坏血酸等。动物实验能抑制脂肪在肝细胞内沉积，促进肝细胞新生，以及降低血糖等作用。其水或醇提取物能增强小鼠网状内皮系统的吞噬能力，使淋巴细胞增多。

桑 椹

本品为桑科落叶乔木植物桑的干燥果穗。味甘酸，性寒，归入心、肝、肾经。能补血滋阴，生津润燥。用量为 9～15g；多入煎剂。

【眼科应用】

滋补肝肾：用于肝肾阴虚，头昏耳鸣，须发早白，眼珠干涩，视物昏花。常与何首乌、女贞子、黑芝麻等药配伍。

滋补肝血：用于肝血不足，青盲，夜盲，视瞻昏渺，萤星满目。常与熟地黄、当归、白芍等药配伍。

滋阴养津：用于阴津亏虚，口渴引饮，尿多体瘦，视物昏花，视网膜出血。常与石斛、天花粉、麦冬等药配伍。

【文献选录】

《唐本草》："单食，主消渴。"

《滇南本草》："益肾脏而固精，久服黑发明目。"

《随息居饮食谱》："滋肝肾，充血液，止消渴，利关节，解酒毒，祛风湿，聪耳明目，安魂定魄。"

【现代研究】

本品含糖、鞣酸、苹果酸、钙质、无机盐及多种维生素等。动物实验表明，桑椹煎液有中度激发淋巴细胞转化作用。

制何首乌

本品为蓼科多年生缠绕草本植物何首乌的干燥块根经加工炮制而成。简称制首乌。味苦甘涩，性微温，归入肝与肾经。能补肝肾，益精血，乌须发，强筋骨。用量为 6～12g；入煎剂。

【眼科应用】

补益肝肾：用于肝肾虚弱，须发变白，腰膝酸软，视物昏花，视瞻昏渺。常与熟地黄、女贞子等药配伍。

滋补肝血：用于肝血不足，目失濡养，面色萎黄，夜盲，青盲，圆翳内障。常与枸杞子、当归等药配伍。

【文献选录】

《本草纲目》："此物气温味苦涩，苦补肾，温补肝，涩能收敛精气，所以能养血益肝，固精益肾，健筋骨，乌髭发，为滋补良药。"

《本草正义》："首乌专入肝肾，补养真阴，且味固甚厚，稍兼苦涩，性则温和，皆与下焦封藏之理符合，故能填精益气，具有阴阳平秘作用，非如地黄之偏于阴凝可比。"

【现代研究】

本品含蒽醌类，主要为大黄酚、大黄素等还含有卵磷脂、淀粉等。对实验性家兔血清胆固醇的增高有抑制作用，并能减少家兔肠道胆固醇的吸收。能缓解动脉粥样硬化的形成，阻止类脂质在血清滞留或渗透到动脉内膜。因含蒽醌类衍生物能促进肠管蠕动而有缓泻作用。此外，还有类似肾上腺皮质激素样作用。

黄　精

本品为百合科植物滇黄精、黄精或多花黄精的干燥根茎。味甘，性平，归入肺、脾、肾经。因甘平补脾，质润养阴，故能滋肾润肺，健脾补气。用量为 9～15g；入煎剂或入丸散。

【眼科应用】

滋肾润肺：用于肺肾阴虚，口渴咽干，干涩昏花，视惑易色。常与熟地黄、山药、石斛等药配伍。

补脾益气：用于脾胃气虚，青盲，夜盲。常与山药、党参、当归等药配伍。

【文献选录】

《名医别录》："主补中益气，除风湿，安五脏。"

《日华子本草》："补五劳七伤，助筋骨，止饥，耐寒暑，益脾胃，润心肺。"

《本草逢原》："黄精，宽中益气，使五脏调和，肌肉充盛，骨髓强坚，皆是补阴之功。"

【现代研究】

本品含黏液质、淀粉及糖分。有降低麻醉动物血压作用。对肾上腺素引起的血糖升高有抑制作用。对防止动脉粥样硬化及肝脏脂肪浸润有一定作用。对改善肾功能作用较好。另外，其醇提水溶液对皮肤真菌有抑制作用，其煎剂在试管内对结核杆菌、伤寒杆菌及疱疹病毒有一定抑制作用。

黑 芝 麻

本品为脂麻科植物脂麻的干燥成熟种子。味甘，性平，归入肝、肾、大肠经。能补肝肾，益精血，润肠燥，用量为 9～15g；入煎剂或入丸散。

【眼科应用】

滋补肝肾：用于肝肾阴虚，干涩昏花，视瞻昏渺，圆翳内障。常与桑叶、枸杞子等药配伍。

润肠通便：用于内障眼病兼津枯便秘。常与何首乌、当归等药配伍。

【文献选录】

《神农本草经》："主伤中虚羸，补五内，益气力，长肌肉，填脑髓。"

《玉楸药解》："补益精液，润肝脏，养血舒筋。"

《本草经疏》："胡麻，气味和平，不寒不热，益脾胃，补肝肾之佳谷也。"

【现代研究】

本品含脂肪油、甾醇、芝麻素、芝麻林素、芝麻酚、维生素 E 等。动物实验，其提取物可降低血糖，增加肝脏及肌肉中糖原含量，但大量则降低糖原含量。黑芝麻油喂饲动物，可增加肾上腺中抗坏血酸及胆固醇含量。脂肪油有致泻作用。

金樱子

本品为蔷薇科植物金樱子的干燥成熟果实。味酸甘涩，性平，归入肾、膀胱、大肠经。能固精缩尿，涩肠止泻。用量为 6～12g；多入煎剂。

【眼科应用】

补肾涩精：用于肾虚内障，视物昏花，滑精遗精。常与龙骨、牡蛎等药配伍。

【文献选录】

《名医别录》："止遗泄。"

《本草求真》："生者酸涩，熟者甘涩，当用其将熟之际，得微酸甘涩之妙，取其涩可止脱，甘可补中，酸可收阴，故能善理梦遗崩带遗尿。"

【现代研究】

本品含柠檬酸、苹果酸、鞣质、树脂、维生素 C、皂苷及糖类等。能降低血中胆固醇，防治动脉粥样硬化。

楮实子

本品为桑科落叶乔木植物构树的干燥成熟果实。味甘，性寒，归入肝与肾经。能滋补肝肾，明目退翳，利尿。用量为 6～12g；入煎剂或入丸散。

【眼科应用】

滋补肝肾：用于肝肾阴虚，眼干涩，内障目昏，青盲，夜盲。常与菟丝子、枸杞子等药配伍。

明目退翳：用于肝热目赤，黑睛生翳，畏日羞明。常与蝉蜕、蔓荆子等药配伍。

【文献选录】

《名医别录》："主阴萎水肿，益气，充肌肤。明目。"

《本草汇言》："健脾养肾，补虚劳，明目。"

《药性通考》："楮实子，阴痿能强，水肿可退，充肌肤，助腰膝，益气力，补虚劳，悦颜色，壮筋骨，明目。"

【现代研究】

本品含皂苷、维生素 B 及油脂。

女贞子

本品为木犀科常绿灌木植物女贞的干燥成熟果实。味甘苦，性凉，归入肝与肾经。能滋补肝肾，明目乌发。用量为 6～12g；入煎剂或入丸散。

【眼科应用】

滋补肝肾：用于肝肾阴虚，头昏耳鸣，须发早白，圆翳内障，视瞻昏渺，云雾移睛，青盲，夜盲。常与枸杞子、墨旱莲等药配伍。

滋阴止血：用于阴虚内热，骨蒸烦热，眼底反复出血。常与墨旱莲、生地黄等药配伍。

【文献选录】

《神农本草经》："主补中，安五脏，养精神，除百疾，久服肥健。"

《本草纲目》："强阴，健腰膝，明目。"

《本草正》:“养阴气,平阴火,解烦热骨蒸,止虚汗,消渴及淋浊、崩漏、便血、尿血,阴疮,痔漏疼痛。亦清肝火,可以明目止泪。”

【现代研究】

本品含齐墩果酸、甘露醇、葡萄糖、棕榈酸、油酸、亚油酸等。有强心、利尿、缓泻作用。

墨旱莲

本品为菊科一年生草本植物鳢肠的干燥地上部分。又名旱莲草。味甘酸,性寒,归入肾与肝经。能滋补肝肾,凉血止血。用量为6～12g;入煎剂或入丸剂。

【眼科应用】

滋补肝肾:用于肝肾阴虚,须发早白,圆翳内障,视瞻昏渺。常与女贞子、枸杞子等药配伍。

滋阴止血:用于阴虚内热,眼底反复出血。常与女贞子、生地黄等药配伍。

【文献选录】

《本草纲目》:“乌须发,益肾阴。”

《本草正义》:“鳢肠,入肾补阴而生长毛发,又能入血,为凉血止血之品。”

【现代研究】

本品含皂苷、烟碱、鞣质、维生素A、鳢肠素等。

蕤仁

本品为蔷薇科植物蕤核或齿叶扁核木的干燥成熟果核。味甘,性微寒,归入肝经。能养肝明目,疏风散热。用量为5～9g;多入煎剂。

【眼科应用】

养肝明目:用于肝虚目暗,不能远视,时流冷泪。常与熟地黄、当归、白芍等药配伍。

疏风散热:用于肝经风热,翳膜遮睛,目肿眦烂。常与菊花、蝉蜕、密蒙花等药配伍。亦可与他药配伍研末外用点眼。

【文献选录】

《神农本草经》:“主心腹邪结气,明目,目赤痛伤泪出。”

《吴普本草》:“补中强志,明耳目。”

《本草蒙筌》:“专治眼科,消上下胞风肿烂弦,除左右眦热障胬肉,退火止泪,益水生光。”

【现代研究】

本品种子含水分、灰分、蛋白质、脂肪、纤维,种仁含油脂。

龟甲

本品为龟科动物乌龟的腹甲。味咸甘,性平,归入肾、心、肝经。能滋阴降火,息风潜阳,补肾健骨。用量为9～24g;入煎剂或入丸散。

【眼科应用】

滋阴降火:用于阴虚火旺,骨蒸盗汗,眼底反复出血。常与知母、黄柏等药配伍。

滋阴补肾:用于热病伤肾,肾阴亏虚,青盲,视物日昏。常与黄精、山药等药配伍。

滋阴潜阳:用于阴虚阳亢,头晕目眩,视物昏暗。常与石决明、牡蛎等药配伍。

【文献选录】

《本草纲目》:“龟首常藏向腹,能通任脉,故取其甲以补心、补肾、补血,皆以养阴也。”

《本草备要》:“滋阴益智,治阴血不足,劳热骨蒸,癥瘕崩漏,五痔难产,阴虚血弱之证。”

《本草通玄》:“龟板咸平,肾经药也,大有补水制火之功,故能强筋骨,益心智,止咳嗽,截久疟，去瘀血，止新血。大凡滋阴降火之药，多是寒凉损胃，惟龟甲益大肠，止泄泻，使人进食。”

【现代研究】

本品含胶质、脂肪及钙盐等。

鳖 甲

本品为鳖科动物鳖的背甲。味咸，性微寒，归入肝与肾经。能滋阴潜阳，软坚散结，退热除蒸。用量为 9～24g；入煎剂或入丸散。

【眼科应用】

滋阴清热：用于阴虚内热，干涩昏花，青盲。常与知母、玄参等药配伍。

软坚散结：用于增殖性视网膜病变。常与昆布、海藻等药配伍。

【文献选录】

《神农本草经》：“主心腹癥瘕坚积，寒热，去痞、息肉、阴蚀、痔、恶肉。”

《本草汇言》：“鳖甲，除阴虚热疟，解劳热骨蒸之药也。”

《本草新编》：“鳖甲善能攻坚，又不损气，阴阳上下有痞滞不除者，皆宜用之。”

【现代研究】

鳖甲含动物胶、角蛋白、维生素 D 及碘等。

三十、滋养肺胃药

本类药大多味甘，性偏凉，归入肺与胃经。具有润肺养胃，滋阴润燥作用。主治肺胃阴虚，鼻咽干燥，咳嗽少痰，甚或咯血，口干欲饮，或多饮多尿，唇红舌干，脉细数等病症。眼科主用于阴津不足，目失濡养之眼内干涩，白睛干燥，视物昏花，金疳等内外障眼病。

因本类药有滋阴助湿之弊，对于阴虚有湿者，需配伍化湿之品。

沙 参

本品有南北之分，南沙参为桔梗科沙参属多年生草本植物轮叶沙参或杏叶沙参的干燥根；北沙参为伞形科多年生草本植物珊瑚菜的根。两者性味基本相同。味甘，性微寒，归入肺与胃经。能养阴益气，清肺化痰。用量为 9～15g；入煎剂。不宜与藜芦同用。

【眼科应用】

滋养肺阴：用于肺阴不足，白睛干燥，赤丝虬脉，金疳。常与麦冬、玉竹等药配伍。

养胃生津：用于胃阴不足，多饮多尿，视物昏花。常与天花粉、石斛等药配伍。

【文献选录】

《本草从新》：“专补肺阴，清肺火，治久咳肺痿。”

《玉楸药解》：“清肺气，生肾水，涤心胸烦热，凉头目郁蒸。”

《本草求真》：“沙参有南北两种，北沙参质坚性寒，南沙参体虚力微。”

【现代研究】

北沙参含生物碱、淀粉。其乙醇提取物能使正常家兔体温轻度下降，对伤寒疫苗引起发热的家兔也有降温作用。南沙参含三萜皂苷和淀粉。其煎液对家兔有祛痰作用，其煎剂对离体蟾蜍心脏有明显强心作用。

麦 冬

本品为百合科多年生草本植物的干燥块根。味甘微苦，性微寒，归入心、肺、胃经。能养胃生津，润肺清心。用量为 6～12g；多入煎剂。

【眼科应用】

滋阴润肺：用于肺阴不足，眼干涩，视物昏花，白睛干燥，金疳。常与沙参、天花粉等药配伍。

滋阴清心：用于心之虚火，心烦不眠，赤脉传睛，胬肉攀睛。常与生地黄、茯神等药配伍。

养胃生津：用于胃阴不足，口干多饮、多尿，视物不明。常与天花粉、石斛等药配伍。

【文献选录】

《秘传眼科七十二症全书》："清心，除肺热，解烦渴，明目，生津。"

《本草衍义》："治心肺虚热。"

《本草汇言》："麦门冬，清心润肺之药也。"

【现代研究】

本品含多种甾体皂苷，β-谷甾醇、β-谷甾醇-β-D-葡萄糖苷等。对家兔用50%麦冬煎剂肌肉注射能升高血糖。但另有报道，正常兔口服麦冬水及醇提取物则有降血糖作用，对四氧嘧啶性糖尿病兔亦有降血糖作用，并能促进胰岛细胞恢复，肝糖原较对照组有增加趋势。麦冬、沙参、生地黄、太子参等可阻止血管内瘢痕形成。麦冬体外试验对白色葡萄球菌、大肠杆菌有抗菌作用。

天　冬

本品为百合科攀援状多年生草本植物天冬的干燥块根。味甘苦，性寒，归入肺与肾经。能养阴清肺，生津润燥。用量为6～12g；入煎剂。

【眼科应用】

养阴清肺：用于肺阴不足，眼干涩，赤丝虬脉，金疳。常与麦冬、生地黄等药配伍。

养阴生津：用于阴虚津不上承，口干欲饮，或多饮多尿，视物昏花。常与石斛、天花粉等药配伍。

养阴补肾：用于肾阴不足，视一为二，视物昏花。常与山药、熟地黄等药配伍。

【文献选录】

《药性论》："主肺气咳逆，喘息促急，除热通肾气，疗肺痿生痈吐脓，治湿疥，止消渴。"

《本草纲目》："润燥滋阴，清金降火。"

【现代研究】

本品含天门冬素、黏液质、β-谷甾醇及5-甲氧基糠醛等。体外试验对急性粒细胞型白血病、慢性粒细胞型白血病及急性单核细胞型白血病患者白细胞的脱氢酶有一定的抑制作用，并能抑制急性淋巴细胞型白血病患者白细胞的呼吸。其煎剂对炭疽杆菌、甲型及乙型溶血性链球菌、白喉杆菌、球菌等有不同程度抑制作用。

玉　竹

本品为百合科多年生草本植物玉竹的干燥根茎。又名萎蕤。味甘，性微寒，归入肺与胃经。能养阴润燥，生津止渴。用量为6～12g；入煎剂。

【眼科应用】

养胃生津：用于胃阴不足，津伤口渴，多饮多尿，目昏内障，眼内干涩。常与麦冬、石斛等药配伍。

养阴润燥：用于肺燥火炎，干咳无痰，赤丝虬脉，金疳结节。常与沙参、麦冬等药配伍。

【文献选录】

《名医别录》："主心腹结气虚热，湿毒腰痛，茎中寒，及目痛眦烂泪出。"

《本草拾遗》:"主聪明,调血气,令人强壮。"

《日华子本草》:"除烦闷,止渴,润心肺。"

【现代研究】

本品含铃兰苦苷、铃兰苷、山柰酚苷、槲皮醇苷、维生素A、淀粉、黏液质。有强心和降低血糖等作用。

百 合

本品为百合科植物卷丹、百合或细叶百合的干燥肉质鳞叶。味甘,性寒,归入心与肺经。能养阴润肺,清心安神。用量为6～12g;入煎剂。

【眼科应用】

润肺滋阴:用于肺阴不足,眼内干涩,白睛干燥,金疳,赤丝虬脉。常与麦冬、沙参等药配伍。

【文献选录】

《神农本草经》:"主邪气腹胀,心痛。利大小便,补中益气。"

《日华子本草》:"安心,定胆,益志,养五脏。"

《本草逢原》:"百合,能补土生金,止嗽,利小便。"

【现代研究】

本品含秋水仙碱等多种生物碱及淀粉、蛋白质、脂肪等。其煎剂对氨水引起的小鼠咳嗽有止咳作用。

石 斛

本品为兰科植物环草石斛、马鞭石斛、黄草石斛、铁皮石斛或金钗石斛的新鲜或干燥茎。味甘,性微寒,归入胃与肾经。能养胃生津,滋阴清热。用量为6～12g,鲜品加倍;入煎剂。

【眼科应用】

养胃生津:用于津伤口渴,多饮多尿,眼内干涩,视物渐昏。常与天花粉、玉竹等药配伍。

滋阴退障:用于阴虚内障,年老体弱,圆翳渐结,视物昏暗。常与枸杞子、楮实子等药配伍。

滋阴补肾:用于肾虚眼前黑花,青盲,夜盲。常与菟丝子、肉苁蓉等药配伍。

滋阴平肝:用于肝阳偏亢,瞳孔渐大,视物日昏。常与牛膝、蒺藜等药配伍。

【文献选录】

《神农本草经》:"补五脏虚劳羸瘦,强阴,久服厚肠胃。"

《秘传眼科七十二症全书》:"石斛,味辛,性寒,明盲目。"

《纲目拾遗》:"清胃除虚热,生津,已劳损,以之代茶,开胃健脾。"

【现代研究】

金钗石斛含石斛碱、石斛胺、石斛次碱、石斛星碱、石斛因碱等。石斛碱有一定的止痛退热作用。对血压和呼吸也有抑制作用,中毒剂量可引起惊厥。

天 花 粉

本品为葫芦科植物栝楼或双边栝楼的干燥根。简名花粉。味甘微苦,性微寒,归入肺与胃经。能清热生津,消肿排脓。用量为10～15g;入煎剂。不宜与乌头类药材同用。

【眼科应用】

养阴生津:用于阴津亏乏,口咽干燥,眼内干涩,视物日昏。常与生地黄、麦冬等药配伍。

滋阴退翳。用于阴虚翳障,翳如冰瑕,眼内干涩,或痘疹后生翳。常与蝉蜕、蒺藜等药配伍。

【文献选录】

《神农本草经》:"主消渴,身热,烦满,大热,补虚安中。"

《日华子本草》:"通小肠,排脓,消肿毒,生肌长肉,消扑损瘀血。"

《本草正》:"凉心肺,解热渴。"

【现代研究】

本品含大量淀粉及皂苷,并含"天花粉蛋白",又含多种氨基酸。天花粉蛋白有中断妊娠作用,天花粉针剂用于中期引产,临床用于中期妊娠、死胎、过期引产及葡萄胎、宫外孕等有效。

三十一、温补肾阳药

本类药大多味甘咸,性温,归入肾经。甘能补,咸入肾,温助阳,故具有温补肾阳作用。主治肾阳亏虚,阳事不举,遗精早泄,宫寒不孕,腰膝痠软,形寒肢冷,夜尿频繁或遗尿等病症。眼科主要用于肾阳不足,目失温煦,神光衰弱,青盲,夜盲等视神经视网膜退行性病变。因本类药性多温燥,易助火伤阴,故对阴虚火旺者忌用。

鹿　茸

本品为鹿科动物梅花鹿或马鹿的雄鹿未骨化密生茸毛的幼角。味甘咸,性温,归入肾与肝经。能壮肾阳,益精血,强筋骨,调冲任,托疮毒。用量为1～2g,研末冲服;或入丸散。

【眼科应用】

补阳益精:用于肾阳亏损,精血不足,阳痿精冷,青盲,夜盲。可与人参、菟丝子等药配伍。

【文献选录】

《本草纲目》:"生精补髓,养血益阳,强筋壮骨,治一切虚损、耳聋、目暗、眩晕、虚痢。"

《本草逢原》:"专主伤中劳绝,腰痛羸瘦,取其补火助阳,生精益髓,强筋健骨,固精摄便,下元虚人,头旋眼黑,皆宜用之。"

【现代研究】

本品含多量胶质、蛋白质;灰分含钙、磷、镁等。本品有良好的强壮作用,能提高机体的工作能力,改善睡眠和食欲,并能降低肌肉的疲劳。可促进红细胞、血红蛋白、网状细胞的新生。对长期不易愈合的溃疡和创口,能增强再生过程,并能促进骨折的愈合。对衰弱的心脏强心作用显著。能兴奋肠管及子宫,增强肾脏的排尿功能。

紫河车

本品为健康人的干燥胎盘。味甘咸,性温,归入心、肺、肾经。能温肾补精,益气养血。用量为2～3g,研末吞服。

【眼科应用】

补益肾精:用于肾精亏损,阳痿遗精,腰膝酸软,头晕耳鸣,视物昏暗,青盲,夜盲。常与熟地黄、菟丝子、枸杞子等药配伍。

【文献选录】

《本经逢原》:"紫河车禀受精血结孕之余液,得母之气血居多,故能峻补营血,用以治骨蒸羸瘦、喘嗽虚劳之疾,是补之以味也。"

《本草再新》:"大补元气,理血分,治神伤梦遗。"

【现代研究】

本品含卵巢激素、黄体激素、乙酰氨基葡萄糖、右旋半乳糖、甘露糖、多种氨基酸等。动物实验，能促进乳腺、女性生殖器、卵巢发育。有免疫作用，能增强抵抗力，兼有抗过敏等作用。

肉苁蓉

本品为列当科多年生寄生草本植物肉苁蓉的干燥带鳞叶的肉质茎。味甘咸，性温，归入肾与大肠经。能补肾阳，益精血，润肠通便。用量为6～10g；多入煎剂。

【眼科应用】

补肾壮阳：用于肾阳亏虚，阳痿精冷，腰膝酸软，视力缓降，视物昏暗，眼前黑花。常与菟丝子、枸杞子等药配伍。

润肠通便：用于老年阴亏，大便干结。常与火麻仁、生地黄等药配伍。

【文献选录】

《神农本草经》："养五脏，强阴，益精气。"

《本草汇言》："养命门，滋肾气，补精血之药也。"

【现代研究】

本品含微量生物碱及结晶性中性物质。动物实验有降低血压作用，能促进小鼠分泌唾液及呼吸肌麻痹。

杜仲

本品为杜仲科落叶乔木植物杜仲的干燥树皮。味甘，性温，归入肝与肾经。能补肝肾，强筋骨，降血压，安胎。用量为6～10g；入煎剂。

【眼科应用】

补肾温肝：用于肝肾不足，阳痿尿频，腰膝酸软，青盲，夜盲。常与菟丝子、肉苁蓉等药配伍。

补肾降压：用于肾虚血压增高，头痛头晕，视物昏花。常与牛膝、钩藤等药配伍。

【文献选录】

《神农本草经》："主腰脊痛，补中益精气，坚筋骨，强志，除阴下痒湿，小便余沥。"

《玉楸药解》："益肝肾，养筋骨，去关节湿淫。"

【现代研究】

本品含杜仲胶、树脂、糖苷、生物碱等。其提取物及煎剂对动物有持久的降压作用。杜仲的炮制与剂型对降血压有一定影响，煎剂作用强于酊剂，炒杜仲强于生杜仲。杜仲对正常兔耳血管及冠状血管与肾血管在低浓度时呈扩张作用。对麻醉犬有利尿作用。

巴戟天

本品为茜草科多年生缠绕或攀援藤本植物巴戟天的干燥根。味甘辛，性微温，归入肾与肝经。能补肾阳，强筋骨，祛风湿。用量为3～9g。入煎剂或入丸散。

【眼科应用】

补肾助阳：用于肾阳亏虚，阳痿遗精，腰膝酸痛，头昏耳鸣，圆翳初结，眼前黑花，视物昏朦，夜视罔见。常与肉苁蓉、菟丝子等药配伍。

补肾止泪：用于肝肾虚弱，冷泪时流，迎风更甚。常与枸杞子、蕤仁等药配伍。

【文献选录】

《神农本草经》："主大风邪气，阴痿不起，强筋骨，安五脏，补中增志益气。"

《名医别录》:"补五劳,益精。"

《本草备要》:"补肾益精,治五劳七伤。"

【现代研究】

本品含棕榈酸、十九烷、β-谷甾醇、蒽醌类化合物以及维生素和糖类。能促进肾上腺皮质激素分泌及降血压等作用。

沙苑蒺藜

本品为豆科多年生草本植物扁茎黄芪的干燥成熟种子。又名沙苑子。味甘,性温,归入肝与肾经。能补肾固精,养肝明目。用量为 9～15g;入煎剂或入丸散。

【眼科应用】

补肝益肾:用于肝肾亏虚,头昏眼花,目暗不明,青盲,夜盲。常与菟丝子、枸杞子等药配伍。

退翳明目:用于圆翳内障,视物日昏。常与夜明砂、女贞子等药配伍。

养肝止泪:用于肝虚冷泪,时流不止,迎风更甚。常与蕤仁、熟地黄等药配伍。

【文献选录】

《本草纲目》:"补肾,治腰痛泄精,虚损劳乏。"

《本草从新》:"补肾,强阴,益精,明目。"

《本草汇言》:"沙苑蒺藜,补肾涩精之药也。其气清香,能养肝明目,润泽瞳人。补肾涩精,强阳有子,不烈不燥,兼止小便遗沥,乃和平柔润之剂也。"

【现代研究】

本品含维生素 A、脂肪油、鞣质等。有收缩子宫及抑制排尿的作用。

菟丝子

本品为旋花科一年生蔓草植物菟丝子的干燥成熟种子。味甘,性温,归入肝、肾、脾经。能补肾益精,养肝明目,健脾止泻。用量为 6～12g;入煎剂或入丸散。

【眼科应用】

补益肝肾:用于肝肾虚弱,头昏耳鸣,腰膝酸软,视物昏暗,视力日降。常与枸杞子等药配伍。

【文献选录】

《开宝本草》:"疗劳损风虚,补肝明目。"

《秘传眼科七十二症全书》:"补肾益精,滋荣于目。"

《本草备要》:"益肾脏而固精,补肝虚而明目,起阳痿,缩小便。"

【现代研究】

本品含有机酸、糖类及少量维生素 C。动物实验,以大鼠、兔的阴道涂片及内膜切片作观察指标,本品似有雌激素样作用。

补骨脂

本品为豆科一年生草本植物补骨脂的干燥成熟果实。味辛苦,性温,归入肾与脾经。能温肾助阳,固精纳气,温脾止泻。用量为 6～9g;多入煎剂。

【眼科应用】

补肾壮阳:用于肾阳亏虚,阳痿遗精,腰膝酸软,视物昏暗,夜视罔见。常与菟丝子、巴戟天等药配伍。

温脾止泻:用于脾肾阳虚,五更腹泻,目昏内障。常与吴茱萸、肉豆蔻等药配伍。

【文献选录】

《日华子本草》:“兴阳事,治冷劳,明耳目。”

《本草经疏》:“补骨脂,能暖水脏,阴中生阳,壮火益土之要药也。”

【现代研究】

本品含挥发油、有机酸、甲基糖苷、碱溶性树脂、香豆精衍生物、黄酮类化合物。对动物离体和在位心脏都有扩张冠状动脉的作用。种子提取液对离体和在体肠管有兴奋作用,对离体豚鼠子宫则呈松弛作用。本品还有极弱的雌性激素样作用。体外试验在试管内对结核杆菌、葡萄球菌及真菌有抑制作用。

益 智

本品为姜科多年生草本植物益智的干燥成熟果实。又名益智仁。味辛,性温,归入脾与肾经。能补肾固精缩尿,温脾止泻摄涎。用量为3～9g;多入煎剂。

【眼科应用】

补肾固精:用于肾虚遗精,夜尿频繁,视物昏暗,夜视罔见。常与菟丝子、熟地黄等药配伍。

【文献选录】

《本草拾遗》:“治遗精虚漏,小便余沥。”

《医学启源》:“治脾胃中寒邪,和中益气。”

【现代研究】

本品含挥发油,主要为萜烯、倍半萜烯。

山 茱 萸

本品为山茱萸科植物山茱萸的干燥成熟果肉。味酸涩,性微温,归入肝与肾经。能补肝益肾,涩精固脱。用量为6～12g;入煎剂或入丸散。

【眼科应用】

补肝益肾:用于肝肾虚弱,头昏耳鸣,眼前黑花,视物昏朦,青盲,夜盲。常与熟地黄、山药等药配伍。

补肝退翳:用于年老肝虚,圆翳初结,视物昏花。常与枸杞子、桑椹子等药配伍。

补肝止泪:用于肝虚冷泪,时流不止,迎风更甚。常与枸杞子、蕤仁、菊花等药配伍。

【文献选录】

《名医别录》:“强阴益精,安五脏,通九窍,止小便利,明目,强力。”

《日华子本草》:“暖腰膝,助水脏。”

《药品化义》:“滋阴益血,主治目昏耳鸣。”

【现代研究】

本品含山茱萸苷、皂苷、鞣质、熊果酸、没食子酸、苹果酸、酒石酸及维生素A。其流浸膏对麻醉犬有利尿作用,并能降低血压。体外试验能杀死腹水癌细胞。

淫 羊 藿

本品为小檗科多年生草本植物淫羊藿、箭叶淫羊藿、柔毛淫羊藿、巫山淫羊藿或朝鲜淫羊藿的干燥地上部分。味辛甘,性温,归入肝与肾经。能补肾阳,祛风湿,强筋骨。用量为3～9g;多入煎剂。

【眼科应用】

补肾壮阳:用于肾阳亏虚,阳事不举,腰膝酸软,头昏耳鸣,青盲,夜盲。常与巴戟天、肉苁蓉等药配伍。

【文献选录】

《本草纲目》:“淫羊藿,性温不寒,能益精气,真阳不足者宜之。”

《本草备要》:“补命门,益精气,坚筋骨,利小便。”

【现代研究】

本品含淫羊藿苷、挥发油、蜡醇、三十一烷、植物甾醇、鞣质、油脂、维生素 E 等。动物实验有降压作用;煎剂对脊髓灰质炎病毒有明显抑制作用,流浸膏能促进狗的精液分泌,各种制剂均有镇咳祛痰作用。

锁　阳

本品为锁阳科多年生肉质寄生草本植物锁阳的干燥肉质茎。味甘,性温,归入脾、肾、大肠经。能补肾益精,润肠通便。用量为 5～9g;多入煎剂。

【眼科应用】

温补肾阳:用于肾阳不足,阳痿遗精,视物昏暗,夜盲。常与熟地黄、菟丝子等药配伍。

【文献选录】

《本草图解》:“补肾益精,润燥养筋,凡大便燥结,腰膝软弱,珍为要药。”

《本草从新》:“益精兴阳,润燥养筋,治痿弱,滑大肠。”

【现代研究】

本品含色苷、三萜皂苷和鞣质。

胡　桃　仁

本品为胡桃科落叶乔木胡桃的种仁。味甘,性温,归入肾与膀胱经。能补肾助阳,敛肺定喘,润肠通便。用量为 10～30g;入煎剂或入丸散。

【眼科应用】

补肾助阳:用于肾气不足,头昏耳鸣,腰膝酸软,圆翳内障。常与熟地黄、山药等药配伍。

润肠通便:用于年老津枯,大便干结。可单味使用,亦可与火麻仁等药配伍。

【文献选录】

《开宝本草》:“食之令人肥健,润肌,黑须发。”

《本草纲目》:“补气养血,润燥化痰,益命门,利三焦,温肺润肠。”

【现代研究】

本品含脂肪油、蛋白质、多种维生素。

三十二、温里祛寒药

本类药大多味辛,性温热,归人心、脾、肾经。具有温里祛寒,益火扶阳,温经止痛作用。有的还兼有回阳救逆,或温肺化饮,或温胃止呕等作用。主治寒邪内侵,阳气受困之呕吐泻利,胸腹疼痛等里寒证;或脾肾阳虚,阴寒内盛之形寒肢冷,脘腹冷痛,大便溏薄,小便清长等阳虚证。对心肾阳衰,汗出不止,四肢逆冷,脉微欲绝等亡阳证,需回阳救逆以固脱。眼科主要用于脾肾阳虚之冷泪时流,火疳结节,黑睛蚕食,瞳神干缺,云雾移睛,青盲,夜盲,视网膜渗出水肿等病症。

临证应用本类药时,应根据不同病情适当配伍。外寒内侵兼有表寒者,应配伍辛温解表药;寒凝气滞者,应配伍理气药;寒湿内停者,应配伍祛湿药;脾胃虚寒者,应配伍补脾温胃药;肾阳不足者,应配伍补肾壮阳药;气脱亡阳者,又须配伍补气固脱药。

温里药性多辛热燥烈，易伤阴耗液，助火动血，对于阴虚火旺、血虚津枯者，须当慎用或禁用。

附 子

本品为毛茛科多年生草本植物乌头的子根的加工品。附子性烈有毒，先用胆巴水浸泡后，投入沸水中煮熟，再按不同规格要求进行加工。若用胆巴水、食盐水反复浸泡，至附子有食盐结晶附着为止，晒干，曰盐附子；若将附子切片，用红糖、焦米水染成浓茶色，再以清水漂至无麻舌感，取出蒸熟，晒干，曰黑附片；若将附子加热，剥去外皮，在清水中漂至乳白色，取出蒸过，晒至半干，用硫磺熏成白色，晒干切片，曰白附片。味大辛，性大热，有毒，归入心、脾、肾经。能回阳救逆，温肾暖脾，祛寒止痛。用量为3～9g，久煎或先煎。不宜与半夏、瓜蒌、无花粉、白蔹、白及、贝母同用。

【眼科应用】

温中散寒：用于中焦虚寒，黑睛边缘蚕蚀，畏光流泪，舌淡苔白滑。可与干姜、白术等药配伍。

温肾助阳：用于肾阳虚衰，水气内停，胞睑水肿或视网膜水肿。可与茯苓、白术等药配伍。

温经通络：用于寒湿阻滞，经络不通，关节冷痛，瞳神干缺。可与独活、桑寄生等药配伍。

【文献选录】

《医学启源》："去脏腑沉寒，补助阳气不足，温热脾胃。"

《本草备要》："补肾命火，逐风寒湿。"

《本草汇言》："回阳气，散阴寒，逐冷痰，通关节之猛药也。"

【现代研究】

本品含多种生物碱，即乌头碱、次乌头碱、新乌头碱、塔拉胺，川乌头碱甲、乙等。所含乌头碱、次乌头碱对垂体-肾上腺皮质系统有兴奋作用，能显著降低大白鼠肾上腺维生素C的含量，增加尿中17-酮类固醇的排泄，减少末梢血液中嗜酸性粒细胞数；有类似肾上腺皮质样作用；并能兴奋迷走神经，有强心作用。煎剂对甲醛性关节炎有明显消炎作用。乌头碱有镇痛和局部麻醉作用。

制 川 乌

本品为毛茛科植物乌头的干燥母根经炮制而成。味辛苦，性大热，有大毒，归入心、肝、肾、脾经。能祛风除湿，温经散寒，麻醉止痛。用量为1.5～3g，宜先煎久煎。不宜与贝母、半夏、白及、白蔹、天花粉、瓜蒌同用。

【眼科应用】

祛风止痒：用于风邪外袭，眼部奇痒难忍。常与羌活、防风等药配伍。

温寒退翳：用于寒邪外袭，翳如蚕食，目痛难忍。常与蝉蜕、蛇蜕等药配伍。

【文献选录】

《珍珠囊》："去寒湿、风痹、血痹。"

《本草纲目》："助阳退阴，功同附子而稍缓。"

【现代研究】

本品含乌头碱。乌头碱毒性剧烈，有镇痛作用，对神经末梢及中枢先兴奋后麻痹。

肉 桂

本品为樟科常绿乔木植物肉桂的干燥树皮。味辛甘，性大热，归入肾、脾、心、肝经。能补火助阳，引火归原，散寒止痛，活血调经。用量为1～4.5g；入煎剂或入丸散。不宜与赤石脂同用。

【眼科应用】

温肾助阳：用于肾阳不足，阳痿精冷，神光衰弱，青盲，夜盲。常与制附子、熟地黄、山茱萸等药配伍。

温经止痛：用于风湿痹阻，关节冷痛，瞳神干缺，眼痛流泪。常与独活、秦艽、防风等药配伍。

【文献选录】

《日华子本草》："通九窍，利关节，益精，明目，暖腰膝。"

《汤液本草》："补命门不足，益火消阴。"

【现代研究】

本品含挥发油（为桂皮醛、乙酸桂皮酯等）、鞣质、黏液质、树脂。桂皮油能刺激胃肠分泌，促进消化功能，排除胃肠积气，缓解胃部痉挛；并对末梢血管有扩张作用，促进血液循环。

干　姜

本品为姜科多年生草本植物姜的干燥根茎。味大辛，性大热，归入脾、胃、心、肺经。能温中散寒，回阳通脉，燥湿消痰。用量为3～9g；入煎剂。

【眼科应用】

温中散寒：用于脾胃虚寒，溏泄不止，完谷不化，疳积上目，黑睛糜烂。常与白术、党参等药配伍。

温中止血：用于脾胃虚寒，脾不统血，便血吐血，或眼底出血。常与阿胶、侧柏炭等药配伍。

【文献选录】

《神农本草经》："主胸满咳逆上气，温中，止血，出汗，逐风湿痹，肠澼下利。"

《珍珠囊》："干姜其用有四：通心助阳，一也；治脏腑沉寒痼冷，二也；发诸经之寒气，三也；治感寒腹痛，四也。"

《本草经疏》："久服损阴伤目。"

【现代研究】

本品含挥发油（为姜烯、水芹烯、莰烯、姜胺酮、姜辣素、姜酮、龙脑、姜酚、柠檬醛）、树脂、淀粉等。能反射性兴奋血管运动中枢和交感神经，使血压上升。

吴 茱 萸

本品为芸香科落叶灌木或小乔木植物吴茱萸、石虎或疏毛吴茱萸的干燥近成熟果实。味辛苦，性热，有小毒，归入肝、脾、胃、肾经。能散寒止痛，降逆止呕，助阳止泻。用量为1.5～4.5g；入煎剂。

【眼科应用】

温胃止呕：用于肝胃虚寒，胃气上逆，干呕，吐涎沫，眼胀头痛，瞳神散大，视力下降。常与党参、生姜等药配伍。

温脾止泻：用于脾肾阳虚，五更腹泻，内障目昏。常与补骨脂、肉豆蔻等药配伍。

【文献选录】

《本草纲目》："开郁化滞，治吞酸，厥阴痰涎头痛，阴毒腹痛，疝气，血痢，喉舌口疮。"

《本经逢原》："茱萸善上，故服吴茱萸者，有冲膈冲眼、脱发咽痛、动火发疮之害。"

【现代研究】

本品含挥发油(为吴茱萸烯、罗勒烯、吴茱萸内酯)、生物碱(为吴茱萸碱、吴茱萸次碱)。所含生物碱有镇痛和收缩子宫作用。体外试验,其煎剂对金黄色葡萄球菌及人型结核杆菌有显著抑制作用。

三十三、消导化积药

本类药大多味甘或辛,性平或偏温,归入脾与胃经。具有消食化积,开胃进食等作用。主治宿食积滞所致胃脘饱胀,嗳腐吞酸,饮食不思,恶心呕吐,大便失常等病症。眼科常用于饮食无节,脾胃受伤,消化不良,疳积上目,眨目频繁,或视网膜渗出物瘀积不散等内外障眼病。

临证使用本类药需根据宿食不消的原因进行调治。若因脾胃虚弱者,以健脾益气为主,辅以消导化积药。兼气滞者,配伍理气药;食积化热者,又需配伍清热药。

山　楂

本品为蔷薇科落叶灌木或小乔木植物山里红或山楂的干燥成熟果实。味酸甘,性微温,归入脾、胃、肝经。能消食健胃,行气散瘀。用量为9～12g;多入煎剂。

【眼科应用】

化食消滞:用于内外障眼病,兼有肉食积滞,脘腹饱胀。可与神曲、莱菔子等药配伍。

化食消脂:用于高脂血症,视网膜动脉硬化,视物模糊。可与毛冬青、茯苓等药配伍。

行气消瘀:用于眼底出血,瘀积停滞,日久不散。常与当归、川芎、丹参等药配伍。

【文献选录】

《本草纲目》:"化饮食,消肉积癥瘕,痰饮痞满,吞酸,滞血痛胀。"

《随息居饮食谱》:"醒脾气,消肉食,破瘀血,散结消胀,解酒化痰,除疳积,止泻痢。"

【现代研究】

本品含酒石酸、柠檬酸、苹果酸、山楂酸、黄酮类、糖类、苷类、蛋白质等。具有强心,扩张血管,增加冠状动脉血液量,降低血压,降低胆固醇,收缩子宫等作用。焦山楂煎剂,对各型痢疾杆菌及绿脓杆菌有明显抑制作用。

麦　芽

本品为禾本科一年生草本植物大麦的成熟果实经发芽干燥而得。味甘,性平,归入脾与胃经。能行气消食,健脾开胃,退乳消胀。用量为9～15g;入煎剂。

【眼科应用】

消食健脾:用于饮食伤脾,脾虚食少,疳积上目,黑睛生翳,眨目频繁。常与神曲、白术、茯苓等药配伍。以生麦芽为宜。

退乳消胀:用于乳汁郁积,乳房胀痛;或因治疗某种眼病需要断乳者。常用炒麦芽大剂量(60g)煎服。

【文献选录】

《名医别录》:"消食和中。"

《本草纲目》:"消化一切米面诸果食积。"

【现代研究】

本品含淀粉酶、转化糖酶、蛋白质分解酶、酯化酶、基酶、可溶性淀粉、蛋白质、麦芽糖、戊糖酐、卵磷脂、乳酸、维生素B等。微炒对酶无影响,炒焦则可降低酶的活力。

谷 芽

本品为禾本科一年生草本植物稻的成熟果实经发芽处理而得。味甘，性温，归入脾与胃经。能消食和中，健脾开胃。用量为9～15g；入煎剂。

【眼科应用】

健脾和中：用于脾胃气虚，饮食不思，目昏内障，黄斑水肿。常与茯苓、白术等药配伍。

消食化积：用于小儿消化不良，饮食积滞，眨目频繁。常与麦芽、山楂等药配伍。

【文献选录】

《本草纲目》："快脾开胃，下气和中，消食化积。"

《本草逢原》："启脾进食，宽中消谷，而能补中。"

【现代研究】

本品含淀粉、蛋白质、脂肪、淀粉醇及维生素B等。

鸡 内 金

本品为雉科动物家鸡的干燥沙囊内壁。味甘，性平，归入脾、胃、小肠、膀胱经。能健胃消食，涩精止遗。用量为3～9g；入煎剂或入丸散。

【眼科应用】

开胃进食：用于小儿疳积，饮食不思，食积不化；或疳积上目，黑睛混浊。常与党参、白术、茯苓等药配伍。

健脾消积：用于脾虚失运，水湿停滞，黄斑渗出水肿，渗出物积滞不消。常与山楂、丹参、当归等药配伍。

涩精止遗：用于肾虚遗精，腰膝酸软，兼内障目昏。常与枸杞子、菟丝子等药配伍。

【文献选录】

《滇南本草》："宽中健脾，消食磨胃。治小儿乳食结滞，肚大筋青，痞积疳积。"

《本草逢原》："治眼中障翳。"

《医学衷中参西录》："用鸡内金为脏器疗法，若再与白术等分并用，为消化瘀积之要药，更为健脾胃之妙品，脾胃健壮，益能运化药力而消积也。"

【现代研究】

本品含胃激素等。能促进胃腺分泌，人口服鸡内金粉后，胃酸分泌量及酸度均增加，胃的运动功能加强，排空加速。但胃激素易被高热破坏，故不宜久炒。

神 曲

本品系面粉和其他药物混合后经发酵而成的加工品。味辛甘，性温，归入脾与胃经。能消食和胃，健脾调中。用量为6～10g；入煎剂。

【眼科应用】

消食健脾：用于饮食不节，脾胃受伤，疳积上目，黑睛翳障。常与白术、茯苓等药配伍。

退翳除障：用于年老内障，圆翳初结，视物渐昏。常与磁石、朱砂等药配伍。

和胃防滞：用于内障眼病需要常服滋阴补肾药者，以此少量，以防滋阴助湿碍脾。

【文献选录】

《药性论》："化水谷宿食，癥结积滞，健脾暖胃。"

《珍珠囊》："养胃气，赤白痢。"

《本草纲目》："按倪维德《启微集》云：神曲治目病，生用能发其生气，熟用能敛其暴气也。"

【现代研究】

本品中有酵母菌。其成分有挥发油、苷类、脂肪油及维生素B等。

莱 菔 子

本品为十字花科植物萝卜的干燥成熟种子。味辛甘，性平，归入肺、脾、胃经。能消食除胀，降气化痰。用量为5～9g；布包煎。

【眼科应用】

消食除疳：用于小儿疳积，消化不良，腹胀便溏，黑睛翳障，畏日羞明。常与菊花、密蒙花等药配伍。

【文献选录】

《滇南本草》："下气宽中，消膨胀，降痰，定哮喘，攻肠胃积滞。"

《本草纲目》："下气定喘，治痰，消食，除胀。"

【现代研究】

本品含挥发油（内有甲硫醇等）、脂肪油（多量芥酸、亚油酸、亚麻酸以及芥子酸甘油酯等）及含抗菌物质莱菔素。在试管内对葡萄球菌、链球菌、肺炎球菌、大肠杆菌及同心性毛癣菌等六种皮肤真菌有不同程度的抑制作用。

三十四、驱虫消积药

本类药大多味苦辛，性温有毒，归入脾、胃、大肠经。具有杀虫消疳，去积止痛等作用。主治肠道寄生虫引起的腹痛，消化不良，面黄肌瘦，进而导致疳积上目，眨目频繁，夜盲，白睛干燥，黑睛生翳等病症。

使用本类药需根据寄生虫的种类、病情、体质等具体情况，选用相应的药物和适当配伍。如为蛔虫病，常选用使君子；绦虫病，常选用槟榔；兼食积者，配伍消导药；兼气滞者，加用行气药；便秘者，辅以泻下药；体虚者，又须兼用补益药，或先补后攻。

本类药宜空腹服。因大多为有毒之品，使用不可过量，孕妇患者，尤当慎用。

槟 榔

本品为棕榈科植物槟榔的干燥成熟种子。味苦辛，性温，归入胃与大肠经。能杀虫消积，降气，行水，截疟。用量为3～9g，驱绦虫、姜片虫用30～60g；入煎剂。

【眼科应用】

杀虫消积：用于蛔虫、蛲虫、绦虫等多种虫积，腹胀气滞，眨目频繁。可与使君子、雷丸、南瓜子等药配伍。

消疳退翳：用于疳积上目，黑睛生翳，白睛干燥。可与白术、胡黄连等药配伍。

行水消肿：用于水肿脚气，腹胀睑肿。常与茯苓皮、大腹皮、泽泻等药配伍。

降压止痛：用于五风内障，眼压增高，头痛目赤。近代多制成槟榔碱滴眼剂或药膜局部应用。

【文献选录】

《名医别录》："主消谷逐水，除痰澼，杀三虫，疗寸白。"

《药性论》："宣利五脏六腑壅滞，破坚满气，下水肿。"

《日华子本草》："除一切风，下一切气，通关节，利九窍。"

【现代研究】

本品含生物碱、缩合鞣质、脂肪及槟榔红色素等。生物碱主要为槟榔碱，为有效的驱虫成分。对猪、牛绦虫有较强的瘫痪作用，对蛲虫也有麻痹作用，对蛔虫可使之中毒，但对钩虫则无影响。槟榔碱的作用与毛果芸香碱相似，可兴奋M-胆碱受体引起腺体分泌增加，特别是使唾液分泌增加，可增加肠蠕动，收缩支气管，减慢心率，并可引起血管扩张，血压下降，兔应用后引起冠状动脉收缩。滴眼时可使瞳孔缩小，眼压降低，临床对闭角型青光眼有效。

使君子

本品为使君子科落叶藤本灌木植物使君子的干燥成熟果实。味甘，性温，归入脾与胃经。能杀虫消积。用量为9～12g，捣碎入煎剂；使君子仁6～9g，多入丸散或单用作1～2次分服。服用时忌用浓茶。

【眼科应用】

杀虫消积：用于蛔虫、蛲虫病，虫积腹痛，小儿眨目。可单味用，或与槟榔配伍。

杀虫消疳：用于小儿疳积，面黄肌瘦，腹部胀大，白睛干燥，黑睛混浊，夜盲。常与党参、苍术、茯苓、猪肝等药配伍。

【文献选录】

《开宝本草》："主小儿五疳，小便白浊，疗泻痢。"

《本草纲目》："健脾胃，除虚热，治小儿百病疮癣。"

【现代研究】

本品含使君子酸钾、脂肪油、蔗糖、葡萄糖、生物碱、脯氨酸等成分。体外试验，使君子对猪蛔虫、蚯蚓、蚂蝗、蛲虫都有驱除作用。水浸剂对皮肤真菌有抑制作用。

芜　荑

本品为榆科植物大果榆果实的加工品。味辛苦，性温，归入脾与胃经。能杀虫消疳。用量为3～9g；入煎剂。

【眼科应用】

杀虫消积：用于小儿蛔虫病，虫积腹痛，眨目频繁。可单用本品为末，米饮送服；亦可与使君子、槟榔等药配伍。

杀虫消疳：用于疳积上目，黑睛生翳。可与胡黄连、菊花、密蒙花等药配伍。

【文献选录】

《神农本草经》："去三虫，化食。"

《海药本草》："杀虫止痛，治妇人子宫风虚，孩子疳泻冷痢，得诃子、豆蔻良。"

【现代研究】

本品含鞣酸、糖分等。其醇浸提取物在体外对猪蛔虫、蚯蚓、蚂蝗皆有显著治虫效力。其浸液(1∶2)在试管内对堇色毛癣菌、奥杜盎小芽胞癣菌等12种皮肤真菌有不同程度抑制作用。

鹤　虱

本品为菊科多年生草本植物天名精的干燥成熟果实。味苦辛，性平，有小毒，归入脾、胃、大肠经。能杀虫消积，用量为3～9g；入煎剂。

【眼科应用】

杀虫消积：用于绦虫、蛔虫、蛲虫病，虫积腹痛，时作时止；或酿成疳积上目。常与槟榔、使君子等药配伍。

【文献选录】

《新修本草》："主蛔、蛲虫，用之为散，以肥肉臛汁，服方寸匕，亦入丸散中用。"

《现代实用中药》:"治腹痛,为绦虫、蛲虫、蛔虫之驱除剂。"

【现代研究】

本品含挥发油,其中主要为天名精内酯、内酯化合物。天名精内酯能麻醉蚯蚓的延髓中枢而具强力灭活作用。1%天名精酊5滴加入25ml生理盐水中,能使犬绦虫致死。

榧子

本品为红豆杉科常绿乔木植物榧树的干燥成熟种子。味甘,性平,归入肺、胃、大肠经。能杀虫消积,润肠通便。用量为9～15g;入煎剂。

【眼科应用】

杀虫消积:用于钩虫、蛔虫、绦虫病,虫积腹痛,小儿疳积,眨目频繁,大便干结。可用本品炒香服食,亦可与芜荑、槟榔等药配伍。

【文献选录】

《名医别录》:"常食治五痔,去三虫。"

《日用本草》:"杀腹间大小虫,小儿黄瘦,腹中有虫积者,食之即愈。"

【现代研究】

本品含脂肪油、草酸、葡萄糖、挥发油、鞣质等。有人认为还含有一种既不溶于水,也不溶于醇而溶于苯的驱除猪绦虫的有效成分。临床报道,驱除绦虫、蛔虫、钩虫、蛲虫等效果良好,转阴率达86%。

雷丸

本品为白蘑科真菌雷丸的干燥菌核。味微苦,性寒,归入胃与大肠经。能杀虫消积。不宜入煎剂,研末用。用量每日为15～21g,分2～3次,饭后温开水调服,连服3天。

【眼科应用】

杀虫消积:用于绦虫、钩虫、蛔虫病,虫积腹痛,小儿疳积,消化不良,夜盲。可单用本品研末服。

【文献选录】

《神农本草经》:"主杀三虫,逐毒气,胃中热。"

《药性论》:"杀蛔虫。"

《本草备要》:"功专消积杀虫。"

【现代研究】

本品主要成分为雷丸素,为一种蛋白酶,受热则破坏失效,故不宜入煎剂。雷丸素为驱除绦虫的有效成分。将未用药自然排出的绦虫片置于37℃的5%～30%雷丸浸出液中,在2～9小时均可死亡。体外试验对猪蛔虫有效。

苦楝皮

本品为楝科落叶乔木植物苦楝树和川楝树的干燥根皮或树皮。味苦,性寒,有毒,归入肝、脾、胃经。能驱虫疗癣。用量为5～9g;外用适量,研末,用猪脂调敷患处。

【眼科应用】

驱虫止痛:用于蛔虫、蛲虫病,虫积腹痛,小儿眨目。可单用煎服,或与使君子、槟榔等药配伍。

燥湿止痒:用于头面癣、疥疮。可单用煎水外洗,或与皂角等分为末,猪油调搽。

【文献选录】

《名医别录》:"疗蛔虫,利大肠。"

《日华子本草》:“治游风热毒,风疹恶疮疥癞,小儿壮热,并煎汤浸洗。”

【现代研究】

本品含多种苦味三萜类成分,其中苦楝素有驱蛔虫、蛲虫作用,水煎剂对真菌有抑制作用。

乌 梅

本品为蔷薇科落叶小乔木植物梅的干燥,近成熟果实。味酸,性平,归入肝、脾、肺、大肠经。能生津止渴,收敛止泻,安蛔和胃。用量为6~12g。

【眼科应用】

生津止渴:用于津虚口渴,多饮多尿,视物昏花(糖尿病视网膜病变)。常与人参、麦冬等药配伍。

收敛止泻:用于脾虚久泻,疳积上目。常与白术、茯苓等药配伍。

【文献选录】

《神农本草经》:“主下气,除热烦满,安心,肢体痛,偏枯不仁,死肌,去青黑痣、恶肉。”

《本草纲目》:“敛肺涩肠,止久嗽泻痢。”

【现代研究】

本品含枸橼酸、苹果酸、琥珀酸、碳水化合物、谷甾醇、齐墩果酸样物质等。种子含苦杏仁苷。体外试验对多种化脓菌有抑制作用,在试管内对多种致病真菌有抑制作用,动物试验能减低蛋白质过敏性休克的动物死亡数。

三十五、退翳消障药

本类药大多味甘性平,质轻升浮,擅走上窍,归入肝与肺经。具有退翳消障作用,有些还兼有疏风止痒等作用。主治黑睛翳障,不论新老均可用之。由于黑睛翳障形成之因甚多,一般说来,针对病因治疗即可退翳。如风热所致者,祛风清热即可退翳;肝火炽盛者,清肝泻火即可退翳;热毒炽盛者,清热解毒即可退翳;湿热熏灼者,祛湿清热即可退翳。因此,具有退翳消障作用的药物是比较广泛的,有些已于上述各条中介绍,这里仅介绍古今习以退翳为主的药物。

蝉 蜕

本品为蝉科昆虫黑炸的若虫羽化时脱落的皮壳。味甘,性寒,归入肺与肝经。具有疏风散热,退翳明目,利咽透疹,祛风解痉作用。因体轻性浮,擅走头面,习为眼科退翳良药。用量为3~6g;多入煎剂。

【眼科应用】

疏风散热:用于外感风热,目赤肿痛,畏光流泪,咽痛声嘶。常与菊花、黄芩等药配伍。

退翳除障:用于黑睛翳膜,新老障翳,或斑疮入眼生翳。常与蝉蜕、蒺藜、菊花等药配伍。

祛风止痒:用于眼部过敏,痒极难忍,或痒如虫行。常与防风、僵蚕等药配伍。

祛风止痉:用于破伤风,小儿惊风,或眼睑面部肌肉抽搐跳动。常与全蝎、僵蚕等药配伍。

【文献选录】

《银海精微》:“蝉蜕入肝经,去风解毒,脱目翳,止泪,散寒邪。”

《古今医统》:“蝉蜕,去头足,明目散风,除障膜。”

《本草衍义》:“治目昏翳。”

《本草纲目》:"治头风眩运,皮肤风热,痘疹作痒,破伤风及疔肿毒疮,大人失音,小儿噤风天吊,惊哭夜啼,阴肿。"

【现代研究】

本品含甲壳质、异黄蝶呤及赤蝶呤。有镇静作用,能降低横纹肌紧张度,又能降低反射反应,并具有神经节阻断作用。能对抗马钱子、可卡因及烟碱引起的惊厥死亡,并部分消除烟碱所引起的肌肉震颤。

蛇　蜕

本品为游蛇科动物黑眉锦蛇、锦蛇或乌梢蛇等蜕下的干燥表皮膜。味咸甘,性寒,归入肝经。能祛风,定惊,解毒,退翳。用量为2～3g;研末吞服0.3～0.6g。

【眼科应用】

退翳明目:用于黑睛新老翳膜,红白久障,视物昏朦。常与蝉蜕、木贼、密蒙花等药配伍。

疏风止痒:用于皮肤瘙痒,目痒,或痒极难忍。常与防风、蝉蜕、生地黄等药配伍。

【文献选录】

《名医别录》:"主弄舌摇头,大人五邪言语僻越,恶疮,呕咳,明目。"

《秘传眼科龙木论》:"蛇蜕,味咸甘平无毒,主明目。"

《用药心法》:"去翳膜。"

《本草纲目》:"祛风,杀虫,烧末服,治妇人吹奶,大人喉风,退目翳,消木舌。"

【现代研究】

本品含骨胶原。

蒺　藜

本品为蒺藜科一年生或多年生草本植物蒺藜的干燥成熟果实。味辛苦,性微温,有小毒,归肝经。能平肝解郁,活血祛风,明目止痒。用量为6～9g;入煎剂或入丸散。

【眼科应用】

祛风清热:用于风热目赤,疼痛流泪。常与菊花、蔓荆子等药配伍。

祛风退翳:用于风热翳膜,畏日羞明。常与木贼、青葙子等药配伍。

祛风止痒:用于风邪目痒,睑肤起疱生疹。常与蝉蜕、防风等药配伍。

平肝潜阳:用于肝阳上亢,头昏头痛,视物昏暗。常与石决明、牛膝等药配伍。

疏肝止痛:用于肝郁胸胁疼痛,目胀痛。常与川芎、白芷等药配伍。

【文献选录】

《秘传眼科七十二症全书》:"蒺藜,味苦辛,性温,去翳去膜,去风止痒。"

《本草逢原》:"白蒺藜为治风明目要药,风入少阴、厥阴经者为向导。目病为风木之邪,风盛则目病,风去则目明矣。"

《本草便读》:"白蒺藜,善行善破,专入肺肝,宣肺之滞,疏肝之瘀,故能治风痹目疾,乳痛积聚等症。"

【现代研究】

本品含挥发油、皂苷、生物碱、脂肪油等。动物实验有降血压和利尿作用。植物提取物可抑制金黄色葡萄球菌、大肠杆菌生长。

木　贼

本品为木贼科多年生草本植物木贼的干燥地上部分。味甘苦平,归入肺与肝经。能散风热,退翳膜。用量为3～9g;入煎剂或入丸散。

【眼科应用】

祛风退翳:用于肝经风热,目赤翳膜,羞明流泪。常与蝉蜕、黄芩等药配伍。

祛风止泪:用于迎风流泪,视物不爽。常与防风、蒺藜等药配伍。

升散郁火:用于郁火目赤,日久不退。常与柴胡、防风等药配伍。

【文献选录】

《嘉祐本草》:"主目疾,退翳膜。"

《本草经疏》:"木贼草,首主目疾,及退翳膜,益肝胆而明目也。"

《本草逢原》:"主目病风热暴翳,止泪,取其发散肝亜风邪,久翳及血虚者非宜,多服令人目肿。"

《本草求真》:"形质有类麻黄,升散亦颇相似,但此气不辛热,且入足少阳胆、足厥阴肝,能于二经血分驱散风热,使血上通于目,故为去翳明目要剂。"

【现代研究】

本品含木贼酸、二氧化硅等。

谷精草

本品为谷精草科一年生草本植物谷精草的干燥带花茎的头状花序。味辛甘,性平,归入肝与肺经。性轻清上达,能疏散风热,退翳明目,为眼科常用药。用量为5～9g;入煎剂或入丸散。

【眼科应用】

疏风散热:用于风热目赤,肿痛流泪。可与菊花、桑叶等药配伍。

疏风退翳:用于黑睛翳障,畏日羞明,或痘后生翳。可与龙胆、牛蒡子等药配伍。

养肝明目:用于肝虚小儿夜盲,眨目频繁。可与羊肝或猪肝煮食;或与夜明砂、蛤粉等药配伍。

【文献选录】

《开宝本草》:"主疗喉痹,齿风痛及诸疮疥。"

《本草纲目》:"谷精草体轻性浮,能上行阳明分野,凡治目中诸病加而用之,甚良。明目退翳之功,似在菊花之上也。"

《本草正义》:"谷精草,其质轻清,故专行上焦直达巅顶,能疏散头部风热,治目疾头风,并疗风气痹痛者,亦以轻清之性,善于外达也。"

【现代研究】

谷精草水浸剂,在试管内对絮状表皮癣菌铁锈色小芽胞癣菌等多种皮肤真菌有效。其煎剂对绿脓杆菌作用较强,对肺炎杆菌、大肠杆菌作用较弱。

密蒙花

本品为马钱科多年生灌木植物密蒙花的干燥花蕾及其花序。味甘,性微寒,归入肝经。能清热养肝,明目退翳。用量3～9g;入煎剂或入丸散。

【眼科应用】

清热凉肝:用于肝热目赤,赤脉粗大,畏光流泪。常与黄芩、防风等药配伍。

退翳明目:用于黑睛翳障,羞明畏日,疼痛流泪。常与菊花、木贼等药配伍。

养肝明目:用于肝虚目暗,视物昏花,或疳积上目,夜盲。常与石决明、苍术等药配伍。

【文献选录】

《开宝本草》:"主青盲肤翳,赤涩多眵泪,消目中赤脉,小儿麸豆及疳气攻眼。"

《本草经疏》:"密蒙花观《本经》所主,无非肝虚有热所致。盖肝开窍于目,目得血而能视,肝血虚则为青盲肤翳,肝热甚则为赤肿、眵泪、赤脉,及小儿痘疮余毒,疳气攻眼。此药甘以补血,寒以除热,肝血足而诸证无不愈矣。"

【现代研究】

本品含醉鱼草苷、刺槐素等多种黄酮类。刺槐素与槲皮素相似,有维生素P样作用。能减轻小鼠甲醛性炎症,降低皮肤、小肠血管的通透性及脆性。对大鼠离体小肠由氯化钡、组胺、乙酰胆碱等引起的张力增加,刺槐素还有某些解痉作用。

绿豆皮

本品为豆科一年生草本植物绿豆的干燥种子皮。味甘,性寒。能解毒退翳。用量为5~15g;多入煎剂。

【眼科应用】

解毒退翳:用于痘疹斑毒,黑睛生翳,畏日羞明,疼痛流泪。常与谷精草、菊花等药配伍。

【文献选录】

《本草纲目》:"解热毒,退目翳。"

《随息居饮食谱》:"清风热,去目翳,化斑疹,消肿胀。"

【现代研究】

绿豆含淀粉、蛋白质、脂肪油、维生素A、维生素B_1、维生素B_2等。

三十六、外用明目药

本类药涉及的范围广,品种也多,笔者曾从《中医眼科历代方剂汇编》一书里进行统计,单就角膜病之外用药,即达300余种,因为许多内服药经过一定的方法制作后又可作为外用药。本处所介绍的一般以外用为主,有些是专供外用的。本类药大多是矿石类、动物类药物,具有清热解毒,退红消肿,除湿敛疮,杀虫止痒,退翳消膜,除障明目,活血住痛等作用。主治痈疮肿毒,红肿热痛,湿疮痒疹,疮口不敛,翳膜遮睛,胬肉攀睛,圆翳内障,瞳神紧小,组织损伤,瘀血停滞,水火烫伤,毒虫咬伤等多种病症。临证根据药物性能和具体病情,可将药物制成水剂、粉剂、膏剂、锭剂等多种剂型,根据剂型可选择滴眼、涂眼、点眼、熏洗、外搽、敷贴、嗜鼻等多种外用方法。这些方法可与内服药同用,亦可单独使用,还可多法合用。有些外用药毒性大,腐蚀性强,副作用多,除严格炮制和严格选择适应证外,不可多用久用。

麝　香

本品为鹿科动物林麝、马麝或原麝成熟雄体香囊中的干燥分泌物。味辛,性温,芳香浓烈,归入心与脾经。能开窍醒神,活血通经,消肿止痛,退翳明目,为眼科外用良药。用量为0.03~0.1g,多入丸散用;外用适量,以本品去囊壳及杂质,研细与其他药物调合,外用点眼。

【眼科应用】

活血通络:用于眼底脉络瘀阻,如视网膜血管阻塞,视力剧降。常与桃仁、红花等药配伍内服。

退翳除障:用于一切翳障,新老翳膜,胬肉瘀厚,圆翳内障。常与冰片、珍珠等药配伍外用。

清热消肿:用于风热睑肿,疮疖肿毒,目赤疼痛。常与牛黄、雄黄等药配伍外用。

收湿止痒:用于睑肤湿烂,睑弦赤烂,刺痒难忍。常与炉甘石、琥珀等药配伍外用。

散瘀定痛:用于瘀滞肿痛,或外伤瘀痛。常与乳香、没药等药配伍外用。

【文献选录】

《名医别录》："疗中恶，心腹暴痛，胀急痞满，风毒，妇人难产，坠胎，去面黵，目中肤翳。"

《古今医统》："能通关节，开翳膜，疏风热。"

《本草备要》："治耳聋，目翳，阴冷。"

【现代研究】

本品含麝香酮、胆固醇、甾体激素等。能兴奋呼吸及血管运动中枢，使呼吸加快，心搏加强，血压上升。对子宫有明显兴奋作用，妊娠子宫更为敏感。酊剂对大肠杆菌及金黄色葡萄球菌有抑制作用，能促进腺体分泌，有发汗和利尿作用。临床以人工麝香制成丸剂（每丸含30mg）含于舌下，治疗冠心病心绞痛，有止痛效果。

冰　片

本品为龙脑香科植物龙脑香树脂的加工品。现为樟脑、松节油等用化学方法合成的加工制成品。或由菊科多年生草本植物艾纳香叶的升华物经加工劈削而成，曰艾片。味辛苦，性微寒，芳香浓烈，归入心、脾、肺经，能开窍醒神，清热上痛，去翳明目，点入眼内凉爽舒适，为眼科常用外用药。用量为0.1～0.3g，入丸散用；外用适量，配伍他药研细末点眼。

【眼科应用】

清热退赤：用于目赤肿痛，痒涩流泪。常与硼砂、黄连等药配伍外用。

去翳明目：用于黑睛翳膜，胬肉赤脉。常与麝香、蕤仁等药配伍外用。

【文献选录】

《唐本草》："主心腹邪气，风湿积聚，耳聋。明目，去目赤肤翳。"

《海药本草》："主内外障眼，三虫，治五痔，明目，镇心，秘精。"

《本草纲目》："通诸窍，散郁火。"

【现代研究】

本品含右旋龙脑，艾片含左旋龙脑，合成冰片为消旋混合龙胆，局部应用对感觉神经的刺激很轻，而有止痛及温和的防腐作用。体外试验对金黄色葡萄球菌、大肠杆菌、白色葡萄球菌、绿色链球菌、溶血性链球菌和肺炎球菌有抑制作用。

珍　珠

本品为珍珠贝科动物马氏珍珠贝、蚌科动物三角帆蚌或褶纹冠蚌等双壳类动物受刺激形成的珍珠。味甘咸，性寒，归入心与肝经。能安神定惊，明目消翳，解毒生肌。为眼科常用退翳要药。外用适量，取净珍珠，碾细水飞，外用点眼；亦可制成水剂滴眼。

【眼科应用】

退赤消翳：用于目赤肿痛，赤脉赤膜，新老翳障，瞳神紧小，圆翳内障。可与熊胆、冰片等药配伍外用。

解毒生肌：用于眼睑疮疖，溃烂溢脓，或漏睛疮，久不收口。可与冰片、血竭等药配伍外用。

【文献选录】

《秘传眼科龙木论》："粉点目中，主肤翳障膜。"

《开宝本草》："镇心，去肤翳障翳。"

《本草求真》："真珍入手少阴心经、足厥阴肝经。盖心虚有热，则神气浮游；肝虚有热，则目生翳障。除二经之热，故能镇心明目也。"

【现代研究】

本品主要含碳酸钙，并含有铝、铜、铁、锰、钠、锌、硅、钛、锶等微量元素。

牛 黄

本品为牛科动物牛的干燥胆结石。味甘，性凉，归入心与肝经。能清心，豁痰，开窍，凉肝，息风，解毒。用量为0.15～0.3g，多入丸散用；外用适量，取本品置石灰缸收干，研细末入散剂外用。

【眼科应用】

清热解毒：用于热毒炽盛，目赤肿痛，眼睑疮疖肿毒。常与大黄、黄芩等药配伍。

清热退翳：用于肝热生翳，畏日羞明，疼痛流泪。常与冰片、硼砂等药配伍外用。

清热息风：用于热极生风，小儿抽搐，或小儿通睛。常与天竺黄、僵蚕等药配伍。

清心开窍：用于眼睑疮疖肿毒，毒入营血，邪陷心包，神昏谵语。常与冰片、麝香、黄芩、黄连等药配伍。

【文献选录】

《神农本草经》："主惊痫，寒热，热盛狂痓。"

《秘传眼科七十二症全书》："镇心，安魂，定魄，去翳。"

【现代研究】

本品含胆固醇、麦角固醇、胆脂酸、卵磷脂、软脂酸、胆红素、钙盐等。动物实验表明，有强心、解热、镇静、抗惊厥、增加血中红细胞和血红蛋白等作用。还能帮助脂肪消化，使胰酵素活化，并可与多种有机物结合成为稳定的化合物而起到解毒作用。

硼 砂

本品为天然硼砂经精制而成的结晶。味甘咸，性凉，归入肺与胃经。能清热消痰，解毒防腐，去翳退红。外用适量，取本品结晶晒干，或锅内炒热，炒至鼓起小泡成雪白结晶，研极细末外用。

【眼科应用】

去翳退红：用于目赤肿痛，椒疮粟疮，胬肉攀睛，黑睛翳膜，瞳神紧小，圆翳内障。可与冰片、珍珠等药配伍，研极细末点眼。

【文献选录】

《日华子本草》："消痰止嗽，破癥结喉痹。"

《本草纲目》："生津液，去口气，消障翳。"

《本草汇言》："化结痰，通喉闭，去目中障翳之药也。"

【现代研究】

本品为四硼酸钠。弱碱性，有弱的抑菌作用。对大肠杆菌、绿脓杆菌、炭疽杆菌、痢疾杆菌、伤寒杆菌、副伤寒杆菌、变形杆菌及葡萄球菌、白色念珠菌均有抑制作用。

熊 胆

本品为熊科动物黑熊或棕熊的干燥胆。味苦，性寒，归入肝、胆、脾、胃经。能清热，镇痉，明目，杀虫。用量为0.15～0.3g，多入丸散用；外用适量，取本品去尽皮膜，烘干研细，入散剂或制成水剂点眼。

【眼科应用】

清热退红：用于目赤肿痛，瞳神紧小，畏光流泪。常与牛黄、硼砂等药配伍外用。

退翳明目：用于黑睛翳膜，胬肉攀睛，圆翳内障。常与麝香、冰片等药配伍外用。

【文献选录】

《医学入门》:"点眼去翳开盲。涂恶疮,痔瘘。"

《秘传眼科七十二症全书》:"去翳膜,退热明目。"

《本草纲目》:"退热,清心,平肝,明目去翳,杀蛔、蛲虫。"

【现代研究】

本品含熊脱氧胆酸,此外尚含胆固醇和胆色素等。具有抗炎、解热、镇静、抗惊厥等作用。对乙酰胆碱造成小白鼠离体肠管痉挛有解痉作用,并有利胆和溶解胆石作用。

牛 胆

本品为牛科动物黄牛或水牛之干燥胆。味苦,性大寒,归入肝、胆、肺经。能清肝明目,利胆通肠,解毒消肿。用量为0.3～0.9g,多入丸散用;外用适量。

【眼科应用】

清肝明目:用于肝热目赤,黑睛肤翳,睑肤湿烂,睑弦红赤。可用鲜胆汁调眼药粉外搽,亦可与他药配伍研末点眼。

【文献选录】

《名医别录》:"除心腹热,渴、利,口焦燥,益目睛。"

《本草经疏》:"牛胆,其味苦,其气大寒,无毒。《经》云:寒以胜热,苦以泄结,故主心腹热及渴利口焦燥也。肝开窍于目,肝热则目睛不明,入肝泄热,故益目睛也。"

【现代研究】

本品含胆酸钠盐、胆色素、黏蛋白及少量脂肪、胆固醇、卵磷脂、胆碱、尿素等。

猪 胆

本品为猪科动物猪的干燥胆。味苦,性寒,入肝、胆、肺经。能清热,润燥,解毒。用量为3～6g,取汁冲服或入丸散;外用适量,以本品与他药熬膏或制成粉剂点眼。

【眼科应用】

清热解毒:用于热毒目赤,睑弦赤烂。可与熊胆、羊胆配伍外用。

退翳明目:用于黑睛翳膜,新老久障,胬肉攀睛,椒粟丛生。可与荸荠、冰片等药配伍点眼。

【文献选录】

《秘传眼科七十二症全书》:"味苦,性寒,取汁熬膏,去翳明目。"

《本草纲目》:"治目赤,目翳,明目,清心热,凉肝胆。"

【现代研究】

本品含胆汁酸类、胆色素、黏蛋白、脂类及无机物等。药理实验具有镇咳平喘,消炎抗过敏作用。在试管内对百日咳杆菌有抑制作用,在体外对痢疾杆菌、金黄色葡萄球菌、沙门杆菌、大肠杆菌等有抑制作用。

羊 胆

本品为牛科动物山羊或绵羊的干燥胆。味苦,性寒,归入肝、胆、胃经。能清火,明目,解毒。用量为0.3～0.6g;熬膏为丸或烘干研粉装胶囊。外用适量。

【眼科应用】

清火明目:用于火眼暴赤,肿痛流泪,黑睛翳障,睑弦风烂。可与蜂蜜或与冰片、鲤鱼胆配成药膏外用。

【文献选录】

《名医别录》:"青羊胆,主青盲,明目。"

《药性论》:"点眼中,主赤障、白膜风泪。"

《秘传眼科七十二症全书》:"取汁熬膏,除昏翳明目。"

【现代研究】

本品含胆汁酸盐、胆色素、黏蛋白、胆固醇、卵磷脂、碳酸氢钠等。

鲤鱼胆

本品为鲤科动物鲤鱼的胆。味苦,性寒,归入肝、心、脾经。能清热消肿,明目退翳。外用适量。

【眼科应用】

清热退翳:用于目赤肿胀,黑睛翳障,畏日羞明,疼痛流泪。可与熊胆、猪胆、羊胆等熬膏点眼。

【文献选录】

《神农本草经》:"主目热赤痛,青盲,明目。"

《药性论》:"点眼,治赤肿翳痛。"

《本草经疏》:"凡胆皆苦寒,走厥阴,故鲤鱼胆亦主明目及目热赤痛青盲也。"

【现代研究】

本品含胆汁酸、胆色素、脂类、鲤甾醇、别鹅去氧胆酸等。

西瓜霜

本品为西瓜皮和皮硝混合制成的白色结晶。味咸,性寒,归入脾与肺经。能清热明目,消肿止痛。用量为3～9g,冲入汤剂;外用适量。

【眼科应用】

清热退赤:用于白睛红赤,椒疮,粟疮,赤脉下垂,血翳包睛,涩痛流泪。可与黄连、硼砂等药配伍,制成水剂滴眼。

清热退翳:用于黑睛新老翳膜。可与熊胆、冰片等药配伍,制成粉剂点眼。

【文献选录】

《疡医大全》:"治咽喉口齿,双蛾喉痹。"

《本草再新》:"治喉痹久嗽。"

【现代研究】

西瓜皮含蜡质、糖分及灰分;皮硝主要为硫酸钠。

荸荠

本品为莎草科多年生水生草本植物荸荠的地下球茎。又名地栗。味甘,性微寒,归入肺、胃、大肠经。能清热化痰,生津止渴,退翳明目。用量为30～60g;外用适量,取本品洗净去皮,磨碎,滤过取汁,澄清取沉淀,晒干研细,配散、膏点眼。

【眼科应用】

清热生津:用于阴虚有热,烦渴多饮,视物昏花(糖尿病视网膜病变)。常与麦冬、芦根等药配伍。

清热退翳:用于目赤肿痛,胬肉攀睛,新老翳膜,圆翳内障。可与冰片、麝香等药配伍点眼。

【文献选录】

《名医别录》:"治消渴,痹热,热中,益气。"

《食疗本草》:"明耳目,消黄疸。"

《壮砚食规》:"荸荠粉,清心,开翳。"

【现代研究】

本品含荸荠英、淀粉、蛋白质、脂肪、灰分等。荸荠英对金黄色葡萄球菌、大肠杆菌、产气杆菌有抑制作用。荸荠英不耐热,不溶于有机溶媒,不被动物炭吸附。

炉甘石

本品为碳酸盐类矿物方解石族菱锌矿。味甘,性平,归入胃经。能解毒明目退翳,收湿止痒敛疮。并常作为多种眼药之基质,故有凡眼药以炉甘石为君之说,为眼科外用之要药。外用适量,取净炉甘石,火煅,研细水飞,配方外用。

【眼科应用】

退翳明目:用于目赤肿痛,胬肉攀睛,新老翳膜,圆翳内障。常与冰片、硼砂等药配伍,外用点眼。

敛湿收疮:用于睑肤湿疮,脓水渗溢,皮肤瘙痒,睑弦赤烂。常与黄连、冰片等药配伍外搽。亦可用5%~10%的炉甘石水混悬液洗患处。

【文献选录】

《秘传眼科七十二症全书》:"凡点眼药,以此为君,其余依症加减用。"

《品汇精要》:"主风热赤眼,或痒或痛,渐生翳膜,及治下部湿疮,调敷。"

《本草纲目》:"止血,消肿毒,生肌,明目,去翳退赤,收湿除烂。用龙脑点治目中一切诸病。"

【现代研究】

本品主要成分为碳酸锌,尚含少量氧化钙、氧化镁、氧化铁、氧化锰等。煅炉甘石主要成分为氧化锌。有防腐、收敛、保护皮肤创面治疗皮肤炎症等作用。

赤石脂

本品为硅酸盐类矿物多水高岭石族多水高岭石。味甘酸涩,性温,归入胃与大肠经。能涩肠,止血,生肌,敛疮。用量为9~12g;外用适量,取本品除去杂质,打碎研粉水飞,或火煅醋淬二次,研细水飞,配方外用。

【眼科应用】

收湿敛疮:用于睑肤湿疹,脓血渗溢,睑弦赤烂,睑肤瘙痒。可与乌贼骨、血竭等药配伍外搽。

【文献选录】

《神农本草经》:"邪气痈肿,疽痔恶疮,头疡疥瘙。"

《名医别录》:"主养心气,明目,益精。"

【现代研究】

本品主要含水硅酸铝及氧化铁等物质。

空青

本品为碳酸盐类矿物蓝铜矿的矿石,成球形或中空者。味甘酸,性寒,有小毒,归入肝经。能益肝明目,去翳除障。用量0.3~0.9g,研末服;外用适量,研细水飞,点眼。

【眼科应用】

益肝明目：用于肝虚内障，青盲，夜盲。可与生地、车前子、石决明等药配伍，制成丸剂内服。

去翳除障：用于黑睛翳膜，胬肉攀睛，视物昏暗。可与冰片、贝子、蕤仁等药研细，外用点眼。

【文献选录】

《神农本草经》："主青盲，耳聋，明目，利九窍，通血脉。"

《名医别录》："益肝气，疗目赤痛，去肤翳，止泪出，利水道，下乳汁，通关节，破坚积，令人不忘。"

《日华子本草》："浆能点多年青盲、内障、翳膜，养精气。其壳又可磨翳。"

朱　砂

本品为硫化物类矿物辰砂族辰砂。味甘，性微寒，有毒，归入心经。能清心镇惊，安神解毒，退翳明目。用量为0.1～0.5g，加入丸散服；外用少量，取本品用磁铁吸去铁屑，研细水飞（不可火煅），配方点眼。

【眼科应用】

退翳明目：用于黑睛宿翳老膜，血翳包睛，圆翳内障。可与珍珠、冰片、炉甘石等药配伍，研细外点。

清热解毒：用于热毒睑肤肿痛，疮毒初起，睑弦赤烂。常与炉甘石、黄连、黄柏等药配伍，研细末外搽。

【文献选录】

《神农本草经》："养精神，安魂魄，益气明目。"

《秘传眼科龙木论》："主益气明目。"

《秘传眼科七十二症全书》："细研水飞，进药复研，能镇瞳仁，退火，消翳障。"

【现代研究】

本品主要含硫化汞。

雄　黄

本品为硫化物类雄黄族雄黄。味辛，性温，有毒，归入肝与大肠经。能解毒杀虫，燥湿止痒。用量为0.05～0.1g，入丸散用；外用适量，取本品研细水飞，配方外用。

【眼科应用】

解毒消肿：用于胞睑疮疖肿毒，红肿疼痛，百虫咬伤。可与大蒜汁配伍调搽。

收湿敛疮：用于眼睑湿疹，黄水渗溢，睑弦赤烂。可与青黛、白矾等药配伍外搽。

退翳明目：用于老膜久障，胬肉瘀厚。可与麝香、硼砂等药配伍点眼。

【文献选录】

《神农本草经》："主寒热，鼠瘘，恶疮，疽痔，死肌，杀百虫毒。"

《秘传眼科七十二症全书》："雄黄，取鲜明者研为细末，嗜鼻以解风热，散翳开障，目暴病者用之。"

《本草纲目》："雄黄，乃治疮杀毒要药也。"

【现代研究】

本品含硫化砷及少量重金属盐。烧煅后即分解、氧化成三氧化二砷，即砒霜，有剧毒，故禁止火煅。雄黄水浸剂在试管内对多种皮肤真菌有不同程度抑制作用。

樟　脑

本品为樟科常绿乔木樟的干枝、叶及根部经加工提取制得的结晶。味辛，性热，有毒，归入心与脾经。能开窍辟秽，除湿杀虫，消肿止痛。用量为0.03～0.06g，入丸散用；外用少量，配伍他药共研细末外搽。

【眼科应用】

消肿止痛：用于胞睑疮疖肿毒，红肿热痛，或毒虫咬伤。可与雄黄等研末外搽。

【文献选录】

《品汇精要》："主杀虫，除疥癣，疗汤火疮，敌秽气。"

《本草纲目》："通关节，利滞气，治邪气，霍乱，心腹痛，寒湿脚气，疥癣，风瘙，龋齿，杀虫，着鞋中去脚气。"

【现代研究】

本品含右旋酮。樟脑涂于皮肤有温和的刺激和防腐作用及轻度的局部麻醉作用。对中枢神经系统有兴奋作用，对高级中枢尤为显著，大量可作用于皮质运动中枢及脑干，引起癫痫样惊厥，最后可致呼吸衰竭而死亡。

密　陀　僧

本品为粗制氧化铅。味咸辛，性平，有毒，归入肝与脾经。能消肿杀虫，收敛防腐，坠痰镇惊。外用少量，取本品火煅，醋淬，研细外用。

【眼科应用】

除湿敛疮：用于睑肤湿疹，黄水渗溢，风弦赤烂。可与冰片、黄柏等药配伍，研末香油调搽。

【文献选录】

《本草纲目》："治诸疮，消肿毒，除狐臭。"

《本草经疏》："大都可外敷，不可内服。"

【现代研究】

本品主要为氧化铅，尚含砂石、金属铅及二氧化铅等少量杂质。

海　螵　蛸

本品为乌贼科动物无针乌贼或金乌贼的干燥内壳。又名乌贼骨。味咸涩，性温，归入脾与肾经。能收敛止血，固精止带，制酸止痛，除湿敛疮，退翳除障。用量为5～9g；外用适量，取本品置淡水浸泡，每日换水1次，至无咸味为止，刮去外层皮壳，入三黄汤煮沸1小时，烘干研细水飞，外用点眼。

【眼科应用】

收敛止血：用于眼底反复出血。常与白及、藕节等药配伍。如用于眼睑裂伤出血，可用海螵蛸粉外敷。

除湿敛疮：用于睑肤湿疹，黄水渗溢。可与青黛、煅石膏研末外搽。

退翳消膜：用于血翳包睛，胬肉攀睛，老翳久膜。可与冰片、珍珠、硼砂等药配伍，研细末点眼。

磨障明目：用于椒疮粟疮，颗粒累累。可将消毒之条形乌贼骨，轻擦椒粟颗粒。

【文献选录】

《神农本草经》："主女子漏下赤白经汁，血闭，阴蚀肿痛，寒热癥瘕，无子。"

《唐本草》："疗人目中翳。"

《秘传眼科七十二症全书》:"研极细,去膜止泪。"

【现代研究】

本品含碳酸钙、壳角质、黏液质及少量氯化钠、磷酸钙、镁盐等。

贝　子

本品为宝贝科动物货贝或环形货贝等的贝壳。又名贝齿。味咸,性凉,归入肝与脾经。能清热利尿,去翳明目。外用适量,取净贝子煅红,置冷,研细水飞,外用点眼。

【眼科应用】

去翳明目:用于黑睛老翳久膜,胬肉攀睛。可与珍珠、冰片等药配伍,研末点用。

【文献选录】

《神农本草经》:"主目翳,腹痛下血,五癃,利水道。"

《秘传眼科龙木论》:"《千金方》点小儿黑花,眼翳涩痛。用贝齿一两,作烧灰研如粉,入少龙脑点之妙。"

玛　瑙

本品为矿物石英的隐晶质变种之一。味辛,性寒。能磨障退翳。外用适量,取本品火煅,醋淬3次,研细水飞,外用点眼。

【眼科应用】

磨障退翳:用于久膜老翳,白膜侵睛,胬肉瘀厚。可与珊瑚、冰片等药配伍,研末点眼。

【文献选录】

《本草纲目》:"主目生障翳,为末,日点。"

《本草经疏》:"玛瑙同珊瑚辈为末,点目去翳障尤妙。"

【现代研究】

本品主要成分为二氧化硅,常含有微量铜、锰等杂质。

珊　瑚

本品为矶花科动物桃色珊瑚等珊瑚虫分泌的石灰质骨骼。味甘,性平,无毒,归入心、肺、肝经。能去翳明目,安神定惊。外用适量,取本品洗净凉干,或火煅研细水飞,外用点眼。

【眼科应用】

去翳明目:用于黑睛翳膜,老翳久障,赤脉贯睛。可与珍珠等药配伍,研末点眼。

【文献选录】

《唐本草》:"主宿血,去目中翳。"

《日华子本草》:"镇心,止惊,明目。"

《本草纲目》:"点眼,去飞丝。"

【现代研究】

本品主含碳酸钙等。

琥　珀

本品为古代松科植物的树脂埋藏地下经久凝结而成的碳氢化合物。味甘,性平,归入心、肝、小肠经。能镇惊安神,散瘀止血,利水通淋,退翳除障。用量为1～2g,多入丸散,入汤剂则研细末冲服;外用适量,研细水飞点眼。

【眼科应用】

散瘀止血:用于瘀滞性眼底出血,如视网膜静脉阻塞等。常与三七、蒲黄等药配伍。

退翳除障:用于新老翳膜,血翳包睛,目赤疼痛。可与珍珠、冰片等药配伍外用。

【文献选录】

《名医别录》:"消瘀血,通五淋。"

《日华子本草》:"明目磨翳,止心痛,癫邪,破结癥。"

《玉楸药解》:"凉肺清肝,磨障翳,止惊悸,除遗精白浊。"

【现代研究】

本品主含树脂、挥发油。此外,尚含琥珀氧松酸香、琥珀松香酸、琥珀银松酸、琥珀脂醇、琥珀松香醇及琥珀酸等。

石　　蟹

本品为古生代节肢动物石蟹及其他近缘动物之化石。味咸,性寒,归入肝与胆经。能清肝明目,消肿解毒。用量为6～9g,磨汁服,或入丸散;外用适量,将本品洗净,捣碎研细水飞,或火煅醋淬,研细水飞,外用点眼。

【眼科应用】

清肝明目:用于肝热目赤,翳膜遮睛。可与菊花、地骨皮、木贼等药配伍,研末制丸内服;亦可与冰片、珍珠等药配伍,研细水飞,外用点眼。

【文献选录】

《开宝本草》:"主青盲淫肤翳及丁翳漆疮。"

《本草图经》:"醋磨敷痈肿,亦解金石毒。"

【现代研究】

本品主含碳酸钙。

石　　燕

本品为古生代腕足类石燕子科动物中华弓石燕及近缘动物的化石。味咸,性凉,归入肾与膀胱经。能除湿清热退翳。用量为3～9g,水煎或磨汁服;外用适量,取本品洗净晒干,捣碎研细水飞,或火煅研细水飞,外用点眼。

【眼科应用】

清热明目:用于肝热目赤,瞳神紧小,疼痛流泪,畏日羞明。可与龙胆、栀子、黄柏等药配伍。

退翳除障:用于黑睛翳障,赤脉下垂,血翳包睛,胬肉攀睛。可与冰片、麝香、硼砂等药配伍外点。

【文献选录】

《本草纲目》:"疗眼目障翳。"

《秘传眼科七十二症全书》:"石燕、石蟹,研烂用清水飞过,取浮细者,澄清日干听用,去翳膜,除昏止泪。"

【现代研究】

本品主要含碳酸钙,尚含少量磷酸及二氧化硅。

白　　矾

本品为硫酸盐类矿物明矾石经加工提炼制成。味酸涩,性寒,归入肺、脾、肝、大肠经。能解毒杀虫,燥湿敛疮,收泪止痒,去翳明目。外用适量,取本品除去杂质,研极细末外用;亦可火煅至枯(曰枯矾),研极细末,配方点眼。

【眼科应用】

燥湿敛疮:用于睑肤疮痍,黄水渗溢,睑弦赤烂,水火烫伤,百虫咬伤。常用白矾研末,麻油调搽。

去翳明目：用于胬肉攀睛，白膜侵睛，老翳厚障。常用枯矾与冰片等药配伍，外用点眼。

【文献选录】

《医学入门》："治耳卒肿出脓，目赤，目翳，胬肉，口舌生疮，牙齿肿痛出血。"

《秘传眼科七十二症全书》："枯凡，收烂弦风，止泪。"

《本草纲目》："治痈疽疔肿，恶疮，癫痫，疸疾，通大小便，口齿眼目诸病，虎犬蛇蝎百虫伤。"

《医林纂要》："生用解毒，煅用生肌却水。"

【现代研究】

本品主要成分为含水硫酸铝钾。在试管内对金黄色葡萄球菌、变形杆菌、大肠杆菌、绿脓杆菌、炭疽杆菌、痢疾杆菌、伤寒杆菌等多种细菌有抑制作用。10％明矾液在试管内有明显抗阴道滴虫作用。此外，还有收敛止血等作用。

胆　矾

本品为胆矾的矿石。味酸辛，性寒，有毒，归入肝与胆经。能祛腐解毒，敛湿止痒，退翳除障。外用少量，取本品火煅，研末水飞，配方外用。

【眼科应用】

敛湿止痒：用于睑肤湿疮，疮疹渗水，睑弦赤烂，睑肤瘙痒。可与明矾等药配伍外搽。

退翳除障：用于老膜久障，胬肉瘀厚，血翳包睛，赤脉下垂。可与风化硝、铜绿等药配伍外点。

【文献选录】

《神农本草经》："主明目，目痛，金疮。"

《秘传眼科七十二症全书》："去翳膜，除风。"

《玉楸药解》："治眼疼烂弦。"

【现代研究】

本品主要成分为含水硫酸铜。

铜　绿

本品为铜表面经二氧化碳或醋酸作用后生成绿色锈衣制成。味酸涩，性平，有毒，归入肝与胆经。能去腐，敛疮，杀虫。外用少量，取本品水浸一日，研极细去粗，入铜盖内煮干，配方外用。

【眼科应用】

收湿敛疮：用于睑肤疮痍，睑弦赤烂，黄水渗溢。可与炉甘石、枯矾等药配伍外搽。

【文献选录】

《秘传眼科七十二症全书》："去翳障，愈烂弦风，止泪，明目。"

《药对》："主风烂泪出。"

《本草拾遗》："明目，去肤赤，合金疮，止血。"

【现代研究】

本品主要含碱式碳酸铜。

白 丁 香

本品为文鸟科动物麻雀的粪便。味苦，性温，归入肝与肾经。能化积，消翳。外用少量，取本品拣净杂质，三黄汤煮过，晒干，研细水飞，少许配方点眼。

【眼科应用】

化瘀退翳：用于老膜久障，厚翳斑翳，血翳包睛，胬肉瘀厚。可与硼砂、冰片等药配伍，外用点眼。

【文献选录】

《神农本草经》："点目中，胬肉赤脉贯上瞳子者即消。"

《秘传眼科七十二症全书》："白丁香即麻雀粪，尖而白成粒者佳，黑头者不用。取白者，用三黄汤煮过，复用清水飞过，取轻浮者日干，其性能烂肉，不可多用，去胬肉攀睛，及多年老翳膜。"

《滇南本草》："磨翳退雾，遮睛不明，入眼药用之。"

【现代研究】

雄雀屎含灰分、氮、氨等。

硇 砂

本品为紫色石盐矿石。味咸苦辛，性温，有毒，归入肝、脾、胃经。能消积软坚，破瘀散结，腐肉消翳。外用少量，取本品打碎，置沸水溶化，澄清，除去残渣，将上清液倾入瓷盆中，加醋隔水加热蒸发，药液面有白色浮霜漂出，随时捞出，置净白纸上，干燥，研细水飞外用。

【眼科应用】

消翳除障：用于老翳厚翳，胬肉瘀积，血翳包睛，鱼子石榴。可与冰片、琥珀、珍珠等药配伍外点。

【文献选录】

《本草衍义》："合他药，治目中翳。"

《秘传眼科七十二症全书》："能去多年老膜，胬肉攀睛，以其有烂肉之功也，切不可多用。"

【现代研究】

本品主要含氯化铵。

铅 丹

本品为用铅加工制成的橙黄色粉末，又名黄丹。味辛，微寒，有毒，归入心、脾、肝经。能祛腐生肌，解毒杀虫，坠痰镇惊，退翳消障。外用少量，取本品粉末研细水飞，配方外用。

【眼科应用】

退翳除障：用于老膜久障，胬肉瘀厚。可与麝香、冰片等药配伍研末，鲤鱼胆汁调膏外点。

解毒杀虫：用于眼睑疮痍，睑弦赤烂，黄水渗溢。可与乌贼骨等药配伍研末，白蜜调膏外搽。

【文献选录】

《药性论》："煎膏用，止痛生肌。"

《本草纲目》："能解热拔毒，长肉祛瘀，故治恶疮肿毒，及入膏药，为外科必用之物也。"

【现代研究】

本品为四氧化三铅。能直接杀死细菌、寄生虫，并能制止黏液分泌。但不可久用，易产生蓄积慢性中毒。

轻 粉

本品为粗制氯化亚汞结晶。味辛，性寒，有毒，归入肝与肾经。能杀虫，攻毒，利水，通便。外用少量，研细末配方外搽。

【眼科应用】

杀虫止痒：用于眼癣，顽癣，湿疮，睑弦赤烂。可与铜绿、枯矾等药配伍，研末调搽。

【文献选录】

《本草拾遗》："杀疮疥癣虫及鼻上酒皶，风疮瘙痒。"

《本草正》："治瘰疬诸毒疮，去腐肉，生新肉。"

凤凰衣

本品为雉科动物家鸡的蛋壳内膜。又名鸡蛋衣。味淡，性平，归入肺经。能养阴润燥，退翳明目。外用适量，取本品阴干，醋炒，焙干，研成极细粉末，外用点眼。

【眼科应用】

退翳明目：用于黑睛翳膜，陷翳不复。可与蝉蜕、蛇蜕等药配伍外用。亦可用鲜鸡蛋衣，用冷开水冲洗后，直接覆盖于角膜溃疡面，可以促进溃疡愈合。

【文献选录】

《饮片新参》："清肺热，开声喑，治虚咳，生津。"

《中药志》："治头晕，目翳。"

【现代研究】

本品主要成分为角蛋白，并夹有少量黏蛋白纤维。

蚕蜕

本品为蚕蛾科昆虫家蚕蛾幼虫的蜕皮。味咸，性温。能散风热，退翳膜。外用适量，取本品晒干，研成极细末，外用点眼。

【眼科应用】

退翳去膜：用于翳膜遮睛，目赤肿痛。可与蝉蜕、蛇蜕等药配伍，研极细末点眼。

【文献选录】

《本草纲目》："治目中翳障及疳疮。"

蛴螬

本品为金龟子科昆虫朝鲜黑金龟子或其他近缘昆虫的干燥幼虫。味咸，微温，入肝经。能破结行瘀，散结退翳。外用适量，取本品洗净晒干，与糯米同炒，至米焦黑为度，研极细粉末，外用点眼。

【眼科应用】

退翳消障：用于黑睛翳膜，圆翳内障。可与冰片、硼砂等药配伍，研末点眼。

【文献选录】

《神农本草经》："主目中淫肤，赤翳，白膜。"

《药性论》："汁滴目中，去翳障，主血，止痛。"

【现代研究】

本品水浸液1：1000以上能兴奋离体兔子宫，对兔冠状血管、离体兔耳血管、蟾蜍肺血管皆有收缩作用。

鸡子黄

本品为雉科动物家鸡的蛋黄。味甘，性平，归入心与肾经。能滋阴润燥，养血息风。用时适量。外用可用新鲜蛋黄调药，或熟蛋黄熬油调药外搽。

【眼科应用】

滋阴息风:用于肝阴不足,肝风上扰,青风内障,视物模糊。常与阿胶、白芍、石决明等药配伍。

润燥养肤:用于眼睑湿疹,睑弦赤烂,肌肤粗糙肥厚。常用蛋黄油与炉甘石、冰片等药粉调搽。

【文献选录】

《千金·食治》:“主除热,火灼,烂疮。”

《日华子本草》:“炒取油,和粉敷头疮。”

【现代研究】

本品含蛋白质、脂肪、糖、灰分、钙、磷、铁、微生素A等。

麻　油

本品为脂麻科植物脂麻的成熟种子用压榨法得取的脂肪油。味甘,性凉,归入脾、胃、大肠经。能润燥,通便,解毒,生肌;并常作为软膏及硬膏基质。口服一次用量15～60ml,外用适量。

【眼科应用】

润燥止痛:用于睑肤干燥肥厚,眦角干裂,痒痛。常用麻油调药粉外搽。

【文献选录】

《日华子本草》:“陈油熬膏,生肌长肉,止痛,消痈肿,补皮裂。”

《本草纲目》:“解热毒,食毒,虫毒。”

人 乳 汁

本品为哺乳期妇女乳腺所分泌的乳汁。味甘咸,性平,归入心、肺、胃、肝经。能补血润燥,明目。外用适量,点眼。

【眼科应用】

止痛明目:用于电光性眼炎,疼痛流泪。可将乳汁直接点眼。

滋阴润燥:用于目珠干燥,黑睛生翳。可与荸荠粉等药配伍点眼。

【文献选录】

《名医别录》:“补五脏,疗目赤痛,多泪。”

《本草再新》:“补心益智,润肺养胃,除烦止渴,清热利水,止虚劳咳嗽,治眼目昏红。”

【现代研究】

本品含蛋白质、脂肪、碳水化合物、灰分、钙、铁、维生素A、硫胺素、核黄素、尼克酸、抗坏血酸及溶菌酶等成分。

蜂　蜜

本品为蜜蜂科昆虫中华蜜蜂或意大利蜂所酿的蜜。味甘,性平,归入肺、胃、大肠经。能补中,润燥,止痛,解毒,明目。用量为15～30g;外用适量,取纯净蜂蜜,文火熬炼,过滤去沫外用。

【眼科应用】

润燥养目:用于眼珠干涩,黑睛生翳。用5%蜂蜜点眼,或以本品调药为膏点眼。

润燥止痛:用于睑肤粗糙肥厚,干裂疼痛,水火烫伤。以本品调药外搽。

【文献选录】

《神农本草经》:“益气补中,止痛解毒,和百药。”

《本草拾遗》:“主牙齿疳䘌,唇口疮,目肤赤障,杀虫。”

【现代研究】

本品主要成分含果糖、葡萄糖,尚含少量蔗糖、麦芽糖、糊精、树胶、蛋白质,并含多种微量元素、维生素及酶类。

大　蒜

本品为百合科植物大蒜的鳞茎。味辛,性温,归入脾、胃、肺经。能解毒杀虫,暖胃行滞。用量为3～10g;外用适量。

【眼科应用】

解毒退翳:用于湿毒致翳(真菌性角膜炎)。以1%大蒜油膏点眼。

解毒消肿:用于眼睑疮疖肿毒,毒虫咬伤。可将本品捣烂取汁,调雄黄粉外搽。

【文献选录】

《名医别录》:“散痈肿䘌疮,除风邪,杀毒气。”

《日用本草》:“燥脾胃,化肉食。”

【现代研究】

本品含挥发油,油中含有大蒜素等成分。在试管内对葡萄球菌、痢疾杆菌、大肠杆菌等多种细菌有明显杀菌作用。对多种致病真菌包括白色念珠菌等有抑制或杀灭作用,对阿米巴原虫有杀灭作用。紫皮大蒜比白皮大蒜好。

鹅 不 食 草

本品为菊科一年生草本植物石胡荽的干燥带花全草。味辛,性温,归入肺经。能散风寒,通鼻塞,去翳障。用量为5～10g;外用适量。

【眼科应用】

散寒退翳:用于外感风寒,头痛鼻塞,白睛红赤,黑睛生翳。可与青黛、川芎等药配伍研末,吹鼻取嚏。

【文献选录】

《本草纲目》:“去目翳,挼塞鼻中,翳膜自落。”

《本草纲目》:“解毒,明目,散目赤肿,云翳。”

【现代研究】

本品含多种三萜成分、蒲公英赛醇、蒲公英甾醇等,尚含豆甾醇、谷甾醇、黄酮类、挥发油等。挥发油和乙醇提取液有止咳、祛痰、平喘等作用。

毛　茛

本品为毛茛科多年生草本植物毛茛的全草及根。味辛,性温,有毒。能发泡止痛。外用鲜品少许,敷贴穴位。

【眼科应用】

发泡止痛:用于暴风客热,天行赤眼,黑睛星翳,疼痛流泪。用本品捣烂敷对侧内关穴,双眼者敷双侧内关穴,保护好周围皮肤,待起泡后即撤药,防止感染。

【文献选录】

《本草拾遗》:“主恶疮痈肿疼痛未溃,捣叶敷之,不得入疮,令人肉烂。”

《本草推陈》:“外用为皮肤刺激药。”

【现代研究】

本品含原白头翁素等。对皮肤有强烈的刺激性,可引起炎症及水泡。其浸剂在试管内可杀灭钩端螺旋体。

木芙蓉叶

本品为锦葵科植物木芙蓉之干燥叶片。简名芙蓉叶。味辛，性平，归入肺、肝经。能凉血解毒，消肿止痛。外用适量，研末外敷。

【眼科应用】

解毒消肿：用于眼睑疮疖肿毒，红肿热痛。以本品研末，茶水调膏，纱布隔垫敷患眼。或与生地黄捣烂外敷。

【文献选录】

《本草图经》："敷贴肿毒。"

《滇南本草》："可箍疮出头。"

《本草纲目》："清肺凉血，散热解毒，治一切大小痈疽肿毒恶疮，消肿排脓止痛。"

【现代研究】

本品含黄酮苷、酚类、氨基酸、鞣质、还原糖。有人报道，本品对金黄色葡萄球菌有抑制作用。

（李传课　李　波）

第三章

眼科常用方剂

方剂是根据具体病情，按照组方原则，选择恰当的药物，确定适当的剂量组成的。眼科方剂是中医眼科学的重要组成部分，也是在眼病辨证论治中不可缺少的环节。历代眼科医家在长期的医疗实践中，总结和创立的方剂数以千计。这里因限于篇幅，仅将眼科最为常用的方剂，按其主要作用分类（外用药按剂型），分别介绍于下。

一、祛风清热剂

本类方剂由辛散祛风与寒凉清热药组成。具有清热祛风等作用，主治风热性眼病。

羌活胜风汤

【来源】《原机启微》

【组成】羌活　独活　柴胡　白芷　防风　桔梗　前胡　荆芥穗　薄荷　川芎　黄芩　白术　枳壳　甘草

【功能】祛风清热，升发退翳。

【主治】风邪偏盛外障，头痛鼻塞，脑巅沉重，眉骨酸痛，眵多眊矂，紧涩羞明，赤脉贯睛，黑睛生翳，翳如云雾、秤星、丝缕、螺盖。

【方解】方中羌活祛太阳之风，独活祛少阴之风，柴胡祛少阳之风，白芷祛阳明之风，防风祛一切外风；桔梗、前胡、荆芥穗、薄荷辛散祛风，清利头目；上述辛散之品，还有升发退翳除膜的作用。川芎祛风，达巅顶，止头痛；黄芩苦寒清热；白术、枳壳调和胃气；甘草调和诸药。合之为祛风为主清热为辅之方。

【按语】本方乃《原机启微》为风热不制之病而设的主方，凡风邪入侵之外障眼病均可用之。当今临床常用于流行性角结膜炎、单疱病毒性角膜炎等风重于热者。《原机启微》对本方的加减有独特之处，强调要明经络方能得心应手，谓："凡翳自内眦而出，为手太阳足太阳受邪，治在小肠、膀胱经，加蔓荆子、苍术，羌活胜风汤主之；自锐眦客主人而入者，为足少阳、手少阳、手太阳受邪，治在胆与三焦、小肠经，加龙胆草、藁本、少加人参，羌活胜风汤主之；自目系而下者，为足厥阴、手少阴受邪，治在肝经、心经，加黄连，倍加柴胡，羌活胜风汤主之；自抵过而上者，为手太阳受邪，治在小肠经，加木通、五味子，羌活胜风汤主之；热甚者，兼用治淫热之药。"

驱风散热饮子

【来源】《审视瑶函》

【组成】羌活　防风　薄荷　连翘　牛蒡子　大黄　栀子　赤芍　当归尾　川芎　甘草

【功能】祛风清热。

【主治】风热外障，眼睑红肿，目赤似火，翳膜骤生，眵泪俱多，羞明怕日。

【方解】方中羌活、防风、薄荷祛散风邪，清利头目；连翘、牛蒡子清热解毒，引邪外达；大黄、栀子清热泻火，凉心解毒；赤芍、当归尾、川芎凉血活血，退红消肿；甘草调和诸药。合之为清热为主祛风为辅之方。

【按语】本方乃《审视瑶函》为天行赤眼症而设的主方，凡风热入侵、热重于风之外障眼病均可用之。当今临床常用于急性卡他性结膜炎，角膜炎，翼状胬肉进行期等风热眼病。如风热在少阳经者，加柴胡；在少阴经者，加黄连。

消风除热汤

【来源】《眼科集成》

【组成】柴胡　前胡　荆芥　防风　白芷　薄荷　葛根　黄芩　龙胆　石膏　大黄　甘草

【功能】祛风清热。

【主治】肝胆风热，目赤肿痛，新翳肥嫩，畏日羞明，眵泪俱多。

【方解】方中柴胡、前胡、荆芥、防风、白芷、薄荷、葛根祛风退翳，止泪住痛；黄芩、龙胆、石膏清热降火，消肿退赤；大黄通腑泻便，引热下行；甘草调和诸药。

【按语】本方祛散风邪，清泻肝经实火。常用于急性结膜炎、细菌性角膜炎而风热俱重者。

羌　活　散

【来源】《太平圣惠方》

【组成】羌活　防风　蔓荆子　菊花　川芎　黄芩　石膏　甘草

【功能】祛风止痛，退翳明目。

【主治】风热外障，白睛红赤，黑睛生翳，泪多眵少，目痛连头，眉骨疼痛。

【方解】方中羌活、防风、蔓荆、菊花辛散轻扬，祛风退翳；黄芩、石膏擅清肺胃，退红消肿；川芎合羌活、防风止太阳头痛，合蔓荆子、石膏治阳明头痛，故目痛连头、眉骨疼痛均皆治之。

【按语】本方主以祛风止痛辅以清热降火之方。临证常用于急性结膜炎、病毒性角膜炎而目痛连头者，亦用于眶上神经痛属于风热者。

菊花决明散

【来源】《原机启微》

【组成】决明子　石决明　木贼　防风　羌活　蔓荆子　甘菊花　甘草　川芎　黄芩　石膏

【功能】清热祛风，退翳明目。

【主治】肝经风热，瞳神紧小，黑睛生翳，抱轮红赤，眵多羞涩，视物不清。

【方解】本方由辛散祛风药与清热凉胃及平肝药组成。《原机启微》谓："以明目除翳为君者，草决明、石决明、木贼草也；以散风升阳为臣者，防风、羌活、蔓荆子、甘菊花也；以和血顺气为佐者，甘草、川芎也；以疗除邪热为使者，黄芩、石膏也。"

【按语】本方乃《原机启微》为心火乘金水衰反制之病而设的方剂。主治"白睛微变青色，黑睛稍带白色，白黑之间，赤环如带，谓之抱轮红者。"临证常用于急性虹膜睫状体炎、病毒性角膜炎而有风热症状者。

加味修肝散(附方:洗肝散)

【来源】《银海精微》

【组成】羌活　麻黄　荆芥　薄荷　防风　栀子　黄芩　连翘　大黄　菊花　木贼　蒺藜　当归　川芎　赤芍　桑螵蛸　甘草

【功能】祛风清热，退翳明目。

【主治】风热翳障，花翳白陷，如碎米，如萝卜花，目赤肿痛，头痛鼻塞，或红翳遮睛。

【方解】方中羌活、麻黄、荆芥、薄荷、防风辛散外风，消肿止痛；栀子、黄芩、连翘、大黄清热解毒，降火通便；菊花、木贼、蒺藜祛风散热，退翳明目；当归、川芎、赤芍活血行滞，退赤消肿；《银海精微》认为，桑螵蛸能祛风明目散翳；甘草调和诸药。全方为祛风清热并重，并能退翳活血之方。

【按语】本方乃《银海精微》主治花翳白陷之方。方中辛温药较多，在寒凉药配伍下旨在取其祛风力较强之意。临证常用于病毒性角膜炎及角膜血管翳而兼有风热症状者。

【附方】洗肝散(《银海精微》)：由大黄、栀子、羌活、防风、薄荷、川芎、当归、甘草组成。具有清肝泻热，祛风退翳作用。主治肝经风热，黑睛生翳，状如赤豆等症。

茶调散

【来源】《眼科切要》

【组成】羌活　防风　荆芥　菊花　薄荷　木贼　石决明　川芎　石膏　甘草　茶叶泡汤送服

【功能】祛风清热，平肝退翳。

【主治】风热翳障，目赤睑肿，黑睛生翳。

【方解】方中羌活、防风、荆芥辛温发散以祛风；菊花、薄荷辛凉轻清以祛风；木贼祛风退翳；石决明平肝退翳；川芎行气止痛；石膏、茶叶清胃降火；甘草协和诸药。

【按语】本方为祛风为主清热为辅的方剂，常用于病毒性角膜炎早期而风邪偏盛者。

散热消毒饮子(附方：白薇丸)

【来源】《审视瑶函》

【组成】黄芩　黄连　牛蒡子　连翘　羌活　防风　薄荷

【功能】清热解毒祛风。

【主治】风热火毒，胞睑肿胀如杯，目赤疼痛。

【方解】方中黄芩、黄连、牛蒡子、连翘清热泻火，解毒散结；羌活、防风、薄荷辛散向上，祛风消肿。合之为清热解毒祛风散邪之方。

【按语】本方乃《审视瑶函》为肿胀如杯症而设的主方。临证常用于眼睑炎性疾患之初期。

【附方】白薇丸(《审视瑶函》)：由白薇、石榴皮、防风、白蒺藜、羌活组成。具有祛风清热解毒作用。主治风热蕴伏，眦漏溢脓流泪。

疏风清肝汤

【来源】《医宗金鉴》

【组成】金银花　连翘　栀子　菊花　荆芥穗　防风　柴胡　薄荷　当归尾　赤芍　川芎　甘草　灯心草

【功能】祛风清热，解毒活血。

【主治】风热外障，目赤肿痛，黑睛星翳，畏日羞明，头痛鼻塞。

【方解】方中金银花、连翘、栀子、甘草清热泻火解毒；菊花、荆芥穗、防风、柴胡、薄荷辛散祛风退翳；当归尾、赤芍、川芎活血消肿退红；灯心草少许引热下行。合之为祛风清热、解毒活血之方。

【按语】本方可用于急性结膜炎、急性泪囊炎、翼状胬肉进行期、角膜炎初期而出现既有风热又兼瘀滞者。

桑螵蛸酒调散

【来源】《银海精微》

【组成】羌活 麻黄 菊花 桑螵蛸 大黄 茺蔚子 苍术 当归 赤芍 甘草 温酒兑服

【功能】祛风退翳，活血消肿。

【主治】风盛翳膜，白陷鱼鳞，目赤壅肿，流泪羞明。

【方解】方中羌活、麻黄表散风邪；菊花、桑螵蛸祛风退翳；大黄、茺蔚子清热凉肝；苍术辛散风湿；当归、赤芍活血消肿；甘草协和诸药；加酒温服以助药力。合之为祛风退翳、活血消肿之方。

【按语】本方系以祛风为主要作用的方剂，常用于流行性角结膜炎、病毒性角膜炎而风邪偏盛者。

还阴救苦汤

【来源】《原机启微》

【组成】黄芩 黄连 黄柏 龙胆 连翘 羌活 防风 细辛 藁本 柴胡 桔梗 知母 生地黄 川芎 当归尾 红花 升麻 苍术 甘草梢(炙)

【功能】清热祛风，活血散结。

【主治】风热火毒瘀结，火疳，睛珠高低不平，瞳神紧小，抱轮红赤，畏日羞明，头目疼痛。

【方解】本方由清热、解毒、祛风、活血诸药组成。方中黄芩、黄连、黄柏、龙胆多味苦寒合用，为清热泻火重剂，既能清泻脏腑热邪，又能清解脏腑热毒；连翘清心解毒，散结消滞；羌活、防风、细辛、藁本、柴胡、桔梗皆为辛温升散药，能升阳化滞，祛风止痛，防止瞳神继续紧小；生地黄、知母既能清热养阴，又能防辛温耗阴、苦寒伤阴；川芎、当归尾、红花行气活血，化瘀消结；升麻、苍术、蜜炙甘草，《原机启微》认为，以此温培元气。合之为清热泻火、解毒消肿、祛风止痛、活血散结之方。

【按语】本方乃《原机启微》为心火乘金水衰反制之病而设的主方。作者认为，心火乘金，金不能生水，水本克火，今因水衰不能克火，反受火制，故出现抱轮红赤诸症。抱轮红赤是眼球前部多种炎症的表现，当今临床常用本方治疗风热火毒而兼瘀滞之急性虹膜睫状体炎、巩膜炎等外障眼病。

抑阳酒连散

【来源】《原机启微》

【组成】黄芩(酒洗) 黄连(酒洗) 黄柏 炒栀子 生地黄 知母 寒水石 羌活 防风 蔓荆子 前胡 白芷 独活 汉防己 甘草

【功能】清热祛风。

【主治】肝经风热，瞳神紧小，渐小如菜籽许，或瞳神边缘如虫蚀，目赤疼痛，羞明紧涩，头痛鼻塞。

【方解】方中黄芩、黄连、黄柏、栀子苦寒清热，又能燥湿；生地黄、知母、寒水石清热降火，又能滋阴；羌活、防风、蔓荆子、前胡、白芷、独活上达头目，祛风止痛；防己清热利湿；甘草协和诸药；酒制芩、连，旨在引药上行。合之为清热降火、祛风散邪、兼清湿热之方。

【按语】本方乃《原机启微》为强阳抟实阴之病而设的主方。当今主要用于热盛于风之葡萄膜炎，如兼湿热者，更为相宜。

柴胡复生汤

【来源】《原机启微》

【组成】羌活　独活　藁本　川芎　白芷　桔梗　柴胡　薄荷　蔓荆子　黄芩　茯苓　苍术　白芍　五味子　炙甘草

【功能】祛风清热，升发退翳。

【主治】风热犯目，红肿羞明，泪多眵少，睛珠疼痛，痛应太阳，脑巅沉重，眼睫无力，翳陷下。

【方解】方中羌活、独活、藁本、川芎辛温升发，白芷、桔梗、柴胡、薄荷、蔓荆子辛凉升发，辛温与辛凉合用，取其祛风止痛，消肿退红，止泪除眵，退翳消障之功。再伍黄芩清热，则风邪除，热邪清。眼睫无力者，翳陷者，乃脾气不升之征，除用上述辛散轻扬药以升发清气外，辅以茯苓、苍术、炙甘草除湿健脾，白芍和营，五味子收耗散之气。诸药合之，为祛风清热，升发退翳之方。

【按语】本方为《原机启微》治疗七情五贼劳役饥饱之病的处方。临证常取其祛风清热、升发退翳之功，用于风热型病毒性角膜炎或角膜炎后期、翳陷日久迁延不愈者。

防风通圣散(附方：菊花通圣散)

【来源】《审视瑶函》

【组成】防风　麻黄　荆芥　薄荷　大黄(酒蒸)　芒硝　滑石　黑栀子　石膏　桔梗　连翘　黄芩　川芎　当归　赤芍　白术　甘草

【功能】疏风清热，解表攻里。

【主治】风热壅盛，表里俱实，睑弦赤烂，眼睑红肿，目赤肿胀，眵泪如脓，翳浮肥嫩，畏日羞明，小便赤涩，大便秘结。

【方解】本方是由祛风解表、清热降火、通里泻下、利尿渗湿、健脾养血多方面药物组成的复方，习为解表攻里、表里双解之剂。眼科主要用于外有风邪，内有热邪，大便秘结，表里俱实者。《审视瑶函》谓："防风、麻黄解表药也，风热之在皮肤者，得之出汗而泄；荆芥、薄荷清上药也，风热之在巅顶者，得之由鼻而泄；大黄、芒硝通利药也，风热之在肠胃者，得之由后而泄；滑石、栀子水道药也，风热之在决渎者，得之由溺而泄；风淫于膈，肺胃受邪，石膏、桔梗清肺胃也；而连翘、黄芩又所以祛诸经之遊火；风之为患，肝木主之，川芎、赤芍、当归和肝血也；而甘草、白术又所以和胃气而健脾。刘守真氏长于治火，此方之旨，详具悉哉。"因本方配伍周到，汗下均不伤正，故清代王旭高评曰："此为表里气血三焦通治之剂，汗不伤表，下不伤里，名曰通圣，极言其用之神耳。"

【按语】本方与《宣明论方》防风通圣散同名，但将白芍易赤芍，增强了凉血之力。凡风热壅盛、便秘腑实之外障眼病，均可用之。临证常用于溃疡性睑缘炎、急性结膜炎、细菌性角膜溃疡、急性虹膜睫状体炎而表里俱实者。

【附方】菊花通圣散(《审视瑶函》)：即防风通圣散加菊花、黄连、羌活、白蒺藜。《医宗金鉴》将防风通圣散加羌活、细辛、菊花、蔓荆子，亦名菊花通圣散。三者功能、主治基本相同。

桑 菊 饮

【来源】《温病条辨》

【组成】桑叶　菊花　薄荷　连翘　桔梗　杏仁　芦根　甘草

【功能】疏风清热,宣肺。

【主治】风热外障,白睛红赤,眵少泪多,畏日羞明。或咳嗽鼻塞。

【方解】方中桑叶、菊花、薄荷辛凉向上,疏风散热;连翘清热解毒;桔梗、杏仁宣肺止咳;芦根、甘草清热养津。

【按语】本方原为风温初犯肺卫之方。眼科借以疏风散热,用于风热初犯之急性结膜炎、浅层点状角膜炎以及麻疹初期出现结膜炎者。

银翘散

【来源】《温病条辨》

【组成】金银花 连翘 桔梗 牛蒡子 荆芥穗 薄荷 淡豆豉 芦根 淡竹叶 甘草

【功能】疏风散热,解毒。

【主治】风热外障,白睛红赤,眼睑红肿,眵多泪少,黑睛星翳,畏日羞明。

【方解】方中金银花、连翘清热解毒;桔梗、牛蒡子、荆芥穗、薄荷、淡豆豉疏散风热,清利头目;芦根、淡竹叶、甘草清热生津。合之为轻清宣达、疏风散热、解毒之方。

【按语】本方为温邪初犯之方,其解毒力强于桑菊饮,眼科借其轻宣疏散、清热解毒,用于风热型急性结膜炎、点状角膜炎、病毒性角膜炎、单纯性角膜溃疡以及急性睑腺炎初期。

二、祛风散寒剂

本类方剂主要由辛温药组成。具有发散风寒作用,主治风寒性眼病。

荆防败毒散

【来源】《证治准绳》

【组成】荆芥 防风 羌活 独活 柴胡 前胡 桔梗 枳壳 茯苓 川芎 甘草

【功能】发表散寒,祛风退翳。

【主治】风寒外障,星翳骤生,目赤疼痛,畏光流泪,恶寒身痛,鼻塞声重。

【方解】方中荆芥、防风、羌活、独活发散风寒;柴胡、前胡解表祛风;桔梗宣肺;枳壳宽胸理气;茯苓渗湿;川芎祛风止痛;甘草调和诸药。

【按语】本方虽为发散风寒剂,但其升发作用,既可祛风.又可退翳。临证常用于风寒型病毒性角膜炎,也用于眼睑化脓性炎症之初期。

四味大发散(附方:八味大发散)

【来源】《眼科奇书》

【组成】麻黄 细辛 蔓荆子 藁本 老姜引

【功能】发表散寒,祛风退翳。

【主治】风寒外障,翳膜新嫩,白睛嫩红,涕泪交流,头痛鼻塞,恶寒无汗。

【方解】方中麻黄辛温宣肺,解表散寒;细辛辛温燥烈,散寒止泪;蔓荆子清利头目,祛风退翳;藁本辛温走窜,善止头目疼痛。

【按语】本方为发散风寒重剂。临证常用于病毒性角膜炎而风寒较重者。

【附方】八味大发散(《眼科奇书》):即四味大发散加羌活、防风、川芎、白芷组成。其发散祛风力强于四味大发散。

明目细辛汤

【来源】《审视瑶函》

【组成】麻黄　细辛　羌活　防风　荆芥穗　川芎　藁本　蔓荆子　花椒　桃仁　红花　当归　生地黄　茯苓

【功能】祛风散寒，化瘀止痛。

【主治】风寒外障，瞳神紧小，血络瘀赤，睑肿难开，畏日羞明，泪多眵少，头痛鼻塞，恶寒无汗。

【方解】方中麻黄、细辛、羌活、防风、荆芥穗辛温发表，祛风散寒；川芎、藁本、蔓荆子上行头目，祛风止痛；花椒散寒止泪；寒邪外侵，寒则血凝紫胀，故配伍桃仁、红花、当归活血行滞，化瘀退赤；生地黄甘寒养阴，防风辛温药伤阴耗液；茯苓健脾益中。

【按语】本方既可发散风寒，又可活血行滞，常用于风寒外障又兼瘀滞者。临床以风寒型急性虹膜睫状体炎多用。

穿针散

【来源】《普济方》

【组成】羌活　细辛　菊花　木贼　香附

【功能】发散风寒，退翳止泪。

【主治】风寒外障，眼目赤肿，翳障骤生，羞明流泪。

【方解】方中羌活、细辛发表散寒，明目止泪；菊花、木贼清利头目，祛风退翳；香附辛香，行气止痛。

【按语】本方为发散风寒轻剂，可用于病毒性角膜炎初期而风寒较轻者。

川芎茶调散（附方：菊花茶调散）

【来源】《太平惠民和剂局方》

【组成】川芎　防风　羌活　白芷　细辛　荆芥　薄荷　甘草　茶叶泡汤冲服

【功能】祛风散寒，止痛。

【主治】风寒外障，白睛红赤，黑睛生翳，畏日羞明，泪多眵少，鼻塞流涕；或偏正头痛，眉骨疼痛，恶寒发热。

【方解】方中川芎、防风、羌活、白芷、细辛辛温祛风，散寒止痛，升发退翳，退红止泪；荆芥、薄荷轻清上浮，擅清头目风邪；甘草调和诸药。上述诸药皆属辛散轻扬之品，清头目，达巅顶，故风邪正偏头痛，并皆治之。茶叶作汤调服，取其上清风邪之功。

【按语】本方为祛风散寒之剂，临证常用于风寒型病毒性角膜炎，亦可用于风邪所致的三叉神经痛、眶上神经痛。本方如作汤剂，可将茶叶同煎。

【附方】菊花茶调散（《汤头歌诀》）：即川芎茶调散加菊花、僵蚕。其功用、主治基本相同，但祛风力较强。

三、祛风止痒剂

本类方剂由祛风药为主组成。具有祛风止痒作用，用于风邪目痒等症。

消风散

【来源】《太平惠民和剂局方》

【组成】荆芥穗　薄荷　羌活　防风　僵蚕　蝉蜕　陈皮　厚朴　党参　茯苓　川芎

【功能】祛风止痒，健脾除湿。

【主治】脾虚目痒，痒极难忍。

【方解】方中荆芥穗、薄荷、羌活、防风、僵蚕、蝉蜕、川芎均为辛散祛风药，诸药合用，可收祛风止痒之功；陈皮理气以健脾；厚朴燥湿以健脾；党参、茯苓补中益气，运湿以健脾，脾健则腠理密，风邪不易入侵，亦可达止痒之功。

【按语】本方祛风止痒兼有补益作用，临证常用于小儿体质较差而患有春季卡他性结膜炎者。

祛风汤(附方：当归饮子)

【来源】《秘传眼科纂要》

【组成】防风　白芷　茺蔚子　菊花　麻黄　藁本　蒺藜　升麻　细辛　当归　川芎　何首乌

【功能】祛风止痒，养血和血。

【主治】风邪目痒，痒极难忍。

【方解】风盛则痒，风除则痒止，故用防风、白芷、茺蔚子、菊花、麻黄、藁本、蒺藜、升麻、细辛祛除头面风邪；治风先治血，血行风自灭，故用当归、川芎、何首乌养血和血。

【按语】本方常用于春季卡他性结膜炎以及鳞屑性睑缘炎而痒甚者。

【附方】当归饮子(《医宗金鉴》)：由荆芥、防风、白蒺藜、黄芪、甘草、何首乌、生地黄、白芍、当归、川芎组成。具有祛风止痒，养血润燥作用。主治血虚风燥，皮肤瘙痒等症。

藁本乌蛇汤

【来源】《银海精微》

【组成】羌活　防风　细辛　藁本　乌蛇　白芍　川芎

【功能】祛风止痒，兼以活络。

【主治】风邪目痒，遇风痒甚。

【方解】方中羌活为太阳经风药，擅祛太阳经风邪；防风祛上焦风邪，擅治皮肤瘙痒；细辛芳香走窜，可祛皮肤肌腠之风；藁本疗头面肢体皮肤风邪；乌蛇通络祛风，宁瘙止痒；白芍能养血敛阴，川芎活血行气，芎芍相伍，亦可取其治风先治血，血行风自灭之意。

【按语】本方为迎风痒极之方，临证可用于过敏性结膜炎、春季卡他性结膜炎。

驱风一字散

【来源】《审视瑶函》

【组成】川乌　川芎　荆芥穗　防风　羌活　薄荷汤下

【功能】祛风止痒。

【主治】目痒，痒如虫行，或痒极难忍。

【方解】方中川乌通络搜风；荆芥、防风、羌活祛皮肤肌腠风邪；川芎去头目风邪；方为散剂，以薄荷汤下，旨在加强祛风之力。

【按语】本方为《审视瑶函》痒如虫行症而设的主方。当今可用于春季卡他性结膜炎或其他过敏性结膜炎。方中川乌为有大毒之药，宜用制川乌，并须先煎久煎，且剂量宜轻。

藁　本　汤

【来源】《不空和尚·目医三种》

【组成】细辛　藁本　羌活　川芎　牛蒡子　蝉蜕

【功能】祛风止痒。

【主治】风邪目痒。

【方解】方中细辛、藁本、羌活辛温升散，去头面风邪；川芎为血中气药，行血以祛风；《珍珠囊》认为，牛蒡子能去皮肤风邪；蝉蜕质轻升浮，擅去头面风邪，为风疹瘙痒良药。

【按语】本方可用于风邪偏盛之过敏性结膜炎、春季卡他性结膜炎。

四、祛风化痰剂

本类方剂由祛风化痰等药组成。具有祛风化痰通络作用，主治风痰中络等眼病。

正 容 汤

【来源】《审视瑶函》

【组成】羌活 防风 秦艽 生姜 白附子 胆南星 僵蚕 半夏 木瓜 黄松节 甘草 加酒煎服

【功能】祛风化痰，舒筋活络。

【主治】风痰阻络，仪容不正，口眼㖞斜。

【方解】方中羌活、防风、秦艽、生姜辛温升散，疗上部风邪；白附子、胆南星、僵蚕、半夏祛风化痰，又可止痉；木瓜、黄松节舒筋活络；甘草调和诸药；酒助药势，以通经活络。

【按语】本方为治面神经麻痹之常用方，亦可用于眼外肌麻痹。

牵 正 散

【来源】《柏氏家藏书》

【组成】白附子 僵蚕 全蝎 热酒调服

【功能】祛风化痰通络

【主治】风痰阻络，口眼㖞斜。

【方解】方中白附子、僵蚕祛风化痰，擅疗头面之疾；全蝎辛散走窜，能祛风通络，息风镇痉。酒助药性上行，以达病所。

【按语】本方主治面神经麻痹之口眼㖞斜，故曰牵正。亦可用于风痰阻络之眼外肌麻痹。

五、祛风通络剂

本类方剂以祛风通络药为主组成。具有祛风通络等作用，用于风邪中络之眼病。

小 续 命 汤

【来源】《备急千金要方》

【组成】麻黄 桂枝 杏仁 防风 生姜 附片 川芎 白芍 防己 黄芩 人参 甘草

【功能】扶正祛风，温阳通络。

【主治】风中经络，半身不遂，口眼㖞斜，目珠偏视，语言謇涩，或风湿痹痛。

【方解】方中麻黄、桂枝、杏仁、防风、生姜辛温发散，启闭塞，开腠理，导风外泄；附片、川芎温阳散寒，擅走窜，通经络，舒展十二经脉；白芍酸收和营，既可防辛散开泄过盛，又可与桂枝调和营卫，营卫调，腠理密，以御邪外侵；《名医别录》认为，防己能主中风，疗手足挛急，通腠理，利九窍；黄芩味苦性寒，可监制麻桂芎附之温燥；人参大补元气，扶正以祛邪；甘草协和诸药。

【按语】本方为主治中风后半身不遂、口眼㖞斜、语言謇涩之方，眼科取其温阳通络，用于风寒外侵所致之麻痹性斜视。

钩 藤 饮 子

【来源】《审视瑶函》

【组成】麻黄　防风　川芎　生姜　天麻　钩藤　全蝎　僵蚕　人参　甘草

【功能】祛风通络

【主治】风邪中络，目珠颤动或旋转。

【方解】方中麻黄、防风、川芎、生姜辛温升浮，发散外风；天麻、钩藤平肝潜阳，息风止痉；全蝎、僵蚕祛风通络，定颤止震；人参补益元气，扶正祛邪；甘草味甘性缓，调和药性。

【按语】本方乃《审视瑶函》辘轳转关症之主方。临证可用于风邪中络之眼球震颤，方中全蝎为有毒之品，剂量宜轻。

六、祛风除湿剂

本类方剂由祛除风湿药为主组成。具有祛风除湿作用，用于风湿所致眼病。

独活寄生汤（附方：当归四逆汤）

【来源】《备急千金要方》

【组成】独活　秦艽　防风　细辛　桂心　干地黄　杜仲　牛膝　桑寄生　人参　茯苓　甘草　当归　白芍　川芎

【功能】祛风湿，止痹痛，补肝肾，益气血。

【主治】肝肾亏虚，气血不足，风湿痹痛，腰膝冷痛，下肢屈伸不利，瞳神紧小，火疳迁延不愈。

【方解】方中独活祛少阴伏风；秦艽、防风祛风除湿；细辛、桂心温寒止痛；肝主筋，肾主骨，病在筋骨，故用干地黄、杜仲、牛膝、桑寄生补益肝肾，强筋壮骨；邪之所凑，其气必虚，故用人参、茯苓、甘草补脾益气，扶正祛邪；久病入络，气血受阻，故用当归、白芍川芎养血和血，行气通络。风湿日久，上犯目窍，致瞳神紧小、火疳结节等症，故用本方祛风除湿以治其因。

【按语】本方常用于慢性葡萄膜炎、巩膜炎而有关节疼痛，屈伸不利，腰膝冷痛等风湿痹阻者。

【附方】当归四逆汤（《伤寒论》）：由当归、桂枝、细辛、木通、芍药、大枣、甘草组成。具有温经通脉，散寒止痛作用。主治寒中厥阴，四肢厥冷，目赤疼痛，花翳白陷等症。

羌活除湿汤

【来源】《眼科捷径》

【组成】羌活　藁本　防风　柴胡　苍术　升麻　生姜水煎

【功能】祛风除湿。

【主治】风湿在表，肌肉疼痛，巅顶头痛，目痛难睁，白膜侵睛。

【方解】方中羌活、藁本、防风、柴胡辛散轻扬，上达巅顶，祛风胜湿；苍术苦温，既能燥湿健脾，又能祛风胜湿；升麻升清，生姜水可助药力。

【按语】《眼科捷径》用本方主治"风湿相搏，目痛难睁，白翳，巅顶痛"。当今常用于巩膜炎兼肌肉疼痛者。

五 加 皮 汤

【来源】《圣济总录》

【组成】五加皮　独活　玄参　麦冬　桑白皮　茯神

【功能】祛风湿，养阴液。

【主治】阴虚兼风湿，筋脉拘急，手足痹痛，瞳神紧小，目视不明。

【方解】方中五加皮、独活祛风除湿，通经活络，舒筋缓急，除痹止痛；玄参、麦冬滋阴养液，降火清目；桑白皮、茯神清肺养心。

【按语】本方可用于慢性葡萄膜炎，反复发作，阴虚兼有风湿者。伤于湿者，下先受之，故首选擅治下部风湿之五加皮、独活。若关节疼痛者，可加海风藤、络石藤之类以加强祛风除湿、通经活络之功。

散风除湿活血汤

【来源】《中医眼科临床实践》

【组成】羌活　独活　防风　白术　苍术　鸡血藤　忍冬藤　当归　川芎　赤芍　红花　前胡　枳壳　甘草

【功能】祛风除湿，活血通络。

【主治】风湿痹阻，关节肿胀疼痛，火疳结节，目赤疼痛。

【方解】方中羌活、独活、防风祛风胜湿，通痹止痛；苍术、白术健脾燥湿；鸡血藤、忍冬藤舒筋活络；当归、川芎、赤芍、红花养血活血；前胡宣肺退赤；枳壳、甘草调和胃气。

【按语】本方常用于风湿所致巩膜炎。关节疼痛甚者，可加乳香、没药通经活络止痛；肢体重着麻木者，可加薏苡仁、茯苓健脾渗湿。

七、清心降火剂

本类方剂由清心药为主组成。具有清心降火作用，主治心火上炎之眼病。

竹叶泻经汤

【来源】《原机启微》

【组成】黄连　栀子　黄芩　大黄　草决明　羌活　柴胡　升麻　赤芍　泽泻　茯苓　车前子　竹叶　炙甘草

【功能】清心降火，解毒利湿。

【主治】心经蕴热，漏睛疮，泪窍溢脓，红肿热痛。

【方解】方中黄连、栀子、黄芩、大黄清心降火，解毒消脓；草决明、羌活、柴胡、升麻疏风散热，退红消肿；赤芍凉血活血，行滞散结；泽泻、茯苓、车前子、竹叶利尿渗湿，导热下行；炙甘草和胃调中。

【按语】本方乃《原机启微》热积必溃之病的主方。临证主用于急性泪囊炎或慢性泪囊炎之急性期。若热毒较重者，加金银花、野菊花、连翘等清热解毒之品；大便不硬者，可减大黄。

洗　心　散

【来源】《审视瑶函》

【组成】黄连　黄芩　大黄　荆芥穗　防风　当归尾　赤芍　知母　玄参　桔梗　茶汤调下

【功能】清心泻火，散结消滞。

【主治】心火克金，火疳滞结，颗如粟疮，或如榴子，日渐增大，红赤疼痛。

【方解】方中黄芩、黄连、大黄清心泻火；荆芥穗、防风祛风散结；当归尾、赤芍活血消瘀；知母、玄参清心养阴；桔梗载药上行，直达病所；茶汤调下，以加强清凉之功。

【按语】本方乃《审视瑶函》治疗火疳的主方。所谓火疳，即火邪蕴积滞结为疳，故治疗以清火为主。当今常用于心火上承之巩膜炎。若瘀赤较甚者，可加桃仁、红花等活血化瘀之品。

加味洗心散

【来源】《不空和尚·目医三种》

【组成】黄连　黄芩　栀子　龙胆　石膏　连翘　羌活　防风　柴胡　川芎　薄荷　生地黄　白芍　甘草

【功能】清热降火，祛风退翳。

【主治】心肝热甚，蟹睛疼痛，热泪倾出，目赤肿胀。

【方解】方中黄连、黄芩、栀子、龙胆、石膏清泻心肝热毒；连翘助前药清热解毒；羌活、防风、柴胡、川芎、薄荷祛风止痛；生地黄、白芍凉血养阴，又可监制温燥药伤阴耗液；甘草调和诸药。

【按语】本方系以清心泻肝为主要作用的方剂。临证常用于化脓性角膜溃疡，或角膜穿孔虹膜脱出而仍目赤疼痛明显者。

洗心汤

【来源】《审视瑶函》

【组成】黄连　炒栀子　生地黄　当归尾　菊花　木通　甘草

【功能】清心降火。

【主治】心经积热，四眦赤涩，胬肉突起，痒痛不适。

【方解】方中黄连、炒栀子清心降火；生地黄、当归尾凉血活血；菊花祛风清热；木通导热下行；甘草调和诸药。

【按语】本方药味不繁，但清心、凉血、活血、祛风、导热均有，临证常用于眦部结膜炎，翼状胬肉进行期，眦部睑缘炎等心火上炎者。

泻心汤(附方：甘草泻心汤)

【来源】《银海精微》

【组成】黄芩　黄连　大黄　连翘　赤芍　车前子　荆芥　薄荷　菊花

【功能】清心泻火，凉血退赤。

【主治】心火炽盛，血翳包睛，甚则堆积如赤肉，眼中赤涩，肿痛泪出。

【方解】本方为清泻心火重剂。方中黄芩、黄连、大黄苦寒清心，泻火解毒，心火清，血脉宁，则赤脉自消；连翘助三黄清心降火，解毒散结；赤芍凉血活瘀；车前子利湿清热；荆芥、薄荷、菊花祛风消肿，止痛止泪；合之为清热泻火、凉血退赤之方。

【按语】本方临床运用较广，如眦部结膜炎、角膜血管翳、急性结膜炎、急性泪囊炎、翼状胬肉进行期以及细菌性角膜炎等而心火较甚者。

【附方】甘草泻心汤(《伤寒论》)：由黄连、黄芩、半夏、干姜、人参、大枣、炙甘草(重用)组成。具有清心温胃，和调寒热的作用。主治寒热错杂，目赤视昏，口腔或阴部溃烂等症。

导赤散

【来源】《目科正宗》

【组成】生地黄　木通　淡竹叶　甘草梢

【功能】清心导热。

【主治】心火目赤，赤脉传睛，心烦溲赤。

【方解】方中生地黄凉心火，清血热；木通降心火，利小便；淡竹叶清心除烦；《目科正宗》认为，甘草梢能退心热，故能降火退赤。合之为清心导热之方。

【按语】前人认为，赤者火也，导赤者导其丙丁之火由溺而泄也。故凡心火目赤，均可用此方导热下行。临证主用于慢性眦部结膜炎，慢性结膜炎。

八、清肝降火剂

本类方剂以清肝降火药为主组成。具有清肝降火等作用，主治肝火所致眼病。肝与胆相表里，清肝即可泻胆，故肝胆实热均可运用本类方剂。

龙胆泻肝汤

【来源】《太平惠民和剂局方》

【组成】龙胆　栀子　黄芩　车前子　泽泻　木通　当归　生地黄　柴胡　甘草

【功能】清肝泻火，利湿清热。

【主治】肝胆实(湿)热，目赤肿痛，翳浮脆嫩，瞳神紧小，绿风内障，实火暴盲。

【方解】方中龙胆大苦大寒，为清泻肝胆要药；栀子、黄芩清热降火；车前子、泽泻、木通清利湿热；当归、生地黄和血养阴，以防苦寒化燥伤阴；柴胡引药入肝；甘草调和诸药。

【按语】本方为清泻肝胆实(湿)热之著名方剂，主治肝胆实(湿)热之内外障眼病。临证可用于感染性角膜炎，葡萄膜炎，闭角型青光眼发作期，急性视神经炎及视网膜炎等属于肝胆实(湿)热者。

龙胆草散

【来源】《普济方》

【组成】龙胆　羌活　防风　菊花　蒺藜　赤芍　茯苓　甘草　温酒调下

【功能】清肝泻火，祛风退翳。

【主治】肝经风热，目赤肿痛，黑睛新翳，胬肉侵睛，热泪时下。

【方解】方中龙胆清泻肝胆之火；羌活、防风、菊花、蒺藜祛风散邪退翳；赤芍凉血退红；茯苓利湿消肿；甘草调和诸药。温酒调下意在助药上行。全方为清热、祛风、退翳之方。

【按语】肝经风热为患，症状多端，内障外障均可见之。故《普济方》列出本方的适应范围为"眼赤暴肿痛，风热上冲，痛连眶睑，眦赤烂，瘀肉侵睛，时多热泪，或因叫怒，有损肝气，及久劳瞻视，风沙土所入，致成内外障翳及一切眼患，悉皆治之。"当今主要用于肝经风热之感染性角膜炎、急性虹膜睫状体炎、翼状胬肉进行期等。

泻肝汤(附方：泻肝饮子)

【来源】《眼科集成》

【组成】龙胆　黄芩　栀子　大黄(酒炒)　柴胡　前胡　荆芥　防风　当归　青皮　木贼　蒺藜　石决明

【功能】清肝泻火，祛风退翳。

【主治】肝经实热，云翳频生，目赤肿痛，眉骨疼痛，热泪时流。

【方解】方中龙胆、黄芩、栀子、酒大黄味苦性寒，直入肝经以泻火；柴胡、前胡、荆芥、防风味辛升散，直入肝经以散风邪；当归、川芎活血理气，消肿止痛；木贼、蒺藜、石决明疏肝平肝，退翳散云。诸药合之，能清泻肝经内热，疏散肝经外风，邪去热清，翳障自消，目自清宁。

【按语】本方与龙胆泻肝汤相似，但本方无利尿渗湿之药，而龙胆泻肝汤少有升散退翳药。因此，本方常以肝胆实火，翳膜骤生者为主，临证常用于感染性角膜溃疡。

【附方】泻肝饮子(《秘传眼科龙木论》)：由大黄、芒硝、细辛、车前子、黄芩、桔梗、知母组成。具有泻肝通腑作用。主治肝火炽盛，头目胀痛，旋螺尖起。

新制柴连汤

【来源】《秘传眼科纂要》

【组成】龙胆　栀子　黄芩　黄连　荆芥　防风　蔓荆子　柴胡　赤芍　木通　甘草

【功能】清肝火，祛风热，退翳膜。

【主治】肝经风热炽盛，黑睛凝脂，瞳神紧小，目赤肿痛，羞明怕日，热泪频流。

【方解】方中龙胆、栀子、黄连、黄芩清肝泻热；荆芥、防风、蔓荆子祛风散热；柴胡既可辛凉祛风，又可引药入肝；赤芍凉血退红；木通利尿清热；甘草调和诸药。合之为清热为主兼以祛风退翳之方。

【按语】《秘传眼科纂要》指出本方主治"目暴痒、暴肿、暴红、暴痛，若一二日后，畏风畏明之甚，见风日则痛如针刺，或泪如汤下，此风而兼热也。"暴者急也，骤也，故本方常用于急性感染性角膜溃疡，急性虹膜睫状体炎等肝热重而又有风邪者。

当归龙胆汤

【来源】《银海精微》

【组成】龙胆　黄连（酒洗）　黄芩（酒洗）　黄柏（酒洗）　石膏　羌活　防风　升麻　甘草　当归　赤芍　柴胡　黄芪　五味子

【功能】清肝泻火，祛风止痛。

【主治】肝胆积热，黑翳如珠，蟹睛疼痛，目赤肿胀，畏明流泪。

【方解】方中龙胆、黄芩、黄连、黄柏苦寒清泻肝胆实热；石膏清胃降火；羌活、防风祛风止泪住痛；升麻、甘草清热解毒；当归、赤芍活血止痛；柴胡引药入肝，还可祛风；黄芪益气托毒；五味子酸收以防黑睛穿破；酒洗三黄，意在引药上行。诸药合之，以清肝泻火祛风止痛为主要作用。

【按语】本方与一般清肝泻火剂不同，既有补气托毒之黄芪，又有味酸收敛之五味子，因此，临证常用于角膜后弹力层突出或角膜穿孔虹膜脱出者。意在防止角膜穿孔或促使溃疡愈合，但五味子酸收，有敛邪之弊，不可多用。

四顺清凉饮子

【来源】《审视瑶函》

【组成】龙胆（酒洗）　黄芩　黄连　桑白皮（蜜制）　熟大黄　枳壳　车前子　生地黄　赤芍　当归　川芎　羌活　防风　木贼　柴胡　炙甘草

【功能】清肝泻火，凉血散瘀。

【主治】火毒外障，肝火炽盛，黑睛凝脂，肥浮脆嫩，黄液上冲，目赤肿胀，畏光流泪。

【方解】方中龙胆、黄芩、黄连、桑白皮清泻脏腑之火，尤泻肝胆之火；熟大黄、枳壳缓泻大便，车前子清利小便，二便通，使邪热火毒从二便出；生地黄、赤芍凉血清热；当归、川芎活血化瘀；羌活、防风、木贼、柴胡祛风退翳；炙甘草益胃和中，以防苦寒伤胃。诸药合之，以清肝泻火、凉血散瘀为长。

【按语】本方为《审视瑶函》治疗凝脂翳之主方，常用于细菌性角膜溃疡。若有前房积脓较多者，为胃火上冲，可加重大黄或配芒硝以通腑泻火；还可加金银花、蒲公英等清热解毒之品。

泻热黄连汤

【来源】《东垣十书》

【组成】龙胆　黄芩　黄连　升麻　生地黄　柴胡

【功能】清肝泻火。

【主治】肝火上炎，目赤疼痛，黑睛翳障，眵泪均多，暴盲。

【方解】方中龙胆、黄芩、黄连清热泻火，退红止痛；配升麻以清热解毒；配生地黄既可清热凉血，又可防苦寒伤阴；柴胡可引药入肝，加强清肝泻胆之力。

【按语】本方虽曰泻热，但以清泻肝胆为主，凡肝火上炎之急性结膜炎、角膜炎、视神经炎等，均可用之。

退 红 良 方

【来源】《中医眼科学讲义》(1964 年版)

【组成】龙胆　栀子　夏枯草　黄芩　连翘　密蒙花　草决明　桑叶　菊花　生地黄

【功能】清肝泻热。

【主治】肝火外障，黑睛新翳，目赤肿痛，赤脉粗大。

【方解】方中龙胆、栀子、夏枯草清肝泻火；黄芩、连翘清热解毒；密蒙花、草决明清肝退翳；桑叶、菊花祛风散热；生地黄凉血滋阴。诸药配合，为清肝泻热之方。

【按语】本方常用于感染性角膜炎之炽盛期，也用于分泌物较多的慢性结膜炎。

神效退翳散

【来源】《普济方》

【组成】龙胆　栀子　黄连　黄芩　大黄　连翘　决明子　防风　荆芥　薄荷　当归　川芎

【功能】清肝泻火，祛风退翳。

【主治】肝火炽盛，黑睛新翳，翳呈溃陷，目赤疼痛，羞明畏日。

【方解】方中龙胆、栀子、黄连、黄芩、大黄清泻肝胆火热；连翘协同前药清热解毒；决明子、防风、荆芥、薄荷祛风清利头目；当归、川芎养血行血，退红止痛。合之为清肝泻火为主，兼以祛风退翳之方。

【按语】本方常用于化脓性角膜溃疡而肝火证候明显者。

九、清脾降火剂

本类方剂由苦寒清热及芳化湿浊药组成。因脾的特性在实证方面常表现为湿热证，以这类方剂既清热又化湿，主治脾经湿热性眼病。脾与胃相表里，清脾也清胃，故脾胃湿热均可运用。

清 脾 散

【来源】《审视瑶函》

【组成】栀子　黄芩　石膏　藿香　陈皮　薄荷　防风　赤芍　升麻　枳壳　甘草

【功能】清脾胃湿热。

【主治】脾胃湿热，土疳，眼睑红肿疼痛，局限性硬结。

【方解】方中栀子、黄芩清热燥湿；石膏清胃降火；藿香、陈皮芳香化湿；薄荷、防风祛风散结；赤芍凉血消肿；升麻清热解毒；枳壳理气和中；甘草协和诸药，合之为清理脾胃湿热火毒之方。

【按语】本方为《审视瑶函》治疗土疳之方，土疳即麦粒肿。临证常用于麦粒肿初期或睑板腺囊肿伴有炎症者。

清脾凉血汤(附方：除风清脾饮)

【来源】《医宗金鉴》

【组成】防风 荆芥 蝉蜕 玄参 连翘 大黄 赤芍 竹叶 白鲜皮 苍术 陈皮 厚朴 甘草

【功能】清脾凉血，疏风化湿。

【主治】脾胃湿热，又夹风邪，椒疮，粟疮，睑内红赤，颗粒累累，刺痒沙涩，羞明流泪。

【方解】方中防风、荆芥、蝉蜕祛风散热止痒；玄参、连翘、大黄、赤芍、甘草清热凉血解毒；白鲜皮清热祛风除湿；苍术、陈皮、厚朴燥湿理气消滞。合之为清脾凉血、疏风化湿之方。

【按语】本方主要用于较重之沙眼、滤泡性结膜炎以及眼睑湿疹等。

【附方】除风清脾饮(《审视瑶函》)：由黄芩、黄连、知母、连翘、桔梗、大黄、芒硝、荆芥、防风、陈皮、玄参、生地黄组成。具有除风清脾凉血作用。主治脾胃湿热，血热壅滞之椒疮、粟疮等病症。

泻黄散

【来源】《小儿药证直诀》

【组成】石膏 栀子 藿香 防风 甘草

【功能】清脾胃湿热。

【主治】脾胃湿热，胞睑红肿疼痛。

【方解】方中石膏、栀子清泻脾胃积热；藿香醒脾化湿；防风升散郁热；甘草调和诸药。

【按语】本方泻黄即泻脾。常用于麦粒肿初期。火毒重者，可加金银花、连翘等清热解毒之品。

凉膈清脾饮

【来源】《审视瑶函》

【组成】黄芩 栀子 石膏 荆芥穗 薄荷 连翘 生地黄 赤芍 甘草 灯心草引

【功能】清脾凉血祛风。

【主治】脾胃蕴热，胞睑红肿，睑内生如鸡冠蚬肉之物，流泪羞明。

【方解】方中黄芩、栀子、石膏、甘草、灯心草清脾胃蕴热；荆芥穗、薄荷、连翘祛风消肿，解毒散结；生地黄、赤芍凉血活血，散瘀行滞。合之为清脾凉血祛风之方。

【按语】本方为《审视瑶函》治疗鸡冠蚬肉之方，鸡冠蚬肉似肉芽之物。临证常用于霰粒肿并有肉芽者。亦可用于眼睑湿疹。

十、清肺降火剂

本类方剂由清肺火药为主组成。具有清肺降火作用，用于肺火所致眼病。

泻肺汤

【来源】《审视瑶函》

【组成】桑白皮 地骨皮 黄芩 知母 麦冬 桔梗

【功能】清肺降火。

【主治】肺火上炎，金疳，状如玉粒，目赤沙涩；或火疳疼痛。

【方解】方中桑白皮、地骨皮、黄芩清泻肺火；知母、麦冬清肺养阴；桔梗载药上浮，引药入经。

【按语】本方为清肺降火之常用方，临证常用于泡性结膜炎、慢性结膜炎。

泻 肺 饮

【来源】《秘传眼科纂要》

【组成】石膏 黄芩 桑白皮 栀子 羌活 荆芥 防风 白芷 连翘 赤芍 木通 枳壳 甘草

【功能】清肺泻火，祛风散结。

【主治】肺火蕴结，火疳，结节高突，红如血色，疼痛。或白睛红赤肿胀，眵多泪少。

【方解】方中石膏、黄芩、桑白皮、栀子清泻肺胃火邪；羌活、荆芥、防风、白芷、连翘祛风散结消肿；赤芍活血以消滞；木通清降通利，导热下行，使热从小便出；前人认为，凡白睛肿胀浮起者，乃肺气逆而上行，故用枳壳理气下气，肺气下降则肿消；甘草调和诸药。

【按语】本方常用于浅层巩膜炎、急性结膜炎、翼状胬肉进行期而肺火较重者。

泻 肺 散

【来源】《眼科集成》

【组成】桑白皮 地骨皮 桔梗 陈皮 甘草 苏木引

【功能】清肺降火，止咳散血。

【主治】肺火上承，咳嗽不已，白睛溢血。

【方解】方中桑白皮、地骨皮清肺降火，金清咳自宁；桔梗宣肺止咳；陈皮化痰止咳；甘草调和诸药。因白睛溢血，加少许苏木活血化瘀，以消散瘀血。

【按语】《眼科集成》将本方治疗大人小儿，因咳而致眼胞黑而肿，白睛红而紫者。立法以清肺止咳为止，意在咳止血自宁。因此，本方常用于因咳嗽而引起的球结膜下出血，甚至眼睑皮下出血者。

治金煎(附方:桑白皮散)

【来源】《目经大成》

【组成】枳壳 杏仁 旋覆花 防风 白菊花 桑白皮 黄连 玄参 黄芩 葶苈子

【功能】清肺化痰。

【主治】肺经痰火，白睛肿胀，日夜疼痛。

【方解】《目经大成》谓："白睛肿胀，肺气中塞也；日夜疼痛，肺火上攻也。中塞者，须散而决，故用枳壳、杏仁、旋覆花、防风、白菊花；上攻者，当寒而下，故用桑白皮、黄连、玄参、黄芩、葶苈子。

【按语】本方由理肺行气，降逆平喘，清肺泻火等药组成。白睛属肺，肺经痰火，宣降失调，肺气壅塞，致白睛肿胀疼痛。本方有宣有降，有清有泻，宣降结合，清泻相调，故凡球结膜之炎性水肿者，均可用之；痰火型之边缘性角膜溃疡者，亦可用之。

【附方】桑白皮散(《审视瑶函》)：即治金煎加天花粉、甘草组成。功用基本相同，主治天行赤热症。

桑白皮汤

【来源】《审视瑶函》

【组成】桑白皮 地骨皮 黄芩 旋覆花 茯苓 泽泻 玄参 麦冬 菊花 桔梗 甘草

【功能】清肺利湿。

【主治】肺经湿热，白涩症，不肿不赤，干涩作痛，视物昏朦。

【方解】方中桑白皮、地骨皮、黄芩、旋覆花清降肺中伏热；《审视瑶函》认为，白涩乃脾肺湿热，故用茯苓、泽泻渗湿以清热；玄参、麦冬清肺润燥；菊花清利头目；桔梗载药上浮，引药入经；甘草调和诸药。合之为清肺养阴、利湿清热之方。

【按语】本方主要用于浅层点状角膜炎，慢性结膜炎而干涩症状明显者。

十一、清胃降火剂

本类方剂以清胃降火药为主组成。具有清胃降火等作用，主治胃火引起的眼病。

清　胃　汤

【来源】《审视瑶函》

【组成】栀子　黄芩　黄连　石膏　荆芥　防风　连翘　陈皮　当归尾　苏子　枳壳　甘草

【功能】清胃降火，散结消肿。

【主治】胃经积热，胞生痰核，眼睑红肿，触之坚硬，灼热疼痛。

【方解】方中栀子、黄芩、黄连、石膏清胃降火，解毒退红；荆芥、防风、连翘祛风止痛，散结消肿；陈皮理气燥湿；当归尾活血行滞；胃以降为顺，用苏子、枳壳利膈宽肠，降胃下气；甘草调和诸药。合之为清胃降火、散结消肿之方。

【按语】《审视瑶函》认为，平昔饮酒过多，好食辛辣炙煿之味，蕴成阳明胃经积热，致眼胞红硬，故用清胃汤治之。临证常用于麦粒肿、炎性睑板腺囊肿之未成脓期。

清　胃　散

【来源】《外科正宗》

【组成】黄连　黄芩　石膏　生地黄　牡丹皮　升麻

【功能】清胃凉血。

【主治】胃经积热，眼丹，眼睑红肿热痛。

【方解】方中黄连、黄芩、石膏清胃降火，清热解毒；生地黄、牡丹皮清热凉血，退红消肿；升麻既可引药入经，又可清热解毒。合之为清胃火、凉血热之方。

【按语】前人认为，睑内责阳明，肿责血热，痛责火盛。用本方清胃火、凉血热，故治眼丹。临证常用于眼睑蜂窝织炎。热毒重者，加金银花、蒲公英等清热解毒之品。

白虎汤（附方：玉女煎）

【来源】《伤寒论》

【组成】石膏　知母　甘草（炙）粳米

【功能】清胃生津。

【主治】阳明热盛，胃火上冲，黑睛生翳，黄液上冲。

【方解】方中石膏清阳明经热，为方中主药；知母清热养胃；粳米、甘草和胃养阴。

【按语】本方乃阳明经证之方，主治大热、大渴、大汗、脉洪大。眼科借其清胃降火，主治胃热上冲之角膜溃疡、葡萄膜炎而有前房积脓者。热毒盛者，可加大青叶、板蓝板、蒲公英、金银花等清热解毒之品；腑实便秘者，又可加大黄、芒硝通腑泻下。

【附方】玉女煎（《温病条辨》）：由石膏、知母、生地黄、玄参、麦冬组成。具有清胃养阴作用。用于胃热阴虚，烦热口渴，视物昏暗，目涩疼痛等症。

十二、清热解毒剂

本类方剂由清热解毒药为主组成。具有清热解毒等作用，主治热毒所致眼病。

五味消毒饮

【来源】《医宗金鉴》

【组成】金银花　野菊花　蒲公英　紫花地丁　紫背天葵

【功能】清热解毒。

【主治】热毒结聚，眼睑疮疖肿毒，黑睛凝脂，黄液上冲，红肿热痛。

【方解】方内五味药物皆能清热解毒，为疮疡肿毒通用药，合用则清热解毒力增强，能退红消肿，解毒疗疮，故治一切疮疡肿毒。

【按语】本方为各科清热解毒通用之方。眼科常用于急性睑腺炎、眼睑蜂窝织炎、眼眶蜂窝织炎、细菌性角膜溃疡、眼内炎等化脓性眼病。

清瘟败毒饮

【来源】《疫疹一得》

【组成】石膏　知母　犀角　生地黄　牡丹皮　赤芍　黄连　黄芩　栀子　连翘　玄参　桔梗　淡竹叶　甘草

【功能】清热解毒，凉血养阴。

【主治】火毒炽盛，气血两燔，目赤肿痛，黑睛凝脂，瞳神紧小，黄液上冲。

【方解】方中石膏、知母清泻阳明气分热邪；犀角（现用水牛角代）、生地黄、丹皮、赤芍清热凉血；黄连、黄芩、栀子、连翘清热解毒；玄参清热养阴；竹叶清心导热；桔梗载药上行；甘草清热解毒，又能调和诸药。

【按语】本方由白虎汤、犀角地黄汤、黄连解毒汤等加减而成。具有清热、凉血、解毒、养阴等作用，当今常用于感染性角膜炎、葡萄膜炎、视网膜脉络膜炎、急性视神经炎等火毒炽盛者。

普济消毒饮

【来源】《东垣十书》

【组成】黄芩　黄连　板蓝根　马勃　升麻　甘草　牛蒡子　连翘　薄荷　僵蚕　柴胡　玄参　陈皮　桔梗

【功能】清热解毒，疏风散邪。

【主治】风热火毒，风赤疮痍，黑睛生翳，眼睑红肿，痒痛交作。

【方解】方中黄芩、黄连、板蓝根、马勃、升麻、甘草清热解毒，退红消肿；牛蒡子、连翘、薄荷、僵蚕、柴胡祛风散邪，止痛止痒；玄参凉血滋阴；陈皮理气行滞；桔梗载药上行，引药上达头目。合之为清热解毒、疏风散邪之方。

【按语】本方原为治大头瘟之剂，方内清热解毒药既可抑制细菌，又可抑制病毒，临证常用于急性眼睑皮肤炎、感染性角膜炎等。

黄连解毒汤

【来源】《外台秘要》

【组成】黄连　黄芩　黄柏　栀子

【功能】清热泻火解毒。

【主治】火毒炽盛，眼睑疮疖肿毒，目赤疼痛，黑睛凝脂，羞明流泪。

【方解】方中黄连泻心火；黄芩泻肺火；黄柏泻肾火；栀子清三焦火。诸味合用，既可清解脏腑热邪，又可清解脏腑毒邪。

【按语】本方清热泻火解毒力强，临证常用于急性睑腺炎、急性泪囊炎、眶蜂窝织炎、细菌性角膜炎等化脓性炎症，并可酌情选加金银花、蒲公英、野菊花、连翘等清热解毒之品。

退　热　散

【来源】《审视瑶函》

【组成】黄连　黄芩　黄柏（盐水炒）　栀子　生地黄　牡丹皮　赤芍　木通　甘草

【功能】清热泻火，解毒凉血。

【主治】火毒外障，目赤肿痛，赤脉纵横，翳如凝脂，黄液上冲。

【方解】方中黄连清心，黄芩清肺，黄柏清肾，栀子清泻三焦，此三黄一子又可解毒；生地黄、牡丹皮、赤芍凉血清热；木通导热下行；甘草调和诸药。合之为清热泻火、解毒凉血之方。

【按语】本方乃《审视瑶函》治疗赤丝虬脉之方，因其本方由黄连解毒汤合凉血清热药组成，故可用于火毒外障。凡细菌性角膜溃疡、眼睑蜂窝织炎等化脓性炎症，均可用之。

内疏黄连汤

【来源】《医宗金鉴》

【组成】黄连　黄芩　栀子　连翘　木香　槟榔　大黄　桔梗　薄荷　当归　赤芍　甘草

【功能】清热解毒，通便泻火。

【主治】火毒炽盛，眼睑诸种疮毒，红肿坚硬，焮热疼痛，或突起睛高，壮热烦渴，尿赤便闭，脉洪实。

【方解】方中黄连、黄芩、栀子、连翘苦寒清热，泻火解毒；木香、槟榔、大黄行气导滞，通腑泻便；桔梗、薄荷辛凉轻宣，祛风散热；当归、赤芍活血行滞，消肿散结；甘草调和诸药。

【按语】本方乃《审视瑶函》治因毒症之方，认为“人为疮疡肿毒，六阳壅塞匆宁，血瘀气滞不和，皆是有余火甚”。故用本方泻火解毒，临证常用于眼睑蜂窝织炎、眼眶蜂窝织炎而腑实不通者。

仙方活命饮

【来源】《外科发挥》

【组成】金银花　天花粉　甘草节　当归　赤芍　乳香　没药　穿山甲　皂角刺　贝母　陈皮　防风　白芷

【功能】清热解毒，活血消肿。

【主治】火毒结聚，眼部疮疡肿毒初起，局部坚硬，红肿热痛。

【方解】方中金银花、天花粉、甘草清热解毒；当归、赤芍活血散结；乳香、没药散瘀止痛；穿山甲、皂角刺活络消肿；贝母、陈皮化痰软坚；防风、白芷祛风止痛。合之为清热解毒、活血消肿之方。

【按语】本方为疮疡肿毒初起之剂，《医宗金鉴》谓“此为疮疡之圣药，外科之首方”。凡眼睑急性化脓性炎症及眼眶蜂窝织炎初起者，均可用之。

银花解毒汤

【来源】《庞氏经验方》

【组成】金银花　蒲公英　炙桑白皮　天花粉　黄芩　龙胆　大黄　蔓荆子　枳壳

【功能】清热泻火，解毒退翳。

【主治】肝胆热毒，黑睛深层混浊，或赤脉贯布，抱轮红赤，或白睛混赤。

【方解】方中金银花、蒲公英、天花粉清热解毒；桑白皮、黄芩、龙胆、大黄清肝泻火；枳壳宽肠理气，蔓荆子祛风退翳。

【按语】本方为庞赞襄经验方，用于角膜基质炎，对于因先天梅毒而具上述症状者效果良好。

还阴解毒汤(附方：解毒散瘀饮)

【来源】《审视瑶函》

【组成】土茯苓　金银花　连翘　甘草　黄连　黄芩　苦参　麦冬　玄参　生地黄　当归　白芍　川芎

【功能】解梅毒，清湿热，养阴液。

【主治】梅毒余毒未清，瞳神紧小干缺，抱轮暗红，畏日羞明，视物昏暗。

【方解】方中土茯苓、金银花、连翘、甘草清热解毒，其中土茯苓擅解梅毒；黄连、黄芩、苦参苦能清热燥湿；麦冬、玄参养阴清热；生地黄、当归、白芍、川芎凉血活血。

【按语】本方乃《审视瑶函》治因毒症之方，主治"梅疮余毒未清，移害于肝肾，以致蒸灼神水窄小，兼赤丝，黑白混浊不清，看物昏眊不明"。临证主用于慢性葡萄膜炎。

【附方】解毒散瘀饮(《眼底出血》)：由龙胆、黄芩、栀子、生地黄、赤芍、金银花、土茯苓、滑石、当归、枳壳、大黄、白花蛇舌草组成。具有清热泻火，解毒散瘀作用。主治热毒结聚，气滞血瘀，目赤疼痛，瞳神紧小，视网膜渗出水肿等症。

十三、清热凉血剂

本类方剂以清热凉血药为主组成。具有清热凉血作用，主治热入营血之眼病。

清　营　汤

【来源】《温病条辨》

【组成】犀角　生地黄　黄连　竹叶心　金银花　连翘　玄参　麦冬　丹参

【功能】清营凉血，解毒养阴。

【主治】热入营血，瞳神紧小，前房积脓，目赤疼痛，畏日羞明，或视网膜广泛渗出水肿。

【方解】方中犀角(现用水牛角代)、生地黄清热凉血；黄连、竹叶心清心泻火；金银花、连翘清热解毒；玄参、麦冬清心养阴；丹参入心，亦能清心。合之为清营凉血、解毒养阴之方。

【按语】本方为温邪传入营分之方，眼科借其清营凉血，用于葡萄膜炎、大块渗出性视网膜病变。血脉属心所主，清营凉血，首必清心，心火清，血脉宁，眼内炎性渗出方能缓解，故方中清心药较多。

犀角地黄汤(附方：加减化斑汤)

【来源】《备急千金要方》

【组成】犀角　生地黄　芍药　牡丹皮

【功能】清热凉血，解毒散瘀。

【主治】血热眼内出血。

【方解】方中犀角(现用水牛角代)专清血分热邪，兼以解毒；生地黄清热凉血；赤芍、牡丹皮凉血止血，兼有化瘀作用，达到止而不留瘀之目的。全方以清血分热邪为主，血得热则妄行，热清血自宁。

【按语】本方原为温热之邪燔于血分而设。眼科借其清热凉血，用于视网膜血管炎及热性传染病等所致眼内出血。

【附方】加减化斑汤(《眼病的辨证论治》)：由生石膏、生石决明、玳瑁片、玄参、生地黄、知母、山药、丹皮、黄连、葛根、青黛、紫草、羚羊角粉、甘草组成。具有清热凉血，泻火解毒作用。主治热入营血，眼底出血，或视网膜渗出水肿等症。

十四、通腑泻火剂

本类方剂含有通腑泻下药，具有通腑泻下作用，主治实热眼病而有腑实不通者。

芍药清肝散

【来源】《原机启微》

【组成】羌活　防风　川芎　柴胡　桔梗　荆芥穗　前胡　薄荷　黄芩　栀子　知母　石膏　滑石　芍药　大黄　芒硝　白术　甘草

【功能】祛风清热，通腑泻下。

【主治】淫热反克，眵多眊矂，紧涩羞明，赤脉贯睛，腑实便秘。

【方解】本方是由表散、清热、通腑诸药组成的多味复方。方中羌活、防风、川芎、柴胡、桔梗、荆芥、前胡、薄荷升发清利，祛风散热；黄芩、栀子、知母、石膏清脏腑之热邪；赤芍凉血清热；滑石清利小便；大黄、芒硝通腑泻便；白术、甘草养胃益中，防寒凉伤脾。

【按语】本方乃《原机启微》为淫热反克之病而设的主方。认为外邪入侵，心火亢盛，反而克制相生之肝木，出现眵多眊矂诸症。临证常用于化脓性角膜炎、急性葡萄膜炎而腑实便秘者。

泻　脑　汤

【来源】《审视瑶函》

【组成】车前子　木通　茯苓　熟大黄　玄明粉　黄芩　茺蔚子　桔梗　玄参　防风

【功能】清热利湿，通腑泻下。

【主治】实热炽盛，鹘眼凝睛，目赤似火，胀于睥间，转动受限，溲涩便结。

【方解】方中车前子、木通、茯苓利尿渗湿；熟大黄、玄明粉通腑泻便，二便通，则火毒邪热从二便出；黄芩清肺降火；茺蔚子清肝明目；桔梗、防风祛风散热；玄参甘寒，既可养阴，又可解毒。合之为清热利湿、通腑泻下之方。邪热清，二便通，目自清宁。

【按语】《审视瑶函》指出，鹘眼凝睛乃三焦闭格，阳邪实盛，亢极之害，风热壅阻，诸络涩滞所致。故用本方祛风、清热、利溲、通便。临证常用于眶蜂窝织炎之眼球突出，酌情选加金银花、蒲公英、野菊花等清热解毒之品。

通脾泻胃汤

【来源】《审视瑶函》

【组成】知母　石膏　黄芩　熟大黄　天冬　麦冬　玄参　茺蔚子　车前子　防风

【功能】清脾泻胃。

【主治】脾胃积热，黄液上冲，目赤肿痛，羞明流泪，大便秘结。

【方解】方中知母、石膏清泻阳明胃热；黄芩清热降火；熟大黄缓下通便泻火；天冬、麦冬、玄参滋阴清热；茺蔚子清肝明目；车前子利湿清热；防风升散郁火。

【按语】本方为清泻脾胃积热之方，常用于前房积脓之症，若积脓量多便闭者，可加芒硝以增强通便泻腑之力。

眼珠灌脓方

【来源】《中医眼科学》

【组成】大黄　玄明粉　瓜蒌仁　枳实　石膏　栀子　黄芩　夏枯草　竹叶　金银花　天花粉

【功能】清热解毒，通腑泻下。

【主治】热毒炽盛，黄液上冲，黑睛凝脂，目赤肿胀，眼痛头痛，大便秘结。

【方解】方中大黄、玄明粉、瓜蒌仁、枳实泻腑峻下；石膏、栀子、黄芩、夏枯草、竹叶清热降火；金银花、天花粉清热解毒。

【按语】眼珠灌脓为实热火毒结聚之证，以本方清热解毒、通腑泻下以减轻局部反应，达到上病下治之目的。临证常用于前房积脓性角膜溃疡以及眼内炎而大便闭结者。

凉膈连翘散

【来源】《银海精微》

【组成】黄芩　黄连　栀子　连翘　大黄　芒硝　薄荷　甘草

【功能】清热降火，通腑泻下。

【主治】火毒炽盛，骤然目赤，肿痛难忍，眵多如脓，黑睛凝脂，大便闭结。

【方解】方中黄芩、黄连、栀子清泻脏腑热毒，退红止痛；连翘清热解毒，散结消肿；大黄、芒硝荡涤肠胃，通腑泻便；薄荷辛散轻扬，清利头目；甘草调和诸药。

【按语】本方一派寒凉，通腑泻下、清热降火之力较强，常用于火毒炽盛之角膜溃疡。畏光流泪甚者，可加防风、荆芥等祛风药。

酒调洗肝散

【来源】《审视瑶函》

【组成】黄芩　栀子　玄参　知母　生地黄　当归尾　桔梗　大黄　玄明粉

【功能】清热凉血，通腑泻下。

【主治】实火攻眼，目痛无时，红赤肿胀，骤生翳障，瞳神紧小，热泪频流，大便闭结。

【方解】方中黄芩、栀子清热降火，又可凉血；玄参、知母滋阴清热，亦可凉血；生地黄、当归尾凉血退赤，活血消瘀；桔梗载药上行，直达病所；大黄、玄明粉清导实热，通腑泻下。诸药合之，可取热清痛止、红退肿消之效。

【按语】《审视瑶函》谓本方主治实热气攻眼，无时痛甚。临证常用于感染性角膜炎、急性虹膜睫状体炎而痛甚便秘者。

十五、祛湿利水剂

本类方剂由祛湿利水药组成。具有通利小便、祛湿清热之作用，主治湿热性眼病。

加减八正散

【来源】《严氏济生方》

【组成】瞿麦　萹蓄　滑石　车前子　木通　灯心草　竹叶　桑白皮　栀子　大黄　生地黄　甘草

【功能】利尿清热祛湿。

【主治】湿热冲眼，赤肿热痛，瞳神紧小，云雾移睛，热泪频流，畏日羞明。

【方解】方中瞿麦、萹蓄、滑石、车前子、木通、灯心草、竹叶清利小便，使湿热从小便出；《本草纲目》云："桑白皮长于利水"，亦能清利湿热；栀子清利三焦；大黄泻下除湿热；生地黄凉血养阴，亦可防利尿伤阴；甘草调和诸药。合之以清热利湿为主要作用。

【按语】本方即《太平惠民和剂局方》八正散加桑白皮、竹叶、生地黄，加强了利尿清热之功。临证常用于湿热型葡萄膜炎以及玻璃体炎性混浊。

猪苓散（附方：五苓散）

【来源】《审视瑶函》

【组成】猪苓　木通　萹蓄　滑石　车前子　苍术　狗脊　大黄　栀子

【功能】利湿清热。

【主治】湿热内障，云雾移睛，眼前黑影飘动。

【方解】方中猪苓、木通、萹蓄、滑石、车前子利湿清热；苍术苦温燥湿；大黄、栀子通利泻下，除下焦湿热；《审视瑶函》认为，本症乃肾弱不能济肝木，故用狗脊补肾。

【按语】本方即《秘传眼科龙木论》猪苓汤加味而成。均治眼前黑影如旌旗、蛱蝶、绦环等状。临证常用于玻璃体炎性混浊。

【附方】五苓散(《伤寒论》)：由茯苓、猪苓、泽泻、白术、官桂组成。具有化气利水作用。主治膀胱不能化气，小便不利，眼底水肿渗出等症。

除湿汤(附方：清脾除湿饮)

【来源】《秘传眼科纂要》

【组成】茯苓　滑石　车前子　木通　黄芩　黄连　连翘　陈皮　枳壳　荆芥　防风　甘草

【功能】利湿清热，祛风止痒。

【主治】湿热外障，眼睑湿疹，糜烂渗水，或睑边赤烂，刺痒。

【方解】方中茯苓、车前子、滑石、木通通利小便，利湿清热；黄芩、黄连、连翘清热解毒，又能燥湿；陈皮苦温化湿；枳壳理气和中；荆芥、防风祛风止痒；甘草调和诸药。

【按语】本方利湿、清热、祛风俱备，常用于湿热型眼睑湿疹、睑缘炎以及药物过敏性眼睑皮肤炎等疾患。

【附方】清脾除湿饮(《医宗金鉴》)：由泽泻、赤苓、苍术、白术、茵陈、栀子、黄芩、连翘、玄明粉、枳壳、甘草、生地黄、麦冬组成。具有清利湿热兼以滋阴作用。主治湿热内蕴，睑肤湿烂等症。

十六、芳香化湿剂

本类方剂以芳香化湿药为主组成。具有芳香醒脾、宣化湿浊作用，主治湿热性眼病。

三　仁　汤

【来源】《温病条辨》

【组成】杏仁　薏苡仁　白蔻仁　半夏　厚朴　滑石　通草　竹叶

【功能】化湿畅中，清热利湿。

【主治】湿热眼病，目赤疼痛，黑睛翳障，瞳神紧小，或视网膜水肿。

【方解】方中杏仁宣肺除湿；薏苡仁健脾运湿；白蔻仁醒脾化湿；半夏、厚朴苦温燥湿；滑石、通草、竹叶清热利湿。湿邪清，热邪无以依恋，则达到湿去热清的目的。

【按语】本方为治疗湿温初起邪留气分的方剂。眼科借以化湿畅中、清热利湿的作用，用于湿热所致之角膜炎、虹膜睫状体炎、中心性浆液性脉络膜视网膜病变等疾患。

甘露消毒丹

【来源】《温病经纬》

【组成】蔻仁　藿香　菖蒲　薄荷　黄芩　连翘　射干　滑石　木通　茵陈　贝母

【功能】芳化湿浊，清热解毒。

【主治】湿热为患，黑睛雾浊，视网膜水肿，视瞻昏渺。

【方解】方中蔻仁、藿香、菖蒲、薄荷芳化湿浊；黄芩、黄连、射干清热解毒；滑石、木通、茵陈利湿清热；贝母清化痰湿。合之为化湿浊、解热毒之方。

【按语】本方清化利湿之力强于三仁汤，临证常用于湿热所致角膜水肿雾浊、黄斑水肿污浊等病变。

清暑汤

【来源】《银海指南》

【组成】藿香　青蒿　滑石

【功能】化湿清热。

【主治】暑湿外障，夏令目赤红肿，眵泪如脓，甚则黑睛生翳，赤涩羞明。

【方解】方中藿香芳香化湿避浊，青蒿苦寒清热解暑；滑石甘淡利尿除湿。暑湿清，诸症自然缓解。

【按语】《银海指南》以本方主治夏月贪凉饮冷，遏抑阳气，以致头痛恶寒，相火上炎，两目红肿，眵泪如脓，甚者色带黄滞，睛珠翳障，及深秋伏暑，发赤涩羞明。认为暑必伤气，藿香辛温通气，暑必兼热，青蒿苦寒清热，暑必夹湿，滑石甘淡除湿。当今常将本方作为夏令暑湿外障的基本方，用于夏季之急性结膜炎，可随症加减，眵多如脓，加金银花、蒲公英、连翘之类以清热解毒；赤涩羞明，加薄荷、荆芥、菊花以祛风散热；汗多伤阴，气阴两虚，可加人参、麦冬以益气养阴。

十七、化痰散结剂

本类方剂由化痰散结药为主组成。具有化痰散结等作用，主治痰湿结聚类眼病。

防风散结汤（附方：活血散结汤）

【来源】《审视瑶函》

【组成】土贝母　陈皮　玄参　天花粉　黄芩　防风　白芷　苍术　前胡　桔梗　赤芍

【功能】化痰散结，兼以清热。

【主治】痰湿互结，胞生痰核，胞内膜外，生颗如豆，坚而不痛。

【方解】方中土贝母、陈皮化痰软坚；玄参、天花粉、黄芩清热解毒；防风、白芷散结消肿；苍术燥湿消痰；前胡、桔梗宣肺去痰；赤芍活血行滞。

【按语】本方与《原机启微》防风散结汤同名，主治大体相同，但本方无红花、苏木，故破瘀散结较之为弱。临证用于较小的睑板腺囊肿或囊肿刮除术后硬结未消者。合并感染者加金银花、连翘、蒲公英等清热解毒之品。

【附方】活血散结汤（经验方）：由玄参、生牡蛎、陈皮、半夏、茯苓、海藻、夏枯草、浙贝母、郁金、丹参、当归组成。具有化痰散结，活血祛瘀作用。主治痰瘀互结，云雾移睛。

化坚二陈丸（附方：黄连温胆汤）

【来源】《医宗金鉴》

【组成】陈皮　制半夏　茯苓　甘草　白僵蚕（炒）　川黄连　荷叶熬汤为丸

【功能】化痰散结。

【主治】痰湿互结，胞生痰核。

【方解】方中陈皮、半夏、茯苓、甘草为二陈汤，乃燥湿化痰、理气和中之基本方剂。白僵蚕以助化痰散结，川黄连、荷叶以清热燥湿，痰清湿除，则痰核可消。

【按语】本方为眼科化痰散结之代表方，常用于睑板腺囊肿。如合并有感染者，加金银花、连翘；结节较硬者，加赤芍、防风。临证亦用于眶内炎性假瘤而属于痰湿互结者。

【附方】黄连温胆汤（《六因条辨》）：由半夏、陈皮、茯苓、甘草、竹茹、枳实、黄连、生姜、大枣组成。具有清热化痰，和胃降逆作用。主治痰火眩晕，目胀视昏。

清痰饮（附方：将军定痛丸）

【来源】《不空和尚·目医三种》

【组成】法半夏　陈皮　茯苓　炒栀子　石膏　黄芩　天花粉　枳壳　青黛　胆南星

【功能】祛风消痰清火。

【主治】头风痰火，头痛目胀，瞳神散大，视物昏朦。

【方解】方中法半夏、陈皮、茯苓燥湿化痰；栀子、石膏、黄芩、天花粉清降痰火；枳壳行气消痰；青黛清肝泻火；胆南星专治经络风痰。痰消火清，则头痛目胀等症可除。

【按语】本方为治头风痰火之方，可用于慢性闭角型青光眼而头痛眼胀者。

【附方】将军定痛丸（《审视瑶函》）：由大黄、黄芩、僵蚕、天麻、半夏、陈皮、桔梗、礞石、白芷、薄荷组成。具有清火涤痰，平肝息风作用。主治痰火肝风，头目胀痛，瞳神散大，视物昏暗。

十八、疏肝解郁剂

本类方剂由疏肝气、解肝郁药物为主组成。具有疏肝解郁作用，主治肝气郁结所致眼病。

逍　遥　散

【来源】《太平惠民和剂局方》

【组成】柴胡　当归　白芍　茯苓　白术　薄荷　煨生姜　甘草

【功能】疏肝解郁，健脾和营。

【主治】肝郁血虚，情志忧郁，视物昏暗，眼胀头痛。

【方解】方中柴胡疏肝解郁，条达肝气；当归、白芍补养肝血，目得血则能视；肝郁不达，乘克脾土，故用茯苓、白术、甘草培土健脾以御木侮；薄荷少许以助柴胡条达肝气；煨生姜数片与归芍相伍，可调和气血。诸药合之，为疏肝解郁、健脾和营之常用方剂。

【按语】肝开窍于目，肝气不舒，情志郁结，气血失调，玄府郁滞，可致气血津液升降出入失调，产生多种眼病，如青盲，暴盲，瞳神紧小，绿风内障，青风内障，翳膜遮睛等，均可疏之解之达之。大凡内障、外障，只要有精神忧郁史，均可运用本方。临证最为常用者，乃视神经萎缩，中心性浆液性视网膜脉络膜病变，开角型青光眼以及抗青光眼术后。

加味逍遥散

【来源】《审视瑶函》

【组成】当归　白芍　柴胡　白术　茯神　甘草　牡丹皮　炒栀子

【功能】达肝气，清郁火。

【主治】肝气郁结，郁久化火，青盲，暴盲，目涩头痛。

【方解】本方为逍遥散加牡丹皮、栀子组成。方中逍遥散疏肝解郁；因郁久化火，火热上承，熏蒸目窍，故用牡丹皮、栀子清泻郁火；不用茯苓而用茯神者，《审视瑶函》认为.大实则火燥，火燥则心神不宁，故用茯神以宁其心也。

【按语】本方常用于视神经萎缩、球后视神经炎、中心性浆液性视网膜脉络膜病变，也用于视网膜静脉阻塞等内障眼病。在古代眼科医籍中，加味逍遥散至少有7首之多，均以柴胡、白芍、当归、薄荷等作为基本方，随症加减。或加香附、青皮以行气止痛；或加黄连、吴茱萸以清热止呕；或加菊花、木贼以祛风清热；或加生地黄、玄参以凉血滋阴；或加羚羊角以凉肝息风；或加猪蹄甲、穿山甲以消障退翳。总之，本方加减灵活，寒热温凉药均可配伍。

解郁逍遥散

【来源】《眼科集成》

【组成】当归　白芍　柴胡　茯苓　薄荷　白蔻仁　川芎　夜明砂　青皮　槟榔　半夏　浙贝母　礞石　菊花　密蒙花　石决明　草决明　谷精草

【功能】疏肝解郁，通利玄府。

【主治】肝气郁结，玄府郁塞，内障，视物昏暗，不红不痛。

【方解】本方为逍遥散去白术加味而成。逍遥散以疏肝解郁为主，加白蔻仁解湿郁；加川芎、夜明砂解血郁；加青皮、槟榔解气郁；加半夏、浙贝母、礞石解痰郁；加菊花、密蒙花、草决明、谷精草、石决明解热郁。郁邪解，则玄府通利。

【按语】《眼科集成》认为，“目盲昏暗，不红不痛，皆由玄府闭塞而神气出入升降之道路不通利所致也”。以本方解气郁、解血郁、解痰郁、解热郁、解湿郁。郁邪解，玄府通利，清气上升，则目自明矣。临证常用于慢性球后视神经炎，视神经萎缩，陈旧性视网膜脉络膜病变。

羚犀逍遥散

【来源】《眼科集成》

【组成】柴胡　当归　白芍　香附　白蔻仁　茯苓　薄荷　僵蚕　羚羊角　犀角（现以水牛角代）　甘草

【功能】疏肝解郁，平肝息风。

【主治】肝气郁结，或怒气伤肝，瞳神散大，头目胀痛。

【方解】方中柴胡、当归、白芍、香附疏肝解郁，调理情志；白蔻仁、茯苓芳化湿浊，渗湿明目；薄荷、僵蚕条达肝气，祛风清利；羚羊角、犀角（现以水牛角代）平肝潜阳，凉肝息风；甘草调和诸药。

【按语】本方在疏肝的基础上又可平肝息风，临证主要用于忿怒暴悖或悲哀过极致青光眼急性发作而头目胀痛者。

开郁行血汤

【来源】《眼科集成》

【组成】柴胡　防风　香附　川芎　赤芍　茵陈　栀子　石膏　泡参　麦冬　天冬　阿胶

【功能】开郁清热，行血养血。

【主治】气郁血滞，郁火上承，目赤眼胀，头痛，视物昏暗。

【方解】方中柴胡、防风、香附疏肝解郁，理气止痛；川芎、赤芍行而不守，活血化瘀；茵陈、栀子、石膏利尿除湿，清解郁热；泡参、麦冬、天冬、阿胶养肝阴，补肝血、平肝气。合之为开郁清热、行血养血之方。

【按语】本方为清补兼施之方，可用于慢性闭角型青光眼，或青光眼术后而眼胀头痛者。

调　气　汤

【来源】《审视瑶函》

【组成】香附　白芍　当归　枳壳　陈皮　茯苓　知母　黄柏　生地黄　甘草

【功能】调理肝气，滋阴降火。

【主治】暴怒伤肝，肝气上逆，瞳神散大，视物昏暗。

【方解】方中香附为调理肝气之要药，郁者可疏，滞者可行，亢者可抑；怒伤肝，肝阴受伤，用白芍、当归益肝阴、养肝血；忿怒暴悖，肝气上逆，胸闷不适，以枳壳、陈皮宽胸理气；肝气横逆脾土，脾湿停聚，用茯苓、甘草健脾渗湿；怒化肝火，火灼肝肾阴液，用知母、黄柏、生地黄滋阴降火。

【按语】本方乃《审视瑶函》治疗瞳神散大之方，组方严谨，切合病机，是治疗原发性青光眼缓解期或青光眼术后之良方。

和　肝　饮

【来源】《眼科集成》

【组成】柴胡　生地黄　白芍　当归　川芎　丹皮　栀子　薄荷　香附　白蔻　茯苓　甘草　蝉蜕　草决明

【功能】解郁清热，化湿退翳。

【主治】肝经郁热，翳膜遮睛，羞明流泪，眉骨隐痛，头顶昏痛。

【方解】本方为丹栀逍遥散去白术加川芎、香附、生地黄、白蔻仁、蝉蜕、草决明组成。丹栀逍遥散能疏肝气，清郁火；加香附以疏肝理气；加川芎以祛风止痛；加生地黄以凉血养阴；加白蔻仁以醒脾化湿；加蝉蜕以退翳除障；加草决明以清肝明目。

【按语】本方常用于肝郁化热之顽固性角膜炎，也可用于眶上神经痛。

甘菊花散

【来源】《太平惠民和剂局方》

【组成】木贼　蒺藜　菊花　防风　木香　甘草

【功能】疏肝退翳。

【主治】肝气壅塞，翳膜遮睛，隐涩难开。

【方解】方中菊花清利头目；木贼、蒺藜退翳除膜；防风祛风疏肝；木香行气通壅；甘草调和诸药。

【按语】本方虽出自于《太平惠民和剂局方》，但《证治准绳》、《普济方》、《银海精微》等多部书均有收载。既可内服，又可制成粉剂点眼。当今常用于角膜炎恢复期而留有云翳者。如有阴虚，可加玄参、麦冬养阴退翳。

七制香附丸

【来源】《目经大成》

【组成】香附

【功能】理气解郁。

【主治】肝气郁结，妇人目疾，或目病在经期加重者。

【方解】香附能利三焦，解六郁，尤为妇科良药，故治妇人目疾。

【按语】本方经七次炮制，非单味香附可比。《目经大成》谓："拣大香附一斤（500g），杵去皮，以童便浸软，制片，初用生姜扭汁渍湿晒干，继用冬酒，继陈米醋，继生紫苏叶，继生艾叶，继生薄荷叶，次第渍洒毕，碾末，百合糊为丸，赤豆大，磁罐封闭听用。妇人一切风热不制，致目淡红微翳，眵泪眊矂，频年不瘥。此盖忧思郁怒，潜伤肝脾，致春升之气不能上营，虽治易愈，未几复来。一回重一回，药遂罔应。香附气芬味香辛，专入肝脾而平蕴结，今渍以七物，非制其悍，实助其能，用疗上症，尤为合适。"

十九、平肝潜阳剂

本类方剂由平肝潜阳药为主组成。具有平肝潜阳等作用，用于肝阳上亢及肝阳化风之眼病。

平肝清火汤

【来源】《审视瑶函》

【组成】夏枯草　白芍　当归　生地黄　枸杞　车前子　连翘　柴胡

【功能】平肝气，清肝火，养肝阴。

【主治】肝阳上亢，头痛眼胀，木疳。

【方解】方中夏枯草平肝潜阳，清降肝火；肝阴不足则肝阳易亢，用白芍、当归、生地黄、枸杞子补肝血，养肝阴，阴足则阳降；车前子养肝明目，疗赤止痛；连翘质轻而浮，清散气分郁热；柴胡引药入肝，直达病所。

【按语】本方乃《审视瑶函》治疗木疳之方。因具平肝清火、滋阴潜阳作用，故本方除用于泡性角膜炎外，还用于高血压之头痛，屈光性眼球胀痛等眼病。

绿风羚羊饮（附方：羚羊角饮子）

【来源】《医宗金鉴》

【组成】羚羊角　玄参　知母　黄芩　茯苓　车前子　大黄　防风　细辛　桔梗

【功能】凉肝息风，清肝泻火。

【主治】肝热炽盛，热极动风，风火攻目，骤发绿风内障，瞳神散大，色呈淡绿，目赤暗紫，头痛如劈，眼胀欲脱，溲赤便结。

【方解】方中羚羊角清肝热、息肝风，为方中主药；玄参、知母、黄芩清热降火，凉血退赤；茯苓、车前子利尿渗湿，大黄通便泻火，二便通，则邪热从二便出；防风、细辛上达头目，祛风止痛；桔梗载药上浮。诸药配合，共奏凉肝息风、清肝泻火之功。

【按语】本方常用于闭角型青光眼发作期。若恶心呕吐者，加法夏、竹茹降逆止呕。

【附方】羚羊角饮子（《审视瑶函》）：由羚羊角、细辛、大黄、芒硝、知母、防风、五味子组成。具有通腑泻热，息风止痛作用。主治腑实便秘，肝火炽盛，目赤疼痛，黑翳如珠等症。

羚羊角丸

【来源】《太平圣惠方》

【组成】羚羊角屑　犀角屑　石决明　栀子　草决明　蔓荆子　车前子　蓝实　甘菊花　独活　防风　甘草

【功能】平肝息风，清热潜阳。

【主治】肝风攻目，绿风内障，瞳神散大，目赤视昏，眼胀头痛。

【方解】肝阳化风，上攻头目，绿风骤发，用羚羊角、犀角（现用水牛角代）、石决明、菊花平肝潜阳，清热息风；目赤视昏，瞳神散大，用栀子、草决明、蔓荆子、车前子、蓝实清热降火，退赤明目；眼胀头痛，用防风、独活祛风止痛；方内甘草调和诸药。

【按语】前人用本方主治绿风内障，当今可用于原发性青光眼发作期。若大便闭结者，可加大黄、芒硝通腑泻下；恶心呕吐者，可加法半夏、竹茹降逆止呕。

羚羊角汤

【来源】《秘传眼科龙木论》

【组成】羚羊角　人参　地骨皮　羌活　车前子　玄参

【功能】平肝息风，补气益脾。

【主治】《审视瑶函》谓本方主治“青风内障，劳倦加昏重，头旋脑胀，眼内痛涩者”。

【方解】肝风上扰，遂成青风，头旋脑胀，用羚羊角平肝息风；劳倦后视昏加重，乃气虚，用人参补脾益气；眼内疼痛，为有风邪，用羌活祛风止痛；眼内干涩，为阴虚，用玄参、地骨皮养阴除涩，车前子养肝明目。

【按语】本方是治疗青风内障之古方，当今主要用于开角型青光眼而眼胀头痛明显者。另：本方加防风、决明子，曰羚羊角散，主治眼浮花乱，渐渐昏朦，成青风内障。

天麻钩藤饮

【来源】《杂病证治新义》

【组成】天麻　钩藤　石决明　栀子　黄芩　川牛膝　益母草　杜仲　桑寄生　夜交藤　茯神

【功能】平肝阳，息肝风，清肝火。

【主治】肝阳上亢，血压增高，头晕目眩，视物昏暗，眼底动脉硬化。

【方解】方中天麻、钩藤、石决明平肝阳，息肝风；黄芩、栀子清肝火；川牛膝、益母草通血脉，活血络；杜仲、桑寄生补益肝肾，潜阳降压；夜交藤、茯神宁心安神。

【按语】本方为潜阳息风之方，常用于高血压眼底病变。若动脉硬化，可加丹参、茺蔚子活血化瘀；视网膜渗出或有出血，可加生地黄、丹皮、女贞子、墨旱莲凉血止血。

羚羊钩藤汤

【来源】《通俗伤寒论》

【组成】羚羊角　钩藤　桑叶　菊花　生地黄　白芍　川贝母　竹茹　茯神　甘草

【功能】平肝息风。

【主治】肝风上扰，头痛眼胀，视物昏花。

【方解】方中羚羊角、钩藤、桑叶、菊花平肝清热息风；生地黄、白芍滋养肝阴；贝母、竹茹化痰通络；茯神养心安神；甘草调和诸药。

【按语】本方为平肝息风之剂。临证常用于高血压眼底改变，或开角型青光眼而头痛眼胀者。

阿胶鸡子黄汤（附方：镇肝熄风汤）

【来源】《通俗伤寒论》

【组成】阿胶　鸡子黄　生地黄　芍药　牡蛎　石决明　钩藤　络石藤　茯神　炙甘草

【功能】滋阴潜阳，平肝息风。

【主治】阴虚阳亢，头晕耳鸣，目胀视昏，心烦少寐。

【方解】方中阿胶、鸡子黄、生地黄、芍药补阴血，养阴液；牡蛎、石决明、钩藤平肝阳，息肝风；络石藤通络脉；茯神养心神；炙甘草与芍药相配，则酸甘化阴，柔肝和中。

【按语】本方常用于阴虚阳亢之青光眼，尤宜于年老阴血亏虚者。

【附方】镇肝熄风汤（《医学衷中参西录》）：由龟甲、玄参、天冬、白芍、龙骨、牡蛎、牛膝、代赭石、川楝子、麦芽、茵陈、甘草组成。具有平肝潜阳，滋阴息风的作用。主治肝阳上亢，肝风内动，面红如醉，目胀耳鸣，视力骤降等症。

二十、活血化瘀剂

本类方剂由行气活血或破血化瘀药为主组成。具有活血化瘀等作用，主治血瘀性眼病或眼内有瘀血者。

桃红四物汤

【来源】《医宗金鉴》

【组成】桃仁 红花 当归 川芎 赤芍 生地黄

【功能】活血祛瘀。

【主治】血瘀或瘀血，视网膜血管阻塞，撞击伤目。

【方解】方中桃仁、红花破血祛瘀；当归、川芎、赤芍养血活血；生地黄凉血止血，寓活中有止之意。

【按语】本方为活血祛瘀常用之方。从整个药物组成看，既破血又养血，既活血又止血，破中有止，止中有活，为临床各科所习用。眼科常用于视网膜静脉或动脉阻塞，玻璃体积血，前房积血，眼组织损伤等血瘀或瘀血性眼病。

通窍活血汤

【来源】《医林改错》

【组成】赤芍 川芎 桃仁 红花 麝香 鲜姜 大枣 老葱白 黄酒煎服

【功能】通窍活血。

【主治】眼底血络阻塞，视力骤降，或眼内出血。

【方解】方中赤芍、川芎、桃仁、红花活血化瘀；麝香芳香通窍，活血通络；鲜姜、大枣调和营卫；老葱通阳活络；黄酒助药力通行血脉。

【按语】本方为《医林改错》治疗干血劳之方。当今取其通窍活血，用于血络瘀阻之各种病症。眼科用于视网膜动脉阻塞者较多，但麝香一般不入煎剂，可兑服。

血府逐瘀汤

【来源】《医林改错》

【组成】桃仁 红花 赤芍 牛膝 川芎 枳壳 柴胡 当归 生地黄 桔梗 甘草

【功能】活血化瘀，行气解郁。

【主治】眼内瘀血，或眼底血管阻塞。

【方解】眼内瘀血形成，用桃仁、红花、赤芍、牛膝破血行瘀；气行则血行，气滞则血滞，用川芎、枳壳行气化瘀；气滞多有肝郁，用柴胡疏肝解郁；肝主藏血，恐破血药耗肝血、伤肝阴，用当归、生地黄养肝血，滋肝阴；病在眼窍，居高位，用桔梗载药上行，直达病所；甘草调和诸药。

【按语】本方为《医林改错》治疗胸中瘀血之方，既活血化瘀，又行气解郁，活血可以行气，行气可以化瘀，符合气血相依理论，乃临床常用之方。眼科主要用于视网膜静脉阻塞，眼底出血或玻璃体积血者。

补阳还五汤

【来源】《医林改错》

【组成】黄芪 桃仁 红花 当归尾 赤芍 川芎 地龙

【功能】补气化瘀，活血通络。

【主治】气虚血瘀，眼内出血，日久不散；或风中经络，风牵偏视。

【方解】方中黄芪补益脾肺之气，气行则血行，血行则瘀消；桃仁、红花活血破瘀；当归尾、赤芍、川芎活血行滞；地龙通经活络。合之共奏补气化瘀、活血通络之功。

【按语】本方常用于中风后半身不遂、口眼㖞斜、言语謇涩等瘀血阻滞脉络、经隧不通之证。眼科取其补气化瘀，常用于视网膜静脉阻塞后期而瘀血不消又有气虚者。也用于麻痹性斜视。

破血红花散

【来源】《银海精微》

【组成】当归尾　赤芍　苏木　红花　川芎　枳壳　黄芪　黄连　栀子　连翘　升麻　大黄　苏叶　白芷　薄荷

【功能】活血化瘀，清热祛风。

【主治】气滞血瘀，风热壅阻，血翳包睛，赤脉下垂，目赤疼痛；或黑翳如珠，蟹睛疼痛；或室女逆经，目赤肿痛。

【方解】方中当归、赤芍、苏木、红花活血消瘀；川芎、枳壳、黄芪行气补气，气行则血行；黄连、栀子、连翘、升麻清热泻火解毒；大黄逐瘀活血，通便泻火；苏叶、白芷、薄荷辛散向上，祛风止痛。瘀滞消，风热清，则诸症可除。

【按语】本方在《银海精微》主治有三：首先是血翳包睛类；次是黑翳如珠类；三是室女逆经类。其共同病机，皆有气滞血瘀与风热壅阻，故均可用本方治疗，但临证用于角膜血管翳者居多。

破　血　汤

【来源】《秘传眼科纂要》

【组成】刘寄奴　红花　苏木　赤芍　丹皮　生地黄　菊花　桔梗　甘草

【功能】破血化瘀，清热凉血。

【主治】血瘀眼病，血灌瞳神，眼底出血，眼组织损伤。

【方解】方中刘寄奴、红花、苏木破血化瘀；赤芍、丹皮、生地黄清热凉血止血；菊花清利头目；桔梗载药上行，直达病所；甘草调和诸药。

【按语】本方以破血为主，但又兼凉血止血作用，意在破血而不出血，止血又不留瘀。眼科常用于外伤性前房积血及玻璃体积血患者。

归芍红花散

【来源】《审视瑶函》

【组成】当归　赤芍　红花　栀子　黄芩　大黄　白芷　连翘　防风　生地黄　甘草

【功能】散瘀清热。

【主治】血瘀热壅，胞睑肿硬，椒疮颗粒累累，目赤疼痛。

【方解】方中当归、赤芍、红花活血散瘀；栀子、黄芩、甘草清热解毒；大黄通便泻火；白芷、连翘、防风散结消滞，生地黄凉血退赤。合之为活血散瘀、清热泻火之方。

【按语】本方为《审视瑶函》治椒疮症之主方。当今常用于沙眼及沙眼角膜血管翳，也用于慢性结膜炎，结节性巩膜炎等血瘀热壅者。

坠血明目饮

【来源】《审视瑶函》

【组成】生地黄　赤芍　当归尾　川芎　牛膝　知母　石决明　白蒺藜　防风　细辛　党参　山药　五味子

【功能】凉血活血,平肝祛风。

【主治】肝热入血,血灌瞳神,眼胀头痛。

【方解】方中生地黄、赤芍、当归尾、川芎凉血活血;牛膝导瘀下行;知母清热降火;石决明、白蒺藜平肝明目;防风、细辛祛风止痛;《审视瑶函》认为"血灌瞳神乃清阳纯和之气已损",故用党参、山药益清阳,五味子敛神光。

【按语】本方为《审视瑶函》治疗血灌瞳神之方。当今临床用于前房积血、玻璃体积血。但若血色鲜红,可不用细辛、党参、山药、五味子。

大黄当归散

【来源】《医宗金鉴》

【组成】黄芩　栀子　大黄　当归　红花　苏木　菊花　木贼

【功能】清热化瘀。

【主治】血分郁热,血灌瞳神。

【方解】方中黄芩、栀子清热凉血;大黄清热逐瘀;当归、红花、苏木活血破瘀;菊花、木贼清利头目。

【按语】本方既可清热凉血,又可活血化瘀。临床常用于血热所致的眼底出血,也用于外伤性前房积血。

经效散

【来源】《审视瑶函》

【组成】犀角(现用水牛角代)　大黄　当归尾　赤芍　柴胡　连翘　甘草梢

【功能】凉血散瘀,清热退翳。

【主治】撞刺生翳,目赤疼痛,畏日羞明。

【方解】方中犀角(现用水牛角代)凉血清热;大黄泻热逐瘀;当归尾、赤芍活血散瘀;柴胡升散退翳;连翘、甘草梢清热解毒。

【按语】本方为《审视瑶函》治疗物损真睛症之方。当今临床常用于外伤性角膜炎,如风热甚者,可加荆芥、防风、黄芩等祛风清热之品。

祛瘀汤

【来源】《中医眼科学》

【组成】川芎　当归尾　桃仁　泽兰　丹参　郁金　生地黄　赤芍　墨旱莲　仙鹤草

【功能】活血化瘀,凉血止血。

【主治】撞击伤目,血灌瞳神。

【方解】方中川芎、当归尾、桃仁、泽兰、丹参、郁金活血祛瘀;生地黄、赤芍、墨旱莲、仙鹤草凉血止血。诸药合之,为活中有止之方。

【按语】本方由两组药物组成,一组为活血祛瘀药,对于眼组织损伤,眼内已出之血,通过活血化瘀,以消散瘀血;一组为凉血止血药,可防止在活血化瘀的同时造成再出血。当今主要用于外伤性眼内出血,如视网膜出血,前房出血等。

分珠散

【来源】《眼科集成》

【组成】蒲黄　苏木　红花　丹参　血竭　乳香　当归尾　大黄　紫草　牡丹皮　槐花　朱砂

【功能】活血化瘀,凉血止血。

【主治】瘀血贯睛，血障，胬肉包睛。

【方解】方中蒲黄、苏木、红花、丹参、血竭、乳香、当归尾行血破血，化瘀除障；紫草、牡丹皮、槐花清热凉血；朱砂有明目作用。

【按语】本方为散剂，活血化瘀药较多，祛瘀力强于祛瘀汤。临证可用于前房积血，角膜血管新生，肉状角膜血管翳等。

没药散

【来源】《太平圣惠方》

【组成】没药　血竭　大黄　芒硝　生地黄　干地黄

【功能】活血逐瘀，通便泻火。

【主治】血灌瞳神，血积不散，头目胀痛不可忍。

【方解】方中没药、血竭逐血消瘀，又能止痛；大黄既可逐瘀血，合芒硝又可通便泻火；地黄凉血止血，且能滋阴。瘀血去，不继续出血，则疼痛可缓解。

【按语】本方治血灌瞳神而疼痛不可忍者。临证常用于前房积血而继发青光眼者。又，本方去生、干地黄，名止痛没药散。

活血汤

【来源】《秘传眼科纂要》

【组成】当归尾　枳壳　桃仁　红花　苏木　乳香　没药　荆芥　防风　白芷　甘草

【功能】活血化瘀。

【主治】撞击伤目，红肿疼痛，血凝紫胀，畏光流泪。

【方解】撞击伤目，组织受损，气血瘀滞，红肿疼痛，血凝紫胀，乃气滞血瘀之表现。用当归尾、枳壳行气活血；用桃仁、红花、苏木破血化瘀；用乳香、没药消肿止痛。畏光流泪为兼有风邪，用荆芥、防风、白芷祛风止泪；甘草缓和药性。

【按语】本方为活血化瘀之方，兼有祛风作用，临床常用于外伤性前房积血及眼底出血，以及外伤性虹膜睫状体炎。

顺经汤

【来源】《审视瑶函》

【组成】当归　川芎　赤芍　柴胡　香附　乌药　青皮　陈皮　桃仁　红花　苏木　玄参　加酒温服

【功能】疏肝调经，活血化瘀。

【主治】室女经闭，倒行逆上冲眼，目赤瘀滞，火疳结节，疼痛畏光。

【方解】室女月经应至而未至，瘀血上冲头目，目赤瘀滞，火疳结节疼痛，为肝郁气滞，血行瘀滞的表现。用当归、川芎、赤芍养血活血以调经；用柴胡、香附、乌药、青皮、陈皮疏肝解郁以顺经；用桃仁、红花、苏木破血化瘀以行经，经行则瘀血下行，目痛则可缓解；方中玄参为滋阴降火药，虑肝郁过久，恐化火伤阴，故用玄参降火以滋阴。

【按语】本方为疏肝调经、活血化瘀之方。《审视瑶函》谓本方主治室女月水停久，倒行逆上冲眼，红赤生翳。临床常用于逆经或停经致目病加重或复发者，如巩膜炎、葡萄膜炎等。

槐花当归散

【来源】《普济方》

【组成】槐花　何首乌　川芎　当归　甘草

【功能】凉血化瘀。

【主治】血灌瞳神，眼目胀痛。

【方解】血灌瞳神新近日浅者，先宜止血，塞其出血之源。用槐花清肝明目，凉血止血；用何首乌缓下通便泻火止血；已出之血，为瘀滞之血，需活血以消瘀。用当归、川芎养血活血，行气止痛；甘草调和诸药。

【按语】本方为止中有活之方，常用于前房积血早期既须止血又须活血的患者。

除风益损汤

【来源】《原机启微》

【组成】熟地黄　当归　白芍　川芎　藁本　前胡　防风

【功能】除风治损。

【主治】眼球穿通伤。

【方解】目以血为本，外伤则伤血，故以熟地黄、当归、白芍、川芎养血和血；受伤之际，七情内移，卫气衰，外风入侵，故用藁本、前胡、防风通疗风邪。

【按语】本方为《原机启微》治疗目被物所伤之主方。当今将此作为眼球穿通伤及内眼手术后之通用方，随症加减。伤初一般将熟地黄易生地黄，白芍易赤芍，当归易当归尾；邪毒入侵者，加黄连、黄芩、金银花、蒲公英等清热解毒之品；瘀滞较甚疼痛剧烈者，加乳香、没药等破血化瘀止痛之品；大便闭结者，加大黄、芒硝等通腑泻下之品。然《原机启微》与今不同，是按受伤经络进行加减的。谓"伤于眉骨者，病自目系而下，以其手少阴有隙也，加黄连疗之；伤于顺者，病自抵过而上，伤于耳者，病自锐眦而入，以其手太阳有隙也，加柴胡疗之；伤于额交巅耳上角及脑者，病自内眦而出，以其足太阳有隙也，加苍术疗之；伤于耳后耳角耳前者，病自客主人斜下，伤于颊者，病自锐眦而入，以其足少阳有隙也，加龙胆草疗之；伤于额角及巅者，病自目系而下，以其足厥阴有隙也，加五味子；眵泪多，羞涩赤肿者，加黄芩疗之；凡伤甚者，从权倍加大黄，泻其败血。"

二十一、止血护目剂

本类方剂由止血药为主组成。具有止血作用，主治眼内外出血。

十　灰　散

【来源】《十药神书》

【组成】大蓟炭　小蓟炭　荷叶炭　白茅根炭　大黄炭　栀子炭　棕榈炭　牡丹皮炭　茜草炭　侧柏叶炭　用鲜藕汁或萝卜汁调服

【功能】凉血止血。

【主治】血热眼内出血。

【方解】方中大蓟、小蓟、茜草、侧柏叶、白茅根、栀子清热凉血止血；棕榈皮收敛止血；荷叶散瘀止血；牡丹皮凉血活瘀；大黄泻热逐瘀；诸药炒炭，以加强止血之力。鲜藕汁或萝卜汁调服，更具清降之功。

【按语】本方为清热凉血止血之常用方剂。眼科常用于眼内出血之早期。因方内有凉血化瘀之品，故止血而不留瘀，然本方以止血为主，为治标之剂，待血止后须审因以治其本。

生　蒲　黄　汤

【来源】《中医眼科六经法要》

【组成】生地黄　牡丹皮　墨旱莲　荆芥炭　生蒲黄　郁金　丹参　川芎

【功能】止血化瘀。

【主治】眼内出血。

【方解】方中生地黄、牡丹皮凉血止血；墨旱莲滋阴止血；荆芥炭入血止血；生蒲黄、郁金、丹参、川芎活血化瘀，消散已出之血。

【按语】本方为止血化瘀之方。眼科常用于前房积血、眼底出血之早期，既可止血又可化瘀，止血而不留瘀。

宁 血 汤

【来源】《中医眼科学》

【组成】生地黄　栀子炭　白茅根　侧柏叶　墨旱莲　仙鹤草　白蔹　白芍　白及　阿胶

【功能】凉血止血

【主治】血热眼内出血。

【方解】方中生地黄、栀子炭、白茅根、侧柏叶、墨旱莲、仙鹤草、白蔹凉血止血；白芍、白及收敛止血；阿胶滋阴止血。

【按语】本方为一派止血药，主要用于眼内出血早期，不可久服，以免止血留瘀，待血止后改用活血化瘀兼以止血之法。

安 珠 散

【来源】《审视瑶函》

【组成】龙胆　黄芩　栀子(炒)　槐花　生地黄　赤芍　当归尾　白芷　荆芥　甘草

【功能】泻肝凉血，止血化瘀。

【主治】肝火眼内出血，瘀血不散。

【方解】方中龙胆、黄芩清肝泻火，炒栀子清热止血；槐花、生地黄凉血止血；赤芍、当归尾凉血化瘀；白芷、荆芥能散能行，可加强化瘀之力，又可导药上行；甘草调和诸药。

【按语】本方为《审视瑶函》治疗瘀血贯睛之方，以清降为主，通过清泻脏腑火热，达到凉血止血的目的。当今常用于前房积血、眼底出血早期。前人主张按季节加药，即春加大黄泻肝，夏加黄连泻心，秋加桑皮泻肺。

二十二、补脾益胃剂

本类方剂由补脾益胃药为主组成。具有补脾益胃作用，主治脾胃气虚性眼病。

补中益气汤(附方：参苓白术散)

【来源】《脾胃论》

【组成】人参　黄芪　白术　当归　升麻　柴胡　陈皮　甘草

【功能】补脾益气，升清举陷。

【主治】脾胃气虚，眼睑下垂，眼睫无力，青盲，夜盲。

【方解】《审视瑶函》曰："是方人参、黄芪、甘草甘温之品，甘者中之味，温者中之气，气味皆中，故足以补中气；白术甘而微燥，故能健脾；当归质润辛温，故能泽土，术以燥之，归以润之，则不刚不柔而土气和矣。复用升麻、柴胡升清阳之气于地道也，盖天地之气一升，则万物皆生，天地之气一降，则万物皆死，观乎天地之升降，而用于升麻、柴胡之意，从可知矣。"补药多滞，故用少量陈皮行气以防滞。脾胃健，清气升，则诸症可愈。

【按语】本方为补脾升清之通用方，常用于临床各科之清气下陷证。眼科主用于重症肌无力之眼睑下垂，原发性视网膜色素变性，视神经萎缩，以及因读书镌刻、勤劳伤神之视疲劳等病症。

【附方】参苓白术散(《太平惠民和剂局方》):由人参、茯苓、白术、山药、扁豆、莲子肉、薏苡仁、砂仁、陈皮、桔梗、甘草组成。具有补脾益肺,运湿开胃作用。主治脾胃虚弱,少气懒言,便溏腹胀,视物昏暗等症。

调中益气汤

【来源】《审视瑶函》

【组成】人参　黄芪　升麻　柴胡　木香　苍术　陈皮　甘草

【功能】调中益气。

【主治】脾胃不调,中气虚弱,神水将枯,两目紧涩,不能瞻视,或气虚头痛。

【方解】《审视瑶函》曰:"脾胃不调者,肠鸣飧泄膨胀之类是也;气弱者,言语轻微,手足倦怠,目暗不明也。补可以去弱,故用人参、黄芪、甘草甘温之性能补,则中气不弱,而目能视矣。苍术辛燥,能平胃中敦阜之气;升麻、柴胡轻清,能升胃家陷下之气;木香、陈皮辛香,去胃中陈腐之气。夫敦阜之气平,陷下之气升,陈腐之气去,宁有不调之中乎!"

【按语】本方与补中益气汤大同小异,均用于脾胃气虚,清气下陷之病症。但本方兼有行气止痛之力,可用于气虚头痛,如视疲劳之头痛等。另《眼科集成》之调中益气汤,即本方加当归、川芎、夜明砂,陈皮易青皮。

助阳活血汤

【来源】《原机启微》

【组成】黄芪　当归　防风　蔓荆子　白芷　柴胡　升麻　炙甘草

【功能】补气升清。

【主治】脾胃气虚,清气不升,眼睫无力,常欲垂闭,或隐涩难开,视物昏花。

【方解】方中黄芪、炙甘草补脾益气;当归和血补血;防风、蔓荆子、白芷疗风升阳;柴胡、升麻升脾胃清阳。诸药合之,共奏补气升清之功。

【按语】本方系《原机启微》主治七情五贼劳役饥饱之病的方剂之一,认为七情内伤,五贼外攘,饥饱不节,劳役异常,脾胃受伤,生化不足,致成眼睫无力诸症。临证可用于视疲劳之眼睑常欲垂闭,或角膜炎后期之隐涩难开,或白内障早期之视物昏花。

益气聪明汤

【来源】《原机启微》

【组成】黄芪　人参　甘草　升麻　葛根　蔓荆子　白芍(酒炒)　黄柏(酒炒)

【功能】补气升清,聪耳明目。

【主治】脾虚气陷,内障初起,视物微昏,或耳鸣耳聋。

【方解】《审视瑶函》谓本方"以黄芪、人参之甘温,治虚劳为君;甘草之甘平,承接和协;升麻之苦平微寒,行手阳明、足阳明、足太阴之经为臣;葛根之甘平,蔓荆子之辛温,皆能升发为佐;芍药之酸微寒,补中焦,顺血脉;黄柏之苦寒,治肾水膀胱之不足为使。酒制又炒者,因热用也。"脾气健,清气升,耳目得养,则耳聪目明。

【按语】本方常用于脾气虚弱之老年性早期白内障及神经性耳鸣耳聋。若无虚热者,黄柏可去之。

大补参芪丸

【来源】《秘传眼科纂要》

【组成】人参　黄芪　白术　茯苓　当归　枸杞　生地黄　石斛　川芎　菖蒲　甘草

【功能】补脾益气。

【主治】脾胃气虚，夜盲，青盲。

【方解】方中人参、黄芪、白术、茯苓益脾气，补脾阳；当归、枸杞、生地黄、石斛补肝血，养肝阴；川芎畅血中之气，菖蒲通利眼中玄府；甘草调和诸药。

【按语】本方以补脾胃为主，可用于脾胃气虚之视网膜色素变性，视神经萎缩。

升阳益胃汤（附方：归脾汤）

【来源】《目科捷径》

【组成】党参　黄芪（炙）　白术　茯苓　厚朴　甘草（炙）　升麻　黄小米（炒）

【功能】补脾益气。

【主治】脾胃气虚，青盲，夜盲，视物不明。

【方解】方中党参、炙黄芪、炙甘草补脾益气；白术、茯苓健脾运湿；厚朴化湿行气；升麻升脾胃清阳；黄小米养胃补虚。诸药合之，为补气健脾之方。

【按语】本方常用于脾胃气虚之视神经萎缩、视网膜色素变性以及视疲劳等病症。若兼瘀滞者，可加丹参、当归、牛膝等活血化瘀之品。

【附方】归脾汤（《济生方》）：由当归、人参、黄芪、白术、茯神、酸枣仁、远志、木香、桂圆肉、甘草、生姜、大枣组成。具有补脾养心，气血双补的作用。用于心脾亏虚，气血不足，心神不宁之心悸失眠，头昏目暗等症。

神效黄芪汤（附方：补肺汤）

【来源】《审视瑶函》

【组成】人参　黄芪　甘草（炙）　白芍　蔓荆子　陈皮

【功能】补脾益气。

【主治】脾胃气虚，眼睫无力，不耐久视，睛痛昏花，紧涩羞明。

【方解】方中人参大补元气；黄芪、炙甘草补脾肺之气；白芍和营止痛；蔓荆子祛风止痛；陈皮理气防滞。合之为补脾益气之方。

【按语】本方乃《审视瑶函》治皮急紧小症之方。临床常用于脾胃气虚之上睑下垂、视疲劳以及视神经萎缩等症。也用于慢性角膜炎之紧涩羞明。

【附方】补肺汤（《永类钤方》）：由人参、黄芪、熟地黄、五味子、桑白皮、紫菀组成。具有补肺肾，止冷泪的作用。主治肺肾不足，冷泪时流等症。

二十三、补益气血剂

本类方剂由补气与补血药组成。具有补益气血作用，主治气血虚弱所致眼病。

八物汤（附方：八珍汤）

【来源】《银海精微》

【组成】人参　黄芪　茯苓　熟地黄　当归　白芍　川芎　菊花

【功能】补益气血。

【主治】气血虚弱，血室涩痛，头痛眩晕，黑睛生翳。

【方解】方中人参、黄芪大补脾肺之气；茯苓补脾运湿；熟地黄、当归、白芍、川芎补血和血，行气止痛；气血充盈，下则充养血室，则血室涩痛可愈；上则营养头目，则头痛眩晕可止；因虚而黑睛生翳，故在补虚的基础上用菊花祛风退翳。

【按语】本方即《正体类要》八珍汤去白术、甘草加黄芪、菊花组成。以补益气血为主，临证常用于气血虚弱之慢性角膜炎、视神经萎缩、视网膜色素变性等眼病。

【附方】八珍汤(《正体类要》):由熟地黄、白芍、当归、川芎、人参、白术、茯苓、甘草组成。具有补益气血作用,主治气血不足,视物昏暗,眼睫无力,翳陷不愈,冷泪时流。

十全大补汤(附方:人参养荣汤)

【来源】《目经大成》

【组成】人参 白术 茯苓 甘草 熟地黄 白芍 当归 川芎 黄芪 肉桂 生姜 大枣

【功能】大补气血。

【主治】气血虚损,肌瘦色枯,睛陷视昏。

【方解】方中参、术、苓、草乃四君子汤,为补脾益气之代表方;地、芍、归、芎即四物汤,为补血养血之常用方;加黄芪助四君补脾肺之气,以补阳固卫;加肉桂与白芍相配,以暖阴益营;佐生姜、大枣调和营卫。

【按语】本方能大补气血,临证用于气血虚损之眼底退行性改变,如视神经萎缩、视网膜色素变性、视网膜脉络膜萎缩等。

【附方】人参养荣汤(《太平惠民和剂局方》):即十全大补汤去川芎,加陈皮、远志、五味子组成。其功用、主治基本相同,但本方养心安神作用强。

大补黄芪汤

【来源】《目经大成》

【组成】人参 黄芪 白术 茯苓 当归 地黄 川芎 肉桂 肉苁蓉 山茱萸 五味子 防风 甘草

【功能】大补气血,生津敛汗。

【主治】大病后阴阳气血俱虚,目昏自汗。

【方解】《目经大成》曰:"有因而汗,虽汗无伤;无因而汗,则阳虚矣。大病后自汗且目昏,此克伐太过,阴阳俱虚,乃用十全大补。加肉苁蓉、五味、山茱萸生津液而收耗气;不用白芍用防风者,脏腑无恙,但皮毛之间微有病而欲平也。"

【按语】本方即十全大补汤加减,能大补气血,益阴助阳,生津敛汗。眼科主用于视神经萎缩、视网膜色素变性等眼病。

冲和养胃汤(附方:托里消毒散)

【来源】《原机启微》

【组成】人参 黄芪 白术 茯苓 当归 白芍 升麻 葛根 羌活 柴胡 防风 五味子 甘草 煎后再入生姜、黄芩、黄连少许后再煎

【功能】健脾升清,益气养血。

【主治】脾虚气弱,清气不升,内障初起,视物微昏,眼前黑花,视一为二。

【方解】方中人参、黄芪补脾益气;白术、茯苓健脾运湿;当归、白芍补血和营;升麻、葛根、柴胡助补药升清;羌活、防风升发清利;《原机启微》认为,因肝木不平,内夹心火,故可在水煎后再佐少许黄芩、黄连清心,五味子敛百脉之沸,生姜散邪;甘草调和诸药。

【按语】本方常用于脾胃气虚型之早期白内障。如无心火,可去黄芩、黄连等寒凉药。

【附方】托里消毒散(《医宗金鉴》):由人参、黄芪、白术、茯苓、皂刺、桔梗、当归、白芍、川芎、金银花、白芷、甘草组成。具有补益气血,托毒排脓作用。主治气血亏虚,脓毒难溃,或溃后脓水常溢,不能自敛。

柴胡参术汤

【来源】《审视瑶函》

【组成】人参 白术 熟地黄 白芍 当归 川芎 青皮 柴胡 甘草

【功能】补益气血，调理肝气。

【主治】怒伤元阴元阳而致暴盲。

【方解】《审视瑶函》曰："肝主怒，怒伤肝，肝伤故令人眼目昏花，视物不明。怒伤元阴，血虚必矣，故用芎、归、白芍、熟地以养荣；怒伤元阳，气虚必矣，故用人参、白术、甘草以益卫。青皮疏肝，柴胡泻肝。"

【按语】本方为《审视瑶函》主治暴盲方之一。本方除能补益气血外，还能疏肝理气，常用于大怒时气血上逆，致视网膜血管阻塞，又有气血虚弱者。也用于球后视神经炎而体虚者。

香贝养荣汤

【来源】《医宗金鉴》

【组成】人参 白术 茯苓 甘草 熟地黄 白芍 当归 川芎 香附 贝母 陈皮 桔梗 生姜 大枣

【功能】补气益血，化痰散结。

【主治】气血亏虚，痰湿互结，颈项瘰疬，风轮赤豆。

【方解】本方由八珍汤加味组成。方中参、术、苓、草健脾益气；地、芍、归、芎补血养血；香附疏肝理气，行滞散结；陈皮、贝母行气运湿，化痰散结；桔梗载药上行，以达病所；生姜、大枣调和营卫。诸药配合，耐心调治，可取脾健津液布，气顺痰自消之功。

【按语】本方为治体虚而有颈部淋巴结核之方。眼科取其能补养气血，又能化痰散结之功，常用于小儿禀赋不足，对结核杆菌过敏而致束状角膜炎者。

二十四、补血养目剂

本类方剂由补养血液药为主组成。具有补血生血作用，主治血虚性眼病。

四 物 汤

【来源】《太平惠民和剂局方》

【组成】熟地黄 当归 白芍 川芎

【功能】补血调血。

【主治】一切血虚，内障目昏，青盲，夜盲。

【方解】本方为补养血液的基本方，方中熟地黄滋阴补血；当归养血和血；白芍和营理血；川芎行气活血。熟地黄、白芍为血中之血药，当归、川芎为血中之气药，四味相互配伍，可收补而不滞，调和营血之功。

【按语】肝开窍于目，肝血不足，目失濡养，可致视物昏花，青盲、夜盲诸症。本方能补养肝血，肝血足，目得濡养，则视物精明。故临床上常用于肝血不足之视神经萎缩，视网膜变性，中心性浆液性脉络膜视网膜病变等眼病。

当归养荣汤

【来源】《原机启微》

【组成】熟地黄 当归 白芍 川芎 羌活 防风 白芷

【功能】补血养血，祛风止痛。

【主治】血虚兼风，睛珠疼痛不可忍；或眼睫无力，常欲垂闭，久视酸痛；或陷翳，目赤羞明。

【方解】方中地、归、芍、芎为四物汤，能补血养肝；羌活、防风、白芷能升发清阳，祛风止痛。

【按语】本方乃《原机启微》治疗七情五贼劳役饥饱之病的方剂之一。认为七情五贼劳役饥饱，重伤脾胃，脾胃为多血多气之所，脾胃受伤，则血亦病，血养睛，睛珠属肾，今生意已不升发，又复血虚，不能养睛，故出现睛痛不可忍诸症。用本方既补血，又升发。当今临床常用于不明原因的睛珠疼痛，屈光不正引起的视疲劳，以及角膜炎后期溃疡久不修复者。

芎归补血汤

【来源】《原机启微》

【组成】熟地黄　生地黄　当归　白芍　川芎　白术　炙甘草　天冬　牛膝　防风

【功能】补血养肝。

【主治】亡血过多，血虚睛珠疼痛，不能视物，羞明酸涩，眼睫无力，眉骨及太阳穴酸痛。

【方解】《原机启微》曰："此方专补血，故以当归、熟地黄为君；川芎、牛膝、白芍药为臣，以其祛风续绝定痛而通补血也。甘草、白术大和胃气，用以为佐；防风外发，生地黄补肾，天门冬治血热，谓血亡生风燥，故以为使。"

【按语】目赖血养，目得血而能视，若失血过多，血不养睛，故出现睛珠疼痛，不能视物诸症。本方以补血为长，兼有养阴润燥之天冬，祛风止痛之防风，药切病机，诸症可愈。当今临床常用于血虚所致之球后视神经炎，中心性浆液性脉络膜视网膜病变，屈光不正之视疲劳等眼病。

当归活血饮

【来源】《审视瑶函》

【组成】熟地黄　当归　白芍　川芎　黄芪　羌活　防风　薄荷　苍术　甘草

【功能】养血祛风。

【主治】血虚生风，胞轮震跳，即目胞不待人开合，而自牵拽振跳也。

【方解】方中地、归、芍、芎补血养血；黄芪补气生血；苍术燥湿健脾，脾能生血；羌活、防风、薄荷上行祛风；甘草调和诸药。

【按语】血虚日久，肌肤失养而胞轮震跳，属血虚生风。血虚为本，风为标，故以四物补血为主，羌、防等祛风为辅。对于顽固性部分眼轮匝肌痉挛所致眼睑肌肤震跳，为常用之方。

天冬饮子

【来源】《审视瑶函》

【组成】熟地黄　当归　白芍　川芎　茯苓　天冬　知母　茺蔚子　五味子　羌活　防风　荆芥穗

【功能】补血养肝，滋阴祛风。

【主治】血虚夹风，妇人临产，两目忽然不明，灯火不见，头痛。

【方解】方中地、归、芍、芎补血养肝；茯苓健脾利湿；天冬、知母清伏热，养肝阴；茺蔚子凉肝明目；五味子生津，滋肾以柔肝；羌活、防风、荆芥穗祛风止痛。诸药合之，共奏补血养肝、滋阴祛风之功。

【按语】本方乃《审视瑶函》治妊娠目病之方。临证对于妊娠高血压所致视网膜病变可用本方加减。如血压较高者，可加夏枯草、菊花；视网膜血管痉挛者，可加葛根、丹参；视网膜水肿者，可加泽泻、车前仁。

四物补肝散

【来源】《审视瑶函》

【组成】熟地黄　当归　白芍　川芎　香附　夏枯草　甘草

【功能】补肝血，调肝气。

【主治】血虚肝郁，妇人产后，肝血不足，午后至夜，昏花不明。

【方解】《审视瑶函》谓本方“以熟地黄补血，当归养血为君；夏枯草入厥阴，补养血脉为臣；甘草益元气，补脾胃；白芍补脾和血为佐；川芎助清阳之气上升；香附理血气散郁为使”。

【按语】妇人产后，肝血不足，又兼气郁，郁久化火，致午后目昏，治宜补肝、解郁、清火。本方药仅7味，可它既能补肝血，又能解肝郁，还能清肝火，组方严谨，药切病机，是产后目昏常用之方。临证用于妊娠高血压视网膜病变产后之调理方，也用于开角型青光眼早期而午后目昏者。

止泪补肝散

【来源】《银海精微》

【组成】熟地黄　白芍　当归　川芎　蒺藜　木贼　防风　夏枯草

【功能】补肝止泪。

【主治】肝虚流泪，迎风则泪出不止。

【方解】本方由两组药物组成，一组为地、芍、归、芎，以补养肝血为主；一组为蒺藜、木贼、防风、夏枯草，以祛风止泪为长。两组配合，既补肝，又止泪，故用于肝虚流泪。

【按语】本方常用于鼻泪管不完全性阻塞之流泪，也用于老年人因泪小管周围肌肉松弛，收缩无力，虹吸减弱，泪道通畅之流泪，可与黄芪、党参等补气摄泪药配伍。另，《医宗金鉴》之补肝散，与此相同，但主治乌风不足。

养　肝　丸

【来源】《严氏济生方》

【组成】当归　白芍　熟地黄　蕤仁　车前子　防风　枳实

【功能】补养肝血。

【主治】肝血不足，视物昏花，久视无力。

【方解】方中当归、白芍、熟地黄补养肝血；蕤仁、车前子补肝明目；防风升清，枳实调和胃气。诸药配合，共奏补养肝血之功。

【按语】本方为补肝之常用方，宜于肝血不足之中心性浆液性脉络膜视网膜病变及视疲劳等症。方中枳实虽能和胃，但以破气为主，临证宜去之。

二十五、养心安神剂

本类方剂由养心安神药为主组成。具有养心安神等作用，主治心神不宁所致眼病，或兼有心神不宁者。

加味四物汤

【来源】《眼科秘书》

【组成】当归　川芎　熟地黄　白芍　远志　茯神　枣仁　柏子仁

【功能】心神不宁，失眠头昏；或眦角胬肉，淡而不红。

【方解】方中归、芎、地、芍滋补血液，血能养心；远志、茯神、枣仁、柏子仁养心益阴，安神定志。心血足,心神安,则失眠头昏可愈。另,两眦属心,眦角胬肉淡而不红,乃心阴不足的表现,用本方能补养心阴,故前人以此治疗胬肉攀睛症。

【按语】本方由补心血养心神两组药组成,临床用于虚性眼底病而兼有头昏失眠者。

天王补心丹(附方:三才汤)

【来源】《审视瑶函》

【组成】生地黄 酸枣仁 远志 柏子仁 当归 丹参 玄参 天冬 麦冬 五味子 人参 茯苓 桔梗 辰砂为衣

【功能】滋阴养心,安神定志。

【主治】阴亏血少,神志不宁,健忘怔忡,虚烦不眠,大便不利,口舌生疮,目疾日久不愈。

【方解】《审视瑶函》曰:"心者,神明之官也。忧愁思虑则伤心,神明受伤,则主不明,而十二官危,故健忘怔忡;心主血,血燥则津枯,故大便不利;舌为心之外候,心火炎上,故口舌生疮。是丸以生地黄为君者,取其下入足少阴以滋水主,水盛可以伏火,况地黄为血分要药,又能入手少阴也;枣仁、远志、柏仁养心神者也;当归、丹参、玄参生心血者也;二冬助其津液;五味收其耗散;参苓补其气虚;以桔梗为使者,欲载诸药入心,不使之速下也;辰砂为衣,以其入心安神也。"

【按语】本方为滋阴养心安神之方,常用于阴虚血少之神经衰弱。眼科用于内障眼病兼头昏失眠,心神不宁者,或因心神不宁而致某些眼底病复发者。如中心性浆液性脉络膜视网膜病变,慢性葡萄膜炎,白塞综合征等。

【附方】三才汤(《活法机要》):由人参、天冬、生地黄组成。具有益气养阴作用。主治气阴两虚,精神疲乏,口咽干燥,视物昏暗等症。

补水安神汤(附方:生脉散)

【来源】《眼科集成》

【组成】熟地黄 生地黄 白芍 当归 洋参 麦冬 五味子 酸枣仁 茯神 朱砂

【功能】补血安神。

【主治】阴血不足,心肾不交,怔忡健忘,黑夜见光。

【方解】方中熟地黄、生地黄、白芍、当归滋补阴血;洋参、麦冬、五味子滋补心阴;酸枣仁、茯神、朱砂养心安神。全方以补阴血、安心神为主,阴血充盈,肾水上承,心火受制水火互济,则心神安宁,而怔忡健忘诸症可除。

【按语】本方由补阴血、安心神两组药物组成,药味不繁,处方严谨,乃阴血不足心神不宁之常用方。所谓黑夜见光,即夜视精明的表现,乃神光失序所致。临证常用于视神经病变,如乙胺丁醇中毒性视神经炎等。

【附方】生脉散(《内外伤辨惑论》):由人参、麦冬、五味子组成。具有益气养阴生津作用。主治气阴两伤,咽干口渴,视物昏暗等症。

补水宁神汤

【来源】《审视瑶函》

【组成】熟地黄 生地黄 白芍 当归 麦冬 茯神 五味子 甘草

【功能】补水宁神。

【主治】肾水亏虚,心神不宁,神光自现。

【方解】《审视瑶函》曰:"肾水亏虚,真阴不足,故用熟地黄,乃天一生水之剂,大补真阴;生地黄有滋阴退热之效;麦门冬有清心降火之功;补血滋阴,须凭当归、白芍;神光荡漾,昼夜不守，此神思间无形之火妄动也，必用茯神、五味子养精安神定志，能敛元精之气不走；细生甘草降神中之火；非此不能治。若然，则肾水上升，心火下降而神自宁，光亦可定矣。”

【按语】本方为《审视瑶函》主治神光自现症而设。所谓神水自现，即患者自觉如电光闪掣，甚则如火焰霞明，乃肾水不足心神不宁所致。用本方补肾水，则火不妄动；宁心神则光自消除。临证常用于视神经视网膜炎性病变。

补心丸（附方：补心汤）

【来源】《秘传眼科纂要》

【组成】当归　白芍　川芎　生地黄　麦冬　枸杞　茯神　酸枣仁　菊花　甘草　朱砂为衣

【功能】养心安神。

【主治】心阴不足，虚火上炎，小眦赤脉淡红。

【方解】方中当归、白芍、川芎补血养心；生地黄、麦冬、枸杞滋养心阴；茯神、枣仁养心安神；菊花清利头目；甘草调和诸药。

【按语】补心丸实为补养心阴。小眦属心，心阴亏虚，虚火上炎，则小眦赤脉淡红，故临证常用于慢性结膜炎或眦部结膜炎。

【附方】补心汤（《秘传眼科纂要》）：由人参、麦冬、生地黄、当归、知母、黄芪、甘草、远志、桔梗、连翘组成。具有养心降火作用。主治心气不足，心阴亏虚，虚火上炎，赤脉传睛，心烦不眠等症。

七　福　饮

【来源】《目经大成》

【组成】人参　白术　当归　地黄　酸枣仁　远志　甘草

【功能】补益气血，养心安神。

【主治】气血不足，心神不宁，心忡目昏。

【方解】方中人参、白术补益脾胃，脾胃健，则能化生气血；当归、地黄滋补阴血，阴血滋，则肝木能平；酸枣仁、远志宁心交肾，心肾交，则水火济，神自安也。

【按语】本方常用于气血不足心神不宁之中心性浆液性脉络膜视网膜病变，视疲劳症。

二十六、补益肝肾剂

本类方剂由补益肝肾药为主组成。具有滋肝益肾等作用，主治肝肾虚弱之眼病。

六味地黄丸（附方：杞菊地黄丸）

【来源】《小儿药证直诀》

【组成】熟地黄　山茱萸　山药　泽泻　丹皮　茯苓

【功能】滋养肝肾。

【主治】肝肾阴虚，头昏耳鸣，眼内干涩，目昏内障，视瞻昏渺，视物变形。

【方解】方中熟地黄味厚为阴中之阴，能补肾填精；山茱萸味酸收敛，助肾封藏，以补益肝肾；丹皮主宣通，可防山茱萸之酸涩；茯苓通利，可防山药之滞塞；泽泻利小便以泄相火又可行地黄之滞。六药合之，既有熟地黄、山茱萸、山药之三补，又有丹皮、茯苓、泽泻之三泻；既发挥了滋补肝肾之功，又防止了滋阴滞塞之弊。为历代滋补肝肾之良方。

【按语】本方为滋补肝肾之通用方，主治肝肾阴虚诸种病症。眼科用于肝肾阴虚所致各种内外障眼病，但以内障为主，如老年性白内障，玻璃体混浊，陈旧性视网膜脉络膜炎，中心性浆液性脉络膜视网膜病变，视神经萎缩等多种眼病。

【附方】杞菊地黄丸(《医级》)：即六味地黄丸加枸杞、菊花。具有补益肝肾作用，主治肝肾亏虚，眼内干涩，视物昏暗，视一为二，视物变形等病症。

加味六味地黄丸

【来源】《审视瑶函》

【组成】干地黄　茯苓　山茱萸　山药　丹皮　泽泻　枸杞　菊花　北五味　蒺藜

【功能】滋肾固精，养肝明目。

【主治】肝肾阴虚，内障目昏。

【方解】本方由六味地黄丸加味而成。方中六味地黄丸能滋补肝肾，加枸杞、五味子以增强补肝益肾固精之功，加蒺藜、菊花以祛风退障明目。

【按语】《审视瑶函》认为，本方为平和之剂，久服能延年。临证常用于肝肾阴虚之老年性白内障。若肾精虚弱，可加紫河车一具，焙干为末入丸服。

益阴肾气丸(附方：明目地黄丸)

【来源】《原机启微》

【组成】熟地黄　生地黄　山茱萸　山药　牡丹皮　五味子　当归尾　泽泻　茯苓　柴胡　辰砂为衣

【功能】滋阴补肾。

【主治】肝肾阴虚，瞳神散大，目昏如雾露中行，渐见黑花，视一为二，渐变内障。

【方解】本方为六味地黄丸加味而成。方中六味地黄丸滋补肝肾，加生地黄以增熟地黄补肾水，滋真阴；加五味子以收敛瞳神；加当归尾以活血；加柴胡以引药入肝。辰砂为衣者，以通于心故也。

【按语】本方为《原机启微》治疗气为怒伤散而不聚之病而设的处方之一，因肝肾阴虚，精不上承，目失濡养，故出现上述诸症。临证主要用于肝肾阴虚型之老年性白内障。

【附方】明目地黄丸(《审视瑶函》)：即益阴肾气丸之归尾易归身，茯苓易茯神。具有补益肝肾作用，主治肾虚目暗不明，瞻视昏渺。

左　归　丸

【来源】《景岳全书》

【组成】熟地黄　山药　枸杞子　山茱萸　菟丝子　鹿胶　龟胶　川牛膝

【功能】补益真阴。

【主治】真阴不足，眼花耳聋，目视无光或昏黑倦视。

【方解】方中熟地黄、山药、枸杞子、山茱萸、菟丝子补益肾水，滋阴添精；鹿胶、龟胶养肝益肾，阴阳俱补；川牛膝补肾强筋，引药入肾。全方以补益肾水真阴为主，故曰左归丸。

【按语】肾寓真阴真阳，能营养瞳神，涵养神光。若肾精亏虚，真阴不足，精不上承，目失濡养，则出现眼花耳鸣诸症。本方为滋补肾阴之方，有补无泻，故能大补肝肾。凡肝肾阴虚所致各种内障眼病，均可用之。临证主要用于视网膜色素变性，视神经萎缩，老年性白内障而有肝肾阴虚者。

七　仙　丸

【来源】《普济方》

【组成】熟地黄　肉苁蓉　菟丝子　巴戟天　枸杞子　车前子　菊花

【功能】补益肝肾。

【主治】肝肾俱虚，视物昏暗，眼前黑花，或迎风流泪。

【方解】方中熟地黄、肉苁蓉、菟丝子、巴戟天补肾益精；枸杞子、车前子、菊花补肝明目。诸药配合，共奏补益肝肾之功。肝肾足，瞳神得养，则目暗自明。

【按语】本方药力集中，专补肝肾，用于肝肾虚弱之内障眼病。临证常用于视网膜退行性病变，视神经萎缩，老年性白内障等属于肝肾虚弱者。

四物五子丸

【来源】《济生方》

【组成】熟地黄(酒洗)　当归　川芎　白芍　枸杞子　覆盆子　地肤子　车前子(酒蒸)　菟丝子(酒浸炒)

【功能】补肝血，益肝肾。

【主治】肝肾不足，视物昏暗，干涩昏花。

【方解】方中地、归、芍、芎为四物汤，能滋养肝血，补养肝阴；枸杞子等五子质柔多润，能补肾养精，精血足，瞳神得养，则目昏等症可除。

【按语】本方由四物汤与五子组成。因四物中有川芎，乃血中气药，故补血而不滞血；五子中有车前子，为补中有利，故补阴而不滞阴。为内障虚证之常用方。临证常用于视网膜色素变性，高度近视眼底改变，视神经萎缩等眼底退行性病变。

加减驻景丸

【来源】《眼科简易方》

【组成】熟地黄　当归　楮实子　车前子　五味子　枸杞子　菟丝子　川椒

【功能】补肝益肾。

【主治】肝肾亏虚，视物昏暗。

【方解】方中熟地黄、当归补肾养精，养肝补血；楮实子、车前子、五味子、枸杞子、菟丝子补肾滋阴，养肝明目；川椒既可补肝，又可防滞。诸药配合，共奏补肝血，养肾精，补而不滞之功。

【按语】本方主治肝肾亏虚之内障，如视神经萎缩，中心性浆液性脉络膜视网膜病变恢复期，老年性白内障等。

补 肾 丸

【来源】《济生方》

【组成】熟地黄　肉苁蓉　石斛　枸杞子　菟丝子　覆盆子　楮实子　车前子　五味子　磁石　沉香　青盐

【功能】补肝益肾。

【主治】肝肾亏虚，视物昏暗，瞳神不明，渐成内障；亦治坐起生花。

【方解】方中熟地黄、肉苁蓉补肝养血，滋肾益精；石斛养阴明目；枸杞子、菟丝子、覆盆子、楮实子、车前子、五味子滋阴补肝，益精明目；肝肾阴虚，阴不潜阳，易致阳亢，故用磁石平肝潜阳，以防阳亢；上药多为柔润味厚之品，易碍脾生湿，故用沉香温脾行气以防滞；青盐味咸，能引药入肾。全方共奏补肝益肾之功。

【按语】本方主治肾虚内障。临证常用于老年性白内障，眼底退行性病变。

三仁五子丸

【来源】《济生方》

【组成】五味子　枸杞子　菟丝子　覆盆子　车前子　肉苁蓉　熟地黄　柏子仁　酸

枣仁　薏苡仁　当归　茯苓　沉香

【功能】补肝益肾，养心补血。

【主治】肝肾不足，心血亏虚，视物昏暗，远近内障，失眠头昏。

【方解】方中五味子、菟丝子、枸杞子、覆盆子、车前子、肉苁蓉、熟地黄滋补肝肾，益阴养精；柏子仁、酸枣仁养心安神；当归补血养心；茯苓、薏苡仁健脾生血，血又养心；沉香和胃行气，以防滋阴药滞气碍脾。全方共奏补肝益肾、养心补血之功。

【按语】本方以滋补肝肾为主，兼能养心安神。临证用于眼底退行性病变既有肝肾虚弱之目昏目暗、青盲、夜盲，又有头昏失眠、心神不宁者。

九子丸

【来源】《圣济总录》

【组成】枸杞子　菟丝子　五味子　青葙子　决明子　楮实子　地肤子　茺蔚子　蔓荆子

【功能】滋肝养肾，明目退障。

【主治】肝肾阴虚，视物昏暗，渐成内障。

【方解】方中枸杞子、菟丝子、五味子柔肝益肾，滋养肾阴；青葙子、决明子、楮实子、地肤子、茺蔚子清润凉肝，滋养肝阴；蔓荆子性主升浮，引药上达。诸子相合，共奏滋肝养肾，明目除障之功。

【按语】本方由补肝、柔肝、清肝、润肝之子仁药组方，用来滋肝补肾，这是古人的用药经验。临证用于肝肾阴虚之老年性白内障，中心性浆液性脉络膜视网膜病变，视网膜退行性病变，视神经萎缩等病变。

生熟地黄丸(附方:加减地黄丸)

【来源】《审视瑶函》

【组成】熟地黄　生地黄　川牛膝　石斛　枳壳　杏仁　羌活　防风　菊花

【功能】滋阴祛风，升发退翳。

【主治】肝肾阴虚，风邪乘袭，翳膜遮睛，羞明隐涩。

【方解】方中熟地黄、生地黄补肾水，滋真阴；川牛膝性下行，补肝肾；石斛滋胃阴，生津液；枳壳调胃气，和脾胃；杏仁、防风、羌活、菊花性升散，主升发，祛风邪，退翳膜。

【按语】本方乃《审视瑶函》治疗聚开障的主方。聚开障乃黑睛生翳，时聚时散，来去无时，反复发作的外障眼病。临证主要用于肝肾阴虚之病毒性角膜炎。

【附方】加减地黄丸(《原机启微》)：即生熟地黄丸去石斛、菊花，加当归。功能主治基本相同。

石斛夜光丸

【来源】《原机启微》

【组成】天冬　人参　菟丝子　五味子　麦冬　杏仁　茯苓　枸杞　牛膝(酒浸)　生地黄　熟地黄　菊花　蒺藜　石斛　肉苁蓉　川芎　甘草　枳壳(麸炒)　山药　青葙子　防风　黄连　草决明　羚羊角　犀角

【功能】滋阴补肾，清肝明目。

【主治】肝肾阴虚，内障初起，视觉微昏，眼前黑花，或视一为二，神水淡白等症。

【方解】《原机启微》谓：“本方为滋补药也，补上治下，利以缓，利以久，不利以速也。故君以天门冬、人参、菟丝子之通神安神，强阴填精也；臣以五味子、麦门冬、杏仁、茯苓、枸杞子、牛膝、生熟地黄之敛气除湿，凉血补血也；佐以甘菊花、蒺藜、石斛、肉苁蓉、川芎、甘草、枳壳、山药、青葙子之疗风治虚，益气祛毒也；使以防风、黄连、草决明、羚羊角、乌犀之散滞泄热，解结明目药也。”

【按语】本方为大剂复方，用药达25味，集滋阴、凉血、清热、息风、补气、行气诸药于一炉，但以滋阴补肾清肝为主，适用于肝肾阴虚所致内外障眼病。原著主治内障初起，视觉微昏，空中有黑花，神水变淡绿色，次则视物成二，神水变淡白色，久则不睹。神水变纯白色，及有眵泪眊矂等症。临证常用于老年性早期、中期白内障，开角型青光眼及闭角型青光眼术后之调治。

决明夜灵散

【来源】《原机启微》

【组成】夜明砂　石决明(醋煅)　羯羊肝

【功能】补肝明目。

【主治】肝虚，目至夜则昏。

【方解】方中石决明平肝益肾；夜明砂升阳主夜盲；羊肝入药，以肝补肝。

【按语】本方为《原机启微》治疗阳衰不能抗阴之病的主方。临证主用于角膜软化之夜盲期。若食欲不振者，可用苍术末撒于肝内食之。

二十七、滋养肺肾剂

本类方剂由滋阴润肺养肾药组成。具有滋养肺肾的主要作用，主治肺肾阴虚性眼病。

养阴清肺汤(附方：清燥救肺汤)

【来源】《重楼玉钥》

【组成】玄参　生地黄　麦冬　白芍　甘草　牡丹皮　贝母　薄荷

【功能】养阴清肺，化痰止咳。

【主治】肺燥阴虚，咽干声嘶，干咳无痰，眼内干涩，金疳颗粒。

【方解】方中玄参、生地黄、麦冬滋阴增液，润肺养阴；白芍、甘草酸甘化阴，滋生津液；牡丹皮凉血清热以滋阴；贝母润肺，化痰止咳；薄荷轻宣肺气。诸药合之，为养阴清肺之方。

【按语】本方为《重楼玉钥》主治白喉之方。眼科取其养阴清肺之功，用于肺阴不足之泡性结膜炎，束状角膜炎，浅层点状角膜炎。

【附方】清燥救肺汤(《医门法律》)：由杏仁、桑叶、枇杷叶、石膏、阿胶、麦冬、麻仁、人参、甘草组成。具有轻宣外燥，清肺养阴作用。主治肺感外燥，眼内干涩，干咳无痰等症。

百合固金汤

【来源】《医方集解》

【组成】生地黄　熟地黄　玄参　麦冬　百合　当归　白芍　贝母　桔梗　甘草

【功能】养阴清热，润肺化痰。

【主治】肺肾阴虚，虚火上炎，咽干灼痛，干咳咯血，眼干涩痛，或黑睛生翳。

【方解】方中生地黄、熟地黄肺肾同滋；玄参、麦冬滋阴清热；百合养肺滋阴；当归、白芍柔润养血；贝母、桔梗化痰止咳；甘草调和诸药。

【按语】本方为滋养肺肾之方，肺肾阴足，虚火自降。眼科用于肺肾阴亏之眼干燥症，也用于结核性角膜基质炎。

十珍汤

【来源】《审视瑶函》

【组成】生地黄 天冬 麦冬 白芍 当归 人参 知母 地骨皮 牡丹皮 甘草

【功能】滋阴清热。

【主治】肺肾阴虚，眼内干涩，视物昏花，或白睛微红，经久不愈。

【方解】方中生地黄、天冬、麦冬清热滋阴，养肺润燥；白芍、当归柔润养血；人参味甘，大补肺气，气能化阴；知母、地骨皮、牡丹皮、甘草滋阴降火，凉血养阴。诸药合之，可获阴足火降之功。

【按语】本方为《审视瑶函》治疗白涩症之主方。当今常用于肺肾阴虚之浅层点状角膜炎，慢性结膜炎，眼干燥症。

甘露饮

【来源】《太平惠民和剂局方》

【组成】熟地黄 生地黄 天冬 麦冬 石斛 枳壳 黄芩 茵陈 枇杷叶 甘草

【功能】滋肾润肺，清热利湿。

【主治】肺肾阴虚，湿热内蕴，口齿出血，口腔溃疡，内障目昏，瞳神干缺。

【方解】方中熟地黄、生地黄滋养肺肾之阴；天冬、麦冬清肺养阴；石斛滋养肺胃；枳壳、枇杷叶调和胃气；黄芩、茵陈清热利湿；甘草调和诸药。

【按语】本方由滋阴与清利湿热两组药组成，可取滋阴不助湿，利湿不伤阴之效。眼科主用于肺肾阴虚又夹湿热者，诸如老年性白内障，慢性葡萄膜炎，白塞综合征等，只要症见视物昏花，而又舌苔黄腻者，均可用之。

二十八、滋阴降火剂

本类方剂由滋阴药为主辅以清热药组成。具有滋阴降火或滋阴清热作用，主治阴虚火旺性眼病。

知柏地黄丸

【来源】《医宗金鉴》

【组成】熟地黄 山茱萸 山药 泽泻 茯苓 牡丹皮 知母 黄柏

【功能】滋阴降火。

【主治】阴虚火旺，烦热骨蒸，视物昏花，视力下降。

【方解】本方即六味地黄丸加知母、黄柏组成。方中六味地黄丸滋补肝肾之阴，加知母、黄柏清降虚火，阴足火降，诸症自除。

【按语】本方为滋阴降火之代表方，临床运用较广。眼科主要用于阴虚火旺之慢性葡萄膜炎，中心性渗出性脉络膜视网膜炎，中心性浆液性脉络膜视网膜病变，视网膜静脉周围炎，糖尿病视网膜病变，视网膜静脉阻塞，视神经炎等多种内外障眼病。

滋阴地黄丸

【来源】《原机启微》

【组成】生地黄 熟地黄 五味子 当归 天冬 人参 地骨皮 枳壳 黄连 黄芩 甘草

【功能】滋肾养肝，清心降火。

【主治】肝肾阴虚，心火上承，瞳神渐大，视物昏暗，视一为二，内障渐白。

【方解】方中生地黄、熟地黄滋阴养肝，补肾益精；五味子酸寒质浮，收敛瞳神之散大；当归养心血；天冬养心阴；人参养气阴；地骨皮凉血滋阴；枳壳、甘草调和胃气；黄芩、黄连清心降火；柴胡引药入肝。诸药配合，共奏滋肾养肝，清心降火之功。

【按语】本方为《原机启微》治疗气为怒伤散而不聚之病的处方之一。临证常用于老年性白内障，视神经慢性炎症或早期视神经萎缩兼夹心火者。

滋阴降火汤

【来源】《审视瑶函》

【组成】熟地黄　当归　白芍　川芎　生地黄　麦冬　知母　黄柏　黄芩　柴胡　甘草

【功能】滋阴降火。

【主治】阴虚火动，萤星满目。

【方解】方中地、归、芍、芎为四物汤，能补养肝血，滋养肝阴；生地黄与熟地黄相配，麦冬与甘草相配伍，能清润滋阴，生津增液；知母、黄柏、黄芩降火滋阴；柴胡调理肝气。全方以滋阴为主，降火为辅，阴足水自升，水升火自降。

【按语】本方为《审视瑶函》治疗萤星满目症之方。临证常用于肾阴不足、心火上承之早期视网膜静脉周围炎，视网膜静脉阻塞等病症。也用于阴虚火旺之角膜炎性疾患。

加味坎离丸

【来源】《审视瑶函》

【组成】熟地黄　当归　白芍　川芎　女贞子　枸杞子　菊花　知母　黄柏

【功能】滋阴补血，降火明目。

【主治】阴虚血少，虚火上炎，萤星满目。

【方解】方中地、归、芍、芎为四物汤，能补肝血，养肝阴；女贞子、枸杞子滋肾阴，养肾水；菊花清利头目；知母、黄柏清降虚火。诸药合之，共奏滋补肝血、降火明目之功。

【按语】本方曰坎离丸，坎者水也，离者火也，水火相济，则阴阳协调；水火不济，则萤星满目。故以本方补肝阴，滋肾水，水足则火伏，水足则火降；已炎之火，则用知母以清之，黄柏以降之。本方药仅9味，但集补血、滋阴、清降于一炉，组方严谨，正切病机。故《审视瑶函》谓本方："药轻而功用大，火症而取效速，王道之药，无出于此，上盛下虚之人，服之极效。"临证常用于慢性球后视神经炎，视网膜脉络膜炎，老年性白内障而有阴虚火旺者。

通明补肾丸

【来源】《银海精微》

【组成】熟地黄　肉苁蓉　菟丝子　楮实子　枸杞子　人参　五味子　当归　菊花　牛膝　知母　黄柏　青盐

【功能】滋肾阴，降虚火。

【主治】阴虚火旺，玉翳浮满，目昏内障。

【方解】方中熟地黄、肉苁蓉、菟丝子　楮实子、枸杞子滋补肝肾；人参、五味子益气养阴；当归补血养肝阴；菊花明目退障；知母、黄柏清降肾火；牛膝导热下行；青盐味咸，引药入肾。全方共奏滋肾阴、降虚火之功。

【按语】本方为滋阴降火之方，功与知柏地黄丸相近，然本方清利药少，故其滋养肝肾之功较强。临床主用于病毒性角膜炎后期，早期老年白内障，视网膜静脉阻塞，慢性视神经炎等属于阴虚火旺者。

清肾抑阳丸

【来源】《审视瑶函》

【组成】生地黄　枸杞子　当归(酒洗)　白芍(酒洗)　草决明(炒)　知母　黄柏(盐水制)　黄连(酒炒)　寒水石　茯苓　独活

【功能】滋阴清热。

【主治】阴虚夹热,瞳神紧小。

【方解】本方主要由滋阴与清热药组成。方中生地黄、枸杞子滋养肾阴;当归、白芍滋养肝阴;草决明清肝火;知母、黄柏清肾火;黄连清心火;寒水石清胃火;茯苓、独活祛湿。全方共具滋阴与祛湿之功。

【按语】本方系《审视瑶函》主治瞳神紧小症之方。临证主要用于慢性葡萄膜炎既有阴虚又有实火之患者。

二十九、温补肾阳剂

本类方剂多在补肾阴的基础上加温补肾阳药组成。主要具有温补肾阳作用,主治肾阳虚弱所致眼病。

肾　气　丸

【来源】《金匮要略》

【组成】干地黄　山药　山茱萸　泽泻　茯苓　牡丹皮　桂枝　附子(炮)

【功能】温补肾阳。

【主治】肾阳亏虚,命门火衰,高风内障,青盲视昏,瞳神干缺,火疳结节。

【方解】本方即六味地黄丸加肉桂、附子(原方为桂枝,后世多用肉桂)组成。肾为水火之脏,水为阴,火为阳,阴阳互根。故方中用六味地黄丸滋补肾阴;加肉桂、附子以补水中之火,鼓舞肾气,通过水火互补,阴阳协调,则肾气自健,肾阳自振,正切阴生于阳、阳生于阴之理。

【按语】本方出自《金匮要略》,药仅八味,故又名金匮肾气丸或附桂八味丸,是温补肾阳之祖方。古代眼科认为,"目为火户",以清凉药者居多,温补药者较少。当今主要用于肾命火衰之视网膜色素变性,视神经萎缩,慢性葡萄膜炎,巩膜炎等内外障眼病。病种不同,但标准则一,即全身有腰痛脚弱,肢冷便溏,小便清长,舌淡脉弱等肾命虚衰症状者。

右　归　丸

【来源】《景岳全书》

【组成】熟地黄　山药　枸杞子　山茱萸　菟丝子　鹿角胶　杜仲(姜、酒炒)　肉桂　制附子　当归

【功能】温补肾阳。

【主治】肾阳虚弱,命门火衰,高风内障,夜视罔见,青盲视昏。

【方解】方中熟地黄、山药、枸杞子、山茱萸滋补肾阴;菟丝子、鹿角胶、杜仲补益肾精;当归滋补肝血;肉桂、附子温补肾阳;肾阳足、肾精充,则瞳神得养,神光得以温煦,则高风诸症可望获效。

【按语】本方即肾气丸加减而成。功用与肾气丸基本相同,但本方温补肾阳之力较强。主要用于肾阳不足之视网膜色素变性,视神经萎缩等内障眼病。

温经益元散

【来源】《目经大成》

【组成】肉桂　附子(制)　鹿茸　人参　黄芪　白术　当归　酸枣仁　枸杞子　丁香　姜枣调服

【功能】温肾益元,补气养血。

【主治】脾肾阳衰,肾元虚弱,暴盲,夜盲。

【方解】方中肉桂、附子温肾补阳;鹿茸补肾元,益精血;人参、黄芪、白术、当归补气养血;酸枣仁、枸杞子补益心肾;丁香温脾散寒;姜枣调和营血。诸药合之,共奏温肾益元,补气养血之功。

【按语】本方原著主治暴盲。暴盲者,乃寒中太阴、少阴。因寒为阴邪,寒中阴经,两阴相遇,阴寒内盛,血得寒则凝,凝则血运受阻,玄府郁闭,目窍失养而致暴盲。用本方既可温肾助元,又可散寒除邪,正切病机。另,夜盲乃阳衰不能抗阴之病,以本方温肾助阳,温煦神光,故临床上常借本方治疗视网膜色素变性之夜盲。

三十、温中散寒剂

本类方剂由温中散寒药组成。具有温中散寒等作用,主治脾胃虚寒性眼病。

扶阳助胃汤(附方:附子理中汤)

【来源】《目经大成》

【组成】附子(制)　干姜　肉桂　吴茱萸　草豆蔻　益智　人参　白术　甘草　橘皮　白芍

【功能】温中散寒,健脾益气。

【主治】客寒犯胃,胃脘当心而痛,目无所见,脉来沉迟,或治虚肿如浮。

【方解】《目经大成》曰:"胃戊土也。乙肝窍,通于目。邪在胃中,土木争胜,目不见,固理也。脉来沉迟,客寒可知,故用附子、干姜、肉桂、吴茱萸、草豆蔻、益智仁辛热之物以扶阳。邪气既实,正气必虚,故用人参、白术、甘草甘温之品以助胃。其橘皮、芍药,非取其酸辛,一泻土中之木,一利腹中之气欤。虚肿如球,别无痛苦,服此亦效。"

【按语】本方实为脾肾阳虚、寒邪入侵而设。脾胃虚寒,运化失司;肾阳衰弱,气化不利,均可致水湿停聚而出现水肿等症。因此,本方常用于脾肾阳虚之视网膜水肿、眼睑水肿等病症。

【附方】附子理中汤(《太平惠民和剂局方》):由附子、人参、干姜、炙甘草组成。具有温中散寒,补脾益气作用。主治脾胃虚寒,瞳神紧小或干缺等症。

吴茱萸汤

【来源】《审视瑶函》

【组成】吴茱萸　半夏　人参　茯苓　川芎　白芷　陈皮　炙甘草　生姜

【功能】温中散寒,降逆止呕。

【主治】寒入厥阴,头风头痛,四肢厥冷,呕吐涎沫。

【方解】方中吴茱萸温中散寒,降浊止呕;半夏和胃,乃止呕良药;人参、茯苓补脾益气;川芎、白芷祛风止痛;陈皮理气行滞;生姜助吴茱萸散寒,又助半夏温胃止呕。诸药合之,共奏温中散寒,降逆止呕之功。

【按语】本方为《审视瑶函》治疗左右偏头风的处方之一,源于《伤寒论》,主治厥阴头痛,干呕吐涎沫者。临证常用于闭角型青光眼发作期,出现头痛眼胀,干呕肢冷等肝胃虚寒者。

三十一、杀虫消疳剂

本类方剂由杀虫消疳药组成。具有杀虫消疳作用，主治疳积上目。

肥 儿 丸

【来源】《医宗金鉴》

【组成】人参 白术 茯苓 炙甘草 神曲 山楂(炒) 麦芽 使君子 芦荟 黄连 胡黄连

【功能】健脾清热，杀虫消疳。

【主治】脾虚肝热，疳积上目，腹胀便溏，眨目频繁，夜视罔见，或黑睛生翳。

【方解】方中人参、白术、茯苓、炙甘草健脾益气；神曲、山楂、麦芽消食磨积；使君子、芦荟杀虫消疳；黄连、胡黄连清泻疳热。诸药配合，共奏健脾清热、杀虫消疳之功。

【按语】本方为攻补兼施之方，攻者杀其虫积，清其疳热；补者健其脾胃，助其消化。为治疗小儿虫积，消化不良，营养缺乏之角膜软化症之方，宜用于夜盲期及角膜干燥期。

四味肥儿丸

【来源】《证治准绳》

【组成】芜荑 神曲 麦芽 黄连 猪胆汁为丸

【功能】杀虫消疳。

【主治】疳积上目，夜视罔见，目生云翳。

【方解】方中芜荑杀虫消积；神曲、麦芽和胃消食；黄连、猪胆汁清疳泄热。

【按语】本方常用于肠道寄生虫病之小儿营养不良，宜用于角膜软化症之夜盲期及干燥期。若有食欲不振，便溏腹泻等脾虚症状者，可加党参、白术、茯苓以健脾益气。

消疳散(附方:猪肝散)

【来源】《审视瑶函》

【组成】使君子 雷丸 半熟鸡肝蘸药食

【功能】杀虫消疳。

【主治】小儿疳积，夜盲，黑睛生翳。

【方解】方中使君子、雷丸杀虫以消疳；鸡肝能补肝治夜盲。

【按语】本方以杀虫为主，主要用于小儿虫积，以角膜软化症之夜盲期为宜。若黑睛生翳者，加木贼以退翳。

【附方】猪肝散(《银海精微》)：由猪肝、蛤粉、夜明砂、谷精草组成。具有补肝退翳作用。主治疳积上目，夜盲。

消 疳 丸

【来源】《秘传眼科纂要》

【组成】芜荑 使君子 神曲 麦芽 槟榔 青皮 陈皮 木香 香附 三棱 莪术 芦荟 胡黄连 大黄

【功能】消疳清热，破气消积。

【主治】小儿疳积，肚腹胀大，青筋显露，疳热攻目，黑睛生翳，畏光流泪。

【方解】方中芜荑、使君子杀虫消虫积；神曲、麦芽磨食消食积；槟榔、青皮、陈皮、木香、香附行气理滞消腹胀；三棱、莪术破血行气，既消癥积，又消食积；芦荟、胡黄连、大黄清热导泻，既消新积，又消陈积。诸药合之，共奏消疳清热，破气消积之功。

【按语】本方为《秘传眼科纂要》治疳伤目、目闭不开之方。临证常用于角膜软化症之干燥期或穿孔期，局部症状有强烈畏光、目闭不开之症，全身有肚腹胀大、青筋显露等脾虚气滞之症。若肚腹胀满不显，腹内无癥瘕积聚，则三棱、莪术等破血攻积药可去之。

九味芦荟丸

【来源】《目经大成》

【组成】芜荑　雷丸　鹤虱　芦荟　胡黄连　黄连　青黛　木香　青皮　神曲　麝香

【功能】杀虫消积，消疳清热。

【主治】小儿疳积，疳热上目，目生云翳，畏光流泪。

【方解】方中芜荑、雷丸、鹤虱杀虫消积；芦荟、胡黄连、黄连、青黛消疳清热；木香、青皮理肝行滞；神曲为衣，以消食积；《本草正》言麝香，凡气滞为病者，俱宜用之。故用麝香少许以通气也。

【按语】本方为《目经大成》治疗小儿疳积上眼之方。临证主要用于小儿肠道寄生虫病所致营养不良而形成的角膜软化症。

三十二、退翳明目剂

本类方剂由祛风、升发、退翳、除膜、消障等药物组成。具有退翳消膜等作用，主治翳膜遮睛等眼病。

万应蝉花散(附方：蝉花无比散)

【来源】《原机启微》

【组成】蝉蜕　蛇蜕(炙)　羌活　防风　川芎　赤芍　当归　茯苓　苍术　石决明　炙甘草

【功能】祛风退翳。

【主治】远年近日，翳膜遮睛，视物不明。

【方解】方中蝉蜕、蛇蜕能蜕化退翳，除障消膜；羌活、防风升发退翳，祛风散邪；川芎、赤芍、当归活血退翳，养血明目；茯苓、苍术除湿退翳，健脾进食；石决明平肝退翳，除障明目；炙甘草健脾益气，又能调和诸药。

【按语】本方为退翳消膜之传统方，新老翳膜均可月之。但以角膜炎后期，炎症基本消退，角膜上皮开始修复者为宜。又因其有祛风作用，临证亦用于偏正头痛及面部肌肉抽搐痉挛之症。

【附方】蝉花无比散(《审视瑶函》)：即万应蝉花散加蒺藜，功能与主治均相同。

拨云退翳丸

【来源】《普济方》

【组成】防风　白芷　荆芥穗　蔓荆子　菊花　薄荷　木贼　密蒙花　蛇蜕　蝉蜕　楮实子　黄连　瓜蒌根(天花粉)　当归　川芎　甘草

【功能】散风明目，消障退翳。

【主治】云翳遮睛，视物不明，隐痛流泪。

【方解】方中防风、白芷、荆芥穗、蔓荆子、菊花、薄荷辛散轻扬，升发退翳，还能祛风散邪；木贼、密蒙花、蛇蜕、蝉蜕退翳消膜，除障明目；楮实子、黄连、天花粉清热养阴，凉肝明目；当归、川芎活血行滞；甘草调和诸药。

【按语】本方由群队退翳消膜药组成，故云拨云退翳丸，主治角膜炎后期遗留之云翳，用之可望减薄或缩小云翳。近代《药典》之拨云退翳丸，即本方少白芷、防风，加蒺藜、地骨皮、花椒组成。功能主治两者基本相同。

皂角丸

【来源】《东垣十书》

【组成】蛇蜕　蝉蜕　谷精草　木贼　白菊花　刺猬皮（蛤粉炒）　猿猪爪（蛤粉炒）　穿山甲　玄精石　当归　赤芍　川芎　白术　茯苓　人参　龙胆　连翘

【功能】消膜退翳。

【主治】一切障膜，亦治沉翳内障。

【方解】方中蛇蜕、蝉蜕蜕化退翳；谷精草、木贼、白菊花祛风退翳；刺猥皮除障退翳；猿猪爪、穿山甲通经退翳；当归、赤芍、川芎活血退翳；白术、茯苓、人参健脾益气，升清退翳；龙胆、连翘清肝泻热，明目退翳。

【按语】本方由群队退翳药组成，植物药、动物药、矿石药共用，清热药、补气药、养血药兼施，故适用范围广，翳障日浅者，年深日久者，有热者，体虚者，均可用之。然以角膜炎后期遗留瘢痕翳障者为宜。原著对于本方的服法很讲究，需将皂角一半烧灰，炼蜜为丸，如桐子大，每服 30 丸，空心食前杏仁汤下；一半入仙灵脾 30g 为末和匀，每用猪肝夹药煮熟，细嚼并用原汁送下，日服 3 次。亦可与生熟地黄丸交替服用。

开明丸

【来源】《审视瑶函》

【组成】熟地黄　菟丝子　枸杞子　五味子　蕤仁　茺蔚子　决明子　青葙子　地肤子　车前子　防风　细辛　杏仁　葶苈子　麦冬　黄芩　泽泻　官桂　羊肝

【功能】退翳明目，补肝益肾。

【主治】肝肾虚弱，新老内外翳障，视物昏朦。

【方解】内外翳障，年深或日浅，多虚实夹杂，故本方滋补与寒凉兼施。肝肾虚弱，内障初结，视物日昏，故用熟地黄、菟丝子、枸杞子、五味子、蕤仁滋补肝肾，除障明目；外障初结，余邪未尽，故用茺蔚子、青葙子、决明子、地肤子、车前子凉肝清热，退翳明目；防风、细辛辛温升发，退翳除膜；杏仁、葶苈子宣肺气，行肺滞，通络除昏；麦冬养心；黄芩清热；泽泻利湿；内外障翳，肝虚不足，可通用羊肝以补肝；方内官桂少许，既可升发清阳，又可防滋阴助湿。全方以补益肝肾退翳明目为主。

【按语】本方乃《审视瑶函》治疗冰瑕翳之方，冰瑕翳即今之云翳。由于本方滋补肝肾之力较强，临证亦用于老年性白内障，玻璃体混浊，视神经早期萎缩而有肝肾虚弱者。

天麻退翳散

【来源】《审视瑶函》

【组成】天麻　石决明　羌活　防风　荆芥穗　白芷　菊花　蒺藜　蔓荆子　蝉蜕　僵蚕（姜汁炒）　木贼　蒙花　熟地黄　当归　赤芍　川芎　枳壳　黄芩　麦冬

【功能】升发退翳，养肝活血。

【主治】垂帘障，或翳膜遮睛，昏暗不明。

【方解】方中天麻、石决明平肝潜阳，退翳明目；羌活、防风、荆芥穗辛温祛风，升发退翳；白芷、菊花、蒺藜、蔓荆子辛凉祛风，升发退翳；前人认为，翳膜日久，气血已定，需用焮发之品，促使充血，甚至转觉昏肿红赤，以利翳膜再吸收。如《证治准绳·杂病》谓："邪气牢而深者，谓之陷翳，当以焮发之物，使其邪气再动，翳膜乃浮，佐以退翳之药，而更自去也。"焮发之物，即寓有辛散升发之药，故方中用群队辛散轻扬之品。蝉蜕、僵蚕、木贼、密蒙花退翳除膜；熟地黄、当归、赤芍、川芎、枳壳养肝活血，行气消滞；黄芩清余热；麦冬养心阴。全方以升发退翳除膜为主。

【按语】本方乃《审视瑶函》治疗垂帘障的主方。垂帘障生于风轮，从上边而下，不论厚薄，但在外色白者方是。根据本病特点；似与角膜变性相同，但因本方为群队退翳药组成，可用于角膜炎痊愈后遗留的瘢痕翳障，不论厚薄，也不论新久，均可用之。

消 翳 汤

【来源】《秘传眼科纂要》

【组成】荆芥 防风 柴胡 蔓荆子 木贼 密蒙花 当归尾 川芎 枳壳 生地黄 甘草

【功能】升发退翳。

【主治】黑睛白翳。

【方解】方中荆芥、防风、柴胡升发退翳；蔓荆子、木贼、密蒙花明目退翳；当归尾、川芎、枳壳活血退翳；生地黄凉血养阴，又防辛散耗阴；甘草调和诸药。

【按语】原著谓本方主治黑睛白翳而无火者。临证主要用于角膜炎恢复期，红赤基本消退而遗留瘢痕翳障者。

五 退 散

【来源】《太平惠民和剂局方》

【组成】蛇蜕 蝉蜕 蚕蜕 猪蹄 穿山甲 防风 菊花 草决明 石决明 甘草 薄荷汤调服

【功能】退翳除膜。

【主治】翳膜遮睛。

【方解】方中蛇蜕、蝉蜕、蚕蜕蜕化退翳；猪蹄、穿山甲活络退翳；防风、菊花、薄荷祛风退翳；草决明清肝退翳；石决明平肝退翳；甘草调和诸药。

【按语】本方均为退翳之品，原著主治眼中翳障，临证用于角膜云翳、斑翳、白斑等瘢痕翳障。

羊 肝 丸

【来源】《眼科神方》

【组成】羊肝 荆芥 防风 细辛 薄荷 菊花 蝉蜕 蒺藜 木贼 石决明 熟地黄 白芍 赤芍 知母 黄柏 甘草 青盐

【功能】滋阴养肝，退翳明目。

【主治】肝阴不足，翳膜遮睛。

【方解】本方虽名丸剂，但原著是先将群药煎好，再用羯羊肝一块，微火与药同煮，待药侵入羊肝内，弃药食肝，以肝补肝故也。荆芥、防风、细辛辛温发散退翳；薄荷、菊花、蝉蜕、蒺藜、木贼辛凉升散退翳；石决明平肝退翳明目；熟地黄、白芍、赤芍补血养肝和肝；知母、黄柏滋肾清热降火；青盐味咸，引药入肾；甘草调和诸药。

【按语】本方退翳明目兼有补肝肾作用，故用于角膜瘢痕翳障而兼肝肾不足者。

神 效 散

【来源】《圣济总录》

【组成】石决明 黄连 密蒙花

【功能】清热平肝退翳。

【主治】翳膜遮睛，羞明流泪。

【方解】方中石决明平肝潜阳，明目退翳；黄连清心凉肝，退热除翳；密蒙花清肝退翳。

【按语】本方药味虽简，但组方合理，既有清肝药，又有退翳药，临证用于角膜炎后期，肝热未尽瘢痕渐结者。

栀子胜奇散

【来源】《原机启微》

【组成】栀子　黄芩　羌活　防风　蔓荆子　荆芥穗　蛇蜕　密蒙花　谷精草　菊花　木贼　草决明　蒺藜　川芎　甘草

【功能】清热祛风，退翳除障。

【主治】心肺风热，内眦赤脉，根生胬肉，渐侵黑睛，眵泪羞明。

【方解】方中栀子、黄芩清心泻肺；羌活、防风、蔓荆子、荆芥穗辛散祛风；蛇蜕、密蒙花、谷精草、菊花、木贼、草决明、蒺藜退翳消膜；川芎行气消翳；甘草调和诸药。

【按语】本方为《原机启微》治疗奇经客邪之病的处方。临证主要用于进行性翼状胬肉，眦部结膜炎，以及角膜炎后期。

谷精草汤

【来源】《审视瑶函》

【组成】谷精草　菊花　荆芥穗　桔梗　连翘　牛蒡子　龙胆　草决明　玄参　白芍　灯心草

【功能】清热解毒，宣风退翳。

【主治】痘疹入眼，浊害清和，目闭不开，肿痛生翳。

【方解】《本草纲目》谓“谷精草治头风痛，目盲翳膜，痘后生翳”，为方中主药；白菊花助谷精草退翳明目；荆芥穗、桔梗宣散风热；连翘、牛蒡子清热解毒；龙胆、草决明清肝泻热；玄参、白芍清热滋阴；灯心草导热下行。

【按语】本方为《审视瑶函》主治痘疹所致浊害清和症的主要处方。临证主要用于痘苗误入眼内而肝火盛者。

通神散

【来源】《银海精微》

【组成】白菊花　谷精草　绿豆皮　石决明

【功能】清解痘毒，平肝退翳。

【主治】痘疹生翳，目赤疼痛。

【方解】方中菊花、谷精草退翳明目；绿豆皮清热解毒；石决明平肝退翳。

【按语】本方主要用于痘疹所致角膜炎之后期，角膜上皮开始修复，但仍有余热者。

望月丸

【来源】《审视瑶函》

【组成】望月砂　石决明　草决明　谷精草　木贼　防风　当归　白芍　荆芥汤下

【功能】清痘解毒，退翳除膜。

【主治】痘毒入眼，翳膜遮睛。

【方解】方中望月砂明目退翳；石决明平肝退翳；草决明清肝退翳；谷精草、木贼除膜退翳；防风、荆芥祛风退翳；当归、白芍养肝退翳。

【按语】本方均为退翳药组成。然前人主要用于痘疹余毒浊害清和之症，临证用于痘毒入眼所致角膜炎之恢复期。

清 解 散

【来源】《眼科集成》

【组成】石决明 夜明砂 谷精草 菊花 蛤粉 青黛 绿豆壳 黑豆壳 大甘草

【功能】解毒退翳。

【主治】痘疹余毒，黑睛生翳。

【方解】方中石决明、夜明砂、谷精草、菊花平肝清热，明目去翳；蛤粉、青黛、绿豆壳、黑豆壳、大甘草清热解毒，明目退翳。

【按语】本方又名谷精散，为治痘疹余毒、淡红生云之方。临证用于牛痘性角膜炎后期。

消疳退云饮

【来源】《审视瑶函》

【组成】陈皮 厚朴(姜汁炒) 莱菔子(炒) 枳壳(麸炒) 青皮 苍术(米泔水制) 神曲(炒) 黄芩(酒炒) 黄连(酒炒) 栀子(炒黑) 密蒙花 菊花 草决明(炒) 柴胡 桔梗 炙甘草

【功能】消疳清热，退翳明目。

【主治】小儿疳积，脾虚肝旺，肚腹胀满，青筋显露，目劄涩痒，黑睛生翳，羞明流泪。

【方解】小儿疳积，多为饮食不节，脾胃受伤，土不荣木，木气化火，出现脾虚肝旺之证。脾虚气滞，肚腹胀满，青筋显露，故用陈皮、厚朴、莱菔子、枳壳、青皮理气行滞，消胀除满；神曲消食化滞；苍术、炙甘草燥湿健脾。肝热上承，目劄涩痒，黑睛生翳，羞明流泪，故用黄芩、黄连、栀子清肝泻热；密蒙花、菊花、草决明清肝退翳；柴胡解郁热；桔梗载药上浮。全方以消疳清热，退翳明目为主。

【按语】本方系《审视瑶函》治疗疳眼症之方，宜于小儿消化不良导致角膜软化症之初、中期。

二 明 丸

【来源】《圣济总录》

【组成】苍术(米泔水浸7日，逐日换泔，切片，别研青盐同炒黄色，去盐用术) 木贼(童便浸一二日，洗焙)

【功能】燥湿健脾，退翳明目。

【主治】脾虚夜盲，或黑睛生翳。

【方解】方中苍术味苦性温，能燥湿健脾，开胃进食，《太平圣惠方》谓本品能治夜盲；木贼归入肺肝，主目疾，退翳膜。

【按语】本方药仅二味，但苍术能开胃进食，又含维生素A.对于小儿消化不良导致营养缺乏之夜盲期，较为适宜。

海藏地黄散

【来源】《证治准绳》

【组成】熟地黄 生地黄 玄参 当归 黄连 大黄 犀角 木通 羌活 防风 蝉蜕 木贼 谷精草 沙蒺藜 白蒺藜 甘草

【功能】滋肝清肝，祛风退翳。

【主治】阴虚夹热，目赤肿痛，赤白翳膜，遮挡黑睛。

【方解】方中熟地黄、生地黄、玄参滋阴养津；当归补血养肝；黄连、大黄、犀角（现用水牛角代）清热凉血；木通清利湿热；羌活、防风祛风；蝉蜕、木贼、谷精草、沙蒺藜、白蒺藜退翳除膜；甘草调和药性。诸药配合，则阴液增，热邪清，湿邪祛，翳膜消。

【按语】本方为清补兼施、退翳消障之剂。临证用于病毒性角膜炎，既有阴虚又有心肝热邪者。《审视瑶函》将本方治疗混睛障，混睛障乃深层角膜炎，临证亦常用于深层角膜炎。

蝉花散

【来源】《太平惠民和剂局方》

【组成】蝉蜕 谷精草 白蒺藜 木贼 蔓荆子 菊花 荆芥穗 川芎 黄芩 栀子 甘草

【功能】祛风清热，退翳明目。

【主治】风热翳膜，赤肿疼痛，羞明隐涩。

【方解】方中蝉蜕、谷精草、白蒺藜、木贼退翳除障；蔓荆子、菊花、荆芥穗、川芎祛风退翳；黄芩、栀子清热退翳；甘草调和药性。诸药配合，共奏祛风清热、退翳明目之功。

【按语】本方为大剂退翳药组成。主要用于角膜炎后期，余邪未清者。

滋阴退翳汤

【来源】《眼科临证笔记》

【组成】玄参 知母 生地黄 麦冬 蒺藜 木贼 菊花 青葙子 蝉蜕 菟丝子 甘草

【功能】滋阴退翳。

【主治】翳膜初结，干涩不适，视物昏暗。

【方解】方中玄参、知母、生地黄、麦冬滋阴养液；蒺藜、木贼、菊花、青葙子、蝉蜕退翳除障；菟丝子补益肝肾；甘草调和诸药。全方共奏滋阴退翳之功。

【按语】本方常用于感染性角膜炎之后期。因感染性角膜炎大多属于热证实证，热邪易耗阴灼液，而本方之组成正切病机，故为常用之方。

养阴活络退翳汤

【来源】《中医眼科临床实践》

【组成】羌活 防风 木贼 菊花 蝉蜕 黄芩 决明子 橘红 旋覆花 半夏 银柴胡 生地黄 知母 天花粉 甘草

【功能】养阴活络，退翳明目。

【主治】云翳遮睛。

【方解】方中羌活、防风升发退翳；木贼、菊花、蝉蜕祛风退翳；黄芩、决明子清肝退翳；橘红、旋覆花、半夏行气活络，化痰散结；银柴胡清解虚热；生地黄、知母、天花粉养阴生津；甘草调和诸药。

【按语】本方常用于角膜炎后期而肺气不利者。如角膜有新生血管，可加丹皮、丹参凉血化瘀。

四物退翳汤

【来源】《眼科证治经验》

【组成】生地黄 赤芍 当归 川芎 蝉蜕 木贼 谷精草 密蒙花

【功能】养血凉血，退翳明目。

【主治】黑睛新翳渐愈，翳膜初结，遮掩黑睛。

【方解】本方由生四物汤加退翳药组成。目以血为本，补肝养血即可明目，但黑睛新翳渐愈，恐余邪未尽，故不用熟四物而用生四物养血凉血；蝉蜕、木贼、谷精草、密蒙花退翳除障。

【按语】本方主要用于角膜炎后期而炎症基本消失者。如有余热，可加黄芩清解余热。

三十三、眼用水剂

本类方剂是将药物制成水剂，是眼科外用的常用剂型，包括滴眼剂与洗眼剂。由于眼的结构特殊，对眼用水剂特别是滴眼剂的制作，要求比较严格，现将要求介绍于下。

一是调整 pH 值。pH7 为中性溶液，小于 7 为酸性，大于 7 为碱性。所用眼药水最好将 pH 值调整在 6～8，以接近泪液的 pH 值(7.3～7.5)。眼对 pH 值的耐受度为 4.8～8.5，偏酸可凝固眼黏膜的蛋白质；偏碱可使眼黏膜上皮硬化或膨胀。因此，从眼的生理要求应尽可能使药物的 pH 值与泪液相近。调整 pH 值的药物常用磷酸盐类、硼酸盐类。

二是调整渗透压。较理想的药物溶液渗透压应为等渗溶液，即与 0.9%氯化钠溶液的渗透压相等。但眼对渗透压的耐受力比血液高，可耐受 0.8%～1.2%氯化钠溶液，眼用药液渗透压的调整，相当于此范围内即可。若高渗可使角膜失去水分，低渗则角膜组织水肿。调整渗透压的常用药物有氯化钠、硼酸、硼砂、葡萄糖等。

三是注意无菌操作。应在清洁环境下配制，所用器具均应注意消毒。另外，由于滴眼剂在临床上易被多种因素污染，故有的药物还应注意抑菌防腐问题。目前常用的化学防腐剂有氯甲酚、尼泊金、三氯叔丁醇和有机汞化物等。

中药眼药水的配制方法，一般采用水煮醇沉法。即将药物加工煎煮两次，过滤，取滤液加乙醇使杂质沉淀除去；滤液回收乙醇后，适当浓缩至需要浓度，调整 pH 值、渗透压，再精滤澄清即成。

现将临床上常用的眼用水剂介绍于下。

千里光眼药水

【来源】《医院制剂》(修订本)

【组成】千里光全草 50g，蒸馏水适量，共制成 100ml。

【制法】取千里光洗净，沥干，切细，加 5～6 倍乙醇，浸 2～3 日，过滤，药渣再用 4～5 倍乙醇浸 2 日，合并两次浸液，回收乙醇，浓缩液加蒸馏水 50ml，搅拌，加石蜡 2g，在水浴上加热使其完全溶化，冷后，于冰箱中放置 1 小时，将凝固在药液面上之石蜡除干净，溶液再加蒸馏水至 100ml，加 1%活性炭，搅拌加热煮沸 10 分钟，放冷；抽滤脱炭，过滤至澄明，用蒸馏水调整至 100ml，即得。

【功能】清热解毒。

【主治】白睛红赤，眵泪俱多，黑睛生翳。

【按语】千里光能退热解毒，清肝明目。常用于急性结膜炎，角膜炎，以细菌感染者为宜。一般每小时滴眼 1 次。

黄芩苷眼药水

【来源】《医院制剂规范》

【组成】黄芩苷 3g，硫柳汞 0.01g，蒸馏水适量，制成 100ml。

【制法】置精制黄芩苷于 80ml 蒸馏水中，缓慢滴加 2N 氢氧化钠液，轻搅拌直至全部溶解为止，待溶液 pH 值达 7.5～8.0 时，再加入 1%硫柳汞 1ml，过滤至澄明，自滤器上添加蒸馏水至100ml，摇匀，即得。

【功能】清热泻火解毒。

【主治】目赤肿痛，眵泪黏稠，黑睛翳膜。

【按语】黄芩能清热泻火解毒，已经提取之黄芩苷对多种微生物有抑制作用。临床上常用于细菌性结膜炎、角膜炎，也可用于病毒性角膜炎。视病情确定滴眼次数。

复方黄芩眼药水

【来源】《眼科外用中药与临床》

【组成】黄芩 60g 防风 15g 野菊花 20g 冰片 0.3g

【制法】将前三味分别精制提取有效成分，加入冰片，并加适量吐温-80，制成1000ml溶液，灭菌分装。

【功能】祛风止痛，清热解毒。

【主治】目赤肿痛，眵泪如脓，点状星翳。

【按语】本方常用于急性卡他性结膜炎，流行性角结膜炎。视病情确定滴眼次数。

复方三黄眼药水

【来源】《眼科证治经验》

【组成】川黄连 黄芩 黄柏 龙胆 连翘 秦皮 杭菊花 桑叶 黄精各6g

【制法】上药用水800ml加热煮沸1小时，取出药液，过滤，再加水400ml，煮沸半小时，取出药液，过滤。将两次滤液合并，加热浓缩至200ml，加适量之月石，调节pH值至7～8，再次过滤，然后隔水加热消毒。

【功能】清热解毒，祛风退翳。

【主治】白睛红赤肿胀，黑睛新翳骤生，瞳神紧缩变小，眵泪色黄量多。

【按语】本方以清热解毒药为主组成，既可抗细菌，也可抗病毒；黄精虽为滋补药，但药理实验证实，其制剂对疱疹病毒有抑制作用。故可用于细菌或病毒感染之结膜与角膜炎，也可作为急性虹膜睫状体炎的辅助用药。视病情确定滴眼次数。

菊黄眼药水

【来源】《中草药制剂技术》

【组成】蒲公英 125g 黄芩 62.5g 野菊花 250g 金银花 250g 板蓝根 125g 黄连 62.5g 硫柳汞 0.6g 吐温-80 7.5ml 氯化钠 27g

【制法】取上述中草药煎煮3次，每次1小时，过滤。滤液合并，浓缩成膏状，加两倍量95%乙醇，静置5～10天，过滤，滤液回收乙醇后，加注射用水适量，加氯化钠搅拌溶解，置输液瓶中，115℃热压处理30分钟，冷藏2～5天，过滤至澄明，加入硫柳汞和吐温-80，搅拌溶解，加注射用水至3000ml，流通蒸气100℃灭菌30分钟，分装。

【功能】清热解毒，退红消肿。

【主治】目赤肿痛，眵泪俱多，黑睛翳膜。

【按语】本方常用于各种急性结膜炎、角膜炎。视病情确定滴眼次数。

抗炎眼药水

【来源】《中草药制剂技术》

【组成】野菊花 35g 金银花 70g 马尾连 70g 蒲公英 60g 黄芩 60g 板蓝根 20g 尼泊金 0.3g

【制法】野菊花加去离子水，用水蒸气蒸馏，收集馏液850ml，药渣与其余中草药加水煎煮3次,每次1小时,过滤,合并滤液,浓缩至糖浆状,加2～3倍量95%乙醇,搅拌,放置,过滤,滤液回收乙醇至无醇味,所得药液加注射用水适量,用氨水调pH值至6.0～7.0,冷藏24小时,过滤,加入1%吐温-80,尼泊金搅拌,并与上述野菊花蒸馏液合并,加注射用水至1000ml,精滤,分装,流通蒸气灭菌30分钟。

【功能】清热解毒,消肿退红。

【主治】眼睑肿胀,白睛红赤,星翳骤生,畏光流泪。

【按语】本方药物均为清热解毒药,其中马尾连味苦性寒,亦能清热解毒,含有小檗碱等成分。常用于细菌性或病毒性之结膜炎、角膜炎。视病情确定滴眼次数。

蒲公英滴眼液

【来源】《药剂学》

【组成】蒲公英2000g　氯化钠8g　硝酸苯汞0.1g　95%乙醇适量　蒸馏水适量共制成1000ml

【制法】取蒲公英加适量水煎煮两次,煎液合并,蒸发浓缩至糖浆液,加95%乙醇沉淀。第1次2倍量,除去沉淀后回收乙醇;第2次3倍量,除去沉淀后再回收乙醇至无醇味。提取物加800ml蒸馏水溶解,加入氯化钠8g,硝酸苯汞0.1g,使溶解,加10%氢氧化钠溶液调pH值至8.0,加足量蒸馏水使全量达1000ml,先用滤纸过滤,再用3号垂熔漏斗滤过至澄明,灌装于输液瓶中,100℃流通蒸气灭菌30分钟。取出后放置24小时,检查澄明度,合格后在无菌操作条件下分装于无菌滴眼瓶中,即得。

【功能】清热解毒。

【主治】目赤肿痛,眵泪如脓,黑睛新翳。

【按语】本品主要用于细菌性结膜炎、角膜炎,每15～20分钟滴眼1次。

鱼腥草眼药水

【来源】《中医眼科临床手册》

【组成】干鱼腥草1000g(鲜的加倍)　吐温-80　20ml　氯化钠10g

【制法】将鱼腥草按蒸馏法蒸馏成1980ml,加吐温-80及氯化钠,然后过滤,在100℃下灭菌30分钟,即2000ml滴眼液,再以小瓶分装备用。

【功能】清热解毒。

【主治】白睛红赤,黑睛星翳。

【按语】本品药源广泛,清热解毒力强,药理实验证实,对多种细菌及流感病毒有抑制作用,可用于各种急性结膜炎、角膜炎。视病情确定滴眼次数。

金菊蓝眼药水

【来源】《临床眼科学》

【组成】金银花120g　菊花120g　板蓝根60g　蒲公英60g

【制法】将上药用蒸馏水洗净浸泡10分钟,然后煎煮3次,首次45分钟,后两次各30分钟,合并3次药液,滤过浓缩至600ml,再加入95%酒精1050ml,放置3天,过滤,回收酒精,净得药液750ml,然后加氯化钠6.75g,吐温-80　7.5g,尼泊金2.25g,煮沸滤过,调pH值为6.0,最后加苯甲醇7.5g即成。

【功能】清热解毒。

【主治】目赤肿痛,眵泪俱多,黑睛星翳。

【按语】本方主要用于流行性结膜角膜炎,单疱病毒性角膜炎。视病情确定滴眼次数。

梅青眼药水

【来源】《临床实用眼科学》

【组成】青黛 100g　乌梅 50g　蒸馏水适量　共制成 1000ml

【制法】取乌梅加水 400ml，煮沸 2 小时，过滤得滤液，再加水 400ml 煮沸 1 小时后过滤，将两次滤液合并浓缩成浸膏状，然后加入 95％乙醇 200ml 提取一次，再过滤，回收乙醇即得乌梅浸膏。另取青黛加入 900ml 蒸馏水中加热煮沸 15 分钟，布氏漏斗过滤，然后再将乌梅浸膏分次溶于上述青黛液中，使 pH 值成为 4.0～4.5 后再加入 0.5g 尼泊金乙酯，稍加温溶解，另加蒸馏水至适量后过滤，置冰箱 2～3 日后再过滤即得。

【功用】清热解毒。

【主治】聚星障，翳如秤星，或如树枝状，畏日羞明，疼痛流泪。

【按语】本方主用于病毒性角膜炎。日滴 4～6 次。

紫草眼药水

【来源】(杭州市第二人民医院)

【组成】紫草 250g　硼酸 11.25g　硼砂 2.25g　尼泊金 0.75g　蒸馏水 750ml

【制法】生药加水煮两次，浓缩至 500ml，加 95％乙醇约 1500ml，使醇含量达60％～70％，放置 24 小时(室温)过滤，弃滤渣，除去植物蛋白、淀粉、鞣质等杂质，滤液回收乙醇，水液中赶净乙醇(水浴 100℃)加水至 750ml，煮沸，于冰箱中放置过夜，再取出过滤，滤液加辅助药及活性炭 4g，煮沸 5 分钟过滤，调整至 750ml，用 3 号垂溶漏斗过滤，调整 pH 值，灌装，煮沸 30 分钟，放 4℃冰箱保存备用。

【功能】清热解毒。

【主治】白睛红赤，黑睛星翳。

【按语】本品虽为凉血透疹解毒药，但药理实验有抗病毒作用。用于病毒性结膜炎、角膜炎，浅层点状角膜炎。日滴 6～8 次。

黄连西瓜霜眼药水

【来源】《中医眼科学》

【组成】硫酸黄连素 0.5g　西瓜霜 5.0g　月石 0.2g　硝苯汞 0.002g　蒸馏水 100ml

【制法】上药加热溶化，过滤分装，消毒备用。

【功能】清热解毒。

【主治】椒疮颗粒，赤脉下垂，血翳包睛，目赤生翳。

【按语】上药均具消炎杀菌作用，方中月石即硼砂，药理实验证实，对多种杆菌、球菌及真菌有抑制作用。临床上除用于沙眼、角膜血管翳及沙眼性角膜溃疡外，也可用于其他结膜炎。视病情确定滴眼次数。

三 黄 眼 液

【来源】《中医眼科学》

【组成】川连　黄芩　黄柏各 6g

【制法】上药加水约 800ml，煮沸约 1 小时，取出药液过滤；再加水 400ml，煮沸半小时，取出药液过滤。然后将两次过滤液混合，加热浓缩至 200ml 左右，加适量月石，调 pH 至 7 左右，再过滤 2 次，高压消毒，加入 0.001％硝基苯汞适量以防腐。

【功能】清热泻火解毒。

【主治】目赤肿痛，胬肉红肿，翳浮脆嫩，瞳神紧小。

【按语】本方清热解毒力强，主要用于细菌性结膜炎、角膜炎，翼状胬肉进行期，以及急性虹膜睫状体炎之辅助用药。视病情确定滴眼次数，必要时可频频滴眼。

外障眼药水

【来源】《中医眼科学》

【组成】黄连 15g　风化硝 9g　硼砂 0.6g　西红花 1.5g

【制法】上药加清水 1500ml，煎 30 分钟，过滤两次后加防腐剂，瓶装备用。

【功能】清热解毒，活血消瘀。

【主治】眼睑红肿，白睛红赤，赤脉粗大，黑睛生翳，瞳神紧小，火疳结节。

【按语】本方可用于急性结膜炎，角膜炎，巩膜炎，虹膜睫状体炎等外障眼病。一般每日滴眼 4～6 次。

胆麝眼药水

【来源】《眼病的辨证论治》

【组成】熊胆 0.2g　麝香 0.1g　薄荷 0.5g

【制法】将薄荷研成粗末，置有盖容器内，蒸馏水 1000ml 煮沸后，立即倒入盛有薄荷的容器内，严密加盖，热浸半小时，冷后以纱布滤去渣，为薄荷浸液。另以洁净乳钵，置入熊胆、麝香，加薄荷浸液 10～20ml，充分研磨，加入余下的薄荷浸液，用滤纸滤数次，至完全澄明，加蒸馏水 100ml，分装，封口，消毒备用。

【功能】清热退翳，祛风消肿。

【主治】目赤翳障，白膜侵睛。

【按语】本方主用于结膜炎，角膜炎，硬化性角膜炎。日滴眼 4～6 次。

化铁丹眼药水

【来源】《眼科证治经验》

【组成】雄鸡化骨(脾脏)3 个　乌梅 3 个　杏仁 7 个　川椒(炒)9g　砂仁(炒)3g　风化硝 9g　胆矾 9g　青盐 3g　真铜绿 3g(或古铜钱 1 枚)　新绣花针 3 支

【制法】将以上各药用绢袋包裹，入磁瓶内，以蒸馏水 500ml 浸之，将瓶口封固，浸 7 日，以铁化为标志，过滤两次，消毒后应用。

【功能】收敛燥湿，化瘀止痛。

【主治】睑内椒粟颗粒丛生，赤膜下垂，血翳包睛。

【按语】本方系姚和清经验方。1959 年 3 月《中华眼科杂志》报道北京医学院第三附属医院眼科将该药用于临床，发现对沙眼疗效显著。但其 pH 值为 2.2，对眼刺激大，经研究，配制硼酸缓冲液作为缓冲剂，调整 pH 值为 7.6，滴眼无刺激性。其硼酸缓冲剂配制于下：即硼酸 0.2g，溶成 90ml，硼砂 0.05g，溶成 110ml，氯化钠 0.54g，共加水至 1000ml。将化铁丹眼药水与硼酸缓冲剂 1∶4 比例配伍。日滴眼 4～6 次。

重明眼药水

【来源】《眼科证治经验》

【组成】防风　川椒　龙胆　生甘草　细辛各 30g

【制法】上药加蒸馏水 1000ml，加热煮沸，收蒸馏液 320ml 后，继续加热煮沸，云药渣，过滤，得滤液 320ml(如不到此数，加适量蒸馏水)。然后将蒸馏液与滤液分别放在冰箱内冷藏，一周后取出滤液过滤，去除沉淀。以后再用上法反复过滤数次，得澄清液，于是与蒸馏水合并，并加防腐剂 0.05%的尼泊金与 0.01%的氧氰化汞(加热)。

【功能】祛风清热，燥湿止痒。

【主治】春夏奇痒，痒极难忍。

【按语】本方祛风止痒力强，常用于春季卡他性结膜炎或其他过敏性结膜炎而痒甚者。日滴眼4～6次。

立胜煎

【来源】《中医眼科学》

【组成】川黄连　黄柏　秦皮　甘草

【制法】上药加水300ml，煎30分钟后过滤，浓缩至150ml，再加缓冲溶液以消除刺激性。

【功能】清热解毒。

【主治】目赤肿痛，黑睛生翳，黄液上冲。

【按语】本方主用于急性结膜炎，化脓性角膜炎。每半小时滴眼1次。

龙脑煎

【来源】《普济方》

【组成】龙脑(冰片)0.3g　秦皮　防风　细辛　甘草　宣黄连各45g

【制法】将上药捣罗为末，以水一大碗，浸药末三日三夜，煎滤去渣，又入蜜120g，煎至5～7沸，入瓷瓶内盛，勿泄气，每用点眼。

【功能】祛风止痒，清热解毒。

【主治】目赤肿痛，火疳结节，目痒。

【按语】本方为传统方，药味不繁，组方合理。然须注意调整pH值及加入防腐剂。可用于急性结膜炎，春季卡他性结膜炎，巩膜炎。日滴眼4～6次。

黄连滴眼液

【来源】《眼科临证录》

【组成】黄连10g

【制法】将黄连洗净，用蒸馏水140ml浸泡黄连数小时，然后小火煎沸15分钟，冷却，先用单层纱布过滤，再用3～4层纱布过滤，即成鲜黄色药液约100ml，加氯化钠配成等渗液，再加少许防腐剂，经高压消毒即可。

【功能】清热解毒，退红消肿。

【主治】目赤肿痛，眵泪如脓，黑睛翳障，瞳神紧小。

【按语】本品常用于各种急性结膜炎、角膜炎。亦可作为急性虹膜睫状体炎的辅助用药。日滴眼6～8次。

螃蜞菊眼液

【来源】《湖南衡阳眼科资料选编》

【组成】螃蜞菊鲜草50kg

【制法】取螃蜞菊洗净，置容器内加水浸过药面，加热煮沸1小时，压渣过滤，将滤液浓缩至10000ml，静置48小时以上，滤取上清液加热浓缩成1∶50膏状物，放冷。于膏状物内加95%乙醇，使其含量达65%，静置48小时以上，滤取上清液，减压回收乙醇，制成1∶50流浸膏。于流浸膏内加20%中性醋酸铝至沉淀析出，过滤，滤液置水浴上加热去净硫化氢。滤液加蒸馏水稀释至10000ml，加入0.5%活性炭置70～80℃加热半小时，放冷，置冰箱冰冻24小时后，过滤除炭。滤液再加0.5%活性炭置70～80℃加热半小时，过滤除炭，滤液用

5%氢氧化钠调 pH 值至 7.0～7.5。加新鲜蒸馏水至 50000ml,通过 2 个 G_3 滤球精滤,灌瓶封装。100℃流动蒸气灭菌 1 小时即成。

【功能】清热解毒。

【主治】目赤肿痛,眼睑红肿,眵泪俱多,黑睛星翳。

【按语】本品主要用于流行性角结膜炎,急性卡他性结膜炎。视病情确定滴眼次数,分泌物多者,可频频滴眼。

烧伤眼药水

【来源】《眼科学》

【组成】虎杖 500g 地榆 60g 金银花 十大功劳叶各 30g

【制法】将上药加水煎至 1000ml,反复过滤,再加尼泊金防腐,将 pH 值调至 4.5～5.5,灭菌即成。

【功能】清热解毒,行瘀止痛。

【主治】眼烧伤。

【按语】本品均为消炎杀菌药。其中地榆对烧伤有护疮、消炎、止痒、收敛等作用。可外搽眼睑,亦可滴眼,日 4～6 次。

丁公藤眼水

【来源】《中国医学百科全书·中医眼科学》

【组成】丁公藤 2500g 尼泊金 0.5g 吐温-80 10g

【制法】取丁公藤饮片加水煎煮两次,每次 3 小时,合并煎液,滤过,滤液减压浓缩至 1∶3,用 95%乙醇处理 2 次,第 1 次使溶液中含醇量达 75%,第 2 次为 85%,每次均放置 24 小时后过滤。第 2 次回收乙醇后加蒸馏水至 800ml,搅拌,冷藏 48 小时滤过,滤液加活性炭 4g,煮沸 10 分钟滤过,测定溶液中总固体含量(丁公藤提取物),乘热加入尼泊金、吐温-80 溶解后放冷,用 10%氢氧化钠调整 pH 值为 7.3,添加蒸馏水,使每毫升中含丁公藤提取物 50mg,100℃灭菌 30 分钟,经 G_3 号垂熔漏斗精滤至澄明,灌封即得。

【功能】降压止痛。

【主治】眼压增高,眼球胀痛。

【按语】丁公藤味辛性温有小毒,归入肝脾胃经,能祛风除湿,消肿止痛,主治风湿痹痛。其提取物有显著缩瞳作用,并有一定程度的降压作用,可用于开角型或闭角型青光眼。日滴眼 3～4 次。

昆布滴眼液

【来源】《医院制剂》

【组成】昆布 1g 氯化钠 0.9g 尼泊金乙酯 0.05g 蒸馏水适量 共制成 1000ml

【制法】将昆布洗净切碎后用乙醇约 30ml,浸泡 24 小时后过滤,再用约 20ml 乙醇浸泡 1 次,合并两次醇液,回收乙醇至无醇味,然后加入氯化钠、尼泊金乙酯,再加适量热蒸馏水至 100ml,搅匀,过滤至澄明,即得。

【功能】退翳除障。

【主治】圆翳内障早期。

【按语】本品为化痰软坚药。局部滴用治疗早期白内障,可能与本品含碘有关。日滴眼 4～6 次。

蜂蜜眼药水

【来源】《眼病的辨证论治》

【组成】净蜂蜜 12.5ml　滴眼剂溶媒(尼泊金 A 0.229g,尼泊金 C 0.114g,蒸馏水加至 1000ml,加热溶解,用垂熔漏斗过滤后煮沸消毒,密封备用)87.5ml。

【制法】先将溶媒煮沸,立即将蜂蜜加入,充分溶化后放冷,滤去沉淀物,分装滴眼瓶中备用。

【功能】养阴润燥。

【主治】眼球干燥。

【按语】本品能养阴润燥,并含多种营养成分,主治角膜结膜干燥以及慢性角膜炎。日滴眼 3~4 次。

大青叶浸眼剂

【来源】《新医学》1973,12 期

【组成】大青叶 250g

【制法】将大青叶加水 5000ml,煮沸 1 小时,残渣再加水 5000ml,煮沸 1 小时,两次煎液合并,浓缩至 125ml,冷却,加 95%乙醇 375ml 混匀,放置 24 小时,滤纸过滤,挥尽乙醇,加生理盐水 1000ml,再加防腐剂氰氧化汞,使其浓度为 1∶15 000,用 10%氢氧化钠调 pH 值至 7.0,滤纸过滤,加盖密封,蒸气消毒后备用(每毫升相当生药 0.25mg)。

【功能】清热解毒。

【主治】目赤肿痛,泪多眵少,星翳骤生。

【按语】本品为清热解毒药,用于急性结膜炎以滴眼为主,视病情确定滴眼次数。用于病毒性角膜炎,可将本品 5ml 浸泡角膜 15~20 分钟,每日 1 次,可连续进行。

复方大青叶眼浴剂

【来源】《眼病的辨证论治》

【组成】复方大青叶注射液

【制法】将上安瓿锯开后,用注射器抽取,注入消毒盐水瓶内,加灭菌生理盐水至 100ml,密封备用。

【功能】清热解毒。

【主治】眼干涩,黑睛星点状翳障。

【按语】本品主用于浅层点状角膜炎,以本品 5ml 左右浸泡角膜,每次 5 分钟,日 1 次,可连续进行。

桑菊祛风汤

【来源】《中医眼科学》

【组成】桑叶　菊花　金银花　防风　当归尾　赤芍　黄连

【制法】上药共煎 20 分钟,纱布过滤后备用。

【功能】祛风清热解毒。

【主治】目赤肿痛,眵泪量多。

【按语】本方为外洗方,主用于急性结膜炎、角膜炎而分泌物多者。可用消毒纱布蘸药液清洗眼部,每日 3~4 次。

洗　眼　方

【来源】《太平圣惠方》

【组成】黄连　黄柏　秦皮各 30g　细辛 10g　青盐 15g

【制法】上药剉细，水煎，过滤去渣。

【功能】清热退翳，祛风止泪。

【主治】黑睛翳膜，红赤肿痛，眵泪均多。

【按语】本方为角膜炎常用的外洗方，尤以细菌性角膜炎为宜。可以将上药用 2000ml 水煎煮，采用先熏后洗的方法，日 2～3 次。

清上止痛熏目方

【来源】《慈禧光绪医方选议》

【组成】甘菊花 6g　桑叶 6g　薄荷 3g　赤芍 10g　僵蚕 6g

【制法】上药用 500ml 水，煎煮 15 分钟，过滤去渣。

【功能】祛风止痒。

【主治】目痒，甚至痒极难忍。

【按语】本方常用于春季卡他性结膜炎、其他过敏性结膜炎的外洗方，可先熏后洗，日 2～3 次。

桑明液洗剂

【来源】《韦文贵眼科临床经验选》

【组成】霜桑叶 10g　元明粉 5g

【制法】上药加水 500ml，煮沸 5 分钟后澄清过滤，取汤温洗眼部。

【功能】祛风消肿，退红止痒。

【主治】目赤肿痛，痒涩羞明，眵泪俱多。

【按语】本方为外障眼病之常用外洗方，如急性卡他性结膜炎，流行性角结膜炎，春季卡他性结膜炎，细菌性角膜炎等均可用此方外洗，日 2～3 次。

洗　眼　散

【来源】《银海精微》

【组成】大黄　山栀子　防风　羌活　川芎　甘草　薄荷各等分

【制法】将上药用 500ml 水煎，煮沸 15 分钟，纱布过滤。

【功能】清热泻火，祛风止痛。

【主治】目赤疼痛，眼睑红痛，眵泪如脓，痒涩不适。

【按语】本方由祛风与清热药组成。主要用于风热所致的急性卡他性结膜炎，流行性角结膜炎。以本药液外洗，日 2～3 次。

二　圣　散

【来源】《眼科阐微》

【组成】明矾 3g　胆矾 3g　大枣 10 枚

【制法】将上药用水 3000ml，煎沸 15 分钟，纱布过滤。

【功能】敛湿止痒。

【主治】睑弦赤烂。

【按语】本方由敛湿止痒等药组成。主治溃疡性睑缘炎。因方中胆矾含硫酸铜，浓度不宜过高，以 1∶1000 溶液为宜。每次用 100ml 洗眼睑边缘部，不宜入眼内，每日 1～2 次。

三十四、眼用粉剂

本类方剂是将药物研成极细腻的粉末制剂。我国药典规定，眼药粉剂应在清洁避菌的环境配制，要求配制的用具、药品及成品都灭菌处理，粉剂的细腻程度，必须通过200目筛，才符合眼药粉的要求。

配制方法：先将药物按照要求进行炮制，然后进行粉碎。粉碎的方法有单味药粉碎与多味药混合粉碎；有干法粉碎与水飞法粉碎。所谓水飞法粉碎，即将不溶于水的药物加适量清水或药液充分研磨，研磨至一定程度时再加较多的水或药液，充分搅匀后细粉即悬浮于上面，粗粉沉在下面，即将混悬液倾出，余下的粗粉依上法反复进行，直至药粉全部研磨完为止。经沉淀后倾去上清液，余下的湿粉经凉晒或烘干。最后将药粉混合研磨过筛，经灭菌处理即成。

现将眼科常用的粉剂介绍于下，也包括外敷、外搽、嗃鼻、吹耳等粉剂。

八宝眼药

【来源】《中华人民共和国药典》

【组成】炉甘石(三黄汤飞)300g　冰片20g　珍珠9g　硼砂(炒)60g　麝香9g　熊胆9g　地栗粉200g　海螵蛸(去壳)60g　朱砂10g

【制法】以上9味，珍珠、朱砂分别水飞或粉碎成极细粉；海螵蛸、硼砂粉碎成极细粉；将麝香、冰片、熊胆研细，与上述粉末及地栗粉、炉甘石粉末配研，过200目筛，混匀，即得。

【功能】清热退翳，明目除障。

【主治】内外障翳，新老翳膜，火疳结节，瞳神干缺。

【按语】本方既治外障，又治内障，既可清热，又可磨翳，适应范围较广，诸如角膜云翳，斑翳，沙眼角膜血管翳，巩膜炎，慢性虹膜睫状体炎，早期白内障等，均可用之。每日点眼2～3次，每次闭目片刻。

荸荠退翳散

【来源】《中医眼科学》

【组成】硼砂30g　冰片6g　麝香1g　荸荠粉155g

【制法】先将硼砂、冰片、荸荠粉研成极细末，过200目筛，再与麝香同研混匀，即得。

【功能】退翳明目。

【主治】翳膜遮睛，视物昏暗。

【按语】本方以退翳为主，清热力次于八宝眼药，主要用于角膜云翳、斑翳、沙眼角膜血管翳，也可用于深层角膜炎。每日点眼2～3次。

珠黄散

【来源】《中医眼科学》

【组成】珍珠粉2.1g　犀黄3g　朱砂2.1g　麝香2.1g

【制法】先将上药前三味共研极细末，再与麝香共研，试舌上无渣为度，瓷瓶收贮。

【功能】清热退翳。

【主治】翳膜遮睛，混睛翳障，火疳结节，瞳神干缺。

【按语】本方主要用于角膜炎后期及初结云翳，深层角膜炎，巩膜炎，慢性虹膜睫状体炎。每日点眼3～4次。

犀黄散

【来源】《中医眼科学》

【组成】西月石粉 15g 冰片 9g 麝香 0.9g 犀黄 1.2g

【制法】上药共研极细末，试舌上无渣为度，瓷瓶收贮。

【功能】清热明目。

【主治】赤膜下垂，血翳包睛，黑睛云翳。

【按语】本方常用于沙眼，沙眼角膜血管翳，角膜云翳、斑翳，或角膜炎后期。每日点眼3～4次。

退云散

【来源】《眼科临证录》

【组成】冰香散 10g 地塞米松 13mg

【制法】冰香散的制法：制甘石 60g(甲组药)；黄柏、黄芩、黄连、防风、蝉蜕、白芷、羌活、薄荷、川芎、白菊花、荆芥、当归、大黄、赤芍、连翘、木贼各 3g(乙组药)；海螵蛸 6g，荸荠粉 9g，冰片 7.5g，西黄 0.6g，珠粉 1.2g，熊胆 0.6g，淡硇砂 0.3g，朱砂 3g，蕤仁霜 3g，麝香 0.75g(丙组药)。先将乙组药 17 味，用清水数碗煎汁去渣，然后将甲组药浸入乙组药汁内，日光下晒干，然后磨至极细，用 200 目筛筛过，方可应用，否则易伤角膜。最后将丙组药加入，自晨至暮要在一天内研细，以免泄气。制成后装入玻璃瓶内密封。

将冰香散与地塞米松拌匀研细，用小玻璃瓶分装密封。

【功能】祛风清热，退翳明目。

【主治】翳膜遮睛，火疳结节，瞳神紧小。

【按语】本方为中西结合药物组成。冰香散药味繁多，达 20 余味，集祛风、清热、退赤、消翳、除膜、磨障诸药于一炉，再加上地塞米松能抑制结缔组织增生，减少瘢痕形成，因此其适应范围广泛，诸如角膜云翳，斑翳，角膜血管翳，硬化性角膜炎，深层角膜炎，巩膜炎，慢性虹膜睫状体炎等，均可用之。日点眼 3 次，每次点眼时用小玻璃棒蘸药少许(约 1/3 芝麻大小)，点于内眦处，闭目片刻。

马应龙眼药

【来源】《中药制剂手册》

【组成】炉甘石(煅)270g 麝香 4.5g 珍珠(豆腐制)3.6g 熊胆 5.1g 硇砂(制)2.7g 冰片 7.2g 硼砂 5.4g 琥珀 4.5g

【制法】各药单放，分别研成细末，过 120～140 目筛。取珍珠细粉置乳钵内，依次与硇砂、硼砂、琥珀、麝香、熊胆细粉配研均匀。将冰片细粉陆续加入，充分研匀后再陆续加入炉甘石细粉，和匀过 200 目筛，分装，封存。

【功能】退翳明目，消肿止痛。

【主治】宿翳初结，胬肉攀睛。

【按语】本方常用于角膜云翳，斑翳，血管翳，翼状胬肉等外障眼病。每日点眼 3 次，每次用玻璃棒蘸药少许点于内眦处，闭目片刻。

明目清凉散

【来源】《韦文贵眼科临床经验选》

【组成】西月石 60g 冰片 6g 麝香 0.6g

【制法】先将西月石研细，砂锅内炒至松为度，用纸包裹，放在土上去火气，10 天即成。

以制过的西月石15g，与冰片、麝香和匀共研约2小时，然后加入其余之月石，共研极细无声，过200目筛。瓷瓶收贮备用。

【功能】清凉明目，退翳除障。

【主治】翳膜遮睛、赤脉胬肉。

【按语】本方可用于角膜云翳，斑翳，血管翳，慢性结膜炎，翼状胬肉等外障眼病。每日点眼3次。

白敬宇眼药

【来源】《中药制剂手册》

【组成】珍珠(豆腐制)15g　麝香7.5g　熊胆60g　冰片510g　硇砂(制)3g　炉甘石(煅)515g，石决明(煅)300g　海螵蛸282g

【制法】珍珠、冰片、麝香、熊胆分别单包，将上四味药分别研成极细粉。将硇砂、炉甘石等四味药共研成极细粉，过120～140目筛。先将麝香细粉置乳钵内，依次与熊胆、珍珠配研均匀，过200目筛，分装密封。

【功能】明目除障，消肿止痒。

【主治】风弦赤烂，胬肉攀睛，翳膜遮睛。

【按语】本方可用于慢性睑缘炎，翼状胬肉，角膜云翳，斑翳，血管翳等外障眼病。每日点眼3次，每次用玻璃棒蘸药少许，点于内眦处，闭目片刻。对于慢性睑缘炎，可用药直接涂于患处。

鹅毛管眼药

【来源】《常用中成药》

【组成】麝香4.5克　珍珠　熊胆　琥珀各10g　炉甘石270g　冰片27g　硼砂2.7g(甲组药)；青葙子　谷精草　知母　金银花　木贼　山栀子　枸杞子　黄芩　白菊花　荆芥　密蒙花　桑叶　蔓荆子　黄柏　苦丁茶　炒枳壳　甘草　决明子　玄参　连翘　茯苓　蚕砂　天花粉　苍耳草　牡丹皮　龙胆　石菖蒲　大黄　生地黄　车前子　当归　防风　青蒿　赤芍　黄连　望月砂　薄荷　刺蒺藜各10g(乙组药)

【制法】将甲组药研成极细腻粉末。将乙组药水煎，过滤去渣，浓缩成膏。药粉与药膏相和，作成条剂，晒干收贮。

【功能】祛风清热，退赤消肿，敛湿止痒，退翳除障。

【主治】睑边疮疖，睑弦赤烂，白睛红赤，胬肉攀睛，火疳结节，翳膜遮睛，瞳神紧小。

【按语】本方由甲、乙两组药组成，计45味。甲组药以退翳、消膜、除障、明目为主；乙组药以祛风、清热、退红、消肿、解毒、活血、除湿、止痒、利窍、升散为主。其中多种药物能抑制细菌，也能抑制病毒。可用于睑缘炎，睑边疖，眼睑湿疹，结膜炎，巩膜炎，翼状胬肉，角膜云翳、斑翳，慢性虹膜睫状体炎等多种外障眼病。用时可用生理盐水将药调成糊状或用干粉，点少许于内眦处；眼睑病变，可直接涂于患处。一般每日点眼3次。

涩 化 丹

【来源】《中医眼科六经法要》

【组成】赤石脂300g　炉甘石180g(甲组药)；薄荷30g　僵蚕30g　麻黄30g　北细辛15g　蔓荆子30g　紫草21g　龙胆12g　黄连30g　芦荟3g　草乌12g(乙组药)；空青石30g　珊瑚9g　琥珀6g　上血竭3g　珍珠1.5g(丙组药)

【制法】将甲组药研为极细腻末；将乙组药水煎去渣；再将甲组药浸入乙组药液中，绵纸封贮药器口，日晒夜露，待干备用；将丙组药研成极细腻末，过200目筛。其中珍珠必须用穿孔者，还须塞入白豆腐内，加水煮2小时，方能取出研末合药。最后将已制的甲组药与丙组药混匀，瓶装备用。

【功能】退翳除障。

【主治】翳膜遮睛，胬肉攀睛。

【按语】本方主要用于角膜云翳，斑翳，血管翳，翼状胬肉。如翳膜、胬肉肥厚者，于上方中可加硇砂少许，共研极细腻末，用玻璃棒蘸药少许，点于内眦或胬肉上，闭目片刻，日3次。

飞 熊 丹

【来源】《目经大成》

【组成】雄精(即雄黄上品)12g　元明粉9g　硼砂6g　熊胆3g　冰片1.5g

【制法】雄精研细水飞，各药分别研成极细末，再混匀共研，试舌上无渣为度，瓶装密封备用。

【功能】清热解毒，消肿退红。

【主治】目赤肿痛，赤脉贯睛。

【按语】原著谓本方主治天行赤热症。常用于急性结膜炎，也可用于沙眼及慢性结膜炎。用时将玻璃棒蘸药少许，点于内眦处，每日2～3次。

炉 硝 散

【来源】《中医眼科学》

【组成】羌活　防风　黄芩　菊花　蔓荆子各9g　川芎　白芷各6g　炉甘石15g　火硝1.8g　冰片0.3g

【制法】将前7味煎成浓汁，去渣浓缩成糊状；将后3味研成极细末，过200目筛，然后将药粉置入糊状液中，共研调匀，瓶装备用。

【功能】消障除膜，祛风清热。

【主治】胬肉攀睛。

【按语】本方主治肥厚型翼状胬肉，但本药刺激性大，用时可先滴1%丁卡因1～3次，每次1滴，然后用玻璃棒蘸药少许，涂于胬肉表面，每日2次，5日为1个疗程。

紫 金 锭

【来源】《片玉心书》

【组成】雄黄30g　朱砂30g　麝香9g　五倍子90g　红芽大戟45g　山慈菇90g　续随子肉(去油)30g

【制法】上药共研细末，用糯米粉打糊作锭，每锭重0.3g。

【功能】清热解毒，消痈散结。

【主治】眼睑疮疖，睑肤湿烂，睑弦赤痒，胞生痰核。

【按语】本方又名太乙紫金丹。以清热解毒著称，外科用于疮疖肿毒。眼科用于睑脓肿，睑边疖，眼睑湿疹，睑缘炎，睑板腺囊肿等感染性病变。用时将紫金锭以茶水调成糊状，外搽患处，每日数次，不可入眼。

一 绿 散

【来源】《审视瑶函》

【组成】芙蓉叶　生地黄各等分

【制法】上二味共捣烂或研细末。

【功能】清热解毒,凉血消肿。

【主治】睑赤肿痛,或跌扑伤损。

【按语】本方常用于眼睑脓肿、睑边疖之未溃期,或眼睑外伤,瘀血肿胀,重坠难睁。用时可用鸡蛋清调药粉外敷,也可用鲜品捣烂外敷。日1次。

如意金黄散

【来源】《医宗金鉴》

【组成】大黄　黄柏　姜黄　白芷各250g　天南星　陈皮　苍术　厚朴　甘草各100g　天花粉500g

【制法】上药共研细末,过120目筛,瓶装备用。

【功能】清热解毒,散结消肿,燥湿化痰。

【主治】眼睑红肿,痰核硬结。

【按语】本方为外科常用外用药,主治疮疖肿毒。眼科取其清热解毒、散结消肿等作用,常用于眼睑蜂窝织炎,睑边疖,睑板腺囊肿并发感染。用时将药粉以生理盐水或茶水或凡士林调匀,以纱布隔垫敷患处,注意药粉勿掉入眼内,每日1次。

嗃鼻碧云散

【来源】《原机启微》

【组成】鹅不食草6g　青黛　川芎各3g

【制法】上药共研细末,过120目筛,瓶装密封。

【功能】取嚏祛邪。

【主治】目赤羞明,隐涩疼痛,风热鼻塞。

【按语】本方是以辛香走窜通窍散邪药物组成。用时将药粉以管吹入鼻内少许,或将药粉用布裹塞入鼻前庭,一般即见打喷嚏、流浊涕,以达到取嚏祛邪的目的。其作用机制,《原机启微》比作"如开锅盖法,使邪毒不闭,令有出路"。适用于浅层角膜炎,角膜基质炎,也可用于急性虹膜睫状体炎,同时兼有头痛鼻塞者。但对于角膜溃疡将欲穿孔者禁用,以免喷嚏频作,震破角膜。其用药次数,一般1日3次。但原著强调"宜常嗃以聚其力",可不拘时,以泪出为度。

通　窍　散

【来源】《审视瑶函》

【组成】辰砂10g　珍珠　琥珀各6g　麝香3g　玛瑙4.5g　冰片1.5g

【制法】上药共研极细末,瓶装密封。

【功能】开窍祛邪。

【主治】痘后生翳。

【按语】本方主治痘毒性角膜炎,是将药粉少许吹入外耳道,一般1日1次,次日清除旧药再吹。《审视瑶函》认为,"若翳在右目吹左耳,翳在左目吹右耳,若两目有翳即吹两耳。盖以吹耳能通心肺二窍之故也。"其作用机制,是否通过经络起作用,有待研究。

三十五、眼 用 膏 剂

本类方剂是将药物制成极细腻的眼膏。配制眼膏所用的器械、容器均须经灭菌处理,操作人员必须遵守无菌操作制度。所用容器不能与药物及基质发生理化反应。

配制方法:眼膏是由药物与基质组成。药物多经提取、精制、浓缩成稠膏状;如为不溶性药物，应按眼药粉剂要求，研成极细腻粉末，过200目筛备用。基质要求纯净细腻，稠度适宜。西医学有比较固定的基质，按《药典》规定，由凡士林8份，兰毛脂1份，液状石蜡1份组成。在中医学里，常用的基质药物有蜂蜜、药物稀膏、药油、药汁、胆汁、乳汁等，但应注意防腐与灭菌。最后将药物与基质用研和法或热熔法混合均匀即成。

现将眼科常用的膏剂介绍于下，也包括外涂眼睑、摩顶等膏剂。

清凉眼药膏

【来源】《中华人民共和国药典》

【组成】熊胆5g　冰片20g　薄荷脑3g　西瓜霜20g　硼砂10g　炉甘石50g　凡士林620g

【制法】将冰片、薄荷脑分别粉碎成极细粉；炉甘石煅红后，用黄连5g煎汤水飞成极细粉；熊胆、硼酸、西瓜霜粉碎成极细粉，与炉甘石粉末配研，过筛，混匀。将凡士林加热至150℃约1小时，滤过，冷至约90℃时加入熊胆等粉末，研匀，待温度下降至60℃时加入冰片、薄荷脑，搅匀，即得。

【功能】清热退赤，退翳明目。

【主治】白睛红赤，胬肉壅肿，黑睛翳障，火疳结节。

【按语】本方为眼科常用药物组成，既能清热、祛风、解毒、退赤，又能退翳、消膜、除障、明目。常用于急、慢性结膜炎，翼状胬肉进行期，浅层角膜炎，深层角膜炎，角膜云翳、斑翳、血管翳，巩膜炎等白睛、黑睛病变。每日点眼2～3次，涂于结膜囊。

穿心莲眼膏

【来源】《全国中草药新医疗法展览会资料汇编》

【组成】穿心莲浓缩液50g　苯扎溴铵2g　加适量黄凡士林　无水羊毛脂共1000g

【制法】取穿心莲200g水煎，煎液加适量95%乙醇，静置过滤，滤液回收乙醇，浓缩至50g，65℃左右保温，备用。取无水羊毛脂1份，黄凡士林9份，加热溶融，乘热用粗滤纸置保温滤斗中过，于150℃干热灭菌1小时，置乳钵中60℃保温。将穿心莲浓缩液、苯扎溴铵逐渐加入乳钵中，边加边搅拌，充分研匀，放冷即成。

【功能】清热解毒。

【主治】目赤肿胀，黑睛星翳，羞明流泪。

【按语】本品能抗菌消炎，用于细菌性感染，如急性卡他性结膜炎，化脓性角膜炎浸润期。日点眼3次，或于临睡前点眼1次，涂于结膜囊。

胆汁二连膏

【来源】《眼病的辨证论治》

【组成】川黄连1g　胡黄连1g　牛胆汁50ml　精制蜂蜜50ml

【制法】先将川黄连、胡黄连洗净晒干，捣烂为粗末，加蒸馏水适量，煎两次，集两次煎出液，放冷后滤纸滤过，滤出液盛于蒸发器皿中，加入牛胆汁、蜂蜜，混合均匀后在熏汤锅上蒸发至全量为50ml，测定pH值，酌加硼砂、硼酸、精制食盐、冰片，使之呈中性，以减少点眼时的刺激性。消毒，密封备用。

【功能】清热解毒。

【主治】目赤翳膜，疳积上目。

【按语】本方能抗菌消炎，还能养阴润燥。主用于各种角膜炎，角膜软化症之干燥期，也可用于慢性结膜炎，睑缘炎等。日点眼1～3次，涂于结膜囊。

胆蜜眼药膏

【来源】《眼病的辨证论治》

【组成】羊胆汁或牛胆汁　净蜂蜜等量

【制法】将胆汁、蜂蜜混合置于浅皿中，水浴加热蒸发水分至厚糊状。每10g加硼酸、硼砂各0.6g，冰片0.1g（共研成细粉调入），研匀，密贮备用。

【功能】清热解毒，养阴润燥。

【主治】黑睛翳障，疳积上目。

【按语】本方主要用于细菌性角膜炎，兔眼性角膜炎，角膜软化症干燥期，也用于慢性结膜炎。一般每日点眼3次，涂于结膜囊。

五 胆 膏

【来源】《医宗金鉴》

【组成】猪胆汁　黄牛胆汁　羊胆汁　鲤鱼胆汁各7.5g　白蜜60g　胡黄连　青皮　川黄连　熊胆各7.5g

【制法】将胡黄连、青皮、川黄连研极细末，过200目筛；熊胆研极细末；然后将上述诸药共研和匀，入瓷瓶内，封固，坐饭上蒸，待饭熟为度。

【功能】清热退翳，散结消滞。

【主治】黑睛翳障，火疳结节，白膜侵睛。

【按语】本方可用于角膜炎，巩膜炎，硬化性角膜炎，也可用于泡性结膜炎，泡性角结膜炎。一般每日点眼3次，涂于结膜囊。

光 明 眼 膏

【来源】《中医眼科学》

【组成】炉甘石50g　冰片15g　硼砂10g　黄连素5g　白芷10g

【制法】先将炉甘石、白芷研末，过120目筛；弃渣取粉，再与他药共研极细末，过200目筛，然后用凡士林100g研匀，瓶装备用。

【功能】清热退翳。

【主治】风热翳障，目赤疼痛。

【按语】本方主要用于角膜炎，浅层巩膜炎，也用于急慢性结膜炎，翼状胬肉进行期。每日点眼3次，涂于结膜囊。

红 眼 膏

【来源】《中医眼科学》

【组成】朱砂3g　冰片10g　生月石10g　制甘石50g　海螵蛸（去壳）10g

【制法】将上药共研极细末，过200目筛，用凡士林100g研匀，瓶装备用。

【功能】退红消肿，除翳明目。

【按语】本方主要用于急性结膜炎，沙眼，角膜炎后期，或角膜云翳、斑翳。每日点眼3次。

金 丝 膏

【来源】《审视瑶函》

【组成】黄连60g　龙胆　大黄　黄柏（去皮）　当归　山栀仁各30g　乳香（去油研）　硼砂（明者）　灯心草各7.5g　青竹叶100片　大枣（去核）20枚

【制法】用水盖住药面，浸1时辰（2小时）取出，用慢火煎熬，不令大沸，候渣尽汁出，下火放冷，用绢绞取汁，于无风尘处，澄1时辰，去渣，再用慢火煎熬令减半，入白蜜250g同搅，将有蜜者，挑起有丝则止，放冷，再以夹绢袋滤过，用瓷瓶盛之。每取一茶匙许，研龙脑一字，极细，入膏同研一二千遍，令匀待用。

【功能】祛风清热，退红消肿，活血行瘀。

【主治】风热目赤肿痛，黑睛翳障骤生。

【按语】本方主要用于各种急性结膜炎及角膜炎初起等外障眼病。每日点眼3次，取少许涂于结膜囊。原著"每取一茶匙许，研龙脑一字"，古代铜钱表面有四字，所谓一字即用铜钱挑取覆盖一字面积之龙脑，约今之0.5～1g。

七　宝　膏

【来源】《一草亭目科全书》

【组成】珍珠9g　熊胆10g　石决明15g　琥珀10g　水晶15g　龙齿5g　龙脑4g

【制法】将上药共研细末，用水1000ml，煎至500ml，去粗末再煎至200ml左右，纱布过滤，入净白蜜18g和为膏，瓶装备用。

【功能】清肝热，退翳障。

【按语】本方7味药称为七宝，以退翳除障为长，可用于角膜炎后期，或已结角膜云翳、斑翳、血管翳。每日临睡前点眼1次。原著谓夜卧后点之，旦不可点。

琼　液　膏

【来源】《审视瑶函》

【组成】熊胆　牛黄　硼砂　蕤仁肉(去壳皮)　黄连各3g　龙脑1.5g　蜂蜜30g

【制法】将熊胆、牛黄、蕤仁肉、黄连四味，用水1000ml煎熬，煎至500ml，以重绵纸滤过去渣，入蜂蜜，用文武火熬至紫金色，蘸起牵丝为度，继入硼砂、龙脑研极细末，入瓷罐内封固，入土埋7日出火气，备用。

【功能】清热退翳，消肿止痛。

【主治】目赤肿痛，黑睛翳膜。

【按语】本方能抗菌消炎，主要用于急性或慢性结膜炎，角膜炎或角膜炎后期，初结云翳。用时取少许点于目内眦，闭目片刻，每日点眼2～3次。

大蒜油眼膏

【来源】《眼病的辨证论治》

【组成】紫皮大蒜(去皮)5～10g

【制法】将大蒜洗净凉干，捣烂，半小时后加乙醇适量浸渍，并充分振荡约1小时，放置沉淀。以注射器抽取上层乙醇溶液，放在蒸发皿中，让乙醇自行挥发(或水浴促其挥发)，待无乙醇味后，剩下的油状液即大蒜油(每10g大蒜可得大蒜油约1ml)。取大蒜油0.1ml，加入消毒的眼膏基质(凡士林90g，无水羊毛脂10g，混合放入蒸发皿或其他容器中，加热熔化后将溶液乘热用粗滤纸或纱布过滤，滤液用150℃干热灭菌1小时，密贮备用)中充分混匀即成。在配制过程中，必须无菌操作。大蒜油无色，不稳定，易失效，需新鲜配制。

【功能】解毒退翳。

【主治】黑睛新翳。

【按语】大蒜油能抗菌消炎，对细菌、真菌等均有抑制作用，且紫皮大蒜比白皮大蒜作用强。可用于细菌性角膜炎，真菌性角膜炎，每日点眼1～2次，涂于结膜囊。

鸡蛋黄油膏

【来源】《中医眼科学》

【组成】鸡蛋黄 1～3 枚　制甘石　冰片各少许

【制法】先将制甘石、冰片研成极细末，再将鸡蛋黄置铜铫内，以文火煎熬，色黑如油，然后再将药粉与油和匀备用。

【功能】收湿止烂，润燥住痛。

【主治】睑肤湿烂，睑弦赤烂。

【按语】本方主用于眼睑慢性湿疹，慢性睑缘炎。用时将药涂搽于患处，日 2～3 次。

铜 绿 膏

【来源】《秘传眼科纂要》

【组成】生铜绿 9g

【制法】将铜绿研成细末，以生蜜调涂于粗碗内，将碗翻转，烧艾烟熏至焦黑为度，取起冷定，以乳汁调匀放饭上蒸过，备用。

【功能】收湿敛疮。

【主治】睑弦赤烂，睑肤顽癣。

【按语】本品主要含碱式碳酸铜。主用于溃疡性睑缘炎，眼睑真菌感染。用时将本品涂患处。日 2～3 次。

青 黛 软 膏

【来源】《医院制剂》

【组成】青黛 6.4g　滑石粉 128g　酚 2g　石膏 128g　黄柏 64g　甘油 2g　凡士林适量　共制成 1000g

【制法】将黄柏研细，过 100 目筛，然后与青黛、石膏、滑石粉混研，另取酚置乳钵中加甘油研磨溶解，加适量凡士林混匀后，与以上各药混合，再加适量凡士林至 1000g，研匀即得。

【功能】清热解毒，收湿敛疮。

【主治】睑肤疮痍，渗水糜烂。

【按语】本方主用急慢性眼睑湿疹。用时将膏涂于患处，日 2～3 次。

摩 顶 膏

【来源】《秘传眼科龙木论》

【组成】子鹅脂　牛酥　木香各 30g　盐花 45g　朱砂　龙脑各 0.3g

【制法】将上药捣罗为末，以子鹅脂、牛酥和成膏。

【功能】芳香宣窍，行气止痛。

【主治】外障眼病兼头痛者。

【按语】本方是一种辅助用药。用时将药膏置于掌心，拨开头发，在头顶上来回摩擦，少则几十遍，多则几千遍，使药力浸入毛孔中，以使脑中清凉，还兼有按摩作用。每日 1～2 次。

三十六、中 药 新 药

近 10 年来，我国医药工作者，根据中药新药研究指南，以中医药理论为指导，运用现代科学技术和手段，在眼科领域研制开发了一批中药制剂，已获得国家食品药品监督管理局批准并生产上市的有以下数种。

复方熊胆滴眼液

由熊胆粉 天然冰片组成。具有清热降火，退翳明目的作用。用于肝火上炎、热毒伤络所致的白睛红赤、眵多、羞明流泪。可用于治疗急性细菌性结膜炎、流行性角结膜炎见上述证候者。

马应龙八宝眼膏

由牛黄 麝香 炉甘石 珍珠 琥珀 硼砂 硇砂 冰片组成。具有清热退赤，止痒去翳的作用。用于风火上扰所致的眼睛红肿痛痒、流泪、眼睑红烂；可用于治疗沙眼见上述证候者。

麝珠明目滴眼液

由麝香 珍珠(水飞) 石决明(煅) 炉甘石(煅) 黄连 黄柏 大黄猪胆(膏) 蛇胆 紫苏叶 荆芥 冬虫夏草 冰片组成。具有清热，消翳，明目的作用。用于肝虚内热所致的视物不清、干涩不舒、不能久视；可用于治疗早、中期年龄相关性白内障见上述证候者。此外，尚有用麝珠明目滴眼液治疗视疲劳及慢性单纯性青光眼的临床报道。

珍珠明目滴眼液

由珍珠液 冰片组成。具有清肝，明目，止痛的作用。本品能改善眼胀眼痛、干涩不舒、不能持久阅读等，可用于早期老年性白内障、慢性结膜炎、持久阅读而出现眼胀眼痛，干涩不适等视疲劳症状者。

四味珍层冰硼滴眼液(珍视明滴眼液)

由珍珠层粉 天然冰片 硼砂 硼酸组成。具有清热解痉，去翳明目的作用。用于肝阴不足、肝气偏盛所致的不能久视、轻度眼胀、眼痛、青少年远视力下降；青少年假性近视、视疲劳、轻度青光眼见上述证候者。

障 翳 散

由麝香 丹参 红花 茺蔚子 牛胆干膏 羊胆干膏 黄连素 青葙子 决明子 蝉蜕 荸荠粉 硼砂 木通 黄芪 山药 没药 昆布 海藻 珍珠 琥珀 海螵蛸 炉甘石(水飞) 天然冰片 核黄素 无水硫酸钙组成。具有行滞祛瘀，退障消翳。可用于老年性白内障及角膜翳属气滞血瘀证者。

夏天无眼药水

由夏天无提取物等组成。具有活血明目舒筋的作用。用于血瘀筋脉阻滞所致的青少年远视力下降、不能久视；可用于治疗青少年假性近视见上述证候者。

熊胆眼药水

由熊胆粉 硼酸 硼砂 氯化钠组成。具有清热解毒，去翳明目，消肿止痒的作用。用于目赤肿痛症。对病毒性结膜炎、泡性结膜炎有较好的疗效。还可以用于消除视疲劳。

明目蒺藜丸

由蒺藜(盐水炙) 蔓荆子(微炒) 菊花 蝉蜕 防风 荆芥 薄荷 白芷 木贼 决明子(炒) 密蒙花 石决明 黄连 栀子(姜水制) 连翘 黄芩 黄柏 当归 赤芍 地黄 川芎 旋覆花 甘草组成。具有清热散风，明目退翳的作用。用于上焦火盛引起的暴发火眼、云蒙障翳、羞明多眵、眼边赤烂、红肿痛痒、迎风流泪等。

开光复明丸

由黄连 黄芩 黄柏 栀子(姜制) 大黄 龙胆 玄参 地黄 菊花 防风 蒺藜(去刺盐炒) 羚羊角粉 石决明 红花 当归 赤芍 泽泻 冰片组成。具有清热散风，退翳明目的作用。用于肝胆热盛引起的暴发火眼、红肿痛痒、眼睑赤烂、云翳气蒙、羞明多眵。

黄连羊肝丸

由黄连 龙胆 胡黄连 黄芩 黄柏 密蒙花 木贼 茺蔚子 夜明砂 决明子(炒) 石决明(煅) 柴胡 青皮(醋炒) 鲜羊肝组成。具有清肝泻火,明目的作用。用于肝火旺盛,目赤肿痛,视物昏暗,羞明流泪,胬肉攀睛。

熊 胆 丸

由熊胆 龙胆 大黄 栀子 黄芩 黄连 决明子 柴胡 防风 菊花 木贼 薄荷脑 当归 地黄 泽泻(盐制) 车前子(盐制) 冰片组成。具有清热利湿,散风止痛的作用。用于风热或肝经湿热引起的目赤肿痛、羞明多泪,如急性睑腺炎、急性细菌性结膜炎见上述证候者。

明目上清片

由菊花 连翘 黄芩 黄连 薄荷脑 荆芥油 蝉蜕 蒺藜 栀子 熟大黄 石膏 天花粉 麦冬 玄参 赤芍 当归 车前子 枳壳 陈皮 桔梗 甘草组成。具有清热散风,明目止痛的作用。用于外感风热所致的暴发火眼、红肿作痛、头晕目眩、眼边刺痒、大便燥结、小便赤黄。

复方血栓通胶囊

由三七 黄芪 丹参 玄参组成。具有活血化瘀,益气养阴的作用。用于治疗血瘀兼气阴两虚证的视网膜静脉阻塞,症见视力下降或视觉异常,眼底瘀血征象,神疲乏力,咽干,口干等;以及用于血瘀兼气阴两虚的稳定性劳累型心绞痛,症见胸闷痛、心悸、心慌、气短乏力、心烦、口干。

丹红化瘀口服液

由丹参 当归 川芎 桃仁 红花 柴胡 枳壳组成。具有活血化瘀,行气通络的作用。用于气滞血瘀引起的视物不清,突然不见,如视网膜中央静脉阻塞症的吸收期见上述证候者。

补益蒺藜丸

由沙苑子 黄芪(蜜炙) 菟丝子 芡实(麸炒) 白术(麸炒) 山药 白扁豆 茯苓 当归 陈皮组成。具有健脾补肾,益气明目的作用。用于脾肾不足,眼目昏花,视物不清,腰痠气短。

复 明 片

由山茱萸(制) 枸杞子 菟丝子 女贞子 熟地黄 石斛 决明子 木贼 夏枯草 黄连 菊花 谷精草 牡丹皮 羚羊角 蒺藜 石决明 车前子 木通 泽泻 茯苓 槟榔 人参 山药组成。具有滋补肝肾,养阴生津,清肝明目的作用。用于肝肾阴虚所致的羞明畏光、视物模糊;如青光眼,初、中期白内障见上述证候者。

琥珀还睛丸

由熟地黄 地黄 肉苁蓉(酒炙) 杜仲炭 枸杞子 菟丝子 沙苑子 天冬 麦冬 知母 石斛 黄连 黄柏 党参(去芦) 山药 茯苓 当归 川芎 琥珀、水牛角浓缩粉 羚羊角粉 青葙子 菊花 苦杏仁(去皮炒) 枳壳(去瓤麸炒) 甘草(蜜炙)组成。具有补益肝肾,清热明目的作用。用于肝肾两亏,虚火上炎所致的内外翳障、瞳孔散大、视力减退、夜盲昏花、目涩羞明、迎风流泪。

明珠口服液

由何首乌(制)　枸杞子　益母草　当归　白芍　赤芍　红花　决明子　珍珠母　夏枯草　菊花　车前子　茯苓　冬瓜子　甘草组成。具有滋补肝肾，养血活血，渗湿明目的作用。用于肝肾阴虚所致的视力下降、视瞻有色、视物变形；如中心性浆液性脉络膜视网膜病变见上述证候者。

障眼明片

由熟地黄　菟丝子　枸杞子　肉苁蓉　山茱萸　白芍　川芎　黄精　黄芪　党参　甘草　决明子　青葙子　蕤仁(去内果皮)　密蒙花　蔓荆子　菊花　石菖蒲　车前子　升麻　葛根　黄柏组成。具有补益肝肾，退翳明目的作用。用于肝肾不足所致的干涩不舒、单眼复视、腰膝酸软或轻度视力下降；如早、中期老年性白内障见上述证候者。

增光片

由党参　当归　枸杞子　茯苓　麦冬　五味子　远志(甘草水制)　石菖蒲　牡丹皮　泽泻组成。具有补益气血，滋养肝肾，明目安神的作用。用于肝肾不足、气血亏虚所致的远视力下降、不能久视、干涩不舒的青少年近视。

(李传课　张　健)

第四章 眼科针灸疗法

针灸治疗眼病，古已有之。早在《灵枢·热病》中就有："目中赤痛，自内眦始，取之阴跻"的记载；《针灸甲乙经》中收载主治眼病穴位36个，治疗眼病30余种；《龙木总论》有专门的"针灸经"篇；《审视瑶函》则于书中详列针灸治疗要穴图像。因针灸独特的疗效，至今仍被广泛用于眼科临床。现将眼科常用针灸疗法介绍于下。

第一节 体针疗法

眼科体针疗法是用毫针在人体经络穴位上进行针刺，以疏通经络，调和气血，祛除病邪以达到治疗眼病的目的。取穴原则是以脏腑经络的生理、病理为理论基础，根据临床表现辨明寒热虚实，进行辨证选穴，以眼局部取穴与远道取穴相结合，或补或泻，辨证施针。但因眼球结构精细，眶内血络丰富，针时稍有不慎，则易误伤眼球，损及血络组织，造成眼外伤或眶内出血等意外，故针刺眼周围穴位时，一定要认真仔细，一般采用留针方法而不捻转提插，也不选用灸法。远端穴位则无此禁忌。

现将眼科常用穴位分经介绍于下。

一、手太阴肺经

天 府

定位：在腋前皱襞上端3寸，肱二头肌桡侧缘。

主治：目眩昏涉。《增订铜人腧穴针灸图经》："治逆气不得息，目眩远视䀮䀮……"

方法：直刺0.3～0.5寸。

《会元针灸学》："天府者，平肩与云门相平，云气所聚象天，故名天府也。"

太 渊

定位：仰掌，腕横纹上，于桡动脉桡侧陷中取穴。

主治：白睛红赤，黑睛生翳，眼痛羞明。《秘传眼科龙木论》："治目生白翳，眼眦赤筋。"

方法：直刺0.2～0.3寸。

太渊为手太阴肺经输穴、原穴。太，大也；渊，深也。因穴位在气口，为诸脉之会，通达诸经，是百脉气血大汇深集之处，故名。

二、手阳明大肠经

商 阳

定位：在食指桡侧，离指甲角0.1寸许取穴。

主治：目盲。《增订铜人腧穴针灸图经》："治胸中气满，喘咳支肿，……目青盲。"

方法：左取右，右取左。向上斜刺 0.2～0.3 寸，可灸。

商阳为手阳明大肠经井穴，因其为手阳明之始穴，承受手太阴之经气，由阴转阳，肺合大肠属金，金在音为商，故称商阳。

二　间

定位：微握拳，在第二掌指关节前缘桡侧，当赤白肉际处取穴。

主治：目昏不见；口眼㖞斜，睑缘赤肿涩烂，羞明流泪。《针经指南·通玄指要赋》："目昏不见，二间宜取。"《审视瑶函》："主治目黄口干，口眼㖞斜。"

方法：直刺 0.2～0.3 寸，可灸。

二间为手阳明大肠经荥穴。间，隙也。《会元针灸学》："二间者，二者穴之次部，相交食指本节之节前，有间隙，故名二间。"

合　谷

定位：在第一和第二掌骨之间，约第二掌骨桡侧之中点取穴。

主治：头痛目眩，口眼㖞斜，眼生翳膜，暴赤肿痛，视物模糊。《针灸大成》："主伤寒大渴，脉浮在表，发热恶寒，头痛脊强，无汗，寒热疟，鼻衄不止，热病汗不出，目视不明，生白翳。"《针经指南·通玄指要赋》："耳闭须听会而治也，眼痛则合谷以推之。"《扁鹊神应针灸玉龙经·针灸歌》："耳闭听会眼合谷。"《针灸大全·席弘赋》："睛明治眼未效时，合谷、光明安可缺。"《审视瑶函》："主治偏正头痛，面肿目翳。"

方法：直刺 0.5～0.8 寸，可灸。

合谷为手阳明大肠经原穴。《会元针灸学》："合谷者，手大指次指开合之处，两手歧骨谷空，故名合谷。又名虎口者，手张之状，其形大如虎口之状也。"本穴孕妇不宜针。《秘传眼科龙木论》："若妇人妊娠，不可刺之，损胎气。"

曲　池

定位：屈肘，在肘横纹桡侧端凹陷处取穴。

主治：目赤肿痛，视物昏花。《医学入门·杂病穴位歌》："头面耳目口鼻病，曲池、合谷为之主。"《外台秘要》："主肩肘中病，难屈伸，手不可举，喉痹不能言，目不明，……目赤痛。"

方法：直刺 0.8～1.2 寸，可灸。

曲池为手阳明大肠经合穴。因其经气流注似水汇入池中；又取穴时，屈曲其肘，穴在凹陷似池处，故名。

臂　臑

定位：在曲池与肩髃的连线上，曲池穴上 7 寸处。

主治：视物昏朦，眼内干涩及暴赤生翳。

方法：直刺 0.5～1 寸，或斜刺 0.8～1.2 寸，可灸。

臂臑属手阳明大肠经，为手足太阳、阳维交会穴。《医经理解》："臑，臂上嫩白肉也，臂臑在肘上七寸，臑肉之端也，故名。"

迎　香

定位：在鼻翼外缘中点旁开，当鼻唇沟处。

主治：白睛红赤、畏日羞明，口眼㖞斜。《扁鹊神应针灸玉龙经·玉龙歌》："心火炎上两眼红，迎香穴内刺为通，若将毒血搐出后，目内清凉始见功。"《审视瑶函》："主治鼻塞不闻香臭，喘息不利，偏风口眼㖞斜，浮肿风动，满面作痒，状如虫行。"

方法：直刺 0.1～0.2 寸，或斜刺 0.3～0.5 寸，禁灸。

迎香穴为手足阳明交会穴。《会元针灸学》:“迎香者,迎者应遇,香者芳香之味。香气近鼻无知觉,刺之即知。又因足阳明宗气所和,开窍于口,脾味香,故名迎香。”

三、足阳明胃经

承 泣

定位:正坐,双目平视,瞳孔直下 0.7 寸,眼球与眶下缘之间取穴。

主治:视物不清,夜盲,目睛瞤动,眼眦赤痛及流泪等。《针灸大成》:“主冷泪出,上观瞳子痒,远视𥇦𥇦,昏夜无见,目瞤动与项口相引,口眼㖞斜,口不能言。”《秘传眼科龙木论》:“治目视𥇦𥇦,冷泪,眼眦赤痛。”

方法:紧靠眶下缘缓慢直刺 0.3～0.7 寸,不提插,不捻转;或横刺透内眦角处。禁灸。

承泣为足阳明、阳跷、任脉交会穴。承,即承受;泣,泪也。因穴位在目下恰能承受泪液处,可治目疾,故名。

四 白

定位:正坐,在承泣穴直下 0.3 寸,当眶下孔凹陷处。

主治:目赤痛痒,黑睛生翳,眼睑瞤动,口眼㖞斜,头痛眩晕。《针灸甲乙经》:“目痛口僻,戾目不明,四白主之。”《秘传眼科龙木论》:“治头痛目眩,眼生白翳。”

方法:直刺 0.2～0.3 寸。或向上斜刺 0.3 寸透承泣,或平刺透睛明,不可深刺。《秘传眼科龙木论》:“若针深,即令人目乌色。”

四白,四指四方;白有光明之义,主目疾,可使目明四方,视野广阔,故称四白。

巨 髎

定位:目正视,瞳孔直下,与鼻翼下缘平齐处取穴。

主治:目无所见,口眼㖞斜。《秘传眼科龙木论》:“治青盲,目无所见,远视𥇦𥇦,白翳覆瞳子面。”《审视瑶函》:“主治瘈疭,唇颊肿痛,口㖞目痒,青盲无见,远视𥇦𥇦。”

方法:直刺 0.3～0.6 寸,可灸。

巨髎为手、足阳明、阳跷交会穴。巨,大也,髎同窌,空穴之义。穴居鼻翼旁、颧骨之下大陷中,故名。

地 仓

定位:口角旁 0.4 寸取穴。

主治:视物不清,口眼㖞斜。《扁鹊神应针灸玉龙经·玉龙歌》:“口眼㖞斜最可嗟,地仓妙穴连颊车,㖞左泻右依师正,㖞右泻左莫令斜。”《审视瑶函》:“主治偏风,口眼㖞斜,牙关不开,齿痛颊肿,目不得闭,失音不语,饮食不收,水浆漏落,眼瞤动,视物𥇦𥇦,昏夜无见。”

方法:直刺 0.2 寸,或向颊车方向平刺 0.5～0.8 寸。

地仓为手足阳明和阳跷交会穴。地是地格;仓者,仓廪也。《会元针灸学》:“五谷之精气,上华面兮,冲旋面至此而上,故名地仓。”

颊 车

定位:开口取穴,在下颌角前上方一横指凹陷中;或上下齿咬紧时,隆起的咬肌高点即是。

主治:口眼㖞斜、胞睑振跳。《审视瑶函》:“主治中风,牙关不开,失音不语,口眼歪斜,颊肿牙痛。”

方法：直刺 0.3～0.4 寸，或向地仓方向斜刺 0.7～0.9 寸。

颊车穴当牙车骨(下颌骨)上故名。

下 关

定位：在颧弓与下颌切迹之间的凹陷中取穴，闭口有孔，张口即闭。

主治：口眼㖞斜。《增订铜人腧穴针灸图经》："疗聤耳有脓汁出，偏风口目㖞，牙车脱臼。"

方法：直刺 0.5～1 寸，禁灸。

下关为足阳明、少阳经交会穴。关为开合之枢机，因穴位近下颌关节处，与牙关之开合关系密切，因与上关相对，故名。

头 维

定位：在额角发际直上 0.5 寸，神庭穴向外旁开 4.5 寸处取穴。

主治：头痛目眩，目赤肿痛，迎风流泪，眼睑瞤动。《增订铜人腧穴针灸图经》："治头偏痛，目视物不明，今附治微风眼睑瞤动不止，风泪出。"《扁鹊神应针灸玉龙经·玉龙歌》："眉间疼痛苦难当，攒竹沿皮刺不妨，若是眼昏皆可治，更针头维即安康。"《针灸聚英·百症赋》："泪出刺临泣、头维之处。"

方法：向后平刺 0.5～0.8 寸，或横刺透率谷。

头维为足少阳、阳明交会穴。维，有隅之意，四角为维。因其穴在头部额角发际，故名。

足 三 里

定位：于犊鼻下 3 寸，胫骨前嵴外一横指处。

主治：视物昏朦。《扁鹊神应针灸玉龙经》："肝俞血少目昏花，宜补肝俞力便加，更把三里频泻动，还光益血自无差。"《审视瑶函》："主治泻胃中🈚热，与气冲巨虚，上下廉同。秦承祖曰："膝胻痠痛目不明。"《外台》、《明堂》云："人年三十以外，若不灸三里，令气上冲目，使眼无光，盖以三里能下气也。"《针灸大成》主"目不明，产妇血晕"。

方法：向下斜刺 2～3 寸，可灸。

足三里为足阳明胃经合穴，因穴位在外膝眼下 3 寸处，又属足阳明胃经，故名。

解 溪

定位：在足背与小腿交界处的横纹中，踇长伸肌腱与趾长伸肌腱之间。

主治：头痛目眩，黑睛生翳。《针灸大成》主："头风面赤，目赤，眉攒疼不可忍。"《审视瑶函》："主治风气面浮，头痛，目眩生翳。"

方法：直刺 0.4～0.6 寸，可灸。

解溪，为足阳明胃经经穴。因穴位在足背踝关节横纹中央凹陷如溪处，亦当解鞋带处，故名。

四、足太阴脾经

三 阴 交

定位：内踝高点上 3 寸，胫骨内后缘。

主治：视物昏朦。

方法：直刺 0.5～1 寸，或向悬钟透刺 1～2 寸；可灸。

三阴交为足太阴、足厥阴、足少阴经之交会穴，足三阴经交会于此，故名。

五、手少阴心经

神门

定位：仰掌，在尺侧腕屈肌腱的桡侧缘，腕横纹上取穴。

主治：头晕目眩，视物昏花。

方法：直刺 0.3～0.4 寸，可灸。

神门为手少阴心经输穴、原穴，意为心气出入之门户。

六、手太阳小肠经

少泽

定位：小指尺侧，离指甲角 0.1 寸许。

主治：胬肉攀睛，红赤疼痛。《秘传眼科龙木论》："治目生肤翳，覆瞳子。"《针灸聚英·百症赋》："攀睛攻少泽、肝俞之所。"

方法：斜刺 0.1 寸，或点刺出血。

少泽为手太阳小肠经井穴。《会元针灸学》："少者小也，小肠得少阴之气相通经络；泽者润也，心之热出火府于小肠，故名少泽。"

前谷

定位：第五掌指关节前尺侧，握拳时，掌指关节前之横纹头赤白肉际处。

主治：目痛生翳。《秘传眼科龙木论》："治目中白翳。"

方法：直刺 0.2～0.3 寸。

前谷为手太阳小肠经荥穴。谷，空也，因位于手小指本节前骨之空处故名。

后溪

定位：第五掌骨小头后下方，尺侧缘，握拳时，在掌指关节后之横纹头处。

主治：目赤生翳。《增订铜人腧穴针灸图经》："治疟寒热，目赤生翳，鼻衄耳聋，胸满，颈项强，不得回顾，癫疾臂肘挛急。"

方法：直刺 0.5～0.8 寸。

后溪为手太阳小肠经输穴，八脉交会穴之一，通于督脉。《会元针灸学》："后溪者，后是手小指本节后也，溪者小沟也。手小指外侧握拳肉起如山峰，按之似小豁之曲，故名后溪。"

腕骨

定位：在腕前方，三角骨的前缘，赤白肉际处。

主治：目流冷泪，眼生翳膜。《增订铜人腧穴针灸图经》："治热病汗不出，胁下痛不得息，颈颔肿，寒热耳鸣，目冷泪生翳……"《秘传眼科龙木论》："治目冷泪，生翳膜，头痛。"

方法：直刺 0.3～0.5 寸。

腕骨为手太阳小肠经原穴，因位于腕骨前之下陷处故名。

阳谷

定位：在三角骨后缘，赤白肉际上，当豌豆骨与尺骨茎突之间取穴。

主治：头眩目痛。《秘传眼科龙木论》："治目眩。"

方法：直刺 0.3～0.4 寸，可灸。

阳谷为手太阳小肠经络穴。《会元针灸学》："阳谷者，手太阳经锐骨下空处如洞，故名阳谷。"

养　老

定位：掌心向下，在尺骨茎突的高点取穴。

主治：视物昏花。《类经图翼》：“主治肩臂酸痛，肩欲折，臂如拔，手不能上下，目视不明。”《针灸聚英·百症赋》“目觉䀮䀮，急取养老、天柱。”

方法：向肘方向斜刺0.5～0.8寸，可灸。

养老为手太阳小肠经郄穴。养，供养之义。小肠功能为吸收水谷所化之精微，以供养全身。又益者为养。针此穴有益于老人健康，主治老年目视不明等症，故名。

支　正

定位：在阳谷与小海的连线上，阳谷穴上5寸处。

主治：头痛目眩。《类经图翼》治：“头痛目眩，风虚惊恐悲忧，腰背酸，四肢乏弱，肘臂不能屈伸，手指不能握。”《针灸聚英·百症赋》：“目眩兮，支正，飞扬。”

方法：直刺或斜刺0.5～0.8寸，可灸。

支正为手太阳小肠经络穴。因位于太阳正经之上，其支别此络，走向少阴，故名。

颧　髎

定位：正坐平视，目外眦直下，颧骨下缘凹陷处取穴。

主治：口眼㖞斜，眼睑振跳，目赤目黄。《增订铜人腧穴针灸图经》：“治口㖞面赤目黄，眼瞤动不止，䪼肿齿痛。”《针灸聚英·百症赋》：“目瞤兮颧髎、大迎。”

方法：直刺0.2～0.3寸，斜刺或平刺0.5～1寸。

颧髎为手少阳、手太阳经交会穴，因位于颧骨下缘凹陷之空穴中，故名。

七、足太阳膀胱经

睛　明

定位：于目内眦的外上方凹陷中取穴。

主治：目赤肿痛，迎风流泪，目眦痒痛，胬肉攀睛，黑睛生翳，视物昏花，小儿疳眼，近视。《类经图翼》：“主治目痛视不明，见风泪出，胬肉攀睛，白翳眦痒疳眼，头痛目眩。”《秘传眼科龙木论》：“治攀睛翳膜覆瞳子，恶风泪出，目内眦痒痛，小儿雀目疳眼，大人气眼冷泪，䀮目视物不明，大眦胬肉侵睛。”

方法：嘱患者闭目，医者左手将眼球推向外侧固定，针沿眼眶边缘缓慢刺入0.3～0.5寸，不捻转，不提插，禁灸。《针灸大成》：“雀目者，久留针。”

睛明为手足太阳、足阳明、阴跷、阳跷五脉交会穴。《会元针灸学》：“睛明者，诸阳气上行而达目，明者五脏六腑之精华，乘阴跻之升冲而返光，如天气之晴朗，……人之双睛能明者，赖五脏六腑之精华返射，诸阳发光而能明，故名睛明。”

攒　竹

定位：在眉毛内侧端，眶上切迹处取穴。

主治：眉棱骨痛，胞睑振跳，目赤肿痛，迎风流泪，视物模糊，近视。《增订铜人腧穴针灸图经》：“治目䀮䀮视物不明，眼中赤痛及睑瞤动。”

方法：向下斜刺0.3～0.5寸，禁灸。《针灸大成》：“针三分，三度刺目大明，宜用锋针出血，禁灸。”

《会元针灸学》：“攒竹者，诸阳之气攒聚于眉头，如新竹之茂，又如竹字以象其形，故名攒竹。”

曲　差

定位：神庭穴旁 0.5 寸处取穴。

主治：视物昏朦。《类经图翼》治“目不明，头痛鼻塞，鼽衄臭涕，顶巅痛，身心烦热，汗不出”。《秘传眼科龙木论》：“治头顶痛，目视不明。”

方法：平刺 0.3～0.5 寸，或沿皮向头临泣穴透刺，可灸。

曲，曲折不平；差，参差不齐。足太阳膀胱经取于目内眦，直行向上，至本穴而有横行向外曲而不齐之势。《会元针灸学》：“曲差者，头为九阳之会，在眉冲穴两旁，曲发之处，故名曲差。”

五　处

定位：上星穴旁开 1.5 寸处取穴。

主治：头痛目眩，视物昏朦。《秘传眼科龙木论》：“治目不明，头风目眩。”

方法：平刺 0.3～0.5 寸，或沿皮向下或向上刺，可灸。

《会元针灸学》：“五处者，足太阳经，始于睛明、攒竹、眉冲、曲差，至此五穴，皆能愈目暴赤热痛也，故名五处。”

承　光

定位：在五处穴后 1.5 寸，五处与通天之间取穴。

主治：头眩目痛，视物昏朦，眼生翳膜。《秘传眼科龙木论》：“治风眩头痛，目生白膜。”

方法：平刺 0.3～0.5 寸，可灸。

承光穴能治目疾，使之迎接光明，故名。

络　却

定位：在通天穴后 1.5 寸，距督脉 1.5 寸处。

主治：青风内障，目无所见。《针灸大成》：“主头眩耳鸣，狂走瘈疭，恍惚不乐，腹胀，青盲内瘴，目无所见。”

方法：平刺 0.3～0.5 寸，可灸。

却，退出也，足太阳经起于睛明，直行者，从巅入络脑，由阳转阴深入至脑，而由本穴退出向脑后循行，故名络却。

玉　枕

定位：在脑户旁 1.3 寸，枕外粗隆上缘之外侧取穴。

主治：头目剧痛，视物不清。《针灸大成》：“主目痛如脱，不能远视，内连系急，头风痛不可忍，鼻窒不闻。”《秘传眼科龙木论》：“治目痛不能视，脑风疼痛不可忍。”

方法：平刺 0.3～0.5 寸，可灸。

枕骨两旁高起之骨，古称玉枕骨，因本穴位此，故名。

天　柱

定位：位于哑门穴旁 1.3 寸处。

主治：头痛视朦。《类经图翼》：“主治头眩脑痛鼻塞，泪出项强，肩背痛，足不任身，目瞑不欲视。”《秘传眼科龙木论》：“治目瞑视，头眩脑痛。”

方法：直刺 0.5～1 寸。

颈椎骨古称天柱骨，因本穴正当天柱骨旁，故名。

肝　俞

定位：在第 9 胸椎下，两旁各 1.5 寸处。

主治：热病后泪出多眵，目赤痒痛，目睛上视，视物昏朦，雀目。《秘传眼科龙木论》："治目上视，目眩，头痛，目䀮䀮生白翳。"

方法：向脊柱斜刺0.5～0.8寸，可灸。

肝俞穴内应肝脏，为肝气压在背部输注、转输之处，是治疗肝病的要穴，故名。

三焦俞

定位：在第1腰椎下，两旁各1.5寸处。

主治：头痛目眩，视物昏朦。《增订铜人腧穴针灸图经》："治肠鸣腹胀水谷不化，腹中痛欲泄注，目眩头痛，吐逆饮食不下，肩背拘急，腰脊强，不得俛仰。"

方法：直刺0.8～1寸，可灸。

三焦俞穴位与人体上中下三焦相应，为三焦之气在背部输注、转输之处，是主治三焦病症的要穴，故名。

肾俞

定位：第2腰椎下，两旁各1.5寸。

主治：头昏目眩，视物昏朦。《秘传眼科龙木论》："治目视䀮䀮，五劳七伤。"

方法：直刺0.8～1寸，可灸。

肾俞穴内应肾脏，为肾气在背部输注、转输之处，为治疗肾病的要穴，故名。

飞扬

定位：昆仑穴直上7寸腓骨后缘处取穴。

主治：头痛目眩，面目俱黄。《类经图翼》："主治痔疮痛不得起坐，脚酸肿不能立，历节风不得屈伸，癫疾寒疟，头目眩，逆气。"

方法：直刺1～1.5寸，可灸。

飞扬为足太阳膀胱经络穴，针之可急速如飞地通至足少阴经；又沟通阳跷与阴跷，使人矫健，故名。

申脉

定位：外踝正下方凹陷处取穴。

主治：口眼㖞斜，目赤肿痛，目内眦痒痛。

方法：直刺0.2～0.3寸。

申脉为八脉交会穴之一，通于阳跷脉。申，通伸，伸展之意。本穴位于外踝之下，为阳跷脉所生，直接关系足关节及全身筋脉伸展，故名。

京骨

定位：于第五跖骨粗隆下，赤白肉际处取穴。

主治：头昏目眩，内眦赤烂，目痛生翳。《类经图翼》主治："目眩内眦赤烂，头痛鼽衄。"《秘传眼科龙木论》："治目内眦赤烂，目眩。"

方法：直刺0.3～0.5寸，或向下斜刺0.5～1寸，可灸。

京骨为足太阳膀胱经原穴。京，大也。因第五跖骨粗隆处，古称大骨，故名。

通谷

定位：在第五趾跖关节前缘，赤白肉际处取穴。

主治：头痛目眩，视物昏朦。《秘传眼科龙木论》："治目眩，颈项痛，目䀮䀮。"

方法：直刺0.2～0.3寸，可灸。

通谷为足太阳膀胱经荥穴，因足太阳经气至此通于足少阴经的然谷穴，故名。张隐庵：

"通于足少阴之然谷，故名通谷。"

至　阴

定位：在足小指外侧，趾甲角旁约 0.1 寸处。

主治：头痛，目赤生翳。《类经图翼》："主治风寒头重鼻塞，目痛生翳"。

方法：浅刺 0.1 寸许出血，或向上斜刺 0.1～0.2 寸，可灸。

至阴为足太阳膀胱经井穴，为足太阳经之末穴而交足少阴经，阳尽阴至，故名。

八、足少阴肾经

涌　泉

定位：在足底，当足趾跖屈时凹陷处取穴。

主治：头痛目眩。《增订铜人腧穴针灸图经》："治腰痛大便难，心中结热，风疹风痫，心痛不嗜食，妇人无子，咳嗽，身热喉痹，胸胁满，目眩，男子如蛊，女子如妊娠，五指端尽痛，足不得践地。"

方法：直刺 0.5～1 寸，可灸。

涌泉为足少阴肾经井穴，因位于足底，居人身最低位，属足少阴经"所出为井"，如水之源头，经气犹泉水涌出于下，故名。

太　溪

定位：足内踝与跟腱之间的凹陷中。

主治：视物昏矇，双目干涩。

方法：直刺 0.5～0.8 寸，可灸。

太溪为足少阴肾经输穴、原穴。《会元针灸学》："太溪者，山之谷通于溪，溪通于川。肾藏志而喜静，出太深之溪，以养其大志，故名太溪。"

水　泉

定位：位于太溪穴直下 1 寸。

主治：视物昏矇。《针灸大成》："主目𥈅𥈅不能远视，女子月事不来，来即心下多闷痛，阴挺出，小便淋沥，腹中痛。"

方法：直刺 0.3～0.5 寸，可灸。

水泉为足少阴肾经郄穴。《会元针灸学》："水泉者，是肾水所生之泉也，故名水泉。"

照　海

定位：内踝正下缘之凹陷中取穴。

主治：目中赤痛。

方法：直刺 0.5～0.8 寸。

照海为八脉交会穴之一，通于阴跷脉。照，光照也；海为百川所归。本穴位于然谷穴后，然谷属足少阴肾经之荥穴，五行属火，犹龙雷之火有光照之象；阴跷脉发生于本穴，肾气归聚似海，故名。

横　骨

定位：在脐下 5 寸，旁开 0.5 寸取穴。

主治：目赤肿痛。《针灸大成》："主五淋，小便不通，阴器下纵引痛，小腹满，目赤痛从内眦始，五脏虚竭，失精。"

方法：直刺 1～1.5 寸。

横骨为足少阴肾经与冲脉交会穴，因位于横骨（指两股之间横起之骨，即耻骨联合与耻骨上支一部分的上缘）之边际，故名。

大　赫

定位：脐下 4 寸，旁开 0.5 寸取穴。

主治：目赤肿痛。《针灸大成》："主虚劳失精，男子阴器结缩，茎中痛，目赤痛从内眦始，妇人赤带。"

方法：直刺 1～1.5 寸。

大赫为足少阴肾经与冲脉交会处。赫，盛也。本穴为冲脉与足少阴肾经之会，内应胞宫精室，具有强肾益精之功能，可谓肾之精气盛聚处，故名。

中　注

定位：在横骨上 4 寸，前正中线旁开 0.5 寸处。

主治：目赤肿痛。《针灸大成》："主小腹有热，大便坚燥不利，泄气上下引腰脊痛，目内眦赤痛，女子月事不调。"

方法：直刺 1～1.5 寸。

中注为足少阴肾经与冲脉交会穴。中指内里；注即灌注。本穴内应胞宫精室，又为冲脉、足少阴经之会，肾之精气，由此穴向内，灌注于胞宫精室之中，故名。

肓　俞

定位：脐旁 0.5 寸取穴。

主治：目赤肿痛。《类经图翼》："主治腹痛寒疝，大便燥，目赤痛从内眦始。"

方法：直刺 1～1.5 寸。

肓俞为足少阴肾经与冲脉交会穴。本穴与膏肓、胞肓、肓门相通，为肾气输注于腹部的要穴，故名。

商　曲

定位：脐上 2 寸，旁开 0.5 寸处取穴。

主治：目赤肿痛。《针灸大成》："主腹痛，腹中积聚，时切痛，肠中痛不嗜食，目赤痛从内眦始。"

方法：直刺 1～1.5 寸。

商曲为足少阴肾经与冲脉的交会穴。《会元针灸学》："商曲者，胃之下肠之曲处，通水湿运输糟粕之发源处，通畅津液，故名商曲。"

九、手厥阴心包经

内　关

定位：仰掌，手腕横纹上 2 寸，掌长肌腱与桡侧腕屈肌腱之间取穴。

主治：视物昏朦，目赤。《针灸大成》："主手中风热，失志心痛，目赤，支满肘挛。"

方法：直刺 0.5～1 寸。

内关为手厥阴心包经络穴，八脉交会穴之一，通于阴维脉。《会元针灸学》："内关者，阴维脉所发，是心包经之络脉，通乎任脉，关于内脏血脉之联络，故名内关。"

大　陵

定位：仰掌，腕横纹中央，掌长肌腱与桡侧腕屈肌腱之间取穴。

主治：目赤疼痛。《增订铜人腧穴针灸图经》："治热病汗不出，臂挛腋肿，善笑不休，心悬善饥，喜悲泣惊恐，目赤，小便如血，呕逆狂言不乐，喉痹口干，身热头痛，短气胸胁痛。”

方法：直刺0.5～0.8寸。

大陵为足厥阴心包经输穴、原穴。本穴位于掌根阜起处，犹如陵立之象，故名。

十、手少阳三焦经

关　冲

定位：在无名指尺侧，离指甲角0.1寸处取穴。

主治：目赤生翳，视物模糊。《增订铜人腧穴针灸图经》：“治喉痹舌卷口干，头痛霍乱，胸中气噎不嗜食，臂肘痛不可举，目生翳膜，视物不明。”《秘传眼科龙木论》：“治目生翳膜，视物不明。”

方法：浅刺0.1寸。

关冲为手少阳三焦经井穴，本穴为手少阳经承接手厥阴经经气之关界、要冲，故名。

液　门

定位：握拳，无名指、小指之间，掌指关节前凹陷中取穴。

主治：目赤肿痛。《秘传眼科龙木论》：“治目眩头痛，目赤涩。”

方法：直刺0.3～0.5寸。

液门为手少阳经荥穴。《会元针灸学》：“液门者，阳经之精液、血津出入之门，故名液门。”

中　渚

定位：握拳，在手背第四与第五掌指关节后的掌骨间，当液门穴后1寸。

主治：目赤肿痛，头痛视朦。《增订铜人腧穴针灸图经》：“治热病汗不出，目眩头痛，耳聋，目生翳膜，久疟咽肿，肘臂痛，手五指不得屈伸。”《秘传眼科龙木论》：“治目眩头痛，目生翳膜。”

方法：直刺0.3～0.5寸。

中渚为手少阳三焦经输穴。渚指水间小洲。《子午流注说难》：“中渚乃三焦所注之俞穴，若江之有渚而居其中，故名中渚。”

外　关

定位：阳池穴上2寸，桡骨与尺骨之间取穴。

主治：目赤肿痛，眼生翳膜，迎风流泪，《针灸大辞典》：“主治热病、耳聋、耳鸣、头痛、目赤肿痛……”

方法：直刺0.5～1寸，或透内关至1.5寸。

外关为手少阳三焦经络穴，八脉交会穴之一，通于阳维。《医经理解》谓外关“正与内关相通，于心主阴血之关，手少阳为阳气之关也，故曰外关。”

天　牖

定位：乳突后下部，胸锁乳头肌后缘，在天容穴与天柱穴的平行线上取穴。

主治：头痛目昏。《针灸大成》：“主暴聋，气目不明，耳不聪，夜梦颠倒，面青黄无颜色，头风面肿，项强不得回顾，目中痛。”

方法：直刺0.5～1寸。

《会元针灸学》：“天牖者，阳气属天，项筋向阳处，故名天牖。”

翳　风

定位：在耳垂后方，下颌角与乳突之间凹陷中取穴。

主治：头痛视朦，目赤生翳，口眼㖞斜。《针灸大辞典》："主治耳鸣、耳聋、口㖞、口噤、脱颔、齿痛、颊肿、瘰疬、眼痛。"

方法：直刺 0.8～1.2 寸。

翳风为手足少阳经交会穴。翳风前有耳如翳，后有完骨如屏，下有颊车护之，故名。

瘈　脉

定位：在乳突中央，翳风穴与角孙穴沿耳翼连线的下 1/3 折点处。

主治：视物模糊，视物易色。《备急千金要方》："瘈脉、长强主小儿惊痫瘈疭，多吐泄注，惊恐失精，视瞻不明眵䁾。"

方法：平刺 0.3～0.5 寸。

《素问・玉机真脏论》："病筋脉相引而急，病名曰瘛。"瘛同瘈，类痫，本穴可治疗小儿惊痫，又位于耳后青络脉处，故名。

角　孙

定位：当耳尖的发际处取穴。

主治：目赤生翳，紧涩难睁。《针灸大成》："主目生翳肤，齿龈肿，唇吻强，齿牙不能嚼物，龋齿，头项强。"

方法：平刺 0.3～0.5 寸。

《会元针灸学》："角孙者，耳廓上角也。孙者，终于下也。即耳廓内上角稍下，开口空中，故名角孙。"

丝　竹　空

定位：在面部，当眉梢凹陷处。

主治：头痛目眩，视物昏朦，眼睑瞤动。《秘传眼科龙木论》："治目眩头痛，目赤，视物眩眩，眼睫拳倒。"《审视瑶函》："主治头痛，目赤目眩，视物𥉂𥉂，拳毛倒睫，风痫戴眼，发狂吐涎沫，偏正头风。"

方法：平刺 0.5～1 寸。《针灸大成》："针三分，宜泻不宜补，禁灸，灸之令人目小无所见。"

丝竹空因穴位位于眉梢处之凹陷中，而眉毛状如丝竹，故名。

十一、足少阳胆经

瞳　子　髎

定位：在目外眦外侧，眶骨外侧缘凹陷中取穴。

主治：目赤肿痛，畏光流泪，眼生翳膜，视物模糊。《增订铜人腧穴针灸图经》："治青肓无所见，远视𥉂𥉂，目中肤翳，白膜，头痛，目外眦赤痛。"

方法：向后平刺或斜刺 0.3～0.5 寸。

瞳子髎为手太阳、手足少阳经交会穴。髎，骨空也，因穴位在目外眦旁之骨空阔处，正值瞳子，故名。

听　会

定位：在耳屏间切迹前，听宫穴直下，下颌骨髁状突后缘，张口凹陷处取穴。

主治：头痛视朦，口眼㖞斜。《外台秘要》："主寒热喘喝，目不能视，目泣出，头痛，耳中巅，飔风，齿龋痛。"

方法：直刺0.5寸。

《会元针灸学》："司听之神系，会和肝脏之魂，会意其若何，所知其所为，故名曰听会。"

上关（客主人）

定位：在颧弓上缘，颧弓与下颌切迹之间凹陷中央直上方凹陷中取穴。

主治：口眼㖞斜，头痛目眩。《增订铜人腧穴针灸图经》："治唇吻强，耳聋瘈疭口沫出，目眩牙车不开，口噤嚼食鸣，偏风口眼㖞斜，耳中状如蝉声。"《审视瑶函》："主治口眼㖞斜，耳聋耳鸣，聤耳，目眩齿痛，瘈疭。"

方法：直刺0.5～1寸。

上关为手足少阳、足阳明交会穴，本穴定位与牙关开合关系密切，又在颧弓上缘，故名。

颔 厌

定位：在鬓发中，头维穴与曲鬓穴之间，沿鬓发弧形连线之中点取穴。

主治：目外眦痛，视物昏朦。《增订铜人腧穴针灸图经》："治头风眩，目无所见，偏头痛，引目外眦急，耳鸣多嚏，颈项痛。"

方法：向后平刺0.5～0.8寸。《针灸大成》："深刺令人耳聋。"

颔厌为手足少阳、足阳明经交会穴。颔，腮下也；厌有止之义。因穴位在额角发际中，为颔部之边缘所止之处，故名。

悬 颅

定位：在头维穴至曲鬓穴弧形连线的中点处取穴。

主治：头痛，目外眦赤痛。《增订铜人腧穴针灸图经》："治热痛烦满汗不出，头偏痛，引目外眦赤，身热齿痛，面肤赤痛。"

方法：向后平刺0.3～0.5寸。《针灸大成》："刺深令人耳无所闻。"

悬颅为手足少阳、足阳明经交会穴。因其穴位上不着发际，下不及耳根，如悬在额颅，又可治疗头晕如身悬等症，故名。

悬 厘

定位：在鬓角之上际，悬颅与曲鬓穴之中点取穴。

主治：目外眦赤痛。《秘传眼科龙木论》："治头偏痛，目锐眦赤痛。"

方法：向后平刺0.5～0.8寸。

悬厘为手足少阳、手足阳明经交会穴。厘为釐的简化字，釐与氂同。氂指牛马尾之长毛；强屈之毛亦称为氂，人鬓发之毛常强屈曲，悬而不直垂于下，本穴正位于鬓发之上际，故名。

阳 白

定位：在前额，于眉毛中点上1寸取穴。

主治：头眩目痛，上睑开启无力，胞轮振跳，目闭不开，视物昏朦。《针灸大成》："主瞳子痒痛，目上视，远视䀮䀮，昏夜无见，目痛目眵，背膜寒慄，重衣不得温。"《秘传眼科龙木论》："治头目痛，目眵。"

方法：平刺0.3～0.5寸，或透向鱼腰1寸。

头 临 泣

定位：在阳白穴直上，入发际0.5寸处，于神庭穴与头维穴之间取穴。

主治：目痛生翳，流冷泪。《类经图翼》："主治鼻塞，目眩生翳，眵𧖴冷泪，眼目诸疾。"

方法：平刺0.5～0.8寸。

头临泣为足少阳、足太阳和阳维脉交会穴。《子午流注说难》："在目上入发际五分，乃足少阳、太阳、阳维之会。取之可治目眩，泪生翳诸证，居高临下，曰临泣。"

目 窗

定位：在头临泣穴后1寸，头临泣与风池穴的连线上取穴。

主治：目赤肿痛，视物昏朦。《针灸大成》："主目赤痛，忽头旋，目䀮䀮远视不明，头面浮肿，头痛，寒热汗不出，恶寒。"针入三分，可灸五壮，三度刺目大明。"

方法：平刺0.5～0.8寸。

《会元针灸学》："目窗者，目外视而内聪明也。直目向阳出空窍，与顶囟相通，如天之有窗，列于两旁，与目相通，故名目窗。"

脑 空

定位：在风池穴直上，与脑户穴相平处取穴。

主治：头痛目眩，视物昏朦。《秘传眼科龙木论》："治脑风，头痛不可忍，目瞑，针入五分，得气即泻，可灸三壮。魏公苦患头风，发即心闷乱目眩，华佗当针而立愈。"

方法：平刺0.5～0.8寸。

脑风为足少阳、阳维脉交会穴，因其能清脑通窍，位于后头部枕骨粗隆外侧空凹之处，故名。"

风 池

定位：在项后，与风府穴相平、胸锁乳突肌与斜方肌上端之间的凹陷中取穴。

主治：头痛目眩，眼睑瞤动，目珠偏斜，视物昏朦，目内眦痛。《秘传眼科龙木论》："治目眩苦头痛，目泪出，目内眦赤疼，目不明。"《针经指南·通玄指要赋》："头晕目眩，要觅于风池。"

方法：向鼻尖斜刺0.5～0.8寸，或平刺透风府穴。

风池为手足少阳、阳维脉交会穴。本穴是风邪入脑之冲，又是治风之要穴，居胸锁乳突肌和斜方肌停止部的凹陷中，穴处似池停风，故名。

光 明

定位：外踝尖直上5寸，腓骨前缘，趾长伸肌和腓骨短肌之间取穴。

主治：视物昏朦，眼痒眼痛，眼生翳膜。《针经指南·标幽赋》："眼痒眼痛，泻光明与地五。"《针灸大全·席弘赋》："睛明治眼未效时，合谷、光明安可缺。"

方法：直刺0.5～0.8寸。

光明为足少阳胆经络穴。《会元针灸学》："光明者，从少阳络肝，肝之精华注于目，使少阳络脉相交，阳气与阴气通照而发光，目因是能明，故名光明。"

丘 墟

定位：在外踝前下缘，当趾长伸肌腱的外侧凹陷中取穴。

主治：眼痛生翳。《针灸大成》："治胸胁满，痛不得息，久疟振寒腋下肿，痿厥坐不能起，髀枢中痛，目生翳膜。"

方法：直刺0.5～0.8寸。

丘墟为足少阳胆经原穴。丘之大者曰墟，有升高之意。胆之腧穴至此，转而升高，故名丘墟。

地五会

定位：在第四与第五跖骨间，小趾伸肌腱的内侧缘取穴。

主治：目赤肿痛。《针经指南·标幽赋》："眼痒眼痛，泻光明与地五。"

方法：直刺 0.3～0.5 寸。

地指足；五为地数；会乃聚。地五会穴位于足，居地部，为地气聚会之处，故名。

十二、足厥阴肝经

行间

定位：在足第一与第二趾缝间，趾蹼缘的上方缘头处。

主治：视物昏朦，畏日羞明，肝虚雀目。《扁鹊神应针灸玉龙经》："膝肿目疾行间求"。《针灸聚英·百症赋》："观其雀目肝气，睛明、行间而细推。"《审视瑶函》："主治中风口㖞，四逆，嗌干烦渴，瞑不欲视，目中泪出。"

方法：斜刺 0.5～0.8 寸。

行间为足厥阴肝经荥穴。《子午流注说难》："行间乃足厥阴所溜之荥穴，由大敦转入足大指与足次指两指缝间，一彳一亍曰行，两足指相合，故曰行间。"

太冲

定位：在足第一与第二跖骨结合部之前凹陷中取穴。

主治：头痛视朦。《针灸大辞典》："主治遗尿、疝气、崩漏、惊痫、头痛、目昏、口㖞、胁痛。"

方法：直刺 0.5～0.8 寸，或向涌泉穴透刺 1～2 寸。

太冲为足厥阴肝经原穴、输穴。太，大也；冲为要道。本穴位于足背，为冲脉并少阴之别络所通之处，又因其属足厥阴经之原穴，原气所属处，为气血盛大之交通要道，故名。

蠡沟

定位：在内踝尖上 5 寸，胫骨内侧面中央取穴。

主治：目内干涩赤痛。

方法：平刺 0.5～0.8寸。

蠡沟为足厥阴肝经络穴。《黄帝内经太素》："蠡，……瓢勺也，胻骨之内，上下虚处，有似瓢勺渠沟，此因名曰蠡沟。"

曲泉

定位：屈膝，在膝关节内侧横纹头上方，胫骨内踝之后，于半膜肌、半腱肌止端之前上方取穴。

主治：目痒，目内干涩。《针灸大成》主："实则身目收痛，汗不出，目𥇍𥇍膝关痛，筋挛不可屈伸。"

方法：直刺 1～1.5 寸。

曲泉为足厥阴肝经合穴，足厥阴肝经"所入为合"，五行属水，犹水之来源如泉；又须屈曲其膝方可取穴，故名。

十三、督　脉

命门

定位：第 2 腰椎棘突下凹陷中取穴。

主治：视物昏朦，夜盲。《扁鹊神应针灸玉龙经·针灸歌》："眼胸肝俞及命门，足躄悬钟环跳中。”

方法：直刺0.5～1寸。

命门穴位于两肾中间，肾藏精，为生命之根，先天之本，本穴有补肾壮阳之功，主治肾虚诸症，穴位关乎生命之门，故名。

大 椎

定位：俯伏或正坐低头，于第7颈椎棘突下凹陷中取穴。

主治：视物昏朦，头痛。

方法：向上斜刺0.5～1寸。

大椎为督脉、手足三阳经交会穴。因本穴位于椎骨中最高之第7颈椎之下，故名。

风 府

定位：正坐，头微前倾，于后正中线上，后发际直上1寸处取穴。

主治：头痛目眩，目赤肿痛，黑睛生翳。《增订铜人腧穴针灸图经》：“治头痛，颈急不得回顾，目眩鼻衄喉咽痛，狂走目妄视。”《秘传眼科龙木论》：“治头痛目眩。”

方法：正坐位，伏案，头微前倾，项肌放松，向下颌方向缓慢刺入0.5～1寸。《秘传眼科龙木论》：“禁不可灸，不幸使人失喑。”

风府为督脉、足太阳经、阳维脉交会穴。因本穴位于两侧风池之正中，犹统率风穴之府，为治风邪为患之要穴，故名。

脑 户

定位：正坐或俯伏，头部正中线，枕骨粗隆上缘凹陷中取穴。

主治：头痛目眩，目赤疼痛。《针灸甲乙经》：“头重顶痛，目不明，风到脑中寒，重衣不热，汗出，头中恶风，刺脑户主之。”《秘传眼科龙木论》：“治目睛痛，不能远视。”

方法：平刺0.5～0.8寸。

脑户为督脉、足太阳交会穴。督脉循行“上至风府，入脑”，足太阳经“从巅入络脑，还出别下项”。其“入脑”与“还出”之处即本穴位所在。

后 顶

定位：正坐或俯伏，在后发际中点上5.5寸处。

主治：头痛目眩，视物昏朦。《外台秘要》：“主风眩目眩，颅上痛，目茫茫不明。”

方法：平刺0.5～0.8寸。

后顶穴位于巅顶（百会）穴之后，与前顶相对应，故名。

百 会

定位：正坐，于头部中线与两耳尖连线的交点处取穴。

主治：头痛目眩。《针灸大成》主：“鼻塞，头痛，目眩。”

方法：平刺0.5～0.8寸，可灸。《针灸大成》：“灸头顶不可过七壮，缘头顶皮薄，灸不宜多。”

百会为足太阳、督脉交会穴。《会元针灸学》：“百会者，五脏六腑奇经三阳，百脉之所会，故名百会。”

前 顶

定位：正坐或仰靠，在头部正中线入发际3.5寸处取穴。

主治：头风目眩。《针灸大成》：“主头风目眩，面赤肿，水肿，小儿惊痫，瘈疭发即无时，鼻多清涕，顶肿痛。”

方法：平刺 0.5～0.8 寸。

前顶位于巅顶（百会）之前，与后顶相对应，故名。

上　星

定位：正坐仰靠，于头部中线入前发际 1 寸处取穴。

主治：头痛，目赤疼痛，畏光流泪，视物模糊。《类经图翼》："主头风头痛，头皮肿，面虚恶寒，痎疟，寒热汗不出，鼻血鼻涕，鼻塞不闻香臭，目眩睛痛，不能远视。"

方法：平刺 0.5～0.8 寸，或用三棱针点刺出血。《秘传眼科龙木论》："以细三棱针刺之，即宣泄诸阳热气，无令上冲头目。"

上星穴位高居头上，犹上升之星，故名。

神　庭

定位：正坐仰靠，于头部中线入前发际 0.5 寸处取穴。

主治：头痛目眩，目赤肿痛，迎风流泪。《增订铜人腧穴针灸图经》："治癫疾风痫，戴目上不识人，头风目眩，鼻出清涕不止，目泪出，惊悸不得安寝。"

方法：平刺 0.3～0.5 寸。

神庭为督脉、足太阳、足阳明交会穴。《会元针灸学》谓神庭是"脑府前之庭堂，故名"。

十四、经外奇穴

神　聪

定位：于百会前、后、左、右各旁开 1 寸，共 4 穴。

主治：头风目眩，视力骤降。《针灸资生经》："理头风目眩，狂乱风痫。"

方法：平刺 0.5～0.8 寸。

印　堂

定位：两眉头连线的中点。

主治：目珠偏视，目赤肿痛。

方法：提捏局部皮肤，向下平刺 0.3～0.5 寸。

太　阳

定位：于眉梢与目外眦连线中点处旁开 1 寸的凹陷中取穴。

主治：目赤肿痛，风牵偏视，口眼㖞斜。《扁鹊神应针灸玉龙经・玉龙歌》："两睛红肿痛难熬，怕日羞明心自焦，只刺睛明鱼尾穴，太阳出血自然消。眼痛忽然血贯睛，羞明更涩最难睁，须得太阳针出血，不用金刀疾自平。"《针灸聚英・玉龙赋》："左右太阳，医目痛善除血翳。"

方法：直刺或斜刺 0.3～0.5 寸。

鱼　腰

定位：双目平视，于眉毛中间正对瞳孔处取穴。

主治：目赤肿痛，黑睛生翳，眼睑下垂，口眼㖞斜。《奇效良方》："治眼生垂帘翳膜。"

方法：平刺 0.3～0.5 寸。

鱼　尾

定位：位于眼外眦外缘 0.1 寸处。

主治：目赤肿痛，黑睛生翳，口眼㖞斜等。《针灸聚英・玉龙赋》："睛明太阳鱼尾，目症凭兹。"《扁鹊神应针灸玉龙经・针灸歌》："眼痛睛明及鱼尾。"

方法:针 0.2～0.3 寸。

球　后

定位:双眼平视,于眶下缘之外 1/4 折点处取穴。

主治:视物昏朦,夜盲、视野缩窄。

方法:沿眶下缘由外下向内上,朝视神经孔方向刺入 0.5～1 寸。

上　明

定位:于眉弓中点,眶上缘下取穴。

主治:目睛偏视,视物昏朦,上睑下垂等。

方法:左手食指轻压眼球向下,针向视神经孔方向刺 0.5～1 寸。

翳　明

定位:正坐,头略前倾,在风池与翳风连线之中点取穴。

主治:视物昏朦,夜盲,眼前黑花飞舞。

方法:直刺 0.5～1 寸。

大　骨　空

定位:于拇指背侧指骨关节横纹中点取穴。

主治:风弦赤烂,畏日流泪,目珠涩痛,黑睛生翳。《外台秘要》:"治目久痛,及生翳膜内障。"

方法:灸,禁针。

小　骨　空

定位:握拳,手掌向心,于小指背侧近端指骨关节横纹中点取穴。

主治:风弦赤烂,畏日流泪,目珠涩痛,黑睛生翳。《针灸大成》:"治手节疼,目痛。"

方法:灸。

拳　尖

定位:握拳,掌心向下,于手背侧第三掌骨小头之高点处取穴。

主治:目痛生翳。《太平圣惠方》:"小儿热毒风盛眼睛痛,灸手中指本节头三壮,名拳尖也。"

方法:灸。

中　泉

定位:于手腕背侧阳溪与阳池穴连线的中点,指总伸肌腱桡侧凹陷中取穴。

主治:目痛生翳。《类经图翼》:"治胸中气满不得卧,肺胀满膨膨然,目中白翳,掌中热,胃气上逆,唾血,及心腹中诸气痛。"

方法:直刺 0.3～0.5 寸。

第二节　耳针疗法

耳针疗法是用毫针或环针在耳穴或耳部压痛点进行针刺,以治疗疾病的方法。

耳穴虽多,然其分布有一定规律。如与面颊相应的穴位在耳垂部位;与上肢相应的穴位在耳舟;与下肢相应的穴位在耳轮上、下脚;与躯干相应的穴位在耳轮体部;与胸腔器官相应的穴位在耳甲腔;与腹腔器官相应的穴位在耳甲艇,其中与消化器官相应的穴位在耳轮脚周围。取穴时,可根据相应部位取穴原则,结合中医理论辨证取穴,并可融合现代医学理论或通过压、揉、触等方法寻找敏感点以取穴，取穴宜少而精。

一、常用耳穴

耳 尖

定位：耳轮向耳屏对折时，耳廓上面的尖端处。

主治：目赤肿痛。

胃

定位：在耳轮脚消失处。

主治：上胞下垂。

脾

定位：在胃穴的外下方。

主治：视物昏朦，胞睑下垂，麦粒肿。

肝

定位：在胃穴的外上方，耳甲艇边缘处。

主治：眼病诸疾。

心

定位：在耳甲腔中心的凹陷中，常呈现反光区。

主治：视物昏朦，近视。

肺

定位：在心穴上、下及后方，呈马蹄形。

主治：白睛红赤，迎风流泪。

肾

定位：在耳甲艇上缘，耳轮下脚下缘，臀穴直下方处。

主治：视物昏朦，夜盲。

肾 上 腺

定位：位于下屏尖。

主治：视物昏朦，远近不能，夜盲。

皮 质 下

定位：在对耳屏下区内侧。

主治：头痛目眩，视物昏朦。

交 感

定位：在对耳轮下脚末端与耳轮交界处。

主治：视物昏朦。

内 分 泌

定位：在耳甲腔底部，屏间切迹内。

主治：视物昏朦。

目$_1$

定位：耳垂前面，屏间切迹前下方。

主治：目病诸疾。

目$_2$

定位：耳垂前面，屏间切迹后下方。

主治：眼病诸疾。

眼

定位：在耳垂五区的正中。

主治：眼病诸疾。

眼　睑

定位：与屏上切迹同水平的对耳轮上，胸穴内侧。

主治：胞睑下垂及肿胀。

目 内 眦

定位：位于耳轮结节上方的耳舟部，指穴旁。

主治：目眦痒痛，视物偏斜。

泪　囊

定位：在耳轮上，靠近对耳轮上脚末端处。

主治：溢泪，内眦部肿痛。

角　膜

定位：位于三角窝，近对耳轮上脚中点。

主治：黑睛生翳，红赤疼痛。

晶 状 体

定位：位于耳轮，对耳轮上脚与对耳轮下脚之间。

主治：晶体混浊。

眼　底

定位：位于耳垂二区上方中点。

主治：眼底诸疾。

视 神 经

定位：位于对耳轮上脚末端。

主治：视神经诸疾。

眼底动脉

定位：位于耳垂三区下方中点。

主治：眼底血管性疾病。

二、操作方法

取坐位，选准穴位后，常规消毒。以左手食指和中指托住耳背相应部位，右手持毫针直刺、平刺或斜刺穴位。如果用特制环针，则用止血钳夹住环针，对准耳穴快速刺入，但不应穿破耳廓，之后取小方块胶布贴于耳穴上。亦可采用耳穴压丸（如王不留行）法，胶布固定，每日自行按压。实证、急症用强刺激，虚证用轻刺激，3 次/日，每次每穴2～3 分钟。

三、注意事项

耳廓冻伤或有皮损时，应禁针；有习惯性流产之孕妇，不宜用耳针；年老体弱的高血压、心脏病患者，针刺前后均应适当休息，针时手法宜轻巧，留针时间不可太长。

第三节 梅花针疗法

梅花针为皮肤针之一，因针柄一端集针五枚，形如梅花，故名。梅花针疗法为丛针浅刺法，通过叩打体表一定部位、腧穴等，经由皮肤、孙脉、络脉和经脉通路，起到调整脏腑虚实，运行气血，通经活络，促使功能恢复作用。眼科常用于眼底病的治疗。

一、眼病常刺部位

头部：按督脉、膀胱经、胆经各经循行路线，由前发际至后发际之脑户穴、玉枕穴、风池穴及两侧颞部，由上向下进行。具有醒脑宁神，增进视力，扩大视野之功。

眼部：第一行从眉头沿眉毛至眉梢部，经攒竹、鱼腰至太阳；第二行由目内眦经上眼睑刺至目外眦部，经睛明、上明、鱼尾至瞳子髎；第三行由目内眦经眶下缘刺至目外眦部，即经睛明、球后、鱼尾至瞳子髎。

脊背部：第一行刺脊柱两侧膀胱经第一侧线，由上向下叩刺；第二行刺脊柱两侧膀胱经第二侧线，方法同第一行。

项部：由脑户穴刺至大椎穴上；由风池、天柱刺至第 6 颈椎棘突旁。

二、针 刺 方 法

针刺部位先皮肤消毒，医者用右手握针柄，无名指和小指将针柄末端固定于小鱼际处，使针柄末端露出于掌后约 2～5cm，以拇指和中指夹持针柄，食指置于针柄中段上面。叩打选定部位。

三、注 意 事 项

(1)局部皮肤有创伤及溃疡者，不宜使用。

(2)叩刺力度可以有轻重之别，针尖接触皮肤的时间有短长之分，但须注意如下几点：一要弹刺，即运用腕部上下活动和针柄自身的弹性叩刺。二要平刺，即针尖起落要与被刺部位皮肤面垂直。三要匀刺，即叩刺速度要均匀，幅度要一致。四要稳刺，针刺部位须准确无误，针距相同，常为 1.0～1.5cm。

第四节 头皮针疗法

头皮针疗法，又名头针疗法、颅针疗法，是将中医针刺疗法与现代医学关于大脑皮质功能定位的理论相结合，以针刺头皮上特定的区、线，用来治疗疾病的方法。此法对脑源性疾病具有特殊疗效，眼科常用于青盲等眼底病的治疗。

一、眼病常刺区线

枕区

(1)枕上正中线：枕部，为枕外粗隆上方正中的垂直线，即强间至脑户穴，属督脉经。

(2)枕上旁线：枕部，与枕上正中线平行旁开 0.5 寸(相当于视区部位)，属足太阳膀胱经。

(3)枕下旁线：枕部，为枕外粗隆下方两侧 2 寸的垂直线，即自玉枕至天柱穴，属足太阳膀胱经。

顶区

顶中线：头顶部正中线，自百会至前顶穴，属督脉经。

二、针 刺 方 法

以手法针刺为主，亦可配合电针、艾灸、梅花针等。

针刺时，取坐位、平卧位或侧卧位，常规消毒皮肤，手持毫针，与头皮成15°，运用指力使针尖快速透入皮肤，针进帽状腱膜下层后，将针体平卧，缓插1寸左右，然后用暴发力向外速提3次，每次至多提出1分许，又缓插至1寸。如此反复运针多次，直到得气为止，此法称为抽气法。进气法则是依上法进针后，用暴发力向里速插3次，每次至多插入1分许，又慢提至1寸，反复运针，至得气为止，可留针5～10分钟。

三、注 意 事 项

(1)头皮有感染及新近创伤、手术者不宜针刺。

(2)小儿及孕妇不宜针刺。

(3)有出血性中风病史者不宜针刺。

(4)针刺时勿刺在皮内或骨膜。

第五节　三棱针疗法

三棱针是点刺放血治疗的工具，用之刺破一定穴位或浅表血络，放出少量血液以达到治病祛邪目的为三棱针疗法。眼科主要用于外障眼病属实证者。

一、眼病常刺部位

耳尖、屏尖、太阳、印堂、攒竹、丝竹空、鱼腰、上星等。

二、操 作 方 法

操作前，在预定针刺部位上下用左手拇指与食指向针刺处推按，使血液积聚于针刺部位，继之常规消毒。针刺时，医者用左手拇、食、中3指夹紧被刺部位，右手持针，用拇指与食指捏住针柄，中指指腹紧靠针身下端，针尖露出1～2分，对准已消毒部位刺入0.5～2分后随即迅速抽针，轻轻挤压针孔周围，使出血少许，然后用消毒棉球按压针孔。

三、注 意 事 项

(1)注意无菌操作，以防感染。

(2)手法宜轻、浅、快，使出血少许为佳，切勿刺伤深部动脉，以防大出血。

(3)一般3天1次，不宜过勤。

第六节　电 针 疗 法

电针疗法是用电针器输出脉冲电流，通过毫针作用于经络穴位，以治疗疾病的方法。其刺激作用较强，运用得当，可增强治疗效果。

一、操作方法

电针仪在使用前，必须先把强度调节旋钮调至零位(无输出)，再将电针仪上每对输出的两个电极分别连接在两根毫针上(通常用26～28号毫针)，相邻相近的两毫针间应以干棉球相隔，以免短路。通电与断电时应注意逐渐加大或减小电流强度，以免给患者突然刺激。通电时间通常为5分钟左右，从低频到中频，使患者出现酸、胀、麻、热等感觉或局部肌肉作节律性收缩。电针时间长后，患者会逐渐产生耐受性，此时可适当增加刺激强度，或采用间歇通电的方法，即通电几分钟后，停几分钟，然后再通电。

二、注意事项

(1)治疗前应检查电针仪输出是否正常，如不正常，应及时维修。

(2)因电针针感较强，通电后可能产生肌肉收缩，故应预先向患者解释清楚，以取得其配合。

(3)医者应严格遵守操作规程，电流强度从小到大，至患者能忍受为止，切忌突然加强。

第七节 腧穴注射疗法

腧穴注射疗法，是在人体一定部位或穴位中注入某种药物，通过针刺和药液的双重作用以治疗疾病的方法，又称“水针疗法”。眼科常用于治疗眼底病。

一、操作方法

将药液吸入1～20ml消毒注射器中，一般穴位用牙科5号针头或7号针头，或5～6.5号针头，深部穴位可用9号长针头。常规消毒皮肤后，按毫针刺入法刺入相应穴位至得气后，回抽注射器无血液反流，则缓慢注入药液。通常头面部注0.3～0.5ml，四肢部可注1～2ml；胸背部0.5～1ml；腰臀部2～10ml。刺激性小的药物可较大量，刺激性的药物，用量尽可能小。

二、常用穴位及药物

常用穴位有足三里、三阴交、曲池、肾俞、肝俞、球后、风池等。药物如复方丹参注射液、血栓通注射液、抗菌1号注射液、归红注射液及西药维生素 B_1、维生素 B_{12} 等可作肌注和静脉滴注的药物，根据病情酌情选用。

三、注意事项

(1)注射针头刺入后，应确认针头不在血管内方可注药。

(2)注药速度不可过快，一次注入的药量不宜过多，注药次数以隔日1次或3日1次为宜。

(3)作项部、脊背部及胸腹部腧穴注射时，应注意针刺深度及角度，以防伤及内脏及神经组织。

(罗 萍)

第三篇　眼科病症

第一章 眼睑病

眼睑与西医学同名，又称胞睑、约束、眼胞、睥等，分上、下眼睑，古又称上胞下睑。眼睑能开能合，有卫护眼珠的功能。

眼睑病为外障眼病。外障眼病以外邪居多，其中以风热侵袭眼睑最为常见。风热壅滞，又可形成毒邪，毒邪蕴积，又可蓄腐成脓，形成眼睑脓毒疾患。

眼睑在五轮中属肉轮，内应于脾，脾与胃相表里，故其脏腑病机常与脾胃有关。如脾胃湿热，可致睑肤红赤糜烂，或睑内椒粟颗粒丛生；脾胃虚弱，清气不升，可致眼睑无力提举，常欲垂闭。

眼睑病之实证，大多外因风热，内因脾胃湿热，内外相搏而成。根据其临床表现，通过"审证求因"，古代医家总结的风盛则痒，湿盛则烂，火盛则痛则红，最具临床意义。

治疗上一则注意祛除外邪，二则注意调理脾胃。风热外袭者，治宜祛风清热；脾胃热毒者，治宜清脾泻火解毒；脾胃湿热者，治宜祛湿清热；脾胃气虚者，又当补脾益气。部分疾病还需配合手术治疗。另外，有些具有传染性的疾患，如椒疮等，还应注意预防，防止传染。

眼睑疾患，大多预后良好。但若失治误治，轻则可致眼睑瘢痕，造成畸形；重则可致邪毒内陷，危及生命。因此，也必须高度重视。

第一节 风赤疮痍

【概说】

本病是因脾胃湿热，复感风邪，客于胞睑，郁于肌肤，以致睑肤红赤疼痛，起丘疹，生水疱，继则出现脓疱等疮痍现象而得名。可单独发生于胞睑，亦可为全身或局部病变的一部分。病程长短不一，有的易愈，有的反复迁延。

风赤疮痍一名，见于《秘传眼科龙木论》，该书云："风赤生于脾脏家，疮生面睑似朱砂，乌珠洁净未为事"，指出了本病的主要症状。《审视瑶函》所载之"实热生疮"亦有疮痍现象。至《沈氏尊生书》称之为"风赤疮疾"，如在卷22中谓本病"由脾脏内热蕴结，两睑似朱砂而生疮，黑睛端然无染"，说明本病发生于胞睑，由风热所致。

风赤疮痍可见于多种眼睑皮肤病，但本处主要讨论湿疹类病变，与西医学眼睑湿疹相似。

【病因病机】

1. 风湿热邪上袭于目，客于胞睑肌肤。
2. 脾胃湿热蕴积，循经上攻于目，郁于胞睑而成。
3. 若病情迁延不愈，热邪灼津，形成血虚风燥而致本病。
4. 因点用某种药物发生过敏所致。

【临床表现】

本病有急性与慢性之分。

急性者，发病突然，胞睑皮肤灼热红肿发痒，甚则红赤如涂朱砂，继则出现丘疹和水疱，疱内多为黄色液体，常有黏性，继则糜烂，胶黏结痂，此时如能及时去除病因和给予正确治疗，则痂块脱落而愈。如搔抓后继发邪毒侵袭，则水疱、脓疱破溃，浊水脓汁浸渍胞睑，致睑肤肿胀加重，目闭难开，灼痛如焚，甚则出现恶寒发热等全身症状。

慢性者，多由急性转化而来，常因未能及时治疗，反复迁延不愈所致。也有发病即呈慢性者。胞睑肌肤肥厚粗糙，表面有鳞屑样物附着，境界常较清楚，一般无水疱，自觉症状以痒为主。如搔抓后继发邪毒侵袭，又可出现红肿或糜烂流水。

【诊断依据】

1. 自觉胞睑皮肤瘙痒灼热。

2. 急性者初起潮红肿胀，继而出现丘疹、水疱、糜烂、结痂。继发邪毒侵袭可形成脓疱。

3. 慢性者皮肤肥厚、粗糙及色素沉着。

【辨证论治】

本病多因风湿热三邪合而致病，但三邪可有偏盛。风邪偏盛者，以祛风为主，兼利湿热；湿热偏重者，治宜清利湿热，兼清风邪；若病情迁延，血虚风燥，则宜养血润燥祛风。

1. 风邪偏盛

主证　病初起，胞睑奇痒难忍，皮色红赤肿胀，但未溃烂，舌质淡红，苔薄白，脉浮。

分析　风胜则奇痒难忍，兼夹热邪则皮肤红赤肿胀。初患之时，未夹湿邪，故未见溃烂流水。舌质淡红，苔薄白，脉浮亦为外邪侵袭，风重于热之征。

治法　祛风清热。

方药　消风散加减：羌活 10g，防风 10g，荆芥 10g，黄芩 10g，茯苓 12g，蝉蜕 8g，蒺藜 10g，僵蚕 10g，藿香 10g，甘草 3g。若胞睑皮肤红赤肿胀明显，并有加重之势，加栀子、金银花、连翘等以增强清热解毒之功。

2. 湿热偏重

主证　胞睑红肿显著，血脓黏液渗出，痂皮污秽量多，痒尚能忍。舌质红，苔黄腻，脉濡数。

分析　热胜则睑肤红肿，湿胜则渗血流黏脓液，湿热相兼则痂皮污秽，风邪不盛则痒尚能忍。舌红，苔黄腻，脉濡数为湿热侵袭之象。

治法　清热除湿。

方药　清脾散加减：栀子 10g，苦参 10g，黄芩 10g，薄荷 6g，藿香 10g，陈皮 6g，石膏 20g，枳壳 10g，升麻 6g，甘草 3g。若水疱累累，渗水较多，为湿邪偏盛，加地肤子，白鲜皮以利湿邪；若脓疱灼热疼痛，为热邪偏重，加金银花、黄连、蒲公英以清热解毒；若胞睑皮肤发痒明显，为风邪偏重，加蒺藜、菊花以祛风散邪；因药物过敏者，立即停用致敏药物，并于上方去陈皮、枳壳，加蝉蜕、僵蚕以祛风脱敏止痒。

3. 血虚风燥

主证　病情迁延日久，睑肤肥厚粗糙，附有白色鳞屑，舌质淡红，无苔，脉弱。

分析　风湿热邪久恋胞睑，伤津灼阴，正虚邪留，则病情迁延；津血亏虚，风邪留恋则睑肤肥厚粗糙，附有白色鳞屑。舌淡红，无苔，脉弱亦为血虚风燥之征。

治法　养血润燥祛风。

方药 当归饮子加减：当归 12g，白芍 10g，制何首乌 10g，生地黄 15g，黄芪 10g，蒺藜 10g，川芎 6g，玄参 12g，甘草 3g。若睑肤经常刺痒，加荆芥、防风、蝉蜕以祛风止痒；若搔抓后红赤糜烂，为复感邪毒，去当归、黄芪，加金银花、蒲公英以清热解毒。

【其他治疗】

1. 病因治疗 如过敏所致者立即停用过敏物质，且日后勿再使用。

2. 湿敷 急性期皮肤有糜烂渗液者，可用 3%硼酸液湿敷，以干燥皮肤。

3. 药物外涂 慢性期局部近于干燥的病变，可涂 50%氧化锌软膏或糖皮质激素眼膏。

4. 中药外洗 如仅有丘疹而无渗出则局部外用炉甘石洗剂。

5. 超声雾化 用内服汤剂再煎，倒入超声雾化杯中，出雾口正对患处约 10cm 远，每次约 15～20 分钟，每日 1～2 次。

6. 放射治疗 慢性顽固性病例可局部作浅层放射治疗。

7. 激素治疗 全身湿疹者可应用糖皮质激素。

【转归预后】

急性病例，及时治疗，祛除病因，一般预后良好，生痂脱落而愈；慢性病例则应坚持治疗，一般病程较长，特别是合并全身湿疹者，往往迁延数年甚至数十年难愈。

【调护要点】

注意局部清洁，禁止搔抓；皮肤渗液较多者，应及时用消毒棉球轻轻拭去，防止不洁物污染，以免继发邪毒侵袭；少食辛辣炙煿之品，以免助热化火，伤阴耗液，加重病情。有对某种药物或某种食品过敏者，日后勿再使用。

【文献选录】

《秘传眼科龙木论》："此眼初患之时，或即痒痛，作时发歇不定，或出多泪，遂合睑肉疮出，四眦如朱砂色相似。然后渐生膜翳，障闭瞳仁。盖是脾脏毒风积热膈中，致令眼病。不宜点药炙着头面，恐伤眼也。宜服泻肝汤、坠膈丸立效。"

《医宗金鉴·眼科心法要诀》风赤疮痍歌："风赤疮痍眦睑生，黑睛端好睑烂红，脾经风热宜急治，久生翳膜遮睛瞳，加减四物汤生地，苦参牛蒡薄荷风，当归赤芍天花粉，连翘荆芥穗川芎。"

【现代研究】

1. 罗氏应用祖传秘方——保弦眼药水治疗眼睑湿疹，经 40 年临床观察，疗效卓著。该方组成：苦参、黄柏、野菊花、大黄各 30g，黄连 20g，防风 15g，皮硝 150g。将上方制成药液洗患处，每日 2 次，一般轻者一料，重者两料即可痊愈。

2. 王氏应用苦参洗剂治疗婴幼儿湿疹，年龄 2 个月至 3 岁。病史 20 天至 6 个月，治疗方法：480 例患儿分为两组。观察组 390 例，以苦参洗剂为基本方，其组成为苦参 20g，川椒 3g，明矾 10g，艾叶 10g，地肤子 10g，蛇床子 10g，黄柏 10g。合并感染者加蒲公英 15g，地丁 15g。瘙痒奇重者加白鲜皮 10g，蝉蜕 10g，徐长卿 10g。每剂水煎液 300ml，局部湿敷 10～30 分钟，每日 2 次，一剂用 2 天，7 天为 1 个疗程。每天辅以非那根 1mg/kg，1 日 2 次，维生素 C 0.1g，1 日 3 次，氧化锌洗剂或去炎松尿素软膏外用，1 日 2 次。对照组 90 例仅用前述西药治疗，用法相同，均 7 天为 1 个疗程。观察组 1 个疗程治愈 304 例，2 个疗程治愈 78 例，有效 8 例。治愈率为 97.95%，总有效率为 100%。对照组 2 个疗程治愈 21 例，有效 14 例，无效 55 例，治愈率为 23.33%，总有效率为 38.88%，无效率为 61.12%。两组疗效差异有显著性意义（$P<0.01$）。

第二节 眼睑疖

【概说】

眼睑疖为眼睑浅部脓疡。多为单眼发病，好发于眉毛附近。任何季节均可发病，皮肤有轻微擦伤和体质虚弱者容易发生。若症状轻又无并发症者，则易治易愈。

疖随处可生，发于眼睑者称“眼睑疖”。《外科理例·疮名有三》说：“疖者，初生突起，浮赤无根脚，肿见于皮肤，止阔一、二寸，有少疼痛，数日后微软，薄皮剥起，始出青水，后自破脓出”，说明本病有色红，灼热，疼痛，突起根浅，肿势局限，范围小，出脓即愈的特点。

本病中西医眼科学同名。

【病因病机】

本病多因邪毒入侵所致，脏腑病机与脾胃关系较为密切。如过食辛辣炙煿，脾胃火毒蕴结，上攻胞睑，气血凝滞，局部酿脓。若乱加挤压，可致邪毒内陷；若余邪未清，热毒蕴伏，正虚邪留，可致病情缠绵。

【临床表现】

初起胞睑局限性肿胀，红赤疼痛，数日后化腐成脓，结节顶部形成黄绿色脓点，胞睑肿胀，疼痛加剧，耳前常有触痛肿大之淋巴结，数日后脓点破溃，脓血外溢，随后结痂。一般不向深处蔓延，若不慎挤压，亦可形成疮毒内陷，甚至危及性命。

【诊断依据】

1. 胞睑红肿、疼痛、灼热。

2. 结节顶部出现脓栓，继则破溃，脓出结痂。

3. 可伴耳前淋巴结肿痛，有的体温升高，甚至形成海绵窦血栓。

【辨证论治】

因本病系火毒所致，故泻火解毒为本病基本治法。若脓毒内陷又须清营凉血。疮口经久难愈，正虚邪留者，又宜扶正祛邪。

1. 火毒内蕴

主证　胞睑红肿灼热，触之坚硬，身热，口渴，舌质红，苔黄，脉数。

分析　过食肥甘厚味及辛热炙煿，致脾胃蕴毒，循经上泛，火毒蓄于胞睑，故见疖肿红肿灼热，因火毒为实邪，加之病初起正气不虚，故触之坚硬。热毒内蕴故身热、口渴。舌质红，苔黄，脉数亦为热毒内盛之征。

治法　清热泻火解毒。

方药　五味消毒饮合黄连解毒汤加减：黄连10g，黄芩10g，栀子10g，金银花30g，连翘10g，野菊花10g，紫花地丁10g，蒲公英20g，天花粉15g，甘草5g。若大便秘结，加大黄或番泻叶泻火通便；若畏寒发热，加防风、荆芥、羌活以祛风清热解表；若已成脓，尚未破溃，加皂角刺、穿山甲促使排脓。耳前淋巴结肿痛，加夏枯草以解毒散结。

2. 疮毒内陷

主证　胞睑漫肿，眼珠渐渐突出，白睛肿胀，身热烦躁，甚至神昏谵语，舌红绛，苔黄糙，脉洪数。

分析　邪毒蕴结胞睑，或误加挤压，致疮毒内陷，渐侵眼珠，故见胞睑漫肿，目睛外突，白睛肿胀。热入营血，耗气伤津，扰乱神明，故身热烦躁，神昏谵语。舌红绛，苔黄糙，脉洪数亦为热入营血之征。

治法 清营凉血解毒。

方药 清营汤加减 水牛角(先煎)30g,麦冬 10g,生地黄 15g,牡丹皮 10g,玄参 15g,黄连 10g,黄芩 10g,栀子 10g,金银花 30g,赤芍 10g,板蓝根 30g,甘草 5g。若神昏谵语,立刻送服安宫牛黄丸以开窍醒神;疖肿久不破溃,加穿山甲、皂角刺排脓消肿。

3. 正虚邪恋

主证 胞睑疖肿破溃,但久不收口,伤口流清稀脓水,可见面色少华,体弱乏力。舌淡,脉细。

分析 邪毒内蕴,伤津耗气,导致气血亏损,正气不足,无力抗邪,正虚邪未去,故疖肿虽破但久不收口,伤口清稀脓水溢出。气血亏损,不荣头面故面色少华,气虚则见体弱乏力,舌淡,脉细亦为正气亏损之征。

治法 扶正托毒。

方药 托里消毒散加减:党参 15g,黄芪 20g,当归 10g,白芍 10g,白术 10g,茯苓 15g,川芎 6g,金银花 15g,皂角刺 10g,白芷 10g,甘草 5g。若兼口渴唇干加天花粉、麦冬、生地黄滋阴养津。

【其他治疗】

1. 抗生素治疗 可全身应用抗生素,局部涂抗生素眼膏。

2. 中药外敷 病变早期可用如意金黄散外敷患处,可促使其消散。

3. 理疗、热敷 早期局部超短波治疗,或热敷患处,可加速疖的治愈。

4. 手术治疗 如疖肿已成脓,有波动感者,宜切开排脓。

【转归预后】

本病积极治疗一般 10 天内可愈,甚至早期即可消散。如不慎挤压,亦可致邪毒内陷,形成海绵窦血栓而危及生命。

【调护要点】

疖肿一旦形成则严禁挤压,以免脓毒扩散,造成不良后果。宜少食辛辣炙煿及肥甘厚味,以免助热化火,酿生本病或加重病情。宜保持局部皮肤清洁,对久不收口者,宜增加营养,增强正气。

第三节 眼 痈

【概说】

本病是指热毒之邪侵袭,客留胞睑,致局部红肿化脓的眼病。多为单眼发病,任何季节均可发生,患结核病儿童易罹此患。一般脓溃后较易敛口,很少造成陷证。

本病名见于《中国医学大辞典》,对"痈"的含义是气血为毒邪壅塞而不通的意思。全身均可发生,发于胞睑者称"眼痈"。早在《灵枢・痈疽》中说"痈者,其皮上薄以泽,此其候也",而《景岳全书・外科钤・论证》扼要指出了本病病因、症状和转归,该书曰:"痈者,热壅于外,阳毒之气也,其肿高,其色赤,其痛甚,其皮薄而泽,其脓易化,其口易敛,其来速者,其愈亦速。"

本病相当于西医学眼睑脓肿。

【病因病机】

多由于外感六淫,及过食膏粱厚味,内郁湿热火毒,或外来伤害,感受毒气等,引起邪毒壅聚，致使营卫不和，气血壅遏，热蒸肉腐而成脓。

1. 多因风热火毒外侵，蕴结于胞睑。

2. 胞睑外伤，邪毒乘伤而入。

3. 重症针眼或泪腺炎、鼻旁窦积脓，丹毒侵入深层等，可导致火毒蕴结，营气不从，气血壅滞，蓄腐成脓。

【临床表现】

初起胞睑显著红赤肿胀，疼痛明显，边缘不清，触之较坚硬，白睛肿胀，甚至同侧面颊部亦肿胀，耳前或颌下淋巴结肿痛，常伴寒战、高热、头痛，白细胞升高等。后期则硬结变软，蓄腐酿脓，触之如水波，最后脓肿溃破，脓液穿破皮肤排出始愈。少数情况邪毒蔓延至眶内深部，甚或脓毒入营血而危及生命。

【诊断依据】

1. 胞睑及白睛显著红赤肿胀。

2. 晚期化腐成脓，脓出结痂而愈。

3. 耳前或颌下淋巴结肿痛，全身反应亦较显著。

【辨证论治】

因本病主要病理是邪毒蕴积，气血壅滞，故清热解毒、活血消肿为本病基本治法。若邪毒炽盛，又宜泻火解毒通腑，正虚邪留者又宜扶正托毒。

1. 火毒蕴积，气血壅滞

主证　病初起胞睑红肿坚硬，白睛肿胀，耳前或颌下淋巴结肿痛，伴发热恶寒，舌红，苔黄，脉数。

分析　风热火毒外侵，蕴结于胞睑，气血壅滞，则可见胞睑红肿坚硬；邪毒炽盛，侵犯气轮，则白睛肿胀；热毒内蕴则耳前或颌下淋巴结肿痛；风热搏结，营卫失调则发热恶寒。舌红，苔黄，脉数为火热内盛之征。

治法　清热解毒，活血消肿。

方药　仙方活命饮加减：穿山甲 15g，天花粉 15g，制乳香 10g，制没药 10g，赤芍 10g，当归尾 10g，白芷 10g，贝母 10g，防风 10g，陈皮 5g，板蓝根 20g，金银花 30g，黄芩 10g，甘草 5g。若大便秘结，加大黄、厚朴通腑泻热；小便红赤加车前子、木通清热利尿。

2. 邪毒炽盛，蓄腐成脓

主证　胞睑红肿显著，局部逐渐由硬变软，发热口渴，大便秘结，小便短赤，舌红苔黄，脉数有力。

分析　邪毒炽盛，蕴积胞睑，化腐酿脓，则见胞睑红肿，硬结变软；热盛则发热，热邪灼津则口渴、便秘，热入小肠则小便短赤。舌红，苔黄，脉数有力为邪毒炽盛之征。

治法　泻火解毒。

方药　黄连解毒汤合内疏黄连汤加减：黄连 10g，黄柏 10g，黄芩 10g，秦皮 10g，栀子 10g，大黄 10g，连翘 10g，板蓝根 30g，皂角刺 10g，防风 10g，甘草 5g。若口渴引饮，加石膏、知母清胃降火；局部脓肿而不溃者，加穿山甲以溃脓。

3. 气血亏虚，余毒羁留

主证　脓肿色暗，或溃后脓水不尽，时有时无，缠绵不愈，面色无华，肢体倦怠，舌质淡，苔薄白，脉弱。

分析　邪热羁留，伤津耗气，致气血亏虚，无力抗邪故脓肿色暗，或溃后脓水不尽，时有时无，缠绵不愈；气血亏虚，不荣头面、肢体，故见面色无华，肢体倦息。舌淡，苔薄，脉弱亦为气血亏虚之象。

治法　补气养血，托毒排脓。

方药　托里消毒散加减：党参 10g，黄芪 20g，当归 10g，白术 10g，白芍 10g，茯苓 15g，川芎 6g，金银花 20g，板蓝根 20g，蒲公英 15g，甘草 5g。若脓稀而多，加薏苡仁、冬瓜仁以利湿排脓。

【其他治疗】

1. 热敷、理疗　早期局部热敷或超短波治疗，可能使胞睑红肿消退。

2. 抗菌消炎　全身早期、足量应用抗生素。

3. 手术治疗　如脓肿已形成，用锐利尖刀将脓肿切开引流，一般可不用麻醉。切口与睑缘平行。

【转归预后】

本病积极治疗，早期可消散，如脓肿形成，则脓液排出始愈。少数情况邪毒蔓延至眶内深部，可引起极为严重的颅内感染，而危及生命。

【调护要点】

严禁挤压胞睑患部。密切观察病情变化，防止邪毒扩散。忌食辛辣发物，以免助邪。

【文献选录】

《灵枢·痈疽》："热胜则肉腐，肉腐则为脓，然不能陷于骨髓，骨髓不为焦枯，五脏不为伤，故命曰痈。"

《外科精义·辨疮疽疖肿证候法》："六腑积热，腾出于外，肌肉之间，其发暴甚，肿皮光软，侵展广大者痈也。"

《外科理例·疮名有三》："痈者，初生红肿，突起阔三四寸，发热恶寒，烦渴，或不热，抽掣疼痛，四五日后按之微软。"

【现代研究】

赵氏等采用清热泻火解毒中药煎剂超声雾化熏眼，治疗小儿眼睑脓肿、眼睑丹毒及麦粒肿（伴显著眼睑炎性水肿）共 36 例，疗效明显。方法是采用超声雾化器（SW-1A-2 型），按传统方法煎取中药汁，倒入超声雾化杯中，开机定时 15 分钟，手持出雾管道正对患眼，每日熏眼 3 次，治疗期间，停用其他一切治疗方法。中药组方：菊花、生地黄、黄连、金银花各 100g。疗效标准：眼睑脓肿，眼睑丹毒病变在 5 日内消退为显效，麦粒肿 5 日内症状全部消失为治愈。结果：眼睑脓肿 4 例 4 只眼均显效，眼睑丹毒 1 例 1 只眼伴颧面部丹毒 4 日内消退，麦粒肿伴显著眼睑水肿 31 例 31 只眼均治愈。

第四节 眼 丹

【概说】

眼丹是因热毒内蕴，引起胞睑红肿高起，质硬，边界清楚，皮色光滑，鲜红如涂丹砂的眼病，称为"眼丹"。多为面部或其他部位的丹毒蔓延而来，常同时累及上下胞睑，大多数患者经适当治疗，病变可于数日内消退。若治疗不及时，病变可延续数周，甚至毒入营血而变生他症，危及生命。

本病名见于《外科正宗》，该书指出："眼丹，脾经有风，胃经有热，共结为肿，风多则浮肿易消；热盛则坚肿难散。"

本病相当于西医学之眼睑丹毒。认为系溶血性链球菌感染所致。

【病因病机】

本病系风热火毒外袭，郁于胞睑肌肤而成。若失治则可出现毒入营血之危证。

【临床表现】

患部胞睑皮肤局限性鲜红如涂丹砂，胀硬重坠，表面紧张发亮，与正常皮肤边界清楚，表面可有水疱，耳前或颌下淋巴结压痛明显。严重者，胞睑皮色暗黑，甚至发生广泛性坏疽。若病变向深部发展，可致眼眶蜂窝织炎、海绵窦血栓形成，甚至发生脑膜炎而危及生命。胞睑常高度肿胀而难以睁开，自觉剧痛难忍，全身可有畏寒、发热和不适等症状。

【诊断依据】

1. 胞睑局限性肿胀，色红如丹，隆起，质硬，表面光滑，病变边界清楚，有小疱疹，这是本病诊断的重要特征。

2. 严重者皮肤呈暗黑色，深部组织坏死，体温及白细胞高于正常。

【鉴别诊断】

针眼　多在胞睑边缘，病变局限，形如麦粒，早期有压痛点，数日后成脓，脓溃即愈。一般不伴有全身恶寒发热症状。

【辨证论治】

热毒外袭为本病主要原因，故清热解毒为本病之基本治法，若毒入营血，神昏谵语，则又以清营凉血、开窍护神为要。

1. 热毒壅盛

主证　病初起，胞睑焮赤肿痛，畏寒发热，头痛，苔薄白或黄，脉数。

分析　"热胜则肿"，热毒外袭，搏于血分，血热从肌腠而出，故见胞睑焮赤肿痛；正邪相搏则恶寒发热；火毒上攻清窍则头痛。苔黄，脉数均为有热之象。

治法　清热解毒。

方药　普济消毒饮加减：黄芩10g，黄连10g，板蓝根25g，柴胡10g，连翘10g，野菊花12g，金银花25g，赤芍10g，升麻10g，甘草5g。若大便秘结，加大黄、枳壳以通便泻火；颌下淋巴结肿痛，加夏枯草10g以增强清热之功。

2. 毒入营血

主证　胞睑皮肤焮热暗黑，疼痛难忍，漫肿难开，壮热烦渴，神昏谵语，舌红绛，苔黄糙，脉数。

分析　热毒壅结胞睑，故皮肤焮热暗黑，疼痛难忍，漫肿难开；火热灼津则壮热烦渴，热入营血，扰乱神明则神昏谵语；舌红绛，苔黄糙，脉数为热入营血之征。

治法　清营凉血解毒。

方药　犀角地黄汤合黄连解毒汤加减：水牛角（先煎）40g，生地黄30g，黄柏10g，黄芩10g，黄连8g，栀子10g，牡丹皮10g，金银花25g，板蓝根20g，连翘10g，甘草3g。若口渴引饮，加生石膏、知母以清胃降火；若大便燥结，加大黄、芒硝通腑泻热；若神昏谵语，为热陷心包，送服安宫牛黄丸，以清心解毒醒神，小儿患者合并高热神昏，抽搐谵语，则送服紫雪丹以清热镇静安神。

【其他治疗】

1. 湿热敷　早期用内服药渣再煎水作湿热敷，每日2次，每次15分钟。

2. 局部紫外线照射。

3. 药物外涂　局部肿硬者外涂如意金黄散、磺胺类油膏、红霉素眼膏或10%～20%樟脑软膏，选1～2种外涂患部。

4. 抗菌消炎　全身应用大剂量青霉素、口服磺胺类药物。

【预后转归】

本病积极治疗，预后良好。但应注意预防并发症的发生。本病愈后无免疫力，遇寒冷或创伤时，在原发病灶上还可以复发，多次发作慢慢会变为眼睑象皮病。

【调护要点】

注意卧床休息；多饮开水；忌食辛辣炙煿及发物。

【预防要点】

避免寒冷刺激或创伤，以防复发。

【文献选录】

《外科启玄》："凡胞睑属脾胃，谓之肉轮，如赤肿甚，不作脓，为之眼丹。"

《诸病源候论》："丹者，人身忽然焮赤，如丹涂之状，故谓之丹。……皆风热恶毒所为。重者，亦有疽之类。""小儿得之最忌。"

第五节　眼睑带状疱疹

【概说】

眼睑带状疱疹是指一侧胞睑簇生水疱，伴剧烈疼痛的病症。其特征为三叉神经的分布区域的全部或某一分支皮肤发生伴有炎性的成簇疱疹。单眼发病，年老及体弱者尤易罹患。一年四季均可发病，但以春秋多见。本病愈后一般不复发，治不及时，常易侵犯黑睛、黄仁及眼带等部位。

【病因病机】

1. 脾胃湿热循经上犯，而致本病。

2. 肝胆湿热上承胞睑而发。

【临床表现】

发病前常有全身不适、发热等先兆症状，继之自觉剧烈疼痛。数日后颜面一侧之上胞、额部等部位皮肤红赤、肿胀，簇生无数透明小水疱，此疱基底暗红色，疱群之间皮色如常，其范围不超过颜面正中线（图3-1-1）。水疱初起时透明，继则化腐酿脓、溃烂，约2～3周结痂脱落，此处皮肤形成永久凹陷性瘢痕，终身不退。病变可侵犯眼珠及眼带，导致聚星障、瞳神紧小症及风牵偏视等。

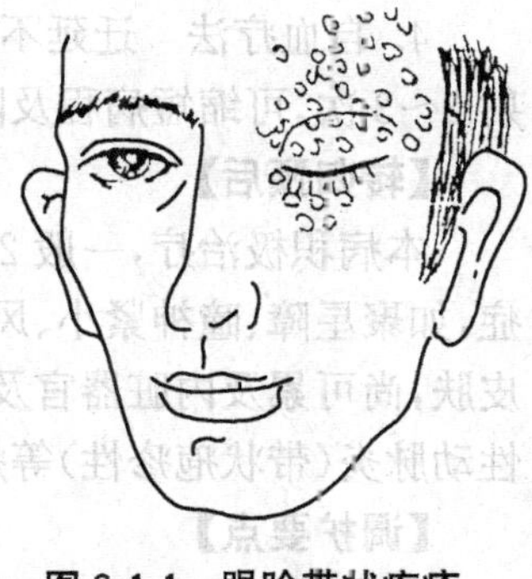

图3-1-1　眼睑带状疱疹

【诊断依据】

1. 自觉胞睑及额部剧烈疼痛。

2. 一侧胞睑及额部在三叉神经分布区骤生成簇疱疹。

【鉴别诊断】

热疮　本病是在发热后或高热过程中所发生的一种急性皮肤病。特征是口角、鼻翼、下胞皮肤发生水疱，不局限于一侧，自觉瘙痒、灼热感，一般在一周内结痂痊愈，且愈后不留瘢痕。

【辨证论治】

本病病因以湿热浸淫为主，故清利湿热为本病基本治法，但临证需区分不同的脏腑病机，脾胃湿热者，治宜清脾除湿；肝胆湿热者，又宜清肝利胆除湿。

1. 脾胃湿热

主证 胞睑红赤，簇生水疱，剧烈疼痛，或伴有发热、恶寒，头痛不适，舌质红，苔黄腻，脉数。

分析 脾胃湿热内蕴，上攻胞睑，则胞睑等处簇生水疱，疼痛明显；若风热外袭，卫气失宜，则发热、恶寒、头痛；舌质红，苔黄腻，脉数为湿热内蕴之征。

治法 清脾除湿。

方药 清脾除湿饮加减：茵陈12g，泽泻10g，栀子10g，金银花20g，紫花地丁10g，黄芩10g，连翘12g，蒺藜10g，甘草5g。若水疱渗水多者，为湿邪偏重，加苍术、厚朴以苦温燥湿；大便秘结者，加大黄泻热通便；兼风热外邪者加防风、荆芥以祛风清热。

2. 肝胆湿热

主证 胞睑红赤肿痛，水疱簇生，抱轮红赤，黑睛生翳，甚至瞳神紧小，畏光流泪，小便短赤，口苦，舌质红，苔黄腻，脉弦数。

分析 肝胆湿热，上攻胞睑，气血不利则胞睑红赤肿胀，水疱簇生；黑睛属风轮，由肝所主，肝经湿热内蕴，循经上犯，则可见黑睛生翳、瞳神紧小，抱轮红赤；热邪灼津则小便短赤、口苦；风邪袭目则畏光流泪；舌质红，苔黄腻，脉弦数为肝胆湿热之候。

治法 清利肝胆湿热。

方药 龙胆泻肝汤加减：龙胆10g，栀子10g，黄芩10g，生地黄15g，车前子12g，紫花地丁10g，木通10g，柴胡10g，板蓝根20g，蒲公英15g，甘草5g。若畏光流泪明显加防风、荆芥穗、羌活以祛风止泪；若疼痛剧烈，加乳香、没药、丹参以活血理气止痛。

【其他治疗】

1. 止痛及预防感染 局部皮肤涂3%硼酸液，然后向皮肤疱疹部位涂新配制的1∶60消毒淀粉糊剂，温度适宜，该糊剂干燥后形成一层透明薄膜，涂此糊剂后，疼痛立刻缓解，薄膜还起到压迫敷料作用，既能促进疱疹内液体吸收，又能预防感染。

2. 扩瞳及热敷 并发聚星障及瞳神紧小者，应用1%阿托品散瞳，并作热敷。

3. 抗病毒治疗 可肌肉注射板蓝根或聚肌胞注射液以抗病毒。

4. 自血疗法 迁延不愈的病例，可用恢复期全血，每次20ml，隔日一次肌肉注射，共注射2～3次，可缩短病程及防止眼部并发症发生。

【转归预后】

本病积极治疗，一般2～3周痊愈，但愈后遗留永久性皮肤瘢痕。失治常引起眼部并发症，如聚星障、瞳神紧小、风牵偏视，且后两者常可反复发生。目前认为这种病变不仅局限于皮肤，尚可累及内脏器官及一系列动脉周围组织，如产生类似过敏性毛细血管周围炎和结节性动脉炎(带状疱疹性)等病理变化，故应引起重视。

【调护要点】

卧床休息，老年人尤为重要。吃易消化且富含营养的食物。忌食辛辣炙煿之品以免助邪伤正，加重病情。注意锻炼身体，增强机体抗病能力。

【文献选录】

《外科启玄·卷七》："此疮生于皮肤间，与水窠相似，淡红且痛，五七个成攒，亦能荫开。"

【现代研究】

1. 谷氏采用复方丝瓜络糊剂外涂，治疗62例眼部带状疱疹，经过1～3周治疗，除4例疼痛不能缓解，病势不能控制外，其余58例均基本治愈，其中一周内治愈23例，占37.1%，

1～2 周治愈 30 例，占 48.4%，2～3 周治愈 5 例，占 8%，总治愈率达 93.5%。治疗时间最长 20 天，最短 3 天，平均 11 天，经半年至 3 年的随访，未见复发，亦未见后遗症与并发症。方法是用毛笔将新鲜丝瓜络糊剂涂抹患处，特别是瘢痕表面及病灶周围皮肤，可反复涂抹，直至疼痛消失，水疱结痂脱落为止。

2. 卞氏根据卞阳春老中医治疗眼带状疱疹经验，采用中药内服外用治疗本病 37 例，结果全部治愈。卞氏将急性期分为热盛型与湿盛型，慢性期分为气虚型，辨证施治。热盛型治宜清热除湿，解毒活血，方用龙胆泻肝汤加减，局部用青黛 10g，五倍子 6g，冰片 3g，滑石粉 20g，石膏粉 20g，研细用麻油调匀涂敷患处，每日 2 次。湿盛型用胃苓汤加减，局部用五倍子 10g，苦参 15g，地榆、马齿苋各 18g，煎水冷敷患处。气虚型用四君子汤合桃红四物汤加减，局部用药同热盛型，用凡士林适量调匀外涂患处，外点氯霉素及利巴韦林眼液。

3. 钱氏报道沈汝才运用自拟泻脾清热汤联合鱼腥草注射液外敷治疗眼睑带状疱疹，本组 35 例眼睑带状疱疹，治愈 32 例(91.4%)，好转 3 例(8.6%)。治愈时间 3～11 天，平均 5.5 天。泻脾清热汤药物组成：龙胆、栀子、黄芩、藿香、地肤子、连翘、木通、苦参各 10g，青蒿、金银花、刺蒺藜、赤芍各 15g，水煎服，1 剂/天。加减法：便秘者加大黄 10g；年老气虚者去龙胆、苦参，加白术、太子参各 10g；阴虚者去龙胆、苦参，加生地黄、女贞子各 15g。鱼腥草注射液湿敷。取较患处稍大的纱布一块，用鱼腥草注射液浸湿敷于患处，3 次/天，每次 15 分钟。

第六节 针 眼

【概说】

针眼是因感受外邪，胞睑边缘或睑内生小硬结，红肿疼痛，形如麦粒的眼病。临床上较为多见，常年发病，上下睑均可发生，但以上睑多见。素体虚弱，或有近视，卫生习惯不良和消渴病患者常易罹患。部分患者常反复发生，此愈彼起。病情轻者数日后可自行消散，病重者剧痛成脓，脓出始愈。

名针眼者，是因本病为针刺破出脓或针挑背上红点而愈的眼病。亦称“偷针”。《诸病源候论》卷 28 指出：“人有眼内眦头忽结成皰，三五日间，便生脓汁，世呼为偷针。”《原机启微》亦“偷针眼”，《证治准绳》称“土疳”，《目经大成》名“土疡”，并指出本病屡屡不药自愈或成脓自溃即愈。

本病相当于西医学睑腺炎（又名麦粒肿），有内外之分，外睑腺炎为睫毛毛囊所属的附属腺体［Zeiss 腺和（或）Moll 腺］发炎，即外麦粒肿，也叫睑缘疖；内睑腺炎为睑板腺发炎，即内麦粒肿。均为细菌感染所致，多见于葡萄球菌感染。

【病因病机】

胞睑在五轮属脾胃，又居上位，易受风热之邪侵袭，故内脏病机责之于脾胃；六淫外邪则以风热为主。

1. 风热邪毒外袭，蕴结胞睑而发。
2. 脾胃热毒内蕴，瘀滞胞睑而成。
3. 脾胃虚弱，卫外不固，常易反复发作。

【临床表现】

初起胞睑微痒不适，近睑弦部皮肤或内睑微红微肿，有压痛；少数经数日后可自行消散，多数红肿加重，疼痛渐剧，或硬结隆起，形如麦粒（彩图 2），可伴畏寒发热和全身不适。若病发于眦部，特别是外眦部，可致局部白睛红肿，状若鱼鳔，甚至脱于睑裂之外，红肿亦可漫延至同侧面颊部，部分患者耳前可有淋巴结肿痛。一般患者，经 3～5 日后，化腐酿脓，硬结变软，并于其顶端出现黄白色脓点，脓溃即愈。亦有反复发作，经久难消者。

【诊断依据】

1. 初起胞睑痒痛，局部微肿，按之有小硬结，形如麦粒，压痛。

2. 继之局部红肿疼痛加剧，逐渐酿脓，顶部出现脓头，脓溃则症情随之缓解。

3. 严重者，胞睑漫肿，耳前肿核，伴畏寒发热。

4. 发于外眦部者，可伴白睛水肿。

5. 部分患者可反复发作和有多发倾向。

【鉴别诊断】

1. 眼痈　本病来势凶猛，红肿热痛较剧，化腐成脓范围大，甚则波及全部胞睑，并有畏寒、发热等全身症状。

2. 漏睛疮　针眼发生于大眦部者，易与本病混淆。本病特征为大眦部睛明穴附近隆起疮核，其红肿可波及胞睑，甚至面颊部，伴流泪、流脓，泪道冲洗可资鉴别。

【辨证论治】

本病治疗，未成脓者，拟祛风清热，消肿散结，促其消散；已成脓者则泻火解毒，溃坚排脓，促其早愈；反复发作者，又宜健脾扶正，兼清余毒，防其复发。

1. 风热外袭

主证　初起胞睑微痒红肿，局部硬结，压痛明显，伴头痛、发热，周身不适，舌苔薄黄，脉浮数。

分析　风热致病则作痒作肿，热邪能致红致痛。风热之邪客于胞睑，气血壅滞，故见胞睑微痒红肿，硬结形成，早期邪实则压痛明显；风热束表，卫气失宣，则头痛、发热、周身不适。舌苔薄黄，脉浮数亦为风热外袭之征。

治法　祛风清热。

方药　银翘散加减：金银花 15g，连翘 12g，桔梗 10g，薄荷 10g，竹叶 8g，荆芥穗 10g，芦根 10g，黄芩 10g，野菊花 10g，牛蒡子 10g，赤芍 10g，甘草 3g。若红肿较重，加黄连、栀子、蒲公英以清热解毒；便秘加大黄通腑泻热；疼痛明显加乳香、没药活血止痛。

2. 脾胃热毒

主证　胞睑红肿明显，疼痛渐重，硬结开始变软欲成脓，或见白睛肿胀，耳前肿核，舌红，苔黄，脉数。

分析　胞睑属肉轮，内应脾胃，脾胃热毒上攻，气血瘀滞，则胞睑红肿，疼痛渐重；热毒化腐酿脓则硬结变软；邪毒炽盛，则白睛肿胀，耳前淋巴结肿痛。舌红苔黄脉数为热毒炽盛之征。

治法　清热泻火解毒。

方药　黄连解毒汤加减：黄连 10g，黄芩 10g，栀子 10g，金银花 20g，蒲公英 20g，防风 10g，赤芍 10g，甘草 5g。若生在下胞者，乃胃火盛，加知母、石膏以清胃火；白睛红肿乃肺火盛，加桑白皮、桔梗以清肺泻火；大便秘结者，加大黄通腑泻热；疼痛较剧者加乳香、没药通瘀止痛；脓成未溃加穿山甲、皂角刺促其溃脓。

3. 脾胃虚弱，余毒未尽

主证　针眼反复发生，但胞睑硬结红肿痛痒不甚，经久难消，兼见面色少华，倦怠无力，舌质淡，苔薄白，脉弱。

治法　健脾益气，兼清余毒。

方药　托里消毒散或人参养荣汤加减：人参10g，白术10g，茯苓10g，黄芪20g，当归10g，川芎8g，白芍8g，金银花12g，桔梗10g，白芷10g，皂角刺12g，甘草5g。若小儿患者，食滞不化加神曲、山楂以健脾化食；硬结不消，红肿不显，去甘草，加昆布、海藻或合二陈汤化痰散结。

【其他治疗】

1. 湿热敷　早期湿热敷，往往可促其消散。

2. 外敷中药　如意金黄散纱布隔垫外敷，或用新鲜芙蓉花叶、鲜蒲公英、野菊花捣烂外敷。

3. 针挑疗法　在背部肺俞或膏肓穴附近的皮肤上，找出一个或数个红点，用毫针挑破，挤出黏液或血水，可缓解症状。

4. 抗菌消炎　局部红肿疼痛明显，则结膜囊内点抗生素眼液，全身口服或肌注抗生素。

5. 手术治疗　已成脓者，当切开排脓。外针眼由皮肤面切开，切口应与睑缘平行；内针眼由结膜面切开，切口应与睑缘垂直。

【转归预后】

早期积极治疗，可于数天内消散，少数患者不治自愈。如针眼成脓，则自溃或手术切开排脓后，症情随之缓解。若邪气过盛，侵犯整个胞睑可致胞肿如桃。如脓点经久不溃，红肿渐消，仅遗留核状硬结者，则可转化为胞生痰核。如乱加挤压，脓毒扩散，可致海绵窦血栓形成，危及生命。

【调护要点】

严禁挤压。对于反复发作者，应检查有无消渴病。有屈光不正者，需配镜矫正。平时少食或不食辛辣炙煿之品，以免助邪。

【预防要点】

体质虚弱者，应加强营养，锻炼身体，调理脾胃，培补后天之本，增强正气，防止复发。

【文献选录】

《圣济总录》："针眼者，以邪热搏于血脉，上攻眼目，发于睑眦，结焮肿痛，赤根白头，包裹脓汁，痛如针刺，治法当详其外证，随宜砭刺，决泄邪毒，后以消肿败热之剂，断其根本。"

《证治准绳·七窍门》："土疳症谓脾上生毒，俗呼偷针眼是也。有一目生又一目者，有止生一目者，有邪微不出脓血而愈者，有犯触辛热燥腻、风沙烟火，为漏、为吊败者，有窍未实，因风乘虚而入，头脑俱肿，目亦赤痛者。其病不一，当随宜治之，……世传眼眦初生小皰，视其背上即细红点如疮，以针刺破，眼时即瘥，故名偷针。实解太阳经结热也。"

《银海精微·睑生偷针》："问曰：人之患目睑生小疖，俗名偷针者何也？答曰：阳明胃经之热毒也。或因食壅热之物，或饮食太过，使胃经上充于眼目，故睑眦之间时发疮毒，俗名偷针。此症番转睑皮，劆洗瘀血，点用清凉散，先宜服退赤散，后用通精散、泻脾饮。"

第七节　胞 生 痰 核

【概说】

胞生痰核是痰湿凝集胞睑皮下生核状硬结，不红不疼，皮色如常，推之能移的眼病。临床以上胞多见，也可上、下胞并发；可单个发生，也可新旧数个存在。痰核的大小不等。病程进展缓慢，预后一般良好。

本病名见于《眼科易知》，另外《证治准绳·七窍门》称之为"睥生痰核"，《审视瑶函》称"目疣"，《目经大成》名"痰核"，《秘传眼科纂要》名"眼瘤"，《中医眼科学讲义》称"胞睑肿核"。病理上《原机启微》认为本病系"血气不分混而遂结之病"。治疗上早在《龙树眼论》对"睑皮里有核"认为需手术治疗，挤出状若厚脓或如桃李胶状物即瘥，这也是本病认为需手术治疗的最早记载。《医宗金鉴·外科心法要诀》称本病为"眼胞痰核"，详细描述了本病特征，认为系湿痰气郁而成，该书谓："此症结于上下眼胞，皮里肉外，其形大者如枣，小者如豆，推之移动，皮色如常，硬肿不疼，由湿痰气郁而成。"

本病相当于现代医学睑板腺囊肿，又名霰粒肿。

【病因病机】

1. 多因恣食辛辣肥厚，过食酒浆，痰湿郁滞于胞睑，血气不分，混而遂结。

2. 亦可因针眼日久不溃，硬结不消，转化而成。

【临床表现】

本病初起，胞睑皮里肉外，生细小米粒样肿物(彩图3)，表面皮色如常，无压痛，推之移动，与皮肤无粘连。翻转胞睑，于睑内面可见于肿核相应处呈灰蓝色或紫红色。少数患者可自行消散，但多数逐渐长大，日久不消，坚硬隆起，尤以闭睑时明显(图3-1-2)，部分患者有胞睑重坠感。有的在胞睑内面自行破溃，流出胶样物，破口处可见鸡冠样肉芽，自觉异物感。

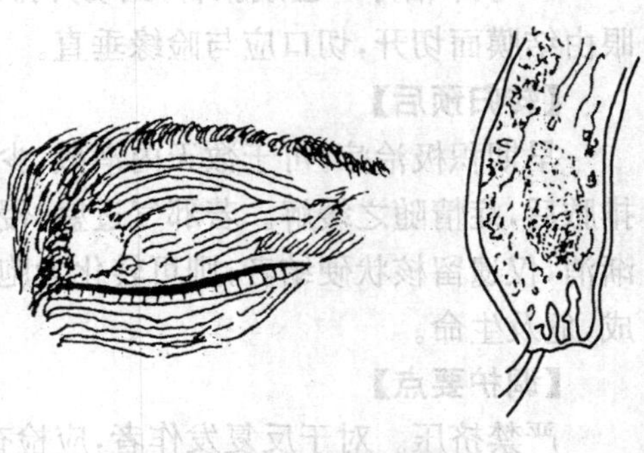

图 3-1-2 睑板腺囊肿

【诊断依据】

1. 胞睑皮下可触及大小不等的圆形核状硬结，按之不痛，与皮肤不粘连，核大者相应皮肤稍隆起，睑内相应处呈灰蓝色或紫红色。

2. 硬结小者无不适感，大者有重坠感，睑内自行穿破时，有异物摩擦感。

3. 复感外邪，则继发针眼，自行溃破，则形成肉芽。

【鉴别诊断】

本病需与针眼鉴别(表3-1-1)。

表 3-1-1 胞生痰核与针眼的鉴别

病名	针眼	胞生痰核
发病部位	近睑弦或睑内	睑深部
压痛	明显	无
自觉症状	局限性红肿焮痛	大者有重坠感，自行穿破则有异物感
检查所见	局部充血，早期疖肿硬，推之不移，脓成溃破而愈	睑皮肤正常，核状硬结，推之可移，睑内灰紫色
病程	急	缓
对白睛影响	发病近眦部者可致白睛水肿	无影响

【辨证论治】

本病为痰湿凝结所致，故治宜化痰散结，一般较小者可不必治疗，或参照本法施治，可缩短病程，加速痰核吸收，但痰核较大，坚硬隆起者，恐药力难以奏效，常须手术治疗。

主证 胞睑皮下可触及大小不等的圆形硬核，皮色不变，按之不痛，推之皮肤可移动，患部胞睑内面呈紫红色或灰白色隆起，舌质淡，苔薄稍腻，脉滑。

分析 痰湿阻滞胞睑脉络，致气血不行，混结于睑内，故睑生硬核而推之可动，睑内紫红或灰白色；因外无邪侵，内无郁热故胞睑皮色如常，按之不痛，舌脉亦为痰湿内阻之征。

治法 化痰散结。

方药 化坚二陈丸加减：陈皮 10g，制半夏 10g，茯苓 10g，白僵蚕 12g，川黄连 8g，当归尾 10g，赤芍 10g，甘草 3g。若睑内紫红明显，加荷叶、栀子、滑石以清热除湿，酌加红花、苏木等活血之品；如继发针眼疼痛者，按针眼处理。

【其他治疗】

1. 中药外涂 痰核皮肤面外涂 1%白降汞眼膏，或用生南星加冰片少许研末，醋调涂患处，注意勿使药液进入眼内，可促使其消散。

2. 痰核较大，无消散可能者，宜行手术刮除。

【手术疗法】

术眼按常规消毒，局麻下，用睑板腺囊肿镊夹住囊肿部位的眼睑，翻转眼睑，在睑结膜面，作垂直于睑缘的切口，切开睑结膜，并向两侧分离暴露囊肿壁，用尖刀或尖剪逐渐剥离，将整个囊肿完整摘出(图 3-1-3)。若术中囊肿壁已破，则用剪刀将纤维性囊壁及囊肿内容物彻底剪除，术毕手术区指压止血 5 分钟，结膜囊内涂抗生素眼膏，无菌包扎，翌日除去。

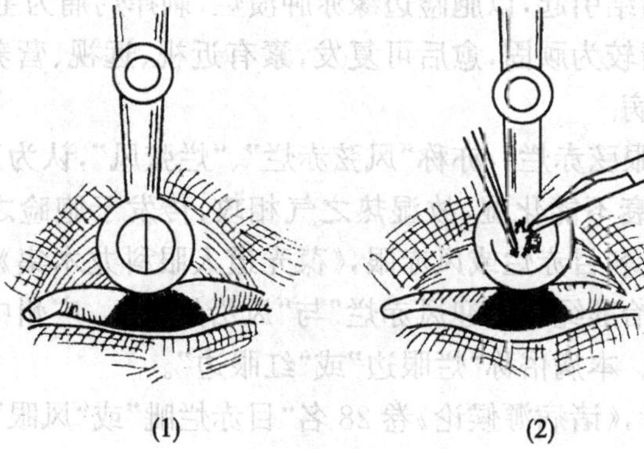

图 3-1-3 霰粒肿刮除术
(1)切口 (2)分离囊壁

儿童下睑睑板腺囊肿溃破于皮下，若形成紫红色肉芽肿，作平行于下睑缘的皮肤切口并分离，将肉芽组织尽量全部剪除，7-0 丝线缝合皮肤1～2 针，无菌包扎。

【转归预后】

痰核较小者自行或经治疗后消散，较大者可手术刮除，预后好。部分痰核被外邪侵袭，则局部红痛肿胀，转为针眼，治疗上按针眼处理。若系老年人，肿核呈结节状，质硬如石，与皮肤有粘连，或者术后复发，肿核增大迅速，甚至溃口如菜花状者，应考虑恶变，可作病理切片确定诊断。

【调护要点】

对反复发病之儿童,应检查其是否患痨瘵。

【文献选录】

《审视瑶函》谓睥生痰核症:“乃睥外皮内,生颗如豆,坚而不疼。火重于痰者,其色红紫,乃痰因火滞而结。此生于上睥者多,屡有不治自愈。有恣辛辣热毒,酒色斲丧之人,久而变为瘿漏重疾者,治亦不同。若初起知劫治之法,则顷刻而平复矣。”

《原机启微·血气不分混而遂结之病》:“凡治在初,……大要令病者食饱不饥。先汲冷井水洗眼如冰,勿使气血得行,然后以左手持铜箸,按眼睫上,右手翻眼皮令转,转则疣肉已突,换以左手大指按之,弗气得动移,复以右手持小眉刀尖,略破病处,更以两手大指甲捻之令出。则所出者,如许小黄脂也。恐出而根不能断,宜更以眉刀尖断之,以井水再洗,洗后则无恙,要在手疾为巧。”

【现代研究】

祁氏认为本病多发生于小儿,每可自行消散,如大而不消者多以手术治之。而反复发作或一眼多发或两眼齐发者,为手术所不及,详精于辨证,治当消食导滞化痰,药用山楂、神曲、莱菔子、鸡内金、陈皮、连翘、防风、半夏。加减法:体质虚弱,脉细,苔薄,质偏淡,便溏者,可去消导之品,如山楂、鸡内金、莱菔子,加太子参、山药、茯苓;如体壮,痰核皮色发红者,可在上方中加三七、赤芍。临证应用上方,痰核多可消散,可免手术之苦。

第八节　睑 弦 赤 烂

【概说】

本病是由风湿热邪蕴结引起,以胞睑边缘赤肿溃烂,刺痒灼痛为主要表现的眼病。农村多见,常为双眼发病,病情较为顽固,愈后可复发,素有近视、远视、营养不良、睡眠不足以及卫生习惯不良者,易患本病。

本病《银海精微》称“眼弦赤烂”,亦称“风弦赤烂”、“烂弦风”,认为系湿热相攻所致,该书谓:“脾土蕴积湿热,脾土衰不能化湿,故湿热之气相攻,传发于胞睑之间,……以致眼弦赤烂”,《圣济总录》卷105又名目赤烂或风赤眼,《葆光道人眼科龙木集》名“两睑赤烂”,《古今医统》名“烂弦风睑”,《证治准绳》名“迎风赤烂”与“风沿烂眼”。广州中医学院主编《中医眼科学讲义》名“睑弦赤烂”。本病俗称“烂眼边”或“红眼边”。

如病变发生在两眦者,《诸病源候论》卷28名“目赤烂眦”或“风眼”,《证治准绳》名“眦帷赤烂”,《张氏医通·七窍门》名“目赤赤烂”。

若病变发生于婴儿者,《秘传眼科龙木论》称“胎风赤烂”,《诸病源候论》称“目胎赤”,并认为系“人初生洗目不净,气秽汁浸渍于眦,使睑赤烂。”

如因患痘疮、麻疹所致者,《青囊真秘》称“痘风眼”,《眼科易简补编》名“痘麻烂角”。

本病包括现代医学的溃疡性睑缘炎、鳞屑性睑缘炎、干燥性睑缘炎及眦角性睑缘炎,这些病都可参照本病辨证论治。

【病因病机】

风胜则痒,湿胜则烂,热胜则赤,故本病外因多归结为风、湿、热三邪,而两眦属血轮内应于心,故眦部病变多责之于心。

1. 脾胃湿热内蕴,风邪外袭,以致风、湿、热三邪搏结于胞睑,合而致病。

2. 亦可因心火内蕴，循经上犯目眦所致。

【临床表现】

1. 干燥性睑缘炎　为睑弦赤烂中病情较轻者，自觉痒涩不适。睑弦轻度红赤，若病程持久，则进入鳞屑性睑缘炎。

2. 鳞屑性睑缘炎　自觉眼部刺痛及奇痒。睑弦红赤，上覆鳞屑，睫毛根部形成黄色蜡样物，干燥后结痂，状如涂蜡。但睑弦无糜烂，睫毛容易脱落，但能再生。

3. 溃疡性睑缘炎　为睑弦赤烂中最严重者。自觉灼热疼痛，睑弦红肿，睫毛根部有黄色脓痂，睫毛呈束状，清除脓痂后可见溃烂，出血或溢脓，睫毛易脱落且不易再生(彩图4)。

4. 眦角性睑缘炎　自觉刺痒。病变多为双侧，以外眦部多见。眦角及其附近皮肤红赤、糜烂；有时伴出血及小皲裂。

【诊断依据】

1. 本病的基本症状是睑弦赤烂刺痒。

2. 检查见睑弦轻度红赤；或睑弦潮红，睫毛根部黄白色皮屑或痂皮，睫毛易脱落，但能再生；睑弦生小水疱或小脓疱，溃破结痂，睫毛呈束状，清除脓痂后可见溃烂、出血或溢脓，睫毛乱生或秃睫，甚至睑弦变形。

3. 局限于眦部睑弦红赤糜烂，刺痛生眵，或裂口出血。

【辨证论治】

本病多因风、湿、热邪合而致病，但三邪可偏胜。风胜则宜祛风为主，热胜则清热为先，湿胜者又当利湿化浊，而心火上炎者治宜清心泻火。

1. 热邪偏盛

主证　睑弦红赤溃烂，脓血并见，睫毛脱落，灼热痒痛，大便干结，舌红，苔黄腻，脉数。

分析　风湿热三邪上攻睑弦，而热邪偏盛，气血壅滞，则可见睑弦红赤溃烂，脓血并见，灼热而痛；大肠结热则大便干结；兼夹风邪则有痒感。舌红，苔黄腻，脉数，亦为风湿热邪内侵所致。

治法　清热为主，佐以祛风除湿。

方药　防风通圣散加减：防风10g，荆芥10g，麻黄6g，栀子10g，黄芩10g，连翘10g，赤芍10g，石膏30g，滑石15g，大黄10g，甘草5g。若溃烂渗漏明显加车前子、木通、金银花以利湿解毒；易出血者加生地黄、牡丹皮以凉血清热；刺痒较甚加蝉蜕、白鲜皮以祛风止痒。

2. 风邪偏盛

主证　睑弦鳞屑脱落，灼痛刺痒，或见睑弦潮红，干涩不适，舌红，苔薄白，脉缓。

分析　风邪上袭，气血不营肌肤，则见鳞屑脱落，干涩不适，痒感；湿热上攻则见灼痛，睑弦潮红。

治法　祛风为主，兼清湿热。

方药　消风散加减：羌活12g，防风10g，茯苓10g，薄荷6g，僵蚕12g，蝉蜕5g，刺蒺藜10g，黄芩10g，霍香6g，甘草5g。痒甚加乌梢蛇、桑叶以祛风止痒；病变日久，局部红赤隐隐，去黄芩加熟地黄、何首乌、当归养血滋阴润燥。

3. 湿邪偏盛

主证　睑弦糜烂，眦泪胶黏，黄水外溢，痒痛兼作，舌质红，苔黄腻，脉数滑。

分析　胞睑属脾胃，脾胃湿热蕴蒸，上犯胞睑，而湿邪偏重则可见睑弦糜烂，眦泪胶黏，黄水外溢；湿热夹风，故见痒痛并作。舌脉亦为湿热内蕴之征。

治法 除湿佐以祛风清热。

方药 除湿汤加减:车前子12g,滑石15g,木通8g,白鲜皮12g,陈皮6g,茯苓12g,黄芩10g,苦参10g,荆芥10g,防风10g,甘草5g,如刺痛奇痒加刺蒺藜、蝉蜕祛风止痒。

4. 心火上攻

主证 眦部红赤,糜烂,皮肤裂口或见出血,小便红赤,心烦,舌红,苔黄,脉数。

分析 眦部属血轮由心所主,心火上炎,则见眦部红赤、糜烂,甚则皮肤被灼而见裂口及出血;心火内盛则小便短赤,心烦。舌红苔黄脉数亦为火热之患。

治法 清心泻火。

方药 导赤散加减:生地黄20g,木通10g,竹叶10g,黄连5g,麦冬10g,防风10g,赤芍10g,甘草5g。若眦部白睛红赤,宜加桑白皮、桔梗以泻肺热;刺痒难忍加蝉蜕、乌梢蛇以祛风止痒;糜烂渗水加苍术、车前子以利湿化浊。

【其他治疗】

1. 干燥性睑缘炎 用鸡蛋黄油膏外擦。

2. 鳞屑性睑缘炎 ①中药洗擦:选白鲜皮、防风、蝉蜕、白菊花煎水过滤,清洗鳞屑,再用鸡蛋黄油膏外搽。②西药洗擦:局部用棉签蘸3%硼酸液,将痂皮轻轻拭去,并将睑板腺内分泌物挤压排尽以使排泄管通畅,每日涂擦2~3次,擦后涂抗生素油膏。痊愈后每日治疗一次,持续2周。

3. 溃疡性睑缘炎 治疗时应拔除患毛囊炎的睫毛,然后参照鳞屑性睑缘炎西药洗擦方法。或用金银花、蒲公英、黄芩、车前草煎水过滤清洗局部痂皮及脓液,继用鸡蛋黄油膏外擦。

4. 眦部睑缘炎 用0.5%硫酸锌眼液点眼。睑缘及其附近病损皮肤先涂3%硼酸液,再涂2%氧化锌眼膏,同时内服复合维生素,尤其是维生素B_2。

【转归预后】

本病应尽早积极治疗,且持续至痊愈后两周,一般预后良好。但若赤烂长期不愈,则可导致睑弦肥厚变形,因而不能与眼球紧密接触,导致睑外翻,或出现泪小点外翻而长期流泪。

【调护要点】

少食辛辣炙煿肥厚之品,以免助热生湿,加重病情。避免过用目力,增强体质,防止风、尘、烟、热等过度刺激,避免脏手脏巾擦眼,改变不良卫生习惯,矫正屈光不正。

【文献选录】

《诸病源候论》:"目赤烂眦候:此由冒触风日,风热之气伤于目,而眦睑皆赤烂,见风弥甚,世亦云风眼。"

《审视瑶函》:"迎风赤烂症,……赤烂者土木之病也。赤者目中火症,烂者土中湿症。若痰若湿甚者,烂胜赤;若火若燥甚者,赤胜烂。"

《秘传眼科纂要》:"烂弦风,脾胃湿热冲,赤烂沿弦红镇日,万金膏洗擦绿铜,法制要精工。除湿汤,翘滑车前同,枳壳芩连通粉草,陈皮白茯荆防风,除湿此方雄。"

【现代研究】

1. 罗氏采用中药外洗治疗睑缘炎110例,其中溃疡性睑缘炎60例,鳞屑性睑缘炎22例,眦部睑缘炎28例。中药组方:野菊花20g,艾叶20g,苦参20g,蛇床子20g,将此药煎水3次,三煎混合液洗眼,每日3次。结果:病程短者3天显效,5天治愈,病程长者10天显效,20天治愈,平均疗程12.5天,以上病例均在10天内显效。

2. 郗氏自拟三黄解毒汤外洗治疗睑缘炎52例。方药组成：黄柏30g，黄连30g，黄芩30g，苦参20g，蝉蜕15g，白鲜皮15g，地肤子10g，蛇床子10g，白蒺藜10g，冰片(另包)6g，每剂加水600ml，文火煎20分钟，过滤取汁约200ml，加入冰片末，清洗患眼10～15分钟，每天2次，10次为1个疗程。结果：52例中痊愈45例，占80.5%，好转5例，占9.6%，无效8例，占3.8%，总有效率为96.1%，随访1年，复发1例。

第九节 睥急紧小

【概说】

睥急紧小指上下胞睑紧缩，睁眼平视时睑裂小于正常者。多因他病并发而来。

本病名首见于《证治准绳·杂病·七窍门》，但在《兰室秘藏》中已有“两目紧急缩小”之名。《原机启微》称“眼棱紧急”，《审视瑶函》名“皮急紧小”，《目经大成》名“皮急”，《眼科金镜》名“皮急缩小”，而《眼科菁华录》对本病病因、主证有较明确的论述，该书曰：“眼皮紧小，此证或因误治，或倒睫外夹则旋复，复倒复夹，遂致津液损而脉不舒，皮肉坏而血不足”，对本病治疗，前人主张宜辛散，忌酸收，故东垣治眼楞紧急，用参芪补气为君，佐以辛味疏散之，而忌芍药、五味子之类酸收是也。

本病相当于现代医学睑裂缩小。

【病因病机】

1. 脾虚气弱，筋脉失养而致胞睑紧缩。

2. 阴血不足，胞睑失养而致睥急紧小。

本病多发生于椒疮、倒睫拳毛、睑弦赤烂等病延误治疗，或治之不当，或胞睑手术后。

【临床表现】

自觉眼皮紧急，干涩不舒，眼睫无力，胞睑难开。睑裂缩小，甚则小于枣核，眦部上下睑缘粘连，或睥急短缩，胞睑闭合不全，翻转胞睑比较困难，翻转后可见睑内面已形成黄白色瘢痕及粟疮、椒疮散在。

【诊断依据】

1. 眼干涩不爽，睁眼乏力。

2. 胞睑紧缩，睑裂变小，或睑内瘢痕较多，开闭困难。

【辨证论治】

本病重在预防，故应积极治疗原发病。如因局部瘢痕粘连所致，则应采取手术治疗，其余可参照下述证型施治。

1. 脾虚气弱

主证　眼皮紧急，睑裂缩小，面色少华，肢体困倦，舌淡脉弱。

分析　脾气虚弱，阳气不能升发，筋脉失养，胞睑筋脉紧缩，故见眼皮紧急、睑裂缩小；面色少华，肢体困倦，舌淡，脉弱均为脾虚气弱之征。

治法　益气升阳。

方药　神效黄芪汤加减：黄芪15g，人参10g，陈皮10g，白芍10g，炙甘草6g，蔓荆子10g。如大便溏泄，加白术、神曲等健脾化湿；如有血虚，加当归、制何首乌、熟地黄等补血之品。

2. 阴血不足

主证　眼皮干紧，睑裂缩小，泪少不润，舌红，少津，脉细。

分析　阴血不足,胞睑筋脉失养而挛缩,则见眼皮干紧,睑裂缩小,泪少不润。舌红,少津,脉细亦为阴血不足之征。

治法　滋阴养血。

方药　四物汤加味:熟地黄15g,当归12g,白芍10g,川芎6g,桑椹子15g,枸杞子15g,阿胶(烊化)10g,麦冬10g,蔓荆子10g,若兼气虚者,加黄芪、党参以益气升阳;若血虚生风,眼睑跳动,可加僵蚕、蝉蜕以祛风;若眼睑挛缩,加全蝎、防风以镇痉。

【其他治疗】

1. 滴眼　眼内滴用50%鱼腥草眼药水或黄连西瓜霜眼液。

2. 手术治疗　眦角粘连之睥急紧小或瘢痕所致者宜采取手术治疗。

【调护要点】

积极预防本病发生比治疗更重要。忌食辛辣上火之品,防胞睑外伤。

【文献选录】

《证治准绳·杂病·七窍门》:"睥急紧小,谓眼楞紧急缩小,乃倒睫拳毛之渐也。若不曾治而渐自缩小者,乃膏血津液涩耗,筋脉紧急之故。若治而急小者,治之之故。患者多因睥宽倒睫,枷去上睥,失于内治,愈后复倒复枷,遂致精液损而脉不舒,睥肉坏而血不足,目故急小。有不当割导而频数开导,又不能滋其内,以致血液耗而急小者。凡因治而愈者,若不乘时滋养,则络定气滞,虽治不复愈矣,神效黄芪汤。有翳,拨云汤。小角偏紧,连翘饮子。"

第十节　胞 轮 震 跳

【概说】

胞轮震跳是指胞睑不自主地牵拽跳动的眼病。常见于成年人,上下胞睑均可发生,但以上胞多见,可单独发生,也可双眼同见。轻者可不药而愈,重者则需治疗。

本病名见于《眼科菁华录》,《目经大成》称"目瞤",《证治准绳》称"睥轮振跳",认为本病不仅风邪为患,尚兼血虚,该书谓:"人皆呼为风,殊不知血虚而气不顺,非纯风也。"本病俗称"眼皮跳"。

本病相当于眼轮匝肌痉挛。

【病因病机】

1. 久病过劳、思虑太过等损伤心脾,心脾两虚,气血不足,筋肉失养,而筋急振搐。

2. 肝虚不足,血虚生风,虚风内动,致筋惕肉瞤。

【临床表现】

上胞或下胞跳动,时疏时频,不能自主。轻者持续数秒或数分钟而自愈,一般在过度久用目力,睡眠不足等情况下发生。重者发作频繁,持续时间长,甚至震跳不断,尚可牵及眉际面颊等处。

【诊断依据】

1. 胞睑肌肤震跳,不能自主,时疏时频。

2. 严重者面颊、口唇抽搐掣动。

【辨证论治】

本病轻或偶尔发生者,不必治疗。若发作频繁,可按下述证型治疗。

1. 气血亏虚

主证 胞睑瞤动，时频时疏，不能自主，劳累后加重，不能久视，体倦乏力，舌质淡拌，苔薄白，脉细弱。

分析 心脾两虚，气血不足，筋肉失养故见瞤动；劳累后气血亏耗。故瞤动加重；气虚则不能久视，体倦乏力。舌质淡胖，苔薄白，脉细弱亦为气血亏虚之征。

治法 补益气血。

方药 八珍汤加减：熟地黄 15g，白芍 10g，当归 10g，川芎 6g，党参 15g，白术 10g，茯苓 20g，木瓜 10g，僵蚕 10g，甘草 5g。若心悸怔忡失眠加酸枣仁、茯神以养心安神；脾虚泄泻，上方合参苓白术散加减；产后患病，重用当归加阿胶以补血养血。

2. 血虚生风

主证 胞睑肌肤震跳，牵及眉际面颊，频频不已，头昏眼花，舌质淡，苔薄白，脉细。

分析 肝血亏虚，血虚生风，虚风内动，上扰头面故胞睑肌肤跳动，甚则牵及面颊；血虚清窍失养则头昏眼花。

治法 养血息风。

方药 当归活血饮加减：当归 10g，川芎 6g，熟地黄 15g，白芍 10g，生黄芪 15g，羌活 10g，苍术 10g，薄荷 5g，防风 10g，甘草 5g。若胞轮震跳频繁，牵涉面颊者，选加天麻、钩藤、僵蚕、全蝎以息风镇痉止搐。

【其他治疗】

1. 按摩治疗 患者自行按摩局部及胞睑周围穴位如攒竹、眉弓、丝竹空、四白等，每日 3 次，每次 5～10 分钟。

2. 针灸治疗 主穴：攒竹、阳白、四白。配穴：巨髎、太阳、合谷、行间。每次主、配穴各 2 个，每日 1 次，10 次为 1 个疗程。

【转归预后】

本病轻者不必治疗，可以自愈，重者按本法治疗，预后好，但若日久不愈，特别是兼口角瞤动者，恐有㖞偏之变。

【调护要点】

避免劳倦太过，节用目力，调理情志，生活有规律，睡眠宜充足。

【文献选录】

《证治准绳·七窍门》谓："目睥不待人之开合而自牵拽振跳也。乃气分之病，属肝脾二经络牵振之患，……若有湿烂及头风病者，方是风邪之故，久而不治为牵吊败坏之病。"

第十一节 目 劄

【概说】

目劄是因风邪侵目或精血不足，目失濡养引起的以胞睑频频眨动，不能自主控制的状态。因多见于小儿，故又名小儿目眨。眨眼本是一种保护性生理功能，但不自主地频频眨动则属病态。临床上多为双眼发病。若因不良习惯或偶然发生者不属病态。

本症名见于《审视瑶函》，该书谓："目劄者，肝有风也。风入于目，上下左右如风吹，不轻不重而不能任，故目连劄也"，治疗上主张祛风为主。另外，《幼幼集成》称"目连札"，病因也归结为肝风，该书曰："目连札者，肝有风也。"《眼科阐微》称"小儿两目连劄"，《眼科青华录》

名"小儿劄目。"

凡沙眼、慢性结膜炎、浅层点状角膜炎、角结膜干燥早期、角膜软化症，以及屈光不正等所出现的目眨症状，可参照本症辨证论治。

【病因病机】

1. 外感风热，上袭于目，目涩不适，故目连劄。

2. 肺阴不足，虚火上炎，灼伤津液，目失濡养。

3. 饮食偏嗜，损伤脾胃，脾虚肝旺，不能输精于目，导致目劄。

4. 血虚风袭，内外合邪而致本病。

【临床表现】

双目频频眨动，不能自主，或伴畏光，痒涩不适，或灼热睛疼，常喜揉拭等，轻者眼外观如常人，重者可见白睛红赤，或睑内细小颗粒，色红而硬，或粟粒状颗粒，色黄而软；或黑睛生翳如秤星；或患儿夜间或暗处行动不便，夜盲，白睛干燥无泽等。

【诊断依据】

1. 双眼胞睑频频眨动，不能自主。或伴痒涩、畏光，喜揉拭。

2. 轻者眼外观如常人，重者可见睑内红赤，颗粒丛生，白睛干燥无泽或黑睛星翳等。

3. 多见于小儿。

【辨证论治】

本病多见于不同眼病所出现的目眨症状，因此，临证应寻找原发病，正确辨证，根据不同证型，施以不同治法，凡风热上袭者，治宜祛风清热；肺阴亏虚者，治宜润肺养阴；脾虚肝旺又宜健脾清肝，血虚有风者宜养血祛风。

1. 风热上袭

主证　胞睑不自主眨动，干涩发痒，畏光，黑睛星翳，舌质红，苔薄黄，脉浮数。

分析　风性轻扬，热性炎上，风热上犯于目，目睛气血不利，则胞睑不自主眨动，干涩发痒；风邪袭目则畏光；风轮受犯则可见黑睛星翳；舌质红、苔薄黄、脉浮数，均为风热在表之征。

治法　祛风清热。

方药　银翘散合桑菊饮加减：金银花 12g，菊花 10g，连翘 10g，牛蒡子 10g，淡竹叶 5g，荆芥 10g，薄荷 10g，黄芩 6g，蝉蜕 5g，白蒺藜 10g，甘草 5g。若伴咽痛口干，加板蓝根、大青叶以增强解毒之功。

2. 肺阴亏虚

主证　胞睑频频眨动，眼内干涩，灼热感，口燥咽干，舌红少津，脉细数。

分析　肺阴不足，目失濡养则胞睑频频眨动，眼内干涩；肺阴虚，虚火上炎则有灼热感；虚火灼津则口燥咽干；舌红少津，脉细数为阴虚火旺之象。

治法　润肺养阴。

方药　清燥救肺汤加减：桑叶 12g，石膏 15g，阿胶 10g，麦冬 10g，胡麻仁 10g，人参 10g，杏仁 10g，枇杷叶 10g，甘草 5g。若白睛红赤加桔梗、赤芍以清热退赤。

3. 脾虚肝旺

主证　双眼频频眨动，眼干涩，喜揉拭，白睛干燥无泽，形体消瘦，烦躁不安，舌红苔薄白，脉弦细。

分析　患儿偏食，脾失健运，气血生化不足，目失濡养，则双眼频频眨动，眼干涩，喜揉拭；气轮失养，则白睛干燥无泽；气血生化之源匮乏，形体失养则见消瘦；血不养肝，肝火旺则烦躁不安。

治法　健脾清肝。

方药　肥儿丸加减：党参10g，白术10g，茯苓10g，胡黄连6g，芦荟3g，神曲10g，炒麦芽12g，山楂6g，甘草3g。若兼腹胀腹痛，为虫积所致，加使君子、鹤虱、芜荑以消积杀虫；若便溏则配合参苓白术散加减。

4. 血虚有风

主证　胞睑不时眨动，目内外无特殊，面色无华，舌质淡，苔薄白，脉细弱。

分析　血虚目睛失养，风邪外袭，内外合邪上攻于目则胞睑不时眨动而检查无异；血虚失养，不荣头面则面色无华。舌质淡，苔薄白，脉细弱为血虚之象。

治法　养血祛风。

方药　四物汤加味：熟地黄10g，白芍10g，当归10g，川芎6g，枸杞12g，刺蒺藜10g，蝉蜕5g，菊花10g，甘草3g。若全身乏力，面色㿠白，加党参、黄芪以益气生血。

【其他治疗】

1. 积极治疗原发病。

2. 验光配镜　屈光不正者应戴镜矫正。

【转归预后】

本病早期查找原发病，积极治疗，预后良好。

【调护要点】

积极锻炼身体，增强体质，不偏食，注意均衡营养；讲究卫生，勤洗手，勤剪指甲。

【文献选录】

《审视瑶函》："此恙有四：两目连劄，或色赤，或时拭眉，此胆经风热，欲作肝疳也，用四味肥儿丸加胆草而瘥。有雀目眼劄，服煮肝饮，兼四味肥儿丸，而玥目不劄也。有发搐目劄，属肝胆经风热，先用柴胡清肝散治，兼六味地黄丸补其肾而愈。因受惊眼劄或搐，先用加味小柴胡汤，加芜荑、黄连以清肝热，兼六味地黄丸以滋肾生肝而痊。"

《幼幼集成》："凡病或新或久，肝风入目，上下左右如风吹，儿不能任，故连札也。泻青丸。"

【现代研究】

刘氏报道辨证治疗小儿目劄160例，本组治疗时间最长1个月，最短5天，治疗后痊愈152例，有效5例，无效3例，治愈率为95%。治以清肝健脾，兼祛风法。基本方：钩藤5g，天麻5g，僵蚕5g，蝉蜕5g，防风4g，茯苓8g，山楂8g，麦芽8g，白芍6g，甘草3g。每天1剂，5天为1个疗程。脾虚肝旺型加石决明（先煎）10g，龙胆3g，肺阴虚型加桑叶6g，生石膏（先煎）8g，麦冬5g，体内有寄生虫者加使君子6g，槟榔6g。

第十二节　风牵出睑

【概说】

风牵出睑是指下睑感受风邪，向外翻出的病症。临床上比较多见，常为单眼发病，仅见于下睑，多见于成年人。特别是老年人，儿童极少，病程长。

本病名见于《银海精微》并认为系脾胃受风，治宜疏散风邪，治之不当，久之可致下睑湿烂。该书谓："风牵出睑者，脾胃受风"，"治法，先用摩风膏刮散脾外风邪，继以白敛膏消散风毒，番转睑皮，烙三五度无妨。"《世医得效方》称"风牵睑出"，《证治准绳·七窍门》称"睥翻粘睑"，治宜劆洗法去其瘀血，认为"风疾人患者多，治之难愈。非风者易治，宜用镰劘开导之法"。《疡医大全》称"风吹出睑"，《目经大成》称"残风"或"地倾"。

本病相当于西医学的"麻痹性睑外翻"。

【病因病机】

本病外因责之于风邪，五脏病机则责之于肝脾。

1. 多因络脉空虚，腠理不固，风邪乘虚入中胞睑。

2. 脾虚失运，聚湿成痰，肝风内盛，风痰阻络所致。

【临床表现】

轻度下睑外翻者只在睑弦处下胞离开眼球，胞睑与白睛之间有细缝样空隙，病变加重，则外翻逐渐严重，下内睑暴露于外，胞睑闭合不全，白睛、黑睛不同程度显露于外，白睛干燥发红，粗糙增厚，甚则黑睛干燥混浊，生翳溃陷，严重影响视力，患者常有流泪及口眼歪斜。

【诊断依据】

1. 下睑外翻，轻者仅睑弦离开眼球，重者睑弦外翻，下内睑暴露，常致睑裂闭合不全。

2. 溢泪，白睛及睑内红赤，粗糙肥厚，甚至黑睛生翳。

【辨证论治】

本病常由风邪侵袭所致，故治疗上以祛风为主，风中经络者，治宜祛风通络；风痰阻络者，又宜息风化痰；久治不愈者，尚需配合手术治疗。

1. 风中经络

主证　起病急，口眼歪斜，下胞外翻，溢泪，舌质淡红，苔薄白，脉缓。

分析　风性善行而数变，脉络空虚，风邪外袭，入中头面，则见骤然发病，口眼歪斜，下胞外翻；泪窍随下睑外露，泪液排出不利则见溢泪。舌质淡红，苔薄白，脉缓为风邪袭络之征。

治法　祛风通络。

方药　牵正散加味：白附子 10g，防风 10g，秦艽 10g，全蝎 3g，僵蚕 12g，细辛 3g，赤芍 10g，甘草 5g。若病情日久，加丹参、红花、丝瓜络以活血通络。

2. 风痰阻络

主证　下睑外翻，溢泪，口眼歪斜，下睑发红肥厚，舌质红，苔腻，脉弦滑。

分析　脾虚失运，聚湿成痰，肝风内盛，风痰上阻头面，则见下睑外翻，口眼歪斜。泪窍外翻则见溢泪；风痰阻滞，气血不利，则下睑内发红肥厚。舌质淡红，苔腻，脉弦滑亦为风痰阻络之征。

治法　平肝息风化痰。

方药　天麻钩藤饮加减：天麻 10g，钩藤 12g，石决明 15g，牛膝 10g，桑寄生 15g，夜交藤 15g，茯苓 10g，胆南星 10g，法半夏 10g，甘草 5g。若白睛黑睛干燥加生地黄、玄参、麦冬以滋阴润燥。

【其他治疗】

1. 病因治疗　积极寻找产生本病的原因，再对因治疗。

2. 针刺治疗　主穴：阳白、承泣、迎香、地仓。配穴：颊车、翳风。病初取穴宜少，刺激轻，可用毫针小泻；病久取穴可多，刺激重，并可用透刺疗法，如攒竹透丝竹空，地仓透迎香，颊车透下关等，并注意从面部下方穴向上方穴透，亦可配合电针，或下睑皮肤梅花针叩刺。

3. 手术治疗　如睑外翻严重，药物治疗不能恢复，可作外眦部睑缘缝合术以缩短睑裂。

【转归预后】

本病治疗关键是积极治疗面瘫，如面瘫治愈，则本病随之而愈。病程长，病情重，特别是下泪窍外翻严重者，常可致下胞风赤疮痍，临床上，中药配合针灸积极治疗，疗效满意。如坚持治疗半年病情未控制，外翻严重者，需结合手术矫正。

【调护要点】

如外翻严重，睑裂闭合不全，黑睛暴露者，睡前涂眼药膏用纱布遮盖以保护黑睛。

【文献选录】

《证治准绳·七窍门》："乃睥翻转贴在外睑之上，如舌舐唇之状。乃气滞血涌于内，皮急系吊于外，故不能复转。有自病壅翻而转，有因翻睥看病，为风热搏滞不得复返而转。大抵多风湿之滞所致。"

《银海精微》："风牵出睑者，脾胃受风，壅毒出胞睑之间，睑受风而皮紧，脾受风则肉壅，此皮紧肉壅，风牵出睑，泪出汪汪，无分四季，此土陷不能堤水也。水渍于睑，湿烂之状。此症一年半载易治，若年久肉坚难治，若眼有红筋，贯上黑睛，有翳有膜，吹以丹药。疟塌洗以碧天丹，此症大抵眼弦之病也。此症大风癞瘕之人，面部所牵多受此病症，难以调治，故名风牵出睑。"

第十三节　沙　　眼

【概说】

沙眼是沙眼衣原体感染引起的传染性结膜角膜炎，因睑内粗糙不平，形似沙粒，故名沙眼。沙眼是眼科最常见的传染病，一般呈慢性，双眼发病，后期常由于并发症与后遗症而严重影响视力，甚至导致失明。据世界卫生组织统计，世界上 1/4 的盲人直接或间接地由沙眼引起。目前全世界有 3 亿～5 亿人患此病。在我国，解放后对该病开展了广泛的防治工作，该病的发病率已明显下降，并发症与后遗症减少。但在广大农村，该病的发病率仍然较高，据 1987 年统计，我国主要致盲病因中沙眼居第三位，因此应予以足够的重视。

本病在《肘后备急方》称为"目中风肿"，《诸病源候论》称为"目风赤候"、"脂目候"，并对其症状进行了描述。《备急千金要方》称本病为"睑生风粒"。《龙树眼论》中有"眼睑皮里生赤肉如鸡冠"的记载。《证治准绳》名之为"椒疮"，此后医籍多沿用此名。

关于本病的并发症，《外台秘要》有"倒睫眼"，《秘传眼科龙木论》中有"赤膜下垂外障"等记载。

【病因病机】

外感风热毒邪，内有脾胃积热，外邪与内热相合，结于睑里，胞睑脉络壅阻，气血失和而发本病。

【临床表现】

本病初起症状轻微，感眼部不适，或有痒涩感，或有少量眼眵。翻转上下胞睑，睑内近大小眦处红赤，脉络模糊，且有少量细小颗粒，色红赤而坚硬。

若复感邪毒则病情发展，睑内红赤加重，颗粒满布，并见粟粒状颗粒，色黄而软（彩图5～6），甚至胞睑肿硬，重坠难开。自觉眼内刺痒灼热，羞明沙涩，流泪生眵。重者伴见白睛红赤，黑睛赤膜下垂，星点翳障等，视力减退。痒痛羞明加重，眵泪胶黏。

后期颗粒溃破，形成灰白线条状或网格状瘢痕，或伴见倒睫拳毛、上胞下垂、睥肉黏轮。赤膜下垂进一步发展成为血翳包睛，原黑睛星翳如复感邪毒，可变生花翳白陷或凝脂翳等。病情迁延可表现为睑内红赤颗粒与灰白色网状瘢痕同时并见。

【并发症与后遗症】

沙眼重症可出现较多并发症与后遗症，是沙眼致盲的主要原因，现概述如下：

1. 赤膜下垂　表现为红赤脉络从上方白睛逐渐侵入黑睛，如帘幕状下垂，故又名垂帘翳、垂帘膜、赤脉下垂。因热毒邪气侵及黑睛所致。患眼自觉涩痛、羞明、流泪或有视物昏朦。

2. 血翳包睛　多由于赤膜下垂进一步发展而成。表现为脉络自白睛四周侵入黑睛逐渐包裹黑睛，致使黑睛混赤一片而得名。自觉患眼涩痛、羞明、流泪，视物昏朦，视力严重受损，甚至仅存光感。

3. 黑睛生翳　于赤膜下垂的赤丝尽头，发生多个星点翳障，名曰星翳。星翳扩大与邻近星翳互相融合而呈新月形，名新月翳。为热毒侵入黑睛所致，如复感毒邪，可变生花翳白陷等。

4. 倒睫拳毛　胞睑内颗粒破后形成条网状瘢痕，瘢痕收缩致皮松弦紧，内急外弛，胞睑内翻，睫毛倒入而扫刺眼珠。患者可表现为羞明、流泪、白睛红赤，甚至黑睛混浊或生翳等，视力不同程度地受到影响。

5. 睥肉黏轮　邪毒蕴积于胞睑内面与白睛表层，致使两处溃损面互相粘连。牵引胞睑时，可见睑内与白睛粘连。重者眼珠转动失灵。

6. 流泪症　邪毒侵袭泪窍，致使泪窍闭阻，泪液不循常道而外溢，形成流泪症。患者表现为不时泪下，迎风尤甚。

7. 漏睛症　热毒壅聚于泪窍，化腐酿脓，形成漏睛症。患者表现为大眦头常有黏液或脓汁自泪窍溢出外漏，指压大眦睛明穴下方可见有黏脓自泪窍外溢。

8. 眼珠干燥症　患病日久，邪毒久郁，伤津耗液，目失润养，引起本症。表现为双眼干涩不舒，频频眨目，久视乏力，白睛表层干燥，转动时可有皱褶，重者黑暗混浊，视物昏朦，甚至失明。

9. 上胞下垂　邪毒长期蕴积于胞睑，脉络瘀阻，以致胞睑肥厚而重坠下垂，抬举乏力，而致上胞下垂。

【诊断标准与分期标准】

1979 年中华医学会眼科学会制订了沙眼的诊断标准和分期标准。

1. 诊断标准

(1)上穹隆部和上睑结膜血管模糊充血，乳头增生或滤泡形成，或二者兼有。

(2)用放大镜或裂隙灯显微镜检查可见角膜血管翳（图 3-1-4）。

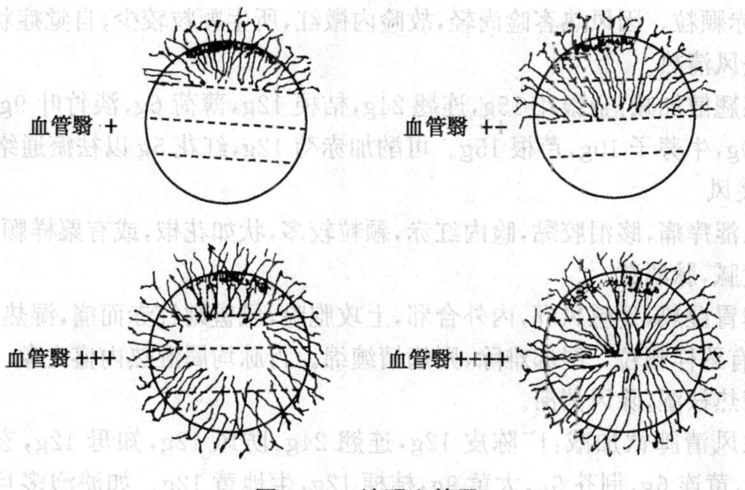

图 3-1-4 沙眼血管翳

(3)上穹隆部和(或)上睑结膜出现瘢痕。

(4)结膜刮片有沙眼包涵体。

在第 1 项的基础上,兼有其他 2、3、4 项中之一者可诊断为沙眼。如结膜刮片有包涵体则可确诊。

2. 沙眼分期(表 3-1-2)

表 3-1-2 沙眼分期表

期别	依据	程度(分级)	活动病变占上睑结膜总面积
Ⅰ(进行期)	上穹隆部和上睑结膜有活动病变(血管模糊、充血、乳头增生、滤泡形成),有角膜血管翳	轻(+)	＜1/3
		中(++)	1/3～2/3
		重(−++)	＞2/3
Ⅱ(退行期)	有活动性病变,同时出现瘢痕	轻(+)	＜1/3
		中(++)	1/3～2/3
		重(+++)	＞2/3
Ⅲ(完全瘢痕期)	仅有瘢痕,而无活动性病变		

【辨证论治】

沙眼为慢性眼病,治疗当内外兼治。轻症可坚持局部点眼药治疗,重症则在点眼药的同时配合内治,必要时配合手术治疗。本病初起多为风热初犯,治以祛风清热。中后期多表现为脾胃湿热夹风或血热壅滞,治宜除风清脾或凉血散瘀。本病治疗外用点眼为行之有效的主要治疗方法,贵在坚持。手术疗法简便易行,适用于本病重症。对于并发症与后遗症的治疗参考有关章节论治,本节以治疗沙眼本病为主。

1. 风热初犯

主证 本病初起,眼痒涩不适,睑内脉络模糊,近两眦部有少量颗粒,红赤而坚。或兼见舌尖红,苔薄白,脉浮数。

分析 风邪外袭,客于胞睑则见眼痒涩不适,羞明流泪;风热壅滞胞睑脉络,则睑内脉络模糊,兼见红赤颗粒。因风热客睑尚轻,故睑内微红,所生颗粒较少,自觉症状亦较轻微。

治法 祛风清热。

方药 银翘散加减:金银花 15g,连翘 24g,桔梗 12g,薄荷 6g,淡竹叶 9g,甘草 3g,荆芥穗 9g,菊花 10g,牛蒡子 10g,芦根 15g。可酌加赤芍 12g,红花 5g 以祛瘀通络退赤。

2. 湿热夹风

主证 眼涩痒痛,眵泪胶黏,睑内红赤,颗粒较多,状如花椒,或有粟样颗粒,病情缠绵不愈。舌红苔黄腻,脉濡数。

分析 脾胃湿热,复感风邪,内外合邪,上攻胞睑,风盛则红赤而痛,湿热盛则眵泪胶黏,颗粒较多,或有粟样颗粒。湿邪难除,则病情缠绵。舌脉均属湿热内盛之象。

治法 清热祛湿,除风消滞。

方药 除风清脾饮加减:广陈皮 12g,连翘 24g,防风 12g,知母 12g,玄明粉 9g,黄芩 12g,玄参 12g,黄连 6g,荆芥 9g,大黄 9g,桔梗 12g,生地黄 12g。如滤泡多且痒盛,加苦参、苍术、地肤子以除湿祛风止痒;黑睛赤膜明显,加青葙子、柴胡以清肝泻火。

3. 血热壅滞

主证 胞睑厚硬,睑内颗粒累累,粗糙不平,红赤显著,黑睛赤膜下垂。自觉胞睑重坠难开,刺痛灼热,沙涩羞明,生眵流泪。舌红苔黄,脉数。

分析 脾胃热盛,热入血分,循经上攻,壅滞胞睑,则睑内红赤,颗粒累累,粗糙不平,且胞睑厚硬而致重坠难开。热盛则灼热刺痛羞明。热瘀血分,侵犯黑睛,故见赤脉下垂,且涩痛、羞明、流泪等症加重。舌红苔黄脉数亦为血热内盛之征。

治法 凉血散瘀。

方药 归芍红花散加减:当归 12g,大黄 9g,栀子 15g,黄芩 12g,红花 9g,赤芍 12g,甘草 3g,白芷 12g,防风 12g,生地黄 12g,连翘 18g。

【其他治疗】

局部用药 是本病的重要治疗方法,贵在坚持,一般用药 3～6 个月。可选用黄连西瓜霜眼药水、化铁丹眼药水或黄芩苷眼药水,每日 3～6 次。也可选用 0.1%利福平眼液,15%磺胺醋酰钠眼液,0.1%酞丁安眼液,每日 3～6 次,睡前点犀黄散或红霉素眼膏。

【手术疗法】

1. 海螵蛸棒摩擦术 利用海螵蛸粗糙面,摩擦沙眼之滤泡乳头,促使吸收,加速结痂。

手术方法:将海螵蛸磨制成棒状,用黄连水煮沸消毒,取出待干备用(若用灯心草,先剪成小段,制法同上,术时用小镊子夹持操作)。术眼先滴 0.5%丁卡因液作表面麻醉,后用生理盐水及 1/5000 升汞液分别冲洗结膜囊。术者以左手翻开上、下睑,充分暴露穹隆部。右手持制海螵蛸棒,以轻快的手法左右来回多次摩擦睑内面颗粒密集处约 1 分钟,至见点状渗血为宜。磨擦后,用生理盐水冲洗,涂抗生素眼膏。间隔 5 天一次。根据病情,可多次重复进行。

操作时应注意消毒,用力不可太重,避免伤及黑睛。病变严重而且广泛时,可分期分段进行摩擦。

2. 沙眼挤压术 适于沙眼重症,手术仅能缩短疗程而不能治愈沙眼。

手术方法:0.5%丁卡因表面麻醉及 2%普鲁卡因上、下穹隆部结膜下浸润麻醉。左手翻转并固定眼睑,充分暴露睑结膜及穹隆部结膜,用锐针头或小尖刀将滤泡一一挑破,再用沙眼挤压镊子一面伸入穹隆部,另一面在睑结膜面上,夹住有滤泡的结膜,并沿结膜面滑动,将滤泡内容物挤压出。一般先作下睑再作上睑。挤压完毕拭净结膜囊内血液并冲洗之,滴

0.1%酞丁安眼液或15%磺胺醋酰钠眼液，涂消炎眼膏。回家后每2小时点眼一次，3天后改为每日6次。不必遮盖。

【转归预后】

沙眼轻症，治疗及时得当，一般可治愈而不遗留严重后遗症。若长期失治，病情发展时，可产生倒睫拳毛、血翳包睛、黑睛星翳、睥肉黏轮、流泪症与漏睛症、眼珠干燥、上胞下垂等并发症与后遗症，可引起严重的刺激症状，甚或失明。因此对于本病进行预防和早期彻底治疗尤为重要。

【调护要点】

患者应注意眼部卫生，少食辛辣炙煿之品。由于本病顽固，治疗周期长，要有耐心，宜坚持治疗。

【预防要点】

沙眼发病率高，为从根本上控制沙眼的传播，必须采取预防为主，防治结合的方针。沙眼为沙眼衣原体感染所致。沙眼衣原体对高温较敏感，在70℃ 1分钟即可将其杀灭。75%酒精、0.1%福尔马林、1%石炭酸均能迅速杀死衣原体。2%甲酚皂溶液的消毒作用则需要5分钟以上，紫外线、肥皂无消毒作用。对沙眼的预防应做好以下几点：

1. 加强公共卫生管理，对服务业如理发、公共浴室、旅店等的面巾、浴巾用后应严格消毒，托儿所等集体生活单位，应采取有效措施，注意用水清洁，防止交叉感染。

2. 搞好个人及家庭卫生，防止沙眼传播，养成良好的卫生习惯，勤洗手，勤剪指甲，不用脏手脏巾擦眼，不共用洗脸盆及毛巾。

3. 广泛宣传，群防群治，特别是专业人员应开展沙眼流行病学调查及普查工作，对于多发区尤应抓紧诊治，防止蔓延，这是很重要的防盲工作之一。

【文献选录】

《证治准绳·椒疮证》："椒疮证，生于睥内累累如疮，红而坚者是也。有则沙擦，开张不便，多泪而痛。"

《审视瑶函·椒疮症》："此症生于睥内，红而坚者是。有则沙擦难开，多泪而痛……俗皆以龙鬓灯心等物，出血取效。殊不知目以血为荣，血损而光华有衰弱之患。轻者只宜善治。至于瘰瘰连片，疙瘩不平，及血瘀滞者，不得已而导之，中病即止，不可太过。"

【现代研究】

1. 北京医学院附三院用化铁丹眼药水治疗沙眼91人，治疗4周，治愈率为43.6%，总有效率为66.2%。而以10%磺胺醋酰钠液与0.25%氯霉素液滴眼治疗的对照组，分别获得37.8%与29.7%的治愈率及57.8%与54.2%的总有效率，化铁丹疗效较好。

2. 包氏应用西瓜霜合剂滴眼治疗沙眼108例，经1个月治疗，治愈率为56.5%。西瓜霜合剂由西瓜霜、野菊花霜与黄连液等药制成。

3. 上海市沙眼防治所采用2种方法治疗沙眼比较，一组单纯采用四环素液滴眼，另一组四环素滴眼配合海螵蛸棒摩擦，结果前者治愈率为50.8%，后者治愈率为86.2%。

第十四节　睑内结石

【概说】

本病指胞睑内面生黄白色细小颗粒，质地坚硬如石，状如碎米。多见于上睑，可单眼或双眼同时发生，同一睑内可单发或多发，预后好。

本病《龙树菩萨眼论》称“粟子疾”，治疗上主张以针拨之，该书谓：“若眼忽单泪出者，涩痛者，亦如眯著者，名粟子疾，后上睑生白子如粟粒，极硬，沙刺之然也。可翻眼皮，起针拨去粟子，恶血，服冷药即差。”《目科捷径》称“目中结骨”，《眼科开光易简秘本》称“胞生风粒”。

本病相当于西医学结膜结石。

【病因病机】

风邪客于胞睑，郁久化热，津液被灼，瘀热互结而成。多见于椒疮、赤丝虬脉等慢性病患者。

【临床表现】

翻转胞睑，见睑内面一个或数个黄白色小颗粒，单个分散或多个密集，其周围略显红赤，初始隐匿于睑内肉里，一般无不适，久之则突出于内表面，自觉异物摩擦感，甚至刺痛。

【辨证论治】

1. 本症早期，结石隐伏于肉里，一般无自觉症状，仅检查时偶尔发现者，暂不需手术治疗。

2. 手术治疗　若结石渐长突起，则隐摩睛珠，自觉异物摩擦感，宜手术治疗。方法：滴1%丁卡因3次，用消毒注射针头或异物针挑除结石。

3. 外点眼药　可外点抗生素眼药水、眼膏，如0.25%氯霉素眼药水，红霉素眼膏，或中药滴眼剂如黄连西瓜霜眼药水、光明眼膏。

4. 治疗原发病　若并发于椒疮、赤丝虬脉等症，当于结石挑除之后，治疗其原发病。

【文献选录】

《目科捷经》：“在上胞内有块如杏核窍形，扣在胞内，翻转则露出似骨。”

第十五节　上胞下垂

【概说】

上胞下垂是指上睑抬举无力或不能抬起以致睑裂变窄，甚至遮掩部分或全部瞳仁，影响视物的眼病。本病有先天与后天之分，发病可为单侧，亦可为双侧；可突然发生，亦可缓慢起病。

本病名见于广州中医学院编《中医眼科学讲义》。早在《诸病源候论》称本病为“睢目”或“侵风”，并认为系血虚受风所致，该书谓：“血气虚则肤腠开而受风，风客于睑肤之间，所以其皮缓纵，垂覆于目，则不能开。”另外，《圣济总录》称“眼睑垂缓”；《目经大成》称“睑废”；《眼科切要》称“眼皮下垂”；《双燕草堂眼科》称“睑倦”。

本病相当于现代医学的上睑下垂。包括先天性上睑下垂，重症肌无力性上睑下垂，动眼神经麻痹性上睑下垂，交感神经麻痹性及机械性上睑下垂。

【病因病机】

本病有先天与后天之分，致病主要由内因引起，外因则与风邪有关。

1. 先天禀赋不足，提上睑肌发育不全。

2. 脾虚气弱，清气不升，眼睑无力，不能提举。

3. 风痰乘虚上袭，阻滞胞睑络脉。

4. 血气虚弱，肤腠空疏，卫外不固而受风邪外袭，以致睑皮弛缓。

本病亦可由外伤、肿瘤、椒疮等病引起。

【临床表现】

单眼或双眼上胞垂下，睑裂变窄，遮盖部分或全部瞳孔，影响视物，患者常抬头仰视，或借额肌牵引而睁眼视物，日久则额部皱纹加深，眉毛高耸，或用手指抬起上胞以助视物。有的与生俱来；有的发病缓慢，晨轻暮重，或休息后缓解，劳累后加重；有的骤然发生，视一为二，目睛运转不能，目偏视。

【诊断依据】

1. 双眼自然睁开向前平视时，上胞覆盖黑睛上缘超过2mm者，甚至眉毛高耸，额部皱纹，仰头视物。

2. 多有原发病相应症状。

【辨证论治】

先天者服药难以奏效，宜手术治疗。后天者当辨其虚实，虚者多为气血亏虚或脾气虚弱，治宜补益气血或健脾升提；实者多风痰阻络，治宜祛风化痰。伴有目珠偏斜者，可参考风牵偏视论治。本病如配合针灸治疗则效果更佳。

1. 脾虚气陷

主证　上胞下垂晨起较轻，午后加重，上胞提举无力，遮盖瞳仁，肢体倦怠，精神疲乏，舌质淡，苔薄，脉弱。

分析　胞睑属脾，脾主肌肉，脾气虚弱，清阳不升，胞睑筋肉失养，则胞睑萎废不用而下垂，上胞抬举无力，遮盖瞳仁；脾气虚弱，脾阳不振，午前因得天地之阳气相助故晨起上胞下垂较轻，而午后天地之阳气渐衰故午后加重；脾虚失运，不能转输精气以充养周身，较见肢体倦怠，精神疲乏。舌淡，苔薄，脉弱亦是脾气虚的表现。

治法　健脾益气，升阳活络。

方药　补中益气汤加减：黄芪20g，人参10g，白术10g，柴胡10g，升麻5g，当归10g，陈皮10g，甘草5g。腰膝酸软加菟丝子、鹿角胶以补益肾精。

2. 风痰阻络

主证　起病突然，胞睑下垂，眼球转动失灵，视一为二，目偏视，舌苔厚腻，脉弦滑。

分析　风性善行，风邪外袭，引动脾经痰湿，风痰壅阻胞睑脉络故骤然胞睑下垂；风痰壅滞眼带，故眼珠转动失灵，视一为二，目偏视。舌苔厚腻，脉弦滑亦为风痰内阻之征。

治法　祛风化痰。

方药　正容汤加减：羌活10g，防风10g，白附子10g，胆南星10g，僵蚕10g，秦艽10g，半夏10g，木瓜10g，松节10g，甘草5g。若兼眼球转动失灵，病程长者，上方加丹参、红花以活血通络。

3. 血虚气弱

主证　上胞下垂，头晕目眩，面色少华，气短乏力，舌淡脉弱。

分析　气血不足，胞睑失养，抬举无力则见上胞下垂；空窍失养则头晕目眩；气血不荣头面、肢体则面色少华，气短乏力。舌淡脉弱亦为血虚气弱之征。

治法　益气养血。

方药　人参养营汤加减：人参10g，白术10g，茯苓10g，当归10g，白芍10g，熟地黄15g，黄芪15g，肉桂3g，陈皮10g，蜜远志6g，五味子10g，大枣5枚，甘草5g。上方可加丹参、川芎、丝瓜络等活血通络之品。

【其他治疗】

1. 病因治疗　对后天性上胞下垂，应积极查找致病原因，再针对病因治疗。

2. 西药治疗　重症肌无力性上胞下垂，可配合口服溴吡斯的明或新斯的明。

3. 针灸治疗　主穴：攒竹透鱼腰，鱼腰透攒竹。配穴：足三里，阳白，脾俞。针法：局部取穴平补平泻，配合电针；远端取穴泻补兼施，每次选2～3穴，每日1次，交替使用，1个月为1个疗程。加减：兼头痛头晕者加太阳、角孙；眩晕疲倦者加气海；突然发病，加风池、合谷。

【手术疗法】

可选择提上睑肌缩短术，提上睑肌徙前术、额肌悬吊术等。儿童先天性上胞下垂，特别是单侧上胞下垂遮盖瞳孔者，宜早期手术，以免发生弱视。麻痹性者，待原发病稳定后，或病因治疗无效时，再考虑手术。动眼神经麻痹者，不宜手术，以免术后复视造成生活上的困难。

【预后转归】

先天性上胞下垂，手术治疗效果满意，但若延误治疗时期，可致弱视。后天性者，应积极治疗原发病，一般疗程长，且部分患者疗效不满意，必要时可选择手术治疗。

【文献选录】

《眼科锦囊》："上胞低垂轻症，灸三阴交。"

《目经大成》："此症视目内如常，自觉亦无恙，只上下左右两睑，日夜长闭而不能开，攀开而不能眨，理有不解。尝见患者，一行一动，以手抬起眼皮方能视。针药无凭，以此传老，患意两胞丝脉之间为邪所中，血气不相荣卫，麻木不仁而作此状。与风中肢体同出一辙。人谓除夹以外无治法，是或一道。有初生小儿，十数日不开眼者，此由产母过食辛热，散其胎气，或本儿脾倦所致，乳哺充足弗药而愈。然终始娇怯，不易成人。若睑外眦头微现眵泪，此脾肺虚而有湿痰。以滑空膏滴入目内。更煎人参、贝母、麦冬、云红、夏枯草，尽一小酒杯立开。"

【现代研究】

1. 鱼氏采用针刺鱼腰、攒竹、丝竹空治疗上睑下垂30例32眼，总有效率达96.67%，病程最长90天，最短1天。治疗方法：患者仰卧位，用1寸针10°～15°斜刺，由上向下透鱼腰穴，攒竹、丝竹空两头均向鱼腰穴横刺，留针10分钟，禁灸。

2. 高氏对17例上睑下垂患者作血海穴配合眼局部取穴针刺治疗，疗效满意。所治病例包括先天性、重症肌无力性、麻痹性及癔症性上睑下垂。方法：血海穴为主穴，攒竹、鱼腰、丝竹空、阳白、太阳、球后为配穴，10天为1个疗程，结果经1～2个疗程治疗，有效率100%，治愈14例，好转3例。

3. 李氏治疗上睑下垂，认为脾虚痰湿是病机关键。将上睑下垂辨证为三型：脾虚气陷、脾肾阳虚、风痰阻络。治疗以健脾益气、祛风化痰通络为大法，健脾益气贯穿始终。脾虚气陷型治以健脾益气，升阳举陷。方用补中益气汤加减，处方：黄芪30g，白术15g，党参10g，柴胡3g，升麻3g，当归15g，陈皮10g，炙甘草6g，鸡血藤10g。脾肾阳虚型治以健脾补肾，升阳举陷。方用培土健肌汤加减，处方：黄芪30g，白术15g，党参10g，柴胡3g，升麻3g，当归15g，肉桂6g，附子10g，杜仲15g，枸杞10g，麦冬10g，石斛10g。风痰阻络型起病突然，胞睑下垂，或见眼球转动失灵，视一为二，目偏视，舌质淡红，舌苔厚腻，脉弦滑。治以健脾化痰，祛风通络。方用正容汤加减，处方：防风15g，羌活10g，僵蚕10g，白附子10g，陈皮15g，半夏10g，白术10g，茯苓20g，黄芪15g，升麻3g。

第十六节 胞虚如球

【概说】

胞虚如球指胞睑肿胀，虚软如球，皮色如常的眼病。一般为双眼发病，上胞多见，为胞睑局部或全身病所致。

本病名见于《眼科临证笔记》。早在《证治准绳·七窍门》称之为"脾虚如球"，认为多由脾虚夹湿或气血不足，虚火壅于胞睑所致，该书谓："目脾浮胂如球状也。目尚无别病，久则始有赤丝乱脉之患。"《目经大成》称本病为"悬球"，并认为"系真元不足，而泛火壅于肌理也，治用异功散、补中益气汤、神效黄芪汤，助阳活血汤，立愈。"总之，古人对本病的治疗多以补虚为主。

本病相当于现代医学眼睑非炎性水肿，如由心、肾等疾患引起者，应由内科治疗其原发病，不在本节范围之内。

【病因病机】

胞睑属肉轮，由脾所主。水液代谢与肺、脾、肾三脏关系最为密切，因肺主通调水道，脾主运化水湿，肾主水，故本病脏腑病机与肺、脾、肾三脏关系最为密切。

1. 脾肺气虚，脾虚运化失职，肺虚通调水道失灵，致水湿上泛。

2. 脾肾阳虚，水不化气，致湿邪上泛。

3. 思虑过度，心脾两虚，气血衰少，阴血不足，不能充养胞睑，而致虚肿泛起。

【临床表现】

眼无红肿，偶有酸胀感，胞睑皮色如常，浮肿如球，按之柔软如棉。用手按摩胞睑则浮肿稍平，但过片刻肿复如故。目珠通常别无他病，偶有赤丝乱脉、流泪或眦部湿烂等。多伴原发病的相应表现。

【诊断依据】

1. 多见于双睑。

2. 检查见胞睑肿胀，虚软如球，皮色如常，按之不痛。

【鉴别诊断】

胞肿如桃　可见胞睑高度红肿痛硬，疼痛拒按，且易化腐酿脓，继则从皮肤破溃，与本症有别。

【辨证论治】

本病多由肺、脾、肾三脏功能失调，水液代谢紊乱所致，治疗上以补虚为主，恢复阴阳平衡。脾肺气虚者，治宜补肺健脾；脾肾阳虚者，治宜温补脾肾；心脾两虚者又宜补益心脾。

1. 脾肺气虚

主证　胞肿虚软如球，皮色如常，时发时止。神疲食少，气短咳嗽，舌淡，苔薄，脉弱。

分析　脾主运化，肺主通调水道。肺脾气虚，水湿运化无力，不能下达，故见胞虚如球，皮色如常；气机通调则肿消，气虚则肿胀，故时发时止；脾虚运化水谷精微不力，则神疲食少；肺气虚则气短咳嗽。舌淡苔薄脉弱亦为气虚之征。

治法　补肺健脾利水。

方药　参苓白术散加减：党参10g，白术10g，茯苓10g，山药10g，扁豆10g，莲子10g，砂仁3g，薏苡仁10g，桔梗6g。若伴全身乏力，加黄芪、升麻以健脾益气；五更泄泻合四神丸加减；若兼怕冷，四肢不温，面色㿠白可加附子、肉桂以助温阳之功。

2. 脾肾阳虚

主证　胞虚如球，或兼面肿，面色㿠白，四肢不温，小便不利，舌淡苔薄脉沉。

分析　脾阳虚不能运化水湿，肾阳虚水湿不化，致水液内停，上渍头面，故见胞睑甚至面部肿胀；阳虚不能温运气血，则面色㿠白，四肢失其温煦则四肢不温；肾阳虚，水液内停则小便不利。舌淡，苔薄，脉沉亦为阳虚水湿不化之征。

治法　温补脾肾。

方药　肾气丸加减：山药10g，枣皮8g，丹皮10g，泽泻10g，熟地黄15g，茯苓15g，肉桂3g，附子10g，车前子15g。若兼全身乏力，加党参、黄芪益气。

3. 心脾两虚

主证　胞睑虚软如球，伴食少神疲，心悸、怔忡，健忘失眠，妇女月经色淡量少，舌淡脉细弱。

分析　思虑过度，劳伤心脾，水湿上泛则见胞睑虚软如球；脾虚运化不力则食少神疲；心血虚，心神失养则心悸怔忡，健忘失眠；脾虚胞宫化源不足则月经量少色淡。舌淡脉细弱亦为心脾两虚之征。

治法　补脾养心。

方药　归脾汤加减：党参10g，黄芪15g，白术10g，茯苓10g，蜜远志6g，酸枣仁10g，龙眼肉10g，当归10g，木香3g，车前子15g，若心悸怔忡明显加磁石、朱砂安神。

【其他治疗】

病因治疗：努力查找病因，积极治疗原发病。

【文献选录】

《审视瑶函》谓：胞虚如球症"目睥浮肿如球而虚起也。目上无别病，久则有赤丝乱脉之患。火甚重，皮或红，目不痛。湿痰与火夹搏者，则有泪。有赤烂之疾，乃火在气分之虚症，不可误认为肿胀如杯血分之实病。"

《目经大成》谓悬球："目不赤痛，但上睑虚起若球，久则始有失睑或红，或内生赤脉。湿痰与火夹搏者，则有泪而眦烂，乃脾肺阳衰自病。不可误认为覆杯、蚌合之实邪。"

（谢立科）

主要参考文献

1. 罗应成．眼睑湿疹验方．中医杂志，1992，23(9)：8
2. 王小军．中西医结合治疗婴幼儿眼睑湿疹的临床观察．中国中医眼科杂志，2001，11(4)：223
3. 赵建浩，张丽萍．中药超声雾化熏眼治疗小儿胞肿如桃36例．中国中医眼科杂志，1994，4(1)：23
4. 谷雄霖．复方丝瓜络糊剂治疗眼部带状疱疹．眼科新进展，1991，11(2)：35
5. 卞锡五．眼睑带状疱疹的中医药治疗．中国中医眼科杂志，1997，7(1)：48
6. 钱爱华，沈汝才．治疗眼睑带状疱疹35例．湖北中医学院学报，1999，1(3)：50
7. 祁宝玉．反复发作和多发性霰粒肿中医如何治疗．中医杂志，1989，12：53
8. 罗雪香．中药外治睑缘炎．中国中医眼科杂志，1993，3(4)：221
9. 郗惠毅．三黄解毒汤外洗治疗睑缘炎．中国中医眼科杂志，1995，5(3)：183
10. 刘有根．辨证治疗小儿目劄160例．江西中医药，2007，38(2)：37
11. 北京医学院附三院．化铁丹治疗沙眼初步总结．中华眼科杂志，1959，3：138

12. 包寅嘉．西瓜霜合剂治疗沙眼的初步总结．中医杂志，1963，12：14
13. 上海市沙眼防治所．沙眼治疗的研究．中华眼科杂志，1966，13(3)：142
14. 鱼俊杰．针刺鱼腰穴治疗上睑下垂 30 例．陕西中医，1990，11(12)：555
15. 高青．针刺血海穴治疗上胞下垂心得．中国中医眼科杂志，1995，5(4)：239
16. 张雪娟．李清文教授治疗上睑下垂经验．四川中医，2008，26(5)：1

第二章 两眦病

眦分大小眦，合称两眦。大眦为上下胞睑的鼻侧联合处，又名内眦、眼大角、眼大嘴、眼大头、眼大睫；小眦为上下胞睑的颞侧联合处，又名外眦、锐眦、眼小角、眼小嘴、眼小头、眼小睫。内眦处上、下睑弦部各有泪窍一个。泪窍又名泪堂、泪孔，为排泄泪液的孔窍。小眦外上方泪腺窝内有泪腺，中医称泪泉，是泪液分泌之所。泪液自泪泉泌出以润泽眼目，并经泪窍排出眼部。

根据五轮学说，两眦为血轮，为心所主。即两眦的功能正常有赖心血的濡养，并且心与小肠相表里，故心与小肠与两眦关系密切。两眦疾病与心和小肠的病机有关。心主火，主血脉，心火上炎则血脉逆行，经络壅滞，郁于眦部，可表现为两眦红赤疼痛，眵多干结，疮肿脓漏；心移热于小肠，可兼有小溲黄赤；心阴暗耗，心血不足，虚火上炎，可表现为眦部微赤不肿，痒痛干涩，虚烦失眠。

泪为肝液，肝开窍于目，泪液的正常分泌与排泄是肝疏泄条达的结果。肝肾同源，水火既济。若肝肾两亏，精血不足，目窍失养，液不能制，则冷泪频流。

由于眦部暴露于外，易受外邪侵袭，故外邪火毒，常搏结于两眦而表现为局部红赤痒痛，或迎风赤烂，或泪溢无时。如内有心火，内外合邪，则症情更重。此外，两眦近邻胞睑与白睛，其病变可以互相影响。故胞睑疾病、白睛疾病可引起眦部疾患，如椒疮进一步发展，可引起流泪症、漏睛等。

眦部疾病本身一般不引起视力减退。但若迁延失治，可导致白睛和黑睛的病变，从而影响视力。如胬肉攀睛、赤脉传睛等迁延日久，可攀侵白睛，甚至侵入黑睛，遮盖瞳神，障碍视力。漏睛邪毒日久不去，严重威胁眼珠安全，随时有可能引起黑睛凝脂翳而致盲。

对两眦病的治疗仍应遵循辨证论治的原则。如属外邪火毒者，当以辛凉疏解，使邪毒消退；如为心火内炽，当以苦寒泻心，则内火自平；如属心经虚火，宜滋阴降火，阴液足则虚火降；如为肝肾、心脾、心肺同病，则应肝肾同治、心脾兼顾、心肺俱调，可根据局部与整体辨证，灵活掌握补泻之法。此外，两眦病除药物内服外，还要结合外治如点眼、洗眼等法。内外合治，易于奏效。如眦部疮肿脓成，或泪窍已闭阻不通，或有形之物形成且发展迅速，则必须配合手术。

第一节 冷泪症

【概说】

冷泪症是因泪液不遁常道，溢出睑弦，而致使经常流泪，泪水清稀而冷，或无热感，目无赤痛翳障为临床特征的眼病之总称。冷泪症是眼科常见病症，常见于年老体弱者及妇女妊娠分娩后。可单眼发病，亦可双眼先后或同时罹患。

本病病名，历代记载较为繁多。《诸病源候论》名为“目风泪出”，《秘传眼科龙木论》中称为“冲风泪出”，《儒门事亲》谓“风冲泣下”，《原机启微》曰“冲风泣下”，《银海精微》谓之为“风泪”、“迎风洒泪”。

关于流泪症的病因病机。《素问·解精微论》曰：“见风则泣下”，说明流泪与风有关。《圣济总录·目风泪出》：“肝开窍于目，其液为泪，肝气既虚，风邪乘之，则液不能制，故常泪出，冲风则甚也。”指出流泪症内因肝虚，外因风乘。《诸病源候论·目泪出不止候》云：“夫五脏六腑皆有津液，通于目者为泪，若脏气不足，则不能收制其液，故目自然泪出。亦不因风而出不止，本无赤痛。”说明脏气不足是引起无时流泪的主要原因。

关于流泪症的分类和发病特点。《银海精微·充风泪出症》云：“充风泪出者，症非一也，……肿痛赤涩泪出者，此热泪也；若迎风而出汪汪，冬日多，夏日少，拭即还生，又不分四季皆有，此冷泪也。”将流泪症明确分为热泪与冷泪，且冷泪在不同季节发病情况有所不同。《银海精微·迎风洒泪症》云：“迎风洒泪者，何也，曰肝之虚也，是亦脑冷，迎风泪遂出，拭之还生，夏月即少，冬月即多，后若经两三年间，不以冬夏皆有。”认识到迎风流泪可发展为无时流泪。《证治准绳·杂病·七窍门》对流泪的叙述更为详细，将流泪分为“迎风冷泪证”、“无时冷泪证”和“迎风热泪证”、“无时热泪证”。并谈到情绪所致的生理性流泪是由于“心动则五脏六腑皆摇，摇则宗脉感，宗脉感则液道开”。

对流泪症的治疗，《银海精微·充风泪出症》云：“肝经虚者，宜服止泪补肝散止之。大止泪之法，点用重药，……夜卧时放在眼之大眦头，泪止即止，或灸止之。”治本病内外兼治，针（灸）药并施。《审视瑶函·迎风冷泪》云：“此为窍虚，因邪引邪之患，若无时冷泪则内虚，胆肾自伤之患也。”说明流泪症当以补虚为主，兼以祛邪。

本节所讨论之病症是指眼泪有冷感或无热感但局部症状不明显者，即冷泪症。至于热泪，多为火热外眼病如暴风客热，天行赤眼，黑睛生翳等眼病的兼症，非本节讨论内容。因情志变化，如悲喜过度，而引起的泪涕并下，以及跨越性刺激如呵欠所致流泪，亦不属本节讨论范畴。冷泪证与西医学的泪点位置异常、泪道狭窄、泪道阻塞或泪囊吸引功能不良引起的泪溢症类似。

【病因病机】

1. 肝血不足，泪窍不密，风邪外引而致迎风泪出。

2. 肺气虚弱，卫阳不足，卫外不固，风寒邪气乘虚而入，邪引泪出。

3. 气血不足，或肝肾两虚，不能约束其液，而致冷泪常流。

4. 其他眼症如椒疮及鼻部疾患进一步发展，波及泪窍，使泪窍狭窄或闭阻，而致泪液不下渗而外流。

【临床表现】

根据本症的发病时期，流泪程度和病情轻重可分为迎风冷泪和无时冷泪。

1. 迎风冷泪　一般为发病早期，患眼无红赤肿痛，平时并不流泪，但遇风则泪出，无风则泪止，在冬季或春季时遇风寒刺激加重，泪出汪汪，有湿冷感，但无热感。泪道冲洗检查，经泪点注入盐水，注入无阻力，通畅地流入鼻腔及咽部，或注入盐水时通而不畅。

2. 无时冷泪　多为迎风冷泪日久演变而来。患眼不红不痛，时常流泪不止，无春夏秋冬之分，虽无风亦不时泪下，迎风加重。泪道冲洗检查，泪道可有狭窄或不通，或有泪窍位置异常。

【诊断依据】

1. 泪液清稀，轻者时作时止，重者时时频流，入冬或遇风增剧。

2. 其泪窍位置或有异常，按压睛明穴，无黏液溢出。

3. 冲洗泪道通畅，或狭窄，或不通，但无黏液外溢。

【鉴别诊断】

本症应与热泪进行鉴别。热泪多为火热性外眼病之兼症，流泪有热感，常伴有眼部红赤，疼痛畏光，黑睛翳膜等；冷泪以流泪为主症，泪液清稀无热感，不伴有眼目红赤翳膜诸候。

【辨证论治】

冷泪多虚。一般表现为肝血不足、气血亏虚、肺卫不固、肝肾亏损，或窍虚邪引的证候。辨证以局部症状与全身症状相结合。治疗以补虚为主，或补养肝血，或益气养血，或补益肺气，或补肝益肾，迎风流泪或无时流泪而迎风更甚者加祛风止泪药，并可配合针灸。如窍道已经阻塞者，可行手术治疗。

1. 肝血不足，复感外邪

主证　患眼无赤痛，迎风流泪，头晕目眩，面色少华，脉细无力。

分析　肝开窍于目，肝血不足，泪窍虚损，感受风邪，故迎风流泪。肝血不足，故头晕目眩，面色少华。脉细无力属里虚之候。

治法　补养肝血，兼以祛风。

方药　止泪补肝散：蒺藜 9g，当归 12g，熟地黄 12g，川芎 12g，白芍药 15g，木贼 9g，防风 12g，夏枯草 12g。

2. 肺气不足，感受外邪

主证　患眼无赤痛，迎风流泪，清稀而冷，自汗畏风，声音低怯，或咳喘气短，舌胖质淡，苔薄白，脉细弱。

分析　肺气虚弱，卫阳不足，风邪乘虚而入，邪引泪出，迎风流泪，清稀而冷，眼无赤痛。肺主一身之表，表卫不固，则自汗畏风。肺气虚衰，则声音低怯，或咳喘气短。舌胖质淡，苔薄白，脉细弱为气虚之象。

治法　补益肺气，祛风止泪。

方药　补肺汤加减：党参 15g，熟地黄 12g，黄芪 18g，五味子 9g，紫菀 12g，桑白皮 9g，白芷 9g，防风 12g。自汗甚者加浮小麦 15g。

3. 气血不足，收摄失司

主证　患眼不红不痛，流泪频频，泪水清冷稀薄，面色少华，神疲体倦，健忘怔忡，舌淡苔薄，脉细弱。

分析　津液上注于目而为泪，脏腑虚弱，气血不足，则不能收摄其液，故流泪频频。内虚无火，故泪液清冷稀薄。脾虚不运，生化乏源，气血衰少，故出现神疲倦息，面色少华，舌淡苔薄，脉细弱。心血不足，不能养心，心神不宁，故出现健忘、怔忡。

治法　益气养血，收摄止泪。

方药　八珍汤加减：当归 12g，川芎 9g，白芍药 15g，熟地黄 15g，人参 6g，白术 12g，茯苓 12g，炙甘草 3g。如迎风泪多者，加防风 12g，白芷 12g，以祛风止泪，则能扶正祛邪，收标本同治之功。如冬季泪多，全身兼有畏寒肢冷，苔白腻者，可酌加桂枝 9g，细辛 3g，以温经祛寒。

4. 肝肾两虚，约束无权

主证　冷泪常流，清而不稠，黏而不结，拭之遂生，久流失治，目力昏暗，头晕耳鸣，腰膝酸软，脉细弱。

分析 肝在液为泪，肾主五脏，肝肾同源，若肝肾不足，泪失约束，则冷泪常流，清而不稠，黏而不结，拭之遂生，久流失治，目力昏暗。头晕耳鸣，腰膝酸软，脉细弱属肝肾不足。

治法 补益肝肾，固摄止泪。

方药 左归饮加减：熟地黄15g，山萸肉15g，枸杞子12g，山药15g，茯苓12g，甘草3g。泪液清冷稀薄，畏寒肢冷，小便清长者为肾阳虚衰，加巴戟天12g，肉苁蓉12g，桑螵蛸9g，以温补肾阳。或用菊睛丸：巴戟天12g，枸杞15g，菊花12g，五味子6g。迎风尤甚者，加防风12g，白芷9g。

【其他治疗】

1. 点眼药 可选用八宝眼药，或红眼膏，每日3～4次。

2. 熏洗法 用桑叶15g，菊花9g，玄明粉30g，枯矾15g，青盐3g，加水1000ml，煎15分钟，先熏后洗，每日2次。

3. 泪道冲洗 泪道冲洗能清除泪囊中积有之分泌物，且可判断泪道有无狭窄和阻塞，因此具有诊断学和治疗学意义。临床一般用无菌生理盐水冲洗，冲洗针头尖端应当光滑钝圆，严格按照泪道的解剖路径进针，若遇阻力，不可强行通过，防止假道形成。不可高压冲洗，以免病理产物扩散至周围组织。冲洗时，避免冲洗针头擦伤邻近组织，尤其是黑睛。

4. 泪道手术 泪道冲洗及泪道造影确诊为泪道狭窄或阻塞者可选用相关手术（参见漏睛）。

5. 针灸疗法 冷泪而泪窍未阻者，针刺治疗效果较好。针刺取同侧睛明穴，进针5～8分深，轻度捻转，以出现酸麻胀为度，留针10～15分钟。每日或隔日1次。如泪液较多，可将针用火烧热，待温后再针。亦可用灸法，选用睛明、风池、头临泣等穴灸之。

【转归预后】

泪道未完全阻塞之冷泪症，药物及针灸治疗效果均佳。若泪道已完全闭阻，针药均难奏效，正确地选用适当的手术，一般可治愈。

【预防要点】

1. 户外工作者，应配戴防护镜，减少风沙刺激，防止外伤。

2. 彻底治疗沙眼及鼻部疾患。

3. 孕妇及产后应注意调摄，勿过用目力，伤气耗血。

【文献选录】

《诸病源候论·目病诸候》："目为肝之外候，若被风邪伤肝，肝气不足，故令目泪出。"

《儒门事亲·风冲泣下》："夫风冲泣下者，俗呼风冷泪者是也。"

《证治准绳·杂病·七窍门》："迎风冷泪症，不论何时何风，见则冷泪交流，若赤烂障翳者非也，乃水木二家血液不足，阴邪之患与热泪带火者不同，久而失治则有内障视渺等阴证生焉，与无时冷泪又不同，此为窍虚，因邪引邪之患，无时冷泪则内虚，胆肾自伤之患也。""无时冷泪症，目不赤不痛，若无别病，只是时常流出冷泪，甚则视而昏渺也，非比迎风冷泪，因虚引邪，病尚轻者。盖精液伤耗，肝胆气弱，膏涩肾水不足，幽隐之病已甚。"

《银海精微·充风泪出》："久流冷泪，灸上迎香二穴，天府二穴，肝俞二穴，第九骨开各对寸。""治肝虚迎风泪出不止，宜灸睛明二穴，系大眦头，风池二穴，临泣二穴。"

第二节　漏　睛

【概说】

漏睛是指以溢泪和大眦部有黏液或脓汁自泪窍外漏为特征的眼病(彩图7)。本病是一种常见病。多见于成人或老年人,青年及儿童则较少,女性多于男性。有一只眼发病者,也有两眼俱病者,但以一眼发病为多。多为椒疮的合并症之一,并可能演变为漏睛疮。本病病程缠绵,邪毒长期伏于内眦,脓汁不尽,若患病期间目珠外伤或行眼部手术,则邪毒可乘隙而入,而继发凝脂翳、黄液上冲等严重变症。因此对本病的治疗应高度重视,及时清除目珠隐患。

关于本病的病名。《诸病源候论·目病诸候》称为目脓漏,《太平圣惠方·治眼脓漏诸方》提到"脓漏"俗称"漏睛",《秘传眼科龙木论》名为漏睛脓出外障,《原机启微》根据其病机认识称为"热积必溃之病",《证治准绳·七窍门》根据其发病的部位、致病的原因、漏处的状态、脓液的性质等分为阳漏、阴漏、窍漏、大眦漏、小眦漏等。

对于漏睛的病因病机及辨证论治的描述,最早见于《诸病源候论》。在该书"目脓漏疾"中记载:"目是肝之外候,上液之道,风热客于睑眦之间,热搏于血液,令眦内结聚,津液乘之不止,故成脓汁不尽……"《世医得效方·眼科》云:"因心气不宁,并风热停留在睑中,宜服白薇丸",认识到本病不仅是风热客于睑眦,而且与心有关,把局部病变与脏腑失调联系起来,采用白薇丸治疗,至今仍广泛应用于临床。《原机启微》进一步强调本病为邪热久伏膀胱经所致,并称本病为"热积必溃之病",以竹叶泻经汤为治疗的主要方剂。《医宗金鉴》将本病的病因病机归纳为"风热攻冲,心火上炎",仍采用《原机启微》竹叶泻经汤主治。古代医家的以上论述和认识至今对临床漏睛的治疗仍具有重要影响。

本病类似西医学的慢性泪囊炎。

【病因病机】

1. 风热外侵,停留泪窍,泪液受灼,积伏日久,溃而成脓。

2. 心有伏火,脾蕴湿热,流注经络,循经上攻内眦,热伏日久,积聚成脓,浸渍泪窍。

3. 素有椒疮,邪毒侵犯泪窍,泪道不畅,泪液受灼,积聚成脓。

【临床表现】

自觉隐涩不舒,但无痛感,不时泪下,眦头常湿,拭之又生。目无明显赤肿,大眦头皮肤色泽如常,或微有红赤,睛明穴下方微有隆起,按之则见黏浊脓汁自泪窍沁沁流出,病程缓慢,日久不愈。冲洗泪道有脓性分泌物反流,泪道阻塞。

【诊断依据】

1. 眦头常湿,不时流泪,泪液黏浊。
2. 眼部无明显赤肿和疼痛。
3. 按压大眦部睛明穴下方有黏液或脓汁自泪窍溢出。
4. 泪道冲洗不通。

【鉴别诊断】

流泪症与漏睛均表现为流泪,且眼均无明显赤肿疼痛。前者流泪迎风加重,泪水清稀,按压睛明穴下方泪窍无反流物溢出,泪道冲洗通畅或不通;后者泪流黏浊,按压睛明穴下方泪窍有黏浊液体或脓汁反流，泪道冲洗不通。

【辨证论治】

本病的主要病理变化是邪深久伏，积久必溃。病理性质多为邪实。日久亦可因实致虚或虚实夹杂。辨证主要是以局部症状为主，结合参考全身情况。治疗时必须分清轻重虚实。发病初期，脓汁量少者，多为风热停留泪窍，以祛风清热为主；眦部红赤，脓稠黏浊者，多为心脾湿热上攻泪窍，以清热利湿为主；缠绵日久，常有清稀脓汁流出者，多为正虚邪恋，则应扶正祛邪。

1. 风热停留

主证 自觉隐涩不舒，目无赤痛，时而泪出，或觉涎水粘睛。大眦头皮色如常，或睛明穴下方稍显隆起，按之不痛，但见有黏浊泪液自泪窍溢出。或兼见恶寒发热，头身疼痛，舌红苔白，脉浮数。

分析 脏腑津液上注于目而为泪。今风热之邪伏于大眦，泪液受灼，渐变稠浊，积久则满，故有黏浊泪液自泪窍不断溢出或压之而出。由于排泪窍道有阻塞现象，故不时泪下。稠浊黏液外溢，目窍不洁，故时觉涎水粘睛，隐涩不舒。大眦皮色如常，按之不痛表明内热不盛。风热在表，故恶寒发热，头身疼痛，舌红苔白，脉浮数。

治法 疏风清热，解毒消滞。

方药 白薇丸：白薇 15g，防风 12g，羌活 9g，蒺藜 12g，石榴皮 9g。热甚加蒲公英 18g，败酱草 15g，增强清热解毒之功。

2. 心脾湿热

主证 大眦头微红潮湿，脓液浸渍，质稠色黄，拭之又生，小便黄赤，舌苔黄腻。

分析 大眦为心所主，胞睑为脾所主，今心有伏火，脾有湿热，流注经络，上攻睑眦，故大眦头微红；湿热闭塞泪窍，积聚成脓，满溢而出，故有色黄稠黏脓液常自泪窍流出，浸渍睑眦，拭之又生。心火移于小肠，脾经湿热上蒸，故小便黄赤，苔黄腻。

治法 清心利湿，解毒排脓。

方药 竹叶泻经汤：竹叶 15g，栀子 12g，黄连 9g，大黄 9g，黄芩 12g，升麻 12g，泽泻 9g，车前子 9g，茯苓 12g，甘草 3g，柴胡 12g，决明子 18g，羌活 9g，赤芍 12g。如脓多稠黏，则可去羌活，选加天花粉 21g，漏芦 12g，蒲公英 30g，以加强清热解毒排脓的功效。

3. 正虚邪留

主证 病情迁延日久，泪下无时，清稀浊液自泪窍沁沁而出，绵绵不已，大眦头不红不肿，按之不痛，头晕乏力，苔薄脉细弱。

分析 邪热久伏于大眦，闭塞泪窍，泪液受灼而成漏睛。病情迁延日久，缠绵不愈，则耗伤正气，不能托毒外出。热毒留恋不清，故大眦头不红不肿，按之不痛，而有清稀浊液自泪窍沁沁而出，绵绵不已。正气亏虚，故头晕乏力，苔薄脉细弱。

治法 扶正祛邪，托里排脓。

方药 托里消毒散：黄芪 24g，皂角刺 9g，金银花 15g，甘草 3g，桔梗 12g，白芷 9g，川芎 9g，当归 12g，白芍药 15g，白术 12g，茯苓 12g，人参 6g。若兼口干咽燥，舌红少津，可加知母 12g，沙参 18g，麦冬 15g 养阴清热。

【其他治疗】

1. 局部用药 用八宝眼药点眼，每日 3 次。亦可选用鱼腥草滴眼液，每日 4～6 次。注意在每次局部点用药物之前，应先挤压出泪窍中黏液及脓液，治疗效果更佳。

2. 药物泪道冲洗　可选用黄连水或0.25%氯霉素滴眼液冲洗泪道，每日1次。

3. 泪道探通　经药物治疗和泪道冲洗，脓性分泌物已消失一段时间后，可施行泪道探通术。探通时不可用力过猛，防止损伤泪窍，形成假道，若已探通数次仍无效者，不必强行探通，可采用手术疗法。

4. 手术治疗　漏睛久治不愈，严重威胁眼珠安全时，可考虑手术。根据患者年龄及病情情况选用不同的手术方式。

(1)泪囊鼻腔吻合术：通过直接缝合切开的泪囊和鼻黏膜，使泪液和分泌物由泪囊直接流入鼻腔，构成新的通道，是治疗本病的经典手术。成功率在85%以上，但残留面部疤痕是其最大缺点。

患者取仰卧位，滑车下神经、筛前神经及眶下神经局部麻醉，以1%丁卡因加1%麻黄碱浸润的棉片或小纱条置于术眼同侧中鼻甲前端以上鼻腔外侧。内眦角5mm上平内眦韧带下缘水平向外下方沿前泪嵴走向做15mm长皮肤切口，钝性分离皮下组织，找到前泪嵴作为手术标记点，切开泪前嵴骨膜，用小骨膜剥离器紧贴骨面剥离，使泪囊连同骨膜离开骨面，分离至后泪嵴。用闭合小血管钳尖端压破泪囊窝下骨板，用小型乳突咬骨钳扩大骨孔约12mm×10mm大小，最小不要小于10mm，最大不要超过15mm。在泪道冲洗针头指引下，于泪囊内侧壁作“I”形切开成前后叶。抽出鼻腔填塞纱条，用棉棒深入鼻腔顶压鼻黏膜，将鼻黏膜也作“I”形切开形成前后叶，然后将泪囊和鼻黏膜的后叶对缝两针后压平，再将两前叶对缝，将缝线同时穿过前泪嵴上方骨膜。缝合皮肤，加压包扎，鼻腔放置引流条。术后24小时取出引流物，第3天做第1次泪道冲洗，5～7天拆缝线，再次冲洗泪道。第1个月每周冲1次，从第2个月开始不定期冲洗。

(2)泪道插管术：有顺行和逆行两种插入方式，通过泪道从鼻腔将硅胶管引入，或直接将硬膜导管置入泪道。利用填充物的挤压使阻塞部位的泪液引流通路恢复，具有简单易行、费用低、不改变泪道生理结构等特点。

患者取端坐位或仰卧位。以1%丁卡因加1%麻黄碱棉片或棉棒置入鼻腔，收缩下鼻甲。2%利多卡因于鼻泪管上口处作浸润麻醉。用生理盐水冲洗泪囊，有积脓须冲净为止。根据置管材料和形状不同，选从上泪小管或下泪小管探通泪道后退出，改用导引针头代替探针重新探入泪道至鼻腔底，取出下鼻道棉签，通过额镜和鼻窥镜，在直视下用导管中的钩或线将硅胶管引入鼻泪管。

也可用带有侧孔的硬膜外麻醉导管，按已探通的路径小心插入泪道，直到从下鼻道看到导管的头端，再把钢丝抽出。如患者仅有泪道狭窄或部分泪道狭窄，只留导管在泪道即可。较重的慢性泪囊炎则需把导管从下鼻道插出，将已备好的硅胶管套在导管下端固定好，再借导管引入鼻泪管留置。

不管采用何种方法，术后的有效冲洗对手术成功有重要作用。

(3)激光泪道成形术：该手术是利用激光高峰值功率能快速有效气化病变组织的原理，达到对泪道阻塞的治疗作用。有方向准确、操作简便、快捷、对周围组织损伤小的特点。目前多采用带Q开关的KTP激光或Na：YAG激光。

患者取仰卧位，0.5%或1%的丁卡因棉片夹附于内眦部泪小点处，对于特别敏感的患者，可用2%利多卡因作滑车神经及眶下神经阻滞麻醉。常规术区消毒，用泪小点扩张器将泪小点充分扩张后，再将带针芯的泪道套针按常规泪道探通法从下泪小点插至阻塞处，拔出针芯，插入0.3 mm激光纤维至阻塞处，发射激光至光纤阻力消除(落空感)的同时，推动套针至鼻泪管开口处，抽出光纤，用生理盐水冲洗泪道，观察泪道是否通畅，留置探针 10～20 分钟，再缓慢注入庆大霉素和地塞米松混合液，同时，边注边退出套针。再注入妥布霉素地塞米松眼膏留置 3～7 天。

对于泪小点或泪总管的阻塞也可直接将 0.4～0.6mm 的光导纤维直接插入阻塞部位，或插入较短的套针管，以便操作。但应谨慎，以防瘘管形成。

(4)高频电成形术：为我国首创，手术方法与激光泪道成形术类似，不同之处在于，作泪道探通后插入的不是带针芯的泪道套针，而是采用边退探针边电灼的方法，捻转退针，还可利用探针自身硬度，有意识摆动探针，更有效扩大作用范围，提高有效作用面积，以弥补激光成形术由于空心探针造成无效半径大的不足。

(5)鼻内镜下泪囊鼻腔吻合术：随着鼻眼相关内镜手术的开展，鼻内镜下泪囊鼻腔吻合术方法也日渐完善。该手术在直视下操作，术中操作相对简单，损伤小，出血少，泪囊定位准确，面部无手术瘢痕，且术中不需要切开皮肤、肌肉、内眦韧带等，保护了上述结构的导泪功能。

患者取半坐卧位，1%的丁卡因加肾上腺素棉片表面麻醉收缩鼻腔黏膜两次。结膜囊滴 1%的丁卡因表面麻醉。用含 0.1‰肾上腺素的 2%利多卡因在钩突前黏膜下作浸润麻醉。在中鼻甲附着点以下，钩突前用电刀作向后的“U”形黏膜切口，约 15mm×12mm，分离黏膜瓣推向中鼻道备用。泪囊定位后，骨凿或电钻凿开泪囊骨性内壁，形成约 8mm×10mm 大小骨孔，暴露泪囊。从下泪点导入金属探针，确定泪囊无疑后作泪囊壁“Ⅰ”形切口。用镰状刀先纵行切开泪囊壁，切口位置依照切开泪囊形成的泪囊后瓣能露盖骨孔后缘并能与鼻腔黏膜瓣较好地对合为准。再紧贴骨孔上下端作泪囊壁横切口，使泪囊开口足够大，泪囊壁切开后形成前后两瓣，前瓣覆盖在骨孔前缘上，后瓣覆盖骨孔后缘并与修整过的中鼻道备用黏膜对合，用 1～2 个银夹固定。抗生素液冲洗泪道，下鼻甲与鼻中隔之间置一块湿棉片结束手术。

(6)泪囊支架置入术：介入技术的日臻完善，使医学科学有了新发展，也为泪道阻塞的治疗开辟了新的治疗途径。并以其微创性、准确性、可重复性、协调性而受到人们的重视。目前以选用聚氨酯支架或伞形泪道支架居多。

聚氨酯支架置入前应冲洗患者泪道，直至无脓，10%盐酸可卡因加 1‰苯扎溴铵液清洁面部及眼部。结膜囊滴 1%丁卡因表面麻醉。2%利多卡因滑车下神经阻滞麻醉，必要时，用泪点扩张器扩张上泪小点。

聚氨酯支架置入是在透视下将特制的珠头导丝从上泪点插入泪小管，经泪囊通过阻塞部，直至下泪道，钩住导丝向下拉出至鼻孔外，导丝珠头连同铁一起剪下，再将支架导引管连同扩张管顺导丝逆行引入，通过病变区至泪囊顶部，扩张管从鞘内撤出时，将鞘向前扩进 3mm 左右进入泪囊，扩张管从鞘内撤出后，借助支架载体通过导丝将支架引入鞘内，直至支架头端位于鞘的顶端，固定推进导管撤销、支架游离，其头部蘑菇形护片并位于泪囊内，然后鞘与推进导管一并从下鼻道内退出，导丝向上通过泪点撤除。术毕立即从下泪点注入造影剂行泪囊造影，确认支架位置和通畅性，然后用生理盐水冲洗支架。术后 1 天、7 天分别行泪道冲洗。并用抗生素滴眼液 7 天。

伞形硅胶泪道支架置入术的操作相对简单些。麻醉起效后用 9 号带芯泪道探针沿泪道解剖方向探通鼻泪管阻塞部位到达下鼻道外侧壁鼻内管开口处，取出填塞棉签，抽出针芯，以生理盐水冲洗泪道通畅，患者诉鼻咽部有水，将尼龙导丝插入空心探针内，从鼻腔内用弯钩钩出导丝，下端系上锥形扩张管引线，上拉伞形支架至泪小点引出，停留3～5分钟，用扩张管引线带出支架引线，抽去扩张管，上拉支架于鼻泪管中，上端达泪囊（引线有标志），拆除标志线。术后处理同聚氨酯支架置入术。支架长期保留，若患者不适则3个月后可去除。但病变部位红肿疼痛或泪囊有大量黏液性脓液时，不宜此种手术。

【转归预后】

对于本病如能正确进行药物及手术治疗，预后一般良好。如调护不当，恣食辛辣，可转变为漏睛疮。若迁延失治，或遇目珠外伤，尤其是黑睛破损，或施行眼部手术，可继发凝脂翳、黄液上冲等严重变症。

【调护要点】

1. 忌食辛辣炙煿等有刺激性的食物。
2. 局部点用眼药前应先将泪窍内脓汁浊液挤出，然后点药。
3. 本病病程及疗程均较长，必须坚持经常用药。

【预防要点】

1. 对椒疮重症、流泪症或鼻窒患者，应及时治疗，防止并发漏睛。
2. 凡施行眼部手术前，均应排除本病。若患有本病者必须适当治疗后，方可手术，以免威胁目珠安全。

【文献选录】

《太平圣惠方·治眼脓漏诸方》："夫目是肝之外候，上液之道，风热客于睑眦之间，热搏于血液，令眦内结聚，津液乘之上下，故成脓血，汁不尽谓脓漏，俗呼为漏睛是也。"

《世医得效方·眼科》："眦头结聚生疮，流出脓汁，或如涎水，粘睛上下，不痛仍无翳膜，此因心气不宁，并风热停留在睑中，宜服白薇丸。"

《原机启微·热积必溃之病》："积者，重叠不解之貌。热为阳，阳平为常，阳淫为邪。常邪则行，邪行则病易见，易见则易治。……深邪则不行，不行则伏，因伏而又伏，日渐月聚，势不得不为积也。积已久，久积必溃，溃始病见，病见则难治。难治者，非不治也。为邪积久，此溃已深。何则，溃犹败也。知败者，庶可以救。其病隐涩不自在，稍觉眊矂，视物微昏，内眦穴开窍如针目，按之则沁沁脓出，有两目俱病者，有一目独病者。目属肝，内眦属膀胱，此盖一经积邪之所致也，故曰热积必溃之病，又曰漏睛眼是也，竹叶泻经汤主之。大便不硬者，减大黄为用，蜜剂解毒丸主之。不然，药误病久，终为枯害。"

《秘传眼科龙木论·漏睛脓出外障》："此眼初患之时，微有头旋昏闷，四肢如劳，五脏多积，风气壅毒，致令疮出于眼中，或流清涎，皆是脑无所作，虽然不痛，渐加昏暗，切宜补治，服治风黄芪汤即瘥。"

【现代研究】

普遍认为，泪道阻塞术后的有效冲洗，是手术成功的重要措施，冲洗可将泪道内污物和脱落的痂皮冲洗干净，避免粘连发生，冲洗在术后第3天进行，5～7天拆线后再次冲洗泪道，第1个月每周冲洗1次，从第2个月开始不定期冲洗，以冲洗液清晰为度。中药方面，张氏等用千金液，廖氏用双黄连粉针剂600mg加注射水10ml冲洗。黄氏等用白芷、黄芪、川芎、黄柏、金银花各15g，薄荷6g，水煎后过滤、澄清、装瓶并封口后高压消毒后备用。任氏等认为术后配合清热活血、祛风止泪之剂冲洗，药用白薇15g，川芎15g，羌活15g，石榴皮15g，防风12g，白蒺藜25g，丹皮12g，赤芍15g，蔓荆子15g，栀子12g，青葙子18g，老年患者加生地 15g，当归 12g，枸杞 12g，泪囊炎分泌物多者加黄芩 15g，白芷 10g，天花粉 15g，可有效避免鼻泪道激光术后粘连。

第三节　漏　睛　疮

【概说】

漏睛疮是因热毒蕴结目大眦，临床以睛明穴下方突发红肿高起，继之溃破出脓为特征的眼病。它可由漏睛演变而来，亦可突然发生。一般在疮溃后 1～2 周痊愈。

漏睛疮的病名，见于宋代《圣济总录》。《医宗金鉴·外科心法要诀》对本病有较为完整的认识。明确了本病的病位是“目大眦”，基本病因病机是“肝热风湿病发于太阳膀胱经睛明穴”，临床表现为“初起如豆如枣，红肿疼痛”，“溃破出黏脓者顺；生青黑脓或如膏者险”，其症状描述和根据脓液情况进行的顺逆判定与临床实际颇为相符。在以上认识的基础上该书提出了“初宜疏风清肝汤，溃后用黄灵药捻入疮口，兼贴万应膏”的内外治疗方法。

本病相当于西医学的急性泪囊炎。

【病因病机】

1. 心经蕴热，蓄结日久，复感风邪，内外合邪，风热搏结，壅塞经脉，上攻内眦，结疮溃脓。

2. 素嗜辛辣炙煿，心脾热毒蕴盛，上攻目窍，气血郁滞，营卫失和，经络壅塞，结聚成疮，热胜肉腐，为脓成漏。

3. 气血不足，脉络失养，营卫不调，气机不畅，而发本病。

【临床表现】

本病发病较急，初起大眦睛明穴下方局部皮肤红肿高起，灼热疼痛。病情发展则肿核隆起渐大，疼痛拒按，红肿加重，可连及患侧鼻梁及面颊皆现红肿，胞睑亦红肿难开，泪道冲洗不通。全身或兼恶寒发热，头痛身疼，部分患者耳前及颌下可扪及肿核，并有明显压痛。脓成则疮形局限，疼痛加重，皮肤发亮，扪之有应指感。溃破后脓汁流出，红肿消退，疼痛减轻或消失，疮口渐渐愈合。亦有由于脓液及泪水久流不止而疮口难收者，常常形成瘘管。《证治准绳·杂病·七窍门》称溃后成漏者为“大眦漏”。

【诊断依据】

1. 发病较急，睛明穴下方红肿高起，疼痛拒按。数日后，红肿局限，逐渐成脓，质软皮薄，隐见黄白色。继之破溃出脓，症情缓解。或疮口经久不收，形成瘘管。

2. 患部胀痛，有恶寒，发热，头痛等症。耳前、颌下可扪及肿核。

3. 泪道冲洗不通。

4. 常有漏睛病史。

【鉴别诊断】

本病急性发作红肿痛热，红肿范围可波及胞睑，故必须与某些胞睑疾病相区别，如生于大眦附近的针眼，或胞肿如桃等。其主要鉴别点在于漏睛疮红肿压痛的中心部位，是在睛明穴略偏下方，而不是在胞睑上；漏睛疮时同侧泪道冲洗不通，而其他针眼、胞肿如桃等病变，泪道冲洗皆畅通无阻。

本病与漏睛同属大眦泪窍病变，区别在于漏睛疮起病急骤，伴有明显的红肿热痛；而漏睛起病缓慢，局部没有明显的红肿热痛表现。漏睛疮可由漏睛演变而来。

【辨证论治】

漏睛疮起病急，来势猛，必须及时治疗。根据本病发生发展规律，可分为未成脓、成脓和溃后三阶段。原则上未成脓阶段应以消散为主。如属风热上攻者，当疏风散热，消肿散结；若热毒炽盛者，治宜清热解毒，祛瘀消肿。脓已形成应及时配合外治切开排脓。溃后阶段若脓汁不尽，破口难收者，多为正虚邪留，宜扶正祛邪，托毒排脓。一般初发不甚坚硬而速溃者易治，成漏者难收。溃后排出黏白或黄色脓液为顺证，流青黑腥秽水者为逆证。

1. 风热上攻

主证　大眦睛明穴处红肿疼痛高起，热泪频多，胞睑微肿，白睛红赤，头痛，恶寒发热，苔薄黄，脉浮数。

分析　风热相搏，客于泪窍，气血凝滞，络脉失和，故红肿疼痛高起。泪窍闭塞，泪液不能下渗而外溢，故热泪频多。风热之邪，波及胞睑白睛，故胞睑微肿，白睛红赤。风热袭表，营卫不和故恶寒发热，苔薄黄，脉浮而数。

治法　疏风清热，消肿散结。

方药　仙方活命饮加减：金银花 18g，陈皮 9g，防风 12g，白芷 12g，当归 9g，甘草 3g，贝母 9g，天花粉 12g，乳香 9g，没药 9g，皂角刺 9g。若热毒较盛者，加连翘 24g，蒲公英 30g 清热解毒。

2. 热毒炽盛

主证　患处红肿，明显高起，坚硬拒按，焮热疼痛，红肿漫及胞睑面颊，身热心烦，口渴思饮，大便秘结，舌质红，苔黄燥，脉洪数。

分析　大眦属心，胞睑面颊属阳明。心脾蕴热，火毒上攻，故该处红肿热痛。热毒瘀塞络脉，气血不行，故肿核坚硬而拒按。阳明热盛，心火内扰，故身热心烦。热灼津液，故口渴思饮，大便燥结。舌质红，苔黄燥，脉洪数为火热炽盛之象。

治法　清热解毒，消瘀散结。

方药　黄连解毒汤加减：黄连 9g，黄芩 15g，黄柏 12g，栀子 15g，金银花 18g，蒲公英 30g，大黄 9g，穿山甲 9g，皂角刺 9g。

3. 正虚邪留

主证　患处疼痛隐隐，微红微肿，扪之稍硬，略有压痛，但不溃破。或溃后漏口不收，脓汁稀少，绵绵不绝。面色少华，神疲乏力，舌质淡苔薄白，脉细无力。

分析　热毒久留，闭塞泪窍，气血壅滞，结聚成疮，故患处疼痛隐隐，微红微肿，扪之稍硬。久延不愈，损伤气血，邪毒留恋，正虚不能托毒外出，故局部稍有压痛，但不溃破，或溃后漏口不敛，脓汁稀少而绵绵不绝。面色少华，神疲乏力，舌质淡苔薄白，脉细无力等为气血两亏之全身表现。

治法　益气养血，托里排脓。

方药　托里消毒散加减：党参 15g，黄芪 24g，茯苓 15g，甘草 3g，当归 12g，白芍药 15g，川芎 12g，金银花 15g，连翘 21g，黄芩 15g，竹叶 9g，防风 12g，桔梗 12g，白芷 12g，麦冬 15g。

【其他治疗】

1. 局部用药

(1)点眼药：1%黄芩素点眼，每日 4～6 次。或用抗生素眼药水点眼。

(2)外敷：未成脓者，可用紫金锭或如意金黄散调和外敷。亦可用芙蓉叶、野菊花、马齿苋、白花蛇舌草等鲜品 1～2 味洗净捣烂外敷，以清热解毒，促其消散。亦可加用湿热敷。患处破溃后，可用金黄油膏外涂。

2. 手术

(1)切开排脓：已成脓者，患处有波动感或黄白脓点，应及时切开排脓。一般选择最薄弱处，切开表皮 5～6mm，使脓液排出，然后放置引流条，待脓尽时，除去引流条，以便切口愈合。

(2)泪囊摘除术：若溃后久不敛口而已成漏者，可考虑泪囊摘除合并切除瘘管。

(3)鼻腔泪囊吻合术：适于经治疗病情得到控制者。

【转归预后】

一般预后良好。

【调护要点】

1. 忌食辛辣烟酒炙煿之类刺激性食物，以防止病情加重。

2. 本病发病急骤，应尽早治疗，促其消散，以免溃而成漏。

3. 切开排脓时，应放置引流条，术后要注意防止其脱出，以免影响脓液的彻底排出。

4. 急性发作期间不可挤压患处，以免脓毒扩散，造成疔疮走黄，毒陷心包而成危候。

【预防要点】

患漏睛及流泪症者，应及时治疗，清除病灶，以防演变成漏睛疮。

【文献选录】

《医宗金鉴·外科心法要诀》云："此证生于目大眦，由肝热风湿病发于太阳膀胱经睛明穴。其穴之处，系藏泪之所。初起如豆如枣，红肿疼痛，疮势虽小，根源甚深。溃破出粘白脓者顺；出青黑脓或如膏者险。初宜服疏风清肝汤，溃后用黄灵药，捻入疮口，兼贴万应膏，其口渐渐收敛。亦有疮口过出泪液，以致目内干涩者，收敛更迟，若溃断眼边弦者不治。"

第四节 赤脉传睛

【概说】

赤脉传睛是指红赤丝脉起自两眦，逐渐向白睛、黑睛方向侵犯的眼病。源于大眦者称为大眦赤脉传睛；源于小眦者名为小眦赤脉传睛。两种情况可在一眼同时发生，且多双眼同病。本病发病无明显季节性，中老年较多。

关于本病的记述可追溯至《备急千金要方》，该书载有"治目眦赤，生赤脉侵睛方"、"治眼小眦生赤脉方"与"治眼大眦生赤脉方"，但缺少病因病机的认识。《世医得效方·眼科》曰："小眦中生赤脉，渐渐冲眼，急宜早治，此盖三焦积热得之。"认识到本病与"积热"有关。《葆光道人眼科龙木集》把本病分为"大眦赤"和"小眦赤"，并将其发病与心联系起来。《银海精微》将本病命名为"赤脉传睛"，分别详细叙述了"大眦赤脉传睛"与"小眦赤脉传睛"的病因病机、临床表现与治疗方法。认为大眦赤脉为"心之实"，小眦赤脉为"心之虚"，提出了"日积月累，筋脉大者，宜用小锋针挑断"的外治手法。

本病相似于西医学眦睑结膜炎。

【病因病机】

本病可由外感或内伤引起。

1. 风热之邪外袭，停留于两眦发为本病。

2. 久经风沙，近火烟熏，或饮食不节，过嗜烟酒辛辣炙煿，致使三焦积热，心火上亢，气血凝滞，壅阻经络，而为本病。

3. 焦思竭虑，劳瞻竭视，心阴暗耗，心阴亏损，虚火上灼于目眦而发病。

【临床表现】

自觉眦部碜涩微痒，眦角皮肤红赤，赤脉从大小眦角生出，呈树枝状，或成束状，或粗或细，色红赤或紫暗，或淡红。日久赤脉可穿越白睛。若横贯黑睛，则目力受损，视物如隔绢。

【诊断依据】

1. 眦部微痒，碜涩不适。

2. 大眦或小眦有赤脉生长，呈树枝状或束状，粗细不等，逐渐穿越白睛向黑睛方向发展。

【鉴别诊断】

本病应与眦帷赤烂和胬肉攀睛进行鉴别。眦帷赤烂发病虽然亦在两眦，但眦帷赤烂重在眦睑皮肤，以眦睑部皮肤红赤、糜烂、溃疡、刺痒为主要特征。可在病处出现小疱，或在溃疡面上有黄色结痂，甚或眦帷龟裂出血。和胬肉攀睛的鉴别可参考“胬肉攀睛”节。

【辨证论治】

本病在脏责之于心，多属热证。或为实热，或为虚热。实热者赤脉鲜红、粗大、密集，并伴有心经实火或风热证候，治当清心泻火或疏风清热，体现实则泻之的原则；虚热者赤脉淡红、细小、稀疏，并伴有心阴不足的系列症状，治当滋阴降火，以体现虚则补之的原则。辨治时应局部症状与全身症状相结合，不可拘泥于“大眦赤脉为实”、“小眦赤脉为虚”之说。

1. 外感风热

主证　眼痒微涩，两眦赤脉，色红粗大，渐向白睛蔓延，口干，苔薄黄，脉浮数。

分析　风热之邪外袭两眦，致眦生赤脉，色红粗大。风邪盛则眼痒微涩。热易耗津，津伤则口干，风热之邪在表，故苔黄，脉浮数。

治法　疏风清热。

方药　银翘散加减：金银花 15g，连翘 24g，桔梗 15g，薄荷 9g，淡竹叶 9g，甘草 3g，荆芥穗 12g，牛蒡子 12g，芦根 15g。若眦角痒甚者，可加入防风 12g，白芷 12g，增强祛风止痒的作用；若有目眵，则加黄连 9g，木通 9g、茯苓 12g，增强清热之力。

2. 心经实火

主证　眼部痒涩刺痛，两眦赤脉粗大，密集鲜红，横贯白睛，眼眵干结，头痛烦热，口干咽燥，口舌生疮，大便燥结，小便黄赤，舌尖红，舌苔黄，脉数有力。

分析　两眦属心，心主血脉，心火上炎，壅于两眦，故见眦头赤脉粗大，密集鲜红，横贯白睛，痒涩刺痛，眼眵干结。心火亢盛，循经上炎，故见烦热口干，口舌生疮，舌尖红，苔黄；移热于小肠，则见小便黄赤。脉数为实火之征。

治法　清心泻火。

方药　泻心汤合导赤散加减：黄连 9g，黄芩 15g，大黄 6g，生地黄 12g，竹叶 12g，木通 9g，甘草 3g。

3. 心经虚热

主证　眼目微痒不适，时发时止，两眦赤脉淡红，细小稀疏，心烦少寐，口咽干燥，舌红少津，脉细数。

分析　两眦属心，赤脉属火，心经虚火上炎两眦，则血脉淡红而细小，微痒不痛。心阴不足，心失所养，则心烦少寐。虚火灼津，则口咽干燥，舌红少津。脉细数为虚热之象。

治法　滋阴降火。

方药　补心丸加减：人参 9g，黄芪 15g，甘草 3g，当归 12g，生地黄 15g，麦冬 15g，蜜远志 9g，知母 12g，连翘 18g，桔梗 9g。若无心气虚弱者，可去人参、黄芪，加黄柏 12g，车前子 12g。

【其他治疗】

局部可点用黄连眼液、胆汁二连膏及八宝眼药点眼，一日 3～5 次。

【转归预后】

本病一般不会侵及黑睛，预后良好。

【调护要点】

禁烟酒及五辛之物。

【预防要点】

避免烟火、风沙刺激及入夜久视。

【文献选录】

《葆光道人眼科龙木集·七十二问》："问：大眦赤者何也。答曰：此心实也。问：小眦赤者何也。答曰：此心之虚也。"

《秘传眼科龙木论·眼小眦赤脉外障》："此眼初患之时，不觉从上眦（即外眦）渐生赤脉，奔来睛上。皆因三焦聚热冲肝隔，壅热使然。治疗稍迟，以后恐损眼目。"

《银海精微·大眦赤脉传睛》："赤脉传睛之症，起于大眦者，心之实也。此心邪之侵肝也。心属火，主血。肝属木，主筋。筋得血灌引，渐至黑睛，蔓延瞳人，甚则看物如隔绢，是三焦相火炎上，或劳心事太过，或夜观书史，或能饮酒，及好食五辛煎炒热物，法宜泻火退热。老少不同治。日积月累，筋脉大者，宜用小锋针挑断，毒血流出，赤脉断矣；若乍发赤脉不用挑拨，发以阴二阳四药，服以四顺八正当归散凉肝之剂，其病无不瘥矣。又有暴横之人，赤脉灌睛者，此生相也。非比前症治之。问曰：人之患目大眦赤脉传睛，大眦常壅涩，看物不准者何也。答曰：乃心经之实热，况心或因思虑劳神，或饮食太过致使三焦发热，心火愈炽，故目常赤也。"

《银海精微·小眦赤脉传睛》："小眦赤脉传睛者，心之虚也，与大眦不同，治法分二症治之。……火生土，火乃土之母，脾土实则心火虚矣。治先泻其脾土之实，后补其心之虚。多因夜近灯火，劳伤心经，致使心虚气弱，血运不行，积在小眦之间。……此症宜吃药，不必挑剪。"

《银海指南·瞳神论》："心君主也，通于大眦赤者实火也。命门为小心，小心相火也，代君行令，通于小眦，小眦赤者虚火也。"

《秘传眼科捷经》："眼头红眼尾不红，此症因劳心过度。""眼尾红眼头不红，此乃心经虚，肾经亏，气血凝滞，宜服补心汤。"

《眼科阐微·五轮病源用药论》："夫两眼角红赤穿入白珠如线者，乃心火克金也。"

第五节 胬肉攀睛

【概说】

本病为内眦或外眦部有脂膜胬起如肉，由眦角横贯白睛，攀侵黑睛的慢性外障眼病（彩图8）。多为户外工作者罹患，男性多于女性，成年人居多，病变一般进展缓慢。若发展至黑睛，遮掩瞳神，可影响视力。病程常达数月或数年。生于大眦者多，生于小眦者少。

《备急千金要方》首次记载了治疗胬肉的钩割手法。《太平圣惠方》和《圣济总录》载有治眼生胬肉诸方，对胬肉的临床特点描述较为详细，提出内外治并重的观点，在手术上主张胬肉钩割后以火针熨之。

"胬肉攀睛"的病名最早见于《银海精微》，该书对本病的病因病机与辨证治疗已有比较详细的叙述。认为本病可由多种原因引起脾胃三焦或心经邪热上攻于目而致病。提到"胬肉发端之时多痒，因乎磨擦，胬肉渐渐生侵黑睛。"认识到机械刺激可促进胬肉的发展。在治疗方面根据虚实不同辨证论治，实则用钩割法，虚则用内服外点，不宜钩割，当时已认识到并非所有胬肉均适合采用钩割手术疗法。

《原机启微·奇经客邪之病》则认为阳跻脉受邪可生胬肉，在治疗方面主张内治无效则宜手术治疗。如先用冷水洗，以左手固定，勿令移动，略施小眉叶刀尖，剔去脂肉等。《审视瑶函》认为性躁暴悖，恣食辛辣之人易患此病。该书专设"割攀睛胬肉手法"一节，对手法步骤及细节问题作了较为详细的描述。如建议先涂明矾水，使胬肉皱起，然后用针挑起。用刀自黑睛边缘开始轻轻搜拨下切，再搜拨白睛方向，用刀或剪子剪断，最后烙之等，基本与现代手术方法近似。《目经大成》记载："胬肉有尖头、齐头二种，齐头浮于风轮，易割易平复，全好迹象都无；尖头深入神珠，大难下手。"与现代将胬肉分为进展期和静止期的分期法类似。

本病相似于西医学的翼状胬肉。

【病因病机】

1. 外感风热，客于心肺，壅塞经络，热郁血滞，脉络瘀阻，致使胬肉胀起。
2. 饮食不节，嗜好烟酒，恣食五辛，使脾胃积热，邪热壅滞于目眦。
3. 目眦属心，因忧思劳怒，扰动心神，心火盛而刑金，上壅于目所致。
4. 过劳纵欲，耗损心阴，暗夺肾精，使水亏不能制火，水火不济，虚火上浮，致生胬肉。
5. 长途跋涉，风餐露宿，尘沙刺激，日久则目眦经络瘀滞，而发胬肉。

【临床表现】

初起眼感痒涩，时有流泪，眦部上下胞睑之间的白睛起膜隆起，逐渐变厚，赤丝相伴，胬起如肉，红赤高起。胬肉一般呈三角形，分为体头颈三部：起自眦角，横向白睛的宽大部分称为体部；攀向黑睛的尖端称为头部；跨越黑睛边缘部分称为颈部。临床上可将胬肉攀睛分为进展期和静止期。

进展期：眼部痒涩加重，流泪有眵，疼痛难睁，胬肉体厚，赤瘀如肉，头部尖而隆起，发展迅速，每可攀侵至黑睛中央，障漫瞳神，引起视力障碍。严重者，胬肉过大可引起眼珠活动受限或发生散光现象。

静止期：眼部涩痒不明显，胬肉体菲薄如蝇翅，呈灰白色或淡红色，头平钝而薄，多发展缓慢，或始终停止在黑睛边缘处，不影响视力。

【诊断依据】

1. 眦角白睛生赤膜如肉，略呈三角形，其尖端向黑睛方向攀侵。

2. 胬肉上有络脉相伴，或粗或细。

3. 胬肉侵及黑睛中央，可引起视力减退。

【鉴别诊断】

1. 赤脉传睛　本病为红赤丝脉自大小眦角发出，向眼珠中央方向横贯白睛，但无膜状胬肉，一般不会侵入黑睛。

2. 黄油症　于眼裂部白睛表面，黑睛鼻侧出现淡黄色脂膜样隆起，浮嫩微皱，亦呈三角形，但尖端向着眦角，底向着黑睛，这与胬肉攀睛相反。黄油症无赤丝攀附，眼无不适，不侵犯黑睛，亦不碍目力。是一种生理性改变，无须治疗。

3. 流金凌木　多发生于眼珠外伤，特别是酸、碱性等化学性烧伤后，或黑睛边缘生翳后。在白睛与黑睛表面之间形成膜状或条索状粘连，部位不定，亦不仅局限于眼裂部位，无发展趋势，不红不肿，无血丝伴随。除粘连条带在白睛与黑睛形成的黏着处，条带与下面组织并未完全黏结，探针可顺利通过其间，而胬肉与侵犯的白睛和黑睛组织全面黏着，其间并无空隙。

【辨证论治】

本病的辨证应以局部症状为主，参考全身症状。一般来说，胬肉头尖、体厚色红、泪多眵结者多为实证；胬肉头平、体薄色白、目无不适者多为虚证。实则泻之，虚则补之，各有分别。在内治的同时，应外点眼药。如药物无效，或发展迅速者，应采用钩割手法治疗。

1. 风热壅盛

主证　初生之时，痒涩羞明，多眵多泪，胬肉渐长，赤脉伴随，渐攀黑睛，舌苔薄黄。

分析　两眦暴露于外，易于受邪，外感风热，故痒涩羞明，多眵多泪。邪客心经，经络瘀滞，则两眦胬肉渐长，攀向黑睛。

治法　祛风清热。

方药　栀子胜奇散加减：蒺藜 12g，蝉蜕 6g，谷精草 12g，草决明 12g，菊花 12g，密蒙花 9g，蔓荆子 12g，木贼草 12g，栀子 10g，黄芩 10g，甘草 3g，川芎 10g，羌活 9g，防风 10g，荆芥 10g。

2. 脾胃实热

主证　患眼痒涩不舒，甚则疼痛难睁，眵多黏结，胬肉头尖而高起，体厚红赤，发展迅速，口渴欲饮，便秘尿赤，舌红苔黄，脉数。

分析　嗜好烟酒，恣食五辛，使脾胃积热，蒸腾于目，热壅血滞，脉络瘀塞，则胬肉头尖高起，体厚红赤，眵多黏结，疼痛难睁。脾胃热盛，故口渴欲饮，便结苔黄，脉数。

治法　泻热通腑。

方药　凉膈连翘散加减：大黄 9g，芒硝 10g，黄连 9g，黄芩 10g，栀子 10g，连翘 10g，车前子 12g，茺蔚子 12g，防风 12g，桔梗 12g，玄参 12g，夏枯草 15g。

3. 心火上炎

主证　眼痒涩刺痛，眦头胬肉红赤，头尖体厚，心烦失眠，或口舌生疮，小便赤热。舌尖红，脉数。

分析 心主血脉，因忧思劳怒，扰动心神，心火炽盛，心火刑金，血脉郁滞，故眦头胬肉高起，头尖体厚，痒涩刺痛。火热内扰心神，则心烦失眠。舌为心之苗，故口舌生疮。心移热于小肠，故小便赤热。舌尖红，脉数为心经火炎之象。

治法 清心泻火。

方药 泻心汤合导赤散加减：黄连 9g，黄芩 15g，大黄 12g，生地黄 15g，竹叶 10g，木通 9g，甘草 3g。

4. 三焦壅热

主证 患眼涩痒刺痛，眵泪并作，胬肉头尖高起，体阔而厚，赤脉密集，赤瘀如肉，攀侵黑睛，生长迅速，头痛，口舌生疮，烦渴喜饮，小便赤涩，大便秘结，舌红苔黄燥。

分析 三焦积热攻冲，热壅血滞，则胬肉头尖高起，体阔而厚，赤脉密集，赤瘀如肉，头痛，口舌生疮；热在中焦，则烦渴喜饮；热在下焦，则小便赤涩，大便秘结。舌红苔黄燥亦为脏腑有热之象。

治法 泻火解毒。

方药 黄连解毒汤加减：黄芩 15g，黄连 9g，黄柏 10g，栀子 10g，大黄 9g，牡丹皮 10g，桃仁 12g，芒硝 12g。

5. 阴虚火旺

主证 眼目痒涩间作，胬肉菲薄淡红，时轻时重，心中烦热，口舌干燥，脉细而数。

分析 真阴耗伤，水亏不能制火，虚火上炎，熏蒸眼目，则胬肉菲薄淡红，时有痒涩。虚热扰心，则心中烦热。热灼津液，则口舌干燥。

治法 滋阴降火。

方药 知柏地黄丸加减：知母 12g，黄柏 10g，熟地黄 15g，山药 15g，山茱萸 18g，牡丹皮 12g，茯苓 12g，泽泻 10g，黄连 9g，麦冬 12g，五味子 6g。

【其他治疗】

局部可点八宝眼药或红眼药，每日 3 次。也可滴用黄芩苷眼药水，每日 3～6 次。

【手术治疗】

对胬肉发展较快，侵入黑睛 2mm 以上，有掩及瞳神趋势者，须行手术。因胬肉手术后易复发，故手术必须慎重。对于发展缓慢，不会漫掩瞳神者，不可盲目手术。手术时务求彻底清除胬肉组织，以减少复发的可能性。

1. 胬肉切除术 按外眼手术常规消毒、铺巾，置开睑器。局部麻醉。用 2%普鲁卡因加 1∶1000 肾上腺素液 2 滴注入。在手术显微镜或双目放大镜下，用有钩镊抓住头、颈部，沿其头部边缘用锐尖刀割至角膜前弹力层下面的实质浅层，保证角膜上不残留血管及纤维结缔组织。在同一角膜层用尖刀继续分离越过角巩膜缘至巩膜，不要用刮的动作。结膜下注射等渗盐水，使结膜易与结膜下组织分开，剪除胬肉的所有结膜下组织，直到泪阜处。将剩下的胬肉的头、颈及部分体部结膜也剪除。将余下的球结膜平铺开，用 7-0 丝线将其固定于内直肌止端前的浅层巩膜上，要求距角膜缘 4mm。角巩膜创面暴露。术毕涂抗生素、糖皮质激素类眼药，加眼垫包术眼 24 小时，术后每日换药 1 次，滴抗生素、糖皮质激素类滴眼药，每日 3 次。5～6 天拆线，拆线后用上药滴眼 3 周即可。

2. 胬肉切除并结膜移植术 胬肉切除前步骤同上，当切除胬肉后于外上方球结膜内注入麻药，距外上方角膜缘 2mm，平行角膜缘作两个平行切口长度各为 6mm，两切口间距 4mm。用直剪刀从一端剪取结膜不带结膜下组织，在只剩下一端未剪下以前，用 7-0 丝线穿过结膜剪下之各端，正面结膜打结作标记，反面结膜线带缝合针，然后剪下另一端。巩结膜处，创面无需缝合，结膜上皮可自行愈合。用上针穿过内直肌下侧的浅层巩膜结扎固定，以保证结膜正反面不会搞错，再将另一端缝合固定在内直肌上侧浅层巩膜上，在内直肌止点前1mm的浅层巩膜上也固定缝合。游离移植结膜与残余结膜缝合固定于相应浅层巩膜上，术后处理同胬肉切除术。

【转归预后】

1. 胬肉菲薄，色白头齐，多不发展，预后良好。药物治疗可控制胬肉的发展，但不能消除胬肉。

2. 胬肉红赤而厚，侵及黑睛或掩盖瞳神者，往往需行手术，但手术治疗后亦可能复发。

【调护要点】

1. 禁烟酒及刺激性食物。

2. 对于手术后再发作患者，不宜立即又行手术，应待复发反应静止6个月后再行手术。

【预防要点】

注意眼部卫生，避免风沙及强光刺激。

【文献选录】

《备急千金要方》云："以鸡翎截之，近黑睛及当白睛嗍之，膜自聚，钩针钩挽之，割去，即见物，以绵当眼上著血断，三日差。"

《银海精微·胬肉攀睛》："胬肉攀睛者与大眦赤脉之症同。然此症者，脾胃热毒，脾受肝邪，多是七情郁结之人，或夜思寻，家筵无歇，或饮酒乐欲，使三焦壅热，或肥壮之人，血滞于大眦。胬肉发端之时多痒，因乎磨擦，胬肉渐渐生侵黑睛。日积月累者为实，乍发乍痛者为虚。治法，实者小钩为钩，钩起剪断些宽，三五日剪痕收满，方可点阴二阳四药，吹点，余翳渐清，避风忌口，斋戒可也。若乍发不宜钩剪，宜服药，点以淡丹药可也。三焦心火俱炎，亦能生此疾，治之须钩割后，宜服泻脾除热饮。"

《原机启微·奇经客邪之病》："缪刺论曰，邪客于足阳跻之脉，令人目痛，从内眦始，启玄子王冰注曰，以其脉起于足，上行至头而属目内眦，故令人目痛，从内眦始也。针经曰，阴跻脉入鼽，属目内眦，合于太阳阳跻而上行，故阳跻受邪者，内眦即赤，生脉如缕，缕根生于瘀肉，瘀肉生黄赤脂，脂横侵黑睛，渐蚀神水，此阳跻为病之次第也，或兼锐眦而病者，以其合于太阳故也。锐眦者，手太阳小肠之脉也，锐眦之病，必轻于内眦者，盖枝蔓所传者少.而正受邪必多也，俗呼为攀睛，即其病也。"

《审视瑶函·胬肉攀睛症》："此病多起于气轮，有胀如肉，或如黄油，至后渐渐厚而长积，赤瘀胬起如肉，故曰胬肉。凡性躁暴悖，恣嗜辛热之人，患此者多，久则漫珠积肉，视亦不见，治宜峻伐，……珠尚露，皆不必用钩割之治。"

《审神瑶函·割攀睛胬肉手法》："按胬肉之症，或大小眦间生出者，乃活肉也。若用点眼服药不能退者，必至侵遮黑睛，恐碍瞳神，须用割法施治为妙，或未侵及黑睛者，亦无伤也，只宜点服丸散。缓以退之，不可轻易钩割，慎之慎之。凡割之际，先用明矾不拘多少，热水泡之。以新羊毛笔蘸矾水于胬肉上，其肉始能皱起，然后易于下手，先用锋利之针，穿入肉中，上下露针挑起，横于上下眼胞担定，方用锄刀从中锄至黑珠边，微微轻浮搜拨下切，不可碍动黑珠要紧。复又从针处搜拨白睛，至大小眦尽处，或用刀割，或用小花剪剪断亦可，不可碍动大小眦头红肉一块，此乃眼窍，通于心之血脉也，若一出血，则必伤之，多至成漏，为害非浅。如胬肉白者，不烙无妨。如割胬肉有出血者，用绵纸揉软，蘸水湿拭之即止。凡割眼如胬肉红者不烙。有变成鸡冠蚬肉者，亦宜割之。割后要戒色欲恼怒，冲风冒日，辛苦劳碌，静养三七日可也。禁食鱼腥、煎炒、酒面、鸡、鹅、马、驴、猪头、犬肉、葱、蒜、韭、芥、胡椒、辛辣等物。割后宜服清热活血疏风剂十余贴始妙。”

《张氏医通·七窍门》：“胬肉攀睛证，多起于大眦，如膜如肉，渐侵风轮，甚则掩过瞳神，初起可点而退，久则坚韧难消，必用钩割，以针从上边胬肉中道挑起穿过，先揭起风轮遶，后揭至大眦遶钩定，沿眦割去，留则复长，过则伤眦，适当为妥。若出血，用软纸蘸墨浥之则止，胬肉四沿虽粘，中则浮也，有用针穿挂割亦能去之，但延缓为累，后用点药消其根，内服和血清火之剂。”

《银海指南》：“心为君主，总统脏腑，故忧思劳，皆动心神，……若心经火盛而刑肺，为大眦胬肉攀睛，属实火；不痛而痒，属虚火。小眦胬肉攀睛乃虚火刑金，为亏证。”

【现代研究】

殷氏等认为中医割烙术简便易学，疗效明确。方法：在胬肉体部作结膜下浸润麻醉，从胬肉颈部剪开球结膜，扩大到变性筋膜囊外，分离结膜与胬肉，再在筋膜囊与巩膜间作浸润麻醉，分离并剪除变性筋膜囊，作胬肉头颈部切除，再灼烙暴露的巩膜血管及出血点，刮净巩膜血管，再在巩膜上烙两排烧灼点（距角膜缘约 5mm），将分离的结膜修整并间断缝合在浅层巩膜上（紧靠烧灼点），术毕涂四环素可的松眼膏加压包扎，每天加点氯霉素泼尼松滴眼液，一直延续到 30 天，10～12 天拆线（结膜间缝线可 5 天拆线，或不拆，时间一长会自行脱落）。治 142 例（148 眼），治愈 134 眼（90.4%），复发 14 眼（9.6%）。

随着手术显微镜使用增多和手术方法的不断改进，胬肉切除术后复发率也在不断降低。羊膜移植是降低复发率的另一种新方法，羊膜分自采自制和冷冻干燥的生物羊膜两种，疗效均好，但后者有可在常温下运输储存、使用安全方便的特点。此类手术需在显微镜下进行，从翳状胬肉头部开始分离胬肉，保持角膜创面平整，无胬肉组织残留，然后切除胬肉的上皮组织，形成一个边界清晰的结膜缺损创面，充分止血，近角膜缘 4mm 暴露巩膜（也有学者主张暴露 2～3mm 巩膜隔离区），将羊膜上皮面向上平铺于移植床上，用 10-0 尼龙缝线间断缝合结膜创缘，固定于底层巩膜，并在角膜缘固定 2～3 针，植片角巩膜缘与植床角巩膜缘相对，使羊膜平整地贴附于植床上，术后结膜下注射庆大霉素 2 万 IU 和地塞米松 1mg，术眼加压包扎，术后第 2 天开始滴用妥布霉素地塞米松滴眼液，10 天后拆线，胡氏等用此法治疗 40 眼，1 眼复发。

近年来激光技术发展迅速，也给翳状胬肉的治疗提供了新的治疗途径。于氏等采用 532nm 激光对准胬肉体部的血管进行光凝，平行角膜缘光凝 3～4 排，闭塞一根血管，使血流中断，对于靠近角膜缘的新生血管采用重叠、融合的光斑治疗，治疗 138 例，130 例一次治愈，8 例两次治愈。马氏等用 CO_2 激光治疗，采用将激光刀头对准胬肉体部，在上下超过 1mm 的范围连续发射激光气化的方法，并对胬肉头部与颈部作光凝，治疗翳状胬肉 58 例，随访 3 个月～2 年 6 个月，仅 2 只眼复发。

（段俊国　李全智）

主要参考文献

1. 张敬先，黄剑虹，廖青华，等．千金液冲洗及导管逆行置入泪道阻塞疗效观察．中国中医眼科杂志，1997，7(1)：30

2. 廖任红，郑海彦．双黄连在改良泪囊鼻腔吻合术后的作用观察．中国中医眼科杂志，1998，8(1)：45

3. 黄庆山，郭晓华．中药冲洗泪道治疗慢性泪囊炎 110 例疗效观察．中国中医眼科杂志，1993，3(3)：163

4. 任新民，冯川，冯萍．泪道激光配合中药治疗鼻泪管阻塞 260 例临床总结．西部医学，2007，19(6)：6

5. 殷伯伦，洪亮，徐建人，等．割烙术治翳状胬肉．江西中医药，1998，29(6)：35

6. 胡芳，王作先．羊膜移植治疗翳状胬肉临床疗效分析．现代中西医结合杂志，2008，17(3)：291

7. 于清胜，牛英，杨萱宁，等．532nm 激光治疗翳状胬肉 138 例．人民军医，2004，47(5)：309

8. 马淑英，吴彩霞，李宪林，等．CO_2 激光治疗翳状胬肉 58 例疗效分析．长治医学院学报，2001，15(3)：210

第三章

结膜病

结膜病是指球结膜与睑结膜的疾病。中医学的白睛则包括了球结膜，《张氏医通》在论述金针开内障时提及，“进针时外膜有血”，此外膜即是球结膜。睑结膜覆盖在睑板内面，其疾患则属胞睑病范畴。但两者常相互影响。

球结膜因大部分暴露于外，易受外邪侵袭，如风热、疫毒等，也易受物理、化学等因素的刺激，因此，球结膜的发病机会多，是临床上的常见病、多发病。

球结膜疾患以炎症居多，最突出的表现是充血，中医学习称为白睛红赤，准确地讲，应是白睛浅层红赤。红赤而眵多泪少者，多是热盛于风；红赤而泪多眵少者，多是风盛于热；若兼弥漫性出血者，则又是热入血分的表现。

球结膜病的内在脏腑病机主要与肺有关。因肺主白睛，若肺气失调，卫表不固，腠理疏松，易受外邪侵袭，出现暴风客热、天行赤眼等病症；若肺阴不足，目失濡养，则不仅易形成慢性疾患，且常出现眼内干涩，目珠干燥等症。因此，治疗白睛疾患首先要从肺着手，如肺经风热，治宜祛风清热；肺经风寒，治宜祛风散寒；肺经燥热，治宜润燥清热；肺阴不足，治宜滋养肺阴。此外，局部治疗相当重要，不可忽视。

另外，有些结膜病具有很强的传染性，如天行赤眼、暴风客热等。由于其传染是通过患眼的眵泪污染的手、毛巾、手帕、脸盆、水源以及其他公共物品接触而传染，因此患者用过的物品都必须隔离消毒。医务人员检查患眼后要洗手消毒，防止交叉感染。还要做好理发店、饭店、工厂、学校、游泳池等公共场所的卫生管理。

第一节　暴风客热

【概说】

外感风热之邪而突然发生白睛红赤，胞睑红肿，痒痛交作，眵多黏稠等症者，称暴风客热，俗称暴发火眼。好发于春秋两季，散发或流行于托儿所、小学等集体生活场所。发病急，为双眼患病，视力多无损害，预后良好。一般经 2 周左右可以痊愈。若治疗不及时或不彻底，病情迁延可演变成赤丝虬脉。

暴风客热，《龙树菩萨眼论》即有记载，称为暴风。此后《秘传眼科龙木论》称暴风客热外障，《证治准绳》称“暴风客热”，此病名沿用至今。其病因《龙树菩萨眼论》认为是“暴风客入肺所致”；其症为“白睛中胀起，覆乌珠，及上下眼肿痒或痛者”；其治疗“可泻之，镰去血，眼中傅抽风药即差，特宜将息。”《证治准绳》强调，风胜者以羌活胜风汤；热胜者以局方洗心散、东垣泻热黄连汤；风热俱胜者，以洗肝散、泻青丸。这些治疗原则，至今仍为临床所习用。

根据本病的特点，凡西医学的细菌性急性卡他性结膜炎、过敏性结膜炎均可参照暴风客热进行辨证论治。

【病因病机】

本病是以白睛为主的病变，白睛属气轮，在脏属肺，主一身之表，主卫外之功能，风热上受则肺气不宣，失肃降而蕴热。因此，本病的脏腑病机与肺素有蕴热和外感风热关系密切。

1. 风热外袭，内侵于肺，肺内蕴热不解，上犯白睛。

2. 肺内蕴热之人，复受风热之邪，内外合邪，风热相搏，上犯白睛，故反应剧烈。

此外，经患者的眵泪相染者，亦属多见。

【临床表现】

多骤然发病，患眼刺痒，灼热疼痛，白睛红赤、浮肿，热泪如汤，眵多如脓，胞睑红肿。全身兼有恶寒发热，头痛鼻塞，口渴，溲赤便秘等。一般发病后3～4日达到高潮，此后逐渐减轻，1～2周左右而痊愈。若失于调治，病情迁延，少数患者可发生黑睛星翳，亦可演变成慢性，迁延不愈。

【诊断依据】

1. 骤然发病，胞睑红赤，甚至白睛赤肿隆起，高于黑睛，多眵。治疗不及时，可致黑睛边缘生星翳。

2. 睑内面红赤，粟粒丛生。严重者可见附有灰色伪膜，易于擦去，但又复生。

3. 患眼沙涩，灼痛，刺痒，眵多胶黏。可伴有恶寒发热，鼻塞流涕等症。

【辨证论治】

本病应以祛风清热为基本治则。临证时先辨明风与热之孰轻孰重，或风热并重。风重于热者，以祛风为主清热为辅；热重于风者，以清热为主，祛风为辅；风热俱重者，以祛风清热并重。外治以清热解毒类中药制剂或抗生素类眼药水为主。

1. 风重于热

主证　白睛红赤，胞睑肿胀，痒痛兼作，羞明泪多。全身伴有头痛鼻塞，恶风发热，舌苔薄白或微黄，脉浮数。

分析　风热上犯于目，故痒痛交作；风热壅于胞睑，则胞睑肿胀；壅于白睛，故见红赤；郁遏肺卫，故见恶风发热。风为阳邪，上先受之，故头痛鼻塞；舌苔薄黄脉浮数，为风重于热之象。

治法　祛风清热。

方药　羌活胜风汤加减：柴胡10g，荆芥10g，防风10g，前胡10g，羌活10g，独活5g，薄荷10g，川芎10g，白芷10g，白术10g，甘草3g，枳壳10g，黄芩10g，桔梗10g。若有毒邪，可加金银花、野菊花以清热解毒。

2. 热重于风

主证　白睛肿胀，赤痛较甚，胞睑红肿，怕热畏光，热泪如汤，眵多胶结，兼见口渴溺黄，甚或大便秘结，舌质红，苔黄脉数。

分析　肺素有积热，复感风热之邪，内外合邪，上犯于目，故眼赤痛肿胀，畏光流泪，眵多胶结；肺与大肠相表里，故见大便秘结；热邪内扰，故烦躁不宁；舌红苔黄，脉数均为火热之征。

治法　清热祛风。

方药　泻肺饮加减：石膏30g，黄芩15g，桑白皮20g，栀子10g，连翘15g，木通10g，甘草3g，羌活5g，防风10g，荆芥10g，白芷10g，赤芍10g。若大便秘结者，加大黄、芒硝以泻火通便。

3. 风热并重

主证　白睛赤肿，焮热疼痛，刺痒交作，恶热畏光，热泪频流，眵多胶黏，兼见头痛鼻塞，恶寒发热，便秘溲赤，口渴思饮，舌红苔黄，脉数有力。

分析 患者素有内热较甚，复感风热之邪，内外合邪，表里交攻，故眼部及全身表现之风热症状均较突出。

治法 祛风清热，表里双解。

方药 防风通圣散加减：荆芥10g，防风10g，薄荷10g，麻黄3g，大黄10g，芒硝10g，滑石15g，甘草3g，栀子10g，黄芩10g，连翘10g，石膏20g，桔梗10g，当归10g，白芍药10g，川芎10g，白术10g。若热毒偏盛者，方中去川芎、当归辛温之品，加野菊花、桑叶以清热解毒。

【其他治疗】

1. 滴眼药水 黄连西瓜霜眼药水或千里光眼药水或黄芩苷眼药水，任选一种，可频频滴眼。亦可滴抗生素如磺胺类眼药水。

2. 涂眼药膏 胆汁二连膏或穿心莲眼膏，每晚睡前涂眼。亦可选抗生素类眼药膏涂眼（同滴眼药水）。

3. 洗眼 桑叶15g，野菊花10g，玄明粉30g；或蒲公英15g，金银花20g，薄荷10g，加水1000ml，煎10分钟后纱布过滤洗患眼，日2次。

4. 针刺疗法 取风池、太阳、睛明、合谷、曲池、攒竹、丝竹空、瞳子髎，每次选3～4穴，每日针1次。

【转归预后】

暴风客热是较常见的外障眼病，其来势凶猛。若治疗及时彻底，预后良好。历经十余日，红肿消退而愈，视物如常。若正气不足，或失治，可使病程迁延不愈而变为慢性。

【预防要点】

1. 注意个人卫生，不用脏手揉擦眼部，应做到一人一巾，脸盆一人专用。

2. 若已患病，特别是患者的手帕、脸盆、毛巾以及患者用过的眼药水，应避免接触，对其用具应进行煮沸消毒。

3. 如一眼患病，另一眼需要保护，以防患眼分泌物及药水流入健眼。

4. 医生为患者诊查前后，应注意洗手消毒，以避免交叉感染。

5. 对急性期患者应隔离，对其生活用品及集体环境注意消毒，防止传染。

6. 本病忌食辛辣油腥及吸烟饮酒，以防助湿生热而加重病情。

【文献选录】

《银海精微·暴风客热》："暴风客热与暴露赤眼同也，暴露者肝心二经病也，故赤而痛致黑睛生翳。暴风客热者肝肺二经病，故白仁生虚翳，四周壅遶，朝伏黑暗（通睛），凹入白仁，红翳壅起，痛涩难开，故分暴露与暴风有别之症。暴者乍也，骤也，陡然而起。治法疏通退热，凉膈泻肝增减，酒调之剂发散风热。俗云热眼忌酒，孰知酒能引血，药无酒不能及于头目也。此眼不可劆洗，不可点凉药。暴客之邪来之速，去之亦速耳。"

《审视瑶函·暴风客热症》："此症非天行赤热，尔我感染，并寒热似疟，病发则目痛，以及肿胀如杯，久积退迟之比也。乃素养不清，躁急劳苦，客感风热，卒然而发也。有肿胀，乃风热夹攻，火在血分之故。治亦易退。"

《医宗金鉴·眼科心法要诀》："此症原于肺客邪热，外召风邪。"

【现代研究】

1. 吹鼻散治疗急性结膜炎 如程氏应用薄荷15g，鹅不食草15g，青黛30g，川芎30g，共研细末，密贮备用。使用时令患者口含温开水，取药末少许吹鼻，日2～3次。共治疗67

例，痊愈 62 例，有效 5 例。吹药次数最少 2 次，最多 7 次。

2. 针刺治疗急性结膜炎 如缪氏应用 0.5 寸毫针在患侧耳穴眼、耳尖捻刺 15 分钟，强刺激，不留针，出针后挤出血液 2～3 滴，每日 1 次。共治疗 523 例，痊愈 444 例，占总数 84.9%，好转 67 例占 12.8%，无效 12 例占 2.3%。

3. 白氏应用中药外洗及冷敷治疗急性结膜炎 治疗组：①中药配制：将中药黄连 20g，金银花 20g，连翘 20g，大青叶 10g，板蓝根 20g，桑叶 20g，菊花 10g，薄荷 20g，加水煎煮（含挥发性成分的薄荷应后下，煎煮 5 分钟即可）。共滤出药液 300ml，用多层无菌纱布滤取药液，置于生理盐水空瓶中，存于冷箱冷藏室。②冲洗液的制备：将双黄连注射液 20ml 兑入 250ml 生理盐水中，混合均匀备用。③用法：冲洗液 50ml，上、下翻转眼睑，冲洗结膜囊；将多层无菌纱布置于药液中充分浸泡，取出，敷于患眼。每次 15 分钟取下即可。每日 3 次。对照组：正大捷普眼药水，日 3 次点眼；泰利必妥眼药水，日 3 次点眼；两种眼药水，相隔 10 分钟。治疗组与对照组相比，治愈时间明显缩短（$P<0.01$）。

第二节 天行赤眼

【概说】

因感天行疫疠之气，白睛突发红赤，且呈一片鲜红，泪多眵少或无眵等症者（彩图 9），称为天行赤眼。谓其天行，即可广泛流行，在较大范围内，一人发病，男女老幼皆可相染。多发于春秋两季，双眼同时或先后发病，一般约 1～2 周痊愈。若累及黑睛，出现星点翳障，则持续时间较长，可达数月或数年之久。

本病于历代多种眼科专著皆有论述，其中《银海精微》论述最为全面："谓天地流行毒气，能传于人，一人害眼传于一家，不论大小皆传一遍。"其症为"肿痛沙涩难开，或五日而愈，此一候之气，其病安矣。"本病《世医得效方》称为"天行赤目"；《证治准绳》称为"天行赤热"；《目经大成》称为"天行气运"。

本病与西医学病毒性流行性结膜炎相似。

【病因病机】

本病多因疫疠之气上犯白睛；或因肺胃积热，相召疫疠之气，内外合邪，热毒炽盛，上攻于目而成；或因患者的眵泪相染所致。

【临床表现】

本病发病迅速，多双眼发病，眼痛灼热，沙涩难忍，泪多眵少，畏光怕热，胞睑、白睛红赤水肿，甚者见片状出血或遍及整个白睛，视力完好。若黑睛见星翳可有雾视。部分患者可有恶寒、发热、头痛、耳前淋巴结肿大。本病一般 1～2 周而愈。

【诊断依据】

1. 白睛红赤，或见白睛溢血呈点、呈片，胞睑红肿，黑睛可见星翳，耳前或颌下淋巴结肿大。
2. 眼沙涩，灼痛，畏光流泪，甚者热泪如汤。
3. 起病迅速，邻里相传，易于流行。

【辨证论治】

本病系感受疫疠之气所致，治疗以祛风清热为基本治法。

1. 初感疫疠

主证 患眼沙涩灼痛，畏光流泪，眵多清稀，白睛红赤、溢血，胞睑红肿，耳前颌下可扪及肿核。舌质红苔薄黄，脉浮数。

分析　疫疠之气外袭，上犯白睛，故沙涩灼痛；郁而不散，故畏光流泪，白睛红赤；热伤络脉，而白睛溢血；壅于胞睑，则见红肿；壅滞于耳前颌下，故可扪及肿核。舌质红苔薄黄为初感疫疠之气，内热不重。

治法　疏风清热。

方药　驱风散热饮子加减：防风10g，羌活10g，牛蒡子10g，薄荷10g，连翘10g，栀子10g，甘草3g，大黄10g，当归10g，川芎10g，赤芍10g，银花15g。若白睛溢血广泛，加生地黄、牡丹皮以凉血清热。

2. 热毒炽盛

主证　白睛赤肿，胞睑红肿，白睛溢血，黑睛星翳，羞明刺痛，热泪如汤，口渴引饮，溲赤便结。舌质红，苔黄，脉数。

分析　肺胃素有积热，复感疫疠之气，内外合邪，上犯于目，壅滞不散，故眼部症状重。热邪不解，灼伤津液，故有口渴引饮、溲赤便结。舌质红苔黄脉数，为热邪充斥于内所致。

治法　泻火解毒。

方药　泻肺饮加减：石膏20g，黄芩15g，桑白皮10g，栀子10g，连翘10g，大黄10g，木通10g，防风10g，荆芥10g，白芷10g，赤芍20g，甘草3g。若黑睛生翳，加龙胆草10g。

【其他治疗】

1. 滴眼液　1%黄芩苷眼药水或梅青眼药水或螃蜞菊眼液，或4%盐酸吗啉胍眼药水，或0.1%碘苷、阿昔洛韦滴眼液滴眼，次数宜多，甚至可频频滴眼。

2. 针刺治疗同暴风客热。

【转归预后】

本病如无并发症，一般在2周左右可痊愈，预后良好。若正气虚弱，正不胜邪则病程较长；若并发黑睛星点翳障，可持续数月或更长，甚至留下点状云翳。

【预防要点】

同暴风客热，但措施更应积极，尤其对浴室、游泳池等要加强管理，对患者接触过的用具应严格消毒，以便控制流行。另外，在流行季节，健康人可用4%吗啉胍眼液或鱼腥草眼药水点眼以预防。

【文献选录】

《银海精微·天行赤眼》："天行赤眼者，谓天地流行毒气，能传染于人，一人害眼传于一家，不论大小皆传一遍，是谓天行赤眼。肿痛沙涩难开。或五日而愈，此一候之气，其病安矣。治法此症再不可劆洗，只用童子小便煎黄连露宿温洗，日进五遍，以解恶毒之气，更用胡宣二连，矾雄黄共研细，调姜汁点二眦通其恶泪，其痛立止，或酒调散服之，二三贴无妨。此症只气候瘴毒之染，虽肿痛之重，终不伤黑睛瞳人也。"

《证治准绳·杂病》："天行赤热证，目赤痛或睥肿头重，怕热羞明，涕泪交流等证。一家之内，一里之中，往往老幼相染者是也。然有虚实轻重不同，亦因人之虚实，时气之轻重何如，各随其所以，而分经络以发病，有变为重病者，有变为轻病者，有不治而愈者，不可概言。此一章专为天时流行热邪相感染。而人或素有目疾及痰火热病，水少元虚者则尔我传染不一。其丝脉虽多赤乱，不可以为赤丝乱脉证，常时如是之。若感染轻而源清邪不胜正者，则七日而自愈，盖火数七，故七日火气尽而愈；七日不愈而有二七者，乃再传也；二七不退者，必其犯触及本虚之故，防变他证矣。"

【现代研究】

自拟中药滴眼液治疗流行性出血性结膜炎。如刘氏选用薄荷、柴胡水煎提取液，每支5ml，2小时滴眼1次。共治疗115例。滴眼2日后充血减退，3日后充血消失，1周内全部患者康复。

第三节　天行赤眼暴翳

【概说】

因感疫疠之气过重，罹患天行赤眼后，气轮邪盛，肺金凌木，病传黑睛，肺肝同病，而见黑睛星翳簇生者，称天行赤眼暴翳。多双眼同时患病，易传染流行，视力下降，病程较长。

本病名首见于明·徐春甫所著《古今医统大全》，该书谓："此因运气所加，风火淫郁，大概患眼赤肿，泪出而痛，或致头额俱痛，渐生翳障，遮蔽瞳人，红紫不散，必有瘀血，宜去之。"但在《秘传眼科龙木论》已有"暴赤眼后急生翳外障"之记载，《银海精微》称"大患后生翳"，《医宗金鉴》称"暴赤生翳"。

本病与西医学的流行性角结膜炎相似。

【病因病机】

本病因疫疠之气突从外袭，首犯肺卫，肺主气轮，故气轮先病，若肺火亢盛，乘克肝木，致黑睛生翳；或素有五脏积热，内外相搏，上攻于目，则白睛、黑睛同时发病。若病情日久，白睛红赤虽退，而星翳日久不消者，乃余邪未尽所致。

【临床表现】

初起即表现为天行赤眼症状。但黑睛出现星点状翳障，散在而不联缀，大多位于黑睛中央，用荧光素着色后在裂隙灯下清晰可见。经治疗后，荧光素着色可转为阴性，但点状翳障经久不消，可持续数月或更长时间。本病亦伴有耳前淋巴结肿大，自觉有沙涩疼痛，畏光流泪，视物模糊等症。

【诊断依据】

1. 白睛红赤肿胀，伴有白睛溢血，眼睑红肿等症。

2. 黑睛有针尖样星点翳障，位于黑睛中部，周边极少。

3. 耳前淋巴结肿痛，自觉沙涩疼痛，畏光流泪。

【鉴别诊断】

本病与暴风客热均有白睛红赤肿胀，但暴风客热少有白睛溢血，其星翳多位于黑睛周边；而天行赤眼暴翳，常有白睛溢血，其星点翳障多位于黑睛中部，终久难消。

【辨证论治】

本病往往白睛与黑睛同时发病，在治疗中应注意肺肝同病的特点，也不能因为白睛红赤肿痛消退而放松黑睛星翳的治疗，否则会造成黑睛星翳迁延难愈。

1. 风热偏盛

主证　黑睛星翳稀疏，色呈灰白，羞明流泪，痒痛交作，胞睑红肿。全身兼有恶寒发热，鼻塞流涕，舌质红苔薄黄，脉浮数。

分析　风热外袭，上犯白睛，气轮邪盛，病传风轮，故见黑睛星翳。全身症状及舌脉情况均为风热偏盛之象。

治法　疏风清热，退翳明目。

方药 银翘散加减:金银花15g,连翘15g,薄荷10g,淡竹叶15g,黄芩10g,荆芥穗10g,牛蒡子10g,芦根15g,木贼草10g,蝉蜕6g,蒺藜10g,甘草3g。若肝火偏盛,加龙胆草以清肝泻火。

2. 肝火偏盛

主证 黑睛星翳较多,抱轮红赤,羞明流泪,刺痛明显,心烦溲赤,舌红苔黄,脉弦而数。

分析 肝火偏盛,上承于目,蒸灼黑睛,故见黑睛星翳,抱轮红赤,羞明流泪等症。心烦溲赤,舌红苔黄,脉弦数均为肝火盛的表现。

治法 清肝泻火。

方药 龙胆泻肝汤加减:龙胆草10g,柴胡10g,栀子10g,黄芩10g,木通10g,车前子10g,泽泻10g,当归10g,生地黄15g,甘草5g。若兼有肺火,加桑白皮清肺泻火。

3. 余邪未尽

主证 白睛红赤渐退,黑睛星翳不消,眼内干涩不适,舌红少津,脉缓或细。

分析 疫疠之气为阳邪,日久不愈则伤阴津,今余邪未尽,阴津受伤故出现上述诸症。

治法 滋阴祛邪,退翳明目。

方药 滋阴退翳汤加减:玄参10g,麦冬12g,生地黄15g,天花粉10g,荆芥穗10g,防风10g,木贼草10g,蝉蜕10g,密蒙花10g,白蒺藜10g,薄荷6g,甘草3g。若有余热加黄芩以清热降火。

【其他治疗】

同天行赤眼中其他治疗。

【转归预后】

本病白睛红赤可以消退,但黑睛星点翳障持续时间较长,甚至达数年之久,但对视力影响不明显。

【预防要点】

同天行赤眼中预防要点。

【文献选录】

《秘传眼科龙木论·暴赤眼后急生翳外障》:"此眼初患之时,忽然白睛赤肿泪出,或痒或痛,皆是肝心壅毒在胸膈之间,更相击发。藏气上冲,致使如此。"

【现代研究】

经验方治疗 如张氏应用疏风清目汤治疗流行性出血性结膜炎183例,方选蔓荆子、白蒺藜、谷精草、桑叶、菊花、赤芍、决明子各15g,密蒙花、蝉蜕、木贼草、丹皮、薄荷、甘草各10g。若夹湿加薏苡仁、泽泻;咽喉肿痛加板蓝根、桔梗;肝胆热盛加山栀子、龙胆草。日1剂水煎服。对照组60例,用诺氟沙星、吗啉胍、维生素C各0.2g,日3次口服,的确当眼药水每日7次滴眼。结果:两组分别治愈165(90.20%)、24(40.2%)例($P<0.01$),有效11.20例,无效7.16例。

第四节 赤丝虬脉

【概说】

白睛赤脉纵横,粗细不一,甚则虬蟠旋曲,经久不退者,称赤丝虬脉。临床上较为常见,大多双眼患病,多由暴风客热等外障眼病遗留而来,是比较顽固的慢性疾患。

赤丝虬脉一名,见于《审视瑶函》。但《证治准绳》中已有赤丝乱脉的记载,谓:"气轮有丝脉赤乱，久久常如是”，治疗上主张根据赤脉的部位，辨明何经何络而治之。

本病与西医学慢性卡他性结膜炎相似。

【病因病机】

本病位于白睛上，属气轮，在脏属肺；位于眦部又属心；气轮又与风轮相接，风轮属肝。因此，本病脏腑病机与肺、心、肝关系最为密切。

1. 因某些外障眼病，治不及时或不彻底，余邪未尽，迁延日久而成。

2. 因长期风沙刺激，或因烟火久熏或常近高温，以致热郁脉络，赤脉纵横。

3. 嗜酒成习，或过食辛热炙煿，酿成积热，上熏眼目而成。

4. 因劳瞻久视，目力过度，阴津暗耗，虚火上炎，血络郁滞所致。

【临床表现】

眼干涩微痒，灼热泪出，时有眼眵，眼睑沉重，不耐久视。白睛浅层赤脉纵横，粗细不匀，疏密不等，甚者虬脉粗赤，虬蟠旋曲，时轻时重，经久难消，视力无损。

【诊断依据】

1. 白睛赤脉纵横，粗细不一，疏密不等，虬蟠旋曲。

2. 时轻时重，经久难消，视力无损。

3. 眼干涩痒，眼睑沉重，不耐久视，或有少量眼眵。

【鉴别诊断】

本病应与椒疮鉴别，其区别要点在于本病无赤脉下垂，愈后睑内表面无瘢痕。

【辨证论治】

赤丝虬脉大多为外障眼病迁延失治而来。对于余邪未尽，热郁脉络者，治宜清解余邪，凉血活瘀；对于脾胃有湿热者，宜清热利湿；对于阴虚火旺者，宜滋阴降火。外治宜清热解毒类中药制剂，且需较长时间坚持运用。

1. 热郁脉络

主证 眼涩赤脉粗大蟠曲，眼涩或痒，灼热不适，舌质红，苔黄。

分析 外障眼病，迁延失治，余邪未尽，郁于脉络，则见白睛赤脉粗大蟠曲等症，舌质红，苔黄为余热未尽之象。

治法 凉血化瘀。

方药 退热散加减：生地黄15g，赤芍10g，牡丹皮10g，紫草10g，栀子10g，黄芩10g，当归尾10g，甘草3g。若赤脉紫红粗大明显者，加丹参、红花，以活血行滞。

2. 脾胃湿热

主证 白睛污浊，赤脉纵横，尿赤便溏等。

分析 平素嗜食酒甘厚味，酿成脾胃湿热，湿热上熏，故白睛污浊，赤脉纵横；运化失司，故见便溏；病乃湿热，故小便黄赤。

治法 清热利湿。

方药 清脾散加减：栀子10g，黄芩10g，赤芍10g，薄荷6g，防风10g，藿香10g，车前子15g，茵陈10g，甘草3g。若嗜酒成习者，加葛花6g。

3. 虚火上炎

主证 白睛赤脉迂曲细小，时轻时重，干涩不适，不耐久视，眵少质稀，或兼有口干咽燥，舌红少苔，脉细数。

分析 久视劳瞻，阴津内耗，虚火上炎故见白睛赤脉迂曲细小；阴津不足，津不上承，故见眼干涩不适，不耐久视等症。口干咽燥，舌红少苔，脉细数为虚火上炎之象。

治法 滋阴降火。

方药 知柏地黄丸加减：生地黄 15g，山药 15g，山萸肉 15g，茯苓 15g，泽泻 10g，丹皮 10g，知母 10g，黄柏 10g。若心烦失眠，加酸枣仁、茯神以养心安神；若津少便结，加决明子、麻仁以润肠通便。

【其他治疗】

1. 选黄芩苷眼药水或鱼腥草眼药水或黄连西瓜霜眼液滴眼，1 日 4 次，交替使用。睡前涂穿心莲眼膏。

2. 亦可选用抗生素类眼药水，交替使用 3～6 个月，睡前涂抗生素眼膏。

【调护要点】

患暴风客热等外障眼病时应彻底治愈。在风沙烟尘较多的环境工作，应改善条件，戴防护眼镜避免风沙等刺激。平时工作要有规律，使用目力不要过度，饮食需注意清淡，少食辛热炙煿，并戒除烟酒，若有屈光不正者，应配镜纠正。

【文献选录】

《灵枢·论疾诊尺》："赤脉从上下者，太阳病；从下上者，阳明病；从外走内者，少阳病。"

《证治准绳·七窍门》云："赤丝乱脉证谓气轮有丝脉赤乱，久久常如是者。然害各不同，或因目痛，火虽退，不守禁戒，致血滞於络而赤者；或因冒风沙烟瘴，亲火向热，郁气劳心，恣酒嗜燥，竭视劳瞻而致，有所郁滞而赤者。有痛不痛，有泪无泪，有羞明不羞明，为病不等。盖病生在气轮白珠上，有丝脉纵横，或稀疏粗细不等，但常常如是久而不愈者也。非若天行客风等证之暴壅，赤脉贯睛之难恶者。若只赤乱或昏昧涩紧不爽，或有微微泪湿者轻，因而犯戒者变重。若脉多赤乱兼以枯涩而紧痛，泪湿而烂肿者重。验之当以大脉为主，从何部分而来，或穿连某位，即别其所患在何经络，或传或变，自病合病等证，分其生剋承制，然后因其证而投其经以治之。"

《眼科阐微》："凡白睛生红丝，皆因心火克肺，肺经积热无处消散，随肺之经络上入于目，遂生红丝，盘结于白睛。延及二载，即长白脂皮一层，将红丝瞒（覆盖）着，脂皮外又长红丝层，如此数层，其病成矣。"

第五节 脓 漏 眼

【概说】

本病是由淋病双球菌引起的极为剧烈的急性化脓性结膜炎。以眼部症状反应剧烈，并有大量脓性分泌物为特征，故称脓漏眼。如治疗不及时，在短时间内可发生角膜溃疡及穿孔，导致失明。具有极为剧烈的传染性，必须引起高度重视，注意预防。

【病因病机】

本病是以外感风热邪毒，上犯于目，或相互接触传染而致。由于此种邪毒毒力强，患病时极易出现邪毒炽盛之证候。

其传染眼部的途径主要是将患有淋病性尿道炎或阴道炎的分泌物，通过手、衣物、毛巾等接触到眼部所致。新生儿可通过产道感染引起。

【临床表现】

成人淋球菌性结膜炎潜伏期为 10 小时至 2～3 日不等，多为双眼发病。自觉眼内灼热疼痛，病情急剧发展至浸润期，眼睑高度红肿，睑结膜高度充血，伴小出血点及假膜形成。球结膜高度充血水肿，重者可突出于睑裂之外，有的伴结膜下出血。耳前淋巴结肿痛。眼分泌物多，病初时，分泌物为浆液性，继则呈黄色脓性，量多，拭之即有，不断溢出。经2～3周后，眼睑肿胀有所减轻，脓性分泌物逐渐减少，结膜水肿亦逐渐减退，但睑结膜充血肥厚，乳头肥大，炎症消退后可留有瘢痕。角膜并发症几乎不可避免，初起角膜轻度混浊，继则形成浸润、溃疡，局部角膜病变区变薄，在24小时内可以坏死穿孔，形成蟹睛恶候，或眼内炎，最终形成角膜葡萄肿，或全眼球萎缩而失明。

新生儿淋球菌性结膜炎，一般在出生后2～3日发病，其症状与成人表现相同，但可有全身发热等症状。

【诊断依据】

1. 有淋病史或接触史，新生儿者，其母有淋病性阴道炎。

2. 眼睑高度充血水肿，结膜亦高度充血、水肿，并同时有大量脓性分泌物。

3. 结膜刮片或分泌物涂片可发现大量淋球菌。

【鉴别诊断】

本病应与暴风客热相鉴别。后者无淋病及淋病接触史，炎症反应相对较轻，角膜并发症亦轻，常不影响视力，预后良，细菌学检查找不到淋球菌。

【辨证论治】

本病起病急，来势凶猛，发展迅速，变化多端。因此，必须中西药结合，局部与全身结合进行治疗。

邪毒炽盛

主证　起病急骤，眼睑红肿，白膜红赤肿胀，脓性分泌物特多，或黑睛凝脂，舌质红，苔黄，脉数有力。

分析　邪毒外袭，热毒壅盛，燔灼急迫，灼液成脓，故起病急骤，症状剧烈，脓性分泌物多；舌红苔黄脉数为邪毒炽盛之候。

治法　清热解毒。

方药　黄连解毒汤合五味消毒饮加减：黄连10g，黄芩10g，栀子10g，黄柏10g，金银花30g，蒲公英15g，野菊花15g，防风10g，薄荷10g，生甘草3g。若伴结膜下出血者，为热入血分，加生地黄、牡丹皮、赤芍以清热凉血；若黑睛生翳，为肝热，加龙胆草、夏枯草、柴胡以清肝泻热；若口渴喜饮，为胃热，加生石膏、知母、天花粉以清胃降火；若大便秘结为肠胃积热，加大黄、芒硝以通便泻火。

【其他治疗】

1. 局部治疗　用温盐水或3%硼酸液或1∶10000高锰酸钾液冲洗结膜囊，可采用间断法或持续法（用一次性输液管去穿刺针头，并在细硅胶管头附近造数个小孔留在结膜囊中）。直至分泌物消失，但注意冲洗时，头偏向患侧。也可用5000～10000U/ml青霉素眼药水或0.25%氯霉素眼药水或杆菌肽等眼药水滴眼，开始每5～10分钟滴1次，经2～3小时后逐渐减少次数。

2. 全身治疗　新生儿可用青霉素G，按每日5万U/kg体重计算，分2次静脉滴注，连续7日；对耐药者每日给予头孢曲松钠25～50mg/kg体重，肌内或静脉给药，共7日。成人用水剂普鲁卡因青霉素G肌内注射，注射前1小时服丙磺舒，注射后继续减量口服，或用长效青霉素肌注。对青霉素过敏者，可肌注头孢曲松钠或大观霉素。

【预防要点】

1. 加强思想教育，宣传性病防治知识，严格控制性病传播。

2. 对患有淋病性尿道炎、阴道炎患者要彻底治疗。患病期间禁止去公共游泳池游泳或公共浴池洗澡，饭前便后要洗手。

3. 已病患者要隔离治疗，与病眼接触的医疗器械应严格消毒，敷料要焚毁。如单眼发病，可用透明眼罩保护健眼。

4. 新生儿出生后应立即滴1%硝酸银溶液以作预防。

第六节　粟　　疮

【概说】

胞睑内面颗粒丛生，其色淡黄而软，状如粟米，故称粟疮。临床较为多见，成人、小孩均可患之，但预后良好。

本病在《秘传眼科龙木论》称为睑生风粟外障，谓："涩痛多泪出，真如米隐睛，翻开上下睑，粟子只频生，赤白非言定，针挑更似冰，直须瘀血尽，凉药必能征。"《太平圣惠方》名曰粟眼，并明确指出有赤白两种。该书在治睑生风粟诸方谓："夫眼痛状如眯者，名曰粟眼。此皆心肺壅毒，肺脏积热，肝家有风，致令眼睑皮肉上下，有肉如粟粒，或赤或白，泪出涩痛，如眯隐睛。"至《证治准绳》始名为粟疮，并沿用至今。

粟疮与结膜滤泡相似，赤者为滤泡性结膜炎，白者为结膜滤泡症。两者均可参照本症进行辨证论治。

【病因病机】

本病是以胞睑内面为主要病变，胞睑属于肉轮，在脏属脾。因此，本病的脏腑病机与脾关系最为密切。

1. 素食辛热炙煿，酿成湿热，蕴积脾胃，又感风邪，内外相搏，上攻胞睑，郁于络脉所致。

2. 饮食失调，脾胃受伤，运化失司，脾湿上泛，湿邪停聚而成。

【临床表现】

本病成年人及小孩均可发生，并有急性与慢性之别。但其主要特征为，睑内表面有粟粒状颗粒，大小一致，排列整齐，境界分明，色黄质软，以下睑居多，尤以下睑内表面与白睛交界处为多。痊愈后不留瘢痕。自觉症状一般不明显，或有涩痒感。急性发作时，则有眼睑红肿，白睛红赤，眼眵量多。病程较长，可持续数月之久。

【诊断依据】

1. 睑内表面布有粟米状颗粒，尤以下睑为多。

2. 若睑内红赤，眼眵量多，为急性期，若红赤不明显，眼眵量少，多为慢性期。

【鉴别诊断】

本病应与椒疮鉴别。椒疮者，颗粒红而细，质坚，以上睑居多，愈后留有瘢痕，且有赤脉下垂。粟疮者，颗粒黄而大，质软，以下睑居多，愈后不留瘢痕，且无赤脉下垂。

【辨证论治】

粟疮以脾胃湿热者居多，治宜清热除湿；夹有风热者，兼祛风散邪；若脾虚湿困者，多见于小儿，治以健脾除湿。

1. 脾胃湿热

主证　睑内表面粟米样颗粒较多，睑内红赤，胞睑肿胀，眼眵量多，舌质红苔黄腻，脉濡数。

分析　素食肥甘厚味酿成脾胃湿热，又兼风邪，上攻胞睑，致睑内粟疮丛生，睑内表面红赤等症。舌质红，苔黄腻，脉濡数为脾胃湿热之象。

治法　清热除湿。

方药　清脾凉血汤加减：连翘 10g，蝉蜕 5g，荆芥 6g，防风 10g，陈皮 5g，苍术 5g，白鲜皮 10g，厚朴 10g，赤芍 10g，黄芩 10g，生大黄 10g，甘草 3g。若眼眵多加黄连清心泻火；白睛红赤较甚，加桑白皮清肺降火；睑内红赤较甚，加生地黄、牡丹皮凉血清热。

2. 脾虚湿重

主证　睑内表面粟米样颗粒丛生，红赤不显或不红赤，痒涩轻微或无不适，食少便溏，舌淡苔白，脉弱。

分析　饮食不节，脾胃受伤，运化失司，湿邪停聚，但未化热，故出现睑内粟样颗粒丛生，红赤不显或不红赤等症。食少便溏、舌淡苔白、脉弱为脾虚失运之表现。

治法　健脾化湿。

方药　参苓白术散加减：太子参 10g，白术 10g，茯苓 15g，甘草 5g，薏苡仁 10g，陈皮 10g。若有痒湿者，加菊花、防风祛风止痒；食滞不化者，加麦芽、鸡内金助食化滞；舌苔白滑者，加苍术苦温燥涩。

【其他治疗】

1. 中药滴眼　常用黄连眼药水，或黄连西瓜霜眼液滴眼，每日 4 次。

2. 西药滴眼　选用氯霉素眼药水，或环丙沙星等眼药水滴眼，每日 6 次。

【调护要点】

本病多由湿热所致，故慎食辛辣、炙煿、油腥之物，以防助湿生热，而加重病情。

【文献选录】

《证治准绳·杂病·七窍门》："粟疮证：生于两睥、细颗黄而软者是，今人称椒疮为粟疮，非也。椒疮红而坚，有则碍睛，沙涩不便，未至于急。粟疮见，若目痛头疼者，内必有变证。大意是湿热郁于土分为重，椒疮以风热为重。二证虽皆属于血分，一易散，一不易散，故治亦不同，有素好湿热燥腻者，亦有粟疮，若睛虽赤而痛不甚者，虽有必退，与重者不同，又不可误认为玉粒，玉粒乃淡黄色坚而消迟，为变亦迟者。"

《审视瑶函》："粟疮证：脾经多湿热，气滞血行迟，粟疮胞内起，粒粒似金珠，似脓脓不出，沙擦痛无时，脾急开张涩，须防病变之，病来如软急，散亦不多时。"

第七节　时　复　症

【概说】

本病是以眼奇痒难忍为特征，有一定周期发作的特点，春夏天暖时发作，秋季寒冷时缓解，如时往复者，称时复症。多见于青少年男性，常双眼发病。其病程可延绵数年或十余年，随年龄增长而逐年缓解或自愈。

本症的主要症状是眼部奇痒，《太平圣惠方·治目痒急诸方》谓："夫目痒急者，是风气客于睑眦之间，与血气津液相搏，使眦痒而泪出。"《秘传眼科龙木论》也有眼痒极难忍外障的病名。《证治准绳· 杂病·七窍门》称痒若虫行证，同时该书又有时复证的记载，时复证的特点是至期而发，至期而愈。因此，上述两症紧密相关，当代著作对时复症的讨论一般以目痒难忍的病变为主。

根据本病的特点，可包括西医学的春季结膜炎、枯草热性结膜炎。因此，这些病症均可参照时复症进行辨证论治。

【病因病机】

本病是以胞睑内面及白睛为主的病变，胞睑为肉轮，在脏属脾，而白睛为气轮，在脏属肺。因此，本病的脏腑病机与脾、肺关系密切。

1. 肺主皮毛，肺卫不固，风邪外侵，上犯白睛。或往来于睑肤肌腠而目痒难忍。

2. 湿热蕴积，复受风邪，风湿热邪相搏，瘀滞胞睑、白睛而发病。

【临床表现】

本病以青少年多见，每至春夏发作，秋冬缓解，年复一年，持续多年。自觉双眼奇痒难忍，灼热微痛，有少量白色黏丝样分泌物，或有轻度羞明流泪。检查睑内面有扁平颗粒之乳头如铺路卵石样排列（图 3-3-1），乳头之间呈浅蓝色，表面似覆一层牛乳样假膜，白睛呈污浊红色。或者在黑睛边缘出现一个或多个黄白色胶样隆起结节，严重者结节相互衔接，完全包绕黑睛边缘，白睛呈黄浊或污红色。上述两种情况可单独出现，也可同时存在。

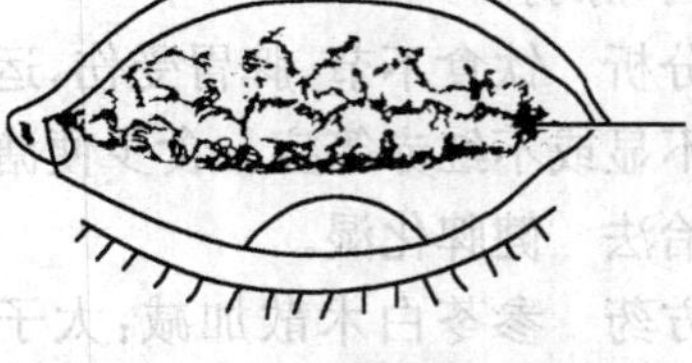

图 3-3-1　春季结膜炎睑结膜型

【诊断依据】

1. 眼奇痒难忍，磣涩不适，甚则畏光、流泪，有少量白色丝状分泌物。

2. 眼部检查，见上睑结膜充血污浊，肥大乳头呈铺路石状排列，或围绕角膜缘出现一个或多个黄白色胶样结节，白睛呈污红。

3. 周期性反复发作，春季发病，夏季加重，秋冬缓解。

4. 结膜刮片可见嗜酸性粒细胞或嗜酸性颗粒。

5. 多见于儿童及青少年，男性较多，常双眼发病。

【鉴别诊断】

本病应与椒疮鉴别。两者在睑内表面虽均有乳头样颗粒存在，但椒疮之乳头较小，排列密集，粗糙不平，有赤脉伸入黑睛，自觉无奇痒等症；而本病之乳头较大，硬而扁平，排列如铺路之卵石样，无赤脉伸入黑睛，自觉奇痒难忍。

【辨证论治】

本病属风邪外侵者，应以祛风止痒为主；脾胃湿热者，应以清热化湿为主；症状缓解，应结合全身情况进行调理，大多是补脾益肺为主。

1. 风邪外侵

主证　眼痒难忍，灼热微痛，白睛污红，睑内遍生颗粒，状如小卵石排列，舌淡红苔薄白，脉缓。

分析　风邪外袭，往来于睑肤肌腠间，故眼痒难忍；风为阳邪，故目感灼热，白睛污红；胞睑脉络阻遏，气血受阻，故睑内颗粒遍生。全身无明显症状，故舌脉无特殊表现。

治法　祛风止痒。

方药　消风散加减：羌活 6g，防风 10g，荆芥 6g，茯苓 10g，党参 10g，僵蚕 10g，蝉蜕 6g，蛇床子 9g，藿香 10g，甘草 3g。体质弱加黄芪 15g，当归 10g 以补气益血。

2. 湿热上犯

主证　眼奇痒难忍，泪多眵稠，睑肿沉重，白睛微黄，色污浊，黑白睛交界处呈胶样结节隆起。舌红苔黄腻，脉数。

分析　湿热内蕴，兼受风邪，内外合邪，上壅于胞睑，故眼奇痒尤甚；湿热壅遏于目，则泪多眵稠，胞睑沉重，白睛黄色污秽；湿热郁遏，肺气不宣，气血受阻，故白睛变生胶样结节，或兼睑内颗粒遍生。舌红苔黄腻，脉数，为湿热内蕴之征。

治法　清热化湿。

方药　凉膈清脾饮加减：苦参 6g，黄芩 10g，黄连 10g，大黄 10g，石膏 20g，柴胡 10g，前胡 10g，荆芥 10g，防风 10g，甘草 3g。若胶样结节较大，加牡丹皮、赤芍、夏枯草以活血散结。

【其他治疗】

1. 选用 0.5%醋酸可的松眼液或 0.05%地塞米松眼液滴眼，日 3 次；或色苷酸钠眼药水滴眼，每日 3～4 次。

2. 可用清凉眼药膏点眼，或用龙胆草、苦参、枯矾、朴硝、白鲜皮，煎水过滤，待凉时洗眼。

3. 中药嗜鼻　嗜鼻碧云散或鹅不食草，每日嗜鼻 2～3 次。

【转归预后】

本病多见于青少年，随着年龄增长，症状逐渐减轻。一般至 18 岁左右即自愈。但也有个别患者至成年未愈者。

【调护要点】

本病发作期，为避免日光刺激，可戴有色眼镜。眼部奇痒时，不要用力揉擦。对于湿热型者，少食或不食辛甘厚味，以免酿成脾胃湿热，加重病情。病情缓解期，可用益肺补脾法固本治疗，对于防止次年复发或减轻复发症状是有意义的。

【文献选录】

《秘传眼科龙木论·眼痒极难忍外障》："此眼初患之时，忽然痒极难忍，此乃肝脏有风，胆家壅热冲上所使。"

《银海精微》："痒极难忍者，肝经受热，胆因虚热，风邪攻充，肝含热极，肝受风之燥动，木摇风动，其痒发焉。"

《世医得效方·眼科》："痒极难任，眼痒极甚，瞳子连眦头皆痒，不能收睑。此因清净腑先受风热得之，宜服驱风一字散。"

《证治准绳·杂病·七窍门》："时复证：谓目病不治，忍待自愈，或治失其宜。有犯禁戒，伤其脉络，遂致深入，又不治之，致搏夹不得发散之故，或年之月，月之日，如花如潮，至期而发，至期而愈，久而不治，及因激发遂成大害。未发者，问其所发之时令，以别病本在何经位；已发者，当验其形证、丝脉以别其何部分，然后治之。"

【现代研究】

1. 辨证分型与局部西药结合治疗　如张氏等将睑结膜型定为风湿型，用祛风清热化湿汤（麻黄、羌活、防风、桑白皮、黄芩、赤芍、藿香、苦参、乌梅、生石膏、地肤子、甘草）；将球结膜型定为风火型，方用清热泻肝汤（桑白皮、黄芩、柴胡、龙胆草、知母、防风、茵陈、乌梅、生石膏、草决明、甘草）；将混合型定为风火夹湿型，方用加减菊花通圣散。局部均点 0.5%醋酸可的松眼药水。治疗 85 例，均在用药 2～5 天自觉症状开始减轻，1～3 个月症状消失。经 1～5年追踪观察，62 例无复发。

2. 中药眼药水滴眼　如王氏根据现代药理研究，雷公藤有抗炎及抑制肉芽肿作用，用雷公藤片重新酒精提取，配成含雷公藤提取物——总萜每毫升含 10mg 的眼药水点眼。治疗 26 例，显效 10 例，有效 13 例，无效 3 例。

3. 冷冻治疗　如施氏用液氮冷冻治疗 40 例，经治疗 1～5 次，治愈 24 例，好转 16 例。方法以 1% 丁卡因表面麻醉，冷冻每点 2～5 秒，每眼 4～6 点，术后滴抗生素眼药水。

4. 中药雾化治疗　观察组用市场上普通美容蒸气仪，将眼痒安Ⅰ号（由苦参、秦皮、羌活、防风、川椒、冰片、硼砂组方）放入蒸气熏蒸器，使药物形成气雾离子，治疗时患者睁开双眼，同时熏蒸双眼，药物即可与眼结膜、角膜直接接触，每次熏蒸 10 分钟，每日 2 次，10 次为 1 疗程，必要时可用 2～3 疗程。治疗过程中未用其他眼药，无配合使用激素类药物。对照组：用色苷酸钠滴眼液每日 4 次，连续滴眼 10 天，必要时可滴眼 10～30 天。两组疗效比较，经 Ridit 检验，$U=8.625$，$P<0.01$，观察组疗效优于对照组，且复发率低。

第八节　金　疳

【概说】

白睛表层突起灰白色颗粒，形如玉粒，周围绕以赤脉的眼病，称为金疳。临床上较为多见。多发于春秋两季，以单眼发病为多，亦有双眼同时或先后发病者。营养失调，体质虚弱之人，易反复发作。预后良好。

金疳最早见于《证治准绳．杂病·七窍门》。该书云："初起与玉粒相似，至大方变出祸患，出于睥内，必碍珠涩痛，以生障翳，生于气轮者，则有珠痛泪流之苦，……久而失治，违戒反触者，有变漏之患。"但《证治准绳》对该病的病因和治疗没有述及。后来，《审视瑶函·目疣》根据《证治准绳》提出了用泻肺利气兼以养阴的"泻肺汤"来治疗本病，从而补充了《证治准绳》之不足。以后《目经大成》根据白睛属肺，肺属金，故又名金疡。

本病与西医学的泡性结角膜炎相似。

【病因病机】

1. 外感燥热之邪，内客肺经，肺火偏盛，上攻于目，郁结而成。

2. 肺阴不足，虚火上炎，郁滞白睛，聚结为疳。

3. 脾胃虚弱，运化无力，肺失所养，气化不利，气血郁滞，致生金疳。

【临床表现】

本病小儿及成人皆可发病。自觉症状较轻，仅感眼部磣涩不适。检查眼部，可见白睛浅层出现白色玉粒样颗粒，大小不一，数目可 1～2 个，大多位于黑睛两侧的白睛上，颗粒周围有赤脉环绕，颗粒破溃后可以自愈，愈后多不留痕迹，但可复发（图 3-3-2）。

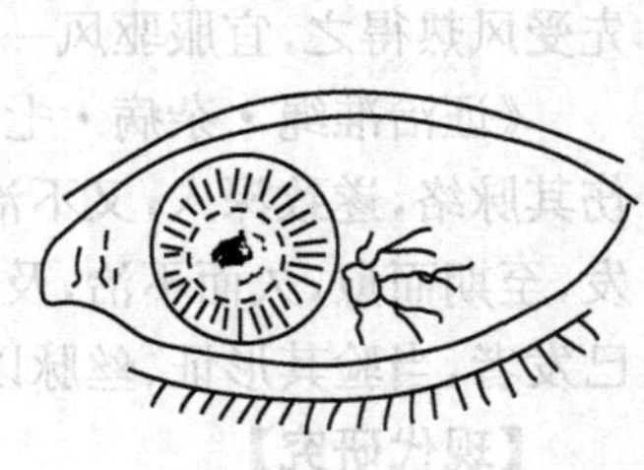

图 3-3-2　金疳

【诊断依据】

1. 白睛表面见灰白色颗粒隆起，周围有赤脉环绕。

2. 自觉眼内隐涩不适。

【辨证论治】

金疳虽系外障眼病，但发病往往与相应的脏腑有关，其病为标，其本源于脏腑。因病发于白睛，在脏属肺，故治疗总宜首责之于肺，尤其初发之时，其治每当泻肺利气散结，使肺气畅而血行则病愈。若反复发作者,尤其是小儿患者,往往是标实本虚。待其金疳缓解时,往往以健脾益肺为主。

1. 肺经燥热

主证 患眼涩痛,泪热眵干,颗粒隆起高突,其周围赤脉粗大。或有口渴鼻干,便秘溲赤,舌红苔黄,脉数。

分析 肺经燥热蕴结,宣发失职,气血郁滞,故白睛颗粒隆起高突,赤脉红赤粗大。肺气不宣,肃降失司,火邪下移则便秘溲赤。热灼津液则口渴、鼻干。舌红苔黄脉数,为肺经燥热之象。

治法 泻肺清热。

方药 泻肺汤加减:桑白皮 15g,黄芩 10g,地骨皮 10g,知母 10g,麦冬 15g,桔梗 10g,防风 10g,赤芍 10g,甘草 3g,若大便秘结,加大黄以通腑泻便。

2. 肺阴不足

主证 白睛颗粒不甚隆起,其周围赤脉淡红,且病久难愈,或反复发生。或有干咳咽干。舌质红,无苔,脉细数。

分析 本证属肺阴不足,虚火上炎,故白睛诸症俱不显著;干咳咽干,舌质红无苔,脉细数为肺阴不足之象。

治法 养阴润肺。

方药 养阴清肺汤加减:生地黄 15g,玄参 10g,沙参 15g,麦冬 10g,白芍药 10g,牡丹皮 10g,浙贝母 10g,薄荷 10g,甘草 15g。

3. 脾肺两虚

主证 白睛颗粒细小,赤脉轻微,日久难愈,或反复发作。食欲不振,大便溏薄,舌淡苔薄白,脉缓无力。

分析 脾肺两虚,故颗粒细小,赤脉轻微;土不生金,卫外不固,故病久难愈,或反复发作。食欲不振,大便溏薄,舌淡苔白,脉缓无力为脾失健运,肺气虚弱之表现。

治法 健脾补肺。

方药 参苓白术散加减:党参 15g,白术 10g,茯苓 15g,薏苡仁 15g,怀山药 10g,桔梗 10g,陈皮 5g,大枣 10g,甘草 3g。若偏于肺气虚,可加黄芪补肺益气。

【其他治疗】

1. 中药滴眼 可选用黄连西瓜霜眼药水或千里光眼药水或黄芩苷眼药水滴眼,每日 3～6次。睡前用退云散点眼。

2. 西药滴眼 选用 0.5%醋酸可的松眼药水及 1%链霉素眼药水滴眼,每日 4 次。

【转归预后】

本病虽可反复发作,迁延日久,但治疗恰当,调摄合理,则渐消而愈,目力无损,预后良好。

【调护要点】

本病宜少食辛辣炙煿之品,以防助热伤阴。体质较差者,注意加强锻炼,增强体质。也可用药物调补,以防复发。

【文献选录】

《审视瑶函》:"金疳起如玉粒,脾生必碍睛疼,沙擦涩紧翳障生,若在气轮目病,珠痛泪流不爽。阳分最苦气升,时交阴降略清宁,目小涩而坚硬。"

《目经大成·五色疡》:"金疡,……此症生于气轮,状如金粟,粒数不定,眵泪涩痛不消说,间有连上睑内结者,尤碍青睛,且击而发翳障,俨与椒粟仿佛。"

第九节　白睛溢血

【概说】

白睛浅层下出现片状出血斑,甚至遍及整个白睛,称白睛溢血。多见于50岁以上的人,一般经2周左右可自行消散,预后良好,但可复发(彩图10)。

白睛溢血,因初起色红如胭脂,故《证治准绳·杂病·七窍门》称为色似胭脂证,谓:"不论上下左右,但见一片或一点红血,俨似胭脂抹者是也。"至20世纪60年代广州中医学院主编的《中医眼科学》则称为白睛溢血。

本症即西医学的结膜下出血。

【病因病机】

1. 热客于肺,肺气不宣,顿咳不已,震破脉络,致白睛溢血。

2. 年老阴精不足,脉络脆弱,络破血溢,致白睛溢血。

3. 外伤及目,或眼部手术,或结膜下注射,误伤白睛脉络,致白睛溢血。

【临床表现】

自觉症状不明显,一般多为他人发现。检查见白睛浅层下有片状出血斑,边界清楚,甚者遍及白睛。早期色似胭脂,逐渐变成棕黄色,最后吸收消退,不留痕迹。

【辨证论治】

本病可自行消退,故临证用药主要应针对病因处理,因肺热伤络者,治宜清肺泻热,因肝肾阴虚者,治宜滋补肝肾,因外物伤目者,宜活血化瘀。

1. 肺热伤络

主证　白睛血斑鲜红,咳嗽痰黄,或顿咳不已,舌红苔黄,脉数。

分析　热邪犯肺,脉络受灼,故见白睛溢血;肺有热邪,热灼津液,故咳嗽痰黄;肺气失宣,肺气上逆,故顿咳不已。舌红苔黄脉数,为肺经有热之征。

治法　清肺泻热。

方药　退赤散加减:桑白皮15g,黄芩10g,当归10g,赤芍15g,牡丹皮10g,天花粉10g,瓜蒌10g,甘草10g,桔梗10g。若出血量多,色暗红者,加丹参、红花以活血化瘀。

2. 肝肾阴虚

主证　常见于中老年人,白睛溢血,反复发生,头昏耳鸣,腰膝酸软,舌红少津,脉细。

分析　年老之人,阴常不足,肝肾阴虚,脉络脆弱,血溢络外,故见白睛溢血;阴不上承,髓海不足,脑失所养,故头昏耳鸣;肾主骨,肝主筋,肝肾亏虚,故腰膝酸软。舌红少津,脉细,为肝肾阴虚之征。

治法　滋补肝肾。

方药　六味地黄汤加减:熟地黄12g,生地黄12g,山药15g,牡丹皮10g,茯苓15g,泽泻10g,女贞子12g。若出血量多,加丹参以活血化瘀。

3. 外物伤目

主证　眼受外伤,白睛溢血,色似胭脂。

分析　眼受外伤,白睛脉络受损,血溢脉外,故见白睛溢血。

治法　活血化瘀。

方药　桃红四物汤加减：桃仁 10g，红花 6g，当归 10g，川芎 6g，赤芍 10g，生地黄 15g，荆芥炭 10g。若出血量多，加三七粉以活血化瘀；若兼其他部位出血，参照撞击伤目治疗。

【其他治疗】

早期眼部宜冷敷，以利止血，防止继续出血；两日后无继续出血，改作热敷，可促使瘀血吸收，缩短病程。

【调护要点】

平时注意少食辛热炙煿之品，以防湿热内生。生活要有规律，少熬夜，护目力。老年血管脆弱者，不要用力揉擦眼部。

【文献选录】

《证治准绳·杂病·七窍门》："色似胭脂证：不论上下左右，但见一片或一点红血，俨似胭脂抹者是也。此血不循经络而来，偶然客游肺膜之内，滞成此患。若欲速愈者，略略于相近处，睥内开导治之，或就于所滞之处，开之亦好。若畏开者，内外夹治亦退，只是稍迟。独于内治亦退，其效尤迟。亦有寡欲慎火者，不治自愈。若犯禁而变则瘀滞转甚，因而感激风热者，他证生焉。"

《审视瑶函·色似胭脂症》："此症白睛不论上下左右，但见一片或一点红血，俨似胭脂者是。此因血热妄行，不循经络，偶然热客肺膜之内，滞而成患；有因嗽起者，皆肺气不清之故。须以清肺散血之剂，外点药逐之，宜服退赤散。"

第十节　神 水 将 枯

【概说】

因泪液减少，甚至枯竭，致使白睛、黑睛无泪液润泽，干燥失润，甚则黑睛混浊等症者，称神水将枯。临证多为双眼发病，临床上是以眼干、口干、鼻干为主要表现。若病情顽固日久不愈，常并发黑睛疾患而损害视功能，预后不佳。

神水将枯一名，首见于《证治准绳》，该书在"杂病·七窍门"谓："视珠外神水干涩而不莹润。"《目经大成》称为神气枯瘁，谓："此症轮廓无伤，但视而昏花，开闭则干涩异常。掀睑细看，外面养睛神水有若蜗牛之涎，涎游于黑白之间，徒光无润。"指出了本病的主要症状。

西医学的结膜干燥症、干眼、干眼症、干眼病，包括上皮性结膜干燥症，瘢痕性结膜干燥症，暴露性角膜结膜干燥症，干燥性角膜结膜炎及原发性口眼干燥综合征等均可出现神水将枯。因此，这些病症均可参照神水将枯进行辨证论治。

【病因病机】

本病是以泪液减少及质的异常而引起的病变。肝开窍于目，泪为肝之液，肝肾同源，肾为水之下源，肺为水之上源，脾主运化水湿。因此本病的脏腑病机与肺、肝、肾、脾关系密切。

1. 外感燥热之邪，内客于肺，致肺阴不足，不能上润于目，而发生神水将枯。

2. 肝肾阴虚，致泪液生化无源，兼有虚热蒸灼，故神水将枯。

3. 脾虚气弱，运化水湿失职，清阳不升，气化不利，液泪不能上营，故神水将枯。

【临床表现】

自觉眼干涩、口干、鼻干或多饮，泪液减少，白睛无光泽，黑睛暗淡不润，上述症状有逐渐加重趋势。甚至黑睛混浊，视力锐减，重者可致失明。由于泪液减少，用滤纸试验，可明显少于正常范围。

【诊断依据】

1. 目珠干燥失泽，白睛微红，常有皱褶，黑睛暗淡或生星翳。

2. 自觉眼干涩，磨痛畏光，视力下降，同时口鼻干燥，唾液减少。

3. 多见于50岁左右女性，双眼发病，常伴有多发性关节炎。

4. 泪液分泌量测定，多次少于5mm/5min。泪膜破裂时间少于10秒，荧光素染色试验阳性。

【辨证论治】

神水将枯须在辨证论治基础上，酌情选用滋阴润燥药，但补阴不可过腻，以免碍滞脏腑功能。适当的眼局部治疗，非常必要，可改善症状，缩短病程。

1. 肺阴不足

主证　眼干涩明显，甚则畏光，自汗，咽燥口干，或干咳无痰，舌质红无津，脉细无力。

分析　肺气亏虚，气不化津，津液不布，目失濡润，故眼干涩，甚则畏光；肺气亏虚，腠理不固故自汗；气虚不能化津，致肺阴不足，故咽燥口干，干咳无痰；舌质红无津，脉细乃肺阴不足之象。

治法　益肺养阴。

方药　生脉散合清燥救肺汤加减：参须10g，麦冬15g，五味子10g，玉竹15g，桑叶15g，薄荷10g，枇杷叶10g，甘草3g。若兼胃热，加石膏、天花粉清热生津。

2. 肝肾阴亏

主证　眼干涩畏光，头昏眼花，口咽干燥，腰膝酸软，舌质红少津无苔，脉细。

分析　肝肾亏虚，阴精不足，不能上荣于目，故眼干涩畏光；肝肾阴亏，髓海不足，故头昏眼花；津不上承，口咽失养，故咽干燥。腰为肾之府，肾亏则腰膝酸软。舌质红少津无苔，脉细乃肝肾阴亏之表现。

治法　滋补肝肾。

方药　杞菊地黄丸加减：枸杞子15g，菊花10g，生地黄15g，熟地黄15g，山药15g，山茱萸10g，茯苓15g，丹皮10g。若兼肺阴不足，加沙参、麦冬滋养肺阴。

3. 脾虚气弱

主证　除眼干涩等眼部症状外，全身见四肢乏力，精神倦怠，食少便溏，舌淡边有齿印，脉细无力。

分析　脾虚气弱，运化失司，生化之源亏乏，目失濡养，故眼干涩。四肢乏力，精神倦怠，食少便溏等症为脾虚之征。

治法　益气健脾。

方药　归脾汤加减：党参15g，黄芪15g，白术10g，当归10g，大枣10g，龙眼肉10g，麦冬15g，石斛10g，甘草3g。

【其他治疗】

1. 针对干眼，可选用各种泪液替代液滴眼，如各种人工泪液、甲基纤维素、硫酸软骨素、透明质酸钠等眼药水，同时用适当的抗生素眼药水以预防感染。

2. 针刺治疗　选攒竹、承泣、迎香、睛明、少泽、后溪等穴，每次选2～3穴，隔日1次，10次为1疗程，以补法为主。

【转归预后】

神水将枯是由于结膜组织本身的病变，早期仅发生结膜干燥现象，继而在结膜变化的同时，角膜也受累，开始出现上皮层干燥、混浊，导致视力下降，严重者视力丧失。

【调护要点】

本病宜少食辛热炙煿之品，以免助热化火，伤阴耗液而加重病情。宜居光线暗房间，外出配戴有色眼镜，以减少光线刺激达到减轻眼部症状的目的。

【文献选录】

《证治准绳·杂病·七窍门》："神水将枯：视珠外神水干涩而不莹润。最不好识，虽形于言不能妙其状，乃火郁蒸膏泽故精液不清，而珠不莹润，汁将内竭，虽有淫泪盈珠，亦不润泽。视病气色，干涩如蜒蝣唾涎之光，凡见此证，必有危急。病来治之，缓失则神膏干涩，神膏干涩则瞳神危矣。夫神水为目之机要，其病幽微，人不知之，致变出危证，而救之已迟，其状堆积，非心志巧，眼力精，虽师指不得尽其妙。"

《目经大成·神气枯瘁》："此症轮廓无伤，但视而昏花，开闭则干涩异常。掀睑细看，外面养睛神水有若蜗牛之涎，涎游于黑白之间，徒光无润。须臾风轮内外，气象渐变枯败如死人，故曰神气枯瘁。"

【现代研究】

1. 应用滋阴明目丸治疗阴虚型干眼，治疗组用李传课教授经验方制成滋阴明目丸（由熟地、枸杞、菟丝子、怀山药、茯苓、楮实子、黄精、枣皮、丹皮、三七、丹参等药配方组成）。患者每次服9g，每天3次。西药对照组用治疗干眼首选的人工泪液制剂润舒眼液，点患眼，3～6次/天。对两组中、重度患者夜间使用抗生素眼膏，防止眼表损害。本观察表明，在Schirmer试验、BUT值、眼表染色等方面治疗组优于对照组，其机制可能与泪腺、副泪腺及杯状细胞的分泌增强或泪液组成更有利于泪膜稳定性有关。说明滋阴明目丸对促进泪液分泌和维持泪膜稳定性有一定作用。但滋阴明目丸是否促使泪液分泌细胞部分功能恢复及如何改善泪膜稳定性，有待进一步探讨。

2. 王氏将本病133例分为肺阴不足、肝肾阴虚、虚火浮越、脾虚气弱4型，分别用养阴清肺汤、六味地黄汤、金匮肾气丸、归脾汤加减方治疗，总有效率93.98%。

3. 专方治疗　田氏用加味沙参麦冬汤（沙参、麦冬、黄芪、玉竹、花粉、扁豆、黄精、桑叶、甘草）治疗104眼，随症加减，轻者服1疗程，中、重症服2～3疗程，有效率73.65%。

4. 金氏观察中药合熏灸法治疗干眼症的临床疗效，雷火灸由重庆赵氏雷火灸研究所提供，先熏额头，再熏双眼和泪腺部位。点穴包括印堂、鱼腰、瞳子髎、四白、睛明穴；熏双耳，并点耳穴：耳门、耳垂及翳风，最后点双手合谷穴。整个灸疗过程约30分钟，治疗后2小时内不洗脸。每日灸疗1次，14天为1疗程，同时服用汤药养阴生津方，主要组成药物有人参、麦冬、天冬、五味子、天花粉、薄荷、黄芪等。每日1剂，共14剂。治疗两疗程。治疗后有72.0%的患者干涩感得到改善，视疲劳改善占27.8%，异物感改善占54.5%。证实灸熏法对改善干眼症症状有一定疗效。同时治疗后泪液分泌较治疗前明显增多，泪膜破裂时间延长。

（徐茂生　谢立科）

主要参考文献

1. 程爵堂. 吹鼻散治疗急性结膜炎. 浙江中医杂志，1993(6)：253

2. 缪希寿．针刺治疗急性结膜炎．福建中医药,1986,(1):13

3. 白石明,周丹．中药冷敷治疗急性结膜炎86例临床观察．中国中医药科技,2008,15(3):216

4. 刘益群．复方薄荷滴眼液治疗流行性出血性结膜炎．中西医结合眼科,1985,(1):19

5. 张洪波．疏风清目汤治疗流行性出血性结膜炎．新中医,1991,(1):29

6. 张怀安,张健．辨证分型配合可的松滴眼治疗春季卡他性结膜炎85例．辽宁中医杂志,1980,(11):34

7. 王锡夫．雷公藤对春季卡他性结膜炎的治疗．中西医结合眼科,1985,(3):32

8. 施晓兰．冷冻治疗春季卡他性结膜炎．实用眼科杂志,1989,(5):295

9. 林颖．眼痒安1号雾化治疗春季结膜炎疗效观察．中国中医眼科杂志,2001,11(1):24

10. 彭抿,李传课,喻干龙,等．滋阴明目丸治疗阴虚型干眼临床观察．辽宁中医杂志,2001,28(8):478

11. 王高,谷安琪,雷世奇．中药治疗干眼症的临床观察．中国中医眼科杂志,2003,13(3):143

12. 田月娥．加味沙参麦冬汤治疗干眼症52例．北京中医药大学学报,2001,24(5):62

13. 金明,王晓娟,宋海姣,等．中药及熏灸治疗干眼症的临床观察．中国中医眼科杂志,2006,16(2):71

第四章 巩膜病

巩膜为中医学白睛的主要部分，在古代医籍里所论及的白珠、白仁、白眼等，都包括巩膜在内。

白睛质地坚韧，为眼珠之外壳，有保护珠内组织的重要作用。但巩膜血络稀少，血液循环不旺盛，营养供应相对较差，故一旦发病，则病程长，缠绵难愈。

白睛在五轮中为气轮，内应于肺，故白睛病变常与肺之失调密切相关。如肺主气，又主宣发与肃降，若肺气失调，血行不畅，可致白睛结节瘀滞隆起；肃降失司，大肠结热，腑实不通，又可致肺火蕴结，发生白睛疾患。然白睛是机体的一部分，其发病不仅与肺关系密切，而且与其他脏腑也有密切的关系，尤其是巩膜疾患，这一点显得更为突出。因此，在治疗巩膜疾患时，须从整体观念出发，综合局部与全身情况，审证求因，辨证论治。

第一节 火 疳

【概说】

火疳是指火邪滞结，致白睛（巩膜）呈局限性紫红色改变，多伴有结节状隆起，且疼痛拒按的眼病（彩图11）。临床较为多见。好发于成人及女性。单眼发病者多，亦有双眼同时或先后发病者。病因多端，病程缠绵，易于复发。本病位于巩膜浅层者为其轻证，于巩膜深层为重证。发于白睛前部者易查，于后部者难辨。若数周内即愈者，多无后患，视力无损。若病情顽固，长期不愈，危害较重，白睛常遗青色或蓝色瘢痕，重则溃陷，致白睛穿破，变生他症而致目盲。一般常与类风湿关节炎、结节性红斑、结核等疾患并发。

本病名首见于《证治准绳·杂病·七窍门》。该书对本病的病因、症状、以及鉴别诊断均有论述，谓："火疳证，生于睥眦气轮，在气轮为害尤急，盖火之实邪在于金部，火克金，鬼贼之邪，故害最急。初起如椒疮榴子一颗，小而圆或带横长而圆，如小赤豆，次后渐大。痛者多，不痛者少。不可误认为轮上一颗如赤豆之症因瘀积在外易消者，此则从内而生也。"《审视瑶函·目疣》补充道："火疳生如红豆形，热毒应知患不轻。两眦目家犹可缓，气轮犯克急难停，重则破漏成血漏，轻时亦有十分疼。消凉调治无疑惑，免致终身目不明。"其重证因偶有溃而成漏者而变成他症时，故《目经大成》则称火疡。

西医学的表层巩膜炎与巩膜炎等均为火疳范畴。

【病因病机】

本病是以白睛为主的病变，白睛紧邻两眦及黑睛，向里邻及黄仁、瞳神。白睛属肺，两眦属心，黑睛属肝，黄仁、瞳神属肾。因此，本病的脏腑病机与肺最为密切，又与心、肺、肾相关，常由风湿热邪、气血上逆等因诱发。

1. 火热毒邪，蕴积肺经，气机不畅，气血壅塞，无从宣泄，结聚于白睛而成本病。

2. 风湿内蕴，久而化热，湿热之邪阻滞脉络，致肺气不宣，风性走窜，上犯白睛。

3. 妇女血热，湿热壅滞，正值行经之际，风引白睛，血热上逆，壅遏白睛而发。

4. 体质虚弱，寒邪侵凌，凝滞目络，结聚白睛发为本病。

5. 肺经郁热，日久伤阴，虚火上炎，上犯白睛。

6. 全身疾病，如痹证、痨瘵、梅毒等引发。

【临床表现】

1. 火疳轻证有两种

(1)单纯性：常双眼起病急骤，持续数小时或数日，羞明流泪，患眼局部疼痛及压痛。巩膜有节段或弥漫紫红色改变，1～3 周消退，但在一定的时间又可复发。部分成人女性常于月经期出现。少数患者出现暂时性能近怯远症，严重的病例可伴周期性偏头痛。

(2)结节性：常常急性发病，初起患眼红赤涩痛，羞明流泪，患眼局部疼痛。大多数患者陈诉疼痛以夜间尤甚，但也有疼痛不显著者，在未波及黑睛与瞳神之前可无流泪或畏光现象。在近黑睛或距其较远处，尤其在颞侧，白睛里层之表浅处一般随之出现局限性紫红色的微凸结节，其形或圆或椭圆，大小不等，有明显触痛，结膜可以随意推动。隆起的结节可由小渐渐增大，周围布有紫赤血脉，紫色系巩膜表浅血脉极度怒张所致，而红色则系结节病灶之上附近的结膜血脉扩张的结果，其他部位结膜正常。多见于成年人，男女皆可患病，单眼发病偏多，也有双眼同时或先后发病者。痹证所致的结节，色多呈鲜红；痨瘵引发的结节，其顶端常呈黄色；而热毒侵袭引致脓性结节，因其内蕴脓汁，触之可有波动感；如为风湿热邪病毒侵犯，结节常不明显。病程约在 2 周左右即可自限，紫色结节变为灰白色，且较扁平，最后则消退。但也可能在他处继起，结节很少溃破。多次反复，缠绵数月或数年之久。然而视力一般少受影响。有时愈后留下表面轻度陷入，呈青灰色斑；有些常在不同的部位连续复发，最后环绕黑睛周围的白睛可出现一青灰色环。少数累及巩膜深部，危及黑睛、瞳神，而形成火疳重证。

2. 火疳重证有三种　火疳重证较其轻证少见，但性质更严重，它可波及黑睛、瞳神。大多数患眼有疼痛，视力障碍，畏光流泪可以很轻，也可以很重。部分呈破坏性过程。常伴有全身疾病。40～60 岁多见，女性患者为多。约一半患者双眼先后发病。

(1)弥漫性：约占火疳重证 4/10 左右，为火疳重证中症状最轻、预后与转归最好、最良性者。患眼疼痛较剧烈，且波及眼部周围，羞明流泪，黑睛抱轮处有压痛。巩膜赤丝盘虬，有新生血脉。部分患者有视物不清。部分患者伴有痹证，或以往患风赤疮痍眼病。

(2)结节性：约占火疳重证 4/10～5/10 之间。患眼疼痛颇为剧烈，波及眼部周围。羞明流泪，环抱黑睛处有压痛。白睛呈暗紫红色改变，有深紫红色小结节，固定不移。少部分可波及巩膜浅层。约一半患者的结节为多发性。多数有视物不清。

(3)坏死性：约占火疳重证的 1/10 偏多，是火疳重证中最严重的一种。其中近半数有视物模糊，甚至目盲。大多数波及黑睛、瞳神。患眼疼痛颇为剧烈，羞明流泪明显，有压痛，通常在近黑睛的巩膜深处有暗红色隆起，其周围界限不明显，有些向后扩展，一些病变围绕黑睛而形成环形火疳，则整个白睛呈黑紫色，其中常出现灰白色结节，可消退。巩膜变薄呈暗紫色或瓷白色，由于不能抵抗眼内压而膨胀，形成白睛青蓝症。如侵犯黑睛变生翳膜，色呈瓷白，形如舌状。病势继续进展，可波及黄仁，致瞳神紧小或黏着变形，亦可导致云雾移睛、绿风内障及视瞻昏渺等病症。以上病变危害严重，可致目盲。

【诊断依据】

1. 火疳轻证

(1)单纯性

1)多发生于年轻成人女性,常为双侧性。

2)起病急骤,畏光流泪,有疼痛及压痛。

3)巩膜浅层有节段或弥漫紫红色改变,结膜可以推动。

4)1~3 周可消退,易复发。

(2)结节性

1)临床表现与单纯者相似。

2)巩膜浅层有局限性结节样隆起,约绿豆大左右,呈紫红色。

3)一部分患者伴痹证、痛风等。

4)某些患者诊断不明时可进行类风湿因子等有关免疫学实验室检查。

2. 火疳重证

(1)弥漫性

1)患眼疼痛较剧烈,波及眼部周围,部分有视力障碍,羞明流泪可轻可重。黑睛抱轮处压痛。

2)白睛有弥漫性暗紫色改变或波及整个白睛。巩膜赤丝盘虬,有新生血管。

3)可缠绵数月或数年。

(2)结节性

1)临床表现与弥漫性者相似,部分有视物模糊。

2)巩膜深处呈暗紫红色改变,有深紫红色小结节,固定不移。少部分可波及巩膜浅层。

3)约一半患者的结节为多发性。迁延数月或数年。成年女性多见。

(3)坏死性

1)患眼疼痛颇剧烈,羞明流泪明显,有压痛,近半数有目盲。

2)近黑睛的巩膜深层有暗红蓝色隆起,或围绕黑睛而形成环形火疳,则整个白睛呈黑紫色,为白睛青蓝症;侵犯黑睛变生翳膜,色呈瓷白,形如舌状。波及黄仁,致瞳神紧小,亦可导致云雾移睛、绿风内障及视瞻昏渺。

3)缠绵数月或数年之久。成年女性多见。

【鉴别诊断】

本病应与金疳鉴别。金疳、火疳虽病位皆发于白睛,且部分火疳与金疳白睛均有局限红赤及白睛结节隆起表现,但金疳之颗粒隆起,发于结膜,推之可动,颗粒呈灰白色稍似半透明小泡样,界限明显,易于溃陷,其四周丝脉多鲜红,愈后多不留痕迹,按之无痛。火疳之结节较大,呈圆形或椭圆形隆起,生于巩膜,推之不移,界限不清,多不溃破,其周血脉虬赤深紫,压痛明显。此外,金疳病程短而火疳长。其治疗,金疳易治而火疳较难。预后转归金疳较好,而火疳迁延日久,可变生白睛青蓝,如波及黑睛、瞳神则预后更差,且金疳绝无白睛穿溃成漏者。

【辨证论治】

本病发于白睛深层,肺热蕴结是其常见病因。热邪入里,气机受阻,累及血分,以致经络阻隔,气血凝滞,热邪难以宣泄,玄府郁闭是其基本病机。故清热利气,兼以散结应贯彻治疗始终。亦应顾及血分,酌加活血之品。若有夹风、夹湿,或因虚火上炎、气血上逆者,应法随证立,或适加祛风、利湿、凉血之品,或合以滋阴清热、清肝泻火之法。至于火疳后期,患者多表现为虚实兼杂。若反复发作者,应在眼病治疗中兼顾调理全身。

1. 肺热亢盛

主证　起病较急，患眼疼痛不适，羞明欲闭，白睛有节段或弥漫色改变，白睛表层可以推动，全身见有口干、咽痛、便秘，舌红，苔薄黄，脉数。

分析　白睛为气轮，在脏属肺。今肺热亢盛，气机不利，气不行血，气血滞留，久而成瘀，故见白睛有紫红色状。经络阻隔，不通则痛。邪热犯目，则羞明欲闭。肺热伤津，而见口干、便秘。热壅于肺，咽喉不利，故致咽痛。舌红、苔薄黄、脉数均为热象。

治法　泻肺利气，活血散结。

方药　泻肺汤加减：桑白皮10g，地骨皮10g，粳米10g，甘草3g，葶苈子10g，杏仁10g，牛蒡子10g，连翘10g，浙贝母10g，红花3g。若畏光流泪明显，加羌活、菊花以祛风清热；若头痛眼胀，加石决明、夏枯草以清肝热。

2. 经期血热

主证　行经之际，眼涩疼痛，羞明流泪，胞睑浮肿，白睛色紫红赤，情志抑郁，甚或易怒，舌红苔薄黄，脉数。

分析　素性抑郁，或恚怒伤肝，肝郁化火。湿热壅滞，正值行经之际，经血随肝火上逆，壅遏白睛，故眼涩疼痛、羞明流泪、胞睑浮肿、白睛色紫红赤。肝气不疏故情志抑郁，甚或易怒。舌红苔薄黄、脉数为热之象。

治法　疏肝解郁，清热养阴。

方药　加味逍遥散加减：柴胡10g，当归10g，白芍10g，茯苓10g，白术10g，甘草3g，薄荷10g，生姜10g，牡丹皮10g，栀子10g，生地黄10g，木通10g，菊花10g。若肝火旺者，加龙胆草、连翘、重用栀子、柴胡，以加强清热降火疏肝作用。若白睛有紫红色结节者，加浙贝母、生牡蛎以祛瘀散结。若偏头痛者，加蔓荆子、白芷以疏风止痛。

3. 风湿侵袭

主证　急性发病，目珠胀痛，羞明流泪，白睛有紫红色结节样隆起，触痛。全身症见肢节窜痛，身重痠楚，舌质红，苔白腻，脉滑或濡。病程缠绵。

分析　风湿内蕴，久而化热，则湿热阻滞脉络，致肺气不宣，风性走窜，上犯白睛，故见白睛有紫红色结节样隆起、目珠胀痛、羞明流泪。风性善行数变，故急性发作。湿性黏滞，故病程缠绵。而全身症见肢节窜痛、身重酸楚、苔白腻、脉滑或濡为风湿之征。舌质红为有热之象。

治法　祛风除湿。

方药　散风除湿活血汤加减：羌活10g，独活10g，防风10g，当归10g，川芎10g，赤芍10g，鸡血藤10g，苍术10g，白术10g，忍冬藤10g，红花3g，枳壳10g，甘草3g，菊花10g。若偏热者，加黄芩、连翘、夏枯草以清热解毒。

4. 火毒炽盛

主证　发病较急，患眼疼痛难睁，怕日羞明，热泪频流，目痛拒按，视物不清。白睛呈弥漫性暗紫红色，其里层见赤丝盘虬，或有深紫红色小结节。全身症见气粗烦躁，口苦咽干，便秘溲赤，舌红苔黄，脉数有力。

分析　火热毒邪，蕴积肺经，致气机不畅，气血壅塞，无从宣泄，火性炎上，结聚白睛，故见白睛呈弥漫性暗紫红色，眼痛拒按，视物不清。全身症见气粗烦躁，口苦咽干，便秘溲赤。舌红苔黄，脉数有力为一派实热火毒炽盛之象。

治法　泻火解毒，凉血散结。

方药　还阴救苦汤加减：黄芩10g，黄连10g，黄柏10g，知母10g，连翘10g，龙胆草10g，川芎10g，红花3g，当归10g，柴胡10g，防风10g，细辛3g，藁本10g，苍术10g，甘草3g，升麻10g，桔梗10g，生石膏20g。若白睛里层见新生血脉者，加蒲公英、夏枯草以助清热解毒之功。

5. 湿热困阻

主证　眼痛砂涩，目痛拒按，视物模糊。白睛呈暗紫红色，久治不愈，并易反复，或有结节为多发性。胸闷纳呆，肢节痹软，舌质红，苔黄腻，脉濡数。

分析　湿热之邪，阻滞脉络，上犯白睛，故见白睛呈暗紫红色，结节为多发性。湿热蒙闭清窍，故视物模糊、眼痛砂涩。全身症见胸闷纳呆、肢节痹软、舌质红、苔黄腻、脉濡均为湿热困阻之象。

治法　清热化湿。

方药　三仁汤加减：杏仁10g，滑石10g，白蔻仁10g，厚朴10g，白通草10g，淡竹叶10g，薏苡仁10g，半夏10g，茵陈10g，黄芩10g，栀子10g。若大便黏滞不爽，加白术、茯苓以健脾利湿。

6. 肾阳不足

主证　隐隐目痛，冷泪不休，白睛结节色淡、灰白，视物模糊。久治难消，全身兼见肢冷畏寒，腰膝酸软，小便清长，舌质淡，苔白滑润，脉迟缓或沉细。

分析　体虚阳衰，正虚邪不盛，故隐隐目痛，白睛结节色淡、灰白，视物模糊。肾阳不能温煦四肢百骸，故见肢冷畏寒，腰膝酸软，冷泪不休，小便清长，舌质淡，苔白滑润，脉迟缓或沉细为阳虚之征。

治法　温肾散寒。

方药　肾气丸加减：熟地10g，山茱萸10g，泽泻10g，茯苓10g，牡丹皮10g，桂枝10g，附子(先煎)10g，苍术10g，白术10g，菊花10g，甘草3g。若白睛结节日久难消可加赤芍、丹参、郁金、瓦楞子以消瘀散结。

7. 虚火上炎

主证　病情反复发作，病至后期，眼干痛，白睛有暗红蓝色隆起，视物模糊，全身症见口燥咽干，潮热颧红，便秘不爽，舌红少津，脉细数。

分析　久病热邪伤阴，阴伤正亏，则邪留不去，故白睛有暗红蓝色隆起难以消退，病程漫长或反复发作。全身所见口咽干燥，潮热颧红，便秘不爽，舌红少津，脉细数等皆阴亏失养，虚热内生之象。

治法　养阴清肺，兼以散结。

方药　养阴清肺汤加减：生地黄10g，麦冬10g，生甘草3g，玄参10g，贝母10g，牡丹皮10g，薄荷10g，炒白芍10g。若阴虚火旺者，可去薄荷，加知母、石斛、地骨皮以增滋阴降火之力，若白睛结节日久，难以消退者，可以白芍易赤芍酌加丹参、郁金、瓦楞子以清热消瘀散结。

若因痹证、痨瘵、梅毒引起者，在治主病的同时，参合以上证情治之。

【其他治疗】

1. 激素治疗　症状显著或重证者可局部滴用0.5%醋酸可的松眼药水，每日4～6次，或1%泼尼松龙眼药水，每日3～4次。坏死性火疳重证需口服激素，从足量开始，待病情控制后逐渐减量至停药，但以短程、足量为妥。

2. 解热镇痛剂治疗　复发者，可口服吲哚美辛25mg，每日2次，渐增至50mg，每日2

次；或羟布宗100mg，每日2次。

3. 局部扩瞳 若并发瞳神紧小者，须及时用1%阿托品眼药水或眼膏点眼扩瞳。

4. 中药滴眼 可选用10%千里光眼药水、10%黄连眼药水，每日4～5次。

5. 中药点眼 可用龙脑煎、五胆膏、光明眼膏、八宝眼药，任选一种点眼，每日2～3次。或西黄散每日早晚各点眼1次，每次用药粉约半粒芝麻大点于内眦部，然后闭眼5～10分钟。

6. 局部热敷 对减轻眼部症状，使气血得以流畅，促进病变恢复有辅助作用，可用热水或内服药渣再次煎水作湿热敷，亦可先熏后敷。对火毒炽盛，肺热亢盛，湿热困阻型采用内服药渣再次煎水置温，倒入超声雾化器药杯，作中药超声雾化熏眼，每次15～20分钟，每日2～3次。

7. 针灸治疗 取列缺、尺泽、合谷、曲池、攒竹、瞳子髎、丝竹空、太阳、肺俞、肝俞，每次取局部2穴，远道2穴，每日1～2次，交替轮取，10次为1疗程。

8. 病因治疗 努力寻找病因，可根据病情做类风湿因子、尿酸、结核菌素试验、华康反应、X线胸片等检查，以明确病因。

【转归预后】

火疳是白睛疾病中的重证。火疳位于巩膜浅层者为其轻证，于巩膜深层者为重证。发于白睛前部者易查，于后部者难辨。火疳轻证中单纯性较结节性者病程较短且较轻。火疳重证中弥漫性与结节性、坏死性比较，弥漫性最良性。上述若数周内即愈者，多无后患，视力无损。若病情顽固、长期不愈，危害较重。坏死性者，白睛遗青色或蓝色瘢痕，重则溃陷，致白睛穿破，变生他症而致目盲。部分火疳常由痹证、痨瘵、梅毒引发。失治或治之不彻，病情发展则预后较差。

【调护要点】

本病宜少食辛热炙煿之品，以免助热化火，伤阴耗液，不利康复。以饮食清淡，富有营养为原则。保持七情和畅，按医嘱用药。注意寒暖适中，加强锻炼，避免潮湿。

【现代研究】

1. 雷公藤多苷治疗重症前巩膜炎。如陈氏治疗26例，其中14例并发硬化性角膜炎，15例有类风湿关节炎，11例有风湿热。病程1～2年。用激素治疗后眼部炎症可以控制，但停药后又复发，其中11例出现激素性青光眼。改用雷公藤多苷片治疗，每日每kg体重1～1.5mg，分3次口服，待炎症控制后剂量减半，续服5天后停药。局部结合热敷及扩瞳。疗程在1个月以内者11例，2～3个月者15例。结果治愈15例，占46.15%；显效14例，占53.85%。经治疗后免疫球蛋白均较治疗前明显降低，其中以IgG的变化最为明显。平均随访2年零2个月，无复发。本药的副作用为月经紊乱，精子数目减少，胃肠道不适，白细胞及血小板减少。但本组经临床治疗观察，未见明显副作用发生。

2. 刘氏应用泻肺汤为主治疗前巩膜炎。方法：观察组：用泻肺汤为基础方，药用：桑白皮、地骨皮、当归尾各12g，知母、麦冬、黄芩、赤芍、桔梗、浙贝母各10g，甘草6g。加减：①肺心热毒，症见：发病较急，疼痛明显，局限性结节较大，周围血脉紫赤怒张，压痛明显，全身可伴有心烦失眠、便秘溲赤。加黄连4g，连翘10g；②肺肝热毒，症见：白睛深层多处出现紫红色结节隆起，多位于黑睛边缘，可伴有口苦耳鸣，舌边尖红、苔黄，脉弦数有力。加龙胆草8g，夏枯草10g；③风湿凌目，症见：白睛结节隆起反复发作，伴有关节痛，肢体肿胀，舌苔黄腻，脉滑数。去黄芩、麦冬、甘草，加羌活、独活各6g，花术10g，防己10g；④肺阴不足，症见：

白睛红赤，结节时隐时现，反复发作，眼干涩，形体消瘦，盗汗低热，舌红、苔薄，脉细数。去黄芩、浙贝母、桑白皮，加天冬、百合各10g，沙参15g；⑤局部结节较大、疼痛剧烈者，可加延胡索10～15g；⑥该病多见于妇女，月经期发作者，在基础方中可加茯苓、柴胡各15g，白术10g。即泻肺汤合消遥散加减。每日1剂，水煎服。同时用西药0.5%醋酸可的松和抗生素眼液滴眼；疼痛重者，口服吲哚美辛25～50mg，2～3次/d。疼痛缓解后减量或停服；并发虹膜睫状体炎者，须及时用1%～2%阿托品滴眼液或眼膏散大瞳孔。对照组：除使用观察组西药治疗外，对于严重病例或出现无血管区，则同时口服泼尼松10mg，每日3次。1周后，如巩膜炎症明显缓解，则将其逐渐减量直至停服。若无效，采用免疫抑制剂治疗，如口服左旋咪唑25mg，每日3次。结果治愈率观察组70%，对照组53.35%，对观察组治愈的28例，对照组治愈的15例，进行随访1～2年，其复发率对照组明显高于观察组，分别是33.33%和7.14%。可见，以中药泻肺汤为主随证加减，减少复发。其机制可能是标本兼治，提高了人体的免疫功能的缘故。

附：白膜侵睛

白膜侵睛，指病发白睛而侵及黑睛的眼病。火疳反复发作或坏死性火疳重证，热邪侵及黑睛深层，造成黑睛边际发生灰白舌形混浊，尖端朝向中央，其色初呈灰白或灰黄，以后逐渐变浅蓝或白色，终则呈瓷白色，而黑睛边缘参差不齐。相当于西医学之硬化性角膜炎。因本病系坏死性火疳重证侵及黑睛所致，临证可于治疗火疳方中选加密蒙花、刺蒺藜、谷精草、蝉蜕、菊花等退翳明目之品。若火疳已愈，仅留本症者，则治以明目退翳之法，方药参阅宿翳节。

第二节 白 睛 青 蓝

【概说】

白睛青蓝是指白睛里层深处有暗红蓝色隆起，或围绕黑睛而形成环状，则整个白睛呈黑紫色，且疼痛、羞明流泪、拒按的眼病。因白睛色似青蓝，故称白睛青蓝。多见于成年女性，常双眼同时或先后相继发病，缠绵数月或数年之久，易复发。最易波及黑睛及瞳神。波及黑睛则出现白膜侵睛之症；波及瞳神则有瞳神紧小、云雾移睛等症。本病与火疳性质相同，治疗可互参，但本病更为严重。

本病首见于《证治准绳·杂病·七窍门》，称本病为目珠俱青。该书对本病的病因、症状、预后均有论述，"乃目之白珠变青蓝也，病在至急。盖气轮本白，被郁邪蒸逼，走散珠中，膏汁游出在气轮之内，故色变青蓝，瞳神必有大小之患。失治者，瞳神损，而为终身痼疾矣。然当各因其病而治其本。如头风者，风邪也；伤寒、疟疾，痰火、热邪也；因毒者，毒气所攻也，余仿此。"在治疗上，提出了还阴救苦汤治之。《审视瑶函·白痛》称本病为白珠俱青，该书在治疗中又补充了天麻汤，以及伤寒、疟后和毒气所致白珠俱青的药物加减。后来，广州中医学院主编《中医眼科学讲义》称之为白睛青蓝。

西医学深层巩膜炎后期的巩膜葡萄肿为白睛青蓝范畴，故本病主要讨论白睛变成青蓝以及失治可损及黑睛瞳神的特点。但为了比较系统地论述本病的全过程，亦将论及火疳。

【病因病机】

1. 本病系由火疳经久不愈或反复发作，致使白睛变薄，色变似青蓝而来，故火疳之病因病机可作本病之参考。

2. 因肺肝热毒，或湿热蕴蒸，毒热蒸逼，困于白睛，致气血瘀滞，渐变青蓝。

【临床表现】

初起自觉眼珠疼痛颇为剧烈，羞明流泪及压痛明显，常于近黑睛的白睛里层深处有暗红蓝色隆起，其周围界限不明显，有些向后扩展，有些其病变围绕黑睛而形成环状，则整个白睛呈黑紫色，其中常出现灰白色结节，可消退。反复发作。患处白睛里层变薄，失去光泽，呈暗紫色，由于不能抵抗眼内压而膨胀，形成白睛青蓝。如侵犯黑睛变生翳膜，色呈瓷白，形如舌状。病势继续进展，可波及黄仁，致瞳神紧小或黏着变形，亦可导致云雾移睛、绿风内障及视瞻昏渺等变化，病经数月或数年，危害严重者可致目盲。

【诊断依据】

1. 自觉眼珠疼痛颇为剧烈，羞明流泪明显，或有视物模糊。

2. 白睛里层深处有暗红蓝色隆起，或可环绕黑睛一圈，整个白睛呈黑紫色，其中常出现灰白色结节，可消退。白睛混赤，触痛明显。反复发作，致白睛里层变薄，失去光泽，高低不平，遍体似青蓝，形成葡萄肿。

3. 病变侵及黑睛，可致黑睛出现舌状或片状白色混浊，形成白膜侵睛之症。病变侵及瞳神，可出现瞳神紧小，甚或云雾移睛、绿风内障及视瞻昏渺等变化，病经数月或数年，危害严重者，可致目盲。

【辨证论治】

治疗本病除参考火疳之外，应着重考虑因肺肝热毒，或湿热蕴蒸，毒热蒸逼，困于白睛，致气血瘀滞，渐变似青蓝的病因病机。波及黑睛及瞳神时，可结合参考白膜侵睛、瞳神紧小、绿风内障、云雾移睛、视瞻昏渺等变化，相应辨证施治。因本病大部分较火疳之病程更为缓慢，往往与全身关系密切，故治疗当中要明辨虚实，正确处理眼局部与全身的关系，重视肺金乘肝木的传变关系，遏制传变，重视调理善后，防止复发，也是治疗中的重要环节。

1. 肺肝热盛

主证　白睛里层深处有暗红蓝色隆起，呈多处或围绕黑睛而形成环状。疼痛剧烈，羞明流泪，视物模糊，舌红苔黄，脉弦数。

分析　肺热不解而乘肝木，肝木被乘则郁，久则气滞血瘀，故白睛里层深处有暗红蓝色隆起，呈多处或围绕黑睛而形成环状。且肝开窍于目，气机不畅，血不养目，故视物模糊。气滞血瘀，不通则痛，故疼痛剧烈，羞明流泪。舌红苔黄、脉弦数为热证之象。

治法　清肺泻肝。

方药　还阴救苦汤加减：黄连 6g，黄芩 10g，龙胆草 10g，连翘 10g，防风 10g，知母 10g，生地 15g，红花 6g，桃仁 10g，桑白皮 10g，甘草 3g。若头痛眼痛剧烈加制乳香、制没药各 10g 以活络止痛；有梅毒者加土茯苓以利湿解毒；大便秘结加大黄 10g 以泻热通腑；黑睛舌状白色混浊加刺蒺藜 10g，石决明 15g 以清肝明目；出现云雾移睛加车前子 15g、猪苓 10g 以利水渗湿。

2. 湿热蕴蒸

主证　白睛里层深处有暗红蓝色隆起，或可环绕黑睛一圈，整个白睛呈黑紫色，其中常出现灰白色结节，反复发作，触痛明显。病情缠绵不愈，胸闷，食欲不振，舌苔黄腻，脉濡数。

分析　湿热内蕴，蒸逼于上，困于白睛，气血瘀滞，而见白睛里层深处有暗红蓝色隆起，或环绕黑睛，整个黑睛呈黑紫色；灰白色结节为湿邪郁滞之象。湿性黏着，故反复发作、缠绵不愈；气血瘀滞，不通则痛，故触痛明显。湿热蕴结，气机不畅，脾阳不振，则胸闷、食欲不振。

舌苔黄腻、脉濡数为湿热之象。

治法 清热化湿。

方药 三仁汤加减：薏苡仁 10g，蔻仁 6g，杏仁 10g，法半夏 6g，厚朴 10g，猪苓 10g，泽泻 6g，黄芩 10g，茵陈 10g，白芷 3g。舌苔白腻去黄芩、茵陈，加苍术 6g。

3. 阴虚火旺

主证 白睛里层深处紫红色斑块逐渐消退，但病变之处变薄，色呈青蓝，病情经久不愈，舌红无苔，脉细数。

分析 病程日久，邪热羁留，阴精耗伤，目睛失于荣养，故病变之处变薄，色呈青蓝，病情经久不愈。舌红无苔、脉细数为阴虚火旺之象。

治法 滋阴清热。

方药 滋阴地黄丸加减，生地黄 10g，熟地黄 12g，知母 10g，黄柏 10g，玄参 10g，丹皮 10g，天冬 10g，当归 10g，丹参 12g。肺阴不足加沙参、麦冬各 10g 以增强滋阴润肺之功效。

【其他治疗】

可参照火疳“其他治疗”内容部分。

1. 中药熏眼 用内服药渣再次煎水作湿热敷，或将其再次煎水进行中药超声雾化熏眼。每次 15～20 分钟，每日 1～2 次。

2. 中药点眼 对肺肝热盛、湿热蕴蒸型早晚用退云散点眼。对阴虚火旺型可用八宝眼药或西黄散或清凉眼药膏点眼。

【转归预后】

白睛青蓝为火疳中的重症，大部分经及时正确治疗可控制病情发展，亦有治愈者。本病易波及黑睛瞳神，部分坏死性者，失治或治疗不彻底则溃陷，致白睛穿破，变生他症而致目盲，则预后较差。

【调护要点】

本病宜忌辛热炙煿之品，以免助热化火，伤阴耗液，不利康复。以饮食清淡、富有营养、含钙为原则。保持七情和畅，按医嘱用药。注意寒暖适中及规律生活作息，加强锻炼，避免潮湿。

第三节 偏 漏

【概说】

偏漏是指白睛溃陷穿破的眼病。或称漏偏于正中而生在白睛。临床上少见，多为老年女性发病。病变多呈双侧性，病程缓慢或急剧。久延失治，则水泄膏枯，导致目盲。发病者多患有历节风。

本病见于《证治准绳·杂病·七窍门》。书中谓：“偏漏证，漏生在气轮，金坚而位傍，为害稍迟，故曰偏漏，其流如稠浊白水，重则流脓，久而失治，水泄膏枯，目亦损矣。”《张氏医通》在治法方面强调急用泻肺药，如贝母、桔梗、桑皮、生甘草、黄芩、山栀之类凉解之。

西医学的穿孔性巩膜软化症属于本病范畴。

【病因病机】

1. 痰湿结聚，气血瘀滞于白睛，以致溃烂成漏。

2. 热毒侵漏，导致水泄膏枯而目盲。

【临床表现】

初起白睛呈局限性结节改变，以上部较为多见，或白睛里层深处变薄而呈青蓝。不肿不痛，继则患处逐渐腐烂坏死，腐肉样物脱落后，可见有圆孔样漏口，时流稠浊白水，神水、神膏渗出，甚至眼内组织脱出。久则眼珠萎陷而目盲。若热毒侵漏，可致红赤肿痛，甚则流脓，表现较为急剧，可于数周内导致失明。发病者多患有历节风。

【诊断依据】

1. 多见于老年女性患者，呈双侧眼，其表现的严重程度常不一致。

2. 初起白睛呈局限性结节改变，或白睛里层深层变薄而呈青蓝，不肿不痛，继则腐烂坏死，渐而成漏，因而神水、神膏渗出。甚至眼内组织脱出。病程可缓慢，久则眼球萎缩而目盲。

3. 若热毒侵漏，可致红赤肿痛，甚则流脓，可于数周内眼珠萎缩而失明。

4. 发病者多患有历节风。

【鉴别诊断】

本病与蟹睛症相鉴别的主要区别点在于本病指白睛生漏；而蟹睛症则是指黑睛生漏。另本病较火疳及白睛青蓝发病率低，本病之病变很少伴有热证或疼痛。

【辨证施治】

本病应以手术修补为主。中药治疗本病初期可参考火疳、白睛青蓝部分外，应重点考虑本病因痰湿结聚、气血瘀滞，以致坏死溃烂成漏。故应祛痰除湿兼益气活血、通经活络、托里生肌，并防邪毒入侵。本病病因复杂，应标本兼顾，注意眼局部与全身辨证相结合。波及瞳神前应及早采取相应预防与治疗措施。可结合参照瞳神紧小、云雾移睛、视瞻昏渺等变化，相应处理。

1. 痰湿结聚

主证　白睛不红不肿不痛，白睛变薄，呈青蓝色，该处白睛生漏，时流白稠水，或全身伴有咳嗽痰稀，肢节酸痛，苔腻，脉滑等。

分析　痰湿上犯结聚于白睛，瘀阻脉络，白睛乏于荣养，故白睛变薄呈青蓝色、白睛生漏、时流白稠水。若痰湿阻肺，则咳嗽痰稀；痰湿流注于经络，则肢节酸痛。苔腻、脉滑为痰湿之象。

治法　祛痰除湿。

方药　半苓祛痰汤加减：法半夏 10g，茯苓 10g，枳实 10g，陈皮 6g，连翘 10g，牛蒡子 10g，黄芪 10g，羌活 10g，甘草 3g。初起有结节者去甘草，加昆布、海藻各 10g 以软坚散结；关节疼痛明显加秦艽 10g，独活 10g，海风藤 10g 以祛湿通络。

2. 热毒入侵

主证　白睛偏漏，忽又红赤肿痛，甚则流脓，畏光流泪，舌红苔黄，脉数。

分析　热毒从白睛漏口侵入目珠，热毒攻冲，则红赤肿痛，畏光流泪；热毒内蕴，化腐成脓，则流脓。舌红苔黄、脉数为热盛之象。

治法　清热解毒。

方药　五味消毒饮合黄连解毒汤加减：银花 12g，野菊花 12g，蒲公英 12g，紫花地丁 10g，栀子 10g，黄芩 10g，黄柏 10g，黄连 10g，桑白皮 10g，甘草 3g。白睛红赤明显加生地 10g，赤芍 10g 以增凉血活血之功；畏光流泪严重加龙胆 10g，柴胡 6g 以清肝泄热；大便干结加大黄 10g 以泻热通腑。

【转归预后】

偏漏为白睛疾病的危重症，部分经及时正确治疗可控制病情发展，并有治愈者。若久延失治则导致目盲。

【调护要点】

本病宜忌肥甘厚腻及辛热炙煿之品，以免助湿生痰、助热化火。以饮食清淡、富有营养、含钙为原则。保持七情和畅，静养少动，勿触眼珠，按医嘱用药。注意寒暖适中及规律生活作息，避免潮湿。

（赵建浩　谢立科）

主要参考文献

1. 陈绵礼．雷公藤多甙治疗重症前巩膜炎临床观察．中国中医眼科杂志，1993.3（4）：222
2. 刘英，邓顺和．泻肺汤为主治疗前巩膜炎 40 例临床观察．湖南中医药导报，2003，9(3)：47

第五章

角 膜 病

黑睛，又名黑眼、黑仁、黑珠、乌睛、乌珠、青睛、神珠，即今之角膜。黑睛位于眼珠前部中央，形状近圆形，周围有白睛环绕。其质清澈晶莹，是保证神光发越的重要组织之一。有包卫涵养瞳神之功，若黑睛受损，则易累及瞳神。故《证治准绳·杂病·七窍门》曰："风轮则有包卫涵养之功，风轮有损，瞳神不久留矣。"《外台秘要·出眼疾候》强调说："黑睛水膜止有一重，不可轻触，致败俄倾，深可慎之。"

黑睛疾病的特点，一是发病机会多，因黑睛暴露于外，直接与外界接触，不仅易受邪毒侵袭，而且易被外物损伤，还可受周围组织病变影响，故黑睛疾病是临床上的常见病、多发病。二是恢复慢，因黑睛本身无脉络分布，营养较差，抵抗力较低，一旦发病，则病程较长。三是自觉症状剧烈，黑睛感觉灵敏，常因风热外袭，邪毒炽盛，经脉不利，气滞血瘀而出现剧烈的眼痛、怕光、流泪等症状。四是影响视力，黑睛清澈透明，一旦发生病变，往往遗留瘢痕翳障，使神光发越受阻，视力受到不同程度影响。

黑睛疾病的致病因素，以外感六淫为多见，六淫之中，以风热最多。而病情的轻重及发展演变，也与脏腑功能失调、气血失和、正气盛衰有关，外因通过内因而起作用。古人讲"目不因火则不病"，这个"火"既有外热，也有内热，内外合邪，则火毒炽盛，火热严重者，往往表现为脏腑之热。

黑睛疾病的局部表现主要是翳障。翳的形状不同，大小不一，古人观察细致，名称很多，但主要应区分翳的新老，即炎性混浊与瘢痕混浊。新翳表现为表面粗糙，边缘不清，有发展变化及红赤疼痛，羞明流泪等。老翳即宿翳，表现为表面光滑，边缘清楚，无发展变化及红赤疼痛等。

黑睛生翳出现的抱轮红赤与白睛红赤不同，应注意鉴别。所谓抱轮红赤是环抱风轮发红，颜色紫黯，其血络位于深层，推之不能移动。白睛红赤越近白睛周边越明显，颜色鲜红，血络位于白睛表层，推之可以移动。若二者同时存在，则称为白睛混赤(彩图 12)。

黑睛疾病的发展演变，一般说来，病情初起，黑睛出现星点翳障，病位表浅，若能及时治疗，多可痊愈，不留瘢痕翳障。若治不及时，或正虚邪盛，则病情继续发展，翳障扩大加深，愈后可留较厚的瘢痕翳障。严重者变症丛生，大致可归纳为以下几个方面：若黑睛病变波及黄仁，则出现黄液上冲、瞳神紧小、瞳神干缺等症；若病变深陷侵蚀黑睛，可出现黑翳如珠，甚至黑睛溃破，黄仁脱出，形成蟹睛，瞳神变形，愈后形成斑脂翳，斑脂翳又可导致神水瘀滞，出现旋螺尖起，继发绿风内障等；若黑睛溃漏，漏口不能修复，神水时有流出，则形成正漏；若邪毒乘黑睛破溃之处侵入珠内，可致眼内化脓，眼珠萎缩等。

黑睛在五轮中属风轮，内应于肝，肝胆相表里，故黑睛疾病与肝胆功能失常关系密切，辨证也常从肝胆病机着手。病程阶段不同，证候不一。病之初起，翳障浮嫩，病位表浅，多为肝胆风热；病之中期，溃陷深大，翳障色黄，多为肝胆实火；病之后期，或反复发作，热毒伤阴，多为肝阴不足。当然黑睛生翳也与其他脏腑病机有关，如有黄液上冲者，多兼阳明胃热。若翳障溃陷，久不愈复，多属气血不足。必须全面认识，不能专责之于肝胆。

黑睛疾病的治疗，必须辨证求因，针对病因治疗。风热引起的翳障以宣散风热为主；热毒炽盛所致翳障，清热泻火就成为退翳的关键；但在黑睛生翳的修复期，火势已衰，再继续大量应用寒凉药就会伤正败胃，翳被寒凝，不易消退，此时应及时加入退翳药。根据病情变化，邪正盛衰，气虚者益气，阴虚者养阴。除内治法整体调理外，必须结合局部滴眼、点眼、熏洗、湿热敷等外治法，以提高疗效。

第一节 白涩症

【概说】

白涩症是指白睛无红赤疼痛，而自觉眼内干涩灼热不适的病症。因不红不肿，故称之为白，而沙涩不爽谓之涩。近年来比较多见。可因多种眼病引起，本节主要指因黑睛浅层出现细小星翳所致者。多双眼发病，与年龄、性别无关，任何季节均可发生，一般很少影响视力。病程一般较长，时愈时发，少数病例可迁延数月甚至数年之久。

《证治准绳·杂病·七窍门》在“白眼痛”中对白涩症已有描述，但未以白涩症单独列出。至《审视瑶函·白痛》，才把这种不肿不赤，沙涩昏朦之病命名为白涩症，书中谓：“不肿不赤，爽快不得，沙涩昏朦，名曰白涩。”并以桑白皮汤作为治疗本病的主方。

本节讨论白涩症为白睛不红不肿，沙涩不爽的眼病，西医学之浅层点状角膜炎与本症相似，浅层点状角膜炎又名上皮点状剥脱，其病因复杂，可能与角膜上皮轻度损伤后继发病毒感染有关。病变部位主要在黑睛表层，沙涩不适的症状也是由黑睛疾病引起的，故应归于黑睛疾患。“白”，不红也，并非指白睛，以往把本病归于白睛疾患似乎不妥。部分患者只诉视物模糊，久视疲劳，肉眼观察又无明显的红赤及翳障，易误诊为“内障”。通过仪器检查，角膜上皮有荧光染色小点，故本病应归于“外障”范围。

【病因病机】

黑睛位于眼珠前部中央，易受风热毒邪侵犯，黑睛表层为卫外之屏障，外邪入侵，首当其冲。因肺主卫表，黑睛属肝，肝肾同源，故本病的发生也与肺、肝、肾等脏精血津液不足有关。阴虚夹风为其发病的常见原因。

1. 风热外袭，肺卫不固，以致黑睛表层生翳。
2. 肺阴不足，目失润养，或金不生水，肺肾两虚，阴液亏乏，黑睛失养。
3. 肝肾不足，精血亏损，阴虚血燥，目失濡润，发为本病。
4. 阴虚之体，易感风邪，阴虚夹风，侵及黑睛，形成本病。

此外，测眼压、取异物损伤黑睛，或紫外线照射，或戴角膜接触镜，或长期受风、沙、烟、尘刺激等，亦可引发此患。

【临床表现】

自觉眼内干涩不适，轻度畏光，视物模糊。白睛不红不肿，肉眼观察黑睛无明显异常，荧光素染色后于裂隙灯显微镜下检查，可见黑睛表层有许多粉末状着色点，少则十几个，多则数十个，可发生于任何部位，但以角膜下方为最常见。病情时轻时重，反复发作，严重时出现干燥灼热，怕光流泪，抱轮微红等。

【诊断依据】

1. 眼内干涩不适，轻度畏光。

2. 黑睛浅层有粉末状小点，荧光素着色。

3. 白睛不红不肿。

【鉴别诊断】

本症应与神水将枯、疳积上目早期相鉴别。

1. 神水将枯系指泪液减少，甚至枯竭，白睛干燥易成皱褶，黑睛干燥而生翳，多兼有口干鼻燥，用泪液分泌试验，滤纸湿润范围少于正常，或不被湿润。

2. 疳积上目多见于小儿，是由维生素A缺乏引起的眼病，干涩羞明，频频眨目，伴有夜盲及疳积症状，严重者可发生黑睛混浊，溃破穿孔，形成蟹睛。

【辨证论治】

本病症状轻微，多属于正虚邪轻的虚证，临床上多表现为阴血不足，又夹风邪。阴虚为本，夹风为标。治疗自当扶正祛邪，以养阴为主，祛风为辅。除内服中药外，还可选用适当的外用药治疗。

1. 风热外袭

主证　眼内干涩灼热，怕光流泪，黑睛表层荧光素着色点密集，白睛不红或微红，舌质红，苔薄黄，脉浮数。

分析　肺主卫表，黑睛表层亦为肺经所主，风热外袭，肺卫受侵，故黑睛表层出现星点混浊。风热外袭，经气不利，故自觉干涩灼热，怕光流泪。舌质红，苔薄黄，脉浮数为外感风热之表现。

治法　疏风清热。

方药　桑白皮汤加减：桑白皮10g，黄芩10g，桔梗10g，茯苓10g，玄参10g，麦冬10g，柴胡10g，薄荷6g，防风10g，羌活6g，甘草3g。若见畏光流泪，白睛抱轮微红者，加大青叶、龙胆草、金银花以清热。

2. 肺肾两虚

主证　眼内干涩，视物模糊，黑睛表层有针尖大小荧光素着色点，数目不多。伴有干咳少痰，腰膝酸软，舌红少苔，脉细无力。

分析　肺阴不足，金不生水，肺肾两虚，津液不足，黑睛失养，故见眼内干涩，视物模糊，点状着色等症。肺阴虚则干咳少痰，肾阴虚则腰膝酸软。舌红少苔，脉细无力均为阴虚之象。

治法　滋养肺肾。

方药　十珍汤加减：生地12g，当归10g，白芍10g，知母10g，丹皮10g，天冬10g，麦冬10g，地骨皮10g，桑椹子15g，制首乌12g。若沙涩羞明显著者，加薄荷、防风以祛风邪；伴有气短懒言者，加党参、五味子以补气阴。

3. 肝肾阴虚

主证　患眼干涩羞明，频频眨目，视物欠清，久视加重，腰膝酸软，头晕耳鸣，失眠多梦，舌红苔薄，脉细。

分析　久病失调或房劳过度，损及肝肾，肝肾亏损，精血不足，目失濡养，故见干涩频眨，视物不清；虚火上扰，故怕日羞明。肝肾亏虚，髓海不足，骨骼失养，故腰膝酸软，头晕耳鸣，失眠多梦；舌红脉细亦阴血不足之象。

治法　滋补肝肾。

方药　杞菊地黄丸加减：熟地黄 15g，山茱萸 10g，山药 15g，茯苓 10g，泽泻 10g，丹皮 10g，枸杞子 15g，菊花 10g，当归 10g，白芍 10g。若失眠严重者可加炒酸枣仁以养心安神。

4. 阴虚夹风

主证　眼内干涩不爽，羞明流泪，时轻时重，反复不愈。重时黑睛表层细小星点较多，抱轮微红，舌红少苔，脉细。

分析　本型为临床上最常见的证型。干涩不爽为阴液不足，兼夹风邪则怕光流泪。阴虚之体易召感风热之邪，故着色点较多，抱轮微红。阴虚无力抗邪，故时轻时重，反复发作，缠绵不愈。

治法　滋阴祛风。

方药　加减地黄丸加减：生地黄 12g，熟地黄 12g，怀山药 12g，牡丹皮 10g，地骨皮 10g，防风 10g，荆芥 10g，蝉蜕 6g，刺蒺藜 10g。若口干咽燥明显者加麦冬、玄参以增阴液；抱轮红赤明显者可加金银花、黄芩、蒲公英以清热。红赤消退后仍以养阴为主。

【其他治疗】

1. 可选千里光眼药水、黄连西瓜霜眼药水、鱼腥草眼药水、紫草眼药水滴眼，每日 3～6 次。

2. 熏洗　用蒲公英、鱼腥草、紫草适量水煎，先熏后洗。

3. 针灸　取睛明、承泣、太阳、攒竹、瞳子髎、肝俞、肾俞、足三里等穴，每次取 3～4 穴，每日 1 次。

【转归预后】

大部病例经治疗黑睛表层荧光素染色转为阴性，不留任何痕迹，症状消失，不影响视力。少数病例反复发作，病程可达数月甚至数年以上。

【调护要点】

本症以阴虚为本，宜少食辛辣炙煿之物，以免化热伤阴。怕光流泪明显时，可戴有色眼镜，以减少强光对眼的刺激。荧光素着色明显的患者，不宜用粉剂类眼药点眼，以免残渣药末、不溶性颗粒磨擦黑睛病损区，加重病情。局部用药时间过长，点用许多药物仍不愈时，可暂停局部用药，以减少刺激。

【预防要点】

患有远视近视者，应配戴合适眼镜。戴角膜接触镜应严格掌握适应证，注意戴用卫生，严格消毒，提倡日戴，不得随意延长戴用时间。起居有常，少用目力，避免熬夜。另外，锻炼身体，增强体质，预防感冒，可减少本病复发。

【文献选录】

《审视瑶函·白痛》："白涩症，不肿不赤，爽快不得，沙涩昏朦，名曰白涩。气分伏隐，脾肺湿热。此病南人俗呼白眼，其病不肿不赤，只是涩痛。乃气分隐伏之火，脾肺经湿热，秋天多患此。俗称稻芒赤目者，非也。"

【现代研究】

1. 辨证分型治疗浅层点状角膜炎　如赵氏将上皮性细点状角膜炎 50 例 96 只眼分为两型治疗。阴虚血燥型治以补肝润燥，养血祛风，药用熟地、当归、白芍、川芎、何首乌、玄参、蝉蜕、白蒺藜、菊花、防风、决明子。眼有刺痛，苔薄黄加黄芩、大青叶等。阴虚内热型治以养阴清热退翳，药用枸杞子、菊花、知母、黄柏、生地黄、女贞子、茺蔚子、五味子、蝉蜕、刺蒺藜、青葙子。结果痊愈50只眼，占52.08%，基本痊愈12只眼，占12.5%，好转24只眼，占25%，无效10只眼，占10.42%，总有效率为89.58%。

2. 自拟经验方治疗浅层点状角膜炎 如孙氏用自拟“消星饮”治疗角膜上皮点状剥脱214例，药用防风、柴胡、桑叶、菊花、草决明、蝉蜕、甘草。热邪偏重加黄芩、连翘；肝虚血少加当归、白芍、何首乌、生地黄。结果治愈109例，占51%，有效85例，占39.5%，无效20例，占9.5%。

3. 固定方加减治疗浅层点状角膜炎 如赵氏应用《脾胃论》助阳活血汤：柴胡、防风、白芷、升麻各8g，当归、蔓荆子各10g，生甘草3g，生黄芪12g。水煎服。治疗浅层点状角膜炎9例14只眼，痊愈10只眼，未愈4只眼。

第二节 银星独见

【概说】

黑睛独生一翳，色白如银，形状如星，故称银星独见。临床比较多见，症状较轻，病情变化较为缓慢而单纯，治疗及时，容易痊愈。

本症首见于《证治准绳·杂病·七窍门》，该书谓：“乌珠上有星，独自生也。若连萃而相生相聚者不是星，盖星不能大，大而变者亦不是。”《张氏医通·七窍门》继承了这个观点，因风者用蝉花散，因肾虚者用六味丸加谷精草、白蒺藜等内服，并提出以碧云散、阿魏嗜鼻的治疗方法。

本节主要讨论黑睛上容易痊愈的单个星点翳障，与西医学的单纯性角膜炎相似。常由角膜上皮损伤后毒力比较弱的病菌侵入所致。

【病因病机】

1. 风热犯目，但病邪较轻，正气较盛，抗邪有力，故过日而不扩大，也不加深，经数日而愈。

2. 肾阴不足，虚火上炎，滞于风轮，结而为星。若虚火退，则银星自消。

【临床表现】

症见沙涩疼痛，流泪羞明。检视眼部，抱轮微红，黑睛生翳，其状如星，其色银白，大多只生一颗，且过两三日也不继续长大。其翳边界较清，除病变区外，其余黑睛尚透明。黄仁展缩自如，亦无黄液上冲，经治疗可于数日内痊愈。愈后未留宿翳者，无碍视力，若留有宿翳，又位于瞳神区者，则影响视力。

【诊断依据】

1. 黑睛独生一翳，边界较清，色白如星。

2. 过两三日不发展扩大。

3. 抱轮微红，沙涩疼痛。

【鉴别诊断】

1. 聚星障 黑睛骤起多个星点，互相连缀，可融合溃陷如树枝状、地图状。

2. 凝脂翳 初起似星，边界不清，肥厚浮嫩，善变速长。

【辨证论治】

本症的辨证论治，宜分清虚实，实者多为风热犯目，治宜祛风清热；虚者多为阴虚火炎，治宜滋阴降火。除内治外，配合外治，疗效更佳。

1. 风热犯目

主证 黑睛生星翳一颗，星翳附近之白睛发红，沙涩疼痛，流泪羞明，症状较轻。可伴有鼻塞咽痛，舌淡红，苔薄白或微黄，脉浮数。

分析 风热外袭，上犯于目，故黑睛生星翳，抱轮发红；正盛邪轻，故翳形如星，变化较少；风热外袭，经气不利，故见沙涩疼痛，流泪羞明；风热犯肺，故鼻塞咽痛。舌脉亦风热在表之征。

治法 祛风清热。

方药 桑菊饮加减：桑叶 10g，菊花 10g，薄荷 10g，桔梗 10g，杏仁 10g，金银花 15g，连翘 10g，芦根 15g，黄芩 10g，木贼 6g。若抱轮红赤明显者加栀子、龙胆草以清肝热。临证亦可用万应蝉花散去苍术加刺蒺藜、谷精草。

2. 虚火上炎

主证 黑睛生翳如星，抱轮微红，眼内干涩，腰膝酸软，遗精梦泄，五心烦热，舌红少苔，脉细数。

分析 肾阴不足，虚火上炎，蒸灼黑睛，故黑睛生翳如星，抱轮微红，五心烦热；津液匮乏，目失濡养，故眼内干涩；腰为肾之府，肾虚则腰膝酸软；肾主封藏，肾虚则封藏失职，故遗精梦泄。舌红少苔，脉细数均阴虚火旺之征。

治法 滋阴降火。

方药 知柏地黄汤加减：知母 10g，黄柏 10g，生地黄 15g，山茱萸 10g，山药 15g，泽泻 10g，丹皮 10g，茯苓 10g，谷精草 10g，白蒺藜 10g。

【其他治疗】

1. 外用黄芩苷眼药水、千里光眼药水，或抗生素眼药水滴眼，每日 4～6 次。睡前涂穿心莲眼膏或抗生素类眼膏。

2. 用内服药渣再次煎水作湿热敷，每次 15 分钟，每日 2～3 次。

【转归预后】

本病临床症状较轻，病情变化单纯，治疗及时，预后良好。若治不及时，黑睛留有瘢痕翳障，又位于瞳神区者，则影响视力。

【调护要点】

饮食宜清淡而富有营养，少食辛辣煎炒之物，按时点眼服药。

【文献选录】

《证治准绳·杂病·七窍门》"银星独见"谓："乌珠上有星，独自生也。若连萃而相生相聚者，不是星。盖星不能大，大而变者亦不是。有虚实自退不退之证。虚实者，非指人之气血而言，乃指络间之火而言。若络间之虚火客游，因而郁滞于风轮，结为星者，其火无源，不得久滞，火退气散膏清而星自消。若火有源而来，气实壅滞于络者，则水不清，故星结不散。其色白圆而颗小浮嫩者，易退易治。沉涩坚滑者，宜作急治之，恐滞久气定，治虽退而有迹，为冰瑕矣。……若能大者，此必是各障之初起也。"

《张氏医通·七窍门》之"银星独见"谓："乌珠上有星，独自生也。盖人之患星者，由火在阴分而生，故不能大，若能长大者，必是各障之初起也。即如凝脂一证，初起白颗，小而圆嫩，俨然一星，不出一二日间，渐渐长大，因而触犯，遂致损目，若误认为星，则谬矣。大凡见珠上有星一二颗，散而各自生，至二三日看之不大者方是。若七日而退者，火数尽也。若连萃贯串相生，及能大者，皆非是也。凡星见青色者为风，其人必头痛，蝉花散去苍术加蒺藜、谷精草，并用碧云散祛风为主；星久不退，恐其成翳，阿魏嗜鼻法，每夜嗜之。星见陷下者或小点乱生者，为肾虚，其人必因梦泄，或房劳之故，宜生料六味丸加谷精草、刺蒺藜、车前子。凡去星之药，非谷精不应也。"

【现代研究】

1. 固定方治疗单纯性角膜溃疡　如石氏用六味汤：生地16g，丹皮12g，金银花14g，菊花12g，大黄5～6g，茺蔚子12g。水煎服，日1剂。治疗单纯性角膜溃疡16例16只眼，1例无效，3例未复诊，其余12例均获痊愈。

2. 固定方加减治疗单纯性角膜溃疡　如齐氏用龙胆泻肝汤加减：龙胆草、焦栀子、黄芩、柴胡、生地黄、泽泻、当归各15g，木通、甘草各10g，金银花50g，连翘25g，板蓝根30g，水煎服。治疗单纯性角膜溃疡36例，临床治愈27例，显效5例，好转3例，无效1例。

3. 单方验方治疗单纯性角膜溃疡　刘氏用50%的蜂蜜水溶液治疗单纯性角膜溃疡6例，治愈5例，无效1例（患眼有倒睫）。作者认为蜂蜜并无杀菌或抑菌效力，可能是增强机体防御能力或影响病变部位的新陈代谢所致。

第三节　聚　星　障

【概说】

黑睛生多个星翳，或联缀，或团聚，伴有羞明流泪，沙涩疼痛的病症，称为聚星障。为临床常见眼病，多在感冒后发生，常单眼为患，亦可双眼同时或先后发生。一般不化脓，不穿孔，但易反复发作，病程较长。若失治可变生花翳白陷、凝脂翳等重症，严重影响视力，甚至失明。

《原机启微·风热不制之病》中已对聚星障的主要特征进行了描述："翳如称星者，或一点，或三四点，而至数十点。"用以祛风为主的代表方剂羌活胜风汤加减治疗。聚星障的病名，首先见于《证治准绳·杂病·七窍门》，书中谓："乌珠上有细颗，或白色，或微黄，微黄者急而变重。或联缀，或团聚，或散漫，或一同生起，或先后逐渐一而二，二而三，三而四，四而六七八十数余。"治疗用清肝热的羚羊角散。书中指出若有赤脉爬绊者退迟，若有星翳生于赤丝尽头者亦退迟，若团聚生大而作一块者有凝脂之变。至《审视瑶函·聚星障》在病因、证候等方面，继承《证治准绳》之说，在治疗上采用祛风、清热、养阴的海藏地黄散。此后，《张氏医通》、《目经大成》、《眼科菁华录》等著作均沿用这种论述。

在古代医籍中，本症还包括了黑睛丝脉尽头出现的细小星翳，对这种星翳将在沙眼及赤膜下垂中讨论。本节所述黑睛上骤生细小星翳，或散漫分布，或联缀排列，且可向深层发展，黑睛多出现树枝状、地图状或圆盘状混浊，与西医学的单纯疱疹病毒性角膜炎相似。

【病因病机】

黑睛直接与外界接触，易感六淫之邪，其中以风热多见。《证治准绳·杂病·七窍门》曰："翳膜者，风热重则有之。"《原机启微·风热不制之病》论述更详："因热而召，是为外来；久热不散，感而自生，是为内发。"内外致病因素所致黑睛病变是相似的，所以说"内外为邪，惟病则一"。五轮学说黑睛属风轮，内应肝胆，所以本病的发生与肝胆功能失常有关。病久不愈或反复发作者与正虚有关。

1. 感冒发热，过度疲劳，情志不遂，月经不调等阴阳气血失调情况下，外感风热或风寒之邪，上犯于目。

2. 外邪入里化热，或素有肝火，复感风热，内外合邪，灼烁黑睛，使黑睛生翳溃陷。

3. 恣酒食燥，辛辣煎炒，酿成脾胃湿热，蒸灼黑睛。

4. 火邪热毒，久滞不散，灼伤阴液，或素体阴虚，正气不足，召感外邪，发生本病。

【临床表现】

自觉患眼沙涩疼痛，畏光流泪，但大多无眵。检查眼部，可见眼睑难睁，抱轮红赤或红赤不显，黑睛骤起星翳，如针尖或秤星大小，色灰白或微黄，少则数颗，多则数十颗，或齐起，或先后渐次而生，可散漫分布成云雾状，典型者可互相融合联缀成树枝状（图 3-5-1），荧光素染色，中央部着色深，周围有一淡绿色的边缘环绕为其特征。若反复发作，久治不愈，病变向四周及深部发展，形成边缘不齐，凹凸不平的地图状溃陷（图 3-5-2）。此时红赤疼痛，羞明难睁等症加重。亦有病变位于黑睛深层，水肿增厚，混浊不清，形如圆盘，黑睛表面光滑，后壁有皱褶，病情更为严重。

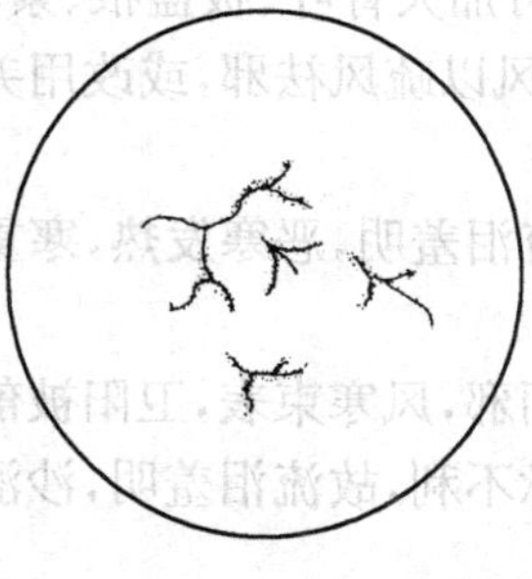

图 3-5-1　**聚星障**（树枝状角膜炎）

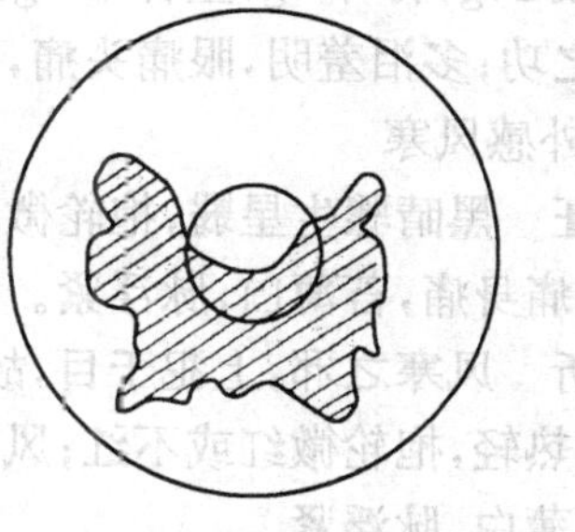

图 3-5-2　**聚星障**（地图状角膜炎）

本病严重者多波及黄仁，并发瞳神紧小，神水混浊，黄仁肿胀。若治疗不当，黄仁与晶珠粘连，可继发青光眼。反复发作，病位较深，治愈后黑睛多遗留瘢痕翳障，严重影响视力。

【诊断依据】

1. 有感冒发热史或反复发作史。

2. 自觉沙涩疼痛，羞明流泪，视力减退。

3. 抱轮红赤，轻者微红，重者白睛混赤。

4. 有典型的病变形态，早期黑睛有针尖或秤星大小星翳，或散或聚，可联缀融合成树枝状、地图状，荧光素着色明显。

5. 黑睛病变区知觉减退。

【鉴别诊断】

聚星障应与沙眼生翳、倒睫后生翳、银星独见相鉴别。

1. 沙眼生翳　沙眼后期，黑睛上部出现多个灰白色星点，星点多在赤脉尽处。

2. 倒睫后生翳　由于倒睫刺扫黑睛而生灰白色星点，如果倒睫已愈，黑睛星点随之而愈。

3. 银星独见　黑睛上独生一翳，其状如星，数目不增。

【辨证论治】

本病治疗宜分辨患病之新久，患病初期，病邪表浅，治宜疏散祛邪为主，或疏风清热，或疏风散寒，使病邪从表而解。病至中期，以清热解毒为主，肝胆火旺者宜清肝泻火，湿热蕴伏者化湿清热。病程较长，迁延不愈，反复发作，多为正虚留邪，虚实夹杂，治宜扶正祛邪，耐心调治，或养阴或益气兼祛风清热退翳。病程阶段不同，治疗当有区别。早期重在疏风，中期重在清热,后期注意养阴。其治法可以概括为疏(风)、清(热)、养(阴)三个字。除内服中药整体调理外,多结合外治,外治药物直接作用于病变局部,可增强疗效。一般外治多以清热解毒,退翳明目为主。

1. 外感风热

主证 黑睛浅层骤生细小星翳,或散或聚,抱轮红赤,羞明流泪,沙涩不适,伴恶风发热,头痛鼻塞,口干咽痛,苔薄黄,脉浮数。

分析 风性轻扬,易犯上窍,风邪外袭,经气不利,故沙涩不适,羞明流泪;风热上犯,故黑睛骤生星翳,病位表浅,抱轮红赤;风热外感,卫气失宣,故见恶风发热,头痛鼻塞,口干咽痛。苔薄黄,脉浮数亦为风热外感之征。

治法 疏风清热。

方药 银翘散加减:金银花 20g,连翘 10g,薄荷(后下)10g,荆芥 10g,牛蒡子 10g,桔梗 10g,芦根 20g,竹叶 6g,生甘草 6g。若抱轮红赤明显者,可加大青叶、板蓝根、紫草以增加清热解毒之功;多泪羞明,眼痛头痛,眼睑难睁者加羌活、防风以疏风祛邪,或改用羌活胜风汤。

2. 外感风寒

主证 黑睛骤生星翳,抱轮微红或不红,沙涩疼痛,流泪羞明,恶寒发热,寒重热轻,鼻流清涕,头痛身痛,苔薄白,脉浮紧。

分析 风寒之邪,上犯于目,故黑睛骤生星翳;寒为阴邪,风寒束表,卫阳被郁,故恶寒发热,寒重热轻,抱轮微红或不红;风寒外袭,营卫不行,经脉不利,故流泪羞明,沙涩疼痛,头痛身痛,苔薄白,脉浮紧。

治法 疏散风寒。

方药 荆防败毒散加减:荆芥 10g,防风 10g,羌活 10g,独活 10g,川芎 10g,柴胡 10g,前胡 10g,桔梗 10g,枳壳 10g,茯苓 15g,甘草 6g。若恶寒疼痛明显者,加麻黄以增发散风寒之功。

3. 肝胆火炽

主证 黑睛星翳联缀溃陷,扩大加深,呈树枝状或地图状,色白或微黄,白睛混赤,热泪频流,羞明难睁,眼痛沙涩,溲赤胁痛,口苦咽干,舌红苔黄,脉弦数。

分析 肝经素有伏热,复感外邪,内外相搏,肝火炽盛,黑睛受灼,故病变联缀溃陷,扩大加深,红赤疼痛,流泪羞明等症状加重;溲赤胁痛,口苦咽干,舌红苔黄,脉象弦数,皆肝胆火旺之征。

治法 清肝泻火。

方药 龙胆泻肝汤加减:龙胆草 10g,栀子 10g,黄芩 10g,柴胡 10g,车前子 10g,泽泻 10g,生地黄 20g,当归 10g,甘草 6g,金银花 30g,蒲公英 30g。大便秘结者加大黄、生石膏以泻火通便;药后胃中不适加茯苓、枳壳以护胃气。

4. 湿热蕴蒸

主证 黑睛生翳溃腐,状如地图,或黑睛肿胀增厚,混浊不清,形如圆盘,抱轮红赤,热泪胶黏,反复发作,病情缠绵,头重胸闷,纳少便溏,舌红苔黄腻,脉濡数。

分析 嗜食酒辛,肥甘厚味,酿成湿热,熏蒸黑睛,致使黑睛生翳溃腐,肿胀增厚,混浊不清,泪热胶黏,抱轮红赤;湿性重浊黏腻,与热邪相合,湿热留恋,故缠绵不愈,反复发作;湿热蔽阻,清阳不升,气机不利,则头重胸闷;湿热困脾,运化失常,故纳少便溏,舌苔黄腻,脉濡数。

治法　化湿清热。

方药　三仁汤加减:杏仁10g,白蔻仁10g,薏苡仁15g,半夏10g,厚朴10g,通草6g,竹叶6g,滑石15g,茯苓15g,车前子10g,甘草6g。黑睛腐溃,肿胀红赤显著者,可选加茵陈、栀子、黄芩、黄连以清湿热;若舌苔白滑者加苍术、陈皮、藿香以增燥湿之力。

5. 阴虚夹风

主证　黑睛生翳,迁延不愈,或时愈时发,抱轮微红,眼内干涩,口干咽燥,舌红少津,脉细或细数。

分析　素体阴虚,或病久伤阴,或病发于高热病后而伤阴,阴虚无力抗邪,邪气久留不解,故病久不愈;阴虚之体易感风热之邪,故时愈时发;阴虚不能制阳,虚火上炎,并非实火,故抱轮微红;阴液不足,不能上荣于目,故眼内干涩。舌红少津,脉细为阴液亏乏之征。

治法　滋阴祛风。

方药　加减地黄丸加减:生地黄15g,熟地黄15g,当归10g,牛膝10g,羌活10g,防风10g,枳壳10g,杏仁10g。抱轮红赤明显者,加知母、黄柏以降虚火,或用养阴清热汤;红赤不显者,加赤芍、丹参、木贼、蝉蜕以活血退翳;高热病后,兼见气短乏力者,加党参、麦冬、五味子以益气生津。

【其他治疗】

1. 中药滴眼　选用清热解毒类中药制剂滴眼,如银黄注射液稀释一倍滴眼,每小时1次,或用梅青眼药水、紫草眼药水等滴眼,每日5~6次。

2. 结膜下注射　用银黄注射液1ml,每日或隔日1次。

3. 中药熏洗　用金银花、连翘、蒲公英、大青叶、薄荷、紫草、柴胡、秦皮、黄芩等水煎先熏后洗,每日1~2次,每次20分钟。亦可煎水作湿热敷。

4. 中药浴眼　大青叶浸眼剂或复方大青叶浴眼剂5ml,置眼浴杯中,每日1次,每次眼浴15~20分钟。

5. 针灸治疗　可选用睛明、四白、丝竹空、攒竹、合谷、足三里、光明、肝俞等穴,每次局部取2穴,远端取2穴,交替使用,根据病情虚实,酌情使用补泻手法。

6. 局部扩瞳　病变深大引起瞳神紧小者,点用1%阿托品眼药水或眼药膏散瞳。

7. 西药点眼　0.1%阿昔洛韦滴眼剂或0.15%更昔洛韦滴眼剂,每日4~6次滴眼,急性阶段每1~2小时1次。

【转归预后】

本病如能早期治疗,效果尚好,病变位于深层者疗效较差,反复发作者往往难以速愈,而且复发1次,黑睛翳障增厚1次,愈后常留瘢痕翳障,使视力明显下降,甚至失明。治疗不当,复感毒邪,可变生凝脂翳、黄液上冲等症,预后不良。

【调护要点】

患眼病后要及时就医,按时点药服药,要注意眼部清洁卫生,不可乱加揉擦。七情和畅,劳逸适度,使体内阴阳相对协调,有利于眼病的康复。由于本病病程长,易反复,患者思想要开朗,心情要平静,不能急躁。饮食宜清淡而富有营养,忌食酒、姜、葱、蒜、辣椒等刺激性食品,少食肥甘厚味,以免助火生热,加重病情。少用目力,闭目休息,在强光下可戴防护眼镜。

【预防要点】

本病多在感冒发热,过度疲劳等机体抵抗力下降的情况下发病,故锻炼身体,增强体质是预防本病的根本措施。正气充足,则不易外感六淫之邪,可以减少本病的发生,已患本病者，可以减少复发。感冒发热时如有眼部不适，要注意检查眼部，做到早期发现，早期治疗。不要自作主张，随便点药，尤其是激素类眼药。

【文献选录】

《原机启微·风热不制之病》："风动物而生于热，譬以烈火焰而必吹，此物类感召而不能违间者也。因热而召，是为外来。久热不散，感而自生，是为内发。内外为邪，惟病则一……风加头痛，风加鼻塞，风加肿胀，风加涕泪，风加脑巅沉重，风加眉骨酸痛，有一于此，羌活胜风汤主之。风加痒，则以杏仁龙胆草泡散洗之。病者有此数证，或不服药，或误服药，翳必随之而生。翳如云雾，翳如丝缕，翳如秤星。翳如秤星者，或一点，或三四点，而至数十点。"

《证治准绳·杂病·七窍门》："聚星障证，乌珠上有细颗，或白色，或微黄，微黄者急而变重。或联缀，或团聚，或散漫，或一同生起，或先后逐渐一而二，二而三，三而四，四而六七八十数余。如此生起者，初起者易治，生定者退迟，能大者有变，团聚生大而作一块者，有凝脂之变。联缀四散，傍风轮白际而起，变大而接连者，花翳白陷也。若兼赤脉爬绊者退迟，若星翳生于丝尽头者亦退迟，进速且有变，盖接得脉络生气之故。此证大抵多有痰火之患，能保养者庶几，斲(zhuó，"斲丧"指酒色过度)丧犯戒者变证生焉。"

【现代研究】

1. 辨证分型治疗单纯疱疹病毒性角膜炎　姚氏将本病 48 例分为五型治疗。风热型(21 例)方选桑菊饮、银翘散、羌活胜风汤等方加减主之。肝经蕴热型(10 例)方选龙胆泻肝汤、黄连天花粉汤(天花粉、川芎、黄连、黄芩、黄柏、栀子、菊花、薄荷、连翘)等方加减主之。湿热型(5 例)方选藿朴四苓汤、甘露消毒丹等方加减主之。阴虚火旺型(6 例)方选知柏地黄汤、决明益阴汤(石决明、草决明、黄芩、黄连、知母、黄柏、五味子、防风、独活、羌活、当归、甘草)等方加减主之。气阴两虚型(6 例)方选大补血汤、八珍汤等方加减主之。结果治愈 40 例，有效 6 例，无效 2 例。

2. 辨证治疗病毒性角膜炎　彭氏辨证治疗本病 50 例，分为四型，肝经风热型(32 例 39 只眼)用新制柴连汤加减；肝火炽盛型(7 例 9 只眼)用龙胆泻肝汤加减；湿热内蕴型(6 例 11 只眼)用三仁汤加减；阴虚夹风型(5 例 9 只眼)用滋阴地黄汤加减。本组 50 例 68 只眼，以内服中药为主，配合局部滴用 50%鱼腥草眼药水、抗病毒和抗生素眼药，1%阿托品眼液散瞳等。结果痊愈 41 只眼，显效 14 只眼，好转 8 只眼，无效 5 只眼。

3. 分期治疗单纯疱疹病毒性角膜炎　杨氏分三期治疗，炎症期用方一：蒲公英 30g，紫草 12g，柴胡、薄荷、荆芥、赤芍、桑白皮、白菊花、木通各 9g，决明子、丹参各 15g。好转期用方二：炙黄芪、决明子、丹参各 15g，蒲公英 30g，薄荷、白菊花、蝉蜕、木贼、木通各 9g，陈皮 6g。近愈期及抗复发用方三：炙黄芪、党参、鸡血藤、丹参、女贞子、决明子各 15g，昆布、白蒺藜各 12g，木贼、蝉蜕、白菊花各 9g。结果，单纯疱疹病毒性角膜炎 28 例(29 眼)，治愈 28 眼，其中单用中药治愈 24 眼，治愈率 82.7%，随访 4 年，本组中药对该病的抗复发作用不低于干扰素和聚肌胞，而优于碘苷。

4. 经验方治疗树枝状角膜炎　唐氏认为本病以外感风热为主因，故以祛风清热退翳为治疗原则，以钩藤饮为主方，药用钩藤、蝉蜕、柴胡、前胡、木贼、栀子、连翘、天花粉、赤芍、木通、白术、香附。随证加减：如外邪盛而头痛、鼻塞、眉骨痠痛、畏光流泪重者加蔓荆子、白芷等；肝阳旺而胁痛、眩晕、易怒、目赤、口干苦、心中烦热，脉弦数者，加龙胆草、黄芩；胞睑肿胀，口干唇焦，苔黄便燥，为胃肠积热，加石膏、大黄；眵多(见于继发细菌感染)热结者，加金银花、地丁。风热减退后，加益气养血退翳药。治疗树枝状角膜炎 13 例，痊愈 12 例，但视力受到不同程度影响。

5. 自拟经验方治疗单纯疱疹病毒性角膜炎 石氏用消毒饮：钩藤（后下）、板蓝根各30g，大青叶、夏枯草、蒲公英、黄芩、赤芍、菊花各15g，柴胡、薄荷（后下）、蝉蜕各10g，甘草6g。每日1剂，水煎服。口干咽燥或咽痛加天花粉、麦冬；结膜充血严重或角膜有新生血管加丹皮；小便赤涩加木通；大便燥结或有前房积脓加大黄、芒硝；充血减退后可逐渐增加养阴退翳药如当归、生地黄、白芍、玄参、刺蒺藜、木贼等。治疗单纯疱疹病毒性角膜炎30例33只眼，全部治愈。

6. 中药黄芪等治疗单纯疱疹病毒性角膜炎及免疫学观察 吴氏用中药黄芪、党参、白术、茯苓、紫草、蒲公英、薄荷等治疗本病30例，结果治愈26例（治愈率86.7%），视力明显增加或达0.9以上者20例（66.7%），不增加者仅2例。免疫功能测定结果：100例正常对照组的E-RFC均值及标准差为66%±3.6%，本组为46.83%±7%，较正常对照组明显为低（$P<0.01$）。而经中药治疗后E-RFC的均值为54.23%，治疗前后作自身对照，平均差数为7.33，标准误为1.397，$t=5.247$，$P<0.01$，即较治疗前明显增高，而LTT、IgG、IgM及补体C_3等则无明显差异。两年随访，5例复发（16.7%）。据中国医学科学院病毒研究所研究，黄芪可抑制多种病毒，促进诱生干扰素及巨噬细胞的吞噬作用，提高免疫功能。党参、白术、茯苓益气，有免疫促进作用。紫草、蒲公英、薄荷等除有免疫促进作用外，尚有明显抑制单纯疱疹病毒作用。

7. 巢氏应用玉屏风散加味观察对浅层型单纯疱疹病毒性角膜炎抗复发的疗效 96例，105只眼，先予0.1%阿昔洛韦滴眼液点眼，1～2次/h，同时以氧氟沙星滴眼液点眼，每日4次。治疗2周后，有85例痊愈。并在痊愈后即将85例痊愈患者中76例随访条件较好者随机分为观察组和对照组。观察组：39例4只眼，应用玉屏风散加味治疗，予生黄芪12g，炒白术10g，防风10g；伴咽干、眼干涩者加枸杞子10g，麦冬10g；乏力甚者加太子参10g，上方每日1剂水煎服，14天为1疗程，间隔7天，再行下1个疗程治疗，共治疗3个疗程。对照组：37例38只眼，予口服维生素B_1每天3次，维生素B_6每天3次，14天为1疗程，间隔7天，再行下1疗程治疗，共治疗3个疗程。随访：两组患者随访以1年为期，观察自痊愈后1年内复发情况。观察组复发率7.69%；对照组复发率24.32%；两组复发率有显著差异。

第四节 痘 疮 入 眼

【概说】

痘疮入眼是指痘疮疫毒引起的眼部病变。又名痘疹入眼，斑疮入眼，儿童及成人均可患病。痘疮亦名痘疹、斑疮、天行斑疮、百岁疮、天花，在牛痘疫苗发明之前，为人生难免之灾，小儿最易罹患，发病时痘毒攻目而发生各种眼病。天花在我国已被消灭，但在接种牛痘时痘苗误入眼内可引起眼睑、白睛、黑睛等病变，其黑睛病变严重而多变，可形成花翳白陷、凝脂翳、黄液上冲，甚至黑睛穿孔，变生蟹睛，终至失明。

本病在历代中医书籍中均有详细记载。因痘疮名称不同，由其所引起的目病名称也不尽一致。痘疮一病，小儿多患，故《秘传眼科龙木论》称"小儿斑疮入眼外障"，宜用秦皮汤洗之，后服凉肝丸。《圣济总录·卷一百一》又名"斑痘疮入眼"，《银海精微》称为"痘疹入眼"，在"小儿疹痘"亦有描述："疹痘入眼，疹有两分，痘疮初上皮肤之际，眼闭不开，眼上即有痘疮点在黑睛上易治，……又有一症，痘疹之后疮痂落尽，肌体肥壮，眼中忽然红涩，此乃余毒郁结于肝而发出，此症十分利害，失治多能害目。”治疗用凉肝散、通神散内服，方中均加清热解毒之绿豆皮。外用秦皮汤洗眼。《原机启微》称为“斑疹余毒之病”，与风热不制之病稍同而异，方用羚羊角散主之，消毒化斑汤主之。《证治准绳·杂病·七窍门》称为“痘疹余毒证”，治疗除选《原机启微》之方药外，并用东垣先生治斑后风热毒，翳膜遮睛的泻青丸。《审视瑶函》称“浊害清和症”，“此症专指痘疹以致目疾之谓，夫痘疹为毒最重，自禀受以来，蕴积恶毒深久之故，若痘疹发，则诸经百脉清纯太和之气皆被搅扰。”治疗用谷精草汤、退翳散、望月丸等。《一草亭目科全书》称为“小儿痘毒眼”，内服清毒拨翳汤，从容调治，使其毒气渐退，而元气不损。《医宗金鉴·眼科心法要诀》称为“痲疮入眼”，方用清热散瘀的红花散。《目经大成》称“因痘疹”，“此章指痘疹致目病而言，夫痘疹本难疮，曰天花，……是以毒内攻者痘疹必坏，毒上升者眼目必灾。”“治法：不问痘之好歹，但见目有泪、畏光、微赤，急用黄丹、轻粉、威灵仙为散，吹耳中。不退，点以银朱或胭脂雪、飞雄丹。又不退，须调活血散、升解散，不则消毒饮、化毒汤或暂除参芪，虽未必就痊，准可抑疾使缓，化重为轻。”

痘疮入眼可引起眼睑、白睛和黑睛的病变，本节讨论牛痘病毒引起的黑睛病变，即牛痘性角膜炎。

【病因病机】

由于天花在我国已灭绝，本病的发生主要和预防天花、接种牛痘有关。

1. 痘疹毒邪，为毒最重，小儿脏腑娇嫩，形气未充，风邪易犯，毒邪易侵，风热毒浊，侵害清和，发为目病。

2. 接种牛痘时，医者操作不慎，误将痘苗溅入眼内。或接种牛痘后，小儿抓破臂部痘疮，由手指将痘毒带入眼内，外邪引动内热，脏腑热盛，灼伤黑睛，而成本病。

【临床表现】

本病有痘苗入眼史，潜伏期约3～5天。初起患眼怕光流泪，沙涩不适，视物模糊等。有的眼睑出现牛痘性水疱或脓疱，眼睑红肿，上下睑粘着，白睛抱轮红赤，黑睛病变与聚星障相似。黑睛星点翳障，相互联缀成树枝状、半环形，或融合成地图状溃陷，边缘迂曲。病变向深部发展，红赤疼痛加重，黑睛深层水肿增厚，可达正常厚度的1倍以上，形如圆盘，黑睛后壁有皱褶，混浊消失很慢，需经数周或数月才能逐渐消退。亦可有新生赤脉伸入。若继发感染，可出现黑睛穿孔，形成蟹睛，严重影响视力。

【诊断依据】

1. 有痘苗入眼史。

2. 自觉患眼疼痛沙涩，畏光流泪。

3. 抱轮红赤，黑睛生有细小星翳，融合成树枝状、地图状或圆盘状混浊。

【鉴别诊断】

本症与聚星障临床表现相似，主要区别在于本症有痘苗入眼史，而聚星障多有感冒发热史。

【辨证论治】

本证由感染痘毒引起，治疗自然应解毒清热，但早期病邪表浅，治当疏风清热，后期阴液耗伤，脉络瘀滞，故治宜养阴通络。

1. 风热侵袭

主证　沙涩疼痛，流泪羞明，白睛抱轮红赤，黑睛生有星点，或连缀成树枝状，舌红，苔薄黄，脉浮数。

分析 痘苗毒邪，灼伤黑睛，故见抱轮红赤，黑睛生翳成点状、树枝状。风热外袭，经气不利，故见沙涩疼痛，畏光流泪。舌脉亦风热在表之征。

治法 祛风清热解毒。

方药 通神散加减：菊花6g，谷精草6g，密蒙花6g，绿豆皮12g，木贼6g，蝉蜕6g，黄芩10g，金银花12g，连翘10g，紫草10g，赤芍10g，甘草3g。白睛红赤较重者，加龙胆草以清肝热；咽痛加牛蒡子以清肺热。

2. 毒热熏灼

主证 眼痛加重，眼睑红肿难睁，白睛混赤，黑睛溃陷如地图状，或黑睛水肿，混浊不清，形如圆盘，或有黄液上冲，舌红苔黄，脉数。

分析 痘毒入眼，由浅入深，病情由轻转重，外邪引动肝火，故黑睛溃陷扩大，深层混浊，红赤疼痛加重。脏腑热盛，毒热上攻，故见黄液上冲。舌脉亦热重之征。

治法 清热解毒泻火。

方药 谷精草汤加减：谷精草10g，龙胆草10g，草决明10g，绿豆皮12g，牛蒡子10g，天花粉10g，秦皮10g，赤芍10g，金银花20g，蒲公英20g，菊花10g，生甘草3g。口干便秘者，加大黄以泻火通腑。

3. 阴虚血瘀

主证 病久不愈，或愈后又发，眼内干涩，疼痛较轻，白睛微红，黑睛深层混浊，并有新生赤脉伸入。或浅层仍有点状或条状荧光素着色。舌暗红，脉细涩。

分析 痘毒久羁，病程较长，阴液损伤，故眼内干涩；阴虚邪轻，故红赤、疼痛不著；正不胜邪，故病久不愈，或愈后复发；火郁经脉，故有赤脉新生；舌脉为阴虚血瘀之征。

治法 养阴活血退翳。

方药 四物退翳汤加减：生地20g，赤芍10g，川芎6g，当归10g，红花6g，紫草10g，天花粉10g，知母10g，木贼草10g，谷精草10g，蝉蜕6g。若见神疲气短，便溏，加人参、黄芪、茯苓以益气健脾。

【其他治疗】

1. 用银黄注射液稀释一倍滴眼，或用千里光眼药水、黄芩苷眼药水、紫草眼药水滴眼。
2. 瞳神紧小者，滴1%阿托品液扩瞳。
3. 秦皮、防风、大青叶、金银花、黄连、黄芩，煎汤熏眼，或用纱布过滤后洗眼。
4. 患眼湿热敷。

【转归预后】

本病早期就诊，及时治疗，黑睛浅层溃陷愈合，视力多可恢复正常。若黑睛较大溃陷，深层混浊，消退较难，虽经数周或数月治疗，视力障碍难以避免。由于本病有复发倾向，瘢痕翳障不断增加，视力因此逐渐下降。若继发细菌、真菌感染，则可造成黑睛穿孔，预后不良。

【调护要点】

一旦眼睑感染痘毒，不可用手揉擦，防止由眼睑累及黑睛。患病期间，勿食辛辣炙煿之物，多食清凉滋润，营养丰富食品。保持大便通畅，以利于病情恢复。

【预防要点】

本病主要是由痘苗误入眼内引起，医务人员在接种牛痘时要特别注意，最好戴防护眼镜及手套，防止痘苗溅入或接触眼部。折断痘苗玻璃管时，切不可面向自身或接种者眼部。小儿接种牛痘后，局部最好用敷料封盖，不要用手搔抓接种处，教育接种者勿以手接触接种处的痘苗、脓疱或痂皮，以免痘毒误入眼内，发生本病。

【文献选录】

《秘传眼科龙木论·小儿斑疮入眼外障》："此眼初患之时，不论大小，须患斑疮一度。疮子患时，觉入眼中，即时将息慎忌，若不忌口将息，即便疼痛泪出，赤涩，怕日难开，肿硬，翳如银色。此乃热气在肝，上冲入眼，肝膈壅毒，因成障翳，宜用秦皮汤洗之，后服凉肝丸。"

《银海精微·小儿疹痘》："问曰：小儿此症入眼者何也？答曰：小儿痘疮之发，五脏皆热毒之气壅塞停留，热气在肝膈充入眼，使疼痛泪出，怕日羞明难开，遂生疮于眼内，久发变为白膜，初觉疮入眼中赤涩之时，急将药泄其毒，外以退翳之药，若不能为，终身之患也。先将秦皮汤洗目眼，红花退翳散服之效。"

《银海精微·痘疹入眼》："问曰：小儿疹痘入眼者何也？答曰：小儿母胎中受其毒，必发疹痘，出之时五脏俱有热相攻，或肝脏受热甚，必有痘生于目内，宜服凉肝散。……问曰：小儿痘疹伤眼者何也？答曰：内脏虚热上攻也。治法：经云：切不可泄，余毒宜用微凉剂和解。此症初起，睛上红紫涩痛，可用通神散，或车前草擂蜜水，频频与吃，洗去肝中火邪。若至丧明，睛中有翳，或凹入者，经云：疹痘之后，毒气郁结于肝，伤于瞳，素无治法也。"

《证治准绳·杂病·七窍门》："痘疹余毒证：痘毒为毒最重，为自禀受以来，蕴积恶毒深久之故，古称曰百岁疮，谓人生百岁之中，必不能免。一发则诸经百脉清纯太和之气，皆为其扰乱一番，正气大虚，而邪得以乘之，各因所犯而为疾。况目又清纯之最者，通于肝胆，肝胆为清净之府，邪正不并立，今受浊邪熏灼，则目有失发生长养之源，而病亦易侵，皆由人不能救而且害之之故也。或于病中食物太过，怀藏太暖，误投热药，多食甘酸而致病者。或于病后因虚未复，恣食辛辣燥腻，竭视劳瞻，好烘多哭，冲冒风沙烟瘴而致病者。有为昏蒙流泪之内证者，有为赤烂星障之外证者，有余邪蕴积为凝脂、黄膜、花翳、蟹睛等证之重而为目糠凸者。……倪仲贤云：斑疹余毒所害者，与风热不制之病，稍同而异，总以羚羊角散主之，便不鞕者减硝黄。未满二十一日而病作者，消毒化瘢汤主之。海藏云：东垣先生治瘢后风热毒，翳膜气晕遮睛，以泻青丸子泻之大效。"

第五节　凝脂翳

【概说】

凝脂翳是指黑睛生翳，状如凝脂，多伴有黄液上冲的急重眼病（彩图13）。任何年龄，任何季节均可发病，但以夏秋收割季节多见，年老体弱又有漏睛者易患。若不及时治疗或处理不当，可致黑睛溃破，黄仁绽出，形成蟹睛，或黑睛溃漏，形成正漏，或邪毒入眼，而致眼内化脓，眼珠萎陷等恶候，视力严重障碍，甚至失明。

凝脂翳病名见于《证治准绳·杂病·七窍门》。早在隋代《诸病源候论·目病诸候》载有"目内有丁候"，实际已包括凝脂翳在内。该书谓："目，肝之外候也。脏腑热盛，热乘于腑，气冲于目，热气结聚，而目内变生状如丁也。"说明脏腑热盛是本病发生的病理。至明代，《证治准绳·杂病·七窍门》根据黑睛生翳，状如凝固油脂而命名为凝脂翳。指出"此证为病最急，起非一端，盲瞽者十有七八。"诊断凝脂翳，"大法不问星障，但见起时肥浮脆嫩，能大而色黄，善变而速长者，即是此证也。"肥、浮、脆、嫩为本病特点。肥者系指边缘肥厚不清，与正常组织无明显界限；浮者系指病变组织高出于黑睛表面，稍呈突起状；脆者若凝脂之脆，似有一触即溃之险，提示病变易于穿破；嫩者系指病变新嫩，易向纵深发展，善变速长。书中对本病的发展变化预后作了详细论述，“甚则为窟、为漏、为蟹睛，内溃睛膏，外为枯凸。”《审视瑶函》沿用王氏之说，并提出了清肝泻火的四顺清凉饮子作为治疗凝脂翳的主方，后世医家应用至今。《张氏医通・七窍门》中汇编了凝脂翳，症状描述与《证治准绳》雷同，治疗上用皂角丸、神消散，然两方退翳明目，目前主要用于凝脂翳后期，黑睛遗留瘢痕翳障者。《目经大成》治疗凝脂翳的立法处方比较丰富，有通腑泻下的小承气下利中丸，有清肝泄热的羚羊角调清肝散，有散风活血的消风活血汤等。对局部观察甚细，“若可施钳，或竟镊出，下得一窝，窝底皮膜如芦竹之纸，风吹欲破。”此膜即后弹力膜，若破则形成穿孔。

本节主要讨论黑睛生翳，状如凝脂，善变速长，且伴黄液上冲的病症。相当于细菌感染引起的化脓性角膜溃疡，主要指匍行性角膜溃疡和绿脓杆菌性角膜溃疡。

【病因病机】

1. 黑睛受损，邪毒入侵　夏秋农忙季节，黑睛被麦芒、稻谷或其他植物的枝叶损伤，或挑剔异物之后，风邪热毒乘伤袭入。若素有漏睛者，邪毒已伏，更易乘伤侵袭而发病。

2. 火热上攻，蒸灼黑睛　风热毒邪入里化热，或嗜食辛热炙煿，膏粱厚味，致使肝胆火炽，脏腑热盛，火热上炎，蒸灼黑睛，气滞血壅，蓄腐成脓，黑睛溃烂，形成本病。火热严重者表现为脏腑热盛，其中肝胃火旺较多见，因黑睛属风轮，内应于肝；黄液上冲，口干便燥为阳明腑实。《审视瑶函・凝脂翳》说：“血滞神膏伤，气壅经络涩”，在病变过程中常兼气滞血瘀，气因热滞，血因热壅，热毒炽盛是气血瘀滞的主要原因。示意如下：

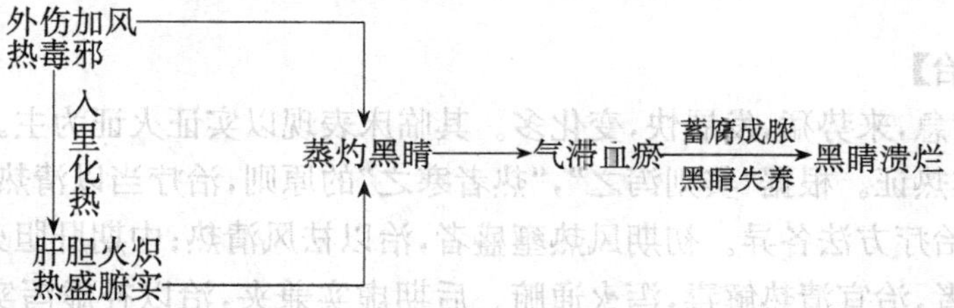

3. 正气不足，外邪滞留　或为气虚，或为阴伤，正不胜邪，黑睛溃陷，久不愈复。

4. 其他翳障，转化而成　聚星障、花翳白陷等复感邪毒，转化而成本病。

【临床表现】

初起症见患眼疼痛，流泪羞明，眼睑难睁，眵多黄稠，视力减退。检视眼部，抱轮红赤，黑睛生翳，上覆薄脂，色白或微黄，边缘不清。若能及时治疗，愈后留薄翳而愈。若治不及时，正不胜邪，病变迅速向四周及深层发展。症见头目剧痛，强烈羞明，热泪如泉，视力剧降。眼睑红肿，白睛混赤壅肿，黑睛腐溃，状如凝脂，肥厚浮嫩，善变速长。若热毒内攻，则于黑睛后黄仁前出现黄液上冲，恰似指甲根的半月白岩，上界多呈水平，黄液渐多渐升，可遮掩整个瞳神。虽经治疗，但愈后必留较厚的瘢痕翳障。若病情继续发展，则变症丛生，黑睛溃破，黄仁脱出，形成蟹睛。愈后留下斑脂翳，神水瘀滞，可继发绿风内障。若黑睛溃漏，邪毒入眼，眼内化脓，眼珠萎陷而失明。

另有绿脓杆菌引起者，初起眵泪凝脂即成黄绿色，病势凶猛，头目剧痛，白睛赤肿，黑睛凝脂大片，黄液遮满瞳神，可于两三日全毁黑睛，甚至青黄牒出，预后极差。

【诊断依据】

1. 常于黑睛浅层外伤或黑睛异物取出术后发病。

2. 常有漏睛病史。

3. 外伤处生翳，边缘不清，溃陷扩大，表面浮嫩如凝脂，伴有黄液上冲，甚则黑睛溃破，黄仁绽出，形成蟹睛。

4. 凝脂、眵泪呈黄绿色，病势尤凶，黑睛迅速溃烂，重度黄液上冲。

5. 眼睑肿胀难睁，抱轮红赤或白睛混赤。

6. 自觉头目剧痛，畏光流泪，视力下降。

7. 作细菌培养有助诊断。

【鉴别诊断】

本病早期需与聚星障相鉴别（表 3-5-1）。

表 3-5-1　凝脂翳早期与聚星障鉴别表

病名	凝 脂 翳 早 期	聚 星 障
诱因	黑睛浅层损伤	感冒发热
知觉	变化不明显	病变区知觉减退
眵泪	眵泪呈脓性	泪多眵少或无眵
翳形	初起为单个星状翳，色灰白，边缘不清，表面污浊，如覆薄脂	初起为多个针尖样微细星点，继则融合如树枝状或地图状
复发	无	有反复发作史
化脓	化脓穿孔，黄液上冲	不化脓，不穿孔

【辨证论治】

本病起病急，来势猛，发展快，变化多。其临床表现以实证火证为主。火毒炽盛，往往表现为脏腑的实热证。根据“实则泻之”，“热者寒之”的原则，治疗当以清热泻火解毒为主。病程阶段不同，治疗方法各异。初期风热壅盛者，治以祛风清热；中期肝胆火炽者，治以清肝泻火；热盛腑实者，治宜清热解毒，泻火通腑。后期虚实兼夹，治以补虚泻实，退翳明目。外治早期宜清热解毒，后期宜退翳明目。此外，结合针刺、热敷可提高疗效。

1. 风热壅盛

主证　本病初起，眼痛头痛，流泪羞明。黑睛生翳如星，边缘不清，表面污浊，如覆薄脂，抱轮红赤，舌红苔薄黄，脉浮数。

分析　风热外袭，经脉气血运行不利，故眼痛头痛，流泪羞明。黑睛浅层损伤，风热邪毒乘伤外袭，故黑睛生翳。风热壅盛，邪毒结聚，病变有发展之势，故边缘不清，表面污浊，如覆薄脂。舌脉乃风热在表之象。

治法　祛风清热。

方药　新制柴连汤加减：柴胡 10g，蔓荆子 10g，荆芥 10g，防风 10g，黄连 10g，黄芩 10g，栀子 10g，龙胆草 10g，赤芍 10g，甘草 6g。若见白睛混赤，翳陷较大者，加金银花、蒲公英以清热解毒。

2. 肝胆火炽

主证　白睛混赤，翳如凝脂，黄仁肿胀，神水混浊，眼痛头痛，强烈羞明，热泪如泉，口苦咽干，小便黄赤，舌红苔黄，脉弦数。

分析　外邪入里化热，肝胆火炽，火热上炎，黑睛受灼，故翳如凝脂，白睛混赤；黑睛病波及黄仁，故黄仁肿胀，神水混浊；肝火上攻，气滞血壅，故眼痛头痛；病属火热阳邪，故畏避光亮而羞明难睁；泪为肝之液，肝火炽盛，故热泪如泉。口苦溲赤，舌红苔黄，脉弦数均为肝胆火炽之征。

治法　清肝泻火。

方药　龙胆泻肝汤加减：龙胆草10g，黄芩10g，栀子10g，柴胡10g，木通10g，车前子10g，当归10g，生地黄20g，金银花30g，蒲公英30g。若见黄液上冲，大便燥结者，加生石膏、知母、大黄以泻火通腑。

3. 热盛腑实

主证　凝脂深大，色带黄绿，黄液量多，遮满瞳神，白睛混赤，眼睑红肿，眵多黄绿，头目剧痛，发热口渴，便秘溲赤，舌红苔黄，脉数有力。

分析　脏腑热盛，热毒结聚，攻于黑睛，蓄腐成脓，故黑睛溃烂，凝脂深大。阳明为目下网，病自下而上者为阳明病，阳明胃火炽盛，伤及血络，故见黄液上冲，遮满瞳神。发热口渴，便秘尿赤，舌红苔黄，脉数有力，均为热炽腑实之象。

治法　清热解毒，泻火通腑。

方药　四顺清凉饮子加减：龙胆草10g，黄芩10g，柴胡10g，黄连6g，金银花30g，蒲公英30g，桑白皮10g，生地30g，赤芍10g，当归10g，川芎10g，羌活10g，防风10g，车前子10g，大黄10g。若见口干便燥明显者，加芒硝以增泻火通腑之功。或用经验方银花复明汤。此为实热证，邪盛正旺，斗争激烈，当集中力量，大力祛邪。必须注意，此方不可久用，中病即止，以免伤正败胃，翳被寒凝。

4. 气虚留邪

主证　黑睛翳陷未平，白睛抱轮微红，眼痛怕光较轻，便溏体倦，舌淡脉细。

分析　素体虚弱，气血不足，或过用寒凉攻伐，损伤正气，正虚无力抗邪，故黑睛翳陷难以平复，其他症状亦较缓和。脾虚气弱则便溏体倦；气血不能上荣故舌淡，不能充于脉故脉细。

治法　益气养血，托毒退翳。

方药　托里消毒散加减：生黄芪20g，当归10g，白芍10g，川芎10g，党参10g，白术10g，茯苓10g，甘草6g，金银花15g，连翘10g，蝉蜕6g，刺蒺藜6g。

5. 阴虚恋邪

主证　黑睛翳陷久未愈复，抱轮微红，沙涩羞明，眼内干涩，口燥咽干，舌红少苔，脉细数。

分析　素体阴虚，或火热伤阴，黑睛失养，无力抗邪，故久未愈；阴津不足，失于濡润，故眼内干涩，口干咽燥。阴虚有热则舌红少苔，脉细数。

治法　养阴退翳。

方药　滋阴退翳汤或海藏地黄饮加减：生地黄15g，熟地黄15g，玄参15g，当归15g，知母10g，黄柏6g，金银花10g，蝉蜕6g，木贼6g，白蒺藜10g，谷精草6g。

【其他治疗】

1. 用黄芩苷眼药水、千里光眼药水、鱼腥草眼药水等清热解毒类中药制剂滴眼，或用抗生素眼药水滴眼，每半小时滴1次，病情控制后改为每日4～6次。睡前涂穿心莲眼膏或抗生素类眼膏。在病变未修复时，一般不用粉剂点眼，以免残渣药末磨损病变处，加重病情。病至后期，遗留瘢痕翳障者，用退云散点眼，以退翳明目。

2. 必须滴用1%阿托品液散瞳，以防瞳神干缺。

3. 若病情严重者，可选用广谱抗生素作球结膜下注射，若为绿脓杆菌所致者，首选多黏菌素 B 17 万～25 万单位作球结膜下注射。

4. 用金银花、蒲公英、大青叶、野菊花、千里光、黄连、防风、荆芥等清热散风药煎水，澄清过滤，乘微温淋洗眼部，对眵多者更适宜。

5. 用内服药渣再次煎水，毛巾浸泡后湿热敷眼部。

6. 针刺治疗　取合谷、曲池、太阳、攒竹、太冲、肝俞，每次取 2～3 穴，每日 1 次，用泻法。

【转归预后】

本症是严重的黑睛疾病，发展快，变症多。治疗及时，措施有力，愈后留有菲薄翳障，对视力有一定影响。若病情重，病位深，且有黄液上冲者，愈后常留较厚的瘢痕，严重影响视力。若治不及时，黑睛溃破，黄仁绽出，形成蟹睛，愈后留有斑脂翳，可继发绿风内障，视力丧失。若为绿脓杆菌所致者，病情险恶，预后尤差，可于两三日内腐溃穿孔，眼内化脓，眼珠萎陷而失明。

【调护要点】

对凝脂翳要尽早诊断，抓紧治疗。按医生要求勤点眼药，点眼、洗眼时动作要轻巧，切勿挤压眼球，防止发生穿孔。涂眼膏后包盖患眼，保护创面，有穿孔危险时，要加压包扎。饮食要清淡，少食辛辣炙煿，肥甘厚味。保持二便畅利。室内空气要新鲜，光线要柔和，闭目休息，避免强光刺激。有慢性泪囊炎的患者行泪囊摘除术，以断绝病菌来源。对绿脓杆菌感染的住院患者，应实行床边隔离。因其病情凶险，须日夜监护，频频点眼，密切观察，及时向医生报告病情，随时调整治疗方法。

【预防要点】

平时注意劳动保护，防止黑睛外伤。如素有漏睛，及时治疗，以消除黑睛感染的潜在危险。如有黑睛异物，不要乱加揉擦，更不要用脏东西乱施挑拨，要及时到医院处理。剔除异物要严格执行无菌操作(对眼药水及所用器械必须严格消毒，定期更换，以防污染)，术后消炎，次日复诊，警惕凝脂翳的发生。

【文献选录】

《证治准绳·杂病·七窍门》："凝脂翳，此证为病最急，起非一端，盲瞽(gǔ，瞎眼)者十有七八。在风轮上有点，初起如星，色白中有𪐴(yǎn，原义为秕谷，此处引申为凹陷之意)，如针刺伤后渐长大变为黄色，𪐴亦渐大为窟者。有初起如星，色白无𪐴，后渐大而变色黄，始变出𪐴者。有初起便带鹅黄色，或有𪐴，或无𪐴，后渐渐变大者。或初起便成一片，如障大而厚，色白而嫩，或色淡黄，或有𪐴，或无𪐴而变者。或有障，又于障内变出一块如黄脂者。或先有痕𪐴，后变出凝脂一片者。所变不一，祸则一端。大法不问星障，但见起时肥浮脆嫩，能大而色黄，善变而速长者，即此证也。初起时微小，次后渐大，甚则为窟、为漏、为蟹睛，内溃精膏，外为枯凸。或气极有声，爆出稠水而破者，此皆郁遏之极，蒸烁肝胆二络，清气受伤，是以蔓及神膏溃坏，虽迟不过旬日，损及瞳神。若四围见有瘀滞者，因血阻道路，清汁不得升运之故。若四围不见瘀赤之甚者，其内络深处，必有阻滞之故。凡见此证，当作急晓夜医治，若迟待长大蔽满乌珠，虽救得珠完，亦带病矣。去后珠上必有白障如鱼鳞外圆翳等状，终身不能脱。若结在当中，则视昏眇。凡目病有此证起，但是(疑为'见'之误)头疼珠痛，二便燥涩，即是急之极甚。若二便通畅，祸亦稍缓。有一于斯，犹为可畏。"

《目经大成·凝脂翳》："何谓凝脂翳？肥而带黄色，血停神膏伤，气壅经络塞，热向脑中摧，窟从睛上得，亡明指顾间，人命谁与易。此症初起，目亦痛，多虬脉，畏光紧闭，强开则泪涌出。风轮上有点如星，色白，中有孔如锥刺伤，后渐渐长大，变为黄色，孔亦渐大，变为窟。有初起翳色便黄，大且厚。治依下法。四围裂开一缝，若可施钳，或竟镊去，下得一窝，窝底皮膜如芦竹之纸，风吹欲破，见辄令人吃惊。又初起现厚大白障，继则于障内裒(póu，聚集之意)出黄翳，状类鹅脂，为疾益急。再头痛便秘，则为窟、为漏、为蟹睛、为凹凸、为眇、为瞽，不日而致。治之，不问孔窟深浅，但见翳色肥黄浮脆，善变速长，亟以小承气下利中丸净其内，随磨羚羊角调清肝散彻其外，俾表里邪行，头风不即止，大便必通。大便通，目赤痛与泪合减，乃用消风活血汤或防风散结汤、犀角地黄汤。服过，势少退，照下星月翳蚀定方。其眼药对症点洗，妥适便好，不须琐赘。愈后必有白障，若鱼鳞、玛瑙等形，终身不能脱。”

【现代研究】

1. 辨证分型治疗匐行性角膜溃疡 如宋氏等将匐行性角膜溃疡56例分为两型治疗，肺阴不足外受风邪型用加减养阴清热汤：生地、生石膏、金银花各15g，知母、荆芥、防风各12g，黄芩、龙胆草、枳壳各9g，甘草3g。大便燥结加大黄；胃纳欠佳加焦三仙或青皮；鼻疮严重倍加生地、金银花、生石膏。肝胃实热型用加减银花复明汤：金银花、蒲公英、生地各15g，龙胆草、天花粉、知母、玄明粉各12g，黄芩、大黄、枳壳各9g，木通5g，甘草3g。头痛剧烈加荆芥、防风；孕妇加当归、白芍；大便燥结倍加大黄。结果：治愈(视力恢复2倍以上，角膜留有云翳，荧光素无着色)46例，好转(角膜留有白斑，视力有不同程度的恢复)8例，无效(角膜大部分留有白斑及血管，视力无进步)2例。

2. 辨证分型治疗凝脂翳 张氏将858例862只眼凝脂翳分为四型治疗。肝经风热型265例268只眼用自拟祛风清热汤：柴胡、黄芩、赤芍、荆芥、防风、羌活、连翘各10g，栀子12g，黄连、甘草各5g。肝经实热型338例339只眼用自拟清肝泻火汤：龙胆草、栀子、黄芩、连翘、赤芍、车前子、柴胡、羌活各10g，金银花20g，生地15g，黄连、甘草各6g。肝经热毒型237例237只眼，方用自拟泻火解毒汤：生石膏、金银花、蒲公英各30g，大黄15～30g，夏枯草15g，玄明粉(后下)12g，黄芩、连翘、赤芍、枳实各10g，黄连、甘草各6g。肝阴亏虚型18例18只眼，方用自拟滋阴退翳汤：生地、玄参、青葙子、石决明各15g，当归、谷精草、白蒺藜、车前子、防风各10g，木贼、蝉蜕各6g，黄连3g，甘草5g。结果治愈(症状消失，溃疡愈合，不留瘢痕或遗留瘢痕而不影响视力者)707只眼，占82%，好转(症状消失，溃疡愈合，留有瘢痕而影响视力者)95只眼，占11%，无效(症状无改善，甚至恶化)60只眼，占7%，总有效率93%。

3. 辨证治疗细菌性角膜溃疡 彭氏将67例细菌性角膜溃疡分五型治疗。肝经风热型16例，用新制柴连汤加减；肝经热毒型25例，用银花解毒汤或四顺清凉饮合五味消毒饮加减；湿热蕴结型3例用三仁汤加减；肝阴亏虚型2例用海藏地黄汤或滋阴退翳汤。结果67例69只眼中，痊愈43只眼(62.32%)，显效6只眼(8.7%)，好转14只眼(20.29%)，无效6只眼(8.70%)，总有效率为91.30%。

4. 韦氏治疗角膜溃疡经验 病因病机以风热立论；治疗突出祛风为先；热炽腑实，釜底抽薪；余邪未尽正已虚，掌握时机适时进补；趁云翳浮嫩初发，及早退翳明目。①外感风热，祛风为先。代表方剂为《原机启微》的羌活胜风汤。主要药物有：羌活、独活、柴胡、白术、黄芩、荆芥穗、枳壳、防风、前胡、薄荷、桔梗、白芷、甘草等。②热炽腑实，釜底抽薪。③气虚邪留，适时进补。正气已虚而余邪仍未尽者，用药则突出党参、黄芪、太子参等益气扶正之品，或适时增加生地黄、麦冬、沙参等滋阴生津之品，倘若外风日久，引动内风，加之患者素体阴亏，可适当增加石决明、钩藤、白芍、阿胶等平肝养阴之品，以滋药力，缓和病情。④浮嫩初发，退翳明目。以养血活血退翳为主，代表方四物退翳汤，主要药物为当归、熟地黄、川芎、赤芍、木贼、谷精草、白蒺藜、青葙子等。对于余热未尽的角膜云翳，治以祛风清热、退翳明目，多采用《秘传眼科纂要》清肝汤随症加减，常用药物：柴胡、白芍、栀子、当归尾、生地黄、连翘、防风、夏枯草、车前子、甘草等。常用退翳明目之法归纳起来大致分为：①清肝退翳：主要用于肝之余热未尽之云翳患者。药物有菊花、密蒙花、谷精草、木贼草、青葙子、夏枯草、草决明等。②平肝退翳：主要用于肝火上扰而引发云翳者。药物包括石决明、珍珠母、刺蒺藜、钩藤等。③疏肝退翳：适用于肝郁气滞型患者。常用药物有柴胡、青皮、川楝子、牡丹皮、佛手等。④活血退翳：用于气滞血瘀、斑翳厚重者。药物以赤芍、川芎、牡丹皮、丹参、红花等为主。⑤滋阴退翳：用于体虚、溃疡反复发作而后生障翳者，生地、麦冬、玄参、沙参等为常用药物。⑥祛风退翳：适用于患眼仍自觉痒涩，裂隙灯下仍见轻微着色之云翳患者，药物有防风、荆芥、羌活、蔓荆子等。

第六节　湿　翳

【概说】

湿翳是指因湿邪所致的黑睛翳障。本病多见于夏秋收割季节，农业劳动者发病占大多数。由于激素和抗生素的滥用，近几十年来发病率显著增加。一旦发病，则病程长，可反复发作，临床表现复杂，诊断和治疗十分困难。常出现黄液上冲，黑睛坏死穿孔，导致失明，甚至丧失眼球，是目前眼科致盲眼病之一。

湿翳病名首见于《一草亭目科全书》，但该书对本病并无专门论述，也未提及治疗方法。李传课《中医眼科临床手册》指出本病由湿邪外侵，湿热熏蒸所致，治疗用化湿清热的甘露消毒丹。由于本病并不少见，且后果严重，故编入祁宝玉主编的《高等中医药院校教材·中医眼科学》。

本病是以病因命名的眼病，湿性黏腻，故其致病自觉症状多不剧烈，但缠绵难愈，和西医学真菌性角膜炎相似。

【病因病机】

本病多发生于夏秋农忙季节，气候潮湿炎热，麦芒、稻芒、植物的枝叶等造成轻度黑睛外伤，湿邪乘伤入侵，或湿邪化热，湿热熏蒸黑睛所致。

【临床表现】

自觉眼内沙涩疼痛，畏光流泪，视力下降，有黏性分泌物。白睛混赤明显，黑睛出现圆形或椭圆形或不规则形翳障，呈灰白色或乳白色隆起，如腐渣样物堆积，外观粗糙不平，边缘迂曲。病变向四周及深层发展，溃腐周围有星状及丝状混浊。黑睛后常有黄液上冲，脓液黏稠，无液平面，不能移动。严重者黑睛腐溃穿孔，黄仁绽出，形成蟹睛等。整个病程可长至2～3个月。

本病的特点，起病缓慢，病程较长，自觉症状较轻，眼局部病变严重。

【诊断依据】

1. 多有农作物、树木枝叶等植物性黑睛外伤史。
2. 黑睛翳障如腐渣，似牙膏，粗糙不平，伴黄液上冲。
3. 局部症状严重而自觉症状较轻。
4. 起病缓慢，病程较长，可复发。

5. 化脓性黑睛翳障,用抗生素治疗半月以上不愈者。

6. 腐溃组织刮片镜检发现真菌菌丝,培养有真菌生长。

【鉴别诊断】

湿翳诊断比较困难,本病与凝脂翳均有外伤史,均可伴有黄液上冲,应注意鉴别(表 3-5-2)。

表 3-5-2 湿翳与凝脂翳鉴别表

病名	湿翳	凝脂翳
诱因	植物性黑睛外伤	一般性黑睛外伤,有漏睛史
病势	起病缓,发展慢	起病急,发展快
症状	翳障重,自觉症状轻	翳障与自觉症状一致
眼眵	黏液性	脓性
翳障形态	粗糙不平,如腐渣,似牙膏,易刮下	状如凝脂,表面湿润,不易刮下
病原检查	刮片有菌丝,培养有真菌	刮片或培养,常可找到致病菌

【辨证论治】

本病以湿热为主,治疗宜清热祛湿,但须分辨湿热之孰轻孰重。湿重于热者,以祛湿为主,清热为辅;热重于湿者,以清热为主,化湿为辅。外治宜中西医结合。

1. 湿重于热

主证 湿翳大片,表面如腐渣舌苔,白睛混赤,羞明流泪,疼痛较轻,伴脘腹胀满,不思饮食,口淡无味,大便溏薄,苔白厚腻,脉缓。

分析 黑睛外伤,湿邪入侵,则生翳障。湿性黏腻污浊,故翳如腐渣苔垢。湿郁化热,湿热互结,熏蒸于目,故白睛混赤。湿重于热,湿为阴邪,故其致病羞明流泪,沙涩疼痛等不如阳热之邪致病剧烈。湿困脾胃,运化失调,升降失常,故脘满腹胀,不思饮食,大便溏薄。苔白厚腻为湿重之征。

治法 祛湿清热。

方药 三仁汤加减:杏仁 10g,蔻仁 5g,薏苡仁 20g,苍术 10g,厚朴 10g,陈皮 10g,藿香 10g,茯苓 15g,防风 10g,羌活 10g,滑石 20g,黄芩 10g。

2. 热重于湿

主证 湿翳大片,表面隆起,干涩粗糙,如腐渣,似牙膏,黄液上冲,量多黏稠,白睛混赤严重,缠绵不愈,溲黄便秘,舌红苔黄腻,脉濡数。

分析 过食肥甘辛热,脾胃湿热蕴积,复因湿邪外侵,内外合邪,湿热上蒸,熏灼黑睛,故湿翳大片,翳如腐渣。外邪由浅入深,脾胃湿热上攻,神水被灼,故见黄液上冲,量多黏稠。湿邪重浊黏腻,阻塞气机,故其为病缠绵难愈。湿热蕴结,故小便短赤,大便秘结。舌红苔黄腻,脉濡数为热重于湿之象。

治法 清热化湿。

方药 甘露消毒丹加减:苦参 10g,栀子 10g,黄芩 10g,大黄(后下)10g,滑石(包煎)15g,藿香 10g,佩兰 10g,茵陈 10g,薏苡仁 20g,金银花 20g,连翘 10g。若大便燥结,黄液量多稠黏明显者,可加芒硝、蒲公英以通腑泻热,或改用银花复明汤、通脾泻胃汤。

【其他治疗】

1. 用 0.1%金褐霉素眼药水滴眼,每半小时 1 次,每日不少于 20 次。睡前涂 0.5%金褐霉素眼膏，愈后继续用药2～3周，以防复发。或用0.5%两性霉素B眼药水滴眼，每小时1次，睡前涂大蒜油眼膏。

2. 1%阿托品液滴眼散瞳，防止瞳神干缺。

3. 用苦参、白鲜皮、车前草、金银花、龙胆草、秦皮煎水过滤澄清，洗眼或先熏后洗。

【转归预后】

本病的预后决定于能否早期作出诊断及能否给予正确治疗。由于本病早期诊断不易，当出现典型症状时，黑睛多已溃坏，常发生黄液上冲，黑睛穿孔，黄仁绽出，形成蟹睛，故预后一般较差，致盲率很高。

【调护要点】

参见凝脂翳。

【预防要点】

防止农业性眼外伤，对黑睛生翳不滥用激素、抗生素，对已有植物性黑睛损伤和长期使用激素抗生素的患者，必须提高警惕，防止本病发生。如脚趾有真菌感染，要注意卫生，不要用手摸了脚又摸眼，以防病从手传。

【现代研究】

1. 中西医结合治疗真菌性角膜溃疡　王氏对本病分期治疗。炎症期风热毒盛，肝火内炽者，用双解汤加减：金银花15g，天花粉、龙胆草、黄芩、荆芥、防风、知母各10g，蜜炙桑皮、枳壳各6g，甘草3g。湿热上熏者，用羌活胜风汤加减：生石膏30g，麦冬、车前子(包)各12g，银柴胡、黄芩、防风、荆芥、白术、苍术、独活、羌活、白芷、前胡、枳壳、薄荷、桔梗、川芎、连翘、藿香、木通各10g，甘草3g。恢复期余热未清者，用银花复明汤加减：金银花、蒲公英各30g，天花粉、生地、知母、玄明粉各12g，蜜炙桑皮、黄芩、黄连、龙胆草、蔓荆子、枳壳各9g，大黄10g，木通5g，甘草3g。翳若日久年深，宜用养阴活络退翳汤：生地、知母各12g，天花粉9g，黄芩6g，清半夏、羌活、防风、橘红、甘草各3g，蝉蜕、木贼、菊花、旋覆花各5g，银柴胡5g，决明子15g。局部清创，2.5%碘酊烧灼，选0.5%金褐霉素、克霉唑滴眼剂、3%碘化钾滴眼剂滴眼，共治41例，结果治愈20例，显效19例，有效1例，无效1例。

2. 抗真灵治疗实验性真菌性角膜溃疡　魏氏用白色念珠菌接种在家兔角膜板层内，使其形成真菌性角膜溃疡，发现真菌感染易使角膜遭受全面破坏，极易向深层及前房蔓延。应用以黄柏为主的抗真灵滴剂，能很快使溃疡愈合，前房积脓消失。与西药对比，其疗效高于克霉唑。5只家兔双眼造模后，左眼立即滴用抗真灵，均未发病。右眼不滴药，结果5天后全部形成溃疡，10天后3只眼发生角膜穿孔。说明对本病及时诊断，感染初期得到有效治疗是非常重要的。

3. 大蒜眼药水治疗真菌性角膜炎　范氏用浓度为每毫升含大蒜油1mg(0.1%)的大蒜眼药水，每半小时滴眼1次，每次1～2滴，每天不少于20次，局部和全身不加任何其他抗真菌药物。共治5例，均为上海郊县农民，2例有稻谷外伤史，2例有前房积脓，经治疗5例溃疡逐渐愈合，畏光、疼痛、流泪等症状亦渐消失，平均治程34天，较两性霉素B或金褐霉素时间(2～3周)略长。

4. 中西医结合治疗真菌性角膜炎　石氏认为真菌性角膜溃疡有虚热症状，治宜滋阴清热，明目退翳。可用方一：生地、麦冬、玄参、知母、黄芩、射干、荆芥、防风。或用方二：金银花、菊花、桑白皮、地骨皮、密蒙花、薄荷、谷精草、决明子。西药用1%碘化钾滴眼液和15%磺胺醋酰钠滴眼，治疗3～6天无效情况下，加服上述方一或方二。共治疗7例7只眼，均治愈。

5. 通脾泻胃汤治疗真菌性角膜溃疡　陈氏报道7例常规使用西药治疗7天以上无效，以便秘为突出表现的胃实气血俱热，火邪上扰型真菌性角膜溃疡，用通脾泻胃汤：茺蔚子、防风、黄芩、大黄、玄参、天冬、麦冬、知母、车前子、甘草。服2剂后大便仍秘者加玄明粉。在镜检取样的同时，对角膜溃疡彻底清创，用1%氟胞嘧啶频频滴眼，每30分钟1次，7例全部治愈。

6. 中西医结合治疗真菌性角膜炎　金氏治疗本病11例，西药用3%克霉唑混悬液滴眼，开始每半小时1次，症状好转后减少次数。1%阿托品散瞳，2%～5%碘酊涂溃疡面。中药治以清热解毒，芳香化湿，兼祛风邪，药用黄芩、蒲公英、生石膏、水牛角、金银花、生地、防风、荆芥、羌活、藿香、佩兰、香薷。后期加扶正的党参、黄芪等。结果：痊愈6例，好转2例，无效3例。

第七节 花翳白陷

【概说】

花翳白陷是指黑睛骤生白翳，四周高起，中间低陷，形如花瓣的眼病，又名目生花翳。是一种边缘性、渐进性的黑睛疾病，多见于壮年人或老年人，常为单眼发病，也可双眼先后发病，相隔时间可达数年之久。眼痛剧烈，顽固难愈。花翳可侵蚀整个黑睛，形成广泛瘢痕翳障，严重影响视力。

花翳白陷一名见于《秘传眼科龙木论》，但在此以前的古代医籍中早有记载，《太平圣惠方·治眼生花翳诸方》谓："夫花翳初发之时，眼中发歇疼痛，泪出，赤涩，睛上忽生白翳，如枣花、砌鱼鳞相似。此为肝肺积热，脏腑壅实，而生此疾。"《圣济总录·眼目门》也有类似记载："目生花翳者，点点色白，状如枣花鱼鳞之类是也。此由肝肺实热，冲发眼目。"以上两书指出了花翳的形状及病机，后世花翳白陷实源于此。《秘传眼科龙木论·花翳白陷外障》谓："此眼初患之时，发歇忽然疼痛泪出，立时遽(jù，急速之意)生翳白，如珠枣花陷砌鱼鳞相似。"而命名为花翳白陷。治疗内服知母饮子、山药丸，外用摩顶膏摩顶。《银海精微·花翳白陷》指出："人之患眼生翳如萝卜花，或如鱼鳞子，入陷如碎米。"治宜先服清肝散风活血的加味修肝散，继服泻火通腑的泻肝散。该书在"白陷鱼鳞"中，也有对花翳白陷的描述。《证治准绳·杂病·七窍门》对花翳白陷的发生发展，局部特征，治疗方法作了较为详细的阐述："花翳白陷证，因火灼络内，膏液蒸伤，凝脂从四围起而漫神珠"，治疗"轻则清凉之，重则开导之"，方用知母饮子，桑白皮汤。《审视瑶函·花翳白陷症》的症状描述与《证治准绳》相似，治疗内服散风活血退翳的洗肝散，外点琥珀散。至《目经大成》称"花白翳陷"，指出本症善变速长，治须与凝脂翳一样坚持。治疗开始用清热散风、表里双解的菊花通圣散，继则用清热泻肺的治金煎。后期用顺气疏肝、清热化痰法调理退翳。

本病是根据翳的形色命名的，黑睛生白翳，四周高起，中间低陷，状如花瓣。因此，不论是从黑睛周围起翳，渐向中部蔓延，或黑睛上出现如碎米，连缀溃陷如枣花、似鱼鳞者，均属本病范围。西医学蚕食性角膜溃疡、边缘性角膜溃疡以及树枝状角膜溃疡等，均可参照本症进行辨证论治。本节重点讨论从黑睛边缘向中央蔓延的花翳，类似于蚕食性角膜溃疡，原因未明，近年来认为与自身免疫有关。

【病因病机】

1. 风热毒邪外袭　风热毒邪侵袭于黑睛，或于黑睛轻度外伤后邪毒乘伤袭入。素有肺肝积热之人，容易招感外邪，内热外邪搏结于黑睛，致使黑睛生翳。故《医宗金鉴·眼科心法要诀》说："此因肺肝积热，风邪上冲于脑所致。"

2. 肺肝积热上冲　外邪入里化热，或过食辛热炙煿，或五志过极化火，皆可导致脏腑积热。白睛属肺，黑睛属肝，肺肝积热，上冲于目，火烁络内，膏液蒸伤，气血瘀滞，故黑睛周边与白睛交界处生翳溃陷，渐向中央及四周扩展。所以《世医得效方·眼科》"花翳白陷"谓："因肺肝伏藏积热，又吃热物，遂而得之。"

3. 痰火蕴蒸黑睛　患者素有痰火，或饮食不节，脾失健运，津液不布，肝失疏泄，木郁化火，灼津成痰，痰火上扰，发生本病。正如《目经大成·花白翳陷》谓："土盛郁木，木郁则生火，火盛生痰，痰火交烁，膏液随伤，乃变无了局。"

4. 血亏阳虚　素体血亏阳虚，或过用寒凉药物伤阳，经络滞涩，目失温养所致。

【临床表现】

自觉头目剧痛，胞肿难睁，流泪羞明，视物不清。检视眼部，可见抱轮红赤或白睛混赤，黑睛四周边际，生翳溃陷，渐渐厚阔，而黑睛中部尚清，可见瞳神，四周高些，中间低些，整个形状，貌似花瓣。或溃陷从一边发展，如蚕蚀之状，渐侵中央，形似新月，其色白浊，遮掩瞳神。翳陷边发展边修复，并有新生赤脉伸入，终至整个黑睛被侵蚀，形成广泛瘢痕翳障，严重影响视力。一般不穿孔。若复感毒邪，可出现黄液上冲，黑睛穿孔，变生蟹睛等恶候。亦有病变从黑睛中部开始者，星翳连缀溃陷，如枣花状、树枝状，愈后留有翳障，影响视力。

【诊断依据】

1. 黑睛生翳，混浊灰暗，四周高起，中间低陷，渐向中央发展，甚至侵蚀整个黑睛。
2. 抱轮红赤或白睛混赤，胞睑肿胀。
3. 患眼疼痛或剧烈疼痛，羞明流泪，视物模糊。

【鉴别诊断】

本症应与偃月侵睛相鉴别。偃月侵睛是在黑白睛上方交界处见半月形翳膜，表面光滑，渐向下侵，形似偃月，无赤痛流泪，不影响视力。而本症眼珠剧痛，黑睛边际生翳，形如花瓣，状如新月，可侵蚀整个黑睛，遗留瘢痕翳障，严重影响视力。

【辨证论治】

本病以实证为主。病之初起，多属肺肝风热，治宜疏风清热；若病邪入里，多系肺肝火旺，热炽腑实，治宜通腑泻热；若痰火蕴蒸，治宜清热化痰。阳虚血亏，经脉凝滞者，为虚实夹杂，治当温经通脉。外治以清热解毒，退翳明目为原则。

1. 肺肝风热

主证　黑睛边际骤生白翳，渐渐厚阔，中间低陷，白睛混赤，羞明流泪，眼痛难睁，舌红苔薄黄，脉浮数。

分析　白睛黑睛内应肺肝，风热侵袭，内夹肺火，肺热及肝，故从黑睛周边与白睛交界处骤生白翳，渐向中央发展。风热壅盛，气血瘀滞，故眼痛难睁，白睛混赤；舌红苔薄黄，脉浮数，为风热袭表之征。

治法　疏风清热。

方药　加味修肝散加减：羌活10g，防风10g，木贼10g，刺蒺藜10g，菊花10g，薄荷10g，栀子10g，黄芩10g，连翘10g，金银花20g，当归10g，赤芍10g，川芎10g。偏于肺火者，加桑白皮、生石膏。病情轻者，可用蝉花散。

2. 热炽腑实

主证　花翳四周蔓生，善变速长，侵蚀黑睛，遮掩瞳神，或花翳四散而生，牵连混合，或见黄液上冲，白睛赤肿，头目剧痛，发热口渴，便燥溲赤，舌红苔黄，脉数有力。

分析　外邪入里化火，肺肝素有积热，以致脏腑火炽，热盛腑实，火热上攻，灼蚀黑睛，蒸伤膏液，故花翳蔓延，善变速长，牵连混合，甚至出现黄液上冲。火热上壅，经络阻滞，故目剧痛，白睛赤肿。发热口渴，便燥溲黄，舌红苔黄，脉数有力，均为热炽腑实之征。

治法　泻火通腑。

方药　泻肝散加减：黄芩 10g，龙胆草 10g，知母 10g，大黄 10g，芒硝 10g，车前子 10g，玄参 12g，羌活 10g，当归 10g，赤芍 10g，丹皮 10g。若白睛混赤壅肿，可加桑白皮、金银花以清肺热。有黄液上冲者加生石膏以清胃热。

3. 痰火蕴蒸

主证　花翳色白微黄，边缘糜烂，蚀及中央。白睛混赤，疼痛剧烈，胸闷咳嗽，痰多黄稠，舌红苔黄腻，脉滑数。

分析　痰火上攻，灼蚀黑睛，故目生花翳，边缘糜烂；痰火壅滞脉络，故疼痛剧烈，白睛混赤；痰火交烁，肺失肃降，故胸闷咳嗽，痰多黄稠。舌红苔黄腻，脉滑数为痰火蕴蒸之象。

治法　清热化痰。

方药　治金煎加减：黄芩 10g，黄连 10g，桑白皮 10g，玄参 10g，枳壳 10g，杏仁 10g，葶苈子 10g，旋覆花 10g，防风 10g，菊花 10g。若黑睛有新生赤脉，加赤芍、丹皮以化瘀通络；红赤减退后去黄连加刺蒺藜、蝉蜕以退翳。

4. 阳虚寒凝

主证　黑睛翳陷，病久迁延，状如蚕蚀，不断发展。目赤紫黯，眼痛剧烈，四肢厥冷，脉细欲绝。舌淡无苔或白滑苔。

分析　年老体弱，素体血虚，阳气不足，或过用寒凉药物伤阳，阳虚血亏，目失温养，故黑睛翳障迁延不退，且不断发展。寒凝经络，气血不通，故患眼剧痛，目赤紫黯。阳虚不能温肢末，故四肢厥冷。血虚寒凝，血运不畅，故脉微欲绝。舌淡无苔或苔白滑为阳虚有寒之征。

治法　温经通络。

方药　当归四逆汤加减：当归 12g，白芍 12g，桂枝 10g，细辛 2g，生姜 10g，大枣 10g，丹参 15g，甘草 3g。若黑睛翳障明显者，加木贼、蝉蜕、谷精草以退翳消障。

【其他治疗】

1. 局部用龙脑煎或立胜煎或黄芩苷眼药水滴眼，每小时 1 次。
2. 用 1%阿托品眼药水滴眼，以防瞳神干缺。
3. 重症可用银黄注射液作球结膜下注射，每次 0.5ml，每日或隔日 1 次。
4. 外用金银花、蒲公英、黄连、当归尾、防风煎水过滤洗眼，亦可水煎后作湿热敷。
5. 后期可点用八宝眼药或退云散，以退翳明目。
6. 摩顶法　古代有摩顶法，用摩顶膏在头顶上来回摩擦之，每日 2 次，使药力浸入毛孔，以清脑止痛。
7. 手术治疗　上海医科大学附属眼耳鼻喉科医院眼科，在中医割烙术的基础上加以改进，称为角巩膜割烙术，治疗蚕食性角膜溃疡疗效较为满意，具体方法如下：①术前滴抗生素眼药水 2～3 天。②术时 1%丁卡因表面麻醉及 2%普鲁卡因球结膜下浸润麻醉，重症球后麻醉。③放置开睑器，距角膜缘 2mm 处剪开溃疡方位的球结膜，剪开范围必须超过病变范围3～4mm。④用尖形刀片割除角膜缘及溃疡表面的病变组织，清除必须彻底，范围要稍大于病变区，但切勿穿破角膜。⑤用剪刀钝性分离结膜下的筋膜组织，使之和球结膜及巩膜分离，注意保持结膜完整，勿使破裂，用弯头血管钳夹持分离后的筋膜组织约5～6mm，剪除之。清除巩膜上充血肥厚之组织，用酒精灯火焰烧红的大头针灼烙筋膜残端及创面的出血点，灼烙巩膜面充血迂曲的血管，烧灼不可过度，防止巩膜坏死。⑥将结膜创缘后退，缝合固定于巩膜上，使巩膜暴露6～8mm。⑦术后点抗生素软膏，轻压包扎。每日换药，术后10天拆线。拆线1日后去除包扎，继续用清热解毒滴眼液或氯霉素地塞米松眼药水滴眼。

【转归预后】

花翳白陷是根据黑睛病变之形色命名的，包括许多眼病，预后各不相同。蚕食性角膜溃疡顽固难愈，可侵蚀整个黑睛，使黑睛失去透明性，预后较差。

【调护要点】

参考聚星障一节。

【文献选录】

《证治准绳·杂病·七窍门》："花翳白陷证，因火烁络内，膏液蒸伤，凝脂从四围起而漫神珠，故风轮皆白或微黄，视之与混障相似而嫩者，大法其病白轮之际，四围生蔓而来，渐渐厚阔，中间尚青未满者，瞳神尚见，只是四围高了，中间低了些，此金克木之祸也。或有就于脂内下边，起一片黄膜，此二证夹攻尤急。亦有上下生起，名顺逆障，内变为此证者，此火土郁遏之祸也。亦有不从沿际起，只自凝脂翳色黄或不黄，初小后大，其细条如翳，或细颗如星，这边起一箇(即个，量词)，那边起一箇，四散生将起来，后才长大，牵连混合而害目，此木火祸也。以上三者，必有所滞，治当寻其源，濬(即浚，疏通之意)其流。轻则清凉之，重则开导之。若病漫及瞳神，不甚厚重者，速救亦有挽回之理，但终不得如旧之好。凡疾已甚，虽瞳神隐隐在内，亦不能救其无疾，止可救其糠凸而已。"

《目经大成·花白翳陷》："此症初起，双目便赤肿狂痛，畏明生眵，开视青睛沿际许多白点，俨若扭碎梅李花瓣，瓣色黄而浮大者尤险，一昼夜牵连混合，蔽漫神珠，看之与混睛障相似，却善长速变，且四围翳起，中央自觉低陷，甚则翳蚀于内，故名花翳白陷。治疗大费神思，意者土盛郁木，木郁则生火，火盛生痰，痰火交烁，膏液随伤，乃变无了局。《瑶函》谓金克木之祸，真是睡中说梦话耳。速救可以挽回，更须与凝脂症一样监守。以菊花通圣散一两，分三次调服，看势不衰，翌日再进一两，肿必消，翳亦合减，换治金煎，日二剂，中宵以三黄清热丸吞四钱，症不反复而渐罢。然后顺气疏肝，清热化痰，大约尽一季可全瘥。但终不能如旧，人其毋全责乎医。"

《银海精微·花翳白陷》："人之患眼生翳如萝卜花，或鱼鳞子，人陷如碎米者，此肝经热毒入脑，致眼中忽然肿痛，赤涩泪出不明，头痛鼻塞，乃是肝风热极，脑中风热极致使然也。宜服泻肝散，加味修肝散主之。"

【现代研究】

1. 割烙术治疗蚕食性角膜溃疡　蔡氏用割烙术，割除角膜缘及溃疡表面的病变组织，割除病变的筋膜组织，灼烙筋膜残端及创面的出血点，并将结膜瓣后退，暴露角巩膜创面。治疗蚕食性角膜溃疡56例59只眼，痊愈38只眼，好转17只眼，无效4只眼，痊愈率64.4%。

2. 环割加烙术治疗蚕食性角膜溃疡　殷氏根据中医眼科割烙原理，改创为环割加烙术，即沿角巩膜缘剪开球结膜一环周，分离后剪除结膜下组织一环周，割除角膜缘的结膜组织，角膜溃疡作板层割除，灼烙巩膜表面的出血点及迂曲血管。治疗蚕蚀性角膜溃疡 20 例 21 只眼，均治愈。通过 4～17 年观察，认为疗效比割烙术好。指出本病部位是在球结膜下筋膜组织，以及巩膜表面怒张血管。环周割除里层的来源，烙定赤脉的源流，使球结膜下组织被阻断在暴露的巩膜面以外，菲薄的球结膜与角膜缘长合延迟，是治愈蚕食性角膜溃疡的关键。

3. 审因论治蚕食性角膜溃疡　张氏内治与外治结合治疗本病。肺肝风热者，用加味修肝散：羌活、防风、菊花、白蒺藜、桑螵蛸、栀子、黄芩、连翘、当归、赤芍、荆芥、大黄各 10g，麻黄、薄荷、木贼、川芎、甘草各 5g。若肝胆实热者，方用洗肝散：当归尾、防风、生地、苏木、菊花、刺蒺藜、羌活、赤芍各 10g，玄参、熟地、白芍各 15g，麦冬、木贼、防风各 10g，蝉蜕、川芎、甘草各 5g。外点琥珀散：琥珀、珊瑚、朱砂、白硇砂、马牙硝各 15g，乌贼骨 3g，珍珠 30g，均研极细末，和匀，每日 3～5 次，点目翳处。滴扩瞳剂 1%阿托品液。共治 7 例，除 2 例改西医手术外，其余 5 例，均获痊愈。

4. 银黄注射液结膜下注射治疗蚕蚀性角膜溃疡　黎氏用银黄注射液（金银花、黄芩提取物）2ml 加 2%普鲁卡因 0.3ml，在患侧球结膜下注射 0.5ml，隔日或每日 1 次，直至溃疡愈合。治疗 2 例，皆痊愈。

5. 乌梅丸治疗花翳白陷　龚氏用乌梅丸：乌梅（去核）、党参、制附片（先煎 1 小时）各 12g，黄连、干姜、桂枝、炒川椒、炒黄柏各 6g，当归 9g，细辛 3g。水煎服。治疗 3 例慢性角膜炎、角膜溃疡 2～3 年不愈，证属阴阳错杂者均用本方治愈。治疗过程中上方加三棱、莪术各 6g，炮穿山甲 9g。作者认为，花翳白陷，病在乌珠，按五轮分野，内属于肝。考眼科专书，本病初期因于肝经风热；继则热化为火，郁于肝胆；进而火热伤阴。分别予以疏风散热，清泻肝火、养阴清热为治，此言其常也。若病久不愈，或治不如法，可阴损及阳，非独阴血不足，阳气亦虚，且久病入络，肝血瘀阻，云翳生焉。亦为阴阳错杂之证，用乌梅丸加活血溃坚之品而获著效者，原因盖在于此。

第八节　黄 液 上 冲

【概说】

黄液上冲是指黑睛与黄仁之间（前房）出现黄色脓液，自下而冲上，故名。多由凝脂翳或瞳神紧小失治变生而成。为眼疾之重症，治疗不当，可变生他症，甚至失明。

黄液上冲病名，首见于《目经大成》，但在历代眼科著作中早有描述，如《秘传眼科龙木论·黄膜上冲外障》谓："此眼初发之时，疼痛发歇，发时赤涩泪出，渐生黄膜，直覆黑睛，难辨人物，……服通脾泻胃汤立效。"《证治准绳·杂病·七窍门》进一步阐明了黄膜的位置与形状，"黄膜上冲证"，"在风轮下际坎位间，神膏之内，有翳生而色黄，如年少人指甲内际白岩相似，与凝脂翳同一气脉，但凝脂在轮外生，点药可去者，此则在膏内热蒸起，点药所不能除。"可选用通脾泻胃汤、神消散、皂角丸、犀角饮等。《审视瑶函》沿用《证治准绳》之说，治疗内服通脾泻胃汤，外用立应散嗃鼻。至《目经大成·黄液上冲》见解与众不同，认为非"膜"而为"液"。因为"膜系皮属，凡薄而嫩，厚而韧，不动紧着皆是，讵能上冲？""盖液类浆水，比喻恰切"，故改名为"黄液上冲"。治疗用柴葛解肌汤、大黄丸、人参白虎汤、芍药清肝汤等。个别属于虚寒性质的，"入手须参芪桂附温散"，与前人一味寒凉见解显著不同。黑睛后之黄液渐多渐升，仿佛云彩推移，故又名推云或内推云。《银海指南》谓："自下而上属足阳明胃经，名推云，又名黄膜上冲，在黑珠内者，名内推云。”至晚清，《眼科开光易简秘本》已认识到本证之黄液即黄色脓液，又改称“黄脓上冲”。

本症是指凝脂翳、湿翳或瞳神紧小等病严重阶段出现的一个症状，并非独立疾病，与前房积脓相当。实际是黑睛病变波及黄仁或黄仁本身病变引起的一种症状。

【病因病机】

1. 外感毒邪，入里化热，肝火上冲，攻于黑睛，蒸灼黄仁，脓液内聚。

2. 素食膏粱厚味，辛热炙煿，脾胃积热，火灼黄仁，变生脓液。

上述两因，互相影响，内外合邪，肝胃火旺，三焦火燔，黄仁被灼，伤及血络，煎熬神水，而成黄液上冲之重症。火热严重时表现为脏腑之热，本症主要为肝胃火旺。黑睛、黄仁、神水属肝胆，黑睛溃烂、黄仁肿胀、神水混浊、黄液上冲当属肝胆火旺。各脏腑之间在病变过程中互相影响，胃热出现在各种眼病的高峰期，往往有口干口渴，便秘尿赤，舌红苔黄以及自下向上漫增的黄液上冲等热炽腑实证候。古人说：“实则阳明，虚则太阴”，实热性眼病往往和足阳明胃热有关，虚证眼病往往和足太阴脾虚有关。

3. 火热伤阴或素体阴虚，又兼胃热上承，形成虚中夹实，黄液日久不消的病机。

【临床表现】

患眼疼痛，或头目剧痛，多泪羞明，胞睑红肿，白睛混赤壅肿。黄仁前（前房）出现黄色脓液，沉积于下方，渐多渐升，上界呈水平，下界呈弧形，可随体位而变动。脓液有多有少，可稀可稠，量少者如指甲根之半月白岩，量多者可遮掩整个瞳神（彩图 14）。若有凝脂翳、湿翳等黑睛病变，极易穿破黑睛，变生蟹睛等恶候。若有瞳神紧小，极易造成瞳神干缺，变生绿风内障等。若脓攻全珠，病情险恶，常致黑睛塌陷而失明。

【诊断依据】

1. 黑睛与黄仁之间，有黄色脓液，积于下方，上面水平，随病情轻重而增减。

2. 黑睛生翳，混浊溃陷，瞳神紧小，黄仁肿胀，抱轮红赤或白睛混赤。

3. 眼痛头痛，流泪羞明，视力下降。

【鉴别诊断】

凝脂翳易出现黄液上冲，二者应当区别。凝脂翳生在黑睛上，表面腐溃如凝结的油脂。而本症是在黑睛后黄仁前（前房），黄液自下向上漫增。如《证治准绳·杂病·七窍门》谓：“凝脂翳在轮外生，点药可去者，此则膏内热蒸起，点药所不能除。”

【辨证论治】

本症大抵黄液量少色淡，发展缓慢者属轻；黄液量多色深，遮满瞳神者属重；若便秘尿赤，二便不利者，病情急重。临证以肝胃实火为主，治疗多用泻火通腑之法。黄液日久不消，反复发生者，多虚实夹杂，治宜补虚泻实，又不可一味清泻。正如《审视瑶函》所说：“是症最逆，非一方可疗，当究脉之虚实，当随所因，置方施治可也。”

1. 脾胃积热，热毒炽盛

主证　黄液上冲，或黑睛溃烂，或瞳神紧小，白睛混赤，胞睑红肿，头目剧痛，口渴喜饮，便秘尿赤，舌红苔黄，脉数有力。

分析　阳明为目下网，病自下而上者阳明病。脾胃积热，三焦火燔，黄仁被灼，热伤血络，故黄液上冲。胃火上炎，经络壅滞，故头目剧痛，胞睑红肿。胃家实热，蒸灼津液，引水自救，故口渴喜饮。胃肠积热，传导失职，故大便秘结。舌红苔黄，脉数有力为热毒炽盛之征。

治法 清热解毒，泻火通腑。

方药 通脾泻胃汤加减：生石膏 30g，知母 10g，大黄 10g，芒硝 10g，车前子 10g，黄芩 10g，茺蔚子 10g，防风 10g，麦冬 10g，生地 20g，金银花 15g，蒲公英 15g，甘草 3g。若黄液满瞳，大便燥结者硝、黄宜后下以增通腑泻热之力。本方药物用量较大，在病情减轻后可适当减量。银花复明汤、眼珠灌脓方亦是本证常用方剂。

2. 肝胆火炽

主证 黄液上冲，瞳神紧小，黑睛溃烂，白睛混赤，眼痛偏头痛，流泪羞明，口苦咽干，舌红苔黄，脉弦数。

分析 黑睛、黄仁、神水属肝胆，肝胆火炽，黑睛被灼，蒸烁黄仁，煎熬神水，故黑睛溃烂，黄仁肿胀，瞳神紧小，黄液上冲。肝开窍于目，胆经过头颞部，火热上攻，血脉瘀阻，故眼痛偏头痛。口苦咽干，舌红苔黄，脉弦数为肝火炽盛之象。

治法 清肝泻火。

方药 龙胆泻肝汤加味：龙胆草 10g，栀子 10g，黄芩 10g，柴胡 10g，泽泻 10g，木通 6g，车前子 10g，生地 15g，当归 10g，甘草 6g，生石膏 30g，知母 10g，大黄 6g。

3. 阴虚胃热

主证 黄液量少清稀，日久不愈，或反复发作，抱轮微红，畏光较轻，口干咽燥，舌红少苔，脉细数。

分析 素体阴虚或热毒伤阴，而胃火余邪未尽，阴虚无力抗邪，故黄液量少，日久不愈。病至后期，正虚邪轻，正邪相搏，互有进退，故时愈时发，畏光较轻。口干咽燥，舌红少苔，脉细数，均为阴虚火旺之象。

治法 滋阴清胃。

方药 玉女煎加减：熟地 20g，生地 20g，生石膏 15g，知母 10g，麦冬 10g，丹皮 10g。若抱轮红赤明显者，加金银花、蒲公英以清热。

【其他治疗】

1. 局部用立胜煎，若为凝脂翳并发本症，可用治疗凝脂翳的外用药治疗。

2. 用 1%阿托品液滴眼，以防瞳神干缺。

3. 取立应散或嗜鼻碧云散嗜鼻作为辅助治疗。嗜鼻后涕泪并出，火邪随之而散。其作用机制，如《原机启微·附方》所说："大抵如开锅盖法，常欲使邪毒不闭，令有出路。"但此法仅可用于瞳神紧小并发的黄液上冲，若为凝脂翳并发者忌用，以免喷嚏频作，震破黑睛，发生蟹睛等变症。

【转归预后】

黄液量少稀薄，治疗得当，病势渐减，脓液吸收，视力尚可恢复。若黄液量多浓稠，遮满瞳神，常使黄仁粘连，瞳神干缺，并发绿风内障、圆翳内障等，使视力严重下降。若凝脂翳并发本病，易使黑睛溃破，黄仁脱出，形成蟹睛，甚至眼珠萎陷，视力全失。

【调护要点】

室内光线要柔和，闭目休息，避免强光刺激。注意饮食调理，忌食辛热炙煿之物，以免脾胃积热。饮食宜清淡，多食蔬菜水果，保持大便通畅。按时点服药物，有凝脂翳者，涂眼膏后包盖患眼，保护创面，有穿孔危险时，应加压包扎。

【预防要点】

对凝脂翳及瞳神紧小症，应早期治疗，防止出现黄液上冲。

【文献选录】

《证治准绳·杂病·七窍门》:"黄膜上冲证,在风轮下际坎位间,神膏之内,有翳生而色黄,如年少人指甲内际白岩相似,与凝脂翳同一气脉,但凝脂翳在轮外生,点药可去者,此则在膏内热蒸起,点药所不能除,若漫及瞳神,其珠必损,不可误认为涌波可缓者之证。此是经络阻塞极甚,三焦关格,火土邪之盛实者,故大便秘,小便涩,而热蒸,从膏内作脓溃起之祸也。失治者,目有糶凸之患,通脾泻胃汤、神消散、皂角丸、犀角饮选用。"

《审视瑶函·黄膜上冲》:"黄膜上冲病最真,风云膏内起黄云,白际黑云深处里,直从坎位灌瞳神。只因大便结,最恶是头痛,经络多壅滞,火燥涩炎蒸,错认涌波翳,空令目不明。此症于风轮下际,坎位之间,神膏内初起而色黄者,如人指甲根白岩相似,若凝脂之症。但凝脂翳从轮外生,点药可去;此在膏内,点药所不能及者。若漫及瞳神,其珠必破。不可误认为涌波治之。此是经络塞极,三焦关格,火土诸邪之盛实者,故大便秘而小便塞,则膏火蒸作脓,若上冲失治,凸糶之患必矣。"

《目经大成·黄液上冲》:"此症于风轮下际金(指金井,即瞳神)位之间,神膏内生物黄色,状如鸡脂,稍轻者,若黄浆小疮,外面无有,俨人指甲根白岩相类,非针药所能及者。势大不消,必冲出风轮,其睛随破而眇。即不然,金井立散,黑神败而光明。是症最逆,盖经络否塞,阴阳离间,火土诸邪,蒸溽(rù,湿润)幻化而成。有头痛便秘者尤急。若作天行、客热,胡乱治而顿愈,吾其退避三舍(比喻对人让步,不与之相争)。临视当问其已治未治,未治,以柴葛解肌、十神汤进一二剂看效。效则三友丸、大黄丸尽服。不效改用人参白虎汤、芍药清肝散,或泻黄,或双解,病必缓而渐退,……十中间有一虚寒,入手须参芪桂附温散者。舍症从脉,原有是说,又不可不细心理会。"

【现代研究】

1. 中西医结合治疗前房积脓性角膜溃疡　苏氏随机抽取病例,分为中西医结合组和西药对照组(各200例),按西医眼科诊断标准,就诊时有前房积脓。两组均常规用抗生素眼药水、眼药膏及1%阿托品扩瞳。西药组选用一种抗生素(青霉素或庆大霉素)肌内注射加球结膜下注射。结合组用中药加青霉素或庆大霉素结膜下注射。中药基本方:金银花、蒲公英、瓜蒌仁各15g,生石膏20g,天花粉、栀子、黄芩、连翘、赤芍、枳壳、柴胡、甘草各10g,淡竹叶8g。大便秘结加大黄、芒硝;口苦苔厚腻加龙胆草、虎杖;积脓消失去瓜蒌仁、淡竹叶,加草决明;口干舌燥加玄参、麦冬;溃疡久不愈合加黄芪;溃疡愈合后改服拨云退翳散。治疗5天,前房积脓消失者,西药组109例,结合组148例;治疗2周,痊愈者,西药组60例,结合组81例;4周痊愈者,西药组146例,结合组171例。西药组痊愈184例,好转13例,无效1例,恶化2例,有效率98.5%;结合组痊愈192例,好转8例,有效率100%。中西医结合治疗本病有如下优点:①缩短前房积脓消失时间。②缩短溃疡愈合时间。③减少角膜瘢痕形成,提高视力。

2. 中西医结合治疗匐行性角膜溃疡　杜氏中药治疗分三型,肺阴不足,外受风邪型用养阴清热汤:生地、生石膏、金银花、知母、天花粉、黄芩、龙胆草、荆芥、防风、芦根、甘草。肝胃实热型用银花复明汤:金银花、蒲公英、蜜桑皮、天花粉、黄芩、黄连、龙胆草、生地、知母、大黄、芒硝、木通、蔓荆子、枳壳、甘草。脾胃失调型用归芍八味汤:当归、白芍、枳壳、槟榔、莱菔子、车前子、金银花、甘草。结合西药局部治疗。治疗本病31例31只眼,痊愈17只眼,好转10只眼,无效4只眼。

第九节 黑翳如珠

【概说】

黑翳如珠指黑睛上突起翳障，色黑而圆，形状如珠而言。常出现于凝脂翳、湿翳、花翳白陷以及疳积上目等黑睛溃蚀、欲破未破之际。其大小高低不等，数目多寡不一。若病情继续发展，极易穿破黑睛，变生蟹睛。

本病在《秘传眼科龙木论・黑翳如珠外障》谓："此眼初患之时，忽然疼痛难忍，泪出不开，有翳如黑珠子在黑眼上。如是大人患者，肝肾俱劳，毒风入眼，如此疾状。不宜针灸触发，即服补肾丸。如小儿患者，即是实热急疳，宜服羚羊角饮子，即瘥。"指出了本病的病因病机、临床表现和辨治原则。以后《银海精微・黑翳如珠》说："风轮生翳如珠，如蝇头如蟹眼者何也？答曰：肝肾二经风热气郁也。治法：久积黑翳高者，宜挑破珠头。疼者宜拨云汤、明目细辛汤主之。热甚者，当归龙胆汤主之。点用二八丹调乳汁用。"是否手术，与《秘传眼科龙木论》的观点完全相反。一说"不宜针灸触发"，一说"用小锋针逐个横穿破其黑翳，中有恶水流出即平，势若拾芥，瞬息痊安，眼即能开。"《证治准绳・杂病・七窍门》阐述本症需与蟹睛、木疳鉴别，治疗先服羚羊角散，后服补肾丸。以后《医宗金鉴・眼科心法要诀》"黑翳如珠"之肝肾虚者用通明补肾丸，实热证用羚羊角饮子。《目经大成・黑翳如珠》指出此症少见，举一例为虚实夹杂之证，用补气的四君子汤加吴茱萸酒炒黄连治愈，与以前治法不同。

本节主要讨论黑睛上出现的黑色圆珠状翳障，与西医学后弹力层膨出相似。黑睛溃陷向深部可达后弹力层，此膜坚韧不易穿破，在眼内压的影响下，该膜从溃陷底部向前膨出，呈透明的小泡状隆起，形成本症。

【病因病机】

本症并非独立疾病，而是黑睛翳陷较深，将破未破时出现的一个症状。《目经大成》有关凝脂翳的描述说："若可施钳，或竟镊去，下得一窝，窝底皮膜如芦竹之纸，风吹欲破，见辄令人吃惊。"这层如纸样的薄膜向前突出，就形成了黑翳如珠症。其病因自然与原发病有关，而原发病又与整体脏腑虚实有关。

1. 多因外感风热毒邪，内有肝胆积热，内外合邪，热毒炽盛，上攻黑睛，黑睛生翳，溃腐深陷，形成本症。

2. 肝肾素虚，邪热外袭，黑翳如珠，日久不愈。

3. 小儿患者，多因饮食不节，脾胃虚弱，营养失调，酿成疳积，疳积上目，目失濡养，眼珠干燥，黑睛混浊，坏死溃陷，形成本症。《银海精微・黑翳如珠》指出："小儿如此患者，多是疳眼。"

【临床表现】

患有凝脂翳、湿翳、花翳白陷等黑睛病变，病情未能有效控制，翳陷深大，变生黑翳如珠。自觉患眼疼痛，或疼痛难忍，寝食不安，胞睑难睁，怕日羞明，热泪频流等症。检视眼部，可见抱轮红赤或白睛混赤，黑睛溃陷，深层组织向前膨出，出现黑色突起之小泡，其状如珠，若治不及时，极易穿破而变生蟹睛。

小儿疳积上目者，双眼黑睛呈灰白色胶冻状坏死，虽有黑翳如珠，但不红不痛，自觉干涩羞明，且伴有疳积的全身症状。

【诊断依据】

1. 黑睛生翳，溃陷较深。

2. 黑睛溃陷深处有突起之黑色小泡，其状如珠。

3. 患眼红赤疼痛，羞明流泪。

【辨证论治】

本症辨证，应分虚实。实者势急痛剧，多由凝脂翳等演变而来；虚者势缓不痛，多由疳积上目，目失濡养所致。若为肝胆积热者，治宜清泻肝胆；热毒炽盛者，治宜清热解毒，泻火通腑；肾虚夹热者，治宜补肾清热；疳积上目引起者，治宜补脾清肝。外治以点眼药水、眼药膏为主，一般不用粉剂点眼，以免残渣药末、不溶颗粒磨擦病变，加重病情。

1. 肝胆积热

主证　黑睛溃腐，黑翳如珠，抱轮红赤，眼痛头痛，怕日羞明，口苦咽干，舌红苔黄，脉弦数。

分析　肝胆素有积热，外受风热毒邪，内外相搏，黑睛蚀灼，溃陷深层组织向前突起，故出现黑翳如珠，红赤疼痛等症。口苦咽干，舌红苔黄，脉弦数，为肝胆火旺之征。

治法　清肝泄热。

方药　当归龙胆汤加减：当归 10g，龙胆草 10g，黄芩 10g，黄连 10g，黄柏 10g，生石膏 20g，生地 15g，羌活 10g，防风 10g，甘草 6g，柴胡 10g，赤芍 10g。

2. 热毒炽盛

主证　黑睛凝脂深溃，黄液上冲，骤发黑翳如珠，布满黑睛，白睛混赤，头目极痛，发热口渴，便秘溲黄，舌红苔黄，脉数有力。

分析　热毒炽盛，上攻黑睛，故黑睛凝脂溃腐深陷，黄液上冲；溃及深层，欲破未破，而出现黑翳满布，白睛混赤等症。热炽腑实，阴液耗伤，故见发热口渴，便秘尿赤。舌红苔黄，脉数有力为热毒炽盛之候。

治法　清热解毒，泻火通腑。

方药　羚羊角饮子加减：羚羊角(单煎冲服)2g，大黄 10g，芒硝 10g，生石膏 30g，知母 10g，细辛 3g，防风 10g，金银花 30g，黄芩 10g。药后便通症减，可去硝黄。

3. 肾虚夹热

主证　黑翳如珠，久不平复，抱轮微红，疼痛较轻，隐涩难睁，兼见腰膝酸软，头晕失眠，舌淡红少苔，脉细。

分析　本型多见于病久不愈者。肾主骨生髓，脑为髓海，腰为肾之府，肾虚故腰膝酸软，头晕失眠，舌淡脉细。正虚无力抗邪，故久不愈复。热邪上蒸，故见黑翳如珠，抱轮微红，隐涩难睁。

治法　补肾清热。

方药　通明补肾丸加减：熟地 15g，肉苁蓉 10g，菟丝子 10g，枸杞子 10g，五味子 10g，当归 10g，知母 10g，黄柏 10g，黄芩 10g，牛膝 10g。无抱轮红赤者去黄芩加石决明以退翳明目。

4. 脾虚肝旺

主证　双眼黑睛溃腐，黑翳如珠，不红不痛，眼珠干涩，兼见纳少便溏，形瘦腹胀，烦躁不宁，咬甲揉鼻。

分析　本型见于小儿。脾虚精微不能上荣，目失所养，故黑睛溃腐；脾虚气弱，运化失调，故形瘦腹胀，纳少便溏；肝旺则黑翳突起如珠，烦躁不宁，咬甲揉鼻。

治法 健脾清肝。

方药 肥儿丸加减：党参 6g，白术 6g，茯苓 6g，甘草 3g，吴茱萸 2g，黄连 3g，神曲 6g，麦芽 10g，焦山楂 10g，鸡内金 6g，白芍 6g，当归 6g。

【其他治疗】

1. 用黄芩苷眼药水、千里光眼药水、银黄注射液稀释一倍频频点眼，或用抗生素药物滴眼。

2. 1%阿托品液滴眼充分扩瞳。

【转归预后】

本症一旦出现，表示黑睛溃陷已至深层，仅留一层薄膜，极易造成穿孔，形成蟹睛等症。即使治愈，也难免遗留较厚的瘢痕翳障，影响视力。

【调护要点】

本病极易穿孔，患者应卧床休息，双眼用绷带加压包扎，使眼球停止活动。避免咳嗽、喷嚏、用力大便等增加眼部压力的动作。检查、点眼需细心谨慎，动作要轻巧敏捷，切勿挤压眼球，以防穿孔。

【预防要点】

本病的预防，关键在于积极治疗原发病，防止黑睛溃陷向深层发展。

【文献选录】

《证治准绳·杂病·七窍门》："黑翳如珠证，非蟹睛木疳之比，木疳是大者，生则瞳损不可治。此则至大方损珠，后损瞳神也。又非蟹睛因破流出之比，此肝气有余，欲泛起之患。故从风轮际处，发起黑泡，如珠子，圆而细，或一或二或三四五六，多寡不一。其证火实盛者痛，虚缓者不痛，治亦易平。若长大则有裂目之患。"

《银海精微·黑翳如珠》："黑翳如珠者，肾肝俱劳，七情郁结之人，毒气攻充，热极泪出，难开疼痛，甚至水轮突起。黑翳，如豆如珠，大小不定，撑起眼胞，碜涩碍人眼睛，难以运动，寝食不安。先患一只，后乃相牵俱损。治法：用小锋针逐个横穿破其黑翳，中有恶水沉出即平，势若拾芥，瞬息痊安，眼即能开。设若不谙此疗，服凉剂点凉药，靡有其功。小儿如此患者多是疳眼。"

第十节 蟹 睛

【概说】

蟹睛是指黑睛溃破，黄仁自溃口绽出，状如蟹睛而言。又名损翳（《龙树菩萨眼论》）、蟹目（《太平圣惠方·治蟹目诸方》）、离睛（《圣济总录·眼目门》）、蟹睛疼痛（《世医得效方·眼科》）、蟹睛突起（《古今医统·眼科》）、蟹睛横出（《目经大成》）、蟹珠（《银海指南》）、蝇头蟹眼（《眼科统秘》）等。是黑睛疾病发展至严重阶段，溃破穿孔后的一种变症。愈后多遗留较厚的斑脂翳，严重影响视力。若处理不当，邪毒入眼，眼内化脓，或神水瘀阻，并发绿风内障，可毁坏整个眼球。

本症在古代医籍中记载较多，《医方类聚》转载唐代之《龙树菩萨眼论》一书，就有关于本病的记载，该书谓："若眼目痛患甚，当黑珠上生黑子，如蟹眼，或如豆者为损翳。极难治，不可钩割，……唯宜服汤，并冷补丸、决明镇肝之类是也。"《太平圣惠方·治蟹目诸方》进一步阐述了本症的病因病机，谓："夫蟹目者，由脏腑壅滞，肝有积热，上冲于目，令目痛甚，当黑睛上生黑珠子，如蟹之目，故以为名焉；或有如豆者，名曰损翳，极是难治。"《圣济总录·眼目门》中蟹目又有"离睛"之别名。以后历代眼科著作，以《证治准绳·杂病·七窍门》对本症的论述较为精辟，明确指出它由"凝脂翳破坏风轮引起"，而且有瞳神改变，"内视瞳神亦如杏仁、枣核状者。"本症与黑翳如珠不同，"黑翳如珠，源从膏内生起，非若此因破而出，故大不同。"辨证时首先要分清虚实，"虚者软而不痛，实者坚而多痛。"《审视瑶函》对蟹睛症有类似描述，实证用泻肝汤治疗。《医宗金鉴·眼科心法要诀》指出本症由肝胆积热肾虚热所致，其证"虚软不痛实硬痛"，治疗实者用泻肝汤，虚者用镇肾决明丸。《目经大成·蟹睛横出》指出本症治疗时，"一切汗吐下诸法皆用不着，合选和而带补之方，加五味、枣仁、白芍徐徐酸敛，日久自然收入。"这与前人清肝泻肝之法显然不同。《银海指南》称为蟹珠，并根据其发生部位不同分属于不同的脏腑经络。书中谓："发于瞳神巅顶属肝肾两经；发于瞳神下面属阳明；发于大眦傍者属太阳；发于小眦傍者属少阳。"可作为临床选用引经药之参考。

蟹睛是一个症状，严重的黑睛生翳、疳积上目、黑睛外伤等皆可引起，它与西医学的角膜破溃、虹膜脱出相当。黑睛外伤所致者以手术治疗为主，本节重点讨论黑睛疾病引起者。

【病因病机】

本症多为凝脂翳、湿翳、花翳白陷等黑睛疾病发展过程中，因热毒炽盛或治疗不当，病情恶化，溃腐深陷，蚀破风轮，黄仁绽出而成。或因上述病变发展至黑翳如珠时，不善调护，因咳嗽、喷嚏、怒吼、号哭、用力大便等震破黑睛，黄仁乘势脱出而致。

【临床表现】

在凝脂翳、湿翳、花翳白陷过程中，溃腐深陷，尤其是伴有黄液上冲，或有黑翳如珠时，眼痛突然消失。检视眼部，可见黄仁自黑睛溃口绽出，其色棕黑，状如蟹睛，或如蝇头，甚则横长如黑豆，周围绕以灰白翳障，瞳仁变形如杏仁枣核状(彩图 15)，抱轮红赤或白睛混赤。愈后遗留较厚的斑脂翳而影响视力。若神水流通受阻可继发绿风内障。若邪毒从溃口入眼，可使眼内化脓。若溃口过大，可见青黄牒出，黑白混杂，终至失明。

【诊断依据】

1. 黑睛溃腐深陷。
2. 黄仁自黑睛溃口脱出，状如蟹睛。
3. 瞳仁变形如杏仁枣核。
4. 眼痛突然减轻或消失。

【鉴别诊断】

本症应与黑翳如珠、木疳相鉴别。

黑翳如珠是黑睛未穿孔，黄仁未脱出，只是黑睛深层的一层膜向前突出，色黑形圆，疼痛明显。本症黑睛穿孔，黄仁脱出，形似蟹睛，其色棕黑，且有疼痛减轻或消失，瞳孔变形。木疳是黑睛发生一个或多个颗粒样小泡，其色灰白，大小不等，部位不定，预后较好，偶有发生黑睛破溃，形成斑脂翳者。

【辨证论治】

本症之辨证，当先分清虚实，病初多实，以泻肝为主，病久多虚，以补肾为主。

1. 肝胆火炽

主证　风轮黑珠突起，状如蟹睛，紧张如球，白睛混赤，沙涩流泪，羞明难睁，口苦咽干，舌红苔黄，脉弦数。

分析 肝胆火炽，蚀破黑睛，黄仁脱出，故见黑睛蟹睛突起，赤涩难睁。口苦咽干，舌红苔黄，脉弦数皆肝胆火旺之象。

治法 清热泻肝。

方药 泻肝汤加减：地骨皮10g，玄参10g，车前子10g，茺蔚子10g，大黄10g，芒硝10g，知母10g。若白睛混赤壅肿，黑睛凝脂大片，黄液上冲者，加金银花、蒲公英、连翘以清热解毒。若药后便通、热清，可改四物汤加五味子、酸枣仁等。

2. 阴虚火旺

主证 黑睛溃陷，日久不愈，风轮蚀破，形成蟹睛，虚软不痛，抱轮微红，腰膝酸软，头晕耳鸣，舌红少苔，脉细数。

分析 肾主骨生髓充于脑，腰为肾之府，肾阴不足，髓海空虚，骨失所养，故头晕耳鸣，腰膝酸软。肝肾阴虚，驱邪无力，故黑睛陷翳，日久不愈，溃破风轮，形成蟹睛，虚软不痛。抱轮微红，舌红少苔，脉细数为阴虚火旺之征。

治法 滋阴降火。

方药 滋阴降火汤加减：生地黄15g，熟地黄12g，五味子10g，麦冬10g，知母10g，黄柏10g，石决明20g，柴胡10g，白芍15g。

【其他治疗】

1. 局部用黄芩苷眼药水或千里光眼药水或抗生素类眼药水滴眼，每日6～8次。

2. 蟹睛症后期，病变修复，可用八宝眼药或退云散，日3次。

3. 可作结膜瓣封盖术。

【转归预后】

本症虽经治疗，愈后必留斑脂翳，瞳仁变形，对视力影响较大。因黄仁粘连，神水流通受阻，可继发绿风内障，预后不良。若邪毒从溃口入眼，可致眼内化脓，眼珠萎陷而失明。

【调护要点】

发生蟹睛症，说明黑睛已穿孔，应包扎双眼，卧床休息，避免咳嗽、喷嚏，用力大便，点眼时切勿挤压眼球，以免加重病情。

【预防要点】

本病的预防，关键在于积极治疗原发病。如黑睛溃腐较深，有溃破之势，应用眼垫加压包扎，可参考黑翳如珠一节。

【文献选录】

《证治准绳·杂病·七窍门》："蟹睛证：谓真睛膏损，凝脂翳破坏风轮，神膏绽出黑颗，小则如蟹睛，大则如黑豆，甚则损及瞳神，内视瞳神亦如杏仁、枣核状者，极甚则细小无了者，至极则青黄牒出者。此证与黑翳如珠状类，而治大不同。夫黑翳如珠，源从膏内生起，非若此因破而出，故大不同。然有虚实二证，虚者软而不疼，来迟去速；实者坚而多痛，来速去迟。其视有二，其治则一，虽有妙手，难免瘢黡之患。"

《目经大成·蟹睛横出》："此证视风轮上有黑珠一颗，周围肤翳略缠者是。盖缘暴风客热，暨水衰火炎，医不合法，致凝脂、黄液、木疡诸病蚀破青睛，黑睛从破处而出，始如蝇头，中如蟹睛，甚则横长如黑豆，故呼上名。软而不疼，金井但斜未败，准可许其平复。间有结痂如豆壳，壳落始愈者。然补穿合碎，虽妙手空空，瘢痕终乎不免。若尖硬痛紧，药饵再误，则黑白混一，蟹睛决不能平，不则必裂，青黄叠出，目其随眇已乎。"

"蟹睛本医药妄乱逼成，一切汗吐下诸法皆用不着，合选和而带补之方，加五味、枣仁、白芍徐徐酸敛，日久自然收入。若未经看治，此则木火强盛，脉必浮弦而数，须抑青泻青，八正、逐客等洁净脏腑，然后宜和宜滋养，细心调理，十九无害。"

第十一节 正漏

【概说】

正漏之正是指位置在黑睛正中，漏是指漏口，即黑睛中部有细小漏口，未能愈合，神水不断漏出而言。多由黑睛生翳，病情恶化，风轮溃漏而成。神水流出，眼珠萎陷，若邪毒从漏口进入珠内，可致眼内化脓，珠毁丧明。

本症见于《证治准绳·杂病·七窍门》，谓："有漏生于风轮，或正中或略偏，病至此目亦危矣。"并指出初发破浅者可以治疗，病久漏大而深，损及瞳神者，多有丧明之忧。《张氏医通》指出其病机是肝肾风热伏陷所致，治疗当急用泻肝药，如龙胆草、大黄、生地、羌活之类。此后其他医籍很少记载。

本节讨论黑睛中部有漏口的病症，与西医学的角膜瘘相当。

【病因病机】

多因凝脂翳、湿翳、花翳白陷等黑睛病变，病情进展，肝火上炎，腐溃成漏；或肝肾不足，或气阴两虚，风轮溃漏，经久不愈；也有因细小尖锐物体刺透黑睛，未能修复所致。

【临床表现】

患眼疼痛，多泪羞明，眼睑难睁。检视眼部，可见抱轮红赤，风轮有针尖大小之漏孔，位于正中，亦可略偏，但很少致风轮偏旁，漏口处呈稍凹陷之黑色小点，或小泡样隆起，周边绕以灰白翳障。如用荧光素液滴眼观察，可见漏口处有黄绿色细流流下。神水流出，前房变浅，眼珠变软。若漏口自行封闭，神水分泌增加，眼压随之增高，眼珠变硬胀痛，直至神水再次冲破已封闭的漏口，疼痛缓解，眼珠复又变软。如此反复不愈，最易使邪毒侵入珠内，蓄毒成脓，终至失明。

【诊断依据】

1. 黑睛正中有细小漏口，用荧光素液滴眼观察，黑睛上可见黄绿色细流从漏口流下。
2. 有黑睛溃陷史或外伤史。
3. 泪多羞明，疼痛不适，抱轮红赤。

【鉴别诊断】

本症需与偏漏鉴别。正漏漏口位于风轮中央，神水外溢，细流如线；偏漏漏口位于气轮，神膏外溢，如白浊痰涎。

【辨证论治】

本症的治疗，应内外结合，大多以外治为主。肝火上炎者，宜清肝泻火；肝肾虚弱者，宜补益肝肾；气阴不足者，宜补气养阴。

1. 肝火上炎

主证　黑睛生翳，溃破成漏，神水外渗，抱轮红赤，多泪羞明，目珠疼痛，口苦咽干，舌红苔黄，脉弦数。

分析　肝火上炎，上灼黑睛，溃蚀成漏，并有目赤疼痛。漏出神水与泪水混合，故自觉多泪。口苦咽干，舌红苔黄，脉弦数均肝火上炎之征。

治法　清肝泻火。

方药 龙胆泻肝汤加减：龙胆草 10g，黄芩 10g，栀子 10g，柴胡 10g，木通 6g，车前子 10g，泽泻 10g，生地 20g，当归 10g，甘草 6g。若漏口周围有灰白翳障，溃腐明显者，加金银花、蒲公英以清热解毒。

2. 肝肾虚弱

主证 黑睛正漏，经久不愈，神水渗漏时断时续，目珠疼痛时轻时重，红赤不显，泪出频繁，腰膝酸软，头晕目眩，舌红少苔，脉细。

分析 目为肝窍，肝肾同源，肝肾虚弱，精血不足，无力修复，故正漏经久不愈；神水外渗时眼珠变软，疼痛缓解，漏口封闭时眼珠变硬，疼痛加重。正虚邪轻故红赤不显，神水外漏则泪出频繁。腰膝酸软，头晕目眩，舌红少苔，脉细等均为肝肾虚弱之象。

治法 滋补肝肾。

方药 杞菊地黄汤加减：熟地 15g，生地 15g，泽泻 10g，丹皮 10g，茯苓 10g，山药 15g，山茱萸 10g，枸杞子 12g，菊花 10g。若见抱轮红赤者，加知母、黄柏以清虚火；渗漏明显者加生黄芪以托毒生肌，加速漏口修复。

3. 气阴两虚

主证 黑睛正漏，日久不愈，眼珠绵软，赤痛不显，伴有少气懒言，口燥咽干，舌淡红苔薄白，脉细无力。

分析 素体气阴不足或病久气阴耗伤，无力修复伤口，故正漏日久不愈；神水渗漏故眼珠绵软；正虚邪轻，则赤痛不显；气虚则少气懒言，阴虚则口燥咽干。舌脉为气阴不足之象。

治法 益气养阴。

方药 托里消毒散加减：生黄芪 30g，白术 10g，茯苓 10g，党参 10g，甘草 6g，生地 15g，当归 10g，白芍 10g，川芎 10g，金银花 15g，麦冬 10g。

【其他治疗】

1. 局部烧灼术 用 3%～6%石炭酸或 5%碘酊烧灼瘘口处，随即用生理盐水冲洗，每隔 3 天烧灼 1 次，一般 2～3 次即可。术后加压包扎，并结合内服降压药物。

2. 上述方法无效时，可用结膜瓣封盖术，或作角膜移植术。

【转归预后】

若漏口较小又能及时治疗，漏口多可愈合，但愈合后多留瘢痕翳障，影响视力。若漏口长期不愈，或时愈时发，邪毒可从漏口侵入珠内，蓄毒成脓，珠毁丧明。若漏口较大，黄仁神膏绽出，瞳神损坏，眼珠塌陷，预后更为不良。

【调护要点】

本症发生后要特别注意眼部清洁，按时点抗生素眼药水、眼药膏，并用消毒眼垫封盖，检查用的荧光素液要严格消毒，点药操作要轻巧，防止漏口扩大或邪毒从漏口入眼造成严重后果。

【预防要点】

1. 积极治疗凝脂翳等急重黑睛病，以防发生穿孔渗漏。

2. 防止黑睛外伤。

【文献选录】

《证治准绳·杂病·七窍门》："正漏证，有漏生于风轮，或正中，或略偏，病至此，目亦危矣。若初发破浅，则流出如痰白膏，犹为可救。至于日久而深，则流出青黑膏汁，损及瞳神，即有金丹妙药，难挽先天二五元精，丧明必矣。病属肝肾二部，目窍于肝主于肾，故曰正漏耳。”

《张氏医通·七窍门》之“正漏证”谓：“生于风轮，或正中，或略偏，为肝肾风热伏陷所致。若初发破浅，则流出如痰白膏；日久而深，则流出青黑膏汁，瞳神已损。急用泻肝药，如龙胆、羌活、生地、大黄之类下夺之。”

第十二节　混　睛　障

【概说】

混睛障是指黑睛深层呈现一片灰白色翳障，混浊不清，漫掩黑睛，障碍视力的眼病。病程缓慢，往往需经数月治疗，方能逐渐痊愈，常留瘢痕翳障而影响视力。

本病早在《秘传眼科龙木论》一书中就有记载，因从外而造成视力障碍，故称混睛外障，指出其病因“此是毒风在肝脏，积血睑眦之间然也”，治疗“初患宜令镰洗钩割，莫熨烙，去除根本，然后宜服凉肝散，点七宝膏，服退翳丸，立效。”《证治准绳·杂病·七窍门》称为混障证，“谓漫珠皆一色之障也。患之者最多，有赤白二证。赤者易治于白者，赤者怕赤脉外爬，白者畏光滑如苔。”看来本书所指混障证，还包括了黑睛上的瘢痕翳障，即所谓白者是也。治疗宜服地黄散，外点七宝膏。《审视瑶函》称为混睛障症，对其治疗，有独到见解：“若遇此症，必食发物，或用药发起，转觉昏肿红赤，再用点服愈矣。”点服药物与《证治准绳》相同。《张氏医通·七窍门》认为“宜服补肝调血之剂，血行则风自息，外用吹点，则翳渐退。”《医宗金鉴·眼科心法要诀》谓：“混睛初起白睛混，渐生赤脉遮瞳睛，或混白膜漫珠上”，其病因“此乃肝脏毒风与瘀血上凝所致。”治疗“先宜劆洗去瘀，后服地黄散，外点摩障灵光膏。”《目经大成》虽有混睛障的记载，但其所论之“气翳”类比黑睛深层混浊更为恰当贴切。书中说：“此症目赤痛，眵泪都可，但青睛（即黑睛）如浊烟笼罩，色泽欲死。甚者若混镜呵气，不能照人面目。从侧面视之，始隐隐微见金井（即瞳神），……分明是外障，而风轮光滑，无障可去，故曰气翳。”

本节讨论黑睛深层混浊不清之混睛障，与西医学的角膜基质炎相似。大多属于免疫反应，常与先天梅毒、结核、病毒有关。

【病因病机】

1. 肝经风热，升扰于目，上侵黑睛。
2. 肝胆热毒，循经上攻，火郁经脉，气滞血瘀，赤白相杂，漫掩黑睛，混浊不清。
3. 湿热内蕴，熏蒸于目，上损黑睛。
4. 邪毒久伏，耗损阴液，水不制火，虚火上炎，发为本病。
5. 脾胃虚弱，清阳之气不升，浊阴之火上乘，目窍不利。

【临床表现】

病初目珠疼痛，羞明流泪，视物模糊，甚至仅辨人物。检视眼部，抱轮红赤或白睛混赤，黑睛深层混浊，肿胀增厚，自周边或中央开始，逐渐扩展至整个黑睛，漫珠一色，晦暗无华，如磨砂玻璃状。多有毛刷状赤脉自黑睛边际向中央伸展，形成赤白相杂的翳障（彩图16），不能看清瞳神，此时视力严重障碍。病经数月，翳障开始消退，赤脉逐渐减少，黑睛光泽渐复，遗留瘢痕翳障者则影响视力。病变过程中，多合并瞳神紧小，如不及时治疗，往往在黑睛混浊消退后发现瞳神干缺或瞳仁闭锁，视力锐减，甚至失明。

先天梅毒引起者，发病年龄多在5～20岁，双眼同时或先后发病，并有先天梅毒的其他体征，如鞍鼻、哈钦森齿、重听或耳聋。

结核性角膜基质炎较少见，病变多局限于下侧，不蔓延整个黑睛，初期呈结节状，后变灰黄色。

病毒引起者，感冒发热为常见诱因，呈深层圆盘状混浊，浓淡不一，反复发作。临床较多见。

【诊断依据】

1. 黑睛深层呈灰白色混浊，肿胀增厚，漫珠一色，但表层多完整，荧光素染色阴性。

2. 毛刷状赤脉从黑睛周边向中心伸入。

3. 病变早期即可出现瞳神紧小，可致瞳神干缺。

4. 抱轮红赤或白睛混赤，眼睑难睁。

5. 自觉眼痛，羞明流泪，视力下降。

6. 梅毒血清反应、胸透、结核菌素试验等检查有助诊断。

【鉴别诊断】

混睛障与绿风内障均可出现黑睛水肿，混浊不清，应注意鉴别。绿风内障眼胀头痛剧烈，瞳仁散大，眼珠坚硬。而混睛障瞳仁缩小，疼痛较轻。

【辨证论治】

本病辨证需审证求因，初期多由肝经风热引起，治宜疏风清热；病变发展，肝胆热毒较重，治宜泻肝解毒；湿热内蕴者，治宜清热化湿；病久不愈，阴虚火旺者，治宜滋阴降火；脾气虚弱者，治宜健脾益气。

1. 肝经风热

主证　黑睛混浊不清，白睛抱轮红赤，眼痛头痛，流泪羞明，鼻塞流涕，苔薄黄，脉浮数。

分析　风通于肝，肝主风木，风邪外袭，经气不利，故眼痛头痛，多泪羞明。黑睛属肝，肝经有热，故黑睛混浊，抱轮红赤。鼻塞流泪，苔薄黄，脉浮数亦为风热在表之征。

治法　疏风清热。

方药　羌活胜风汤加减：羌活 10g，防风 10g，荆芥 10g，白芷 10g，前胡 10g，柴胡 10g，川芎 6g，黄芩 10g，白术 10g，枳壳 10g，甘草 3g。若为梅毒引起者，重加土茯苓以解毒驱梅；白睛红赤明显者，加金银花、蒲公英以清热解毒。

2. 肝胆热毒

主证　黑睛肿胀混浊，漫珠一色，或赤脉贯布，赤白混杂，白睛混赤，刺痛流泪，口苦咽干，便秘尿赤，舌红苔黄，脉弦数。

分析　黑睛属肝，肝胆热毒炽盛，上攻黑睛，则黑睛深层混浊，肿胀增厚，白睛混赤。因热致瘀，火郁经脉，新生赤脉进入黑睛，则形成赤白混杂翳障。口苦咽干，便秘尿赤，舌红苔黄，脉弦数等，均为肝胆热毒炽盛之象。

治法　泻肝解毒，凉血化瘀。

方药　银花解毒汤加减：金银花 30g，蒲公英 30g，黄芩 10g，龙胆草 10g，桑白皮 10g，天花粉 10g，大黄 10g，枳壳 10g，生地 20g，赤芍 10g，丹皮 10g，甘草 3g。梅毒引起者重加土茯苓以解毒驱梅；黑睛肿胀增厚加车前子、茺蔚子以利水消肿；口渴欲饮加生石膏、知母。

3. 湿热内蕴

主证　黑睛混浊，肿胀增厚，抱轮红赤，羞明流泪，头重眼胀，胸闷纳少，舌苔黄腻，脉濡数。

分析　脾失健运，湿邪内停，郁久化热，湿热互结，熏蒸黑睛，故黑睛混浊，肿胀增厚，抱轮红赤，羞明流泪。湿热上扰，蒙蔽清窍，故头重眼胀。湿邪阻塞气机，升降失常，故胸闷纳少。舌脉亦湿热之征。

治法　清热化湿。

方药　甘露消毒丹加减：藿香 10g，白蔻仁 10g，石菖蒲 10g，滑石 15g，木通 6g，茵陈 10g，黄芩 10g，黄连 10g。若湿热日久，阴津受伤，出现既有湿热，又有阴虚之证者，去木通、滑石，加生地、麦冬、石斛以养阴，或改用甘露饮以滋阴利湿。

4. 阴虚火炎

主证　日久不愈，或反复发作，干涩隐痛，抱轮微红，兼见口燥咽干，舌红少津，脉细数。

分析　热毒久伏，伤阴耗液，正不胜邪，故病久不愈或反复发作，干涩隐痛，抱轮微红。津液不能上承故口燥咽干。舌红少津，脉细数均为阴虚火炎之象。

治法　滋阴降火。

方药　海藏地黄散加减：生地 15g，熟地 15g，玄参 10g，麦冬 10g，当归 10g，木贼草 10g，谷精草 10g，刺蒺藜 10g。若见腰膝酸软，心烦失眠，遗精梦泄者，可改知柏地黄丸以滋肾阴降相火。

5. 脾气虚弱

主证　黑睛混浊，抱轮微红，病久不愈，视物不清。兼见四肢乏力，纳少便溏，舌质淡胖，边有齿痕，苔薄白，脉细。

分析　脾虚气弱，清阳之气不升，浊阴之火得以上乘，目窍不利，故黑睛混浊，抱轮微红，病久不愈，视物不清。脾主四肢，脾虚气弱，故四肢乏力。脾失健运，故纳少便溏。舌脉为脾虚之象。

治法　健脾益气。

方药　参苓白术散加减：党参 10g，白术 10g，茯苓 10g，甘草 6g，扁豆 15g，山药 15g，薏苡仁 15g，莲子肉 10g，砂仁 10g，甘草 3g，蒲公英 12g，黄连 3g。

【其他治疗】

1. 用退云散、西黄散或七宝膏点眼，日 3 次，以消障退翳。
2. 用 1%阿托品液滴眼散瞳，以防瞳神干缺。
3. 内服药渣再煎水过滤，作湿热敷，日 4 次。

【转归预后】

本病病程较长，往往要经数月治疗，混浊才能逐渐减轻，赤脉才能逐渐消退。但也可复发，遗留瘢痕翳障者则影响视力。治疗过程中若不及时散瞳，常致瞳神干缺，严重影响视力。

【调护要点】

本病病程较长，需医患配合，耐心调治，急躁无助于病情好转；饮食要清淡而富有营养，少食辛辣煎炸之品，以免助火生热。

【文献选录】

《秘传眼科龙木论·混睛外障》："此眼初患之时，先疼后痒，碜涩泪出，怕日羞明。白睛先赤，发歇无定。渐渐眼内赤脉横立遮睛，如隔纱看物，难以辨明。此是毒风在肝脏，积血睑眦之间然也。初患宜令镰洗钩割，莫熨烙，去除根本，然后宜服凉肝散，点七宝膏，服退翳丸，立效。"

《证治准绳·杂病·七窍门》："混障证：谓漫珠皆一色之障也，患之者最多。有赤白二证，赤者易治于白者，赤者怕赤脉外爬，白者畏光滑如苔，有此二样牵带者，必难退而易发。若先因别证而成混障，则障去而原病见矣。若无别证，到底只是一色者。若混障因而犯禁触发者，则变证出，先治变证，后治本病。”

【现代研究】

1. 验方治疗角膜基质炎 庞氏用清肝解毒的银花解毒汤和升发退翳，调和胃气的羌活胜风汤治疗角膜基质炎20例30只眼，年龄7～22岁17例，父亲有梅毒史12例，全部角膜基质混浊，17只眼有新生血管，治疗前视力光感者8例14只眼，眼前手动～眼前33cm指数10只眼，眼前66cm指数～0.2者6只眼。治疗后视力达1.0以上者26只眼，0.7～0.9者4只眼。疗效满意。

2. 辨证治疗深层疱疹病毒性角膜炎 高氏认为深层疱疹病毒性角膜炎(包括盘状角膜炎及深层角膜基质炎，其复发率及致盲率均高于其他角膜病)属中医的“混睛障”，以气虚为本，风热为标，分为风热、气虚、阴虚三型。风热型(16例16只眼)，方用病毒1号方，主要药物有金银花、蝉蜕、白术、茯苓、当归等。气虚型(21例23只眼)，方用病毒2号方，主要药物有太子参、炒白术、薏苡仁、柴胡、蝉蜕等。阴虚型(4例4只眼)，方用病毒3号方，主要药物有生地黄、麦冬、五味子、白蒺藜等。上方均水煎服，日1剂。辅助治疗：眼局部点用抗病毒1号眼药水(自制)，每小时1次。1%阿托品眼膏每晚涂1次。每日湿热敷3次。角膜水肿严重病例有12例配合点用地塞米松和氯霉素混合液。局部点用激素患者必须具备以下条件：①角膜表层浸润或溃疡完全吸收或愈合。②角膜基质层水肿严重且长期不消。③按时点用有效的抗病毒药物。④角膜水肿消退时，点激素次数宜递减(一般开始时每日点2～3次)，直至停用。⑤密切观察角膜表层变化，一旦发现浸润或溃疡时立即停用。本组治疗41例43只眼，痊愈25只眼，占58.1%，有效18只眼，占41.9%，无无效病例。

3. 明目消炎丸治疗深层角膜炎 李氏所用明目消炎丸系宗拨云退翳丸及地黄散加减制成，处方：蝉蜕、白蒺藜、谷精草、青葙子、密蒙花、木贼、石决明、草决明、夜明砂、夏枯草、菊花、桑叶、龙胆草、黄连各30g，当归、赤芍各15g。将上药共为细末，过筛，另以生地、玄参各30g，煎成水剂，调和诸药粉，制成小丸，每服9g，日2次，配合阿托品金霉素眼膏和眼部湿热敷，治疗深层角膜炎17例，痊愈14例，无效3例。

4. 中西医结合治疗盘状角膜炎 童氏治疗盘状角膜炎24例，中医治疗分为两型。津液不足，邪热内炽型用增液白虎汤加减：生地12g，麦冬、玄参、知母、生石膏、熟大黄、金银花各10g，黄芩、柴胡各5g，密蒙花、甘草各3g，鲜芦根20g。外感风热，正气不足型用陆氏退翳散加减：钩藤、连翘、赤芍、香附、炒栀子各10g，蝉蜕、密蒙花、甘草各3g，木通、木贼各5g，玄参、谷精草各6g。经分型治疗，待角膜上皮浸润吸收，表面平滑后，为解决基质层水肿，一律用银花解毒汤内服。西药治疗选用盐酸吗啉胍、小檗碱口服，碘苷和角膜宁眼药水滴眼。治疗前视力，24例中有5例眼前指数，12例<0.1，7例<0.2。治疗结果：视力0.7的3例，1.0的9例，1.2以上的12例。

5. 经验方内外结合治疗混睛障 罗氏外点二宝散：皮硝30g，冰片1.5g，先将皮硝入铜锅内，炒松，隔日再加冰片，研极细无声，瓷瓶收贮，勿令泄气，用时点入眼角内。内服清热解毒退翳汤：金银花、蒲公英各15g，川大黄、天花粉各9g，龙胆草、川黄连、蜜桑白皮、枳壳、蔓荆子、银柴胡各4.5g，羌活、独活、荆芥、防风、川芎、薄荷各3g，生甘草2.4g。治疗3例混睛障，视力均达1.0以上。

第十三节　风轮赤豆

风轮赤豆是指黑睛上出现灰白色颗粒样突起，且有成束赤脉追随牵绊，色红如赤小豆的眼病。常反复发作，发时色红疼痛泪出，止时色白症状缓解，愈后形成瘢痕影响视力，儿童与青少年多患。

风轮赤豆见于《证治准绳·杂病·七窍门》，该书称为"轮上一颗如赤豆证"，书中阐述其病机为"内有瘀血之故"，治疗"急宜开导，血渐通，颗亦渐消。"《张氏医通》承袭了王氏观点，汇编了本病。1964年广州中医学院主编的《中医眼科学讲义》，将此病简称为"风轮赤豆"，沿用至今。

《证治准绳》"轮上一颗如赤豆证"，"轮"，并不专指风轮，也包括气轮，白睛上有颗粒，周围红赤者为金疳，本节专指黑睛上生有赤豆状颗粒，与西医学的束状角膜炎相似。其发生与微生物引起的变态反应有关。

【病因病机】

1. 肝经素有积热，复感风热，火热上炎，郁于风轮，气血失调，络中瘀滞。
2. 肝肾阴虚，水不制火，虚火上炎。
3. 先天禀赋不足，后天养护失宜，脾胃虚弱，体虚夹痰之小儿容易罹患。

【临床表现】

本病初起，颗粒样突起多位于黑睛边缘，渐向黑睛中央发展，来自白睛的赤脉追随牵绊，状如慧星，色红如赤豆（彩图17）。赤豆可日渐增大，溃后中间凹陷，愈后赤脉可消退，遗留瘢痕而影响视力。本病时发时止，发时色红，沙涩疼痛，羞明流泪，眼睑难睁，止时色白，症状缓解。小儿患者，每可于颈部触及累累成串的肿核。

【诊断依据】

1. 黑睛有颗粒样突起，赤脉追随缠绕，形似赤豆。
2. 眼疼沙涩，怕光流泪。
3. 好发于体质虚弱的儿童，常有颈部瘰疬或面部湿疹。

【鉴别诊断】

本病应与木疳、金疳相鉴别。

1. 木疳为风轮上生有灰白色颗粒样小泡，但无赤脉缠绕。
2. 金疳病在气轮，白睛上有玉粒样小泡，周围绕以赤脉，可溃破，愈后多不留瘢痕。

【辨证论治】

本病的辨证应分虚实。实证红赤疼痛明显，治宜泻肝为主；虚证多病情迁延，症状较轻，以阴虚常见，治宜滋阴降火；虚中夹实者赤豆时隐时现，以脾虚夹痰多见，治宜补虚与祛邪兼施。

1. 肝经积热，外受风邪

主证　黑睛赤豆突起，赤脉追随缠绕，状如慧星。痛涩羞明，热泪如汤。口苦咽干，舌红苔黄，脉弦数。

分析　肝经素有积热，复感风热之邪，火热上炎，郁于脉络，致黑睛赤豆突起，赤脉追随缠布。风热外袭，经气不利，故痛涩羞明，热泪如汤。口苦咽干，舌红苔黄，脉弦数乃肝火上炎之征。

治法 泻肝清热散风。

方药 洗肝散加减：大黄 10g，栀子 10g，羌活 10g，防风 10g，薄荷 10g，当归 10g，川芎 10g。若赤豆位于黑睛边缘，加桑白皮、黄芩、金银花以清肺热；若赤脉侵及黑睛中部，可加龙胆草、柴胡以清肝热；若赤脉粗大，侵犯瞳神部位，为火郁经脉，络中瘀阻，加赤芍、丹皮、泽兰、红花以凉血化瘀。

2. 阴虚火旺

主证 风轮赤豆，迁延不愈，眼内干涩，目昏耳鸣，烦躁颧红，舌红少苔，脉细数。

分析 肝肾阴虚，津液不足，目失濡养，故风轮赤豆，迁延不愈，眼内干涩。肝开窍于目，肾开窍于耳，肝肾阴虚，耳目失于聪明，故目昏耳鸣。虚火上炎，故颧红烦躁，舌红少苔，脉细数。

治法 滋阴降火。

方药 滋阴降火汤加减：生地 10g，熟地 10g，当归 10g，白芍 10g，川芎 10g，柴胡 3g，麦冬 10g，知母 10g，黄柏 10g。若见干咳少痰，兼有肺阴不足者，可合养阴清肺汤加减。

3. 脾虚夹痰

主证 风轮赤豆时隐时现，痛涩时作时止，迁延不愈，常伴颈侧瘰疬成串，面色无华，四肢乏力，不思饮食，舌淡苔白，脉弱。

分析 先天不足或后天失养，脾虚气弱，无力驱邪，故赤豆时发时止，迁延不愈。脾为气血生化之源，脾虚食少，气血不足，故面色无华。脾主四肢，脾虚则四肢无力。脾主运化，脾虚水湿不化，与肝气混结，聚而成痰，故颈侧瘰疬成串。舌淡脉弱为气血不足之象。

治法 健脾益气，化痰散结。

方药 香贝养荣汤加减：党参 10g，白术 10g，茯苓 10g，山药 10g，白芍 10g，当归 10g，川芎 6g，陈皮 3g，贝母 10g，香附 6g，桔梗 6g，甘草 3g。若赤豆色红，疼痛明显者，加金银花、蒲公英以清热；若羞明流泪明显者，加防风、荆芥以祛风邪。

【其他治疗】

1. 眼部用龙脑煎、退云散，或用 0.5%醋酸可的松眼药水及抗生素眼药水点眼，每日 3～4 次。

2. 若见瞳神紧小者，可点 1%阿托品以扩瞳。

3. 内服药渣煎水作湿热敷，每日 3 次。

【转归预后】

本病常易复发，多次复发，可遗留瘢痕翳障而影响视力。

【调护要点】

1. 多食容易消化又富营养的食物，避免饮食偏嗜。

2. 注意锻炼身体，增强体质。

3. 经常复发者，注意检查有无结核病灶。

【文献选录】

《证治准绳·杂病·七窍门》："轮上一颗如赤豆证：气轮有赤脉灌注，直落风轮，风轮上有颗积起，色红，初如赤小豆，次后积大，专为内有瘀血之故。急宜开导，血渐通，颗亦渐消，病到此十有九损。若白珠上独自有颗鲜红者，亦是瘀滞。上下无丝脉接贯者，只用点服自消。若有贯接者，必络中有血灌来，宜向所来之处寻看，量其轻重而导之（即开导之）。若白轮有红颗而胀急涩痛者，有变而急，痛连内而根深接内者，火疳也，又非此比。若白珠虽有红颗而珠不疼，虽疼不甚者病轻，治亦易退，善消可矣。"

第十四节 木 疳

【概说】

木疳是指黑睛出现灰白色颗粒状翳障，但无赤脉追随牵绊而言。黑睛属肝，肝属木，故称木疳。疳，疮之意也。因颗粒小疱可以溃破，故又称木疡。常见于体质较弱的儿童及青少年。常此伏彼起，反复发生。病变位于黑睛浅层者，愈后不留或仅留菲薄瘢痕，病及黑睛深层者，愈后多留瘢痕翳障而影响视力，偶发黑睛穿孔变生蟹睛等。

木疳首见于《证治准绳·杂病·七窍门》："木疳证，生于风轮者多，其色蓝绿青碧，有虚实二证，虚者大而昏花，实者小而痛涩。非比蟹睛因破而出，乃自然生出者，大小不一，亦随其变长也。"此后，《审视瑶函》汇编了此症，实证以清肝泻热为主，方用羚羊角饮子，肝虚夹热者用平肝泻火汤。至《目经大成·五色疡》则称本病为木疡，谓："木疡似豆据青睛，……此症生于风轮左右，色苍碧，形若败豆大，……失治则睛必裂，愈后显有藓蚀苔斑，似翳非障，神医为之掣肘。"指出本病状如豆，位于黑睛，失治可穿孔，愈后留瘢痕翳障等。

本病黑睛上出现颗粒样翳障，与西医学之泡性角膜炎相似，乃微生物导致的迟发性变态反应。

【病因病机】

1. 肝胆火旺，外夹风邪，火热上炎，上犯于目。

2. 阴虚不足，又夹肝热，滞结为疳。

3. 素体阴虚，虚火上炎，郁于黑睛。

【临床表现】

本病初起，自觉沙涩疼痛，羞明流泪，眼睑难睁。查黑睛可见一个或数个颗粒状泡性翳障，大小不等，部位不定，溃破后呈一较浅的凹陷。愈后不留瘢痕翳障。重者可向深层发展，凹陷加深，赤痛加重，或此愈彼起，愈后遗留瘢痕翳障而影响视力。偶尔发生黑睛穿孔，变生蟹睛，愈后形成斑脂翳等。本病可单独发生，亦可与金疳同时存在。

【诊断依据】

1. 黑睛有一个或数个颗粒样突起。

2. 眼痛沙涩，羞明流泪，眼睑难睁。

3. 好发于体质虚弱的儿童，常合并有颈部瘰疬及面部湿疹。

【鉴别诊断】

见风轮赤豆。

【辨证论治】

本病的辨证，首应辨清虚实，实者起病急，症状重，以肝火上炎为主，治宜清肝泻火；虚者病情缠绵，反复不愈，以阴虚火旺为主，治宜滋阴降火；虚实夹杂者为肝虚夹热所致，治宜养肝清热。

1. 肝火上炎

主证 黑睛骤生颗粒突起，大小不等，溃后凹陷，抱轮红赤，眼睑难睁，羞明流泪。口苦咽干，舌红苔黄，脉弦数。

分析 黑睛属肝，肝火上炎则黑睛颗粒突起，溃陷红赤等。风邪外袭则羞明流泪，眼睑难睁。口苦咽干，舌红苔黄，脉弦数等均为肝火上炎之象。

治法 清肝泻火。

方药　龙胆泻肝汤加减：龙胆草 10g，黄芩 10g，栀子 10g，生地 15g，车前子 10g，木通 6g，泽泻 10g，柴胡 10g，防风 10g。大便秘结者加大黄以泻热；赤痛甚者，加丹皮、赤芍以凉血化瘀。临证亦可用羚羊角饮子。

2. 肝虚夹热

主证　黑睛时发颗粒翳障，此愈彼起，部位不定，抱轮暗红，流泪羞明，舌红少苔，脉弦细略数。

分析　阴血不足，又夹肝热，正邪相争，正胜则病愈，邪胜病又起，故见颗粒翳障，此愈彼起。舌红少苔，脉弦细略数为阴虚夹热之象。

治法　养肝清热。

方药　平肝清火汤加减：白芍 15g，生地 15g，枸杞子 10g，夏枯草 10g，车前子 10g，青葙子 10g，柴胡 10g，连翘 10g，密蒙花 10g。若见口苦咽干者加龙胆草以泻肝火；若见眼内干涩，加麦冬、当归以养阴血。

3. 阴虚火旺

主证　黑睛颗粒翳障，此愈彼起，反复不愈，白睛微红，眼内干涩，颧红盗汗，舌红少苔，脉细数。

分析　肝肾阴虚，驱邪无力，故病情缠绵，反复不愈；正虚邪轻，症状不重，故白睛微红；水不制火，虚火上炎，故颧红盗汗。舌红少苔，脉细数，均阴虚火旺之象。

治法　滋阴降火。

方药　知柏地黄汤加减：熟地 15g，生地 15g，山药 15g，知母 10g，黄柏 10g，泽泻 10g，茯苓 10g，丹皮 10g，刺蒺藜 10g，谷精草 10g。若眼胀者，加石决明、草决明以平肝退翳。若见头晕失眠，加女贞子、旱莲草以滋补肝肾。

【其他治疗】

同风轮赤豆。

【转归预后】

一般预后良好，反复发作者，可遗留瘢痕翳障而障碍视力。少数可发生黑睛穿孔，变生蟹睛，遗留斑脂翳。

【调护要点】

同风轮赤豆。

【文献选录】

《审视瑶函·目疣》："木疳症：木疳十有九风轮，碧绿青蓝似豆形，如是昏沉应不痛，若然泪涩目多疼，莫教变症侵眸子，不散瞳神便破睛。此症生于风轮者多，其色蓝绿青碧，有虚实二证，虚者大而昏花，实者小而痛涩，非比蟹睛，因破而出，乃自然生出者，大小不一，亦有渐变成尖长也。宜服羚羊角饮子、平肝泻火汤。"

《目经大成·五色疡》："木疡：此症生于风轮左右，色苍碧，形若败豆，……失治则睛必裂，愈后显有藓蚀苔斑，似翳非障，神医为之掣肘。"

第十五节　大泡性角膜病变

【概说】

大泡性角膜病变是黑睛浅层发生大泡的病症。常发生在因青光眼、葡萄膜炎、视网膜脱离等而失明的眼睛上。

【病因病机】

多因肝血不足，目失濡养；或肝肾阴虚，水不涵木，肝阳上亢所致。

【临床表现】

自觉怕光流泪，眼内如有异物样沙涩疼痛，有时疼痛剧烈。角膜上皮长期水肿，雾状混浊，暗淡不平。上皮下有单个或多个水泡状隆起，大小不等，约 1mm 直径大小，有波动性。经数天泡即破裂，破后刺激症状加重。可在原位复发，经久不愈。如角膜浅层有新生血管伸入，则称为变性角膜血管翳。

【诊断依据】

1. 患眼多已失明，角膜上皮长期水肿。
2. 角膜有水泡状隆起。
3. 沙涩疼痛，流泪羞明。

【鉴别诊断】

本症应与木疳相鉴别。木疳即泡性角膜炎，以角膜颗粒样结节形成（实性）为特征，多见于体质虚弱的儿童，预后较好。而本症发生在角膜上皮水肿的基础上，为水泡样，多见于失明的眼睛上，预后不良。

【辨证论治】

本病是眼病晚期的一种并发症，以虚证为主，阴血不足者，治以补血养肝；阴虚阳亢者，治以滋阴潜阳。

1. 肝血亏虚

主证　黑睛时发水泡，怕光流泪，沙涩疼痛，面色无华，唇舌色淡，脉细。

分析　本型常见于年老体虚患者。黑睛属肝，肝血不足，黑睛失养，故时发水泡。水泡破裂，则眼痛沙涩，怕光流泪。血虚不能上荣于面，故面色无华。唇舌色淡，脉细均为血虚之象。

治法　补血养肝。

方药　四物汤加味：熟地 12g，白芍 10g，当归 10g，川芎 6g，制首乌 10g，枸杞子 12g，菊花 10g，炙甘草 6g。若舌质偏红，加生地、麦冬以养肝阴。

2. 阴虚阳亢

主证　黑睛雾状不清，时发大泡，抱轮红赤，畏光流泪，疼痛沙涩，头痛眼胀，烦躁易怒，舌红少苔，脉弦细。

分析　本型多发生于绝对期青光眼的眼球上。素体阴虚，阴不济阳，肝阳上亢，清窍被扰，故黑睛出现水泡，疼痛沙涩，羞明流泪等。肝阳上亢，气血不和，神水瘀滞，故头痛眼胀。烦躁易怒，舌红少苔，脉弦细为阴虚阳亢之象。

治法　滋阴潜阳。

方药　生地 15g，熟地 15g，白芍 12g，女贞子 10g，旱莲草 10g，石决明 15g，珍珠母 15g，牛膝 10g，茯苓 15g，车前子 10g，泽泻 10g。若黑睛有新生赤脉加丹皮、赤芍以化瘀滞。兼见眉棱骨痛加夏枯草以清肝明目。

【其他治疗】

1. 50％葡萄糖液滴眼，或蜂蜜眼药水滴眼。
2. 戴用亲水软性角膜接触镜能迅速消除症状。

3. 针刺治疗　太冲、行间、肝俞、足三里、太阳、风池、合谷、瞳子髎。每次取3～4穴，每日1次。

【转归预后】

由于本病多发生于已失明的眼球上，而且长期高眼压等致病因素不能消除，故多数预后不良。

【调护要点】

眼睛失明是痛苦的，但悲观失望或急躁恼怒都是没有好处的。既来之，则安之，面对现实，积极配合医护人员，按时点药服药，眼内沙涩疼痛时，不用手揉眼。症状缓解后，注意消除致病因素，以防再发。

【现代研究】

消毒蜂蜜治疗大泡性角膜病变　詹氏用20%消毒蜂蜜治疗大泡性角膜病变23例23只眼。治法：按文献介绍方法进行蜂蜜脱水，10磅压力蒸气消毒30分钟，消毒后的蜂蜜加入Ringer液配成20%的浓度，分装眼药瓶内。每天滴眼5～6次，20天为1疗程。结果：9例9只眼角膜移植术后大泡性角膜病变中，有5只眼大泡消退，1只眼由显著大泡病变变为上皮下微型水泡，3只眼无效。14例14只眼白内障摘除术加人工晶体植入术后大泡性角膜病变中有9只眼大泡消退，1只眼治疗后水肿减轻，4只眼治疗无效，总有效率为69.6%。作者认为消毒蜂蜜能较有效地治疗本病，一方面是由于蜂蜜的高渗透压促使水泡消退，使角膜水肿减轻，另一方面可能与蜂蜜所含高营养物质在吸收后促使角膜内皮功能的恢复或加速角膜内皮移行以修复角膜内皮缺损有关。

第十六节　暴露赤眼生翳

【概说】

暴露赤眼生翳是指胞睑失于卫护，黑睛长期暴露，致使白睛混赤，黑睛生翳的眼病。常与胞睑不能覆盖黑睛的症状同时存在。大多系单眼为患，失治可变生凝脂翳等。

本病名首先于《银海精微》，本症与天行赤眼不同，"天行赤眼者，能传染于人，暴露赤眼但患于一人而无传染之症。天行者，虽痛肿而无翳，暴露者痛而生翳，故有此别。"治疗当"量其老少虚实，热则清凉之，气结则调顺之，此眼纵有瘀血切不可劆洗，亦不可峻补，药宜酒煎散发散，内有麻黄、苍术，或大黄当归散疏通气血，点以淡药九一丹，如翳厚，珍珠散点之。"此后，无其他医籍记载。

本节讨论因黑睛暴露而引起白睛红赤，黑睛生翳的眼病，与西医学的暴露性角膜炎相似。

【病因病机】

胞睑有卫护黑睛的功能，胞睑开合自如，不断瞬目，泪液均匀地涂布于眼珠表面，以保持润泽光华。若因风牵睑出、口眼㖞斜、睥翻粘睑等致胞睑不能闭合，或由于突起睛高、鹘眼凝睛、珠突出眶等致使胞睑不能覆盖黑睛，泪液不能涂布，则黑睛失去泪液的润养而干燥。又由于黑睛长期暴露在外，易受六淫之邪的侵袭，风为阳邪，又为六淫之首，最易伤津耗液，津液耗伤，目失濡养，致使黑睛干燥而生翳。若风热之邪引动肝火，肝火上炎，可使黑睛翳陷扩大加深，病情加重。

【临床表现】

自觉眼内干涩疼痛，流泪羞明。查胞睑不能闭合。初起黑睛干燥，失去光泽。日久白睛混赤，黑睛暴露部位生翳，翳色灰白，形状不一。若治不及时，翳陷可以扩大。若复感邪毒，可变生凝脂翳、黄液上冲等。

【诊断依据】

1. 眼睑不能闭合，黑睛暴露。

2. 黑睛暴露部位干燥混浊、生翳溃陷。

3. 白睛抱轮红赤或白睛混赤。

4. 自觉干涩疼痛，羞明流泪。

【鉴别诊断】

本病应与天行赤眼暴翳鉴别。天行赤眼暴翳多双眼发病，有流行传染史，白睛红赤，黑睛生翳，但胞睑能够闭合。本病多为单眼患病，无传染流行史，胞睑不能闭合。

【辨证论治】

本病的辨证论治，当首先去除黑睛暴露的原因。如因风牵睑出、鹘眼凝睛引起者，应针对该病治疗。如为胞睑瘢痕牵引引起者，可考虑手术治疗。内服药物，要分辨老少虚实，虚者多为阴液不足，治宜滋阴润燥为主；实者多为肝火上炎，治宜清肝泻火为主。外治以养阴增液，卫护黑睛为原则。

1. 阴液不足

主证　黑睛干燥混浊，白睛抱轮微红，干涩疼痛，舌红少苔，脉细。

分析　胞睑失于卫护，黑睛长期暴露，泪液不能涂布，阴津耗损，目失濡润，故见黑睛干燥混浊，抱轮红赤，干涩疼痛等。舌红少苔，脉细亦为阴液不足之证。

治法　滋阴润燥。

方药　十珍汤加减：生地 12g，当归 10g，白芍 10g，天花粉 10g，天冬 10g，麦冬 10g，石斛 10g，人参 10g，蝉蜕 10g，蒺藜 10g，甘草 3g。若白睛红赤明显者，加金银花、黄芩以清燥热。

2. 肝火上炎

主证　黑睛生翳，扩大溃陷，白睛混赤，眼痛畏光，口苦咽干，舌红苔黄，脉弦数。

分析　睑失卫护，黑睛暴露，复感外邪，入里化热，肝火上炎，故黑睛溃陷，白睛混赤。肝火上炎，经络壅滞，故眼痛。病为实火阳邪，故畏光羞明。口苦咽干，舌红苔黄，脉弦数均为肝火上炎之象。

治法　清肝泻火。

方药　龙胆草散加减：龙胆草 10g，赤芍 10g，黄芩 10g，栀子 10g，羌活 6g，防风 10g，红花 10g，菊花 10g，刺蒺藜 10g。服后症减，可改滋阴退翳法。

【其他治疗】

1. 以 10%蜂蜜液滴眼，结合滴用黄芩眼药水或抗生素眼膏，每日 3～4 次。

2. 用眼垫封盖，戴软性角膜接触镜或戴避风眼镜。

3. 去除胞睑不能覆盖的原因，瘢痕牵引所致者，酌情手术治疗。

【调护要点】

按时点药，并加眼垫封盖。

【预防要点】

去除病因，防止黑睛长期暴露在外。对眼睑闭合不全者，滴人工泪液，睡前涂眼膏，加眼垫封盖，以保护黑睛。对重度眼睑闭合不全，可戴角膜接触镜。

【文献选录】

《银海精微·暴露赤眼生翳》:“暴露赤眼生翳者,与天行赤眼同理。天行赤眼者,能传染于人;暴露赤眼但患于一人而无传染之症。天行者,虽痛肿而无翳;暴露者痛而生翳,故有此别。治法即其所因,量其老少虚实,热则清凉之,气结则调顺之,此眼纵有瘀血切不可劆洗,亦不可峻补。”

第十七节 赤膜下垂 血翳包睛

【概说】

赤膜下垂是指赤脉密集如膜,从黑睛上缘垂向黑睛中央而言。又名垂帘膜(《世医得效方·眼科》)、垂帘翳(《银海精微》)、赤脉下垂(《异授眼科》)。大多双眼发病,多见于成年人,治不及时,可发展为血翳包睛。

血翳包睛是指赤脉下垂加重,赤脉从四周蔓掩整个黑睛而得名。又名彩云捧日(《目经大成》)。若病情严重者,血翳堆积如肉,则视力急降,甚至失明。

此两症是由沙眼引起的同一疾病的不同阶段,故合并讨论。

本病早在《太平圣惠方·治眼赤脉冲贯黑睛诸方》就有记载,书中谓:“脏腑壅滞,风热相搏,毒热之气,积而不散,攻眼上下,故生赤脉冲黑睛也。”《圣济总录·眼目门》在此基础上,进一步阐明赤脉的来源方向,然后依经以治之。该书谓:“风热邪毒内干脏腑,则随其经络上冲于目,故令赤脉冲贯黑睛也。上下左右各有部分,不可不察。其从大眦侵睛而痒者,肺胃热也;其从小眦起者,手少阳脉动,虚热也;其自上而下者,足太阳脉动,邪热也;其自下冲上者,足阳明脉动,邪热也。其源不同,当察其部分,据经以治之。”至《秘传眼科龙木论》正式命名为“眼赤膜下垂外障”,谓:“此眼初患之时,忽然赤涩,泪下痛痒,摩隐瞳人,黑睛渐生翳障,赤膜下垂,直覆眼睛。有此障闭,如云霞之色,最宜镰洗出血,熨烙前后,点清凉煎,服羚羊角饮子即瘥。”指出赤膜下垂的形状和主证,治疗宜镰洗出血,点服并用。《世医得效方·眼科》又有垂帘膜之称。《银海精微》谓:“赤膜垂下,遮于黑睛疼痛者,乃胃热也。”治疗用大黄当归散。若发歇无时,久服生地黄散则不发。该书的垂帘翳与赤膜下垂相当。谓:“眼赤涩泪出,肿痛无时,年久乌睛白红色,故曰垂帘翳。宜服洗心散,加味修肝散。”“血翳包睛”首见于该书,谓:“人之患血翳遮两睛者何也?答曰皆因心经发热,肝脏虚劳,受邪热,致令眼中赤涩,肿痛泪出,渐有赤胀通睛,常时举发,久则发筋结厚,遮满乌睛,如赤肉之相,故名曰血翳包睛。宜服泻心汤,次以修肝活血汤。”“痛时用破血红花散,当归龙胆汤,点用清凉散。”可见该书对血翳包睛的病因主证描述得确切具体,其中“发筋结厚”“如赤肉之相”与西医学肉状血管翳非常相似。因本病由心肝之火郁于血脉,故书中有泻心、修肝、破血活血之类方剂。《古今医统》认识到血翳包睛有“因上下睑有粟,而致有瘀血者。”睑内粟粒样颗粒,类似沙眼,认识到沙眼为血翳包睛的病因是很不容易的。《证治准绳·杂病·七窍门》只有赤膜下垂的论述,其病因病机为湿热火邪,潜于血络,以致深处瘀滞。治疗应内外结合,外宜点药和开导,内服炙肝散、通肝散、神消散、皂角丸等。《审视瑶函》治疗赤膜下垂用消膜退障的皂角丸。《医宗金鉴》用清肝泻肺的羚羊饮。至《目经大成》除有血翳包睛外,还有“彩云捧日”,谓:“此症满风轮生障赤色,厚薄高低不等,痛涩莫敢开视,见人则两眉紧斗,眵泪并流,且丝脉纵横,白睛亦红紫相映,故曰彩云捧日。”此两症实为一病。治疗此病“入手须菊花通圣散,或清毒逐瘀汤大剂煎服。服已用酸针开导,以绛雪丹、飞熊丹昼夜互点。看势稍定,分珠散、八正散、消风散血汤增减与服，自然恶化为善。”《异授眼科》称赤脉下垂，用清热凉血，化瘀散风之通血散治疗。

本节只讨论由沙眼引起的赤膜下垂与血翳包睛，分别与西医学的沙眼性角膜血管翳、全角膜血管翳相当。

【病因病机】

1. 脾、肺、肝风热壅盛，热郁脉络，致赤脉丛生。

2. 心肝热炽，火热上炎，因热致瘀，脉络瘀阻，赤脉纵横，形成血翳。

本病由沙眼毒邪引起，主要病机是热与瘀互结。初起睑内颗粒累累，为瘀热在脾；赤脉始于白睛，为瘀热在肺；继则侵入黑睛，为瘀热在肝；心主血脉，赤脉纵横，血翳色红，为瘀热在心。三焦蕴热，郁于脉络，因热致瘀，因瘀留热，热与瘀互为因果，形成一个热瘀互结的过程。

【临床表现】

赤膜下垂：初起，黑睛上缘出现菲薄翳膜，有赤脉从白睛垂向黑睛，排裂整齐，分布密集，其状如帘，向下伸展，与未波及之黑睛呈明显分界（彩图18）。赤脉尽头，常有细小星翳。赤膜变厚增大，遮掩瞳神，则影响视力。每见羞明流泪，痛痒并作。翻转胞睑，可见沙眼颗粒累累成片。

血翳包睛：赤脉从黑睛四周向中央发展，纵横贯布，形成血翳，遮蔓整个黑睛（彩图19）。病久血翳结厚，堆积如肉，掩盖瞳神，则视力急降，难辨人物。多伴赤涩灼热，羞明流泪，头目疼痛等。

【诊断依据】

1. 睑内红赤，沙眼颗粒累累。

2. 赤膜下垂为赤脉从黑睛上缘垂入黑睛，密集成膜，病变限于风轮上半部，对视力影响较小。

3. 血翳包睛为赤脉从黑睛四周侵入，布满黑睛，呈一片红色血障，视力严重下降。

【鉴别诊断】

赤膜下垂需与垂帘障鉴别。垂帘障是从黑睛上边垂下的翳膜，色白光滑，无赤脉贯布。如《证治准绳·杂病·七窍门》所说：“垂帘障证，生于风轮，从上边而下，不论厚薄，但在外色白者方是，若红赤乃变证，非本病也。”

【辨证论治】

本病的辨证，以局部症状为主。初起赤膜甚薄，赤脉细小，色泽淡红，如帘下垂，头目不痛，病缓少变者，为热瘀轻浅；若赤脉粗大，翳膜肥厚，血翳堆满黑睛，珠疼头痛者，为瘀热深重，往往不易消退或难全部消退。治疗应内外结合，内治以清热化瘀为主，外点磨障退翳之药，并用劆洗法治疗沙眼，以防复发。

1. 肺肝风热，血热壅滞

主证　赤膜下垂，赤丝下端，生翳如星，沙涩痒痛，流泪羞明，舌红苔黄，脉数。

分析　白睛属肺，黑睛属肝，肺肝风热与沙眼毒热郁于脉络，由肺及肝，故见赤膜从白睛贯入黑睛。肝热上攻，则星翳丛生。风热外袭，血脉不利，故见沙涩痒痛，多泪羞明。舌红苔黄，脉数为热盛之象。

治法　疏风清热，凉血化瘀。

方药　归芍红花散加减：当归10g，赤芍10g，红花10g，生地15g，黄芩10g，连翘10g，大黄6g，栀子6g，防风10g，白芷10g，甘草3g。若赤脉粗大，赤丝尽头有星翳者加龙胆草以清肝热，或用退红良方，通血散加减。

2. 心肝积热，热瘀互结

主证　黑睛血翳满布，甚或堆积如肉，白睛紫赤，睑内红赤，颗粒累累，畏热羞明，目珠刺痛，口苦咽干，舌红苔黄，脉数。

分析　心主血脉，黑睛属肝，心火内炽，肝火旺盛，故黑睛血翳满布；因热致瘀，因瘀化热，热瘀互结，则血翳堆积如肉，睑内红赤，颗粒累累。内热炽感，经脉瘀滞，故畏热羞明，目珠刺痛。口苦咽干，舌红苔黄，脉数为热盛表现。

治法　清心泻肝，凉血化瘀。

方药　破血红花散加减：黄连 10g，栀子 10g，连翘 10g，大黄 10g，红花 10g，当归 10g，赤芍 10g，丹皮 10g，苏木 10g，枳壳 10g，蝉蜕 10g，刺蒺藜 10g。若见头痛珠痛者，加龙胆草以泻肝热；若见口渴喜饮加生石膏以清胃热；若见心中烦热，小便短赤，加生地、竹叶以泻心火，或改导赤散；若红退痛止，可改用皂角丸以明目退翳。

【其他治疗】

1. 外点西黄散或涩化丹，每日 3～4 次，以磨障退翳。若见星翳丛生，可点黄连西瓜霜眼药水、千里光眼药水。

2. 若沙眼严重，颗粒累累，可用海螵蛸棒磨擦法消除睑内颗粒瘀积。

3. 血翳包睛，赤脉粗大，堆积如肉，可用钩割法治疗，主要割断黑睛周围赤脉，再加熨烙。

4. 针刺开导　针刺取合谷、太冲、睛明等用泻法。若肺肝风热壅盛者，配合少商、上星点刺出血，以泻热凉血；若心肝积热，配行间、少冲点刺出血，以清心泻肝。

【转归预后】

赤膜下垂常停止于黑睛上部，对视力影响不大，经治疗赤脉亦可消失。血翳包睛病情较重，若堆积如肉者，治疗虽可减轻，但难以全部消除，对视力障碍较大，甚至不辨人物。

【预防要点】

本症由重症沙眼变生而来，故积极防治沙眼是预防本病的根本措施。当发生赤膜下垂时，要积极治疗，防止发展为血翳包睛。

【文献选录】

《证治准绳·杂病·七窍门》："赤膜下垂证：初起甚薄，次后甚大，大者病急。其患有障色赤，多赤脉贯白轮而下也。乌珠上半边近白际起障一片，仍有赤丝牵绊，障大丝粗赤甚，泪涩珠疼头痛者，病急而有变。丝细少色微赤，珠不疼头不痛者，缓而未变。亦有珠虽不疼，头亦不痛，若无他症，或只涩赤而生薄障，障上仍有细丝牵绊，或于障边丝下，仍起星数点，此星亦是凝脂之微病也。此等皆是火在内滞之患，其病尚轻，治亦当善。盖无形之火，潜入膏内，故作是疾，非比有形血热之重也。若障上有丝及星生于丝梢，皆是退迟之病，为接得丝脉中生气，故易生而难退。虽然退迟，翳薄丝细，赤不甚者，只用善逐之足矣。甚者不得已而开导之。大抵白珠上半边有赤脉生起，垂下到乌珠者，不论多寡，但有疼痛虬赤，便是凶证来了。总是丝少赤微，但从上而落者，退亦迟，治当耐久。若贯过瞳神者，不问粗细联断，皆退迟。此证是湿热在脑，幽隐之火深潜在络，故有此脉之赤，四围虽无瘀血，其深处亦有积滞，缘滞尚深而火尚伏，故未甚耳。一旦触发，则其患迸发，疾亦盛矣。内无涩滞，外无此病，轻者消散，重者开导，此定法也。"

《银海精微·血翳包睛》："问曰人之患血翳遮两睛者何也？答曰皆因心经发热，肝脏虚劳，受邪热，致令眼中赤涩，肿痛泪出，渐有赤脉通睛，常时举发，久则发筋结厚，遮满乌睛，如赤肉之相，故名曰血翳包睛。”

《目经大成·血翳包睛》：“此症初起，或左或右，赤肿狂痛，泪流如汤，畏避不敢向阳，恍若暴风客热。失治，赤脉大小纵横，贯过风轮。越宿，如头痛、便秘，赤脉陡大，变成血障。障复实而成翳，厚蔽震巽轮廓，强掰开视，黑白无有，惟一体血肉，故曰血翳包睛。”

第十八节 宿 翳

【概说】

宿翳是指黑睛疾患痊愈后遗留的瘢痕翳障。宿，“旧有”之意也。又称老翳、冷翳。旧与新，老与嫩，冷与热相对而言。根据瘢痕的厚薄、形状，又有冰瑕翳、云翳、厚翳、斑脂翳之分。宿翳对视力的影响与翳的厚薄及位置有关。位于黑睛中央、翳障厚大，则对视力影响较大；位于黑睛周边未遮瞳神，或翳障较薄，对视力影响较小。翳障年深日久，气血凝定，治疗困难。若新患日浅，翳障很薄，耐心调治，可望减轻或消退。

本病名见于《目经大成》。关于黑睛瘢痕翳障古代医籍记载较多。大约成书于秦汉时期的《神农本草经》就有“贝子味咸主目翳”，“秦皮主目中青翳白膜”的记载。这里的“翳”包括了新翳与宿翳。隋朝《诸病源候论·目病诸候》中“目肤翳候”有对宿翳的专门描述：“阴阳之气，皆上注于目，若风轮痰气，乘于脏腑，脏腑之气，虚实不调，故气冲于目，久不散，变生肤翳，肤翳者，明眼睛上有物如蝇翅者即是。”唐代《备急千金要方·七窍门》有治目生翳方，《外台秘要·卷二十一》有目肤翳方，其中包括治疗瘢痕翳障的方剂。宋代《太平圣惠方》中有“治远年翳障诸方”，如内服决明丸，外点朴硝散等。《圣济总录·眼目门》中亦载有“远年翳障”的内容。《秘传眼科龙木论》在“七十二证方论中有“钉翳根深”、“冰瑕翳深”等黑睛宿翳。指出其治疗“不宜钩割熨烙，难得全效”，内服茺蔚子散，点退翳清凉散等。《银海精微》在“察翳法”中说：“又有一样厚翳，去尽其眼全痊，黑睛有些微云，薄薄带淡白色不能去，名曰冷翳。”增加了“冷翳”、“厚翳”等症名。《证治准绳·杂病·七窍门》对本症的论述详细全面，深入透彻。在阐述凝脂翳的转归时，明确指出其结果是“珠上必有白障，如鱼鳞、外圆翳等状，终身不能脱。”并根据翳的厚薄、形状立有“冰瑕翳”、“玛瑙内伤”、“剑脊翳”、“圆翳外障”、“斑脂翳”等症名。指出冰瑕翳是“薄薄隐隐，或片或点，生于风轮之上，其色光白而甚薄，如冰上之瑕，……大抵虽治不能速去，纵新患者，必用坚守确攻，久而方退，若滑涩沉深及患久者，虽极治亦难尽去。”玛瑙内伤是“薄而不厚，圆斜不等，其色昏白而带焦黄，或带微红色”；剑脊翳是“状如剑脊，中间略高，两边稍薄横于风轮之外”；圆翳外障是“薄而且圆，其色白，大小不等，厚薄不同”；斑脂翳是“其色白中带黑，或带青，或焦黄，或微红，或有细细赤脉绊罩，……其病是蟹睛收回结疤于风轮之侧”。此外，《异授眼科》有“老翳”，《医宗金鉴·眼科心法要诀》有“云翳”，《银海指南》有“顽翳”等症名。至于《目经大成》所称“冰壶秋月”、“虚潭呈月”、“剑横秋水”等症名，分别与“冰瑕翳”、“云翳”、“剑脊翳”相类。其中“冰壶秋月”又称“宿翳”，谓：“此症亦是宿翳，若隐若现，或片或点，留于风轮，色光白而甚薄，看虽易治，其实不然。”

宿翳是指黑睛上的瘢痕翳障，古代文献根据其形状、厚薄、颜色、范围等命名，名目繁多，结合临床实际，主要介绍冰瑕翳、云翳、厚翳、斑脂翳四类。分别与西医学的云翳、斑翳、白斑、粘连性白斑相当。

【病因病机】

本病多为凝脂翳、花翳白陷、聚星障或外伤等黑睛疾病，痊愈后遗留的瘢痕翳障。黑睛生翳多由火热所致，火热易伤阴液，故瘢痕翳障的形成往往与阴津不足，气血瘀滞有关。

【临床表现】

黑睛上有白色翳障，厚薄不等，部位不定，形状不一，表面光滑，边缘清楚，无红赤疼痛及羞明流泪等。若翳菲薄，如冰上之瑕，在集光灯下方能察见者，为冰瑕翳；若翳稍厚，似淡烟，如浮云，在自然光线下可见者，为云翳；若翳较厚，色白光滑如瓷，一望则见者为厚翳；若翳与黄仁粘连，其色白中带棕黑，或有细小赤脉牵绊，瞳神欹侧不圆，为斑脂翳。宿翳厚大，位于黑睛中央，遮盖瞳神，可严重影响视力。斑脂翳不仅障碍视力，还可因神水瘀滞而继发青光眼，出现眼珠胀硬，头目剧痛等。

【诊断依据】

1. 黑睛疾患遗留瘢痕，表面光滑，边界清楚，无赤痛羞明流泪。

2. 瘢痕菲薄，如冰上之瑕，在集光下可见者为冰瑕翳。

3. 瘢痕稍厚，如淡烟浮云，在自然光线下可见者为云翳。

4. 瘢痕较厚，色白光滑如瓷，一望可见者为厚翳。

5. 瘢痕与黄仁粘定，色白带黑，瞳神不圆，为斑脂翳。

【鉴别诊断】

宿翳应与新翳、圆翳内障相鉴别。

1. 新翳为黑睛生翳，表面粗糙，边界不清，有发展变化，赤痛流泪。宿翳为黑睛遗留瘢痕，表面光滑，边界清楚，无发展变化，无赤痛流泪。

2. 圆翳内障为晶珠混浊，瞳神中央出现圆形银白色混浊，视力缓降，属内障。宿翳为黑睛混浊，部位不定，形态不一，从外而蔽，属外障。

【辨证论治】

宿翳之辨证，首先宜分新久。新患日浅者，坚持治疗，耐心调理，可望获减轻之效。年深日久，顽固难愈，古称终身之患，服药难以奏效。治疗以补虚泻实，退翳明目为原则。退翳用药是多方面的，应注意分析。火热伤阴者，以养阴退翳为主；余邪未尽者，当清除余邪；气血凝滞者，当行气活血，散风升发；因黑睛属肝，故清肝、平肝、疏肝之药皆可退翳。一般退翳方剂是散风、活血、养阴、平肝等几个方面的合理配伍。若单纯大量应用散风退翳药，会进一步伤阴耗液，不但宿翳不去，还会使旧病复发，不能不引起注意。

1. 余邪未尽

主证　黑睛生翳近愈，溃陷修复，肿胀变薄，边界渐清，留有瘢痕，赤痛不显，视物昏朦，轻微羞明流泪，稍感沙涩不适，舌红苔薄，脉弦。

分析　黑睛生翳修复期，病邪大部消退，正气渐复，故见溃陷修复，肿胀变薄，边界渐清。翳障较深，必留瘢痕，使黑睛失去晶莹清沏，阻碍神光发越，致视物昏朦。余邪未尽，故见轻微羞明流泪，沙涩不适。

治法　祛风清热，退翳明目。

方药　拨云退翳丸加减：黄连 6g，天花粉 10g，菊花 10g，薄荷 10g，防风 10g，荆芥 10g，蔓荆子 10g，木贼 10g，蝉蜕 6g，蛇蜕 6g，密蒙花 10g。若见白睛微红者，加金银花、黄芩以清热。

2. 阴津不足

主证 宿翳已成，眼内干涩，口干咽燥，舌红少苔，脉细。

分析 素体阴虚或火热伤阴，阴津不足，不能上承，故口干咽燥。目失润养则眼内干涩。舌红少苔，脉细亦为阴虚之征。

治法 养阴退翳。

方药 滋阴退翳汤加减：生地15g，知母10g，玄参10g，麦冬10g，刺蒺藜10g，木贼10g，蝉蜕10g，菊花10g，青葙子10g，甘草3g。若见头痛头晕加石决明以平肝潜阳。

3. 气血凝滞

主证 宿翳日久，厚薄不等，形状不一，或有赤脉长入，视物不清，舌质暗红，脉弦涩。

分析 气滞血凝，脉络不通，故形成瘢痕、新生赤脉等有形之物。宿翳遮瞳，神光受阻，故视物不清。舌脉为气血瘀滞之象。

治法 活血退翳。

方药 消翳汤加减：生地15g，赤芍10g，当归尾10g，川芎6g，红花10g，木贼10g，密蒙花10g，柴胡10g，防风10g，荆芥10g，蔓荆子10g，石决明15g。若见舌淡脉弱者，加太子参以养气阴；唇舌色淡，加熟地、首乌以养血；若见腰膝酸软，遗精失眠者，合杞菊地黄汤加减，或改用开明丸内服，逐渐调理，缓以图功。

【其他治疗】

1. 用退云散或八宝眼药或荸荠退翳散点眼，日3次，以磨障退翳。

2. 针刺治疗 取睛明、承泣、翳明、太阳、光明、合谷，每日1次，留针15～30分钟，有退翳消障之功。

3. 球结膜下埋线 常规消毒，表面麻醉和局部麻醉后，用0～1号羊肠线埋入球结膜下，环绕角膜一圈，离角膜缘2～3mm远，线头不结扎，但不可外露，紧贴结膜剪断，涂以消炎眼膏，眼垫封盖1～2天。对聚星障引起的宿翳，一般不用。

4. 发泡疗法 用斑蝥液（斑蝥10个，浸于95%酒精30ml，10～15日即成）少许，置于内关穴，保护好周围皮肤（可用胶布剪一孔，孔对内关穴），起泡后抽取泡液0.5～1ml，注射于球结膜下，2～3日1次，下次发泡可更换另手内关穴。对病程短的薄翳、斑翳有一定效果。

5. 乙基吗啡滴眼 自0.5%开始，渐增至1%、2%、3%、5%、10%，用过10%后，用黄降汞眼膏点眼，再从1%开始，渐增至2%、3%，用完3%后，又从0.5%的乙基吗啡开始，如此循环应用，坚持6个月至1年，可消退部分瘢痕翳障。但对聚星障引起者一般不用，以免引起复发。

6. 位于黑睛中央的厚翳，可考虑做角膜移植手术。

【调护要点】

在黑睛生翳病后期，不可一味清热，以免翳被寒凝，不易消退，应逐渐加退翳药，以促进翳障吸收，提高视力。对宿翳要及早治疗。但对聚星障引起者，不可乱用消蒙退翳药，以防复发。

【文献选录】

《证治准绳·杂病·七窍门》："冰瑕翳证：薄薄隐隐，或片或点，生于风轮之上，其色光白而甚薄，如冰上之瑕。若在瞳神傍侧者，视亦不碍光华；若掩及瞳神者，人看其病不觉，自视昏眊渺茫，其状类外圆翳，但甚薄而不圆，又似白障之始，但经久而不长大。凡风轮有痕靥者，点眼不久，不曾补得水清膏足，及凝脂、聚星等证，初发点服，不曾去得尽绝，并点片脑过多，障迹反去不得尽，而金气水液凝滞者，皆为此证。大抵虽治不能速去，纵新患者，必用坚守确攻，久而方退；若滑涩沉深及患久者，虽极治亦难尽去。”

“斑脂翳证：其色白中带黑或带青，或焦黄，或微红，或有细细赤脉绊罩。有丝绊者则有病发之患。以不发病者论，大略多者粉青色，结在风轮边傍，大则掩及瞳神，掩及瞳神者，目亦减光，虽有神手，不能除去。治者但可定其不垂不发，亦须内外夹治，得气血定久，瘢结牢固，庶不再发。若治欠固，或即纵犯，则斑迹发出细细水泡，时起时隐，甚则发出大泡，起而不隐，又甚则于本处作痛，或随丝生障，或蟹睛再出矣。其病是蟹睛收回结疤于风轮之侧，非若玛瑙内伤，因内伤气血结于外生之证，犹有可消之理，故治亦不同耳。”

“瞳神欹侧：谓瞳神歪斜不正，或如杏仁、枣核、三角、半月也，乃肾胆神膏损耗，瞳神将尽矣。若风轮破损，神膏流绽，致瞳神欹侧者，轮外必有蟹睛在焉。蟹睛虽平，而瞳神不得复圆，外亦结有脂翳，终身不脱。”

《秘传眼科纂要・论退翳难易》：“至若退翳之法，如风热正盛，则以祛风清热之药为主，略加退翳药；若风热稍减，则以祛翳之药为主，略加祛风药、清热药。若一味清热，以至热气全无，则翳不冰即凝则燥，虽有神药，不能去矣。夫翳自热生，疔由毒发，发必在乌轮，乌轮属肝，则以清肝、平肝、行肝气之药，如柴胡、芍药、青皮之类，皆退翳药也。浅学者流，不识此理，惟执定蒙花、木贼、谷精、虫退、青葙、决明为退翳之药，又不辨寒热，信手摭拈，糊涂乱用，非徒取识者之笑，而且害人。”

《目经大成・冰壶秋月》：“此症亦是宿翳，若隐若现，或片或点，留于风轮，色光白而甚薄，看虽易治，其实不然。掩及瞳子者，微觉昏而视短。”

【现代研究】

1. 外点退云散眼药治疗角膜翳　陆氏自制退云散：甲组药用制甘石 60g。乙组药：黄柏、黄连、黄芩、栀子、连翘、大黄、菊花、当归、赤芍、川芎、羌活、白芷、薄荷、荆芥、防风、木贼、蝉蜕各 3g。丙组药：海螵蛸 6g，荸荠粉 9g，冰片 7.5g，牛黄 0.6g，珠粉 1.2g，熊胆 0.6g，淡硇砂 0.3g，朱砂 0.3g，蕨蕤仁霜 0.3g，麝香 0.75g。丁组药：地塞米松为中药甲和丙的千分之一。制法：先将乙组药 17 味水煎 2 次，取汁去渣，然后将甲组药浸入乙组药药汁内，日光下晒干，研细粉末。再将丙组药、丁组药与前药粉一并混合，研磨至极细末，细筛过滤，以舌舔之无渣为度，密封贮备，每日点眼 3 次。治疗角膜溃疡（炎）后及近期斑翳、云翳 34 人 42 只眼，视力进步 30 人 37 只眼，无变化 3 人 5 只眼。

2. 平肝退翳药治疗角膜瘢痕　王氏用珍珠消蒙灵眼膏、珍珠层粉治疗角膜白斑 61 只眼，Ⅱ号配方用珍珠层粉 20g，冰片 3g，硼砂 2g，医用眼膏基质 75g。制成眼膏，每次如小米粒大小涂入结膜囊，涂后立即作湿热敷，或热气熏浴 30 分钟（高眼压者禁忌），日 2 次，4 周为 1 疗程。同时服珍珠层粉片（每片含珍珠层粉 0.5g），日 3 次，每次 3 片。结果：特效 19 只眼，显效 24 只眼，进步 18 只眼，显效率 70.49%。

3. 活血化瘀药治疗角膜瘢痕　于氏在活血化瘀药治疗皮肤瘢痕的启示下，月通脉灵治疗角膜瘢痕 65 例 99 只眼，第 1 组通脉灵片内服，治 21 例 31 只眼，达正常视力 3 只眼，显效 15 只眼，有效 9 只眼，无效 4 眼。第 2 组通脉灵 771 液点眼，治 23 例 38 只眼，达正常视力 7 眼，显效 10 眼，有效 13 眼，无效 8 眼。第 3 组点服并用，治 21 例 30 只眼，达正常视力 3 眼，显效 9 眼，有效 11 眼，无效 7 眼。3 个组总有效率为 80.8%，显效以上为 47.5%。

4. 蜕化退翳药治疗角膜瘢痕　李氏用双蜕注射液治疗角膜翳，由蝉蜕及蛇蜕制成双蜕注射液，每次抽取 0.5ml 在球结膜下方或靠近角膜翳的球结膜下注射，每日或隔日 1 次。共治 42 例 50 只眼，显效 15 只眼，进步 30 只眼，无效 5 只眼。有效率 90%。

5. 乌贼骨乳剂治疗角膜翳　王氏用本药对 43 只眼角膜翳进行了观察，其中角膜薄翳 19 只眼，有效 18 只眼（占 41.81%）；角膜斑翳 13 只眼，有效 11 只眼（占 25.88%）；角膜白斑 9 只眼，有效 6 只眼（占 13.95%），粘连性角膜白斑皆无效。

6. 综合疗法治疗角膜翳　杨氏中西医结合治疗角膜炎后遗症 600 例。①手术：角膜缘结膜下"环形埋藏鼠尾线"，先将鼠尾线浸泡在 75% 酒精中 24 小时，取出后用生理盐水洗净。手术方法：结膜下注射 2% 普鲁卡因 3ml 使结膜隆起，将鼠尾线（即老鼠尾巴里的线）6～8 根捻成一股，穿在缝针上，紧靠角膜缘穿入结膜下，其顺序一般按 9-6-3-12 点钟的 4 点穿入法，第 2 针的进针处同第 1 针的出针处，这样环绕角膜一周，紧贴结膜将余线剪除，使尾端也埋在结膜下，术毕点抗生素眼膏包扎，并口服抗生素。②中药：当归、川芎、白芍、赤芍、生地、菊花、薄荷、蝉蜕、白蒺藜、谷精草、夏枯草、青葙子、草决明、木贼、密蒙花、麦冬、石斛等。结果：600 例角膜翳中，云翳 468 例，著效 451 例，有效 16 例，无效 1 例，有效率 77.83%；斑翳 99 例，著效 40 例，有效 32 例，无效 27 例，有效率 12%；白斑 33 例，有效 13 例，无效 20 例，有效率 2.17%，总有效率 92%，对云翳效果最好。

7. 八宝眼药治疗角膜翳　八宝眼药由珍珠、麝香、牛黄、琥珀、硼砂、炉甘石、冰片、荸荠粉等 8 种珍贵中药精制而成，上海市眼病防治所应用以上药品制成眼膏，每日涂眼 2 次，1 个月为 1 疗程，治疗角膜薄翳及斑翳 45 例，有效率达 56%，其效果胜过黄降汞眼膏。

第十九节　旋螺尖起

【概说】

旋螺尖起是指黑睛部分突起，呈旋螺尖尾之状。亦称旋螺突起（《张氏医通·七窍门》）、旋螺突出（《异授眼科》）。多由斑脂翳并发而来，药物治疗难以奏效。

本症在《医方类聚》转引唐代《龙树菩萨眼论》中就有"翳如旋螺"的记载。以后《秘传眼科龙木论》根据"眼前似障翳，尖起似旋螺"而命名为"旋螺尖起外障"。因本病积热在肝，故治疗用泻肝饮子、搜风汤。《银海精微》、《证治准绳》、《医宗金鉴》均称为旋螺尖起。《银海精微》谓："旋螺尖起者，热积于肝胋（tiǎn，肥也，按文义应为"脏"），毒蕴于膈门，充攻睛珠疼痛，中央瞳人渐变青白色，忽然突起。"内治用泻肝化瘀的郁金酒调散，内清外解的双解散，并有手术治疗。书中谓"若年久须有锋针对瞳人中央针入半分，放出恶水，此乃取平之，就纸封将息，避风忌口十数日可也。"本症多由斑脂翳导致神水瘀积，"放出恶水"即放出部分神水，可暂缓胀痛症状。《证治准绳·杂病·七窍门》的论述较为全面深刻，指出其病乃"因亢滞之害，五气壅塞，故胀起乌珠。在肝独盛，内必有瘀血。"《医宗金鉴·眼科心法要诀》指出本症"乃肝经积热亢极，瘀血凝滞所致"，治疗"轻者宜泻脑汤，重者用泻肝饮子"。《目经大成》称"醢（醢，hǎi，肉酱）螺出壳"，"此症乃神珠被头风痰火所蒸，色紫而实，绝似煮熟田螺。"本病眼胀痛偏头痛剧烈者，往往与头风痰火，神水瘀滞，眼压增高有关。《异授眼科》称"旋螺突出"，"目有旋螺突出者何也，答曰：是积也。积乃脏腑之流毒，攻于外，发于目，血结于肝，木之积也。"治疗宜用活血疏风、平肝退翳的蝉蜕无比散，外点推云散。

本症主要讨论黑睛上出现如旋螺尾样突起的翳障，与西医学的角膜葡萄肿相似。

【病因病机】

多因黑睛疾病形成斑脂翳，复因肝经积热，头风痰火，气血壅塞，神水瘀滞，眼珠胀硬，致使黑睛部分突起，如旋螺尾尖之状。

【临床表现】

患眼胀痛，偏头痛，时轻时重，沙涩难睁，视力障碍，甚至失明。查白睛血络粗大稀疏，抱轮暗红，黑睛有一处或多处呈旋螺尾尖样突起，色呈青黑，周围绕以白色瘢痕翳障，黄仁黏定其中，前房变浅，瞳仁欹侧不圆。

【诊断依据】

1. 患眼有斑脂翳，瞳仁变形不圆。
2. 黑睛部分突起，状如旋螺尖尾，翳色黑白相间。
3. 眼胀痛沙涩，眉棱骨痛，或偏头痛。

【鉴别诊断】

本症应与旋螺泛起相鉴别。旋螺泛起是黑睛突起呈圆锥状，黄仁、瞳神无改变。本症由斑脂翳变生而来，局部黑睛呈旋螺尖尾样突起，黑白相间，或带棕色，黄仁与瘢痕黏着，瞳神欹侧不圆，如枣核，或如杏仁。

【辨证论治】

服药仅可缓解症状，难以治愈。眼珠胀痛，肝火亢盛者，治宜平肝泻火；症状缓解后，以平肝活血，退翳明目为主。

1. 肝经积热

主证 旋螺尖起，抱轮红赤或白睛混赤，目珠胀痛，伴偏头痛，口苦咽干，舌红苔黄，脉弦数。

分析 黑睛凝脂翳或花翳白陷类疾患近愈或痊愈后，形成斑脂翳，余热未尽，复因嗜食辛热炙煿类食物，蕴成肝经积热，渐攻于目，致黑睛突起如旋螺之尖；热壅气滞，气血失和，则抱轮红赤或白睛混赤；壅滞不通，则目珠胀痛或偏头痛。口苦咽干，舌红苔黄，脉弦数为肝火上炎之征。

治法 清肝泻火。

方药 泻肝饮子加减：黄芩 10g，龙胆草 10g，柴胡 10g，大黄 10g，芒硝 10g，车前子 10g，知母 10g，桔梗 10g，细辛 3g。若眼珠胀痛明显者，加乳香、没药以行气活血止痛；眉棱骨痛加夏枯草以清肝止痛。

2. 血瘀气滞

主证 红赤胀痛不显，黑睛突如旋螺尾尖，黄仁与瘢痕粘连，或有赤脉伸入，舌质暗红，脉弦涩。

分析 红赤疼痛不显，说明火热已退。瘢痕翳障，粘连突起，新生赤脉皆血瘀之象。

治法 活血散风，平肝退翳。

方药 蝉花无比散加减：当归 15g，赤芍 15g，川芎 10g，羌活 10g，防风 10g，蝉蜕 6g，蛇蜕 6g，白蒺藜 12g，石决明 15g，白芍 15g，生地 15g，夏枯草 15g。

【其他治疗】

1. 用八宝眼药或犀黄散点眼。
2. 针灸治疗 取行间、太冲、风池、太阳、攒竹，每日 1 次，每次留针 20 分钟。
3. 病情不能控制者，可考虑手术治疗。

【转归预后】

本症预后不佳，服药只能暂时缓解症状。若瞳神尚未尽损者，还有几分希望，若瞳神全损，即成痼疾。

【调护要点】

黑睛斑脂翳变生旋螺尖起，病变处黑睛薄而脆弱，故应保护患眼，切勿碰撞，以免发生穿孔。

【文献选录】

《证治准绳・杂病・七窍门》："旋螺尖起证・乃气轮以里，乌珠大概高而绽起，如螺师之形圆而尾尖，视乌珠亦圆绽而中尖高，故曰旋螺尖起。因亢滞之害，五气壅塞，故胀起乌珠。在肝独盛，内必有瘀血。初起可以平治。失于内平之法，则瘀虽退而气定膏凝，不复平矣。病甚膏伤者，珠外亦有病，如横翳、玉翳、水晶（原误作"水则"，据四库本改）沉滑等证在焉，盖初起时（时：原误作"持"，据四库本改）本珠欲凸之候，因服寒凉之剂救止，但失于戕伐木气，故血虽退而络凝气定，不复平也。"

第二十节　旋 螺 泛 起

【概说】

旋螺泛起指黑睛中央凸起如圆锥之形。常发生于青春期，多双眼先后患病，女性多于男性，视力严重减退，药物治疗难以奏效。

本病名首见于《证治准绳・杂病・七窍门》，该书谓："气轮自平，水轮自明，惟风轮高泛起也。"其病因"乃肝气独盛，胆液滞而木道涩，火郁风轮，故随火胀起。"《审视瑶函》沿用《证治准绳》之说，治疗用泻肝火退翳膜的泻肝散、救睛丸等。

本症黑睛中央凸起如圆锥形，与西医学圆锥角膜相类似。

【病因病机】

多因先天禀赋不足，又因肝气独盛，肝失条达，气滞血瘀，脉络瘀阻，目失荣养所致。

【临床表现】

视力明显减退，目无红赤疼痛，黑睛并无翳障，瞳神亦无损害，详查可见黑睛中央突起，形如圆锥，日久黑睛膨胀变薄，可有混浊。眼底因高度散光而扭曲变形，模糊不清，视力严重障碍。

【诊断依据】

1. 双眼患病，无红赤疼痛。

2. 黑睛呈圆锥状突起，表面光滑。

3. 视力严重减退。

【辨证论治】

肝气郁结

主证　黑睛突起如圆锥，日久变薄，兼见胸胁胀满，烦躁易怒，脉弦。

分析　先天不足，黑睛薄弱，复因肝气郁滞，气滞血瘀，黑睛因而胀起如圆锥。肝喜条达，肝失疏泄，故烦躁易怒。肝脉布胸胁，肝郁气滞，经脉不畅，故胸胁胀满。脉弦为肝郁之征。

治法　疏肝解郁。

方药　逍遥散加减：柴胡 10g，当归 10g，白芍 10g，白术 10g，茯苓 10g，丹参 15g，赤芍 10g，石决明 15g，枸杞子 10g，五味子 10g。

【其他治疗】

本病药物治疗难以取效，最好认真验光，配戴合适眼镜，或配戴硬性角膜接触镜，重者圆锥突起很高，接触镜难以贴附，可考虑角膜移植手术。

【调护要点】

同旋螺尖起。

【文献选录】

《证治准绳·杂病·七窍门》："气轮自平，水轮自明，唯风轮高泛起也，……乃肝气独盛，胆液滞而木道涩，火郁风轮，故随火胀起。或在下，或在上，或在两旁，各随其火之所来，从上胀者多。非此旋螺尖起已成证而俱凸起顶尖不可医者，乃止言风轮胀起者耳。"

第二十一节　偃月侵睛

【概说】

偃月侵睛指风轮上部与气轮交界处，渐生灰白色翳膜，状如新月的病症。又名偃月障、偃月翳、外偃月。多见于老年人，双眼发病，病变进展相当缓慢，治疗难以消退，如不遮蔽瞳神，则不碍视力。

本病名见于《证治准绳·杂病·七窍门》："偃月侵睛证：风轮上半边气轮交际，从白膜内隐隐白片薄薄盖向下来，其色粉青。乃非内非外，从膜中而来者.初不以为意，久之始下风轮而损光。或沿遍风轮周匝，……及痰火人好燥腻湿热物者，皆有此患。"准确地描述了偃月侵睛的特征及病因，并指出治疗用坠翳丸。《审视瑶函》称之为偃月障症，治疗用益气养阴、散风平肝的补肝散。《目经大成》亦称偃月障，并指出可"环风轮俱生"，"若轮上轻微而轮下凝厚，曰仰月，症同"。

本症黑睛上缘出现灰白色光滑翳障，逐渐向下发展，与西医学老年环相似，是最常见的角膜周边部变性。年龄多在 50 岁以上，年轻患者往往有血液胆固醇增高现象。

【病因病机】

多因年老体弱，肝肾阴虚，水不涵木，或思虑过度，劳瞻竭视，肝血耗损，目失所养。或过食肥甘，恣酒嗜辛，痰火内生，瘀阻脉络，形成偃月翳障。

【临床表现】

初起风轮上部与气轮交际处，呈灰白色新月形混浊，薄而青白，表面光滑，非内非外，从膜中而来，不红不痛，不碍视力。逐渐发展，沿风轮周边呈一环形混浊，上下较重，两侧较轻，久之此环变宽，且见稍稍凹陷，便觉视物欠清。

【诊断依据】

1. 多见于老年人，双眼发病。
2. 患眼无红赤痛痒。
3. 黑睛上缘出现新月形灰白混浊，表面光滑，缓慢发展。

【鉴别诊断】

本症应与偃月内障鉴别。偃月内障为瞳神内晶珠上部发生白色混浊，形同新月，上厚下薄，影响视力，逐渐发展成圆翳内障。本症为发生于黑睛周边部的灰白色混浊，形似新月，不碍视力，逐渐发展成环形混浊。

【辨证论治】

本病患者多年老体弱，以正虚为主，虚则补之，血虚者补血，阴亏者滋阴。年轻者多与痰火阻络有关，治当化痰清热，活血通络。

1. 肝血不足

主证　偃月侵睛，面色无华，睑内色淡，久视疲劳，舌淡脉细。

分析　肝血不足，黑睛失养则混浊生翳，血虚不能上荣于面，故面色无华，睑内色淡。目得血而能视，血液不足，故久视疲劳。舌脉均为血虚之象。

治法　补血养肝，退翳明目。

方药　四物补肝散加减：熟地 15g，当归 10g，白芍 10g，川芎 10g，木贼 10g，蝉蜕 6g，谷精草 10g，首乌 10g。若伴见气短乏力者加黄芪、人参以双补气血。

2. 肝肾阴虚

主证　年老体弱，偃月侵睛，或沿黑睛周边呈环形混浊，腰膝酸软，头晕目眩，舌红少苔，脉细。

分析　年老体弱，阴精亏虚，水不涵木，故生偃月侵睛。肾主骨生髓充于脑，肝肾阴虚，髓海不足，骨失所养，故腰膝酸软，头晕目眩。舌脉为肝肾阴虚之象。

治法　补益肝肾，滋阴明目。

方药　杞菊地黄汤加减：枸杞子 12g，菊花 10g，熟地 15g，山药 15g，山茱萸 10g，泽泻 10g，茯苓 10g，丹皮 10g。若见烦躁失眠者加女贞子、旱莲草、楮实子以增滋阴之力。

3. 痰火阻络

主证　偃月侵睛，头重而眩，食少胸满，舌苔黄腻，脉滑。

分析　本型常见于年轻患者。恣酒食燥，过食肥甘，痰浊内生，痰郁生热，上壅清窍，瘀阻脉络，清阳不升，故头重而眩，偃月侵睛。痰热阻滞中焦，故食少胸满。舌脉皆痰热之象。

治法　化痰清热，活血通络。

方药　清痰汤加减：半夏 10g，陈皮 10g，茯苓 10g，枳实 10g，甘草 3g，胆南星 10g，竹茹 10g，木瓜 10g，黄芩 10g，丹参 10g，赤芍 10g。

【转归预后】

本病预后良好，一般不影响视力。

【文献选录】

《证治准绳·杂病·七窍门》："偃月侵睛证：风轮上半边气轮交际，从白膜内隐隐白片薄薄盖向下来，其色粉青。乃非内非外，从膜中而来者，初不以为意，久之始下风轮而损光。或沿遍风轮周匝，而为枣花，为害最迟，人每忽之，常中其患。乃脑有风湿，久滞郁中，微火攻击，脑油滴下，亲火嗜燥，好酒暴怒，激走其郁者，为变亦急。凡发经水不待干而湿蒸，及痰火人好燥腻湿热物者，皆有此患。坠翳丸。"

（李清文　谢立科）

主要参考文献

1. 赵亚滨．上皮性细点状角膜炎中医治疗观察．中西医结合眼科杂志，1984，(1)：14
2. 孙金章．"消星饮"治疗角膜上皮点状剥脱 214 例小结．江苏中医杂志，1987，(1)：14

3. 赵经梅．助阳活血汤治疗角膜炎 28 例．中医杂志，1984，(11)：40
4. 石集贤．中药六味汤对单纯性角膜溃疡的疗效．中西医结合眼科杂志，1983，(4)：38
5. 齐强．龙胆泻肝汤加减治疗角膜溃疡．新医药杂志，1979，(5)：47
6. 刘崇晏．蜂蜜治疗角膜溃疡的临床观察．浙江中医杂志，1960，(1)：35
7. 姚芳蔚．辨证分型为主治疗单疱病毒性角膜炎 48 例．上海中医药杂志，1990，(3)：10
8. 彭清华．辨证治疗病毒性角膜炎 50 例．陕西中医，1991，(4)：158
9. 杨玉霞．中药对单疱病毒性角膜炎抗复发作用的临床观察．眼科研究，1983，(4)：230
10. 唐由之．树枝状角膜炎的辨证论治．中医杂志，1963，(3)：12
11. 石守礼．消毒饮治疗单纯疱疹病毒性角膜炎．中医杂志，1984，(1)：49
12. 吴连玺．中药治疗单疱病毒性角膜炎的临床及免疫学观察．中西医结合眼科杂志，1984，(1)：16
13. 巢国俊．玉屏风散加味抗单纯疱疹病毒性角膜炎复发的临床观察．中国医药导报，2006，3(21)：107
14. 宋桂莲．中医治疗匐行性角膜溃疡 56 例，辽宁中医杂志，1984，(3)：29
15. 张健．858 例凝脂翳的辨证论治，北京中医，1988，(2)：23
16. 彭清华．细菌性角膜溃疡 67 例的辨证论治，辽宁中医杂志，1991，(8)：22
17. 贺义恒，韦企平．韦玉英治疗角膜溃疡经验．山东中医杂志，2007，26(12)：268
18. 王西兰．中西医结合治疗霉菌性角膜溃疡的观察，中医杂志，1990，(5)：42
19. 魏淳．抗真灵治疗家兔实验性真菌性角膜溃疡的疗效观察，中国中医眼科杂志，1991，(1)：30
20. 范德章．大蒜眼药水抗真菌作用的研究，眼科研究，1984，(3)：129
21. 石集贤．中西医结合对霉菌性角膜炎的疗效。中西医结合眼科杂志，1983，(4)：39
22. 陈钢锋．中西医结合治疗霉菌性角膜溃疡 7 例报告．中国中医眼科杂志，1996，(1)：37
23. 金仁炎．中西医结合治疗霉菌性角膜炎 11 例．浙江中医学院学报，1985，(4)：20
24. 蔡松年．割烙术治疗蚕蚀性角膜溃疡 56 例的疗效观察．中华眼科杂志，1980，(2)：142
25. 殷伯伦．环割加烙术治疗蚕蚀性角膜溃疡临床观察．中国中医眼科杂志，1993，(3)：142
26. 张健．蚕蚀性角膜溃疡的审因论治．江苏中医杂志，1987，(11)：25
27. 黎加仁．银黄注射液结膜下注射治疗蚕蚀性角膜溃疡 2 例．中国中医眼科杂志，1994，(2)：88
28. 龚志贤．乌梅丸治疗花翳白陷．新中医，1983，(2)：30
29. 苏宜春．中西医结合治疗前房积脓性角膜溃疡 200 例疗效观察．中西医结合杂志，1988，(1)：54
30. 杜克敏．中西医结合治疗匐行性角膜溃疡．1993，(2)：118
31. 庞赞襄．介绍银花解毒汤、羌活胜风汤对角膜实质炎的特殊疗效．中医杂志，1958，(11)：758
32. 高培质．深层疱疹性角膜炎辨证规律的探讨．中医杂志，1989，(6)：36
33. 李应湛．明目消炎丸治疗深层角膜炎 17 例．新医药学杂志，1977，(11)：22
34. 童牧．中西医结合治疗盘状角膜炎 24 例．陕西中医，1987，(9)：400
35. 罗应成．眼疾混睛障治验．江苏中医，1960，(9)：58
36. 詹行楷．消毒蜂蜜治疗大泡性角膜病变的临床观察．中国中医眼科杂志，1997，(1)：85
37. 陆南山．退云散眼药治疗角膜溃疡(炎)后及近期斑、云翳．上海中医药杂志，1980，(5)：39
38. 王淑秀．珍珠层粉、珍珠消蒙灵眼膏治疗角膜白斑 82 例 93 只眼的疗效分析．山西医药杂志，1982，(6)：12
39. 于纯智．通脉灵治疗角膜瘢痕的疗效观察．解放军医学杂志，1982，(1)：32
40. 李应湛．双蜕注射液治疗角膜翳的临床观察．中医杂志，1980，(6)：36
41. 王永兴．乌贼骨乳剂治疗角膜翳疗效观察．中西医结合眼科杂志，1986，(1)：12
42. 杨元璋．中西医结合治疗 600 例角膜炎后遗症的疗效观察．实用眼科杂志，1986，(8)：506
43. 上海市眼病防治所．八宝眼药治疗角膜翳等眼病的疗效．中西医结合眼科杂志，1981，(1)：131

第六章

葡萄膜病

葡萄膜病，是以黄仁病变为中心的水轮疾患，属内障范畴。

葡萄膜又名色素膜、血管膜，其前段为虹膜，即黄仁；中段为睫状体，后段为脉络膜，这两部分尚无相对应的中医形态学名称。此类疾病，病在黄仁，但症状在瞳孔反映最为明显，因其缩小或参差不圆，故称“瞳神紧小”或“瞳神干缺”症，病邪内传，波及神膏、视衣，患者自觉眼前黑花、黑点飞舞，视物昏花，故与“云雾移睛”、“萤星满目”、“视瞻昏渺”症亦有相似之处。若神水失清，继而成脓，则症同“黄液上冲”。若病势急猛，波及整个目珠，而见胞睑极度肿胀，白睛混赤水肿，目珠固定，运转失灵，则与“突起睛高”症相似。由此可见，这类疾病，病变虽起于黄仁，但可内传、外犯，出现一些其他内障疾患或外障疾患的症状，但究其源，都与黄仁病变有着密切的联系，临证不可不详，切不可囿于黄仁归属水轮，内应于肾，肝肾同源，而仅仅将病因责之于脏腑功能失调，证治以肝肾立论，而贻误病情。也不可只强调此类疾病某一过程的症状，倒其本末，使辨证莫衷一是，使论治难得要领。

此类疾病，病因复杂。外因者，多见于风热外袭、风湿流窜，以及湿热毒邪滞留，毒邪壅遏，伤及黄仁等。内因者，多为肝胆火盛，黄仁受灼，或因湿热内蕴，熏蒸黄仁；亦可因病情迁延，久病及肾，肝肾阴虚，或因热毒伤阴，虚火上炎；再则，病程缠绵，耗气伤血，湿热留滞，正虚邪实，乃至脾肾阳虚也不乏见。不内外因者，多为撞击伤目或真睛破损，眼内异物存留，化学性灼伤等；或因内障术后，以及花翳白陷，凝脂翳失治而见黑睛破溃，毒邪乘隙而入；或因火疳、混睛障等病失治，毒邪内传，以致经络阻隔，气血凝滞，遏郁化热，热与毒邪相结，发而为病。此外，机体其他部位疾病，如鼻渊、牙痈、痈疽、痹证、梅毒、消渴等也可导致此类疾病。至于眼内出血、眼内肿瘤、视网膜脱离、晶体蛋白等导致的免疫反应也是引起此类疾病的原因。足见其病因病机复杂，故临证必须详审。

随着历史的发展和先进检测设备的应用，人类对此类疾病的认识日渐深入、全面，进一步丰富了中医眼科的内容。本章为叙述方便，紧密联系实际，对已有的病名，延续使用，其他如白塞综合征等则采用西医病名。临床表现描述中，对中医眼科已有的形态学名称如黄仁、瞳神、神水、神膏等继续使用，对没有相对应中医形态学名称的部位如睫状体、脉络膜、视神经乳头等则采用西医形态学名称。我们学习本章内容时，不可拘于病名孰中孰西，不必强调形态学名称眼科医籍是否曾有，关键在于详察病因、详审病机，准确辨证论治以提高疗效。

为了全面正确地进行诊断，除了一般检查外，还要熟练掌握裂隙灯显微镜、眼底检眼镜的使用，对有些疾病还要应用三面镜或巩膜压迫法，或双眼间接检眼镜的检查。部分涉及视网膜、脉络膜的病变，配合荧光素眼底血管造影检查也是必要的。

此类疾病的治疗必须内治、外治并重，内治在于驱除病因，外治在于减轻症状，防止发生变症。及时散瞳，在外治中占有重要地位，对防止黄仁粘连、导致绿风内障等变症的发生和保护视力尤为重要。中药熏洗和湿热敷简便易行，疗效确切，应给予足够重视。内治中辨证使用中药，在此类疾病治疗中，有着不可替代的作用。西药糖皮质激素类药物的使用，亦有可靠作用，但副作用多。事实证明，中药在糖皮质激素类药物递减过程，以及减少此类药物副作用中显示的确切疗效，已为中西医眼科学术界公认。中药在替代此类药的研究中也已显露出不少可喜苗头，应在基础和临床研究中给予足够重视，充分发挥中医药在本类疾病治疗中的作用，为眼科事业的发展和减轻患者疾苦作出更大贡献。

第一节 瞳神紧小

【概说】

本病是指瞳神展缩功能失常，紧缩变小，甚至小如粟米、针孔，并伴有目赤疼痛，畏光流泪，黑睛内壁沉着物，神水混浊，视力下降的内障眼病。类似于西医学的虹膜睫状体炎。常为双眼发病，但可有先后之分，轻重不同，且病情迁延易于复发。若失治、误治，特别是不及时散瞳，极易造成黄仁后粘连，导致瞳神干缺或其他眼病，引起失明。

瞳神紧小一名，首见于《证治准绳》。但有关本病的症状，早在《外台秘要》就已有"瞳子渐渐细小如簪脚，甚则小如针"的论述。其后在《秘传眼科龙木论》亦有"瞳仁缩小"的记载。《原机启微》称其为"强阳抟实阴之病"，并对病因病机、临床表现等作了进一步论述，认为瞳神属肾主水，属阴，且内有神水充实，故为实阴，而本病常因火邪所致，火强搏实阴，故瞳神自收变小。《审视瑶函》称其为瞳神缩小，《银海精微》称其为瞳神锁紧，《眼科约编》称其为瞳神细小，《一草亭目科全书》称其为瞳神焦小，《眼科捷径》则因本病可致瞳神极度缩小如粟米，故又称肝决。

本病若失治、误治，或因病程迁延，转为慢性，可出现瞳神干缺改变，二者虽系一种病不同阶段的表现，但因瞳神干缺另列一节，故将单独讨论。本节主要讨论瞳神紧小的病因病机，临床表现和辨证论治，因西医学的虹膜睫状体炎、全葡萄膜炎均可出现瞳神紧小，故可参照瞳神紧小辨证论治。

【病因病机】

本病病因复杂，外邪内侵，脏腑功能失调均可致病。因其病变以黄仁为主，黄仁紧邻风轮，属于瞳神，内应于肾，风轮属肝，故其脏腑病机与肝、胆、肾最为密切。外邪内侵，常以风邪为主，风为阳邪，其性轻扬，故易犯清窍，临证常见风热上犯和风湿流窜，循经上扰两种。

1. 风热外袭，内侵于肝，循经上犯，黄仁受灼，展缩失常，而致瞳神紧小。
2. 肝胆湿热蕴结，交蒸上犯，黄仁受灼，展缩失灵，而致瞳神紧小。
3. 风湿入侵，留连关节，流窜经络，与热相结上扰目窍，黄仁受犯，瞳神紧小。
4. 房劳过度，伤及肝肾，或久病伤阴，虚火上炎，黄仁受灼，而致瞳神紧小。
5. 脾肾阳虚，精气难于上承，目失濡养，而致瞳神紧小。

此外黄仁邻近组织病变如火疳、凝脂翳、混睛障等疾患，波及黄仁，亦可致瞳神紧小。眼部外伤，也可引起本病。

【临床表现】

本病有急慢性之分，急性者病势危重，慢性者，病势较轻。

1. 急性者起病骤然，起病即感眼珠疼痛，痛连眉骨颞部，入夜尤甚，羞明流泪，视力下降，或自觉眼前有黑点，黑丝飘动。胞睑浮肿，抱轮红甚或白睛混赤。黄仁肿胀，纹理不清，瞳神缩小，展缩失灵，黄仁一处或多处与其后晶珠粘着，以致瞳孔偏缺不圆。在集合光线斜照或裂隙灯显微镜下可见黑睛内壁有白色或淡白色尘状、小点状或羊脂状附着物，多呈三角形排列（图 3-6-1）。神水混浊，若日光下之扬尘，细光束斜照，可见黑睛与黄仁之间有一光带。严重者可见黄液上冲或血灌瞳神。

2. 慢性者，常由急性转变而来，其症状与急性发作基本相似，并觉眼前有较多黑花飘动，但病势多较轻缓，检眼镜下可见神膏混浊。病情迁延，易反复发作，并易出现并发症。

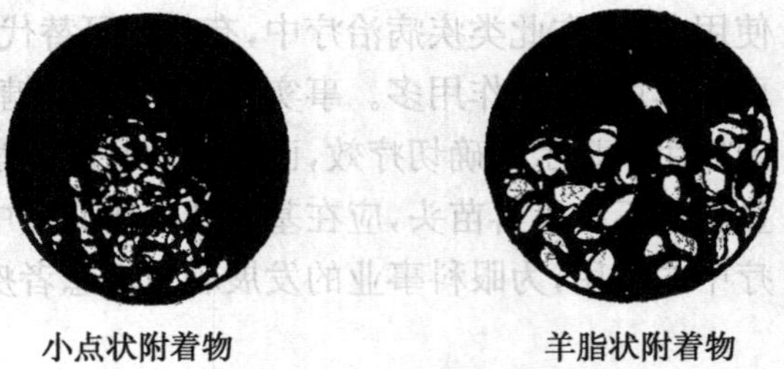

图 3-6-1　黑睛后壁附着物

3. 并发症与后遗症　本病发展过程，因黄仁肿胀，极易与其后晶珠发生粘连，称黄仁后粘连（图 3-6-2），此期滴扩瞳药，粘连处可以拉开，仅见原粘连处晶珠表面附有黄棕色色素。

如时间较久，粘连处只有部分可以拉开，以致瞳孔偏缺不圆，呈梅花状或锯齿状，称瞳神干缺（图 3-6-3）。

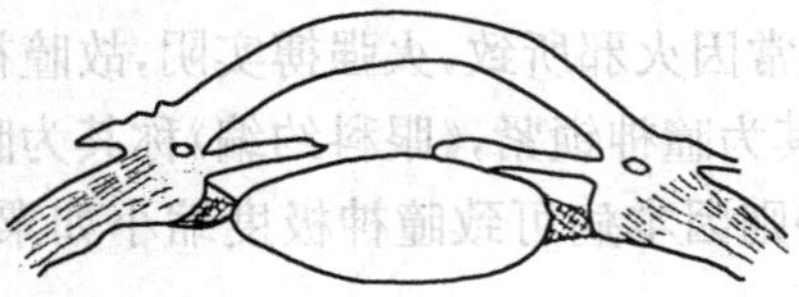

图 3-6-2　黄仁后粘连

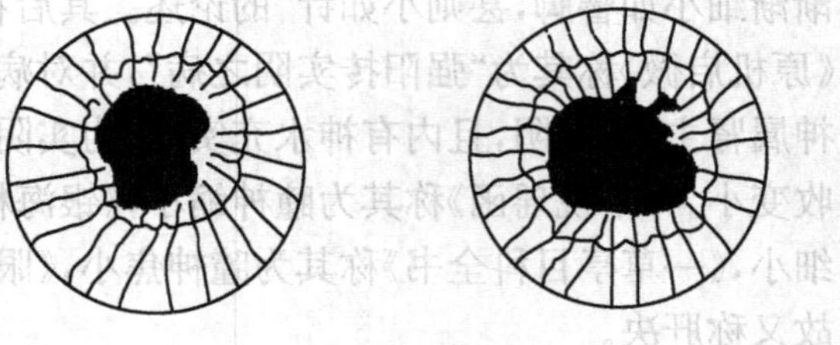

图 3-6-3　瞳神干缺

若瞳孔完全与晶珠粘连称瞳神闭锁（图 3-6-4）；若瞳神区晶珠表面结成灰白色膜障，称瞳神膜闭（图 3-6-5），遮蔽瞳神可致目盲。且可阻滞神水由瞳神后方向前方流出，瘀积于目内，导致眼压升高，继发绿风内障。因神水失清，晶珠失养，日久可形成圆翳内障，或并发黄风内障，终至盲不见物。

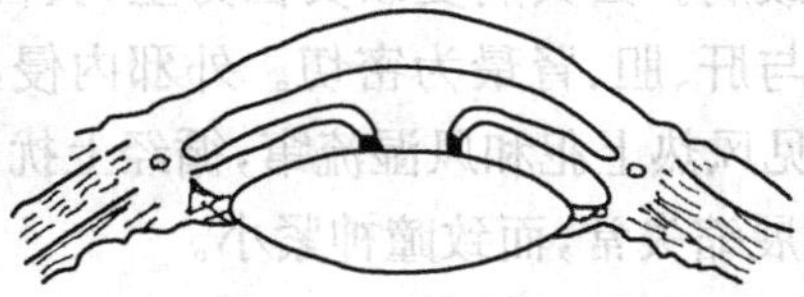

图 3-6-4　瞳神闭锁

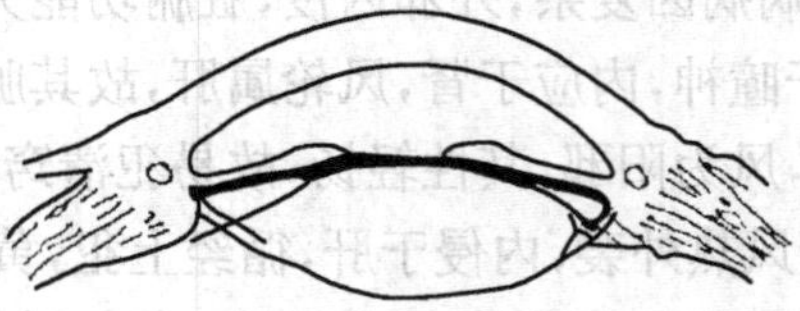

图 3-6-5　瞳神膜闭

病情凶险或迁延日久，还可导致神水枯竭，眼珠萎软而失明。

【诊断依据】

1. 眼珠疼痛，眉棱骨疼，畏光流泪，视力下降，或眼前有蚊蝇样物飞舞。
2. 抱轮红赤，甚则白睛混赤。
3. 神水混浊如日光下扬尘，严重者出现黄液上冲或血灌瞳神。
4. 黑睛内壁有灰白色点状沉着物或羊脂状沉着物附着，多位于黑睛内壁下部或中心。
5. 黄仁肿胀，纹理不清。
6. 瞳神紧小，甚则小如针孔。可并发瞳神干缺，瞳神闭锁或瞳神膜闭，以及绿风内障，晶珠混浊等症。

【鉴别诊断】

本病初起，应与暴风客热鉴别。其鉴别要点列表(表 3-6-1)于下：

表 3-6-1　瞳神紧小与暴风客热鉴别表

	暴风客热	瞳神紧小
疼　痛	异物样沙涩感	眼珠坠痛，痛连眉骨颞颥
眼　眵	多而胶黏	无
红　赤	白睛浅层红赤	抱轮红赤或白睛混赤
瞳　神	大小正常	缩　小
视　力	正　常	下　降
传染性	传　染	不传染

【辨证论治】

本病急性期，以实证多见，常因风热外袭，风湿流窜，或肝胆湿热蕴结而起，病情多较急重。慢性者，多属虚实夹杂，病由肝肾阴亏，虚火上攻，或病久伤阴，余邪未尽而致病程迁延。此外，久病伤肾，以致脾肾阳虚，目失所养，也是病程缠绵的一个原因，故临证应明辨病因，分清虚实。并于祛风清热，祛风清热除湿，清肝泻胆，滋阴降火，温中扶阳之中，适当加解毒、散瘀之品。并充分、及时地应用药物滴眼扩瞳，以防瞳神干缺等病的发生。

1. 肝经风热

主证　发病急骤，目珠坠痛，热泪频流，怕日难睁，视物模糊。抱轮红赤，黑睛内壁有灰白色点状沉着物，神水混浊，黄仁晦暗，纹理不清，瞳神紧小。全身可兼有头额疼痛，发热，口干，舌红，舌苔薄白或薄黄，脉浮数。

分析　风性善行，与热交攻，故发病急骤，风热之邪循肝经上壅于目，脉络不畅，故眼痛视昏，痛连头额，畏光怕日，热泪频流，抱轮红赤。神水受灼，故而混浊，且有灰白沉着物附于黑睛内壁。黄仁属肝，色晦暗，纹理不清，瞳神紧小，皆因肝经风热上攻，气血凝滞，黄仁肿胀，展而不缩所致。发热，口干，舌红，苔薄白或薄黄，脉浮数，均属风热之象。

治法　祛风清热，散邪消滞。

方药　新制柴连汤加减：柴胡 9g，蔓荆子 9g，荆芥 9g，防风 12g，黄连 6g，黄芩 9g，栀子 12g，龙胆草 9g，赤芍 9g，木通 9g，川芎 9g。眼痛明显，加丹参、郁金、红花。黄仁肿胀明显加茺蔚子、青葙子。

2. 肝胆湿热

主证　发病急骤，眼痛拒按，热泪频流，视力急降，抱轮红甚或白睛混赤，黑睛内壁灰白沉着物密集，黄仁肿胀，纹理不清，瞳神紧小，多处与晶珠粘连，神水混浊，或伴有黄液上冲，甚则血灌瞳神。烦躁易怒，口苦咽干，溺短便结，舌质红，苔黄腻，脉弦数。

分析　肝胆湿热蕴结，熏蒸清窍，故目赤疼痛拒按。热盛血壅，气血凝滞，故黄仁肿胀，瞳神紧小，与后粘连。湿热熏蒸神水，故而神水混浊，且有沉着物附于黑睛内壁，甚见黄液上冲。黄仁络脉受灼，故见血灌瞳神。烦躁易怒，口苦咽干，溺短便结，舌质红，苔黄腻，脉弦数均为肝胆湿热蕴结，疏泄失职所致。

治法　清肝泻胆，消滞散邪。

方药　龙胆泻肝汤加减：龙胆草 9g，生地黄 12g，当归 9g，柴胡 9g，木通 9g，泽泻 9g，车前子12g,栀子12g,黄芩12g,甘草6g,川楝子12g,泽兰9g。大便秘结,加大黄、芒硝。血灌瞳神重者,去当归、泽泻、栀子、川楝子、泽兰,加赤芍、金银花、牡丹皮、玄参。

3. 风热夹湿

主证 发病或急或缓,病程缠绵,反复发作,眼前有黑点或黑花飘动。抱轮红赤持久不退,黑睛内壁沉着物多为灰白点状,神水混浊,黄仁纹理模糊,瞳神紧小或偏缺不圆,甚见其上有白膜附着,头闷身重,胸脘满闷,肢节酸软,舌质红或淡红,舌苔厚腻,脉濡数。

分析 风湿与热邪相结,阻滞于中,清阳不升,浊阴上泛,故目赤不退,视物模糊,或见黑花飘动。湿热熏蒸神水,故而混浊失清,黑睛内壁可见沉着物,瞳神有白膜形成。湿热熏蒸黄仁,则黄仁肿胀,纹理不清,展而不缩,故瞳神紧小,与后粘连,使其偏缺不圆。湿热留连关节,故肢节酸楚。头闷身重,胸脘满闷,舌质红,苔厚腻,脉濡数,均为风湿热邪所致。

治法 清热除湿,祛风散滞。

方药 抑阳酒连散加减:独活9g,羌活9g,白芷9g,防风12g,防己12g,黄连4.5g,黄芩9g,栀子12g,知母9g,生地黄12g,川芎9g,甘草6g。风热偏重,赤痛较甚者去羌活、独活、白芷,加荆芥、茺蔚子。风湿偏重,去知母、栀子、生地黄,加藿梗、厚朴、半夏、茯苓。反复发作,病程缠绵去黄连、黄芩,加白花蛇舌草。关节红肿疼痛,加桑枝、忍冬藤,不红而痛加苍术、薏苡仁。

4. 阴虚火旺

主证 病势较轻或病至后期,白睛红赤不甚,眼内干涩不适,眼痛时轻时重,黑睛内壁沉着物小而量少,但久不消退,神水混浊不明显,瞳神紧小或干缺,口干咽燥,虚烦不眠,手足心热,舌红苔薄,脉细数。

分析 肝肾阴虚或久病伤阴,余邪未尽,水不制火,虚火上炎,故眼内干涩不适,疼痛时轻时重,黑睛内壁沉着久不消退。黄仁受灼,故瞳神紧小或干缺。口干咽燥,虚烦不眠,手足心热,舌红苔薄,脉细数,均为阴虚火旺所致。

治法 滋养肝肾,清降虚火。

方药 知柏地黄汤加减:知母10g,黄柏10g,生地黄12g,熟地黄18g,茯苓12g,山药12g,山萸肉12g,泽泻9g,牡丹皮9g,菊花6g,青葙子9g。寐差加炒酸枣仁,腰膝酸软加女贞子、旱莲草。

5. 脾肾阳虚

主证 病程迁延,白睛不红或红赤不甚,视物昏花,黑睛内壁沉着物呈棕灰色或灰白色,黄仁晦暗。瞳神紧小或干缺。四肢不温,形寒气怯,腰酸膝冷,下利清谷,小便不利。舌质淡胖,脉沉迟细弱。

分析 病程迁延,久病及肾,损及脾阳,或长期应用糖皮质激素类药物,阳气受戕,故白睛虽红但不甚。阳虚不能化精,精气难于上承,瞳神失养,展缩无力,故紧小粘连,黄仁干枯不荣,黑睛内壁沉着物难于消退。阳虚不能温养肢体,故形寒肢冷、气怯,四肢不温。腰酸膝冷,下利清谷,小便不利,舌质淡胖,脉沉迟细弱,均为脾肾阳虚之象。

治法 补脾扶阳,温经散寒。

方药 附子理中汤加减:党参30g,白术12g,炙甘草9g,制附子6g,干姜6g。小便不利,下肢浮肿者,去干姜,加茯苓、生姜、白芍药。五更泻者,加补骨脂、吴茱萸、五味子。

【其他治疗】

1. 扩瞳 扩瞳是本病治疗的重要而必不可少的措施。发病之初,即应迅速、充分地扩瞳，以避免瞳神干缺等并发症的发生，同时还可起到缓解眼部疼痛，减轻黄仁症状的作用。常用1%阿托品眼药水或阿托品眼膏，每日点眼1～3次（阿托品眼药水滴眼后，应压迫内眦部3～5分钟）。如瞳神扩大不充分，可用散瞳合剂（1%硫酸阿托品液，4%可卡因液，0.1%盐酸肾上腺素液各等份）0.1～0.3ml，球结膜下注射。但对有严重心血管疾患者忌用。待抱轮红赤完全消退后，再渐停用。

2. 糖皮质激素类药物的应用

（1）局部滴药：常用0.5%可的松或0.1%地塞米松眼药水。并配合使用0.25%氯霉素或0.1%利福平等抗生素眼药水。

（2）结膜下注射：可用泼尼松龙，每次0.3ml。

（3）口服或静滴：对于病情重者，可给予泼尼松口服，或用地塞米松静滴。开始应用足量，病情好转后，或在服用中药后逐渐减少用量，切不可立即停药。同时应注意激素的副作用。正确的辨证使用中药，对激素的递减和副作用的减轻都有积极作用，故应注意中医药优势的发挥。

3. 非类固醇消炎药的应用　目前西医多用水杨酸钠及吲哚美辛，但这些药物均有副作用和禁忌。故对使用此类药物，并已出现副作用者，应在辨证使用中药过程中予以兼顾。

4. 中药滴眼　可选用鱼腥草、千里光眼药水等。

5. 熏洗和湿热敷　常用眼明熏洗液：桑叶15g，菊花9g，金银花9g，藁本9g，川芎9g熏洗患眼，或用清洁温开水作湿热敷，每日2～3次，每次20分钟，对减轻症状有可靠作用。

6. 针刺治疗　常用穴位有睛明、太阳、合谷、太冲、涌泉、攒竹、足三里、行间、照海、中都、瞳子髎、列缺，每次选用2～4穴，每日1次，留针20分钟，手法用中刺激。

7. 单方药的应用　近年来对雷公藤的研究日渐深入，临床和实验研究均证明该药有确切疗效。此外尚有用粉防已碱、白芍总苷治疗取得疗效。

8. 从免疫学角度施治　随着从免疫学角度对本病研究的深入，大量资料证明中药在增强机体免疫能力，调节细胞免疫和体液免疫功能中都有确切疗效。并从组方和选药方面进行了多角度、多层次的研究。已知补益药中的黄芪、人参、党参、菟丝子、枸杞子、熟地黄、沙参、天冬、麦冬、女贞子、生地黄、白术等能提高淋巴细胞转换率，促进抗体形成，加强免疫球蛋白生成作用，并能诱导产生干扰素。活血化瘀、清热解毒药黄芩、金钱草、雷公藤、黄连、金银花、苍术、桃仁、红花等具有免疫抑制剂作用。当归、党参、茯苓、黄芩、柴胡、红花、甘草具有双向调节作用。并以体液免疫和细胞功能的调节为主要依据进行组方选药治疗。

【转归预后】

本病及时治疗，不再复发者，预后良好，若病转迁延或反复发作，最终可出现许多并发症，如继发绿风内障、晶珠混浊，甚至目珠萎陷，视力全失。

【调护要点】

1. 少食辛辣炙煿之品，以免火热内生，变生重症。
2. 稳定情绪，避免急躁沮丧。
3. 节戒房事，安心调养。
4. 坚持应用熏洗、热敷，减轻症状。
5. 患病期间少用目力，户外活动宜戴有色眼镜，避免强光刺激。

【预防要点】

1. 加强锻炼，增强机体抗病能力。

2. 对抗“O”、血沉、康华反应等检验异常者，应积极进行有针对性的治疗。

3. 眼部病情稳定后，仍应坚持服药内治一两周时间，以求正气得复，祛邪务尽。

【文献选录】

《原机启微·强阳抟实阴之病》：“强者，盛而有力也。实者，坚而内充也。故有力者，强而欲抟，内充者，实而自收。是以阴阳无两强，亦无两实。惟强与实，以偏则病，内抟于身，上见于虚窍也。足少阴肾为水，肾之精上为神水，手厥阴心包络为相火，火强抟水，水实而自收。其病神水紧小，渐小而又小，积渐之至，竟如菜子许。又有神水外围，相类虫蚀者，然皆能睹而不昏，但觉眊燥羞涩耳。是皆阳气强盛而抟阴，阴气坚实而有御，虽受所抟，终止于边鄙皮肤也，内无所伤动，治法当抑阳缓阴则愈。以其强也故可抑，以其实也故可缓，而弗宜助，助之则反抑，以其实也惟可缓，而弗宜助，助之则反胜，抑阳酒连散主之。大抵强者不易入，故以酒为之导引，欲其气味投合，入则可展其长，此反治也，还阴救苦汤主之，疗相火药也，亦宜用嗃鼻碧云散。”

《原机启微·心火乘金水衰反制之病》：“有白睛微变青色，黑睛稍带白色，白黑之间，赤环如带，谓之抱轮红者，此心火乘金水衰反制之病也。此病或因目病已久，抑郁不舒，或因目病误服寒凉药过多，或因目病时内多房劳，皆能内伤元气。元气一虚，心火亢盛，故火能克金。金乃手太阴肺，白睛属肺，水乃足少阴肾，黑睛属肾。水本克火，水衰不能克，反受火制，故视物不明，昏如雾露中。或睛珠高低不平，其色如死，甚不光泽，赤带抱轮而红也。口干舌苦，眵多羞涩，稍有热者，还阴救苦汤主之，黄连羊肝丸主之，川芎决明散主之，无口干舌苦，眵多羞涩者，助阳活血汤主之，川芎决明散主之，无口干舌苦，眵多羞涩者，助阳活血汤主之，神验锦鸠丸主之，万应蝉花散主之。有热无热，俱服千金磁珠丸，镇坠心火，滋益肾水，荣养元气，自然获愈。”

《证治准绳·杂病》：“秘要云：瞳子渐渐细小如簪脚，甚则小如针，视尚有光，早治可以挽住，复故则难。患者因恣色之故，虽病目赤不忌淫欲，及劳伤血气，思竭心意，肝肾二经俱伤，元气衰弱不能升运精汁，以滋于胆。胆中三合之精有亏，则所输亦乏，故瞳中之精亦日渐耗损，甚则陷没俱无，而终身疾矣。亦有头风热证攻走，蒸干精液而细小者，皆宜乘初早救，以免噬脐之悔也。”

《目经大成·瞳神缩小五十一》：“此症谓金井倏而收小，渐渐小如针孔也，盖因劳伤精血，阳火散乱，火衰不能鼓荡山泽之气生水滋木，致目自凋，而水亦随涸，故肾络下缩，水轮上敛。甚则紧合无隙，残疾终身矣。治宜大补气血，略带开郁镇邪，使无形之水得以下降，有形之水因而上升，其血归元，而真气不损，或少挽回一二。”

【现代研究】

1. 辨证分型治疗葡萄膜炎　如彭氏等将32例49只眼的葡萄膜炎患者分为四型治疗：肝经风热型，用新制柴连汤加减。肝胆火炽型用龙胆泻肝汤加减。湿热蕴结型用抑阳酒连散加减。阴虚火旺型用知柏地黄汤加减。配合散瞳，糖皮质激素类药滴用、结膜下注射或口服。结果18例31只眼痊愈，2例2只眼显效，10例14只眼好转，总有效率95.92%。

2. 分期治疗前葡萄膜炎　如谢氏将虹膜睫状体炎急性期或慢性急性发作期，用龙胆泻肝汤为主；亚急性期用石决明散为主，结合每晚睡前服左旋咪唑50mg，连用半月配合扩瞳。治疗20例顽固性虹膜睫状体炎，结果治愈14例(2年无复发)，显效4例(1年无复发)，有效1例，无效1例。

3. 固定方加减治疗葡萄膜炎　如祁氏用抑阳酒连散加减治疗葡萄膜炎30例39眼，配合散瞳、点激素及抗生素眼药水，严重病例球后或结膜下注射和口服激素。结果痊愈19例24眼，显效9例13只眼，好转2例2只眼。加用激素治疗者，撤激素时无1例复发，4例随访1～2年疗效巩固。

4. 自拟经验方治疗葡萄膜炎　如李氏根据临床经验，选用生地黄、生石膏、金银花、芦根各30g，知母、荆芥、黄芩、龙胆草、防风、枳壳各10g，甘草6g。日1剂，水煎服。有前房积脓、口渴便秘者，加大黄、芒硝、黄连；房水混浊、口苦咽干者，加青黛、芦荟；胃中不适者，加吴茱萸；外伤者加丹皮、栀子、赤芍。结合扩瞳和滴0.25%泼尼松眼药水。治疗葡萄膜炎30例，结果治愈21例，好转8例，无效1例。治疗时间最长102天，最短6天，平均29.2天，对治愈21例患者随访3年，复发仅3例。

5. 雷公藤治疗葡萄膜炎　如陈氏治疗24例26眼重症葡萄膜炎，用雷公藤多苷片1～1.5mg/kg，日分3次口服，炎症控制后逐渐减量至停药，局部滴扩瞳药，治疗1～3个月，治愈（炎症消退，视力≥1.0）12只眼，显效（炎症消退，遗留玻璃体轻度混浊，视力0.7～1.0）14只眼。对其中20例行免疫球蛋白测定，结果治疗后较治疗前明显降低。随访14个月～4.5年无复发。

6. 从湿论治葡萄膜炎　陆氏认为葡萄膜炎与中医"湿"关系密切，湿性重浊黏滞，为病缠绵难愈，日久还可化热，是导致葡萄膜炎反复发作的主要原因。在治疗上以清热除湿为主，阳明经热兼夹湿邪，热重于湿型用：生石膏、薏苡仁、知母、苍术、猪苓、茯苓、葛根、益母草、黄连、生甘草、黄芩等。肝胆湿热型用龙胆草汤加减。脾胃湿久化热，湿重于热型用：黄连、白蔻仁、黄芩、黄柏、厚朴花、陈皮、法半夏、地肤子、汉防已、焦楂曲、车前子。

7. 运用和营清热法治疗本病　邹氏对葡萄膜炎的治疗主要运用中医眼科五轮学说的辨证方法，对眼组织的生理病理进行微观辨证，认为虹膜、睫状体、脉络膜属血管膜的一部分，葡萄膜炎即为眼部血管性疾病，其临床证候属邪热入络，灼伤脉络，脉络瘀滞，血不利则为水，故以和营清热利水为治法，选用外科治疗血管栓塞性病变的专用方四妙勇安汤加减治之，有异曲同工之处，主要药物包括金银花、玄参、生地黄、当归、蒲公英、野荞麦根、赤小豆、土茯苓、金樱子、黄芩、龙胆草、车前子、葛根、仙灵脾等。在临床疗效、缩短病程和减少复发方面，效果明显。

8. 粉防已碱对实验性葡萄膜炎的抑制作用的研究　马氏等探讨粉防已碱对内毒素诱导葡萄膜炎的预防和治疗作用。将200μg伤寒杆菌内毒素注射于20只SD大鼠足底部，诱导出葡萄膜炎模型，其中12只大鼠于伤寒杆菌内毒素注射前半小时开始给予粉防已碱40mg灌服，每隔4小时1次，共4次。另外8只未给予灌服作为对照。予伤寒杆菌内毒素注射后6小时、12小时、24小时用裂隙灯显微镜观察其临床改变，并于伤寒杆菌内毒素注射后24小时处死大鼠，观察各大鼠眼部组织学改变。结果伤寒杆菌内毒素注射后均诱发出双眼相似的葡萄膜炎，炎症程度在未处理组临床积分为7.65±0.57，粉防已碱组临床积分为3.27±1.02，$P<0.01$，差异有显著性。组织学检查，在粉防已碱处理组大鼠，睫状体、脉络膜、视网膜及玻璃体腔炎症细胞浸润均比未处理组明显减轻。认为应用粉防已碱对内毒素诱导的实验性葡萄膜炎有不同程度的减轻病理改变、延缓疾病进程、缓解临床症状的作用，其原因可能与粉防已碱的免疫抑制作用有关。

9. 昆明山海棠滴眼液治疗大鼠葡萄膜炎的研究　陈氏等通过建立大鼠足底注射内毒素诱导葡萄膜炎动物模型，经酸水提取法从昆明山海棠的根茎中提取总生物碱粗提物，配制3种浓度滴眼液，并设立0.0125%，0.025%和0.05%山海棠滴眼液治疗组，以空白对照组和 0.1%地塞米松滴眼液治疗组，观察昆明山海棠滴眼液治疗大鼠葡萄膜炎的疗效，结果显示 3 种浓度的山海棠滴眼液组大鼠比空白对照组症状明显减轻，0.05%山海棠滴眼液组与空白对照组疗效比较，差异有显著性，$P<0.05$，而与 0.1%地塞米松滴眼液组比较，差异无显著性，$P>0.05$。认为自制的昆明山海棠滴眼液对内毒素诱导的大鼠葡萄膜炎有一定的治疗作用。现代中药药理学研究认为昆明山海棠具有抗感染、免疫抑制等作用，其可通过抑制细胞免疫、体液免疫等多个环节对机体免疫功能产生作用，在自身免疫性炎症性疾病中，可作为一种较好的免疫抑制药使用。

10. 中药单体对葡萄膜炎患者细胞因子的调节作用 王氏等认为具有养血柔肝，敛阴收汗功效的白芍中提取白芍总苷，可代替白芍的作用，有抗炎、镇痛、抗应激和免疫调节、促干扰素诱生和抗病毒作用。同时具有浓度和功能依赖性，对葡萄膜炎患者具有抑制 T 淋巴细胞 IL-2 受体表达的作用，在一定条件下又能增强淋巴细胞功能，促进细胞因子的产生，可用于治疗内因性葡萄膜炎。李氏等选用具有清热解毒、活血化瘀功效的大黄，通过动物实验证明大黄酸和大黄素 100μg/ml 在体外能明显抑制 ConA 诱导的小鼠淋巴细胞增殖，并能抑制小鼠脾细胞产生 IL-2，还可以清除循环内 IL-2、IL-6、IL-8 等炎性细胞因子，对葡萄膜炎具有抑制细胞免疫的作用。黄氏等通过观察雷公藤多苷对 50 例急性葡萄膜炎患者血清中 IL-2 及 TNF-α 水平的影响，发现雷公藤多苷对 IL-2 及 TNF-α 致炎因子具有明显的抑制作用，可以有效地影响 IL-2 及 TNF-α 的释放，起到治疗作用，推测雷公藤多苷具有较强的抗炎镇痛和免疫抑制作用。王氏选择具有清热利水、祛风止痛功效的防己，主治瞳神紧小，并从粉防己的根块中提取其主要成分粉防己碱，用其观察鼠葡萄膜炎的变化，结果发现粉防己碱可以通过非竞争性方式显著抑制内毒素和 IL-1α 引起的鼠葡萄膜炎，认为粉防己碱是一种有效的眼部抗炎药。黄氏等用火把花根片治疗用伤寒杆菌类毒素诱导的大鼠葡萄膜炎动物模型，结果表明中药火把花根片对类毒素诱导的大鼠葡萄膜炎有很好的治疗作用，其疗效与泼尼松无明显差异。

11. 中药复方对葡萄膜炎患者细胞因子的调节作用 金氏等通过对小柴胡汤的免疫药理学研究，发现其能增强 T 淋巴细胞活性，使机体免疫功能增强。在炎症急性期能增强 IL-2R 表达而增加 NK 细胞和 T 细胞亚群杀伤靶细胞能力，以减少炎症对机体的损伤；在亚急性期则减少 IL-2R 表达，减轻后期机体免疫紊乱对组织的损伤，提示小柴胡汤对机体免疫功能具有双向调节作用。徐氏等认为六味地黄汤能不同程度地拮抗氢化可的松对小鼠腹腔巨噬细胞吞噬活性，脾脏淋巴细胞转化增殖，IL-2 分泌、NK 细胞活性的抑制，能够多途径增强氢化可的松所致免疫功能低下小鼠免疫功能。推测六味地黄汤对免疫功能低下的肝肾阴虚型葡萄膜炎有一定的治疗作用。孙氏等采用大秦艽汤加减治疗类风湿，结果表明，大秦艽汤加减方可使 RA 大鼠足肿胀度下降，同时降低血清 IL-2β、IL-6、TNF-α 的含量。大秦艽汤有下调 IL-2β、IL-6、INF-α，从而抑制细胞生长因子的促炎效应，可见大秦艽汤对葡萄膜炎中此类促炎细胞因子同样有抑制作用。

第二节 瞳 神 干 缺

【概说】

本病是指瞳神紧小症失治、误治，致使黄仁与其后晶珠发生粘连，瞳神失去正圆，边缘参差不齐，形如锯齿或花瓣，且伴视力下降的内障眼病。相当于西医学之慢性虹膜睫状体炎。

本病易于复发，单眼或双眼均可发病。

瞳神干缺一名最早见于《银海精微》，但其前在《秘传眼科龙木论》中，就已有了瞳神干缺外障的记载。《原机启微》对其作了进一步描述："若瞳神失去正圆，边缘参差不齐，如虫蚀样，黄仁干枯不荣，则称瞳神干缺。"《一草亭目科全书》称其为瞳神缺陷。

本节主要讨论瞳神紧小症反复发作或迁延不愈而出现瞳神干缺的病因、病机，临床表现及治疗。因西医学的慢性虹膜睫状体炎主要症状与本病相同，故可参照瞳神干缺进行辨证论治。

【病因病机】

本病因系瞳神紧小症失治、误治，或反复发作所致，故其脏腑病机也与肝、胆实火，或肝肾阴亏，虚火上扰有关。常虚实并见，临证须得详审。

1. 肝胆火盛，火气上逆，上炎于目，煎灼黄仁。

2. 肝肾阴亏，虚火上炎，上扰清窍，黄仁受灼，展缩失灵。

3. 肝胆余邪未尽，上扰清窍。

【临床表现】

眼疼隐隐或胀痛不适，且伴干涩不爽，视物昏朦，或见眼前有黑点、黑花飘浮或飞舞，严重者视力骤减。查视眼部：白睛抱轮红赤不甚，黑睛内壁沉着物色呈灰白或棕黄。黄仁纹理不清或局限性干枯变白。神水或混浊。瞳神边缘一处、数处与晶珠粘连，其状或如花瓣，或如锯齿，或如虫蚀。若瞳神全部与晶珠粘连。其形可如粟米甚或针孔。久之其上可被白色或灰黄色翳障遮挡，以致视力衰失。若瞳神全部粘着，阻碍神水外出，可致黄仁向前隆起如弓形，导致眼珠胀痛如脱，眼压升高，证似绿风内障。日久黄仁上血络增生，阻滞神水排出，可变乌风内障，若血络破裂，可致血灌瞳神。

【诊断依据】

1. 黄仁纹理不清或色泽干枯不荣，瞳孔缘与晶珠粘连，参差不齐。

2. 白睛抱轮红赤，黑睛内壁有灰白色或黄棕色沉着物。

3. 视物昏朦、视力下降。

【辨证论治】

本病见于病程迁延，缠绵不愈者，多为阴虚火旺，肝胆邪留之证，治宜扶正祛邪。见于旧病复发者，多为肝胆火盛，治宜清泻有余之火。及时充分扩瞳，也是本病治疗之重要措施。

1. 肝胆火盛

主证　眼痛不适，连及额、颞，畏光流泪，眼前有黑花飘浮，视物模糊，视力明显下降。查视眼部，白睛抱轮红赤，黑睛后可见灰白或黄棕色沉着物，神水浸浊，黄仁纹理不清，瞳神干缺，或见神膏混浊。口苦咽干，口渴思饮，舌质红，苔薄白或薄黄，脉弦数。

分析　肝胆火盛，循经上犯，故旧病复发且有眼痛、头痛，畏光流泪。火邪煎灼神水，故神水混浊失清，黑睛内壁沉着物增多。黄仁受灼，故黄仁纹理不清，展缩失灵，瞳神干缺不整。火邪内犯，迫及神膏，神膏混浊，故而视物不清，视力下降。口苦咽干，渴而思饮，舌红苔黄，脉弦数，均为肝胆火盛之象。

治法　清肝泄热，散邪明目。

方药　龙胆泻肝汤：原方去木通、泽泻加夏枯草 9g，青葙子 12g。大便秘结加枳实、大黄，口干明显加天花粉。神膏混浊重者，加郁金、红花、丹皮。

2. 阴虚火旺

主证 患眼胀痛隐隐，干涩不适，视物昏朦。查视眼部，白睛抱轮红赤时轻时重，黑睛内壁有细尘状沉着物或黄棕色小点状色素沉着物，黄仁纹理不清或局限性干枯变白，神水不清，瞳神干缺不整，或小如针孔，甚则其上被翳膜遮蔽。神膏失清，呈点尘状混浊。虚烦不眠，手足心热，舌红苔薄，脉细数。

分析 肝肾阴虚或久病伤阴，水不制火，虚火上炎，故眼痛隐隐，干涩不适，黑睛内壁可见灰白色黄棕色沉着物，黄仁失养、受灼，故纹理不清或局限性干枯变白，瞳神干缺不整，久之可见灰白翳膜遮蔽。邪热内犯，故神膏失清、混浊，虚烦不眠，手足心热，舌红苔薄，脉细数均为阴虚火旺所致。

治法 滋阴降火，散邪明目。

方药 知柏地黄汤：原方加地骨皮、银柴胡、青葙子。寐差多梦加炒酸枣仁、知母。阴亏津少，加北沙参、麦冬。神膏混浊加丹参、郁金、浙贝母、生牡蛎。

3. 余邪未尽

主证 眼痛轻缓，畏光流泪。眼前黑花飘舞，或感视力下降。抱轮红赤不尽，黑睛内壁沉着物久不消失，黄仁纹理不清，或见局部干枯变白，瞳神干缺不整，神膏点尘状混浊。口苦咽干，渴而思饮，舌红苔薄，脉数。

分析 余邪未尽，多见于本病之慢性期或迁延反复发作期。病势缓和，症状较轻，故自觉眼痛不明显，局部症状也较轻微。余邪为火邪，火邪在肝，肝火上炎目窍，故见黑花飘舞，视力下降。但因邪火不炽，体内正气又可抗拒邪气，邪正相搏，互有进退，故见抱轮红赤不尽，黑睛内壁沉着物久不消失等症。

治法 清肝泻火，散邪明目。

主药 泻肝散加减：当归 12g，黄芩 12g，知母 9g，桔梗 9g，车前子 9g，赤芍药 12g，栀子 12g，茺蔚子 12g，薄荷 6g，青葙子 9g，夏枯草 9g。阴亏津伤加生地、天花粉。大便秘结加大黄、芒硝。血灌瞳神加生地。

【其他治疗】

1. 局部滴用扩瞳药和其他眼药与瞳神紧小同(参见瞳神紧小节)。
2. 熏洗疗法与瞳神紧小同(参见瞳神紧小节)。
3. 手术疗法 瞳神膜闭或闭锁，神水排出受阻，眼压升高者，可行虹膜切除术(包括激光虹膜切除术)。若瞳神干缺或膜闭，而并发金花内障，但可见三光，能辨红、绿颜色，眼压正常者，可行白内障超声乳化术。

【转归预后】

本病若及时、正确治疗，可减少黄仁与晶珠粘连范围，减轻粘连程度，对避免金花内障，绿风内障等并发症，保护视力有重要作用。否则将难于避免并发症对视力的损害甚至失去手术治疗的时机，最终导致失明。

【调护要点】

1. 饮食宜清淡，少食辛辣炙煿之品。
2. 患病期间避免熬夜或过用目力。
3. 稳定情绪，避免急躁、沮丧。
4. 节戒房事，安心调养。
5. 适当应用热敷、熏洗。
6. 对已发生瞳神膜闭或闭锁者，应严密观察眼部症状和眼压，一旦有绿风内障发生，则应按该病的治疗、调护办法处理。

【预防要点】

1. 加强锻炼，增强体质，及时就医。

2. 对有复发倾向和长期应用糖皮质激素，近期停用的患者，应严密观察，并及时治疗。

【文献选录】

《银海精微》："瞳神干缺者，……因夜卧不得，肝藏魂，肺藏魄，魂魄不安，精神不定而少卧，劳伤于肝，故金井不圆，上下东西如锯齿，偏缺参差。久则渐渐细小，视物朦朦，难辨人物，相牵俱损，治法，宜泻肝补肾之剂。一本无眦鸿飞内有，肝肾俱虚火旺也。用猪肝煮熟，露宿晨切薄，蘸夜明砂细嚼，此药能通明益胆之功。瞳人小者肝之实，瞳人大者肝之虚。此症失于医治，久久瞳多锁紧，如小针眼大，内结有云翳或黄或青或白，阴看不能大，阳看不能小，遂成瞽疾耳。初起时眼珠坠痛，大眦微红，犹见三光者，治宜服五泻汤，省风汤同补肾丸，及补肾明目丸，久服效。"

《秘传眼科龙木论》："此眼初患之时，忽因疼痛发歇，作时难忍，夜卧不得睡，即瞳人干缺。或上或下，或东或西，常不圆正，不辨三光，久后俱损，大人多患。其瞳人或白黑不定，白者脑脂流下为患，黑者胆热，肾脏俱劳，肝风为患，宜服泻肝汤，镇肝丸，立效。"

【现代研究】

1. 以肝肾不足立论治疗本病　如邓氏将本病归为肝肾不足证，用驻景丸为主方加减，有阴虚火旺症状，加知母、黄柏、砂仁。玻璃体混浊重，加丹参、郁金、牛膝、桃仁、红花、当归、生地、赤芍。眼底水肿及渗出物，加薏苡仁、山药、鸡内金、山楂等。久服激素，全身肥胖无力，加人参、鹿角胶、淫羊藿、补骨脂。

2. 以阴虚火旺立论治疗本病　如陈氏认为此病多为阴虚火旺证，用知柏地黄丸加女贞子、枸杞子、菊花、当归、麦冬、玄参、金银花治疗，均有效。

3. 以气虚湿停立论治疗本病　如赵氏等认为本病除肝肾阴虚证外，尚可见气虚湿停证，用益气升阳，化湿明目法治疗：黄芪、党参、苍术、茯苓、车前子、泽泻、桂枝、仙灵脾、生甘草。热重加黄连、生石膏，湿重加薏苡仁、土茯苓。配合散瞳、热敷、滴用激素眼药水，但对服用激素者均采取递减激素剂量至停药。结果炎症均缓解，视力进步。并提出：对赖激素性葡萄膜炎患者用中西医结合治疗是唯一途径。

第三节　中间葡萄膜炎

【概说】

本病因发生于睫状体扁平部，病程漫长，初起症状少且隐匿，故不易觉察，需月前房角镜、三面镜并压迫巩膜才能清楚查出，故又名周边性葡萄膜炎，或睫状体扁平部炎。初期影响视力不显，病情发展或病程迁延，可因神膏混浊，并发黄斑水肿及晶珠混浊，乃至视衣脱落而严重影响视力，甚至失明。本病多发于青壮年，70%患者为双眼发病。

【病因病机】

本病亦属内障范畴，水肿、渗出是其主要症状，因此临床既要考虑脏腑失调的致病影响，又要重视水肿、渗出的形成原因。对于渗出，我们可将其理解为水液代谢障碍所产生的痰浊，是一种强化了的湿证。同时，根据津血同源的生理，津停为痰，血积成瘀，津血代谢失常，则可成痰、成瘀。痰阻气机，可致血瘀，瘀血停留，气机不畅，可加重痰湿之患，这些都是在研究本病病因病机时应予重视的。

1. 肝胆火盛，上犯清窍，灼津炼液，痰火壅盛，阻于目络。

2. 肝气郁结，木不疏土，脾气不升，痰湿内蕴，痰气郁结，上扰目窍。

3. 湿热内蕴，上淫眼系，蒸灼目窍。

4. 痰瘀互结，合而为病，阻滞气机，碍及神光。

5. 肝肾阴亏，虚火上炎，上扰清窍。

【临床表现】

本病早期，患者自感眼前有黑花飘浮，视物有障碍。检查眼部，可见黑睛内壁有灰白点状或油脂状附着物，神水失清，可见少量浮游物。部分患者眼前节也可无病变。前房角镜检查，房角处有胶样黄灰色渗出物沉积，容易形成广泛的虹膜根部前粘连。神膏失清，其前1/3或基底部有点尘状混浊。三面镜下，可见锯齿缘、睫状体扁平部和视网膜周边有灰黄色小球形团状渗出。常伴有视网膜末梢血管周围炎，血管旁有白鞘，或见血管闭塞。随着病情发展，渗出因融合成大片，使其下方组织被遮盖，渗出可向视网膜下半部扩展。脱落的渗出物进入神膏之中，形成淡黄色或白色絮状、雪片状、雪团状或堤状混浊，黄斑部常显水肿，日久可出现色素紊乱。

本病若呈良性过程或经及时正确治疗，渗出物消失或仅见轻度脉络膜萎缩和部分前粘连。若病情发展，可引起周边部脉络膜脱离或视网膜脱落，或见锯齿缘部有大量灰黄色渗出及来自睫状体的新生血管，新生血管可逐渐发展侵入晶珠赤道部，引起晶珠混浊，并使神膏混浊加重。眼后极部水肿的持续发展，可导致黄斑变性或视神经乳头炎，若视网膜静脉阻塞，可见片状、火焰状出血。若发生小动脉阻塞，可出现视神经萎缩。

若病程迁延，锯齿缘部逐渐形成灰色或乳白色机化膜，由于机化性改变牵拉，可致视网膜全部脱落。眼底周边部出现的大量胶样渗出，可形成广泛的前后粘连，继发青光眼，最终眼球萎缩，视力也因之高度减退，甚至丧失。

【诊断依据】

1. 自觉症状不显或感眼前有黑花飘浮，视物有障碍。眼前节无明显病变，或仅见黑睛后壁有灰白点状或油脂状沉着物，前房可见少量浮游物。

2. 前房角镜检查可见房角有黄灰色胶样渗出物沉积，呈广泛周边前粘连。

3. 神膏失清，前1/3或基底部有微尘状混浊。

4. 三面镜下，可见锯齿缘、睫状体扁平部和视衣周边部有灰黄色小球形团状渗出。

5. 有轻度或相当重的周边脉络膜炎，该部位终末血管呈静脉周围炎改变。

6. 常并发晶珠混浊、视神经乳头炎、视神经萎缩、黄斑水肿或变性。

7. 病程迁延，可出现机化性改变，机化性改变牵拉，可致视网膜脱落，广泛前后粘连，青光眼，最终眼球萎缩。

【辨证论治】

本病病因多端，水肿、渗出是其基本病理改变。辨证应紧紧围绕脏腑、气血失调与水肿、渗出的关系，论治应将利水、化瘀贯彻始终。再则，根据津血同源、同病、同治的观点，选方用药之中适加祛瘀、理气之品，对水肿、痰浊消散，使其脉络通畅，以利精血上承于目，保护视力，提高疗效是有益的，临证不可不详。

1. 肝胆火盛

主证　起病急骤，视力下降，黑睛内壁沉着物多，神膏失清，可见白色或淡黄色絮状雪团样混浊。视网膜周边有大量灰黄色小球形团状渗出，视神经乳头充血、边缘模糊，黄斑部水肿，色素紊乱，中心凹反光消失，视网膜可见静脉扩张及小片状出血。头痛目眩，烦躁易怒，口苦咽干，小便短赤，舌红脉弦。

分析　肝胆火盛，上攻于目，神水、黄仁受灼，故见黑睛后壁沉着物增多。内犯神膏、视衣，灼津炼液，痰浊留滞，故见神膏内有絮状、雪团样混浊形成，视网膜周边亦见灰黄色小球形团状渗出，黄斑部色素紊乱。气机阻滞，故见视神经乳头充血、水肿，黄斑部亦现水肿。脉络受灼，故见视网膜有片状出血。头痛目眩，烦躁易怒，口苦咽干，小便短赤，舌红、脉弦均为肝胆火盛之象。

治法　清肝泻胆，祛瘀化痰。

方药　龙胆泻肝汤加减：原方去木通、泽泻、车前子，加夏枯草 9g，丹参 15g，赤芍 12g，郁金 12g，浙贝母 12g，海浮石 12g，瓦楞子 10g。大便秘结加大黄。眼底出血多，加牡丹皮、桃仁。

2. 肝气郁结

主证　眼前黑花飘浮，视物有障碍。眼前节可无症状，亦可见黑睛内壁有灰白点状或油脂状沉着物。神水失清，可见少量飘浮物。前房角有胶样黄灰色渗出物沉积，或见虹膜根部广泛前粘连。神膏失清，其前部或基底部有点尘状混浊，视网膜周边有灰黄色小球形团状渗出。视网膜血管旁可见白鞘。精神抑郁，胸胁满闷，喜太息，苔薄，脉弦。

分析　多为思虑太过，所求不得，或因本病失治、误治，眼前黑花久不消除，肝气郁结，木不疏土，脾气不升，痰湿内蕴，上犯清窍，故见神水失清，黑睛内壁有沉着物，前房角视网膜周边亦有渗出物沉积。痰气郁结，故见神膏失清，视网膜血管旁有白鞘形成。精神抑郁，胸胁满闷，喜太息，脉弦，均为肝气郁结所致。

治法　疏肝解郁，理气化痰。

方药　逍遥散加味：柴胡 9g，当归 12g，白芍药 12g，白术 12g，茯苓 9g，厚朴 9g，半夏 9g，苏叶 9g，生姜 4g，薄荷 6g，陈皮 9g，枳壳 9g。头晕、发热加丹皮、栀子。眼胀不适加川芎。

3. 湿热内蕴

主证　病情缠绵，视力下降，神膏混浊，视网膜水肿，渗出融合成片波及视网膜下半部，甚或引起周边部脉络膜或视网膜脱落。周身沉重，倦怠乏力，胸脘痞闷，口干不欲饮，大便溏滞，小便黄少，舌苔白腻，脉濡或濡数。

分析　饮食不节，嗜食酒酪炙煿，湿热内蕴，上淫眼系，蒸灼目窍，故见神膏混浊，视衣水肿。湿聚日久，故见视网膜渗出成片。神光被阻，故视力下降。水湿流窜，积于视网膜，脉络膜之下，阻滞气机，视网膜失养，故见脉络膜脱离或视网膜脱落。身重乏力，胸脘痞闷，口干不饮，大便溏滞，小便黄少，苔腻，脉濡或濡数，均属湿热内蕴之象。

治法　清热利湿，理气行滞。

方药　三仁汤加减：杏仁 9g，白蔻仁 9g，薏苡仁 24g，厚朴 12g，半夏 9g，通草 6g，滑石 12g，竹叶 6g，枳实 9g，黄芩 12g。视衣渗出久不吸收加石菖蒲、郁金。热重者加栀子。

4. 痰瘀互结

主证　病情反复，迁延不愈，神膏混浊，视网膜渗出多而难消，睫状体新生血管逐渐向晶珠发展，引起晶珠混浊，锯齿缘部可见机化膜及广泛的前后粘连形成。视力下降，眼胀痛疼，头痛不移，舌质暗紫，苔厚腻，脉沉涩。

分析　痰滞瘀血搏结，阻滞气机，积于目窍，久而不散，故见神膏混浊，视网膜渗出多而难消，锯齿缘机化膜及广泛前后粘连形成，气滞血瘀，故见新生血管生成，晶珠赤道部因新生血管长入，因而混浊。神光被阻，故视力下降。眼胀头痛，舌质暗紫，苔厚腻，脉沉涩，均为痰瘀互结所致。

治法 祛瘀化痰，活血散结。

方药 活血散结汤加减：玄参15g，生牡蛎15g，陈皮9g，半夏9g，茯苓15g，海藻12g，夏枯草12g，浙贝母12g，郁金12g，丹参15g，当归12g。视网膜水肿加茺蔚子。脉络膜脱离加南沙参、五味子、麦冬、茺蔚子，去郁金、夏枯草、海藻。视力下降加枸杞、楮实子。

5. 虚火上炎

主证 病情反复发作，或病至后期，神膏失清，可见细尘状混浊，视网膜周边可见黄白点状渗出，静脉可见白鞘。视神经乳头充血水肿，或呈萎缩改变。口干咽燥，虚烦不眠，手足心热，舌质红，苔薄，脉细数。

分析 肝肾阴虚或久病伤阴，余邪未尽，水不制火，虚火上炎，上扰清窍，"水沸为痰"，故神膏可见细尘状混浊，视网膜可见黄白色点状渗出，静脉出现白鞘。虚火内扰，故见视神经乳头充血水肿。肝肾阴虚，目失濡养，目系故而萎缩。口干咽燥，虚烦不眠，手足心热，舌质红，苔薄，脉细数均为虚火上炎之征。

治法 滋阴降火，兼去余邪。

方药 知柏地黄汤加味：原方加丹参12g，赤芍12g，郁金9g，僵蚕9g。视力下降加枸杞子、五味子、楮实子。头晕重熟地黄易生地黄，加生石决明、天麻。

【其他疗法】

1. 局部治疗 与瞳神紧小同，但对于眼前节症状不显者，不必使用散瞳剂。对有症状者，也不宜使用强散瞳剂，以防周边前粘连发生。

2. 熏洗、热敷 与瞳神紧小同。

3. 糖皮质激素类药应用 一般用泼尼松龙作半球后注射，1～2周1次。病情重者可配合服用泼尼松。

4. 免疫抑制剂治疗 对糖皮质激素类药治疗无效者，可选用环磷酰胺或6-MP。此类药亦具有防止晶珠混浊进展的作用。

5. 有新生血管和出血者可用电凝、光凝、冷凝疗法。

【转归预后】

本病若及时正确治疗可减轻前房角、视网膜的渗出，以及晶体混浊、绿风内障等并发症的发生。否则将难避免广泛前后粘连、绿风内障、视网膜脱落、眼底出血、目系萎缩等病发生。

【调护要点】

1. 饮食清淡，不食五辛酒酪及炙煿之品。

2. 情志条畅，避免急躁、沮丧。

3. 禁烟慎酒。

4. 一旦有脉络膜脱离和视网膜脱落者应积极给予相应治疗。

【预防要点】

1. 发现不明原因的眼前黑花飘舞，视力障碍者应作认真检查，包括前房角和眼底周边部的检查。

2. 对病情迁延或有复发倾向者，应认真观察，并给予治疗。

【文献选录】

《景岳全书》:"凡水肿之症,乃脾肺肾三脏相干之病,盖水为至阴,故其本在肾,水化于气,故其标在肺,水唯畏土,故其制在脾。"

《血证论》:"血积既久,亦能化为痰水。""欲知痰水由瘀血使然,但去瘀血则痰水自消。"

《医贯》:"非水泛为痰,则水沸为痰。""无火,肾虚不能治水,则水不归源,洪水泛滥为痰。""有火……犹龙火出于地,疾风暴雨,水随波涌而为痰。"

《目经大成》:"肾虚则热,水沸为痰。"

【现代研究】

1. 从痰饮论治中间葡萄膜炎 杨氏认为中间葡萄膜炎的中医治疗除参照传统中医中药治疗葡萄膜炎的原则外,还应考虑其特殊性,如中间葡萄膜炎的雪球样改变和雪堤样病变属中医学"痰饮"或"痰湿"范畴,痰凝聚于眼内可能形成雪球状混浊、雪堤样病变、视网膜血管旁的蜡烛样病变以及肉芽性结节等。痰多因脾失健运,水湿不能正常运化而成,"脾为生痰之源",故治疗上应以健脾利湿为主,但痰也有寒热之分,虚实之别,临床应根据具体情况给予不同的治疗。属于热痰者,用黄芩10g,黄连9g,天竺黄5g,瓜蒌12g,胆南星5g,川贝母8g;属于寒痰者,用陈皮6g,法半夏10g,茯苓10g,胆南星5g,枳实9g,白术9g。

2. 中间葡萄膜炎的病名概念 杨氏认为中间葡萄膜炎(intermediate uveitis)是一组主要累及睫状体平坦部、玻璃体基底部、周边视网膜和脉络膜的炎症性和增殖性疾病。此病曾有睫状体炎、周边葡萄膜炎、睫状体平坦部炎、玻璃体炎、基底部葡萄膜视网膜炎、葡萄膜玻璃体炎、周边玻璃体炎、周边葡萄膜视网膜炎、睫状体平坦部综合征、周边渗出性视网膜炎、基底部视网膜葡萄膜炎等20多种名称,目前文献尚有睫状体平坦部炎之称,实际上它是中间葡萄膜炎的一种亚型,典型的表现为睫状体平坦部的雪堤样病变。不少中间葡萄膜炎患者出现前房闪辉、前房炎症细胞、甚至虹膜后粘连,此种前房的炎症应被视为中间葡萄膜炎向前"溢出"的结果,而不应将其认为患者既患有中间葡萄膜炎,又患有"前葡萄膜炎";中间葡萄膜炎患者往往有囊样黄斑水肿、视乳头水肿、视网膜血管受累,此种病变也不应被认为患者患有中间葡萄膜炎和"后葡萄膜炎";同样在中间葡萄膜炎患者,眼前、后段均受累,也不应将其视为"全葡萄膜炎"。

第四节 交感性眼炎

【概说】

本病是指一眼为物所伤,而致真睛破损,或因内障手术后,发生瞳神紧小或瞳神干缺症时,另一眼出现原因不明的类似病变。临床为表达受伤眼与未受伤眼之间的关系,称受伤眼为主交感眼,未受伤眼为被交感眼。交感性眼炎一般多在伤后2~8周发病,长者可在一年或数年后发生,是眼外伤最严重的后果之一,属眼科疑难重症,原因尚不明确,若不及时正确处理,后果严重。中西医结合治疗,是目前较好的方法。

【病因病机】

本病多因患者禀赋不足,正气虚衰,故当眼球为物所伤或内障术后,毒邪乘虚而入,遏郁化热,热毒相结,上犯于目;或因热毒之邪内犯,客于肝胆火盛之人,火毒上攻于目。本病日久耗气伤阴或伤及肝肾,可现气阴两虚或肝肾阴虚之证。

1. 肝胆火盛之人,相召热毒之邪,毒火相合,上攻于目。

2. 毒邪内侵,遏郁化热,热毒相结,上犯于目。

3. 病程迁延，热毒久踞，耗伤阴液，伤及正气，以致气阴两虚。

4. 热毒之邪，损伤肝阴肾精，而致真阴耗损，虚热内生。

【临床表现】

眼球或眼眶疼痛，畏光流泪，视力下降，损伤眼和被交感眼有不同表现。

1. 损伤眼　伤口愈合不良，或因眼内容物嵌顿于伤口处，影响愈合者，也有因眼内有异物存留，或伤口虽愈合，但有如瞳神紧小的一些症状仍然存在。或是上述症状虽已消退或受伤眼已有萎缩改变，但有如瞳神紧小症的一些症状仍反复出现。

2. 被交感眼

(1)病变发生于前部葡萄膜：可见抱轮红赤，黑睛内壁有灰白色细微沉着物，神水失清，呈雾状混浊，黄仁充血肿胀，瞳神缩小，与晶珠发生粘连。病情发展，黄仁上可见新生血管，瞳孔缘出现结节，瞳孔可被灰白渗出物覆盖，或发生闭锁，甚则变生绿风内障或黄风内障，终成痼疾。

(2)病变发生于后部葡萄膜：病势比较缓和，前房症状不显，仅黑睛后壁可见少许沉着物，故不易引起注意，仅在视力受到影响后，才被重视。眼底改变一般常见两种类型：

1)视网膜血管后有散在小圆形黄白色病灶，亦可数个病灶聚集一起，境界清楚，不相融合。病变后期，病灶周围及中央出现色素，裸露巩膜。一般称为交感散在性视网膜脉络膜炎。

2)病变自后极部开始，黄斑光反射消失或呈暗红色，其周围视衣水肿，视物变小变形。1～2天后水肿区扩大，且见视神经乳头充血，视网膜血管怒张，尤以静脉为显，甚至发生渗出性脱离。但病情好转后视网膜可复位不留痕迹，或仅留线状瘢痕。黄斑区色素沉着。其他部位可见色素脱失或色素沉着的病灶，甚或呈现晚霞状，称夕照样眼底，其症状颇与原田病相似。

后期，患者也可出现毛发变白，脱发、耳鸣、重听、白癜风等症状。

【诊断依据】

1. 受伤眼有穿孔伤或内障手术经历，并有类似瞳神紧小或瞳神干缺症状。

2. 被交感眼出现原因不明的瞳神紧小症或视网膜脉络膜病变者。

3. 受伤眼一般无化脓性改变。

【鉴别诊断】

本病主要应与交感性刺激相鉴别，交感性刺激是一眼受伤后，未受伤眼出现畏光、流泪、视力疲劳，以及轻度的视力变化等症状。但这些症状绝不伴有类似的瞳神紧小症或视网膜脉络膜病变的表现。

【辨证论治】

本病为眼外伤最严重的后果之一，危害视力严重，且易复发，中西医结合治疗，可获较好疗效，因此，正确的辨证论治，在本病治疗中有重要的地位。本病早期实证较多，或因素体肝胆火盛，相召毒热之邪，或因毒邪内侵，遏郁化热。后期常现虚证或虚实夹杂之证。虚证多为气阴两虚，虚实夹杂多为肝肾阴虚，余邪留滞。

1. 肝胆火盛

主证　眼球或眼眶疼痛，畏光流泪，视力下降。抱轮红赤，黑睛内壁有灰白沉着物，神水失清，呈雾状混浊，黄仁充血肿胀，瞳神紧小，与晶珠发生粘连，瞳孔缘出现结节。或见视神经乳头充血，黄斑色呈暗红，周围视网膜水肿，或见其上有小圆形黄白色病灶，视衣血管怒张,以静脉为显。头痛眩晕,烦躁易怒,口苦咽干,小便短赤,舌红脉弦。

分析　目为肝窍,泪为肝液,眉棱、颞颥分属肝胆,肝胆火盛,相召毒邪,火毒相合,上攻于目,故眼珠、眼眶疼痛,抱轮红赤,畏光流泪。神水受灼,遂变混浊。热盛血壅,气机阻滞,故瞳神紧小,黄仁肿胀,甚则与晶珠发生粘连。或见视神经乳头充血,黄斑暗红,视网膜水肿,其上血管怒张。津液受灼,故见视衣有黄白色病灶形成。头痛眩晕,烦躁易怒,口苦咽干,小便短赤,舌红脉弦均为肝胆火盛之象。

治法　清肝泻胆,祛瘀散邪。

方药　龙胆泻肝汤加减:龙胆草 9g,柴胡 9g,黄芩 12g,泽泻 9g,车前子 9g,木通 9g,生地黄 15g,栀子 12g,甘草 6g。神水混浊明显,加金银花、蒲公英。视神经乳头充血,视网膜水肿,血管怒张,加赤芍、牡丹皮、郁金。瞳孔缘结节生成,视网膜黄白色病灶多者,加夏枯草、牡丹皮、贝母。头痛眩晕重者,加生石决明、白芍药、牡丹皮。

2. 毒邪壅遏

主证　眼痛剧烈,热泪频流,视力下降,抱轮红甚,眼部其他症状均较肝胆火盛型严重。头痛身热,烦渴思饮,溺短而赤,大便秘结。舌红少津,脉弦而数。

分析　毒邪壅遏,郁而化热,热毒相结,上攻于头目,经络阻隔,气血瘀滞,故眼痛剧烈,热泪频流。邪毒内侵,正邪相搏,故头痛身热,眼部其他症状亦重。烦渴思饮,溺短而赤,大便秘结,舌红少津,脉弦而数,均为毒邪壅遏所致。

治法　泻火解毒,凉血消滞。

方药　加减化斑汤加减:生地黄 15g,玄参 12g,牡丹皮 9g,知母 9g,生石膏 12g,桔梗 9g,菊花 9g,山药 12g,甘草 6g,金银花 12g,连翘 9g,大血藤 9g,败酱草 9g。

3. 气阴两虚

主证　病情迁延,或因久用糖皮质激素,免疫抑制剂等,眼部症状基本控制,仅感眼涩不适,抱轮微红,黑睛后少许沉着物,前房清,黄仁肿胀消失,瞳孔展缩功能恢复或见瞳孔缘参差不齐,黄斑区色素沉着,视网膜他处色素脱失或沉着,神疲乏力,汗出气短,口干咽痛,头晕目眩,手足心热,胃纳不馨,舌红少苔,脉细弱。

分析　病情迁延,耗气伤阴,久用糖皮质激素类药及免疫抑制剂等,正气耗伤,余邪留滞,故眼涩不适,抱轮微红,黑睛后沉着物未能尽退,或见黄斑区及视网膜他处色素沉着或脱失。气虚,故神疲气短,阴亏故口干咽痛,手足心热。气阴两伤,胃虚不能纳谷,故胃纳不馨,舌红脉细。

治法　益气养阴,兼清余邪。

方药　三才汤加减:党参 12g,沙参 15g,生地黄 12g,天冬、麦冬各 9g,知母 9g,淡竹叶 6g,黄连 4.5g,石斛 9g,粳米 15g,甘草 3g。汗多加五味子 9g。

4. 肝肾阴虚,虚火上炎

主证　病程迁延,或在间歇期,眼部症状同气阴两虚型,或见眼底呈现晚霞状改变,头晕耳鸣,五心烦热,耳鸣重听,毛发变白、脱发,肢节酸软,舌红少苔,脉细数。

分析　病程迁延或病至后期,久病及肾,肝肾阴虚,目失濡养,故干涩不适。阴不制阳,虚火上炎,故见视网膜色如晚霞,且耳鸣、重听。毛发失养,故变白脱落。头痒咽干,五心烦热,肢节酸软,舌红脉细均为虚火上炎所致。

治法　滋养肝肾,清降虚火。

方药　知柏地黄汤加减:生地黄 12g,熟地黄 15g,知母 9g,黄柏 9g,泽泻 9g,茯苓 12g,

山药 12g，山萸肉 12g，牡丹皮 9g。头昏明显加枸杞子、菊花、生牡蛎。寐差加炒酸枣仁、合欢皮。视力下降明显加枸杞子、地骨皮、麦冬、五味子。

【其他治疗】

1. 扩瞳　应用药物和方法与瞳神紧小同(参见瞳神紧小节)。

2. 糖皮质激素类药物的应用　局部滴药和全身用药，其方法与瞳神缩小同(参见瞳神紧小节)。

3. 抗生素的应用　选用广谱抗生素，以静滴为好。

4. 水杨酸类药物的应用　应用大剂量口服。

5. 免疫抑制剂的应用　当糖皮质激素类药物应用无效时，可选用此类药物，但应密切注意患者血象和其他全身反应。

6. 自家血清肌内注射。

7. 熏洗和湿热敷　方法和用药与瞳神紧小同(参见瞳神紧小节)。

【转归预后】

本病属眼科重症，若不采取综合措施积极治疗，视力将受到严重损害。而且本病容易复发，甚至在已有显著进步的情况下，病情又突然恶化，有时静止数年后，仍能复发，故应认真对待，采用中西医结合方法积极治疗。

【调护要点】

1. 保持平稳情绪，避免烦躁、沮丧。

2. 对有眼球穿孔、裂伤、白内障手术病史的患者，要进行必要的交感性眼炎防治知识教育，提高防治意识，对未受伤眼要进行严密观察，及时就诊。

3. 饮食宜清淡，富有营养，易于消化，少食辛辣炙煿之品。

【预防要点】

1. 加强劳动保护和安全教育，提高责任心，避免眼外伤和手术对黄仁特别是睫状体组织的破坏。

2. 一眼发生穿孔伤，眼内组织嵌顿于伤口，影响愈合，或眼内异物存留时，应严密观察未受伤眼，发现异常及时治疗。即使受伤眼病情已趋稳定，或处于静止状态，甚至眼球已经萎缩，也不能放松这种观察和警惕性。

3. 当受伤眼内容物大部脱出，眼球已不成形，不能恢复原状，视力完全消失，或受伤眼虽经手术处理，伤口愈后而眼球渐趋萎缩，但眼痛流泪等刺激症状明显，红赤持久不退，且无希望恢复视力者应摘除眼球。

【现代研究】

1. 自拟方加减治疗本病　如葛氏等以金银花、生地黄、赤芍、黄芩、大青叶、连翘、炒栀子、知母、生石膏、柴胡、龙胆草、川芎、木通为基本方，治疗本病 14 例，其中表现为虹膜睫状体炎者 8 例，视网膜脉络膜炎者 3 例，视神经视网膜炎者 3 例。对视网膜水肿渗出严重者选加车前子、泽泻、红花、丹参、桃仁。玻璃体混浊明显者加谷精草、枸杞子。体虚者加黄芪、党参。炎症控制后用六味地黄丸合补中益气汤加减，并以田基黄注射液作球后注射。配合应用糖皮质激素，并用阿托品扩瞳，经治后 10 例治愈，3 例基本治愈或有效。

2. 中西医结合治疗交感性眼炎　宋氏观察了中西医结合结合治疗交感性眼炎的疗效及其持久性。主要采用中药、西药与针刺相结合的措施，中医辨证分 3 型：阴虚内热型，治以养阴清热，散风止痛，生津止渴，用生地黄、知母、天花粉、生石膏、金银花、枳壳、龙胆草、防风、荆芥等。内热夹风型，治以内清外解，用金银花、蒲公英、黄芩、防风、荆芥、大黄、甘草等。肝经郁热型，治以泻肝解郁，消肿止痛，用葶苈子、车前子、夏枯草、芦根、香附、防风、荆芥、黄芩、甘草等。针刺选承泣为主穴，太冲、风池、攒竹为配穴。每日针刺1次，每次留针30分钟，平均治疗34次。西药全身用糖皮质激素。主要观察治疗后症状缓解、视力恢复和复发情况，共治疗24例，结果临床治愈13例，好转7例，显效4例，治愈率达54%，随访21例，17例无复发，视力保持良好。认为中西医结合治疗交感性眼炎能标本兼治，疗效确切，且复发率低。

3. 交感性眼炎的荧光素眼底血管造影和吲哚青绿血管造影的特征　宫氏等选择了交感性眼炎患者6例6只眼，同步进行荧光素眼底血管造影和吲哚青绿血管造影的检查，并随访3～24个月。结果发现初发患者荧光素眼底血管造影可出现视盘荧光渗漏或荧光染色，黄斑暗区扩大。吲哚青绿血管造影早期有脉络膜血管扩张，中后期有片状低荧光，或环以高荧光带。治疗后，荧光素眼底血管造影的渗漏灶可以很快消失，有透见荧光，吲哚青绿血管造影无明显改变，上述病灶依然存在，或可出现多灶性的低荧光区，上述病灶，持续时间较长。宫氏认为交感性眼炎主要表现在脉络膜炎。吲哚青绿血管造影可更客观地反映交感性眼炎的诊治情况。

第五节　葡萄膜大脑炎

【概说】

本病因初发期有头痛、头晕、发热、呕吐、颈项强直甚至昏迷等脑膜刺激症状，以及视力、听力下降，睫毛、眉毛、头发变白，秃发和皮肤对称性发白等，故又名特发性葡萄膜炎、葡萄膜脑膜炎综合征。因1906年伏格特（Vogt）和1941年小柳（Koyanagi）先后报告一种伴有白发、脱发、皮肤发白的双眼渗出性色素膜炎，1926年原田（Harada）又报告一种伴视网膜脱离的双眼渗出性色素膜炎，且发病前都有脑膜性刺激症状，故又称伏格特-小柳（Vogt-Koyanagi）和原田（Harada）综合征。伏格特-小柳综合征以前部葡萄膜改变为主，毛发皮肤改变较多，故又称眼前节性原发性葡萄膜大脑炎。原田综合征以后部葡萄膜改变为主，毛发、皮肤改变较少，故又称眼后节性葡萄膜大脑炎。本病好发于青壮年，男女皆可发病，常双眼罹患，反复发作，病情逐渐加重，并发症多，危害视力严重，甚至引起失明。

【病因病机】

本病病因复杂，外因者，多由湿邪留滞，郁而化热；内因者，多由脏腑内损。阴阳失调，或见火热内蕴，遏郁化毒；或见湿热痰饮，阻遏目络；或见虚火上炎，清窍被扰。再者，眼部外伤，也是一个原因。

1. 外感湿邪，留滞不去，蕴而化热；或素体阳盛，复感湿邪，湿热搏结，阻遏目络。
2. 肝郁化火，或肝胆蕴热，上攻于目，或化火生风，上扰清窍。
3. 火热内蕴，遏郁化毒，火毒升扰，气血两燔。
4. 劳瞻竭视，真阴暗耗；火热之邪蕴久伤阴；或因肝肾阴亏，以致虚火上炎，清窍被扰。

【临床表现】

1. 眼前节性（伏格特-小柳综合征）　起病缓慢，初期，约半数病例有头痛、头晕，恶心、呕吐，眼痛不退，羞明流泪，视力下降，自感眼前有不规则黑影飘动，白睛混赤或抱轮红赤，黑睛内壁附有大小不等，颜色灰白的点状沉着物，神水混浊，瞳神失清，展缩失灵，其上可见灰白渗出物附着。检眼镜检查,可见眼底水肿,反光增强,且有灰白色渗出物附着。2～3个月后,除上述脑膜刺激症状外,又出现听力下降,耳如蝉鸣,时高时低,心烦易怒,毛发变白,头发不断脱落,出现斑秃或秃发,面部、手部可有白癜风对称出现,视力继续下降,瞳神边缘一处或数处与晶珠粘着,且见黄仁肿胀。病情发展,晶珠亦可混浊,若瞳神与后全部粘着,阻碍神水外出,导致眼压升高,眼球胀痛如脱,则症如黄风内障或绿风内障。

2. 眼后节性(原田综合征) 起病急促,多为两眼同时或先后发病。约90%以上病例有发热、头痛、恶心、呕吐、颈项强硬等症状。视力减退,并有闪光、视物变形等感觉,少数患者可有耳鸣、听力下降。眼部检查,神膏失清,可见点尘状或絮状混浊,脉络膜广泛附着灰白色渗出物,下部呈灰白色隆起脱离,视神经乳头充血水肿,视衣其他部分亦有水肿。病变后期,神膏混浊逐渐吸收,遗留棕褐色尘状或条索状混浊物,视神经乳头颜色变淡,边缘模糊,视网膜水肿与脱离消失,其上静脉出现白鞘,视衣整个呈现弥漫性粉红色调,尤如晚霞,故称晚霞样眼底或夕照样眼底。脉络膜血管外露,间杂色素,呈播散性不规则形,绕有黑色素的白色萎缩斑及黑色色素斑。同时可见眉、发变白及脱落现象,面部、手部有白癜风出现。病变亦可波及眼前节,出现类似伏格特-小柳综合征的症状,但较轻微。

【诊断依据】

1. 眼部症状 眼前节性(伏格特-小柳综合征)以类似重症瞳神紧小症的改变为主。眼后节性(原田综合征)以脉络膜广泛性灰白渗出,视神经乳头及视衣水肿为主要表现,晚期可呈晚霞样眼底改变。

2. 头痛、头晕、恶心、呕吐、颈项强硬、耳鸣、重听。

3. 眉、发变白,脱落。

【辨证论治】

本病为眼科疑难重症,危害视力严重,病因也较复杂,实证者,多因肝胆蕴热、湿热搏结、气血两燔为患所致;虚证者多为阴虚火旺、虚火上炎引起,临证应详加虑析。同时,必要的西药治疗,亦不能忽视,以避免反复发作,保存一定视力。

1. 湿热蕴结

主证 眼痛沙涩,畏光流泪,视力下降,抱轮红赤或白睛混赤,黑睛内壁灰白沉着物密集,瞳神缩小,或伴神水失清,神膏混浊,脉络膜渗出物较多,视衣水肿或其下积液。头痛、闷胀,眩晕不适,耳鸣、重听,听力下降,舌红苔黄腻,脉濡数或滑数。

分析 湿热蕴结,熏蒸清窍,阻遏目络,故眼痛沙涩,且见黑睛内壁沉着物密集,瞳神缩小,神水失清,神膏混浊。湿热蒙蔽清窍,故头痛闷胀,眩晕不爽,耳鸣、重听,听力下降。湿热留滞,故脉络膜渗出增多,且见视衣水肿或其下积液,舌红苔黄腻,脉濡数或滑数均为湿热蕴结之象。

治法 利湿清热,祛瘀消滞。

方药 甘露消毒丹加减:滑石21g,茵陈15g,黄芩12g,石菖蒲9g,木通9g,川贝母9g,射干9g,连翘9g,薄荷9g,白蔻仁6g,藿香6g,茺蔚子15g,郁金12g。神水神膏混浊明显加冬瓜子、薏苡仁。

2. 肝火炽盛

主证 眼痛明显,热泪频流,视力急降,白睛混赤,黑睛内壁附有灰白点状沉着物,瞳神紧小,神水失清,神膏混浊,脉络膜上有灰白渗出物,视神经乳头充血水肿,视衣其他部位亦有水肿或在其下出现积液。头痛,眩晕,身热,项强,耳如蝉鸣,烦躁易怒,舌红苔黄,脉弦数。

分析　目为肝窍，泪为肝液，肝火上炎，故眼痛泪多。热盛血壅，故白睛红赤，视神经乳头及视衣其他部位水肿，其上静脉迂曲扩张，甚则视衣下方积液。神水受灼，波及神膏，故见神水、神膏失清混浊。热灼津伤，故脉络膜可见渗出。头痛眩晕，耳如蝉鸣，烦躁易怒，舌红苔黄，脉弦数，均为肝火炽盛所致。

治法　清肝泻火，利水消滞。

方药　龙胆泻肝汤加减：龙胆草 9g，夏枯草 9g，柴胡 9g，泽泻 9g，车前子 9g，木通 9g，生地黄 15g，当归 9g，栀子 12g，黄芩 12g，甘草 6g。头痛眩晕重者，去当归加生石决明、牡丹皮、白芍药。神水混浊明显去当归加金银花、蒲公英。耳鸣重听加白蒺藜、生石决明、菊花。

3. 气血两燔

主证　眼痛加重，热泪频流，视力急降，白睛混赤，黑睛内壁沉着物大而较多，瞳神紧小，神水、神膏混浊加重，脉络膜渗出增多，视神经乳头充血水肿，或见少量出血。视衣水肿，静脉明显迂曲怒张，头痛剧烈，甚或高热不解，项强呕吐，咽痛唇肿，神昏烦躁，溺短黄赤，舌红或绛，苔燥，脉洪大而数。

分析　本证为火毒炽盛，既在气分，又在血分，出现气血两燔之候。火毒上攻头目，清阳受扰，目窍受灼，故头目剧痛，视力剧降，甚则高热烦躁，项强呕吐；火毒入血，血受热灼，络脉受损，故见脉络膜渗出增多，视盘充血水肿，视网膜静脉迂曲怒张等症。舌红或绛，苔燥，脉洪大而数为气血两燔、津液受灼之象。

治法　清气凉血，泻火解毒。

方药　清瘟败毒饮加减：生石膏 30g，生地黄 12g，黄连 6g，水牛角 30g，栀子 12g，黄芩 9g，玄参 12g，连翘 12g，知母 9g，牡丹皮 9g，赤芍药 12g，淡竹叶 9g，甘草 6g。咽痛加山豆根，小便短赤加车前草、白茅根。

4. 阴虚火旺

主证　病程迁延或劳瞻竭视，眼痛隐隐，干涩不适，视物昏瞀。抱轮红赤，神膏失清，可见点片状或条索状混浊，视神经乳头色泽变淡，边缘模糊，眼底色如晚霞，视网膜静脉旁可见白鞘，并可见陈旧性渗出及色素小点，头胀隐痛，五心烦热，口咽干燥，舌红少津，脉细数。

分析　病势较缓或病至后期，肝肾阴亏而邪已不盛，正邪相搏互有进退。或因素体阴虚，阴精不能上承于目，故眼痛隐隐，干涩不适，视物昏瞀，抱轮红赤，视网膜色泽变淡。虚火上炎煎灼神膏，故神膏失清，眼底色如晚霞，且见陈旧性渗出，头胀隐痛，五心烦热，口咽干燥，舌红欠津，脉细数均为虚火上炎所致。

治法　滋肾养阴，清降虚火。

方药　知柏地黄汤加减：生地黄 12g，熟地黄 15g，知母 9g，黄柏 9g，泽泻 9g，茯苓 12g，山药 12g，山萸肉 12g，牡丹皮 9g，当归 9g，柴胡 9g。视力下降加枸杞子。头晕明显加菊花、生牡蛎。

【其他治疗】

1. 扩瞳　应用药物和方法与瞳神紧小同（参见瞳神紧小节）。

2. 糖皮质激素类药物的应用、局部滴药和全身用药，其方法与瞳神紧小同（参见瞳神紧小节）。

3. 免疫抑制剂的应用　对顽固病例，此类药物可以选用，但应密切注意患者血象和其他全身反应。

4. 神膏混浊的治疗　针对这一问题，可采用普罗碘铵、玻璃酸酶等肌肉注射。

【转归预后】

本病为疑难重症，病程冗长，易于复发，如病情较轻并及时正确治疗，可保存一定视力。若失治、误治，或病情严重，则预后不良。或因变生绿风内障、黄风内障或晶珠混浊而失明。

【调护要点】

1. 饮食宜清淡，富有营养，易于消化，少食辛辣炙煿之品。
2. 保持平稳情绪，避免烦躁、沮丧。
3. 节戒房事，注意休息。
4. 及时治疗，以防病情加重。

【预防要点】

1. 避免精神刺激和眼外伤。
2. 积极寻找病因，进行有针对性的治疗。
3. 加强锻炼，增强体质。

【现代研究】

1. 应用固定处方加减治疗本病　如黄氏应用加减化斑汤治疗本病 11 例 22 只眼，其中小柳综合征 2 例 4 只眼。原田综合征 9 例 18 只眼。药用知母、生甘草、山药、玄参、牡丹皮、紫草、生地黄、玳瑁、桔梗、菊花、生石膏、生石决明、羚羊粉。发热头痛，项强加葛根。眼前部炎症严重加黄芩。闪光幻视明显加青黛。后期加柴胡、海藻。毛发变白或白癜风加制首乌。均配合扩瞳和糖皮质激素类药。取得满意疗效，且都未出现激素副作用，停药后亦未见反复。

2. 应用自拟方治疗本病　如崔氏治疗原田综合征 12 例 24 只眼，辨证为实热型者，用葡萄膜炎Ⅰ号方加减，药用白茅根、连翘、牡丹皮、茺蔚子、野菊花、黄连、黄柏、龙胆草、大黄、生石膏、水牛角粉、元参、木通。辨证为虚热型者用Ⅱ号方：知母、黄柏、木通、牡丹皮、泽泻、石斛、玄参、茯苓、连翘、龙胆草、夏枯草、车前子、马尾连。滴用扩瞳剂及激素，视网膜水肿明显、继发脱离者，球后注射地塞米松。结果均有效，显效率 83.3%。

3. 伏格特-小柳-原田病患者的多焦视网膜电图观察　陈氏等通过多焦视网膜电图探讨伏格特-小柳-原田病患者糖皮质激素治疗前后视功能的状况，对 1 环、1-3 环、4-6 环及 1-6 环的 N 波、P 波的振幅密度和潜伏期进行对照，共观察 25 例 50 只眼。结果发现治疗后较治疗前的 1 环、1-3 环、4-6 环及 1-6 环的 N 波、P 波的振幅密度和潜伏期差异均有显著性（$P<0.05$）。认为多焦视网膜电图能反映出不同部位的视网膜功能，通过每个六边形区的反应波形直接观察到各反应成分的变化以及变化区域和范围，以三维功能图从立体角度认识视功能，能够客观反映伏格特-小柳-原田病患者黄斑中心凹和黄斑区视功能的损害程度，是评价伏格特-小柳-原田病视功能变化的有效方法之一。

4. 眼 B 超在中西医结合治疗伏格特-小柳-原田病中的应用　腾氏等通过观察 26 例 52 只眼伏格特-小柳-原田病中西医结合治疗方法的效果，探讨眼 B 超检查对伏格特-小柳-原田病的价值。在详细询问记录患者病史、进行裂隙灯显微镜、三面镜检查眼底、光学相干断层扫描、荧光素眼底血管造影、吲哚青绿眼底血管造影、眼 B 型超声等检查。结果所有患者经过系统治疗后炎症均得到控制，视力明显提高。治疗前 B 超检查 73%眼玻璃体内见大量细小弱回声点，94%眼见视网膜脱离带，呈扁平状，隆起度不高，眼球壁欠光滑，100%眼见脉络膜增厚。治疗后玻璃体混浊、视网膜脱离和脉络膜好转至正常。显示视力提高与眼 B 超检查结果好转有一致性。认为中西医结合是治疗伏格特-小柳-原田病有效的方法，B 超是有用的诊断方法之一，为病情追踪、疗效评价和指导用药提供依据。

5. 光学相干断层扫描在伏格特-小柳-原田病中的应用 郑氏等对8例(16只眼)伏格特-小柳-原田病患者进行光学相干断层扫描检查,以观察伏格特-小柳-原田病患者进行光学相干断层扫描的图像特征。结果所有患眼均表现程度不同的神经上皮脱离,脱离范围平均4022μm;神经上皮脱离高度101～2765μm,平均294μm;神经上皮厚度129～264μm,平均190μm。有1只眼表现为神经上皮层间水肿。神经上皮层下积液有浓度不均的点状回声,2只眼表现为团状渗出点,1只眼表现为囊腔形成。认为光学相干断层扫描对于伏格特-小柳-原田病尤其不完全性伏格特-小柳-原田病的早期诊断有其优越性,同时为疾病的病情追踪、疗效评价和视力恢复预测提供了客观定量的评价标准。

第六节 白塞综合征

【概说】

本病又称眼、口、生殖器三联症,眼部以复发性瞳神紧小症,并伴口腔、会阴部黏膜溃疡为其特征,多发于青壮年,男性多于女性。多双眼发病,病程冗长,反复发作,病情亦渐加重,直至失明。

中医虽无此病名,但其病因、病机、临证表现,早在《金匮要略・百合狐惑阴阳毒病脉证治》中已有描述:"狐惑之为病,状如伤寒,……蚀于喉为惑,蚀于阴为狐,不欲饮食,恶闻食臭。""初得之,三四日,目赤如鸠眼;七八日,目四眦黑"。并提出了明确的病因、病机和一系列行之有效的治疗方法。至隋代,《诸病源候论・湿䘌候》中亦记载了此病症状,并补充了"脾胃虚弱,为水湿所乘"的病因病机。唐代孙思邈在《备急千金要方》中又提出了狐惑由温毒使然的病因。其后历代医家对本病的病因、病机都有补充、阐发,对其症状记录也日渐完整。纵观历代医籍中所记录的"惑"或"虫",既包括了一些肉眼不能看到的病毒,也包括了一些致病的毒邪。

【病因病机】

本病在眼部以黄仁病变为主,多因湿热内郁,邪毒化火,上下熏蒸,以致黄仁受灼、腐蚀口腔、咽部,以及下阴。或因气血失和,阴虚有热,湿热邪毒乘虚而入,内外合邪,为害多端。故本病在临床可实证与虚实夹杂互见。

1. 温热病治疗不善,郁热滞留,暑湿、温热毒邪壅遏,延及经络,上下熏蒸,伤及黄仁、口、咽及下阴部。

2. 湿热阻遏中焦,脾胃受困,湿热久郁,伤及阴血,或因湿热化毒,伤及黄仁,壅阻于口腔、咽喉,下注于下阴。

3. 肝脾湿热,邪毒内蕴,熏蒸清窍腐蚀口、咽及下阴。

4. 病程迁延反复,久病及肾,热毒伤阴,虚火上炎,阴虚阳亢。

5. 病情稳定多年,近又复发,或因病程迁延,耗气伤血,湿热留滞,正虚邪实。

【临床表现】

本病初期常有发热、关节疼痛、肿胀等症状。此后可见头面部、颈部及身体其他各处出现丘疹或结节状红斑。口腔、声带,女性的大、小阴唇及阴道、子宫颈处,男性的阴囊、包皮、龟头等处均可发生溃疡,甚至波及肛门周围。部分患者可有痤疮、毛囊炎发生。眼部可有畏光、流泪、视力模糊等症状。眼部检查见抱轮红赤或白睛混赤,黑睛缘与两眦角各半处压痛明显。黑睛内壁有灰白色点状沉着物,部分患者黑睛表面可见细小点状星翳,深部可见环状混浊。神水失清，裂隙灯检查，神水如日光下之扬尘，重者可见黄液上冲。黄仁肿胀，与晶珠一处或多处粘连，病情严重，或因反复发作，瞳孔可被黄仁脱落之色素或机化物遮盖。检眼镜检查神膏不清，有点尘状飘浮物。约30%患者有视衣局部水肿，其上有棉花斑样灰白渗出物，脉络模糊，并可见火焰状出血，若出血波及黄斑区，视力明显下降。少数患者视神经乳头充血水肿，边界模糊，甚则视神经乳头或其周边部有小片状出血。

有些患者也可先有眼部症状，后出现口腔、外阴部溃疡等其他部位的病变。

【诊断依据】

1. 抱轮红赤，眼珠压痛明显，黑睛内壁有沉淀物，神水混浊，瞳孔缩小，与晶珠粘连。

2. 口腔内任何部位发生溃疡。

3. 大阴唇、小阴唇、阴囊、包皮、龟头等处发生溃疡。

【鉴别诊断】

1. Stevens-Johnson综合征　又名多形大疱性恶性红斑病，病变发生部位和主要症状与白塞综合征相似。但该病起病急，开始就有全身无力、头痛、畏寒发热，且为高热，皮肤损害为严重的水疱和渗出性红斑疹，可扩及全身，除起病急而严重外，愈后常留睑球粘连，干眼病，甚至眼球穿孔等后遗症，严重者可致死亡。

2. Reiter综合征　病变过程出现的多关节急性疼痛、压痛、肿胀，活动受限，皮肤多发性红斑，以及眼部症状都与白塞综合征有相同之处。其不同点在于，该综合征患者都有排尿灼热不畅、尿频、尿色混浊，重症有脓性物自尿道溢出。眼部开始并不表现为瞳神紧小症，而为类似暴风客热的症状，病情发展，波及黑睛，可发聚星障。瞳神紧小多见于病程迁延的患者。

3. Fuchs综合征　病变过程有与白塞综合征相同的症状出现，其不同处在于该病患者面部有肿胀、发绀，且有暴风客热的重症表现。但该病病程短，常于1个月内完全恢复，并且不易复发。

【辨证论治】

1. 温热滞留，毒邪蕴遏

主证　温热病治疗不善，而致头痛、发热，关节疼痛、肿胀。眼珠坠痛，畏光流泪，视力下降，抱轮红赤，黑睛内壁有灰白色点状沉着物，神水混浊，瞳神紧小。神膏不清，视衣水肿，或见棉花斑样灰白渗出物及出血。头痛，四肢可见红斑，口腔、咽喉、下阴部可见溃疡，舌质淡红，苔薄黄，脉滑数。

分析　温热病失治，毒邪难循常轨散出，郁热留滞，正邪交争故发热，清窍受扰，故头痛。毒邪蕴遏，延及经络，上犯目窍，黄仁受灼，故见神水混浊，瞳神紧小，抱轮红赤等症。水轮受邪，故见视衣水肿、渗出、出血等症，经络阻隔，气血不畅，故眼珠坠痛，关节疼痛，身起红斑。毒邪腐蚀于上，则有口腔、咽部溃疡，毒邪腐蚀于下，则见下阴部溃烂。

治法　清热散邪，解毒消肿。

方药　新制柴连汤加减：关节疼痛，原方加秦艽、忍冬藤、鸡血藤、赤芍。口腔溃疡去蔓荆子，加生地黄、淡竹叶。咽部疼痛、蚀烂，加山豆根、桔梗、甘草。下阴部溃烂去荆芥、蔓荆子，加土茯苓、车前子、黄柏。

2. 湿热中阻，邪毒蕴遏

主证　头痛眼痛，视力下降，云雾移睛。抱轮红赤，黑睛内壁沉着物多，神水混浊，黄仁肿胀，瞳神紧小，与晶珠表面一处或几处粘连，其上可见色素或机化物覆盖，神膏不清，有点、片状物飘浮。身热心烦或身热不扬，卧起不安，肢体困重，不欲饮食，恶闻食臭，腹部痞闷，恶心欲呕，渴不欲饮，大便黏滞，溺短黄赤，舌质淡红，苔黄腻，脉濡数。

分析　湿热阻遏，气机不畅，故头痛、目痛，肢体困重，抱轮红赤。湿热熏蒸，黄仁受灼，故瞳神紧小，神水混浊；内扰神膏，故神膏失清。湿热内蒸，故见身热，若湿重于热，则身热不扬。脾胃升降失司，则不欲饮食，恶心欲呕。热扰心神，故心烦，卧起不安。脾不运湿，故大便黏滞。热伤津液，故溺短黄赤。苔黄腻，脉濡数，均为湿热之象。

治法　清热利湿，解毒散邪。

方药　甘露消毒丹加减：滑石 15g，茵陈 12g，黄芩 12g，石菖蒲 6g，川贝母 6g，木通 6g，藿香 9g，射干 9g，连翘 9g，薄荷 6g，白豆蔻 3g。呕恶重加半夏、姜汁。大便黏滞，加枳实、厚朴、陈皮。

3. 肝脾热盛，湿遏血瘀

主证　发病急剧，眼痛如刺，热泪如汤，羞明畏光，抱轮红赤或白睛混赤，黑睛内壁沉着累累，神水不清，或见絮状黄液，黄仁肿胀，色泽晦暗，纹理不清，瞳神紧小，与晶珠粘连，神膏混浊，视衣水肿，甚或有灰白棉花斑样物和出血覆盖，视盘水肿，其上脉络扩张。荧光素眼底血管造影见弥漫性毛细血管渗漏，病灶处渗漏积存，并可见无灌注区形成。口苦咽干，烦躁不安。口腔、牙龈或阴部蚀烂，大便不畅，小便涩痛。舌质红，苔黄或黄腻，脉数或濡数。

分析　肝脾湿热，熏蒸清窍，故白睛抱轮红赤或白睛混赤，黄仁肿胀，神水不清，黑睛后壁沉着累累，瞳神紧小难开。湿热内扰，故神膏失清，视衣水肿，或见棉花斑样物。脉络受灼故见视衣衄血。邪毒内蕴，延及经络，故头痛、眼痛。热邪伤阴，故口苦咽干，烦躁不安。邪毒蚀于上，则口腔牙龈溃烂；毒邪蚀于下，则阴部溃烂。湿热壅于大肠，故大便不畅，下注膀胱，故小便涩痛。苔黄腻、脉数或濡数，均为湿热之象。

治法　清热利湿，解毒散瘀。

方药　解毒散瘀饮加减：龙胆草 9g，黄芩 12g，炒栀子 12g，生地黄 15g，赤芍 12g，金银花 15g，土茯苓 30g，滑石 15g，当归 12g，枳实 12g，生大黄(后下)9g，白花蛇舌草 15g。口腔，牙龈溃烂重者，加玄参。阴部溃疡重者，加黄柏、六一散。热盛伤津，加玄参、知母。苔黄厚腻，加苍术、薏苡仁、蚕砂。

4. 阴虚火旺，余邪未清

主证　病程迁延反复或病至后期，眼痛隐隐，羞明有泪，干涩不爽，不耐久视，视物昏花或视力下降，抱轮红赤，黑睛内壁沉着物未退或间断出现，黄仁色泽不荣，瞳孔参差不齐或干缺，神膏失清。眩晕耳鸣，口干咽燥，五心烦热，口腔溃疡间断发作，舌红无苔，脉细数。

分析　久病伤阴，余邪未清，或素体阴虚，以致热邪伤阴更甚，肝肾阴虚，清窍失养，故见其黄仁色泽不荣，瞳孔参差不齐或干缺。神膏失清，故目干涩不爽，视物昏花，不耐久视。正邪相争，互有进退，故眼痛隐隐，黑睛后壁沉着物及口腔溃疡间断出现，眩晕耳鸣，口干咽燥，五心烦热及舌脉所见均为阴虚有火之象。

治法　滋阴补肾，兼清余邪。

方药　知柏地黄汤加味：生地黄 15g，熟地黄 18g，盐炒黄柏 9g，知母 9g，泽泻 9g，茯苓 12g，金银花 12g，土茯苓 15g。口干甚加天花粉、麦冬，大便秘结加玄参、瓜蒌仁。视衣出血加郁金、桃仁、红花。

5. 湿热留滞，正虚邪实

主证　病情稳定多年，近又复发，或病程迁延日久，眼痛隐隐，不耐久视。抱轮红赤，黑睛内壁残留沉着物长久不退，或间断发作，黄仁色泽不荣，瞳孔外观端好或参差不齐。口腔、咽部及下阴部溃疡时发时愈。气短乏力，食欲不振，寐差多梦，舌质淡，舌体胖或边有齿痕，苔薄白，脉细。

分析　病程迁延，耗气伤血，气血不足，无力抗邪，故眼痛隐隐，抱轮红赤，黑睛内壁残留沉着物经久不退，或间断发作。湿热留滞，故口腔、咽及下阴部溃疡，时发时愈。气血不足，则不耐久视，气短乏力，食欲不振。心失所养，故寐差多梦。舌脉所见，均显正气不足之象。

治法　清热化湿，扶正祛邪。

方药　甘草泻心汤加减：生甘草30g，炒黄芩12g，黄连6g，党参18g，法半夏9g，干姜6g，当归12g，大枣5枚。阴部溃疡重加土茯苓，阴血虚加白芍药、女贞子。

【其他治疗】

1. 扩瞳　应用药物和方法与瞳神紧小症同（参见瞳神紧小节）。

2. 糖皮质激素类药物的应用　局部滴药和全身用药，其方法与瞳神紧小同（参见瞳神紧小节）。对重症患者开始治疗就应用大剂量，症状减轻后逐渐减量，维持量的用药时间可适当长些。

3. 免疫抑制剂的应用　当糖皮质激素类药物应用无效时，可选用此类药物，但应密切注意患者血象和全身反应。

4. 苯丁酸氮芥的应用　该药对本病治疗有一定作用，可以试用。

5. 辅助治疗　可应用多种维生素和胎盘球蛋白等增加全身抵抗力。

6. 眼部熏洗和湿热敷　用药与瞳神紧小同（参见瞳神紧小节）。

7. 局部治疗　口腔、咽部溃疡，可外敷冰硼散、锡类散，或用黄连西瓜霜喷敷。下阴部溃疡可用苦参60g加水1000ml，煎煮15分钟后先熏后洗。

【转归预后】

本病迁延不愈或反复发作，病情严重，并发症多，若能延长发作间隔时间或控制其发展，可保存视力，反之则常可因瞳孔闭锁或干缺，晶珠混浊，视衣出血，目系失养等而丧失视力。

【调护要点】

1. 及时治疗，不断增强抗病能力，反复发作或病程迁延者，应树立信心，积极治疗，不可灰心沮丧。

2. 病情稳定后应坚持治疗，巩固疗效，扶助正气。

3. 饮食宜清淡。

4. 因人因地制宜，进行锻炼。

【预防要点】

对于反复出现的口腔溃疡，四肢的结节性红斑、丘疹，或下阴部溃疡且有眼部红赤等症状者应及时治疗并注意观察。

【文献选录】

《金匮要略·百合狐惑阴阳毒病脉证治第三》："狐惑之为病，状如伤寒，默默欲眠，目不得闭，卧起不安，蚀于喉为惑，蚀于阴为狐，不欲饮食，恶闻食臭，其面目乍赤，乍黑，乍白。蚀于上部则声喝，故甘草泻心汤主之。……初得之，三四日，目赤如鸠眼，七八日目四眦黑。"

《备急千金要方·伤寒下》："狐惑之病，……其毒在喉咽为惑病，在阴肛者为狐病，狐惑之病并恶食饮，不欲食，闻食臭，其面目翕赤翕白翕黑，毒食于上者则声喝也，毒食下部则干咽也，此由温毒气所为。"

【现代研究】

1. 从“火证”“热证”论治 Behcet 病 杨氏认为中西医结合是治疗本病较好方法.他所制定的 Behcet 病性葡萄膜炎治疗 6 个方案中的 5 个是有中医药干预治疗,主要作用是减轻患者症状,有助于葡萄膜炎的恢复,并可预防和减少免疫抑制剂的副作用。中医药干预方面提出从“火证”“热证”论治,同时又分为实热、虚热、湿热和燥热,在辨证中列举风热、毒火内炽、肝火上炎、肝胆湿热和阴虚火旺 5 型。其中风热型用银翘散加减。毒火内炽型以泻火解毒,凉血通便为治法,选用生地黄、牡丹皮、金银花、蒲公英、石膏、知母、黄连、紫草、大黄等。肝火上炎型以清肝泻火为治法,选用龙胆草、柴胡、黄芩、栀子、生地黄、牡丹皮、菊花、川楝子、夏枯草等。肝胆湿热型以清热利湿为治法,选用柴胡、黄芩、黄柏、木通、车前子、泽泻、苦参、栀子、知母、苍术等。阴虚火旺型以滋阴降火为治法,选用生地黄、熟地黄、枸杞子、白芍、女贞子、山茱萸、生龙骨、生牡蛎、知母、地骨皮等治疗。

2. 应用具有对肿瘤坏死因子 α 有抑制作用的药物治疗本病 杨氏等在综述中西药对肿瘤坏死因子 α 的抑制作用时,提出应用对肿瘤坏死因子 α 有抑制作用的药物治疗白塞病的新思路。白塞病是一种与免疫失调有关的免疫性疾病,西医学研究发现机体中肿瘤坏死因子 α 的水平增高与白塞病的病情密切相关,抑制肿瘤坏死因子 α 可以明显减轻病情,控制疾病的发展及防止进一步组织器官的损伤。近年发现沙利度胺、Infliximab、Etanercept 等几种肿瘤坏死因子 α 抑制剂可控制病情发展,从中医药研究中也发现一些中药及方剂有明显抑制肿瘤坏死因子 α 的作用,如丹参、栀子、雷公藤、茯苓、大黄、白芍以及大承气汤等清热解毒汤剂。认为可以从这一角度解释许多中药组方对控制白塞病的病情,防止疾病复发有明显功效的原因。

3. 中药复方对 Behcet 病葡萄膜炎患者细胞因子的调节作用 周氏等研究湿热壅盛型白塞病患者 T 淋巴亚群检测结果表明,两组患者葡萄膜炎复发时均有 T 淋巴细胞亚群的改变,TH 升高,Ts 降低,TH/Ts 升高,表明白塞病患者有不同程度的细胞免疫改变,治疗后均为 TH 下降,Ts 升高,TH/Ts 降低,差异有显著性。而经中药明目汤治疗后两组间比较差异无显著性。说明中药明目汤有抗炎及调节细胞免疫功能的作用。所有患者随诊 1 年后联合中药组较单纯西药组的泼尼松用量减少($P<0.05$),复发频率降低($P<0.05$),且肝肾功能无异常。提示中药可以减轻糖皮质激素的副作用。从西医学角度分析,中药明目方中的金银花、连翘、黄芩、丹参、红花能够影响垂体和肾上腺功能,具有免疫双向调节作用,本方具有一定程度糖皮质激素样反应,但没有糖皮质激素的副作用。

4. 环孢素、小剂量糖皮质激素联合中药明目汤治疗白塞病严重葡萄膜炎 周氏应用西药环孢素 5mg/(kg·d),分 2 次口服,泼尼松片,20mg/次,隔日 1 次,中药明目汤:金银花 20g,连翘 20g,黄芩 20g,丹参 15g,红花 15g,每日 1 剂,分 2 次服。治疗白塞病严重葡萄膜炎 12 例,比较每个病例用明目汤治疗前后发作的严重程度和频率,视功能的变化和糖皮质激素剂量的变化。结果全部病例服用明目汤和环孢素眼部症状有改善。在 6~12 个月以内环孢素减为维持量每天 5mg/kg。在明目汤治疗期间,泼尼松用量是每日 5~15mg,此治疗前泼尼松用量是每天 20~40mg,单纯环孢素治疗和加明目汤后糖皮质激素的平均用量差异有显著性,$P<0.01$。联合明目汤使发作的严重程度和频率明显降低。明目汤治疗过程中,每例患者每年的发作次数是 0~2 次,此次治疗前是 2~4 次,$P<0.01$。明目汤治疗期间每例患者复发的严重程度明显降低,如玻璃体混浊和细胞分级程度、临床症状和荧光素眼底血管造影改善、视网膜血管炎的严重程度等观察指标较联合明目汤治疗前都有显著性差

异，$P<0.01$。认为白塞病患者素体多阳旺，每遇情志不舒，外感风热或食之辛辣肥甘而致肝火上炎，气滞血瘀发病。选择明目汤，主要是尽快减轻患者的症状，增进疗效，减少复发和减少西药的副作用。

第七节 化脓性葡萄膜炎

【概说】

本病是因眼球被物所伤，而致穿孔或异物存留，以及白内障术后或凝脂翳造成黑睛破溃，毒邪外袭，亦可因疮疡经治不愈，毒邪内蕴引起。病势凶险，发病迅速，易于蔓延、扩散，脓液可从前房液波及球内，甚则珠毁睛坏，永成痼疾。

本病在眼科古医籍中没有完全对应的病名，其初期主要症状与《目经大成》所述"黄液上冲"，《世医得效方》所述"黄膜上冲"，《银海指南》所谓"内推云"有相同处。病情发展可出现类似《世医得效方》所述"突起眼高"，《秘传眼科龙木论》所述"突起睛高外障"，《沈氏尊生书》所述"睛高突"及"睛胀"的症状。

本病发病急重，治疗稍有延误，可致眼珠灌脓，此时药物已难奏效，脓液向外排出，出现《证治准绳·七窍门》所述"青黄牒出"，《张氏医通·七窍门》所述"青黄凸出"的症状。故临床应认真观察病情变化，采取果断有效措施。

【病因病机】

本病凶险，毒邪外袭，毒邪壅滞，毒邪过盛或邪盛正虚，以致化热燔灼，目络阻隔，壅遏成脓，是其基本病机。

1. 眼球被物所伤，风热毒邪乘隙而入，上壅头目，眼络瘀阻，气血凝滞，壅遏成脓。
2. 化脓性骨髓炎、肺炎、产褥热、脓疱疮、蜂窝织炎患者，血中不洁，毒邪内蕴，脓毒相袭，上犯目窍，化热燔灼，壅遏成脓。

【临床表现】

初起，患者自感眼部沉重不适，或有针刺样疼痛感，且向头面部、颈部扩散，畏光，流泪，视力迅速下降，甚至仅辨手动或仅存光感。胞睑红肿，白睛混赤、水肿，黑睛混浊如雾状。前房底部可见积脓，色呈淡黄，积脓可随头部移动而改变位置。若脓液量少，则须从眼上方向下仔细检查，方可看到，黄仁肿胀，纹理不清，表面色泽改变，同时可见脱落的黄仁色素，游离于前房。若脓量增多，向后发展，可波及神膏，由于脓液积聚，侧照可见黄光反射。

病情发展，眼痛加剧，发热，烦躁，视力进一步下降，甚至视力丧失，眼睑暗红，肿胀明显，白睛混赤，肿如鱼脬，黑睛混浊，前房积脓增多，眼球突出，转动不灵，甚则固定难动。若失治、误治，病情进一步加剧，则眼痛难忍，头痛加重，恶心呕吐，甚则高热昏迷，脓液可冲破眼球壁，与神膏一起绽出，最终致珠毁睛坏，眼球萎缩。

【诊断依据】

1. 眼痛渐重，以至不能忍受。
2. 视力急降，甚至完全丧失。
3. 体温增高，头痛，恶心呕吐。
4. 胞睑高度肿胀，以上睑为重。
5. 白睛混赤，肿如鱼脬。
6. 前房积脓，若波及神膏者，瞳神可见黄色反光。

7. 眼球突出，转动不灵，甚至固定难动。

【辨证论治】

本病为眼科疑难重症，危害视力严重，不论缘于何因，终究导致热毒炽盛之证。若不及时救治，常致视力丧失，珠毁睛坏。故应采取中西医结合治疗，以挽救视力。中药治疗以泻火解毒，消脓散滞为要务。

1. 风热毒盛

主证　眼痛沉重，牵及头面、颈部，畏光流泪，视力下降，胞睑红肿，白睛混赤、水肿，黑睛混浊如雾状，前房积脓，色泽淡黄，形如月牙，可随头部活动而移动，或见少量脓液沉积前房下方，神膏混浊，面赤身热。口渴引饮，溺赤便秘。舌质红，苔黄，脉数。

分析　眼球被物所伤，或手术不慎伤及眼球，或凝脂翳失治，黑睛破溃，毒邪乘隙而入，毒邪内蕴，眼络瘀阻，气血凝滞，化腐成脓，故见黄液上冲，甚或神膏积脓。神光被阻，故视力下降；毒邪外犯，故畏光流泪，胞睑红肿，白睛混赤、水肿，黑睛如雾。毒邪充斥内外，故面赤身热，口渴引饮；溺赤便秘，舌红，苔黄，脉数均为内热毒邪之象。

治法　清热解毒，祛风散邪。

方药　泻脑汤加减：金银花 12g，连翘 9g，蒲公英 12g，黄芩 12g，酒大黄 9g，玄明粉 9g，车前子 9g，木通 9g，防风 12g，桔梗 9g，赤芍 9g，牡丹皮 9g，玄参 12g，茺蔚子 12g。

2. 毒邪蕴郁

主证　眼痛剧烈，头痛如刺，热泪如汤，视力急降，甚至失明，眼睑暗红，肿胀明显，白睛混赤，肿如鱼脬，黑睛混浊前房积脓增多，球内灌脓，眼球突出，转动不灵，甚则固定难动，口渴身热，烦躁不安，甚则恶心呕吐，溺短而赤，大便秘结。舌质红，苔黄，脉数。

分析　机体他处疮疡，痈疽滋生，脓毒相袭，血中不洁，浸及眼内目络，毒邪蕴郁，化热燔灼，阻隔经络，气血凝滞，壅遏成脓，积于前房，甚或波及眼内。神光被阻，故见视力急降，甚则失明。毒邪外犯，故热泪如汤，胞睑暗红肿胀，白睛混赤，肿如鱼脬，黑睛混浊。经络阻隔，气血不畅故眼痛头痛，恶心呕吐；溺赤，便秘，舌红苔黄，脉数均为热毒作祟而致。

治法　泻火解毒，消脓散滞。

方药　清营汤合五味消毒饮加减：金银花 12g，紫花地丁 9g，蒲公英 12g，野菊花 9g，紫背天葵 12g，连翘 12g，玄参 12g，生地黄 12g，牡丹皮 12g，淡竹叶 9g，天花粉 12g，赤芍 12g。大便秘结加大黄、芒硝、枳壳，球内脓多加红藤、冬瓜子、败酱草。

【其他治疗】

1. 抗生素的应用　及时应用广谱抗生素。同时进行细菌培养和药物敏感性试验，以便有针对性的选择高效抗生素。

2. 糖皮质激素类药的应用　在应用抗生素同时，选用泼尼松口服或地塞米松静滴。

3. 前房内或玻璃体内注射　一般常用适量的广谱抗生素和地塞米松同时注入前房或玻璃体内。

4. 手术　早期病例应及时行玻璃体切割术。对视力完全丧失，恢复无望者应摘除眼球。如脓液充斥眼球，珠毁睛坏者，应行眼内容剜出术。

【文献选录】

《目经大成·黄液上冲》："此症……稍轻者若黄浆水症，外面无有，俨人指甲根白岩相类，非针药所能及者。势大不消，必冲出风轮，其睛随破而眇。"

《世医得效方·黄膜上冲》："黑睛从下生黄膜上冲，疼痛甚至闭涩难开，此脾受风食毒而作,宜服犀角饮。”

《世医得效方·突起睛高》:“风毒流注五脏,不能消散,忽然突起痒痛,乃热极所致,宜泻肝散。”

《秘传眼科龙木论·突起睛高外障》:“此眼初患之时,皆因疼痛发歇作时,盖因五脏毒风所致,令睛突出。此疾不宜针灸钩割,只宜服退热桔梗饮子、还睛丸。”

《证治准绳·青黄牒出》:“风轮破碎,内中膏汁叠出者,不治也,甚则膏尽珠瘪。……神珠之中,膏汁俱已溃烂而出,纵有妙手不复可救。”

【现代研究】

1. 经验方治疗本病 如韦氏用眼珠灌脓方加减治疗前房积脓重者,药用:生大黄、枳实、玄明粉、瓜蒌仁、黄芩、夏枯草、竹叶、石膏、天花粉、甘草。

2. 分期选用固定处方治疗本病 如姚氏治疗眼球筋膜炎、全眼球炎,初起用防风通圣散,清热解毒,驱风逐邪。炎症减退,改用仙方活命饮。病情好转继用黄连解毒汤合五味消毒饮加减治疗,效果满意。

(李全智 李志英)

主要参考文献

1. 彭清华,谢立科.辨证治疗色素膜炎32例.北京中医,1991,(2):23

2. 谢汉兴,喻列华.中西医结合治疗顽固性虹睫炎20例.辽宁中医杂志,1991,(1):30

3. 祁宝玉,张淑英.抑阳酒连散加减为主治疗色素膜炎30例疗效观察.中医杂志,1982,(6):38

4. 李清文,秦杏蕊.中西医结合治疗色素膜炎30例.中西医结合杂志,1989,(10):626

5. 陈锦礼.雷公藤多甙治疗重症葡萄膜炎24例临床观察.江苏中医,1991,(2):14

6. 章淑华.陆绵绵治疗葡萄膜炎的经验.湖北中医杂志,2000,22(6):3-4

7. 陆萍.邹菊生运用和营清热法治疗葡萄膜炎的经验.上海中医药杂志,2005,39(6):30-31

8. 马翠萍,杨培增,钟晖,等.汉防己碱对实验性葡萄膜炎的抑制作用.中山大学学报,2003,24(1):74-76

9. 陈金,金敏,高宗银.昆明山海棠滴眼液治疗大鼠葡萄膜炎的实验研究.中国中医眼科杂志,2008,18(1):30-31

10. 张莹,方勇飞,王勇.昆明山海棠药理作用及临床应用研究进展.人民军医,2008,51(7):463-464

11. 王银燕,孔刚,孙静.白芍总甙的药理作用与临床应用.中华综合医学杂志,2003,5(9):72-73

12. 李志广,彭广华.自身免疫葡萄膜炎的免疫抑制机制.中华眼底病杂志,2001,17(3):252-254

13. 黄祥坤,王德才.火把花根治疗伤寒杆菌内毒素所致大鼠葡萄膜炎.国际眼科杂志,2003,6(2):13-14

14. 金方明,访泰惠,周玲玲.小柴胡汤的免疫药理学研究进展.陕西中医,2004,25(1):92-93

15. 徐瑶,杨解人,卞国武.六味地黄汤对氢化可的松模型鼠的免疫调节作用.现代中西医结合杂志,2000,9(13):1204-1206

16. 刘健.中医药对类风湿性关节炎细胞因子调节作用的研究进展.安徽中医学院学报,2002,21(6):55-59

17. 孙力,常秀娟,周敏.大秦艽汤加减方对大鼠佐剂性关节炎的治疗作用及其作用机理研究.中国中医药科技,2007,14(3):193

18. 邓亚萍.中西医结合治疗色素膜炎102例临床分析.中西医结合眼科,1983,(4):44

19. 陈丽芳.中药为主治疗色素膜炎.中国中医眼科杂志,1993,3(2):78

20. 赵小东,沈德惠.中西医结合治疗赖激素性色素膜炎.中国中医眼科杂志,1993,3(2):72

21. 杨培增．临床葡萄膜炎．北京：人民卫生出版社，2004，224-459

22. 葛新民．中西医结合治疗交感性眼炎．中西医结合眼科，1984，4(2)：20

23. 宋桂连．中西医结合治疗交感性眼炎24例．河北中医药学报，2000，15(1)：15-16

24. 宫媛媛，王卫俊，严正，等．交感性眼炎荧光素眼底血管造影和吲哚青绿血管造影观察．临床眼科杂志，2005，13(5)：387-388

25. 黄叔仁．眼病的辨证论治．合肥：安徽科学技术出版社，1979

26. 崔文治．中西医结合治疗重症原田氏病．中西医结合眼科，1983，3(4)：49

27. 陈青山，曾健，赵铁英，等．伏格特-小柳原田病患者的多焦视网膜电图观察．中国中医眼科杂志，2006，16(3)：133-135

28. 腾克禹，吕丽萍，丛爱宁，等．眼B超在中西医结合治疗Vogt-小柳-原田病中的应用．中国中医眼科杂志，2006，16(2)：27-30

29. 郑东萍，孟美林，杨继红，等．光学相干断层扫描在Vogt-小柳-原田病中的应用．中国中医眼科杂志，2004，14(3)：128-130

30. 杨永升，庄增渊．中西药对肿瘤坏死因子α的抑制作用——治疗白塞病的新思路．中国中医眼科杂志．2005，15(2)：109-113

31. 孔炳华，刘中文，谢楚芳，等．中西医结合治疗Behcet病葡萄膜炎．中国中医药现代远程教育，2008，6(4)：329-330

32. 周婉瑜，李越红，麻柔，等．中药明目汤对白塞病葡萄膜炎患者T淋巴细胞亚群的影响．中国中西医结合杂志，2002，22(9)：674-676

33. 周婉瑜．中西医结合治疗白塞氏病严重葡萄膜炎12例．中国中西医结合杂志，2001，21(10)：773-774

第七章

青光眼

青光眼是由于病理性高眼压引起视神经乳头损害和视野缺损，甚至导致失明的一种眼病。

眼球内容物作用于眼球壁的压力称为眼压，维持正常视功能的眼压为正常眼压。正常情况下房水生成、房水排出及眼内容物的体积三者处于动态平衡状态，这种平衡失调，将出现病理性眼压。眼压升高绝大多数是由于房水流出阻力增加造成的，少数人为房水产生过多所致。我国人眼压为 1.33～2.80kPa（1kPa＝7.5mmHg），高于 3.25kPa 应视为病理现象。一般说，眼压越高，持续时间越长，视功能损害越严重。但视神经对眼压的耐受程度有很大的个体差异，少数人眼压虽在正常范围内，而视乳头和视野的损害却已十分明显，称为低眼压性青光眼。但也有人眼压虽然超过正常高限，但经长期观察，视神经却未遭受任何损害，称为高眼压症。

一般将青光眼分为原发性青光眼、继发性青光眼和先天性青光眼 3 类。

原发性青光眼：

根据房角宽窄，分为闭角与开角两类。

闭角青光眼分为急性闭角型青光眼（分临床前期、前驱期、急性发作期、间歇期、慢性期和绝对期）和慢性闭角型青光眼，睫状环阻塞性青光眼（恶性青光眼）是闭角型青光眼的一种特殊类型。

开角型青光眼，又称慢性单纯性青光眼，低眼压性青光眼是开角型青光眼的一种。

继发性青光眼：

这类青光眼原因各异，种类繁多，常见的如青光眼睫状体炎综合征、新生血管性青光眼。此外，粘连性角膜白斑、虹膜睫状体炎、外伤性眼内积血、房角挫伤、白内障膨胀期、过熟期等都可以引起继发性青光眼。

先天性青光眼：

根据临床所见分为婴幼儿型青光眼、青少年型青光眼及先天性青光眼伴有其他先天异常。

青光眼属中医的五风内障（青风、绿风、黄风、乌风、黑风）、雷头风、偏头风的范畴。古人以风命名，说明病势急剧，疼痛剧烈，变化迅速，危害严重。根据病因和临床表现分为五风。《目经大成·五风变》谓："此症乃风、火、痰，疾烈交攻，头目痛急，金井先散，然后神水随某脏而现某色，本经（此为目经大成之自称）谓之五风。"《医宗金鉴·眼科心法要诀》则说："瞳变黄色者，名曰黄风；变绿白色者，名曰绿风；变黑色者，名曰黑风；变乌红色者，名曰乌风；变青色者，名曰青风。"由于五症瞳神皆有大小气色变化，后期多有晶珠混浊，均属内障范畴，故称五风内障。雷头风、偏头风均有头目剧烈疼痛，其中包括因目病而导致的头痛，如青光眼，或因头痛而导致的目疾，如颅内肿瘤等。肝火可以生风，肝阳可以化风，肝开窍于目，所以本病的发生发展与肝关系最大。又因瞳神属肾，肝肾同源，故肝胆风火上攻，肝肾阴阳偏盛，肝脾气机郁滞，痰浊内生，皆可引起气血失和，目窍不利，神水瘀积而发生本病。古人也注意到本病的局部因素，王焘《外台秘要·卷二十一·眼疾品类不同候》中说："此疾之源，皆从内肝管缺，眼孔不通所致也。"

对青光眼应分缓急，别虚实，辨证施治。病急者，症见眼胀欲脱，头痛如劈，视力急降，眼珠胀硬，瞳神散大，瞳色淡绿，恶心呕吐，多属实证，风、火、痰饮为病，治当平肝息风，清肝泻火，化痰降浊。病缓者，症状隐蔽，或反复发作，眼压渐高，瞳神稍大，瞳色淡青，视野渐窄，视力渐减，多属虚中夹实证或虚证。以气血失和，阴阳失调，肝肾亏虚为主。治疗多用养血疏肝，滋阴潜阳，补益肝肾之法。不论急缓，危害相同，治不及时或治不得法，终致失明。除整体调理外，局部治疗亦不可忽视，严重者当中西医结合救治。

第一节 绿风内障

【概说】

绿风内障是眼压增高，瞳神散大，瞳色淡绿，视力急降，伴有头目剧痛的眼病。为常见致盲眼病。老人易患，女性较多。可一眼先患，亦可双眼同时发病。发病有急有缓，失治日久，瞳神散大难收，瞳内变黄，终成黄风内障而失明。

本病在唐代《外台秘要·卷二十一·眼疾品类不同候》中已有"绿翳青盲"的记载："如瞳子翳绿色者，名为绿翳青盲，皆是虚风所作，当觉急须即疗，汤丸散煎针灸，禁慎以驱疾势。"其病因为"此疾之源，皆从内肝管缺，眼孔不通所致也。"《医方类聚》所载《龙树菩萨眼论》称为"绿盲"，书中对其病因、症状、预后都有详细描述，并指出"妇人患多于男子"，治疗应"初觉即急疗之，先服汤丸，将息慎护，针刺依法疗之，即住疾热。宜服羚羊角饮子三五剂，还睛散，通明镇肝丸。及针丘墟、解溪穴，牵引令风气下。忌针眦脉出血，头上并不宜针灸之也。若瞳人开张，兼有青色，绝见三光者，拱手无方可救，皆因谬治及晚故也。"绿风内障的病名，至《太平圣惠方》才有记载："治绿风内障，肝肺风热壅滞，见红白黑花，头额偏疼，渐渐昏暗，不见物者，宜服羚羊角丸。"至《秘传眼科龙木论·绿风内障》谓："此眼初患之时，头旋额角偏痛，连眼睑骨及鼻颊骨痛，眼内痛涩见花，或因呕吐恶心，或因呕逆后，便令一眼先患，然后相牵俱损。"治疗"宜服羚羊角饮子、还睛丸，兼针诸穴眉骨血脉。"另外，治疗"五风变内障"用除风汤、通明补肾丸，治疗"雷头风内障"用泻肝汤，均着眼于平肝泻肝，利水化湿。《原机启微》以病因命名眼科疾病，"气为怒伤散而不聚之病"与本病类似，书中谓："一证因为暴怒，神水（瞳神）随散，光遂不收，都无初渐之次，此一得永不复治之证也。"其治疗"宜以千金磁朱丸主之，镇坠药也；石斛夜光丸主之，羡补药也，益阴肾气丸主之，壮水药也，有热者，滋阴地黄汤主之。此病最难治，饵服上药，必要积以岁月，必要无饥饱劳役，必要驱七情五贼，必要德性纯粹，庶几易效，不然必废。"至于对瞳神变化的描述，则以《证治准绳·杂病·七窍门》为细，书中谓："绿风内障证：瞳神气色浊而不清，其色如黄云之笼翠岫，似靛蓝之合藤黄，乃青风变重之证，久则变为黄风。虽曰头风所致，亦由痰湿所攻，火郁忧思忿怒之过，……先服羚羊角散，后服还睛丸。"本病在该书的"瞳神散大"中亦有论述："瞳子散大者，少阴心之脉夹目系，厥阴肝之脉连目系，心主火，肝主木，此木火之势盛也。其味则宜苦、宜酸、宜凉，大忌辛辣热物，是泻木火之邪也。……药中去茺蔚子，以味辛及主益肝，是助火也，故去之。……亦不可用青葙子，为助阳火也，……病既急者，以收瞳神为先，瞳神但得收复，目即有生意，有何内障，或药或针，庶无失收瞳神之悔。”《审视瑶函·绿风障证》沿用《证治准绳》之说，痰湿攻伤所致者用半夏羚羊角散，头旋目痛者，用羚羊角散。该书在“大小雷头风症”中对动辄头晕，夹痰湿之实证用降火逐痰的将军定痛丸。《医宗金鉴·眼科心法要诀》将五风内障分为有余不足两类，绿风有余证用绿风羚羊饮，绿风不足证用绿风还睛丸。

本节讨论之眼病，发作有急缓，以瞳神散大，瞳色淡绿，眼珠变硬，眼胀头痛，视力急降为主证，类似西医学之闭角型青光眼。

【病因病机】

1. 肝胆风火，上攻于目　忿怒暴悖，七情过极，五志化火，肝胆火旺，火盛生风，风火攻目。

2. 痰火上壅，阻滞清窍　肝郁化火，火灼津液，煎熬为痰；或脾失健运，痰湿内生，痰聚生热，痰因火动，火盛生风，肝风夹痰火上壅头目，气血津液郁滞不行。

3. 肝胃虚寒，饮邪上犯　抑郁伤肝，思虑伤脾，肝寒犯胃，肝胃虚寒，清阳不升，浊阴不降，饮邪上犯于目。

4. 肝郁化火，气火上逆　情志抑郁，肝失疏泄，肝郁化火，气火上逆，循经攻目。

5. 阴虚阳亢，风阳上扰　年老妇人，阴虚血少，加之竭思劳虑，过用目力，精血耗伤，阴不济阳，肝阳上亢，肝阳化风，风阳升扰于目。

以上风火痰浊，攻冲于目，皆可使气机失常，阴阳偏盛，气血失和，经脉不利，玄府闭塞，神水瘀积，酿成绿风内障，而眼内肝管缺，瞳孔不通，为发生本病的局部因素。

【临床表现】

发病常在情志刺激或劳神过度之后，自觉眼珠微胀，鼻根酸痛，头额疼痛，观灯有虹晕，视物昏朦，如隔云雾，休息之后，多可缓解。

急性者，起病急骤，症状剧烈，眼胀欲脱，头痛如劈，视力急降。常伴有恶心呕吐等。检视眼部，可见白睛混赤，黑睛雾状混浊，瞳神散大，展缩失灵，瞳色淡绿，浊而不清（彩图 20）。指触眼珠变硬，甚至胀硬如石。眼压多在 6.67kPa（50mmHg）以上，高者可达 10.67kPa（80mmHg）左右。黄仁与黑睛周边部几乎相贴，房角关闭。此时及时救治，诸症可以缓解，视力尚可恢复。多数患者症状部分缓解进入慢性期，少数患者眼珠胀硬不减，瞳神散大不收，可于数日内失明。

慢性者，起病较缓慢，多有反复发作史，眼压增高是逐渐进行的，眼珠时时胀硬，瞳神愈散愈大，视物日渐昏朦，视野渐渐缩窄，眼底视乳头凹陷萎缩。

失明期：绿风内障“久则变为黄风”。眼珠胀痛或不痛，盲不见物，甚至不睹三光，白睛抱轮暗红，或赤脉粗大旋曲，黑睛昏暗，可出现大疱。黄仁部分变白萎缩，瞳神散大不收，瞳内气色昏黄，晶珠混浊，眼底常不能窥入。眼珠胀硬，程度不等。

【诊断依据】

1. 瞳神散大，黑睛雾状混浊，隐隐淡绿色，白睛混赤。
2. 眼压升高可致 6.67～10.67kPa（50～80mmHg），眼珠变硬，胀硬如石。
3. 前房浅，房角关闭。
4. 发病急骤，视力锐减，头目剧烈胀痛，恶心呕吐。

绿风内障急性发作时诊断并不困难，但要争取早期诊断，以减轻损害。凡具有前房浅，房角窄，并有发作性雾视、虹视，眼胀头痛，眉棱骨痛，鼻根酸胀，尤其 35 岁以上妇女，应考虑患本病之可能，可作暗室试验、暗室伏卧试验、读书试验及扩瞳试验等以明确诊断。

【鉴别诊断】

本病与瞳神紧小、天行赤眼有许多相似之处，容易造成误诊，尤其绿风内障与瞳神紧小治疗原则完全相反，误诊误治会使病情恶化，甚至失明，必须注意鉴别（表 3-7-1）。

表 3-7-1 三种白睛暴赤眼病的鉴别表

鉴别要点	绿风内障	瞳神紧小	天行赤眼
症 状	眼胀欲脱，头痛如劈，恶心呕吐	畏光流泪，眼痛，轻度偏头痛	灼热感，异物感，多眵多泪
视 力	视力骤降，有虹视	减退	正常
白 睛	白睛混赤	抱轮红赤	白睛红赤
黑 睛	雾状混浊	黑睛后壁有沉着物	透明或浅层有星点混浊
前 房	前房浅	前房深度正常，神水混浊	正常
瞳 神	散大，收缩失灵，瞳色淡绿	缩小，开大失灵，或干缺不圆	正常
眼 压	明显增高	多数正常	正常

此外，绿风内障多因情志刺激或过度劳累而发，瞳神紧小可与全身疾病有关，天行赤眼多有流行病史或接触史。

【辨证论治】

本病急性发作时，主要表现为实证，以肝风、肝火、痰饮、瘀滞为主。慢性者以气血失和，阴虚阳亢居多，为虚中夹实之证。不论缓急，均与玄府闭塞，眼孔不通，神水瘀滞有关。若病因不除，玄府闭塞不通，珠内气血津液不行，势必造成失明。故治疗应消除病因，治其根本，同时要注意通血脉，开玄府，宣壅滞，缩瞳神，尽快改善症状，以挽救视力，尤其是缩瞳神，正如《证治准绳》所说："病既急者，以收瞳神为先，瞳神但得收复，目即有生意。"至于常用治疗手段，除内服药外，局部用药及针刺疗法也十分重要。若治后病情不减，或反复发作，为挽救视力，可中西医结合治疗。

1. 肝胆风火，上攻于目

主证 发病急剧，眼胀欲脱，头痛如劈，视力急降，甚至不辨人物。白睛混赤色紫，黑睛雾状混浊，瞳神散大，瞳色淡绿，眼珠胀硬，甚至胀硬如石。伴有恶心呕吐，便秘尿赤，口苦咽干，舌红苔黄，脉象弦数。

分析 肝开窍于目，胆经过头颞部，肝胆火旺，火盛生风，风火相煽，交攻于目，故骤然发作，头目剧痛，白睛混赤。风火上逆，气机不利，气滞血瘀，神水瘀积，眼压升高，故眼珠胀硬。风性开泄，火性升散，风火攻冲瞳神，故瞳神散大，瞳神淡绿。气火上逆，胃失和降，故恶心呕吐。口苦咽干，便秘尿赤，舌红苔黄，脉弦数，皆肝胆火旺之征。

治法 清热泻火，平肝息风。

方药 绿风羚羊饮加减：羚羊角粉（兑服）0.5g，黄芩 10g，玄参 10g，知母 10g，大黄 10g，车前子 10g，茯苓 10g，防风 10g，桔梗 10g，夏枯草 15g，甘草 6g。若头目胀痛难忍者，加钩藤、白芍以增息风止痛之功；呕吐明显者，加陈皮、半夏以降逆止呕。对于肝火炽盛，热极生风，阴血已伤之证，应以凉肝息风为主，方用羚羊钩藤汤加减。

2. 痰火上壅，阻滞清窍

主证 眼症同上，伴有面赤身热，动辄头晕，恶心呕吐，胸闷不爽，溲赤便秘，舌红苔黄腻，脉弦滑数。

分析 脾湿生痰，肝郁化火，痰因火动，火盛生风，肝风夹痰火上壅头目，阻塞清窍，气血津液不行，暴发本病，故有头目胀痛，眼珠胀硬，瞳神散大，视力急降。痰火内盛，气机不利，故面赤身热，动辄眩晕，胸闷呕恶。大小肠积热，故溲赤便秘。舌脉均痰火之象。

治法 降火逐痰，平肝息风。

方药 将军定痛丸加减：大黄15g，黄芩10g，礞石15g，陈皮10g，半夏10g，桔梗10g，天麻10g，白僵蚕10g，白芷10g，薄荷(后下)10g。

3. 肝胃虚寒，饮邪上犯

主证 头痛眼胀，瞳散视昏，干呕吐涎，食少神疲，四肢不温，舌淡苔白，脉弦沉。

分析 肝胃虚寒，清阳不升，浊阴不降，饮邪上逆，阻遏清窍，故头痛眼胀，瞳散视昏。肝寒犯胃，胃失和降，则干呕吐涎。阳虚不能温煦四末，则四肢不温。胃阳不足，受纳失职，气血乏源，故纳少神疲。舌脉均肝胃虚寒之象。

治法 温肝暖胃，降逆止痛。

方药 《审视瑶函》吴茱萸汤加减：吴茱萸10g，党参10g，茯苓10g，甘草6g，半夏10g，陈皮10g，生姜6g，白芷10g，川芎10g。若头痛重加细辛以散寒止痛。

4. 肝郁气滞，气火上逆

主证 眼胀头痛，眼珠变硬，视物不清，反复发作。兼见情志不舒，急躁易怒，胸胁胀满，口苦咽干，舌红苔黄，脉弦数。

分析 肝失条达，气机郁滞，故精神抑郁，胸胁胀满。肝郁化火，气火上逆，玄府郁闭，神水瘀积，故眼胀头痛，眼珠变硬，视物不清。口苦咽干，急躁易怒，舌红苔黄，脉弦数均为肝郁化火之征。

治法 疏肝清热，和胃降逆。

方药 丹栀逍遥散合左金丸加减：丹皮10g，栀子10g，柴胡10g，茯苓12g，白术12g，当归10g，白芍10g，黄连10g，吴茱萸6g。眼痛明显者加香附、郁金以增行气止痛之功。

5. 阴虚阳亢，风阳上扰

主证 头目胀痛，视物昏朦，观灯有虹晕，瞳神散大，眼珠变硬，时愈时发。伴有健忘失眠，腰膝酸软，眩晕耳鸣，口燥咽干，舌红少苔，脉弦细。

分析 肝肾阴虚，阳气亢逆，肝阳化风，风阳升扰，神水瘀积，故头痛眼胀，眼珠变硬，眩晕耳鸣。阴主敛，阳主散，阴虚阳亢故瞳神散大。阴虚血少，瞳神失养故视物昏朦。肝肾阴虚，精血不足，脑失充养则健忘失眠，骨骼失养则腰膝酸软。阴液不能上承于口则口燥咽干。舌脉亦阴虚之象。

治法 滋阴养血，平肝息风。

方药 阿胶鸡子黄汤加减：阿胶（烊化兑服）10g，鸡子黄（兑服）1枚，生地15g，白芍15g，石决明20g，钩藤15g，牡蛎20g，络石藤10g，茯苓12g，甘草6g。若见五心烦热，加知母、黄柏以降虚火，或改用知柏地黄汤。

【其他治疗】

绿风内障为眼科急重症之一，必须中西医结合救治。

1. 缩瞳剂 用1%～2%毛果芸香碱(pilocarpine)溶液，急性大发作时，每3～5分钟滴眼1次，共3次，然后每30分钟滴眼1次，共4次，以后改为1小时滴眼1次，待眼压降低、瞳孔缩小后，每天滴4次。

2. β-肾上腺素能受体阻滞剂 常用0.25%～0.5%噻吗洛尔(timolol)溶液滴眼，每日

1～2次；或用 0.25％～0.5％盐酸倍他洛尔(betaxolol)滴眼，每日 1～2 次。

3. 碳酸酐酶抑制剂　能抑制房水分泌，常用乙酰唑胺口服。一般首次药量为 250mg，以后每次 125mg，降压作用可保持 6 小时左右。同时服氯化钾或氨苯蝶啶，以减少其排钾的副作用。对磺胺类过敏及肾功能与肾上腺皮质功能严重减退者禁用。

4. 高渗剂　本类药能提高血浆渗透压，吸取眼内水分，使眼压迅速下降，但作用时间短，一般仅用在术前降压。常用 20％甘露醇 250ml，静脉滴注，30～60 分钟内滴完；或用 50％葡萄糖 100ml，1 次静脉注入；亦可用 50％甘油口服，或用蜂蜜口服代替，但糖尿病患者禁用。

5. 针刺治疗

(1)体针：常用太冲、行间、内关、足三里、合谷、曲池、风池、承泣、睛明、攒竹、翳明等穴，每次局部取 2 穴，远端取 2 穴。

(2)耳针：可取耳尖、目$_1$、眼、肝、内分泌等。

6. 手术治疗　药物治疗绿风内障，能使眼压下降，症状缓解，但不能防止再发，故应在眼压下降后，根据病情，特别是房角情况，尽快选择周边虹膜切除术或滤过性手术。

(1)周边虹膜切除术：急性闭角型青光眼前驱期，急性发作后和慢性闭角型青光眼房角粘连小于 1/2 周，仅用缩瞳剂可控制眼压者，可施周边虹膜切除术，通过短路使房水与房角小梁面接触，防止眼压升高。手术方法：常规消毒术区皮肤，铺无菌巾、孔巾。1％丁卡因表面麻醉、2％普鲁卡因球结膜浸润麻醉及球后麻醉。置开睑器，将上下睑撑开。作上直肌牵引缝线，使眼球下转。在颞上或鼻上方距角膜缘 6mm 处，平行角膜缘作 10mm 长切口，钝性分离结膜瓣至角膜缘。在距角膜缘带后界 0.5～1mm 处，用刀片垂直切开巩膜，切口长约 4mm，切穿至前房后即有房水流出，以虹膜恢复器轻压切口后唇，虹膜自行脱出。用虹膜镊轻轻夹住虹膜根部，用虹膜剪剪除包括色素层的虹膜根部组织。用虹膜恢复器回复虹膜，并在切口表面轻轻按摩，使瞳孔恢复圆形。连续缝合球结膜瓣(图 3-7-1)。术毕结膜下注射抗生素，涂抗生素眼膏，双眼包扎。每日换药 1 次，5 日拆线。

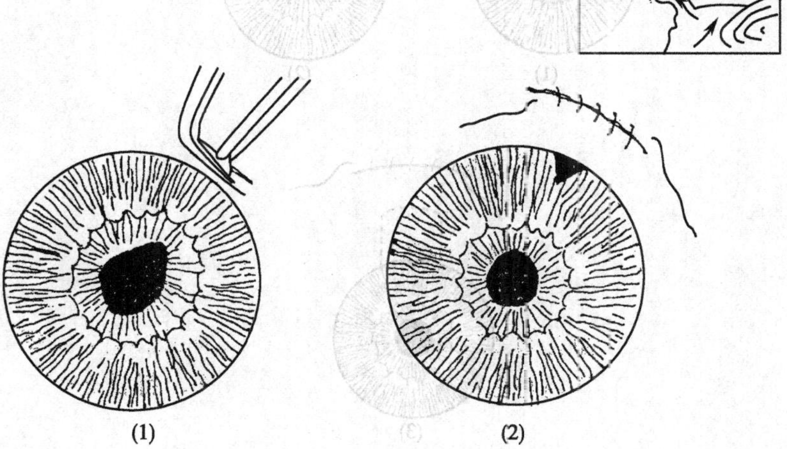

图 3-7-1　周边虹膜切除术
(1)切除虹膜　(2)术后

(2)滤过性手术：对于眼压控制不到正常范围，房角已发生广泛前粘连者，应考虑作滤过性手术，常用巩膜灼瘘术或小梁切除术。

1)巩膜灼瘘术：自消毒至结膜瓣制作同周边虹膜切除术。暴露角膜缘后，在角膜缘后界用刀片垂直切开巩膜的3/4厚度，长约4～5mm，用电烙器或烧热的大头针烧灼切口后唇(注意烧灼切口两端，烧灼程度以巩膜发黄轻皱为适当，不要灼烧切口前唇，以免引起附近角膜混浊或损伤结膜瓣)。再从原切口切透巩膜全层，见房水缓慢流出，虹膜可随之自然脱出，如未脱出，可用虹膜恢复器轻压切口后唇，虹膜自行脱出，再作周边虹膜切除，回复虹膜，至瞳孔恢复圆形。连续缝合球结膜。术毕滴1%阿托品液，结膜下注射激素抗生素，单眼包扎。

2)小梁切除术：术前滴毛果芸香碱使瞳孔充分缩小。手术宜在显微镜下进行。常规消毒、表面麻醉、浸润麻醉及球后麻醉。作上直肌牵引线。作以角膜缘为基底的结膜瓣，暴露出上方角膜缘及巩膜。在距角膜缘5mm处，作6mm×5mm大小的以角膜缘为基底的巩膜瓣，深达1/3～1/2巩膜厚度。向前掀起巩膜瓣，直达角膜缘内1mm。在显微镜下仔细辨别Schlemm管，在其稍后可透见巩膜嵴，沿巩膜嵴并平行于角巩膜缘作长约4mm之穿透性切口，直切入前房。在此切口两端向前各作一与之垂直的穿透切口，长1～1.5mm。用无齿小镊向上轻提该深层巩膜瓣，用小梁剪剪除一条包括Schlemm管和小梁组织在内的深层巩膜，大约4mm×1.5mm。作周边虹膜切除，回复虹膜，使瞳孔恢复圆形。将巩膜瓣复位，在其两止端各缝一针。连续缝合结膜瓣(图3-7-2)。点药包扎。术后每日换药，点用激素、抗生素及散瞳剂。5日后拆线。小梁切除术具有一般滤过性手术所没有的优点，术后不影响眼球外形，手术失败可再次手术，手术并发症及晚期感染的机会均少。

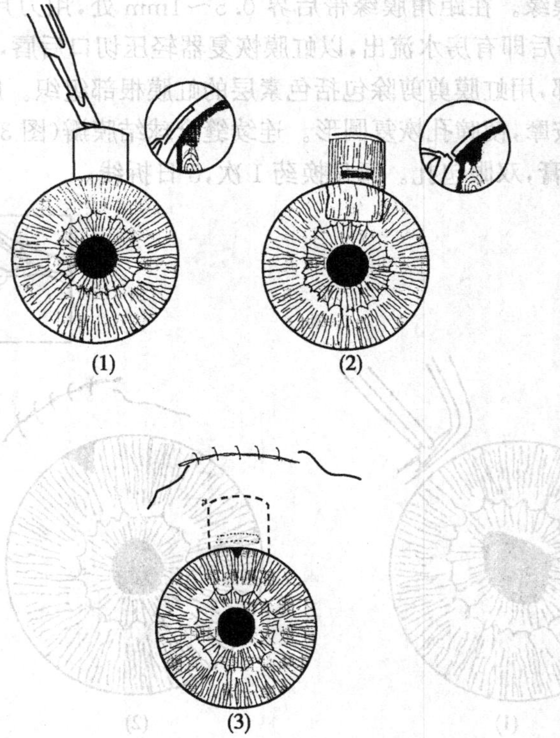

图3-7-2　小梁切除术

(1)作板层巩膜瓣　(2)切除包括Schlemm管及小梁组织在内的深层巩膜　(3)术后

【转归预后】

本病为临床常见致盲性眼病，急性者治不及时，可于数日内失明。慢性者常反复发作，眼珠时时胀硬，瞳神愈散愈大，终成黄风内障而失明。

【调护要点】

绿风内障发病急，危害重，患者往往精神紧张，抑郁悲伤，医护人员要安慰患者，增强战胜疾病的信心。积极配合检查治疗。情志要安定，心情要舒畅，生活要有规律，饮食有节，忌暴饮暴食，一次饮水不宜太多。多食蔬菜水果，保持大便通畅。禁止饮酒、吸烟、喝浓茶。睡眠要充分，枕头要适当垫高，睡前作热水足浴以引血下行。不宜作暗室工作，不看或少看电影电视。点药前要认真核对，不可误将阿托品滴入眼内，以免引起严重后果。

【预防要点】

七情过极，情绪波动可以引发绿风内障已是众所周知的事实。急躁恼怒，抑郁悲伤，过度兴奋与劳累紧张均可使本病发作。因此，有青光眼素质者，要豁达乐观，心情舒畅，避免七情过伤。平时摄生有方，起居有常，饮食有节，劳逸得当。读书写作，绘图雕刻等低头位工作不宜时间过长。室内光线要充足，不宜作暗室工作，不看或少看电影电视，或看电影前点缩瞳剂，看电视时身旁放一盏灯，以改善照明。老年人要慎用或不用散瞳剂。由于本病多为双眼疾病，若一眼已经发生绿风内障，健眼虽无任何症状，亦需密切观察，定期检查，或及早作预防性虹膜切除。对疑似病例，应追踪观察，必要时作激发试验，以明确诊断，及早治疗。

【文献选录】

《外台秘要·二十一卷·眼疾品类不同候》："如瞳子翳绿色者，名为绿翳青盲。皆是虚风所作，当觉急须即疗，汤丸散煎针灸，禁慎以驱疾势。若眼自阇多时，不复可疗。此疾之源，皆从内肝管缺，眼孔不通所致也。"

《医方类聚·龙树菩萨眼论》在"辨诸般眼病疾不同随状所疗三十篇"中说："若眼初觉患者，头微旋，额角偏痛，连眼眶骨，及鼻额时时痛，眼涩，兼有花睛时痛，是风兼劳热为主。初患皆从一眼前恶（此作"坏"之意），恶后必相牵俱损。其状妇人患多于男子，皆因产节后，状（按文义应为"将"）息失度，及细作绣画，用眼力劳损。或有三五年即双暗。有风热盏，不经旬月，即俱损之，此是毒热入脑，及肝肾劳，受其热气所致。古方皆为绿盲。初觉即急疗之，先服汤丸，将息慎护，针刺依法疗之，即住疾热。宜服羚羊角饮子三五剂，还睛丸、通明镇肝丸，及针丘墟、解溪穴，常引令风气下。忌针眦脉出血，头上并不宜针灸之也。若瞳人开张，兼有青色，绝见三光者，拱手无方可救，皆因谬治及晚故也。"

《秘传眼科龙木论·绿风内障》："此眼初患之时，头眩额角偏痛，连眼睑骨及鼻颊骨痛，眼内痛涩见花。或因呕吐恶心，或因呕逆后，便令一眼先患，然后相牵俱损。目前花生，或红或黑，为肝肺受伤，致令然也。"

《证治准绳·杂病·七窍门》："绿风内障证：瞳神气色浊而不清，其色如黄云之笼翠岫，似蓝靛之合藤黄，乃青风变重之证，久则变为黄风。虽曰头风所致，亦由痰湿所攻，火郁忧思忿怒之过。若伤寒疟疫热蒸，先散瞳神而后绿后黄。前后并无头痛者，乃痰湿攻伤真气，神膏耗涸，是以色变也。盖久郁则热胜，热胜则肝木之风邪起，故瞳散愈散愈黄。大凡病到绿色危极矣，十有九不能治也。"

《证治准绳·杂病·七窍门》："瞳子散大者，少阴心之脉夹目系，厥阴肝之脉连目系，心主火，肝主木，此木火之势盛也。其味则宜苦、宜酸、宜凉，大忌辛辣热物，是泻木火之邪也。……瞳神散大，而风轮反为窄窄一周，甚则一周如线者，乃邪热郁蒸，风湿攻击，以致神膏遊走散坏。若初起即收可复，缓则气定膏散，不复收敛。未起内障颜色，而止是散大者，直收瞳神，瞳神收而光自生矣。散大而有内障起者，于收瞳神药内，渐加攻内障药治之。多用攻内障发药，攻动真气，瞳神难收。病既急者，以收瞳神为先，瞳神但得收复，目即有生意。有何内障，或药或针，庶无失收瞳神之悔。若只攻内障，不收瞳神，瞳神愈散，而内障不退，缓而疑不决治者，二证皆气定而不复治，终身疾矣。”

《张氏医通·七窍门》：“瞳神散大者，风热所为也。火性散，夹风益炽，神光怯弱不能支，亦随而散漫，……又有瞳神散大而风轮反窄，甚则一周如线者，乃邪热郁蒸，风湿攻激，以致神膏光散。若初起收放不常者易敛，缓则气定膏散，不可复收。未起内障，止是散大者，直收瞳神，而光自生；散大而有内障起者，于收瞳神药内量加攻内障药。”

“大抵瞳神散大，因头风攻痛者多，乃水中伏火之发，最难收敛。……若风攻内障即来，且难收敛，而光亦损耳。”

《原机启微·气为怒伤散而不聚之病》：“气阳物，类天之云雾，性本动。聚，其体也，聚为阴，是阳中之阴，乃离中有水之象，阳外阴内故聚也。纯阳，故不聚也。不聚则散，散则经络不收。……足厥阴肝主目，在志为怒，怒甚伤肝，伤脾胃则气不聚，伤肝则神水散，何则，神水亦气聚也，……一证因为暴怒，神水随散，光遂不收，都无初渐之次，此一得永不复治之证也。又一证为物所击，神水散，如暴怒之证，亦不复治。”

《医宗金鉴·眼科心法要诀》“论五风发病之源”谓：“然风虽有五，其致病之由则有二：一曰外因，必因头风，其痛引目上攻于脑，脑脂与热合邪，下注于目，而致两目忽然失明也；一曰内因，必因内伤脏腑，精气不能上注于目，或先病左目，后及于右目，或先病右目，后及于左目，左右相传，两目俱损也。”

【现代研究】

1. 中西医结合治疗急性闭角青光眼　中山医学院眼科周氏用中药泻肝汤：黄芩、龙胆草、大黄、芒硝、车前子、玄参、知母、当归、羌活、桔梗。西药以毛果芸香碱滴眼，口服碳酸酐酶抑制剂（乙酰唑胺），治疗急性充血性青光眼36例42只眼，眼压降至3.33kPa（25mmHg）以下者36只眼，占85.7%（其中94.6%的患者眼压下降幅度在2.8kPa以上）。又对7例8只眼单独使用泻肝散治疗，使87.5%的患者眼压降至正常范围。

2. 辨证治疗原发性青光眼　张氏治疗原发性青光眼240例，闭角青光眼166例（急性107例，慢性58例，睫状环阻塞性1例），开角青光眼74例（慢性单纯性73例，低眼压性1例），分为八型，肝经风热型（94例）方用回光汤：羚羊角0.3～1g（可用5～10剂总量一起煎，分次兑服，亦可用山羊角15g代替），玄参15g，知母、龙胆草、荆芥、防风、白菊花、半夏各10g，茯苓、车前子各20g，僵蚕6g，川芎5g，细辛3g。肝火上炎型（16例）用加味龙胆泻肝汤：龙胆草、黄芩、栀子、泽泻、木通、车前子、当归、柴胡、羌活、防风、大黄（酒炒）各10g，生地30g，甘草5g。肝阳上亢型（16例）用平肝潜阳汤：石决明、磁石、珍珠母各20g，熟地30g，天麻、钩藤、枸杞子、菊花、山茱萸、泽泻各10g。肝气郁结型（30例）用开郁汤：香附、青皮、荆芥、防风、栀子、柴胡、车前子、当归、白芍、丹皮、夏枯草各10g，川芎、甘草各5g。肝阴虚损型（20例）用加减滋阴地黄汤：生地、熟地各30g，黄芩、地骨皮、山茱萸、五味子、当归、柴胡、枳壳、天冬各10g，甘草5g。肝血瘀滞型（12例）用化肝祛瘀汤：生地、滑石各30g，赤芍、当归、桃仁、苏木、羌活、栀子、桔梗、枳壳、大黄（酒炒）各10g，川芎6g，红花、甘草各5g。肝经虚寒型（7例）用加味吴茱萸汤：吴茱萸6g，党参、半夏、陈皮、枳壳、生姜各10g，茯苓20g，大枣5枚。肝肾阴虚型（25例）用明目地黄汤加减：生地、熟地各30g，枸杞子、白菊花、麦冬、五味子、石斛、山茱萸各10g，石决明、茯苓各20g。所有病例，除1例睫状环阻塞性青光眼和15例开角性青光眼外，皆配合滴1%毛果芸香碱，其中65例短期用过乙酰唑胺或同时用高渗葡萄糖。结果，共治疗240例360只眼，治愈（视力达1.0或提高5行以上，眼压正常，症状消失）112只眼（31.1%），显效101只眼（28.1%），有效126只眼（35%），无效21只眼（5.8%）。

3. 辨证论治原发性青光眼 姚氏辨证论治结合滴缩瞳剂，治疗原发性青光眼40例，闭角型急性15例，慢性16例，开角型9例，分为五型，肝经实热型（8例）用龙胆泻肝汤加减：龙胆草、炒栀子、黄芩、木通各9g，车前子、泽泻、生地各24g，当归12g，柴胡、甘草各6g。眼压极高者，加大黄、玄明粉，另吞羚羊粉。阴虚阳亢型（8例）用羚羊菊花饮加减：羚羊角粉（吞）0.6g，石决明30g，炙鳖甲、茯苓、泽泻、白术各24g，白芍、麦冬、夏枯草、苦参各15g，钩藤、白菊花各9g，白蜜（冲）100g。肝肾阴虚型（9例）用滋水补肝饮加减：生地、泽泻、茯苓、车前子、熟地各24g，山药、女贞子、丹皮、白芍、当归各12g，制香附、炒栀子各10g。肝郁气逆型（11例）用疏肝和营汤加减：制香附、生白芍、当归各12g，白术、茯苓、车前子各24g，夏枯草15g，川芎、炙甘草各6g，白蜜（冲）100g。土虚木郁型（4例）用加味吴茱萸汤：吴茱萸3g，党参9g，制半夏12g，茯苓24g，生姜3片，红枣4枚，白蜜（冲）100g。结果：治疗40例65只眼，显效37只眼，有效17只眼，显效56.9%，总有效率83%。

4. 从肝论治原发性青光眼 彭氏从肝论治原发性青光眼57例，分为六型。肝经风热型（17例）用回光汤加减。肝胆火炽型用龙胆泻肝汤或四顺清凉饮加减：生地30g，龙胆草、柴胡、黄芩、栀子、木通、泽泻、车前子、夏枯草、茯苓、当归、羌活、防风、酒炒大黄各10g，甘草5g。肝气郁结型（14例）用逍遥散加减：丹皮、栀子、柴胡、赤芍、白芍、当归、香附、茯苓、白术、夏枯草、车前子、防风、荆芥各10g，生地20g，红花、川芎各6g，甘草5g。肝风上扰型（2例）用天麻钩藤饮加减：熟地30g，生石决明、磁石、珍珠母各20g，天麻、钩藤、枸杞子、白菊花、山萸肉、泽泻、茯苓、夜交藤、川牛膝各10g。肝阴不足型（5例）用滋阴地黄汤加减：生地、熟地各30g，黄芩、枸杞子、白菊花、山萸肉、五味子、天冬、当归、柴胡、川芎、赤芍各10g，红花、甘草各5g。肝肾阴虚型（3例）用滋阴降火汤或知柏地黄汤加减：生地、熟地、石决明各20g，知母、黄柏、麦冬、柴胡、白芍、黄芩、当归、山萸肉、茯苓、丹皮各10g，川芎、甘草各5g。除1例低眼压性青光眼外，均用1%毛果芸香碱或0.25%噻吗洛尔滴眼，其中32例在短期内（3～7天）服用乙酰唑胺或同时静脉推注高渗葡萄糖。结果：57例86只眼中，痊愈41只眼（47.67%），显效7只眼（8.14%），好转30只眼（34.88%），无效8只眼（9.3%），总有效率90.70%。

5. 中药"绿风安"治疗青光眼 李氏用中药制剂"绿风安"治疗青光眼37例，闭角型21例，开角型15例，继发性1例。配制：芦荟50g，丁香50g，磁石100g，共研细末，混匀，装胶囊，依病情，每日早晚各3～5粒（重2～4g），饭后1小时服。结果：37例71只眼，显效51只眼，进步7只眼，无效13只眼，总有效率81.69%。本方降压作用显著，正常眼压由治疗前的2只眼提高到62只眼，视野、房水流畅系数均有不同程度的改善。

6. 槟榔碱眼药水治疗青光眼 中山医学院附属医院眼科用槟榔碱眼药水治疗各类青光眼30例58只眼，结果发现其缩瞳和降压作用比毛果芸香碱强，但维持时间短。

7. 针刺治疗青光眼 黄氏针刺行间穴治疗原发性青光眼，以强刺激手法针刺双侧行间穴，得气后每隔10分钟捻转1次，捻转3次出针。针后在短时间内（7.4小时）46眼中36眼眼压下降，有效率78.26%。有效眼针前平均眼压5.92kPa，平均眼压下降1.62kPa，维持时间7.4小时。因此，针刺行间穴可作为青光眼辅助治疗或手术前的准备治疗。

8. 手法治疗青光眼 金氏在研究人体内脏疾病在颈椎上的反射性变化规律中，发现青光眼和其他疾病一样，在颈椎上有特殊的反应点，颈1、2错位，当以手法拨正颈1、2错位后，眼压则明显下降，症状亦相应好转或消失。方法：用一拇指自第7颈椎两旁沿关节突后结节向上滑推，寻求错位之某椎，然后用手法予以复位。用手法治疗青光眼10例15只眼，显效（症状消失，眼压恢复正常，半年未复发）9只眼，有效6只眼。

9. 原发闭角青光眼与血瘀的研究　彭氏等对44例原发性闭角型青光眼患者和25例正常人的血液流变学、血液中血栓素和前列腺素等指标进行了检测。结果：原发闭角青光眼患者的低切与高切全血比黏度、血浆黏度、血细胞压积、红细胞电泳、红细胞聚集指数、血栓素B_2、β血栓球蛋白、vWF和T/K比值等明显升高，($P<0.05$或$P<0.01$)，6-keto-PGF_{1d}明显降低，与正常组相比，均有显著性意义($P<0.001$)。结论：原发闭角型青光眼患者存在血液流变学异常，并有血管内皮细胞受损，血小板聚集性增强和血液呈现高凝状态的血瘀改变。

10. 原发性闭角型青光眼血瘀水停病机的研究　彭清华等将原发性闭角型青光眼分为慢性闭角型青光眼组（慢闭组）、急性闭角型青光眼急性发作期组（急闭Ⅰ组）、急性闭角型青光眼慢性期组（急闭Ⅱ组）三组，并与正常组或白内障组对照，对其眼压、房水流畅系数、房水蛋白、血浆心房钠尿肽（ANF）、内皮素-1、血液流变学、血栓素、前列腺素、眼动脉（OA）和视网膜中央动脉（CRA）的彩色超声多普勒（CDI）进行检测，并对其A型行为及人格特征进行调查。同时还对原发性闭角型青光眼患者中医辨证分为肝郁气滞证、肝胆火旺证、肝胃虚寒证和肝阴虚阳亢证4组的上述指标进行检测分析。结果发现：原发性闭角型青光眼患者与正常人相比眼压显著升高，房水流畅系数显著降低，房水白蛋白和总蛋白含量均显著升高，说明闭角型青光眼患者存在房水黏度增高，房水流出阻力增大，房水淤积于眼内的"水停"病理改变。原发性闭角型青光眼患者ANF显著升高，ANF升高的水平以急性闭角型青光眼急性发作期最显著，慢性闭角型青光眼次之，急性闭角型青光眼慢性期再次之，ANF的升高与眼压升高的水平呈正相关关系，说明ANF水平的改变是眼局部病变与机体应激性保护反应的结果。原发性闭角型青光眼患者的眼动脉和视网膜中央动脉血流参数指标与正常组相比，呈现PSV、EDV和AV下降、PI和RI升高的血瘀病理改变，但这种病理改变与眼压高低呈正相关关系，即眼压越高，眼血流参数指标的变异越明显。说明眼局部的这种血瘀病理改变主要是由于眼压升高，压迫眼局部血管（机械压迫），使眼血流明显障碍所致，只要降低其眼压，其病理改变就可明显缓解。

11. 青光安颗粒剂治疗青光眼手术后患者　彭清华等根据青光眼手术后气阴两虚、血瘀水停的综合病理，对107例152只眼的闭角型青光眼手术后患者采用由活血利水、益气养阴药制成的青光安颗粒剂进行治疗，并与术后不服用中药的103例148只眼进行对照观察。结果：以活血利水药为主、辅以益气养阴药制成的青光安颗粒剂，能明显提高闭角型青光眼手术后患者的视力，扩大其视野，与对照组相比，有非常显著的差异($P<0.01$)，并能维持其术后正常眼压。且青光安颗粒剂治疗后患者的内皮素-1、血液流变学、血小板活化与血管内皮细胞受检指标均得以明显改善。经6～20个月，平均13.4个月的远期疗效观察，青光安颗粒剂治疗组患者视力、视野、眼压的疗效稳定，三者与对照组相比，均有非常显著的差异($P<0.01$。说明青光安颗粒剂能提高青光眼手术后患者的视功能，预防其术后眼压回升。

12. 灯盏细辛对眼压已控制青光眼患者视野的保护作用　项敏泓等为探讨灯盏细辛对眼压已控制青光眼患者视野的保护作用，选择有青光眼视野缺损、眼压控制在18mmHg以内的原发性青光眼患者24例40眼，按随机、双盲法予药物口服，药物分别为灯盏细辛片和安慰剂。患者每日口服3次，每次2片。2个月为1疗程，连续3个疗程，每2个月随访1

次。试验结束由药物提供方拆盲并反馈信息。结果：用药前后各疗程对照组和治疗组收缩压、舒张压、脉搏、眼压、C/D、视力均无显著性统计学差异（$P<0.05$），且所有患者用药过程中无明显不良反应。治疗组用药 6 个月后的平均缺损（MD）、平均敏感度（MS）与用药前的 MD、MS 相比，差异有显著性意义（$P<0.05$）。中晚期治疗组用药 2、4、6 个月后的 MD、MS 分别与用药前 MD、MS 相比差异均有显著性意义（$P<0.05$）。该研究表明降低眼压对部分青光眼患者的视功能有保护作用，灯盏细辛对原发性青光眼患者的视功能有一定的保护作用，且应用疗程越长，视野缺损改善越明显；而对于原发性中晚期青光眼患者，灯盏细辛改善视野更显著。灯盏细辛对血压、脉搏、眼压、视力、C/D 均没有影响。

第二节　青 风 内 障

【概说】

青风内障是指起病隐伏，自觉症状不明显，眼压增高不显著，瞳色微混，如青山笼淡烟之状，视野逐渐缩窄，视物日渐昏朦，终至失明的眼病。发病年龄在 20～60 岁之间，男性略多，双眼发病，但可有先后轻重之分。其危害则在于它潜在破坏性，发病缓慢而隐蔽，视功能丧失于不知不觉之中。因此，临证必须注意对本病的早期诊断、早期治疗。

本病早在《太平圣惠方·治眼内障诸方》中即有记载，谓："青风内障，瞳人虽在，昏暗渐不见物，状如青盲，宜服葳蕤散方。"《世医得效方·眼科》记述稍详，谓："此眼不痛不痒，瞳人俨然如不患者，但微有头旋，及见生花，或劳则转加昏朦"，治疗"宜服还睛散。"《秘传眼科龙木论·青风内障》指出本病初患之时症状较轻，"微有痛涩"，"瞳人不开不大"，日久"渐渐昏暗，或因劳倦，渐加昏重"，治疗"不宜针拨，皆因五脏虚劳所作，致令然也，宜服羚羊角汤、还睛散即瘥。"《证治准绳·杂病·七窍门》对本病的症状表现，病因病机，转归预后作了进一步阐述："青风内障证，视瞳神内有气色昏朦，如晴（按文义应作"青"）山笼淡烟也，然自视尚见，但比平时光华则昏朦日进。急宜治之，免变绿色，变绿色则病甚而光没矣。阴虚血少之人，及竭劳心思，忧郁忿恚，用意太过者，每有此患。然无头风痰气夹攻者，则无此患。病至此亦危矣。不知其危而不救者，盲在旦夕耳。"治疗用"羚羊角汤、白附子丸、补肾磁石丸、羚羊角散、还睛丸"。《审视瑶函·青风障症》沿用王氏之说，治疗用羚羊角汤。《医宗金鉴·眼科心法要诀》将本病分为有余不足两证，青风有余证用青风羚羊汤，青风不足证用青风还睛散。

此外，本病多见之虹视现象，在《证治准绳·杂病·七窍门》和《目经大成·目晕》中也有记述，前者称为"光华晕大证"，系"实火阳邪发越于上之害，诸络必有滞涩"。后者称之为"目晕"，认为它"似因非症"，不是一个独立的病症，谓："此目别无甚病，但见灯视月及隙漏之处，则有碗大一圈环影睛外。其色内青红而外紫绿，绝似日华月晕，故曰目晕。大意水衰不能制火，水火相射，则乖戾之气激而上浮，故能无中生有。譬诸日与雨交，倏然成虹，其象亦红绿相间，……凡人劳极久视，废眠强起，便有此弊，可暂而不可常，……若以恙小而忽之，并不加培养，丧明之前驱也。"治疗"须四君合补水宁神汤立愈"。

本节讨论以起病隐伏，眼珠逐渐胀硬，瞳内气色淡青，视野逐渐缩窄，视物日渐昏朦，甚至失明为特征的内障眼病，类似于西医学之开角型青光眼。

【病因病机】

1. 忧愁忿怒，肝失条达，肝郁气滞，郁久化火，肝热生风。
2. 肝病犯脾或忧思伤脾，脾不化湿，聚湿成痰，痰郁化火，痰火升扰。

3. 素体阴虚血少，加之竭思劳神，过用目力，精血耗伤，水不涵木，阴虚风动。

4. 肝肾亏虚，目失所养。

5. 气虚无力推动血行，血脉瘀滞。

以上因素皆可导致气血失和，脉络瘀滞，窍道不利，神水瘀积，酿成本病。津血同源，血不利则为水，血脉瘀滞与神水瘀积可互为因果。

【临床表现】

1. 早期可无自觉症状，或于瞻视过久，劳神过度之后，微感眼胀头痛，观灯有虹晕，视物疲劳等。检查视力尚好，眼压呈波动性，有时正常，有时偏高，24 小时眼压波动幅度超过 1.07kPa(8mmHg)，眼底多无明显异常。早期视野缺损多在中央 30°范围内，主要有中心外暗点、弓形暗点及鼻侧阶梯状暗点(图 3-7-3)，这些暗点要用小视标及低暗照度下仔细检查才能发现。早期视野缺损的形态与视神经纤维的分布状态有关。黄斑区上下方的纤维呈弓形分别集中于视乳头颞侧旁的上下方，这些弓形纤维最易受高眼压的影响，弓形视野缺损表示视乳头的一束神经纤维受损害。

2. 病变发展，眼胀头痛加重，瞳神略大，瞳色淡青，触压眼珠较正常为硬，测量眼压呈中等度增高。眼底视乳头生理凹陷呈垂直椭圆形扩大，血管偏向鼻侧，呈屈膝状，中心视野明显不正常，周边视野向心性缩小。

3. 晚期自觉症状加重，眼压持续性升高，眼底视乳头凹陷深大如杯状，色苍白萎缩(彩图 21)。视野的改变与视乳头的病理变化是相应的，因为二者均是视神经纤维损害的结果。视乳头苍白越明显，视野缺损就越多，病至晚期，仅留 5°～10°的小视野，即管形视野(图 3-7-3)，中心视力亦下降，终至完全失明。

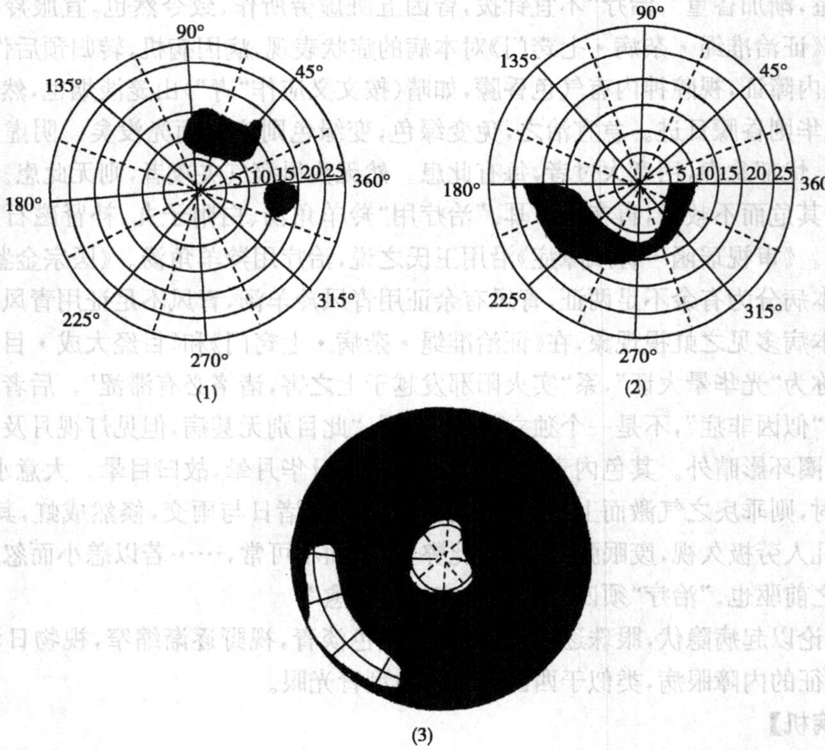

图 3-7-3　青光眼的视野改变

(1)早期中心外暗点　(2)弓形暗点　(3)管状视野及颞侧视岛

【诊断依据】

1. 眼压增高，早期有时高，有时正常，病变发展，则经常处于较高状态。

2. 视乳头病理性凹陷，呈垂直椭圆形扩大，或呈典型的青光眼杯状凹陷。

3. 视野缺损，早期中心视野检查可见中心外暗点，弓形暗点，后期周边视野向心缩小，严重者呈管形。

4. 瞳神轻度散大，瞳色淡青。

5. 自觉症状不明显，或有眼胀头痛，视物疲劳。

眼压升高，视乳头病理凹陷和视野缺损是诊断本病的三个主要依据，如果眼压升高时房角是开放的，即可诊断为青风内障（开角青光眼）。为减少视功能损害，关键是早期诊断。对疑似病例，可作 24 小时眼压曲线检查、饮水试验、妥拉唑林试验以明确诊断。绝不能根据一两次眼压情况或一两次激发试验结果而妄下肯定或否定的结论，以免增加患者的思想负担或贻误治疗时机，必须采取谨慎负责的态度，如一时不能肯定诊断，应长期观察，多次检查。

【鉴别诊断】

本病应与绿风内障之慢性者相鉴别。

青风内障自觉症状多不明显，前房深浅正常，多为宽角，高眼压下房角仍是开放的，视乳头凹陷及视野缺损出现较早。

绿风内障之慢性者，多有反复发作病史，前房浅，房角窄，高眼压下房角部分或全部关闭，早期一般无眼底及视野改变。

【辨证论治】

青风内障多由七情内伤，气血失和，阴阳失调，痰火升扰，神水停滞所致。肝气郁滞者当疏肝解郁；化火生风者当清肝息风；阴虚阳亢者宜滋阴平肝；痰火升扰宜清热化痰；血脉不利者，宜活血通脉。各种治法均可酌加化瘀利水药，以改善神水滞留状态。本病除强调早期治疗外，亦应重视外治，内外兼施。

1. 气郁化火

主证　情志不舒，抑郁忿怒引发本病，头目胀痛，眼压稍高，胸胁胀满，喜长叹息，食少神疲，口苦咽干，舌红苔黄，脉弦数。

分析　肝喜条达，主疏泄，肝失条达，郁而化火，气火上逆，玄府不利，神水滞留，故眼压稍高，眼胀头痛。胸胁为肝之经脉所过，气机不利，脉络阻滞，故胸胁胀满，喜长叹息。肝郁犯脾，脾失健运，故食少神疲。口苦咽干，舌红苔黄，脉弦数为肝郁化火之象。

治法　清热疏肝。

方药　加味逍遥散加减：丹皮 10g，栀子 10g，柴胡 10g，当归 10g，白芍 15g，茯苓 15g，白术 15g，车前子（包煎）12g，甘草 3g。若眼胀明显者加石决明、夏枯草以平肝清热；胁痛明显者加香附、郁金以行气活血。

2. 肝热生风

主证　眼珠胀痛，头晕脑痛，眼压增高，心烦易怒，口苦咽干，舌红苔黄，脉弦数。

分析　肝郁气滞，化火生风，风火上扰，经脉不利，神水瘀积，故眼珠胀痛，头晕脑痛。肝火扰心则心烦易怒。肝火夹胆火上逆故口苦。火盛伤津则口燥咽干。舌脉均肝热之象。

治法　清肝息风。

方药　羚羊角汤加减：羚羊角粉（冲服）0.5g，夏枯草 20g，玄参 15g，地骨皮 10g，车前子（包煎）12g，黄芩 10g，龙胆草 10g，羌活 10g。若劳倦之后发病可加人参以补其不足。头晕头痛，眼珠胀痛明显者，加钩藤、石决明以增平肝息风之功。

3. 痰火升扰

主证 头晕目痛，眼压偏高，心烦而悸，食少痰多，胸闷呕恶，口苦舌红，苔黄而腻，脉滑数。

分析 痰火升扰，流窜经络，上蒙清窍，则头晕目痛，眼压偏高。痰火内扰，心神不安，胃失和降，故心烦而悸，食少痰多，胸闷呕恶。口苦，舌红，苔黄腻，脉滑数皆痰火之征。

治法 清热化痰，和胃降逆。

方药 黄连温胆汤加减：黄连6g，法半夏10g，茯苓10g，陈皮10g，枳壳10g，竹茹10g，甘草3g。

4. 阴虚风动

主证 劳倦后眼症加重，头晕眼胀，瞳神略大，视物昏朦，观灯有虹晕，耳鸣失眠，五心烦热，口燥咽干，舌绛少苔，脉细数。

分析 劳倦太过，阴血耗伤，水不涵木，肝风上旋，以致头晕耳鸣，眼珠胀痛，瞳神略散。阴虚血少，目失濡养，则视物昏朦。肾水不能上济于心，心肾不交，则夜卧失眠。虹视，五心烦热，口燥咽干，舌绛少苔，脉细数，皆由阴虚血少，水不制火所致。

治法 滋阴养血，柔肝息风。

方药 阿胶鸡子黄汤加减。原方重在滋阴养血，柔肝息风。若阴虚火旺者，方中酌加知母、黄柏、地骨皮之类以降虚火；若阴虚阳亢，酌加石决明、钩藤，或改用养肝息风汤加减，或用中成药石斛夜光丸。

5. 肝肾两亏

主证 病久瞳神渐散，眼珠胀硬疼痛，视野明显缩窄，中心视力渐减，眼底视乳头凹陷扩大加深呈杯状，颜色苍白。兼见耳鸣头旋，健忘失眠，腰膝酸软，舌红少苔，脉沉细数。或面白肢冷，夜尿频繁，精神倦怠，舌淡苔白，脉沉细无力。

分析 病久元气衰惫，肝肾精血亏损，目窍失养，神光衰微，故视野缩窄，视力减退，视乳头杯状凹陷，颜色苍白。既病之后，眼孔阻滞，脉道不利，神水瘀积，故眼珠胀硬不减。耳鸣头旋，健忘失眠，腰膝酸软，舌红少苔，脉沉细数皆精血亏虚所致。面白肢冷，夜间尿多，精神倦怠，舌淡苔白，脉沉细无力为肾阳不足之象。

治法 补益肝肾。

方药 杞菊地黄丸或肾气丸加减。杞菊地黄丸为六味地黄丸加枸杞子、菊花，用于肝肾精血不足之证，若嫌力薄，可酌加菟丝子、女贞子、五味子、楮实子。肾气丸为六味地黄丸滋养肾阴的基础上加附子、肉桂而成，于水中补火，阴中求阳，鼓舞肾气，协调阴阳，用于肝肾不足，阳偏虚者。

6. 气虚血瘀，神水瘀积

主证 病久不愈，眼压正常或偏高，视野日渐缩窄，视盘凹陷苍白，兼见面色无华，气短乏力，舌质淡紫或有瘀斑，苔白，脉沉细。

分析 病久不愈，正气已虚，气虚无力推动血行，气血不能正常上行灌注于目，故视野日渐缩窄，视盘凹陷苍白。气血不能上荣于面则面色苍白，中气不足则气短乏力。津血同源，“血不利则为水”，血行不利，神水瘀积，故眼压偏高。舌脉为气虚血瘀之象。

治法 益气活血利水。

方药 补阳还五汤加减：黄芪20g，当归10g，赤芍10g，川芎10g，红花10g，桃仁10g，葛根20g，丹参15g，茯苓15g，猪苓10g，泽兰10g。

【其他治疗】

1. 缩瞳剂 如用1%～2%毛果芸香碱滴眼，每日3～4次。

2. β-肾上腺素受体阻滞剂 常用0.25%～0.5%噻吗洛尔（timolol）滴眼液，每日2次，或用0.25%～0.5%盐酸倍他洛尔滴眼，每日1～2次。但前者对有心传导阻滞、窦房结病变、支气管哮喘者忌用。

3. 肾上腺能受体激动剂 常用1%肾上腺素、0.1%地匹福林滴眼，每日1～2次，对严重高血压、冠心病患者不宜使用。

4. 前列腺素制剂 如0.005%拉坦前列素滴眼液或0.004%曲伏前列素滴眼液，每日1次滴眼，以通过增加葡萄膜巩膜旁道房水引流来降低眼压。

5. 碳酸酐酶抑制剂 如口服乙酰唑胺，每次0.125g，每日2次；或每次0.0625g，每日3次。或用2%多佐胺滴眼。

6. 高渗剂 常用50%甘油2～3ml/kg口服，或用20%甘露醇1～2g/kg快速静脉滴注。

7. 针刺治疗 参见绿风内障。

8. 手术治疗 药物治疗不能控制眼压，病情继续发展，应考虑手术治疗，多用小梁切除术或其他滤过性手术。

【转归预后】

本病症状隐蔽，不易引起人们重视，如治不及时或治疗无效，终将失明。

【调护要点】

1. 坚定战胜疾病的信心，只要早期发现积极治疗，效果较好。

2. 劳逸结合，适当参加体力劳动及文体活动，如跑步、做体操、打太极拳、练气功等。

3. 合理安排生活，饮食有节，起居有常，睡眠充足，多吃水果蔬菜，保持大便通畅。

4. 坚持治疗，按时用药，定期观察。

【预防要点】

本病病因复杂，目前尚难从根本上防止本病的发生，主要是早期发现，早期治疗，力求减轻视功能损害，避免失明的严重后果。通常采取以下措施。

1. 宣传本病的知识，在30岁以上的成人中进行普查，以发现早期病例。

2. 如有以下情况的患者，应作进一步检查。

(1)有阵发性虹视、雾视，眼胀头痛，不能用其他原因解释者。

(2)不能解释的视疲劳，尤其是早晨阅读困难，频换眼镜仍感不适者。

(3)有本病家族史，本人又有可疑症状者。

(4)一眼已患本病的另一眼，视乳头或视野有可疑变化者。

(5)24小时内眼压波动幅度大于1.07kPa(8mmHg)或眼压高于3.2kPa(24mmHg)者。

【文献选录】

《秘传眼科龙木论·青风内障》："此眼初患之时，微有痛涩，头旋脑痛，或眼先见有花无花，瞳人不开不大，渐渐昏暗，或因劳倦，渐加昏重。宜令将息，便须服药，恐久结为内障。不宜针拨，皆因五脏虚劳所作。"

《证治准绳·杂病·七窍门》："青风内障证，视瞳神内有气色昏朦，如晴（按文义应作"青"）山笼淡烟也。然自视尚见，但比平时光华则昏朦日进。急宜治之，免变绿色，变绿色则病甚而光没矣。阴虚血少之人，及竭劳心思，忧郁忿恚，用意太过者，每有此患。然无头风痰气夹攻者，则无此患。病至此亦危矣。不知其危而不急救者，盲在旦夕耳。”

【现代研究】

1. 中西医结合治疗开角性青光眼　陆氏认为眼压升高的原因为肝阳偏旺，肝气郁结，肝病犯脾或忧思伤脾，脾虚不能制水，水湿上泛。故采用平肝健脾利湿法，药用生石决明15g，茯苓12g，白术、苍术、猪苓各6g，泽泻、楮实子、菊花各9g，桂枝、陈皮各3g。眼压较高者口服乙酰唑胺，局部点缩瞳剂。治疗慢性单纯性青光眼15例26只眼，疗效满意10只眼，显效10只眼，进步2只眼，无效4只眼。对早期病例疗效显著及疗效维持较久为其优点。

2. 经验方治疗青光眼　石氏采用内服泻肝解郁汤加减治疗本病，药用：夏枯草、黄芩、桔梗、车前子、葶苈子、茺蔚子、芦根、香附、防风、甘草。头痛头晕加石决明、钩藤、牛膝；手术后眼压不降加当归、川芎、桃仁、红花。如眼压高者，酌情配合1%毛果芸香碱滴眼，口服乙酰唑胺，或球后注射2%普鲁卡因。治疗开角青光眼14例25只眼，17只眼眼压维持正常；青光眼术后眼压不降者7例10只眼，8只眼眼压降至正常。

3. 青光眼四号对开角青光眼降眼压的临床研究　贺氏用青光眼四号方：茯苓、猪苓、泽泻、桂枝、羌活、防风、车前子等，水煎服，早晚各1剂。1个月为1疗程，共进行2个疗程，治疗42例77只眼原发开角青光眼。结果证明，药后3小时眼压开始下降，5小时眼压降至最低水平，降眼压可持续8小时以上。经统计学处理，患者服用该药1周、1疗程和2疗程后，眼压改善与治疗前相比均有显著性差异。疗程结束后半年期随访，眼压与治疗前相比仍具有统计学意义，表明本药有一定远期疗效。作者还通过研究证明，该药除可改善患者房水流畅系数外，尚可减少房水生成量。推测其降压作用与利尿作用、影响血液流变学有关。

4. 益气活血法治疗单纯性青光眼临床研究　黄氏用益气活血法（处方：党参、丹参各20g，葛根30g，黄芪、当归、川芎各15g，红花、猪苓各12g，昆布、阿胶各9g，海藻6g），每日1剂，分2次服，4周为1疗程，连续2个疗程。同时滴0.25%噻吗洛尔滴眼液，每日2次，连续滴2周后停药。治疗单纯性青光眼40例。对照组单用噻吗洛尔滴眼治疗同样眼病35例。结果显示，治疗8周后，眼压、房水流畅系数与治疗前比较；视野、视乳头杯盘与治疗前及对照组比较；两组总有效率、复发率比较，均有显著性差异。血气分析（二氧化碳总量、血氧分压、血氧饱和度）及血流变学指标（全血黏度、红细胞聚集指数、血浆黏度）与治疗前及与对照组比较均有非常显著性差异。从而表明益气活血法治疗慢性单纯性青光眼对降眼压及恢复视功能有良好作用。其长期疗效优于噻吗洛尔。

5. 活血化瘀治疗开角青光眼　刘氏认为血液循环不畅则房水瘀滞，眼压升高，即中医所谓“血不利则为水”，本病以气血瘀滞为本，临床症状为标，以四物汤合五苓散为基本方，配合滴1%毛果芸香碱或0.5%噻吗洛尔，待眼压控制后，单服中药。用本法治疗开角青光眼15人，眼压控制者为66.3%，基本控制有效率为93.3%。

6. 丹参制剂治疗中晚期青光眼　蒋氏对94人116只眼中期和晚期青光眼用丹参制剂治疗，其中107眼做过抗青光眼手术，中期鼻侧视野收缩不小于25～30°，晚期周边及鼻侧视野缺损不小于25～30°，有的呈管状视野。丹参制剂分为3种，即丹参注射液（每ml相当于生药2g），丹女注射液（每ml相当于丹参2g，女贞子1g），丹川注射液（每ml含丹参2g，川芎0.5g）。将116只眼分为3组，各组分别用1种丹参制剂。每日肌肉注射2ml药物，30日为1疗程。结果：58%视力有不同程度进步，53.5%视野有不同程度扩大，其中35.4%的视野扩大大于10%，退步者只有9.5%。3种制剂无明显差异，治疗组明显优于对照组。由于眼压与供给视神经的血管灌注压间的平衡失调，局部缺血，导致青光眼的视神经损害。丹参活血化瘀改善微循环，增加局部血液供应，从而使受损的神经纤维在一定程度上恢复功能。

7. 局部点药治疗青光眼　周氏用丁公藤碱治疗青光眼取得可喜成果。本药有两种剂型，一种为丁公藤提取物的总体，配成1%眼药水，另一种为丁公藤提取物的单体，配成0.05%眼药水。通过159例239只眼临床观察，结果说明：①丁公藤碱在缩小瞳孔，降低眼压和改善房水流畅系数方面的作用不亚于毛果芸香碱，其缩瞳作用略强于毛果芸香碱。②长期滴丁公藤碱眼药水无不良反应，局部副作用轻，0.05%丁公藤单体副作用更小，可与毛果芸香碱相媲美。③药后房水流畅系数明显改善，说明其降压机制不是减少房水生成，而是改善房水流畅系数。

8. 葛根素对慢性高眼压兔眼视神经轴浆流影响的实验研究　徐氏对高眼压兔眼用0.5%噻吗洛尔滴眼与静脉葛根素联用，疗效优于单用噻吗洛尔。青光眼视神经损伤的机制主要有机构学说和血管学说，高眼压和视盘缺血与视神经损伤关系密切。作者认为用噻吗洛尔解除高眼压后，联用葛根素能有效地改善筛板区的微循环状况，从而促进了轴浆传输阻滞的恢复。这种治疗作用随着用药时间延长效果更明显，而治疗前高眼压持续时间越长效果越差。因此，用药宜早，并需持续一定时间才能取得较好结果。

9. 针刺肝经区穴治青光眼　王氏治疗青光眼用针刺肝经区穴（大敦、行间、三阴交）与眼区穴（攒竹、睛明、四白、阳白）进行比较，肝经区穴有效率79.62%，眼区穴有效率38.93%，二者差异显著。

10. 原发性开角型血液流变学的研究　周氏报道原发性开角型青光眼红细胞变形能力明显比正常人差，血小板黏附率比正常人要高，血浆黏度随视功能损害加重，呈增高趋势。全血表现为黏度、黏弹性和迟滞环面积、触变性、红细胞聚集性等血液黏滞性指标均不同程度地较正常人增高。综上所述，原发性开角青光眼与高黏滞血症有关。

11. 复明片治疗原发性开角型青光眼视功能损害的疗效研究　李氏等为探讨中药复明片对原发性开角型青光眼视功能损害的治疗作用，将用药物或手术控制眼压≤2.99kPa（21mmHg）的原发性开角型青光眼36例65眼随机分为复明片治疗组和甲钴胺片对照组，治疗组给予复明片（西安碑林药业），5片/次，3次/d，对照组给予甲钴胺片，0.5mg/次，3次/d，30天为1疗程，治疗3疗程后，复查mfERG及进行HRT视盘扫描分析。结果：复明片治疗组患者mfERG N1波1环的振幅密度与对照组比较明显提高，5环的振幅密度与治疗前相比明显提高，P1波1，2，5环的振幅密度与治疗前相比均明显提高。复明片组治疗后视乳头盘沿面积（mm^2）、视杯容积（mm^3）、平均RNFL厚度（mm）与甲钴胺片对照组比较有改善，RNFL截面面积（mm^2）与治疗前比较明显增大。研究表明：复明片对开角型青光眼患者具有较好的疗效，可以明显改善患者mfERG的振幅密度及改善患者视乳头部分结构参数，mfERG和HRT可以做为评估其有效性的敏感方法。

12. 刺五加注射液对原发性青光眼视力视野保护的疗效　刘氏观察中药刺五加对原发性青光眼视神经的保护作用，对眼压已控制的原发青光眼62例（72眼），随机分为治疗组31例（38眼），用刺五加注射液治疗3个疗程，和对照组31例（34眼）停用一切有助于恢复视力和视野的药物，治疗后比较两组的视力、视野变化。结果：治疗组视野改善明显高于对照组（$P<0.01$），但两组视力改变差异无显著性（$P>0.05$）。结果表明中药刺五加注射液可改善原发性青光眼视功能损害。

13. 夏枯草膏治疗原发性开角型青光眼的临床观察　苏氏等观察夏枯草膏治疗原发性

开角型青光眼的临床疗效，选择符合纳入标准的原发性开角型青光眼患者共30例(60只眼)，比较患者服用夏枯草膏前后的视力、眼压、视野及临床症状。结果：服用夏枯草膏前后患者的视力差异没有显著性($P>0.05$)；眼压及视野平均光敏感度(MS)和平均缺损(MD)的改变差异有显著性($P<0.05$)；多数患者的临床症状有明显改善。研究表明夏枯草膏对于治疗原发性开角型青光眼有一定的临床疗效，作用机制有待进一步研究。

14. 川芎嗪对眼压控制下原发性开角型青光眼患者视功能和视网膜血循环的影响 张氏等探讨川芎嗪对控制在目标眼压范围的原发性开角型青光眼患者视功能的保护作用，对治疗组用川芎嗪注射液静脉点滴，对照组口服尼莫地平片，两组各30例，治疗前后进行视力、眼压、眼底和视野、共焦激光视网膜断层扫描、焦激光视网膜多普勒血流等检查。结果两组治疗前后的视力改善均无统计学意义($P>0.05$)；治疗组治疗前后视野平均光敏感度($P<0.05$)、视野平均缺损($P<0.05$)和视野丢失方差($P<0.05$)的改善均有统计学意义；对照组对视野平均光敏感度($P<0.05$)的改善有统计学意义；视野平均缺损和视野丢失方差的改善没有统计学意义；治疗组对视盘筛板区血管容量($P<0.05$)的改善有统计学意义，对照组($P>0.05$)对视盘筛板区血管容量的改善没有统计学意义；治疗组($P>0.05$)与对照组($P>0.05$)治疗前后对视盘筛板区血流量的改善没有统计学意义；治疗组($P<0.05$)与对照组($P<0.05$)治疗前后对视盘筛板区红细胞移动速率的改善均有统计学意义。研究表明：川芎嗪可以改善眼压控制后青光眼患者的视野平均敏感度、视野平均缺损和视野丢失方差，尼莫地平可以改善眼压控制后青光眼患者的视野平均敏感度，川芎嗪可以改善眼压控制后青光眼患者的视盘筛板区血管容量，川芎嗪和尼莫地平可以改善眼压控制后青光眼患者的视盘筛板区红细胞移动速率。

第三节 睫状环阻滞性青光眼

【概说】

睫状环阻滞性青光眼是指睫状环小而晶珠过大，睫状环与晶珠之间间隙狭窄，造成神水流通阻滞引起的青光眼。多发生在青光眼术后，长期使用缩瞳剂亦可引发本病。除眼压升高外，前房极度变浅或消失是其特征。用一般抗青光眼药物及手术治疗均无效。治疗不当，常可导致失明，故曾称之为“恶性青光眼”。

【病因病机】

素有头风痰火，肝胆火旺，风火上攻；或已患绿风内障，复因手术创伤，脉络受损，组织肿胀，气血瘀滞，眼孔不通，玄府闭塞，神水瘀积珠内而成本病。

【临床表现】

患有绿风内障，手术前眼压增高，很难用药物控制，手术后头目胀痛不减，反而加剧，前房消失，眼压持续升高，可发生在手术后数小时、数日或数月。本病为双眼病，一眼发生后，另一眼做青光眼手术或点缩瞳剂亦可发生。

【诊断依据】

1. 本病常发生于小眼球、小角膜、前房浅、睫状环小、晶体过大的患者。
2. 常发生于抗青光眼术后或长期使用缩瞳剂之后。
3. 眼压持续增高。
4. 前房极浅或消失，黄仁与黑睛相贴。

5. 点缩瞳剂及一般抗青光眼手术无效。

【鉴别诊断】

本病与一般绿风内障不同。绿风内障多发生于老年女性，前房周边部变浅而轴部一般仅中度变浅，双眼前房深度相同，应用缩瞳剂可使眼压下降。睫状环阻滞性青光眼可发生于任何年龄，前房轴部及周边部普遍变浅，另一眼前房可以正常，用缩瞳剂治疗无效，甚至恶化，而使用散瞳睫状肌麻痹剂可使眼压下降。

【辨证论治】

本病主要表现为眼压持续不降的实证，风火痰浊上壅，眼孔闭塞不通，神水瘀积珠内。应当中西医结合紧急救治，若药物治疗无效，只能进行手术。

主证　青光眼术后或点缩瞳剂后，骤然发病，头目疼痛加剧，眼胀欲脱，头痛如劈，恶心呕吐，白睛混赤，黑睛雾状水肿，眼珠胀硬，眼压增高，持续不降，便秘尿赤，舌红苔黄，脉弦数。

分析　平素肝胆火旺，火盛生风，风火攻目，故骤然发作，头目剧痛，白睛混赤。手术创伤，组织肿胀，眼孔不通，玄府闭塞，神水瘀积，故眼珠胀硬，眼压持续增高。气机不利，胃失和降，则恶心呕吐。便秘尿赤，舌红苔黄，脉弦数皆肝火之征。

治法　清肝息风，利水化瘀。

方药　绿风羚羊饮加减：羚羊角粉（冲服）0.5g，知母 10g，黄芩 10g，大黄 10g，茯苓 20g，车前子（包煎）15g，玄参 10g，桔梗 10g，防风 10g，细辛 3g，泽兰 10g，赤芍 10g。

【其他治疗】

1. 西药治疗　一旦发现本病，应迅速滴用睫状肌麻痹散瞳剂阿托品液，并用全身降眼压药，如口服乙酰唑胺，快速静脉点滴甘露醇等。

2. 手术治疗　可行玻璃体积液抽出术（从睫状体平部作一巩膜切口，用一 18 号针头插入玻璃体腔，抽出积液 1～1.5ml，使前房加深，术后再点睫状肌麻痹剂）。必要时将晶体摘除。

【转归预后】

本病用一般药物及手术治疗难以见效，预后较差，治疗不当，常致失明。

【调护要点】

本病局部点用睫状肌麻痹剂，若误点缩瞳剂会加重病情，与一般青光眼局部用药相反，需特别注意。

【预防要点】

1. 对具有小眼球、小角膜、前房浅、房角窄，用药物不能控制眼压的绿风内障，或另一眼曾发生过睫状环阻滞性青光眼的患者，应提高警惕，不要轻易施行降眼压手术。

2. 对绿风内障，手术前应尽量用药物降低眼压，手术中勿使神水流出过猛，术后应滴散瞳剂，直至前房恢复为止。

第四节　青光眼睫状体炎综合征

【概说】

青光眼睫状体炎综合征是指有反复发作性眼压升高的青光眼表现，同时伴有角膜后沉着物的睫状体炎症状的眼病。本病为常见的继发性青光眼。多发生于青壮年，常为单眼，偶有双眼发病者。反复发作，但可自行消失，预后较好。

【病因病机】

本病的发生与机体气血津液的运行输布失常有关。肝的疏泄功能关系着整个人体气机的通畅，脾的运化对水湿津液的代谢至关重要。

1. 肝主疏泄，性喜条达，肝郁气滞，气滞血瘀，神水瘀积。

2. 肝木犯脾，脾失健运，水湿不化，湿聚为痰，痰郁化热，玄府不通，神水滞留而成本病。

【临床表现】

自觉视物模糊，雾视，虹视，眼胀不适。检视眼部，有青光眼表现，眼压中度升高，通常为5.3～8kPa，瞳神轻度散大，对光反应存在。又有睫状体炎表现，抱轮微红，黑睛后壁有数量不多、大小不等的灰白色沉着物。神水中偶见浮游物。反复发作，发作数日后多可自行缓解。虽然反复发作，但绝无黄仁后粘连，也无瞳神缩小，这与一般虹膜睫状体炎不同。一般没有视乳头凹陷及视野缺损等视功能损害，这一点与一般原发性青光眼也不同。

【诊断依据】

1. 自觉症状轻，视物模糊，眼胀不适，无头目剧痛。

2. 眼压中度升高，前房不浅，房角开放，眼压升高与自觉症状不成比例。

3. 黑睛后壁有数量不多、大小不等的灰白色沉着物，大的如油脂状。

4. 虽反复发作，但不发生黄仁后粘连，亦不发生视乳头凹陷及视野缺损。

【辨证论治】

本病不宜手术，宜药物治疗。气滞血瘀者，当疏肝理气，化瘀利水；痰湿上浮者，宜化湿祛痰。除整体调理外，可结合局部点药。

1. 气滞血瘀

主证　眼胀不适，视物模糊，情志不舒，胸胁胀满，烦躁易怒，或月经不调，经前则发，经净而止，舌质紫黯，苔薄白，脉弦涩。

分析　情志不舒，疏泄失职，气机郁滞，故胸胁胀满，烦躁易怒。妇女临经血欲下达，气滞血瘀，脉络阻遏，行而不畅，故经前易发，经净则止。津血同源，血行不利，津液停滞珠内，故眼胀不适，视物模糊。舌脉为气血瘀滞之征。

治法　行气活血利水。

方药　逍遥散加减：柴胡10g，当归10g，白芍10g，白术15g，茯苓15g，赤芍10g，川芎10g，丹参15g，葛根15g，泽兰10g，车前子15g，益母草15g。若抱轮红赤明显者，加丹皮、栀子、夏枯草以清肝火。

2. 痰火上泛

主证　目胀头重，视物不清，黑睛后有较大灰白色沉着物，胸闷纳少，舌苔黄腻，脉滑。

分析　脾失健运，水湿不化，气机不利，故胸闷纳少。痰湿上泛，蒙蔽清窍，故目胀头重，视物不清。痰湿停滞珠内，故见黑睛内沉着物。苔黄腻、脉滑为痰火之象。

治法　清热化痰。

方药　黄连温胆汤加减：法半夏10g，陈皮10g，茯苓15g，黄连10g，竹茹10g，泽泻10g，猪苓10g，甘草6g。

【其他治疗】

局部可滴0.5%醋酸可的松眼药水，每日4次。

【转归预后】

本病虽反复发作，多可自行缓解，预后较好。

【调护要点】

少用眼，勿过劳，饮食宜清淡，少食辛辣肥甘厚味，以免化火生痰。本症与一般青光眼不同，不宜点缩瞳剂。

【现代研究】

1. 辨证治疗青光眼睫状体炎综合征　柏氏辨证分型治疗本病77例，痰火型49例，药用海螵蛸、茜草、酒炒栀子、青葙子、车前子、飞滑石、酒炒当归、茺蔚子、菊花、甘草梢。痰湿型28例，以二陈汤加减：半夏、陈皮、茯苓、甘草、车前子、酸枣仁等。单用中药治疗，平均治疗4个月，即中止复发。

2. 复方加减治疗青光眼睫状体炎综合征　袁氏用桃红四物与五苓散加减：当归、赤芍、川芎、生地、桃仁、红花、茯苓、丹皮、车前子、泽泻、地肤子、薏苡仁，结合0.5%可的松滴眼，治疗本病14例17只眼，全部治愈。观察6个月～1年，仅1例复发。

3. 平肝滋阴活血利水治疗青光眼睫状体炎综合征　刘氏用石决明、白芍、赤芍、茺蔚子、生地、泽泻、茯苓、车前子、苦参等，治疗本病23例，取得显著疗效。降低眼压、减少角膜后沉着物均有效。

第五节　新生血管性青光眼

【概说】

新生血管性青光眼是指虹膜和小梁表面有新生的纤维血管膜，进而使房角粘连所造成的青光眼。因新生血管容易破裂，反复发生前房出血，故又名出血性青光眼。本病疼痛剧烈，顽固难愈，常导致失明。

本病以虹膜新生血管（虹膜红变）为重要特征，眼珠胀硬，剧烈疼痛，与五风内障的乌风内障相似。《医宗金鉴·眼科心法要诀》指出："乌风者，初病亦与绿风之证不异，但头痛而不旋晕，眼前常见乌花，日久瞳变乌带浑红之色。"

【病因病机】

气滞血瘀，脉络瘀阻，玄府闭塞，神水瘀积，不通则痛，瘀滞生风，发为本病。

【临床表现】

本病疼痛异常剧烈，眼胀欲脱，头痛如劈，眼珠胀硬，白睛紫赤，黑睛水肿，雾状不清，黄仁变红，黄仁及房角有新生赤脉，瞳神散大，展缩失灵。若新生赤脉破裂，可反复发生血灌瞳神。

【诊断依据】

1. 本病常继发于一些视网膜血管疾病，如增生型糖尿病性视网膜病变，完全性视网膜中央静脉阻塞，或视网膜中央动脉阻塞。

2. 黄仁表面有新生赤脉（虹膜红变）。

3. 房角周边粘连，并有新生赤脉。

4. 眼压增高，瞳神散大。

5. 头目剧烈疼痛。

【鉴别诊断】

1. 与外伤出血引起的青光眼鉴别　外伤造成前房或玻璃体积血，出血量多，房角小梁间隙被血液残渣、溶解的红细胞及变性细胞所阻塞,引起眼压增高。

2. 与原发性青光眼鉴别 原发性开角型青光眼容易发生视网膜中央静脉阻塞,因为高眼压使中央静脉在筛板区受压而血流障碍,易促使血栓形成。青光眼与视网膜中央静脉阻塞的因果关系容易混淆。

新生血管性青光眼与以上两症区别的关键在于仔细检查虹膜及房角,具有虹膜新生血管及房角粘连者方可诊断为新生血管性青光眼。不能把有视网膜中央静脉阻塞又有高眼压者一概诊为新生血管性青光眼而遗漏原发开角型青光眼。

【辨证论治】

本症由瘀滞而化火生风,风火为标,瘀滞为本。急则治标,当风火正盛时,以息风清肝为主;缓则治本,当病情缓解后,以活血化瘀为主,血行风自息也。

1. 风火上攻

主证 眼胀欲脱,头痛如劈,眼珠胀硬,瞳神散大,黄仁变红,白睛紫赤,黑睛水肿,舌红苔黄,脉弦。

分析 瘀滞不通,化火生风,故头目剧痛。玄府闭塞,神水瘀积,故眼珠胀硬,瞳神散大。黄仁密布新生赤脉则黄仁变红。舌脉为肝火之征。

治法 平肝息风,活血清热。

方药 羚羊角饮子加减:羚羊角屑(冲)0.5g,赤芍 10g,川芎 10g,防风 10g,细辛 3g,黄芩 10g,黄连 6g,大黄 10g,甘草 6g。

2. 气滞血瘀

主证 眼底出血,久不吸收,静脉怒张迂曲,时断时续,动脉狭细。眼胀头痛,眼珠胀硬,黄仁乌红,舌质紫黯,脉象弦数。

分析 离经之血,久不吸收,为瘀血滞留。脉络阻塞,气血不得流通,故静脉怒张迂曲,时断时续,动脉狭细。黄仁新生赤脉,故黄仁变为乌红色。脉络不通,神水瘀滞,不通则痛,瘀滞生风,故眼胀头痛,眼珠胀硬,瞳神散大。舌脉均为气血瘀滞之象。

治法 活血化瘀,利水平肝。

方药 血府逐瘀汤加减:柴胡 10g,桃仁 10g,红花 10g,生地 15g,当归 10g,赤芍 10g,川芎 10g,牛膝 10g,泽兰 10g,三七粉(冲)3g,石决明 20g,车前子(包煎)10g。前房有新鲜出血者去桃仁、红花、川芎,加大黄、黄芩、大蓟、小蓟以凉血止血。

【其他治法】

1. 为降低眼压可口服减少房水生成剂乙酰唑胺。

2. 可采用睫状体冷冻术或房角激光凝固术,部分患者眼压可得到控制。

【转归预后】

常用的抗青光眼药物及手术疗效均差,多导致失明。失明后仍疼痛难忍者,往往摘除眼球。

【调护要点】

由于本病疼痛难忍,治疗困难,预后不良,医护人员要多安慰患者,患者要积极配合治疗,既来之则安之,任何急躁、悲观都无助于病情的好转。

【预防要点】

患视网膜中央静脉阻塞、糖尿病性视网膜病变者,当虹膜出现新生血管时,应用全视网膜激光凝固术,可以防止本病发生。另外,中医中药辨证治疗视网膜中央静脉阻塞,防止继发青光眼,可能是一个有效途径。

【现代研究】

1. 中药活血化瘀平肝息风治疗新生血管性青光眼 罗氏用中药治疗出血性青光眼12例,均系不愿摘除眼球而要求中药治疗者,原发病8例为视网膜中央静脉阻塞,1例为汉-许-克病,3例为眼外伤。本组病例除具有青光眼的一般改变外,尚有虹膜新生血管、房角周边粘连及玻璃体积血,眼底不能窥入等。其中10例用血府逐瘀汤,1例用息风丸,1例用石决明散加减治疗,结果12例中11例眼压恢复正常,但视力多不能恢复。

2. 手术治疗新生血管性青光眼 金氏用睫状体扁平部造瘘术治疗新生血管性青光眼。方法:表面麻醉、球后麻醉后作结膜瓣,于距角膜缘3mm处作5mm×4mm巩膜瓣,为巩膜厚度的1/2,于距角膜缘5~6mm处切除3mm×3mm巩膜瓣下层的巩膜。用针尖状电极烧灼露出的睫状体扁平部做成瘘道。最后做玻璃体次全切除,展平巩膜瓣,缝合巩膜切口。治疗5例5只眼,达到解除痛苦,保留眼球的疗效。

第六节 先天性青光眼

【概说】

先天性青光眼是一种因前房角组织发育异常,阻碍了房水排出所致的眼病,一般分为婴幼儿型青光眼及青少年型青光眼。部分患者有家族遗传史,多为双眼发病,男女之比大约为2∶1。

【病因病机】

本病多由于先天禀赋不足,眼部发育异常,肝肾阴虚,肝阳上亢,或肾虚不能化气行水,眼孔不通,神水瘀积所致。

【临床表现】

若为婴幼儿,90%在1岁时即出现症状,早期多有流泪羞明,眼睑难睁。黑睛及眼珠不断扩大,故有水眼之称,这是先天性青光眼的主要特征。病久黑睛混浊,后壁有皱褶,瞳神散大,指触眼珠较硬。眼底视乳头凹陷扩大。

若为青少年,其表现与青风内障相似,症状隐蔽,病久可有视乳头凹陷萎缩及视野缺损。

【诊断依据】

1. 婴幼儿黑睛、眼珠较同年龄者扩大,即为水眼。
2. 怕光流泪,眼睑难睁。
3. 眼压增高。
4. 前房角发育异常。
5. 视乳头凹陷萎缩及视野缺损。

【辨证论治】

除药物治疗外,多结合手术。

1. 阴虚阳亢

主证 黑睛及眼珠变大,眼目胀痛,多泪羞明,烦躁面红,舌红少苔,脉弦细。

分析 先天不足,肝肾阴虚,肝阳上亢,故头目胀痛,烦躁面红。玄府不通,神水滞留,眼压升高,小儿珠壁薄弱,故眼睛胀大。风热外袭,故羞明流泪。舌脉为肝肾阴虚之征。

治法 滋阴潜阳

方药　阿胶鸡子黄汤加减：阿胶 10g，鸡子黄（兑服）1 枚，熟地黄 10g，石决明 12g，钩藤 10g，白芍药 10g，车前子 10g。眼压较高加羚羊角粉以平肝息风。

2. 肝肾虚弱

主证　患儿双眼黑睛及眼珠胀大，目昏少神，瞳神稍大，眼底视乳头凹陷扩大加深，腰腿酸软，脉沉细。

分析　肾气虚弱，不能化气行水，神水瘀滞，眼内压力升高，小儿眼珠外壁薄弱，故眼睛逐渐胀大，眼底视乳头凹陷逐渐扩大加深。先天禀赋不足，精血亏虚，目失荣养，故目昏少神，瞳神稍大。腰为肾之府，骨为肾所主，肾虚则腰膝酸软。

治法　补益肝肾。

方药　补肾丸加减：磁石 10g，菟丝子 6g，五味子 6g，枸杞子 6g，车前子 6g，茺蔚子 6g，覆盆子 6g，熟地黄 10g，山药 10g，肉苁蓉 6g，泽泻 6g。

【其他治疗】

1. 0.05%～1%丁公藤碱滴眼液，每日 4 次滴眼，或 0.5%噻吗洛尔滴眼液，每日 2 次滴眼。

2. 房角小梁切开术或其他滤过性手术。

【转归预后】

先天性青光眼药物治疗效果多不满意。婴幼儿青光眼由于患儿不能诉说，家长误以为大眼睛不是病不能及时发现，因而治疗较晚。虽经治疗，视力也往往受到影响。

【调护要点】

参见青风内障。

（李清文　彭清华）

主要参考文献

1. 中山医学院眼科．中西医综合治疗急性充血性青光眼初步报告．广东中医，1962，(3)：18
2. 周文炳．临床青光眼．北京：人民卫生出版社，1982，3
3. 张健．原发性青光眼 240 例的辨证论治，中医杂志，1983，(1)：34
4. 姚芳蔚．原发性青光眼证治小结．上海中医药杂志，1985，(6)：25
5. 彭清华．从肝论治原发性青光眼．江苏中医，1990，(10)：6
6. 李纪源．中药"绿风安"治疗 37 例青光眼临床观察，河南中医，1983，(4)：33
7. 中山医学院附院眼科．中医眼科局部用药的研究．上海中医药杂志，1987，(7)：48
8. 黄叔仁．针刺行间对原发性青光眼眼压影响的研究．中医杂志，1963，(8)：19
9. 金瑛．手法治疗青光眼．江西中医药，1982，(3)：54
10. 彭清华．原发性闭角型青光眼患者血液流变学和血液中血栓素、前列腺素的改变．中国中医眼科杂志，1996，(2)：80
11. 陆南山．中西医结合治疗慢性单纯性青光眼疗效初步观察．新医学，1977，(3)：114
12. 石守礼．泻肝解郁汤治疗青光眼．新中医，1986，(10)：29
13. 贺义恒．青光眼四号对原发性开角型青光眼降眼压的临床研究．中国中医眼科杂志，1994，(1)：15
14. 黄庆山．益气活血法治疗慢性单纯性青光眼临床研究．中国中医眼科杂志，1994，(2)：78
15. 刘绮霞．浅谈活血化瘀治则在治疗青光眼中的应用．中西医结合眼科，1985，(4)：33
16. 蒋幼芹．中药制剂治疗中期和晚期青光眼的探讨．中草药杂志，1980，(12)：553
17. 周文炳．丁公藤碱治疗青光眼的初步报告．中华眼科杂志，1981，(2)：65
18. 徐新荣．葛根素对慢性高眼压兔眼视神经轴浆流影响的实验研究．中国中医眼科杂志，1997，(1)：3

19. 王永兴．针刺肝经区穴对青光眼降压作用的探讨．中西医结合眼科．1983,(3):61

20. 周文炳．青光眼四十年回顾与进展．中华眼科杂志,1992,(1):30

21. 柏超然．青光眼睫状体炎综合征 77 例的辨证论治．上海中医药杂志,1980,(1):26

22. 袁士超．青光眼睫状体炎综合征 44 例临床分析．中国中医眼科杂志,1993,(3):165

23. 刘风华．中医中药治疗青光眼睫状体炎综合征 23 例报告．中西医结合眼科杂志,1981,(1):66

24. 罗国芬．中药治疗出血性青光眼 12 例．成都中医学院资料选编眼科专辑,1981,(14):63

25. 金威尔．睫状体扁平部造瘘术治疗新生血管性青光眼的初步观察．中国中医眼科杂志,1994,(3):145

26. 彭清华,朱文锋,罗萍．原发性闭角型青光眼血瘀水停病理的研究．湖南中医药导报,2000,6(9):16-18

27. 彭清华,罗萍,李传课,等．青光安颗粒剂治疗抗青光眼手术后患者作用的临床研究．中国中医眼科杂志,1997,7(3):151-154

28. 项敏泓,钟一声,张兴儒．灯盏细辛对眼压已控制青光眼患者视野的保护作用．国际眼科杂志,2006,6(4):806-809

29. 李蓓,郑燕林,刘文舟．复明片治疗原发性开角型青光眼视功能损害的疗效研究．国际眼科杂志,2007,7(1):269-273

30. 刘中．中药刺五加注射液对原发性青光眼视力视野保护的疗效．广东医学院学报,2001,19(3):211

31. 苏航,姚德金．夏枯草膏治疗原发性开角型青光眼的临床观察．中国中医眼科杂志,2007,17(5):252-254

32. 张丽霞,李静贞,高健生,等．川芎嗪对眼压控制下原发性开角型青光眼患者视功能和视网膜血循环的影响．中国中医眼科杂志,2006,16(3):129-132

第八章

晶状体病

晶状体，简称晶体，中医称为晶珠，又名黄精或睛珠。位于眼内黄仁之后，神膏之前，正对瞳神圆孔，为一扁圆形双凸面弹性透明体，状似水晶围棋子，是保证眼内神光发越的重要组织。晶珠具有折光作用，并能凭本身的弹性而调节折光。随着年龄的增长，晶珠的弹性降低，调节作用也随之减弱。晶珠疾病，主要有两类：一类是晶珠失去透明而产生混浊，现称为白内障；另一类是晶珠离开正常位置，现称为晶体脱位。这两类均可引起严重的视力障碍，特别是白内障，它是眼科常见病和主要致盲性疾病。根据病因、发生年龄、发展速度、晶体混浊程度和部位及形态等，可进行不同的分类。本章主要介绍几种常见的晶状体混浊性疾病。

第一节　圆翳内障

【概说】

老年晶珠混浊，视力渐降，最终瞳神内呈圆形银白色翳障而高度视力障碍的眼病，称为圆翳内障。本病多发于50岁以上的老年人，临证较为多见，常呈双侧性，但两眼的发生及发展并不一定一致，先后快慢可相差数月甚至数年。历代眼科文献所载与本病类同者计十余种之多，如浮翳、沉翳、滑翳、枣花翳、黄心白翳、如银内障等。其名虽异，实际均指睛珠混浊，只是病变之阶段、程度、部位、颜色有所差别而已。本病翳定障老时，经手术治疗可以恢复一定视力。

圆翳内障一名，首见于《秘传眼科龙木论》，但关于本病的证治，以《外台秘要》的记载最早。该书“出眼疾候”说：“眼无所因起，忽然膜膜，不痛不痒，渐渐不明，久历年岁，遂致失明。令观容状，眼形不异，唯正当眼中小珠子里，乃有其障，作青白色，虽不辨物，犹知明暗之光，知昼知夜。如此之者，名作脑流青盲眼。未患时，忽觉眼前时见飞蝇黑子，逐眼上下来去，此宜用金篦决（注：金篦，即金针；决，开通之意。金篦决，按文义指用金针拨开内障）。一针之后，豁然开云而见白日。”因古人误以为本病是因脑脂流下结成内障而失明，故称为脑流青盲眼。其中所说的金篦决内障，则是中医文献对眼科金针拨内障手术的最早记载。此后，《龙树菩萨眼论》也有类似记载，说：“眼不痒不痛，端然渐渐不明，遂即失明，眼形不异，唯瞳人里有隐隐青白色，虽不辨人物，犹见三光者，名曰内障。”还解释说：“古方名清盲，非盲，今见其有翳如浆水色者是。瞳人岂得清盲者，以清净为义耳。”并指出：“若翳状已成，非汤药所及，徒施千方，亦无一效，唯用金针拨之，如拨云见日。”到了《秘传眼科龙木论》，对本病的认识已经比较全面。该书在“圆翳内障”中说：“凡眼初患之时，眼前多见蝇飞花发，垂蟢（注：蟢，音xǐ；通称蟢子或喜蛛，为蜘蛛的一种，身体细长，脚很少，暗褐色），薄烟轻雾，渐渐加重；不痛不痒，渐渐失明，眼与不患相似，且不辨人物，惟睹三光。患者不觉，先从一眼先患，向后相牵俱损。此是脑脂流下，肝风上冲。玉翳青白，瞳人端正，阳看则小，阴看则大，其眼须针，然后服药。”将本病的自觉症状作了详细生动的描述，而且把检查所见和手术指征记载得十分明白。该书还最早记载了与本病相类的冰翳、浮翳、沉翳、滑翳、涩翳、横翳、散翳、枣花翳、偃月翳、白翳黄心、黑水凝翳、胎患等十余种内障，其病名虽不相同，实则均为晶珠混浊，只是发病的病因及病变的阶段、程度、部位、颜色有所差别而已。因此，后来《目经大成·内障》说：“障在睛内，犹悬布幔于纸窗之上，外人安知其蔽而不明也。初起目昏，次视惑，次妄见，甚乃成翳，色白或微黄，或粉青，状如星，如枣花，如半月，如剑脊，如水银之走，如膏脂之凝，如油之滴水中，如冰之冻杯内，名曰圆、曰横、曰滑、曰涩、曰浮、曰沉、曰破散、曰浓厚，先生一目，向后俱有。”该书作者黄庭镜，对内障的手术治疗很有研究，指出：“目不赤痛，左右并无头风，瞳子不欹不侧，阳看能小，阴看能大，年未过六十，过六十而矍铄，知昼夜，见影动，皆可针拨，反此者不能。”并在《审视瑶函·内障》所载拨内障八法的基础上作了进一步的阐述，而且将八个操作步骤依次以审机、点睛、射覆、探骊、扰海、捲帘、圆镜、完璧命名。

总之，圆翳内障主要见于老年患者，对其治疗，历代眼科文献都认为药物仅在早期有效，若病久翳成，能见三光者，则宜采用手术治疗。

本节主要讨论老年人眼无赤痛，晶珠逐渐混浊，视力缓降至不辨人物的内障眼病，相当于西医学之老年性白内障。

【病因病机】

多因年老体衰，肝肾两亏，精血不足，或脾肾阳虚，或气血两虚，或脾虚湿热等，精气不能上荣于目，晶珠失养所致。

【临床表现】

本病初起，眼无红肿疼痛，仅自觉视物微昏，或眼前有位置固定的点状、条状或圆盘状阴影；或视近尚清，视远昏朦；或明处视朦，暗处视清；或明处视清，暗处视朦；或视灯光、明月如有数个。昏朦日进，则渐降至不辨人物，只见手动，甚至仅存光感。

检察瞳神，圆整无缺，展缩自如。初起之时，晶珠混浊多出现于边缘，状如枣花锯齿，视力多无明显影响(图 3-8-1)。继则晶珠灰白肿胀，如油脂浮于水面，用电筒侧照时，可见黄仁的阴影呈新月形投射于晶珠表面。最终晶珠完全混浊，色白圆整，用电筒侧照时，黄仁的阴影消失。此时为翳定障老，正宜手术治疗。否则，日久晶珠逐渐缩小，翳如冰棱而下沉。如果晶珠混浊从核心开始，逐渐向周围扩散，其颜色多由棕黄变为棕红，甚至可成棕黑色。

【诊断依据】

1. 视物模糊，逐渐加重，渐至不辨人物，仅存光感。无眼红、眼痛、流泪等症。

2. 裂隙灯检查见晶状体混浊。皮质性老年性白内障分为四期：

(1)初发期：皮质中出现水隙、空泡和板层分离，周边部皮质首先可见楔状混浊，逐渐向中央进展。

(2)膨胀期：晶状体混浊加重，饱满，前房变浅。

(3)成熟期：晶状体全部混浊，虹膜投影阴性，前房恢复正常。

(4)过熟期：晶状体皮质混浊呈液化状乳白色，核下沉，前房加深。

老年性核性白内障，混浊从核开始，呈棕色混浊，向周围发展，早期即可明显影响视力。

【鉴别诊断】

本病早期(属核性白内障者)须注意与年老晶状体核硬化鉴别。圆翳内障散瞳作眼底彻照检查时，在红光反射的背景上可见暗淡的盘状阴影，而核硬化者则无。

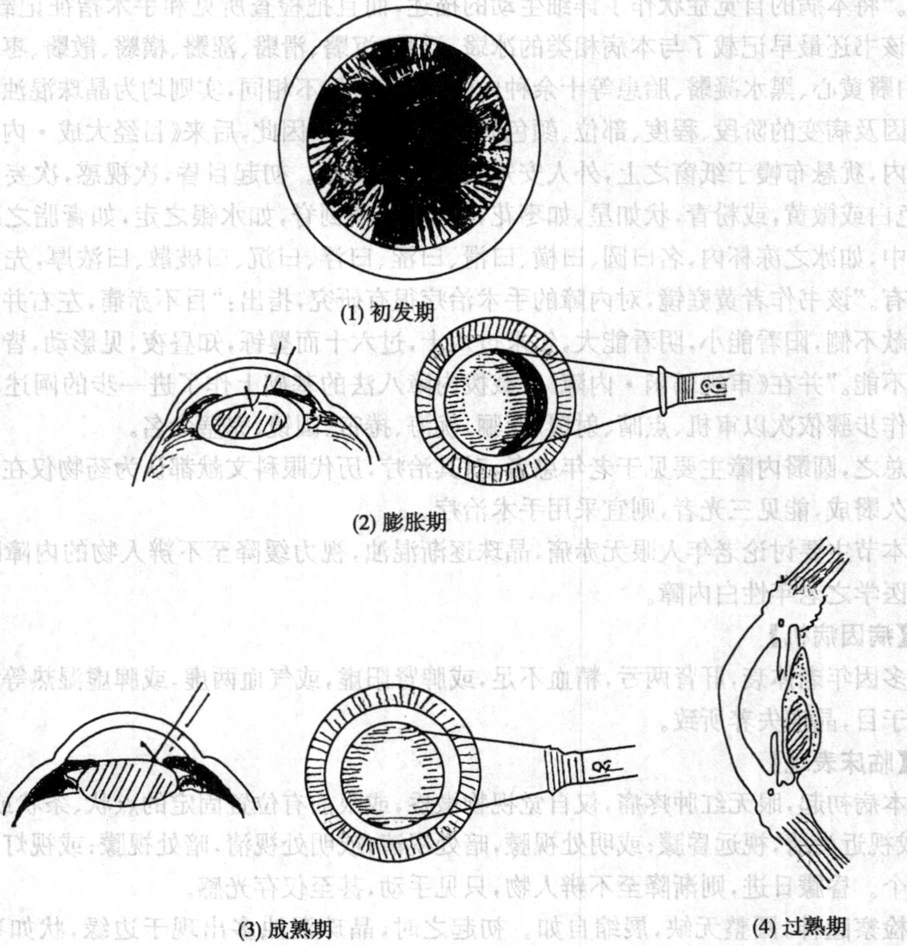

图 3-8-1　圆翳内障

【辨证论治】

本病病程漫长，药物治疗适用于早期，若晶珠灰白混浊，已明显障碍视力，则药物难以奏效，应进行手术治疗。

1. 肝肾阴虚

主证　晶珠混浊，视物昏朦，头晕耳鸣，腰膝酸软。舌红，苔薄，脉细。

分析　肝肾阴虚，精血不足，目窍失养，晶珠渐混则视物昏朦；肾主骨，肾藏精，精生髓，诸髓属脑，肝肾阴虚，脑髓、骨骼失养，故头晕耳鸣，腰膝酸软。舌红，苔薄，脉细为阴虚所致。

治法　滋补肝肾。

方药　杞菊地黄丸加减：枸杞子 15g，菊花 10g，熟地黄 10g，怀山药 10g，山萸肉 10g，泽泻 10g，牡丹皮 10g，茯苓 10g，杜仲 10g。若精血亏甚者，可加菟丝子 10g，楮实子 10g，当归 12g，白芍 15g 补益精血。

2. 脾肾阳虚

主证　晶珠混浊，视物昏朦，形寒肢冷，面色㿠白，喜热恶冷，大便溏薄，小便清长。舌质淡，苔薄，脉沉细。

分析　肾阳虚衰，脾失健运，精气不能上贯于目，晶珠失养，渐变混浊，故视物昏朦；脾肾阳虚，不能温养形体，故形寒肢冷，面色㿠白，喜热恶冷；阳虚不能运化水湿，水湿下注故小便清长；脾肾阳虚，水谷不得腐熟运化，故大便溏薄。舌质淡，苔薄，脉沉细均为脾肾阳虚之征。

治法 温补脾肾。

方药 右归饮加减：熟地黄10g，山药10g，枸杞子15g，杜仲10g，山萸肉10g，肉桂6g，制附子8g，黄芪15g，柴胡10g，炙甘草10g。

3. 气血两虚

主证 晶珠混浊，视物昏花，不耐久视，眉棱骨酸痛，神疲懒言，肢软乏力，舌淡，苔薄，脉细。

分析 气血不足，不能润养于目，晶珠渐变混浊，故视物昏花，不耐久视，眉棱骨酸痛；气血虚少，不足以充养周身，故神疲懒言，肢软乏力；舌淡，苔薄，脉细均为气血亏虚之象。

治法 益气补血。

方药 八珍汤加减：人参10g，茯苓10g，白术10g，熟地黄15g，当归12g，川芎10g，赤芍10g，甘草5g。若心虚惊悸，头晕少寐，则可加远志10g，五味子10g以养心宁神。为了防止过补伤胃，可加枳壳8g以利气和胃。

4. 脾虚湿热

主证 晶珠混浊，干涩昏花，口干不欲饮，舌红，苔黄腻，脉滑数。

分析 脾虚运化失常，湿阻中焦，蕴而化热，湿热上攻于目，目失濡养，故干涩昏花，晶珠混浊。口干不欲饮，舌红，苔黄腻，脉滑数均为脾虚湿热之象。

治法 健脾除热，宽中利湿。

方药 三仁汤加减：杏仁10g，滑石10g，白蔻仁10g，厚朴10g，通草10g，淡竹叶10g，薏苡仁10g，半夏10g。可酌加茯苓15g，白术10g，黄连3g，大腹皮10g，木瓜10g等以增加健脾清热除湿之功。

除上述分证论治外，临床上常根据病情选用成药，以坚持治疗，提高疗效。如目昏兼头晕耳鸣、心悸失眠等症者，为心肾失调、水火不交，可常服磁朱丸，以交通心肾，镇心明目；属元气已伤，肝肾精血两亏，兼阳亢动风者，可常服石斛夜光丸，以益气填精，滋阴平肝明目。

另外，片剂有障眼明片，每次3～5片，每日3次，口服；消朦片，每次3～5片，每日3次，口服。可根据全身脉症选用之。

【其他治疗】

1. 局部点药 可用八宝散，点大眦角或下睑缘内，日3次；或用麝珠明目液、法可灵、吡诺克辛眼药水等滴眼，日3～4次。

2. 针刺治疗 本法仍只适用于早期患者，且宜与内服外点药物配合使用。常用穴为：睛明、球后、攒竹、鱼腰、臂臑、合谷、足三里、三阴交。每日或隔日1次，每次2～3穴，8～10次为1疗程；另可用耳针：取肝、脾、肾、眼等穴，每日1次，10次为1疗程。均用补法。

3. 穴位注射 取合谷、曲池、养老、肝俞、肾俞、三阴交、足三里、翳明等，每次2～3穴，每穴注射维生素C 0.5ml，每日或隔日1次，交替轮取，10次为1疗程。

4. 西药治疗 可口服维生素C，每次0.2～0.4g，每日3次；口服维生素E，每次5～15mg，每日3次。

5. 手术治疗 白内障手术是治疗白内障的主要手段及有效方法。近代白内障手术发展很快，尤其是近半个世纪以来，由于手术显微镜、显微手术器械及人工晶状体的不断改进和广泛应用，显微手术技术的进步，白内障手术有了质的飞跃，取得了重大进展。

(1)手术适应证

1)视力原因:当白内障引起视力下降影响工作、学习和生活时,即可手术治疗。由于不同的患者对视力有明显不同的需求,因此很难确定一个视力标准作为白内障手术的适应证。一般矫正视力低于0.3时,该眼就属于低视力眼,即可进行手术治疗。无论何时决定施行白内障手术,应当充分考虑患者的利益和医疗单位具有的技术条件。

2)医疗原因:因白内障引起眼部其他病变,如晶状体源性青光眼时,或影响其他眼病,如糖尿病视网膜病变等的治疗时,应当施行白内障手术。

3)美容原因:虽然患眼已丧失视力,但成熟或过熟的白内障使瞳孔区变成白色影响外观时,也可以考虑施行白内障手术。

(2)术前检查

1)视功能检查:对于成熟期白内障,应检查光感、光定位和色觉。对于未成熟期白内障,应检查裸眼和矫正远近视力。

2)测量眼压:了解是否合并有青光眼。

3)检查眼前段:应用裂隙灯显微镜检查角膜和虹膜。必要时应当检查角膜内皮细胞数。

4)检查晶状体混浊情况:散大瞳孔后应用裂隙灯显微镜检查晶状体混浊情况,特别注意晶状体核的颜色。核由软变硬的过程中伴随着颜色的变化,颜色越深,核就越硬。评价晶状体核硬度对于选择白内障手术方式有重要意义。临床上常用的是Emery核硬度分级标准,根据晶状体核的颜色将核硬度分为5级:Ⅰ级:晶状体透明,无核,软性。Ⅱ级:晶状体核呈黄白色或黄色,核软。Ⅲ级:晶状体核呈深黄色,中等硬度核。Ⅳ级:晶状体核呈棕色或琥珀色,硬核。Ⅴ级:晶状体核呈棕褐色或黑色,极硬核。

5)了解眼后段的情况:作眼部B超等检查,尽可能地了解眼后段的情况,以便判断术后恢复情况。

6)测量和计算:测量角膜曲率和眼轴长度,计算人工晶状体的度数。

7)了解全身情况:排除影响手术的严重疾病:①高血压患者:应当将血压控制在正常或接近正常范围;②糖尿病患者:将血糖控制在8.3mmol/L(150mg%)以下;③进行心电图、胸部X线片和肝功能等检查,排除严重的心、肺和肝脏疾病;④作血、尿常规及出、凝血时间检查。

(3)术前准备:术眼点用抗感染药物滴眼剂2~3日,3~4次/d。如果需要紧急手术,至少在术前6小时点用抗生素眼药水,每半小时1次。术前冲洗结膜囊和泪道,尽量扩大瞳孔。

(4)手术方法

1)白内障超声乳化吸除术:采用角巩膜小切口进行手术,应用超声乳化仪将硬的晶状体核粉碎成乳糜状后吸出。具有手术切口小,伤口愈合快,视力恢复迅速等优点。

操作方法:开睑器开睑。做角膜缘内透明切口或角巩膜切口进入前房,切口宽约3mm。于3点钟位角膜缘穿刺前房,以供左手持器械进入前房操作。向前房内注入黏弹剂,以连续环行撕囊法截晶状体前囊膜,大小为5mm左右。以注水针头自前囊膜下注入平衡盐水,进行囊下水分离术,使晶状体囊膜与囊膜下皮质分离,并进行层间分离术,使晶状体核从包绕的皮质中充分游离。将超声乳化头从角膜或角巩膜切口伸入前房内,以表面蚀刻、原位碎核、刻槽分块清除、拦截劈核、乳化、劈裂等技术,将晶状体核粉碎吸除。换灌吸手柄,吸除晶状体皮质。前房及晶状体囊袋内注入黏弹剂,植入人工晶状体。如植入折叠式人工晶状体,无需扩大切口;如植入硬性人工晶状体,则需扩大角巩缘切口。吸除前房内黏弹剂。检查角膜或角巩膜切口是否渗漏。如有渗漏，则应缝合。球结膜下注射抗生素和糖皮质激素，涂抗生素眼膏后遮盖。

2)激光乳化白内障吸除术：是新近发展起来的一项手术技术，应用激光对混浊的晶状体核和皮质进行切割，然后吸除，同时植入人工晶状体。目前已有 Nd：YAG 激光、Nd：YLF 激光、Er：YAG 激光等激光乳化仪的研制，并已初步应用于临床。与超声乳化相比，具有切口更小、对眼内组织损伤少等优点。但因价格昂贵等因素，目前使用激光乳化仍受到限制。

3)白内障囊外摘除术：术中保留晶状体后囊膜，可以减少眼内结构的扰动，减少玻璃体脱出、视网膜脱离和黄斑囊样水肿等并发症。避免术后发生玻璃体疝、玻璃体与角膜内皮层接触所致的角膜内皮损伤，并且为后房型人工晶状体的植入准备了条件。现代的白内障囊外摘除术应当在手术显微镜下，应用显微手术器械完成。

操作方法：开睑器开睑。做上直肌牵引线，以便固定眼球和调整眼球位置。做以穹隆部为基底的角膜缘结膜切口。做角巩膜缘小切口，截晶状体前囊膜。以角膜剪自截囊切口插入，扩大角巩膜缘切口，根据晶状体核的大小，决定切口的长度。挽出晶状体核。常用双手持器械挽核技术，或采用晶状体核圈套器取核。以10-0尼龙线缝合角巩膜伤口，以便清除晶状体皮质。应用双管注吸针或自动注吸器吸除晶状体皮质。拆除部分角巩膜缝线，植入人工晶状体。完成角巩膜和球结膜伤口的缝合。结膜下注射抗生素和糖皮质激素，涂抗生素眼膏后遮盖。

4)小切口非超声乳化白内障摘除术：制作约 6mm 大小的巩膜隧道切口，用手法碎核取出晶状体核，并吸出皮质，保留完整的后囊膜，同时植入人工晶状体。该术式具有超声乳化手术的优点，但对术者技术水平要求也较高。

5)人工晶状体植入术：摘除白内障后在眼内植入人工晶状体。人工晶状体按植入眼内的位置主要可分为前房型和后房型 2 种；按其制造材料可分为硬质和软性 2 种，均为高分子聚合物，具有良好的光学物理性能和组织相容性。折叠式人工晶状体可通过 3mm 左右的小切口植入眼内，通过“记忆”恢复形状，因此手术切口较植入硬质人工晶状体减小一半。后房型的人工晶状体仅使物像放大 1%～2%。术后可迅速恢复视力、双眼单视和立体视觉，无环形暗点，周边视野正常。人工晶状体植入为无晶状体眼屈光矫正的最好方法，已得到普遍应用。

6)Nd：YAG 激光后囊膜切开术：当白内障手术后发生后囊膜混浊，并严重影响视力时，采用 Nd：YAG 激光切开瞳孔区后囊膜，可恢复视轴或光轴通路。

【转归预后】

圆翳内障患者初发期，经药物治疗，可望延缓晶状体混浊的发展。当因晶状体混浊明显影响患者视力时，如果眼部无其他影响视力的疾病，行手术治疗后，可恢复部分视功能，大多预后良好。若合并有其他眼病，手术仅能去除混浊的晶状体，解除因晶状体混浊引起其他眼病的可能，或有利于眼底病的检查治疗，或达到美容目的，而大多不能提高视力。

【调护要点】

1. 老年性白内障患者白内障未成熟时，在用药物治疗的同时，除应经常观察视力变化外，特别要注意眼压的变化，因为膨胀期的晶状体可能导致青光眼的发作。随着晶状体混浊的改变，眼的屈光状态也会发生变化，因此患者佩戴的眼镜应及时调整度数。为防止白内障的发生发展，在阳光较强的地区工作时，应戴防护眼镜，以保护眼睛。

2. 白内障患者手术后，应遵照医嘱用药，定期复诊，若有特殊情况，应随时就诊。要注意休息，避免剧烈活动，少用目力。不要揉擦、挤压或碰撞术眼，以避免切口裂开等并发症发生。应食用清淡而富有营养的食物，少食辛辣刺激食物。

【文献选录】

《原机启微·阴弱不能配阳之病》:"其病初起时,视觉微昏,常见空中有黑花,……次则视歧,睹一成二,神水淡白色。"

《证治准绳·七窍门》:"瞳神中色白如银也,轻则一点白亮如星似片,重则瞳神皆雪白而圆亮。圆亮者,一名圆翳内障。"

《证治准绳·圆翳内障证》:"黑睛上一点圆,日中见之差小,阴处见之则大,或明或暗,视物不明。医者不晓,以冷药治之,转见黑花,此因肝肾俱虚而得也。宜服皂角丸合生熟地黄丸及补肺散、补肾丸、镇肝丸、虎精丸、聚宝丸、化毒丸、青金丹、卷云膏。"

【现代研究】

1. 自拟经验方治老年性白内障 如王氏介绍衣元良老中医以滋补肝肾、健脾和胃、活血化瘀、平肝明目为治则,自拟祛障明目汤,用熟地、党参、茯苓、炒山药各15g,黄精、菊花、制首乌、沙苑蒺藜子、白芍、枸杞子、当归、女贞子、制桃仁各12g,川芎9g,红花、车前子、神曲、夏枯草各10g,陈皮6g。肾阳虚者加菟丝子、肉苁蓉;脾气虚者加黄芪、白术;阴虚重者加玄参、麦冬、石斛;肝胆热甚者加龙胆草、栀子;便秘者加草决明、火麻仁等。治疗老年性白内障51例93只眼,显效67只眼,有效20只眼,无效6只眼,总有效率为93.54%。

2. 辨证治疗老年性白内障 庞氏强调治疗老年性白内障的重点在于以健脾和胃、益气升阳为主,以滋补肝肾、解郁通络为重。对脾胃虚弱型者,益气养血、健脾升阳,方用冲和养胃汤加减,或选用健脾丸、人参健脾丸、参苓白术散之类;肝肾阴虚型者,滋养肝肾、壮水制火,方用明目地黄丸加减,若伴有高血压,则加石决明60g,珍珠母60g,牛膝60g等;心肾不交型者,摄纳浮阳、镇心明目,方用磁朱丸加减。

冯氏治疗初发期老年性白内障30例,辨证为肝肾阴虚火旺型者,治以滋肝肾、补精血,药用生地、熟地、黄精、石斛、玉竹、女贞子、夜明砂、首乌、桑椹子、草决明、甘草、大枣等;脾湿型者,治以健脾胃、化湿浊,药用半夏、白术、茯苓、蝉蜕、通草、谷精草、木贼草、黄芪、山药、山楂等。观察0.5~1年,视力增进率达72%。

3. 固定方治疗白内障 喻氏等用滋阴明目丸(由熟地黄、枸杞子、怀山药、茯苓、黄精、菟丝子、山茱萸、楮实子、丹参、三七、石菖蒲等药组成。)治疗老年性白内障68例136只眼,经过3个月的治疗观察,总有效率达86.8%。

李氏等用滋肾补肾片(由生地黄、熟地黄、何首乌、桑椹子、女贞子、白芍、怀山药、泽泻、五味子、麦冬等药组成。)治疗老年性白内障30例60只眼,经3个月治疗观察,有效率达88.35%。

张氏总结广州中医学院附属医院、广东省中医院、中山医科大学附属眼科医院、广州铁路中心医院与广州市第二人民医院使用障眼明片(由肉苁蓉、山萸肉、枸杞子、蕤仁、党参、黄芪、甘草、升麻、川芎、菊花、密蒙花、蔓荆子、石菖蒲等药,经提炼制成)治疗老年性白内障380例750只眼,经3个月~1年半的观察,获得显效132只眼,有效550只眼,总有效率为90.93%。

4. 外用药物治疗老年性白内障 如天津第一中心医院眼科用昆布眼药水(由昆布醇提取,配成0.1%剂量)配合三维眼药水(由维生素 B_1 0.02g、B_2 0.002g、维生素C 0.1g,加蒸馏水100ml配制成)滴眼,治疗老年性白内障100例199只眼,经3个月的治疗观察,视力改善的达62.3%。

马氏用退障丹(又名障翳散,由麝香、冰片等多种中药精制而成)点眼治疗老年性白内障112只眼,经2个月的观察,获显效20眼,有效61眼,总有效率为72.31%。

王氏用珍珠消蒙灵眼膏(由珍珠层粉等制成眼膏)点眼,同时内服珍珠层片,治疗老年性白内障415例581眼,经1个月的观察,视力在0.1以上患者199例305只眼中,有效眼数224只,有效率为73.44%,平均视力提高0.192。在视力0.1以下难治的白内障(近成熟期及继发性等)患者104例142只眼中,有效眼数121只,有效率为64.18%,视力平均提高0.163。视力在0.1以下的102例134只眼中,其中视力为0.06~0.09的100只眼,有效64眼,有效率为64%;视力在指数以下的34眼中,有效13眼,有效率为38.24%。

5. 珍珠液离子导入治疗老年性白内障 郭氏采用直流感应电,将珍珠液(由珍珠、冰片等精制而成)离子导入眼内,配合滴眼治疗老年性白内障64例105眼,经2~3个月的观察,有效率为74.3%。所用离子导入,由于珍珠液内阴阳离子均存在,所以每次导入时,正负极交替进行,电流强度0.5~1.5mA,时间30分钟,隔日1次。

第二节 胎患内障

【概说】

因先天因素所致小儿初生晶珠即有混浊,或在出生后若干年内晶珠渐变混浊的眼病,称为胎患内障。本病可与其他先天性眼病或先天性畸形同时存在。多为双眼发病,可在出生数月发现,也可至十余年后才被察觉。多数静止不变,少数缓慢发展。若出生后体质虚弱、营养不良者,可加速发展。

胎患内障一名,首见于《秘传眼科龙木论》。又名"胎翳内障"(《中国医学大辞典》)和"小儿胎元内障"(《疡医大全》)。

关于本病,《秘传眼科龙木论·胎患内障》说:"此眼初患时,皆因乳母多有吃食乖违,将息失度,爱食湿面五辛诸毒丹药,积热在腹,后此令胎中患眼。生后五六岁以来,不言不笑,睹无盼视,父母始觉。急须服药调理,不宜点诸毒药、烧灸头面。……直至年长十五以来,方始辨眼内翳状如青白色,盖定瞳人,犹辨三光,可候金针拨之。"阐述了胎患内障的病因和证治。《世医得效方·眼科》也说:"胎患,此候初生二三岁,观物则近看,转睛不快;至四五岁,瞳仁洁白,昏蒙不见;延至年高,无药可治。盖胎中受热,致损其目,莫能治之。"进一步说明胎患内障的病因是"胎中受热",该病药物治疗的效果不佳。

西医学的先天性白内障,可参照胎患内障进行辨证论治。

【病因病机】

多因父母具有本病的遗传家族史,或先天禀赋不足,脾肾两虚所致;或因母亲妊娠期将息失度,饮食失调,过食肥甘厚味或辛辣炙煿之品,或误服某些药物,或患风疹,感受风毒,邪聚腹中,内攻胎儿目睛,致晶珠发育不良而成。

【临床表现】

患儿出生后,视物转睛不如同龄儿灵敏,顾盼无神。检视眼部,可见瞳神内的晶珠呈乳白色或粉青色混浊;或呈小点状、圆斑状、星状、梭状、羽毛状、花冠状混浊,混浊区与透明区境界清楚;或瞳神周边清莹而晶珠中央呈乳白色或蓝白色混浊。大多数双眼患病,但程度可以不一致。部分患儿终生保持原状且视力不受明显影响,有的患者则在数月、数年内完全失明,并可伴见眼球震颤、黄仁发育异常、小眼珠、心脏病等眼或全身性疾病。

【诊断依据】

1. 患儿出生后即存在不同程度的晶珠混浊。

2. 双眼患病。

3. 无眼外伤或其他可以导致晶珠混浊的局部或全身性疾病。

【辨证论治】

胎患内障，晶珠轻微混浊，视力尚可，病情逐渐加重者，可服药治疗。若病变轻微，静止不变，可不必治疗。若晶珠全混，视力障碍者，应及早手术治疗，术后可内服健脾益气或滋补肝肾之剂以调理，对恢复视功能有利。

1. 脾胃虚弱

主证 晶珠混浊逐渐发展，视物𥆨𥆨，面色无华，身体羸瘦，神疲纳差。

分析 脾为后天之本，主运化。脾虚不运，水谷精微不能上输于目，晶珠失养，故晶珠混浊逐渐加重；晶珠混浊，遮蔽神光，故视物𥆨𥆨；脾虚气血生化之源不足，故面色无华；精微不布，清阳不达，故身体羸瘦，神疲纳差。

治法 健脾益气。

方药 参苓白术散加减：人参 6g，白术 6g，茯苓 8g，扁豆 8g，薏苡仁 6g，山药 8g，砂仁 3g，桔梗 6g，炙甘草 3g。若消化不良，加麦芽 6g，神曲 6g 健脾消食；若目中干涩不适，加石斛、玉竹、枸杞滋阴润燥；若兼血虚，则合四物汤加减。

2. 肾阴不足

主证 眼内干涩，晶珠混浊，头晕耳鸣，毛发萎黄，发育不良。

分析 肾藏精，肾阴不足，精不上承，目失濡养，故眼内干涩，晶珠混浊；肾阴不足，脑失所养，故头晕耳鸣、毛发萎黄；肾主先天，肾阴不足，故多小儿发育不良。

治法 补肾益阴。

方药 杞菊地黄丸加减：枸杞子 8g，菊花 6g，熟地黄 8g，山药 6g，山萸肉 6g，茯苓 8g，泽泻 6g，菟丝子 6g，车前子（包煎）6g，覆盆子 6g，白蒺藜 6g。

【其他治疗】

1. 针刺治疗 同圆翳内障。

2. 穴位注射 取合谷、三阴交、足三里、肾俞、翳明等，每次 2～3 穴，每穴注射维生素 C 0.25ml，每日或隔日 1 次，交替轮取，10 次为 1 疗程。

3. 手术治疗 胎患内障，晶珠全部混浊，或中央部分混浊比较严重，瞳神展缩如常，光定位及色觉功能正常者，就必须及时手术，以免导致幼儿发生弱视。对于出生后晶珠已完全混浊或中央部分明显混浊者，应尽早手术，最早可于出生后 3～6 个月施行，以利其视功能的发育。

对于手术方式的选择，应根据患儿的年龄、晶珠混浊的部位及程度、是否伴有其他眼病等具体情况而定。一般而言，不宜选择囊内摘除术。相反，在选择的任何术式中均应考虑到尽可能避免损伤晶状体后囊膜，以利于以后植入人工晶状体，但患者年龄太小时，不宜过早植入，多数学者建议 2 周岁后再行二期人工晶状体植入术。对于混浊位于晶珠中央而周边透明者，可考虑选择光学虹膜切除术，亦即增视性虹膜切除术。如晶珠周边仅存部分透明区，切口应选在最透明处；如各周边都透明，则切口以选择在鼻下方为好，以利于患儿步行和阅读；如晶珠完全混浊，可选择针吸术等。

胎患内障术后可服用祛风清热、活血明目中药如除风益损汤、清上瘀血汤；后期服用补益肝肾之剂如明目地黄丸、杞菊地黄丸、加减驻景丸等，对提高患者视功能有利。

（1）增视性虹膜切除术：增视性虹膜切除术适用于晶状体中央混浊小于 5mm，或散瞳后视力在 0.3 以上，晶状体混浊估计无明显进展者；或角膜中央部白斑影响视力，在散瞳后视力有进步者。该手术既能提高视力，又能保留晶状体的调节功能。手术一般做在鼻下象限，如果该区角膜混浊则应改在颞象限，术后可以扩大患者的视野。如果患者仅有一只眼，应在散瞳后用裂隙灯检查，将虹膜缺损做在视力进步最明显的部位。

其手术方法为：表面麻醉及结膜下和球后麻醉，开睑，用固定镊将角膜切口对侧靠近角膜缘的球结膜夹住，固定眼球。用三角形刀片由角膜缘内 0.5mm 处刺透角膜，进入前房。角膜切口约为 4mm，在撤出刀片时可将其向一侧牵引以扩大切口。也可以在手术部位作一个以角膜缘为基底的结膜瓣，剥离至角膜缘前界，在角膜后界作切口。将虹膜镊由切口伸入前房，放在与角膜中央呈放射状的位置剪除虹膜，作一个小于 3mm 的窄条虹膜缺损，留下约 1.5～2mm 的虹膜根部（太大的虹膜缺损不仅不能增进视力，反而能引起强光炫眼）。将虹膜恢复器由切口的颞侧角伸入，把虹膜缺损的颞侧柱角抚平整后，撤出恢复器，再由切口鼻侧角伸入，同样地抚平整鼻侧的虹膜柱角。注意勿伤及晶状体。球结膜下注射抗生素和地塞米松，涂阿托品和抗生素眼膏，遮盖并包扎双眼。

（2）白内障吸出术和抽吸灌注术：白内障吸出术是把晶状体前囊刺破后将其内容物抽吸出来；而抽吸灌注术是指手术时一直维持前房深度，在刺破前囊后将液体注入前房的同时，抽吸出晶状体内容物。此两种手术适用于没有硬核的白内障，包括婴幼儿先天性白内障和 30 岁以下的各种软性白内障。

手术方法为：术前应充分散大瞳孔，手术可以在局部麻醉或全身麻醉下，亦可以在基础麻醉加局部麻醉下进行。以开睑器或睑牵引缝线张大睑裂后（必要时以缝线固定上直肌使眼球处在下转位置），在鼻侧、颞侧或上方作以角巩缘或穹隆部为基底的小结膜瓣，以截囊刀自角巩缘刺入前房（或以 25 号针头连接前房冲洗液如生理盐水、林格溶液或平衡盐溶液，使在前房不消失的情况下）将中央部前囊切开（图 3-8-2～3），抽出破囊刀（针）后，将连接冲洗液的抽吸针头伸入前房把晶状体皮质抽吸出来，这是晶状体吸出手术方法（图 3-8-4）。有条件时应采用抽吸灌注法，即将连接冲洗液的抽吸及灌注针头伸入前房，在不断灌注的情况下，同时将晶状体皮质抽吸出来。抽吸灌注针头可以是同轴双腔灌注器（图 3-8-5），其内管连接抽吸注射器的顶端或一侧有一小吸孔，其外管连接灌注液体。亦可以将 18 或 19 号两个钝头针头焊接成并排抽吸灌注器，或在角巩缘作两个入口，分别伸入灌注针头和抽吸针头，待皮质抽吸干净后，缝合角巩缘创口及球结膜瓣。球结膜下注射抗生素加地塞米松，术眼涂阿托品及抗生素眼膏，眼垫遮盖并包扎双眼。

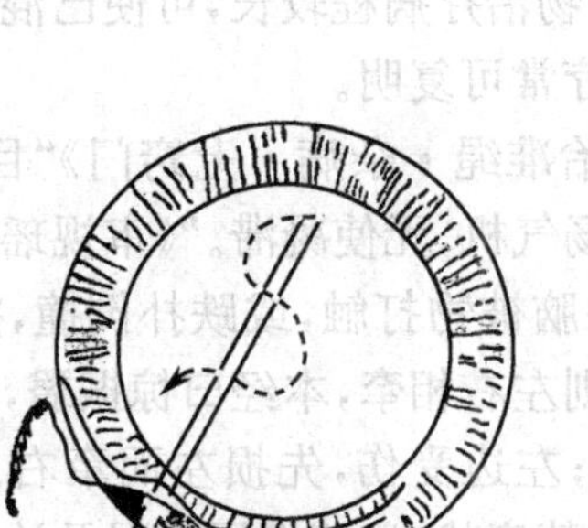

图 3-8-2 白内障吸出术

（用破囊针刺破晶状体前囊）

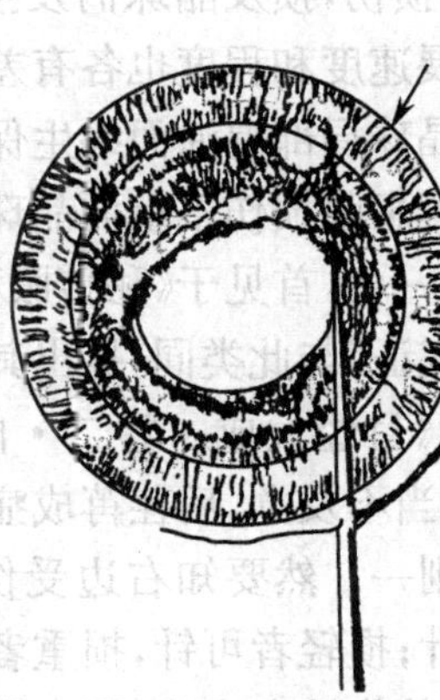

图 3-8-3 白内障抽吸灌注法

（用注水破囊法切开晶状体前囊）

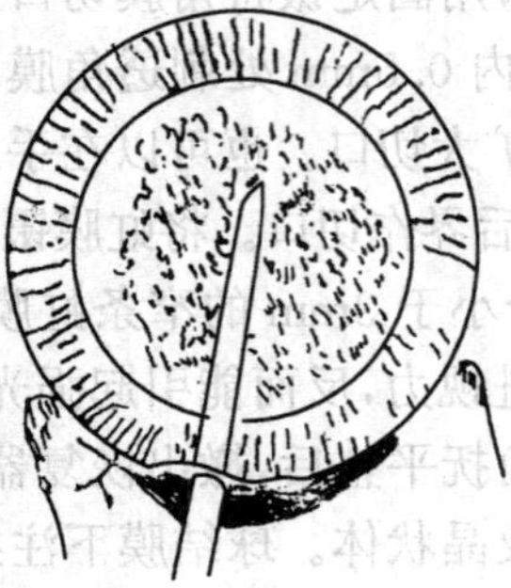

图 3-8-4　白内障抽吸术

（用抽吸针吸出晶状体内容物）

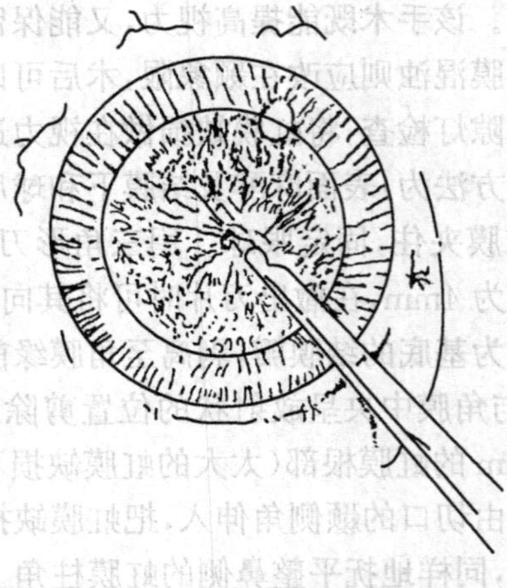

图 3-8-5　白内障抽吸灌注法

（用双腔管在维持前房深度情况下将晶状体内容物抽吸出来）

【转归预后】

本病预后主要取决于病眼的发育情况、是否伴有其他眼病，并与手术时期及手术方式的选择是否正确有关。如伴有小眼珠、虹膜缺损、眼珠震颤、目偏视等眼病者，视力多不能满意提高；对晶珠全混浊或中央部分严重混浊者，手术治疗应尽早施行，过迟则会引起弱视而丧失获得良好视功能的机会。

【文献选录】

《血证论》："即成胎后，肾中之阳气，则化水以养胎，胃中之水谷，则取汁化血，从冲任二脉，下注胞中以养胎，胎中水足，则血不燥；肾中血足，则气不亢；水血调和，则胎孕无病。所以有病者，皆血与水不和之故，胎疾多端。"

第三节　惊振内障

【概说】

眼珠被物损伤，损及晶珠而发生晶珠混浊的内障眼病，称为惊振内障。因损伤程度不同，其病情发展速度和程度也各有差异，或数日内晶珠全混，不能辨物；或晶珠逐渐混浊，发展缓慢；或仅晶珠局部混浊而终生保留一定视力。药物治疗病程较长，可使已混浊的晶珠吸收而转清澈；若患眼损伤不重而晶珠全混者，手术治疗常可复明。

惊振内障一名，首见于《秘传眼科龙木论》。《证治准绳·杂病·七窍门》"目为物所伤"中的"触伤真气证"与此类同，提出其治疗时"内宜调畅气机，无使凝滞。"《审视瑶函》又名"惊振翳。"其证如《目经大成·卷二·内障》所述："有头脑被物打触，或跌扑倒撞，瘀血流出眼窝，渗入神水，当不及觉，后荏苒成症。轻止本目，重则左右相牵，本经曰惊振翳，受病固不同于他，而治法则一。然要知右边受伤，先损右而牵左；左边受伤，先损左而牵右。牵损者可针，先损者忌针；损轻者可针，损重者忌针耳。"描述了其症状、病情发展情况及治疗原则。

西医学的外伤性白内障，可参照本病辨证论治。

【病因病机】

1. 眼珠被物撞击受到挫伤，震击晶珠，气血失和，络脉滞涩，渐至气结膏凝，晶珠失其晶莹透明之色而变混浊。

2. 眼珠因锐物刺伤或金石碎屑飞溅入目，直接损及晶珠，晶珠破碎，膏脂外溢，凝结而为内障；或风热毒邪乘隙而入，伤及目中血络，瘀血停留，郁而化热，煎灼晶珠而发为本病。

【临床表现】

因损目之物的尖锐、力的大小等的不同，外伤后的临床表现各异。一般外伤后眼部疼痛、畏光、流泪、视力下降。检查眼部可见胞睑瘀肿，抱轮红赤或白睛瘀赤肿胀，在白睛或黑睛上可发现眼球穿透伤口，或黄仁受损，神水不清，甚至可见血灌瞳神，或瞳神干缺，或瞳仁欹侧。

眼珠为物挫伤，晶珠被震击，轻者晶珠部分逐渐混浊，发展缓慢，后经一至三年，形成乳白色完全混浊；重者，晶珠数日内即可出现点片状混浊，并迅速发展至全部混浊变白，障满瞳神。有眼珠被物穿透，晶珠直接受伤破碎，膏脂外溢，一二日内即可全部混浊，并有乳白色膏脂悬浮于神水之中。更有甚者，由于受伤后晶珠肿胀或溢出膏脂的刺激，可引起并发性瞳神紧小；或因风热毒邪的乘隙侵入，引起黄液上冲等险症。

【诊断依据】

1. 有眼珠被锐物刺破或金石飞溅入目或撞击伤目的外伤史。

2. 有晶珠混浊。

【辨证论治】

本病是由外伤所致，且多伴有血络受损或眼珠破损所致的血灌瞳神，甚至因邪毒内侵而发生黄液上冲等重症，故早期积极的药物治疗是必要的。药物对外伤后的晶珠混浊亦有一定疗效，尤其是晶珠破碎，皮质溢出而混浊者，服药治疗可促进其消散，一般以祛风清热、活血化瘀治疗为宜。若晶珠未破而全混者，服药则难以奏效，可采用手术治疗，其手术方式应根据伤眼具体情况而定。

1. 气滞血瘀

主证　眼珠胀痛，头痛，视力下降；胞睑瘀血肿胀，白睛瘀赤，血灌瞳神，瞳神不圆或偏斜，晶珠部分混浊；全身可无兼症。

分析　眼珠被物挫伤，气血失和，气机阻滞，故眼胀、头痛；眼受外伤，胞睑、白睛首当其冲，伤后气血瘀滞，故胞睑瘀肿、白睛瘀赤；目中血络受损，脉破血溢，故见血灌瞳神；黄仁受伤，失其舒缩功能，故瞳神不圆或偏斜；伤及晶珠，则逐渐混浊；晶珠混浊，神光发越受阻，故视力下降。

治法　行气活血，祛风止痛。

方药　除风益损汤加减：熟地黄 15g，当归 12g，白芍药 10g，川芎 10g，藁本 10g，前胡 10g，防风 10g。胞睑、白睛瘀肿较甚者，加桃仁、红花、田三七活血祛瘀；血灌瞳神者，去川芎，加白茅根、侧柏叶、炒蒲黄凉血止血，待血止成瘀后改用坠血明目饮加减；出现抱轮红赤者，加草决明、蔓荆子、夏枯草、柴胡祛风清热。

2. 风毒夹瘀

主证　目珠疼痛难忍，羞明流泪，视力骤降；胞睑红赤肿痛，白睛混赤，黑睛生翳如凝脂，或黄液上冲，晶珠混浊或破碎，膏脂溢出。全身可兼见口干口苦，小便黄，大便结，舌红苔黄，脉数。

分析　眼珠被锐物刺破，或金石飞溅入目，风热毒邪乘袭侵入，目络壅滞，故目珠疼痛难忍，羞明流泪，视力下降；风热毒邪侵袭胞睑、白睛、黑睛，故胞睑红赤肿胀，白睛混赤，黑睛生翳如凝脂；热毒蕴积眼内，可见黄液上冲；晶珠直接受伤破碎，故膏脂溢出，凝结混浊。口干口苦、小便黄、大便结、舌红苔黄、脉数均为热毒内蕴之象。

治法　祛风泻热，活血解毒。

方药　分珠散加减：大黄 10g，黄芩 10g，红花 10g，丹参 12g，归尾 10g，赤芍 10g，荆芥 10g，乳香 10g，血竭 10g，紫草 10g，金银花 15g，野菊花 10g，蒲公英 10g，牡丹皮 10g，甘草 5g。待热毒清除，病势减轻，可改用除风益损汤或坠血明目饮加减。

【其他治疗】

1. 局部扩瞳　晶珠破碎，膏脂溢出及引起黄仁病变者，滴 1%阿托品扩瞳，以加速神水循环，促进溢出膏脂的吸收，并防止瞳神干缺。

2. 局部滴药　眼珠穿破致晶珠混浊者，可滴用黄芩苷眼药水、千里光眼药水，或 0.25%氯霉素眼水、0.025%地塞米松眼水等。晶珠震击未破，逐渐混浊者，可滴用法可灵或吡诺克辛眼液等。

3. 西药治疗　晶珠未破混浊者，可口服维生素 C；晶珠破裂，膏脂溢出，引起黄仁病变者，可加服激素。

4. 针刺治疗　同圆翳内障。

5. 穴位注射　同胎患内障。

6. 手术治疗　碰撞日久（伤后半年以上），晶珠完全混浊，或严重损害视力，光定位准确，红绿色觉正常，眼压正常者，应手术治疗。对术式的选择应根据具体情况而定，30 岁以下者可作白内障吸出术，有条件的，最好选用现代囊外摘除联合人工晶状体植入术，以使患者能获得术后最佳视力，免去终身戴镜的烦恼。对晶状体囊膜已破裂，晶状体皮质进入前房内者，应在处理其他伤口的同时，摘除已混浊的晶状体。

【转归预后】

本病的预后主要取决于伤眼的损伤程度以及是否存在感染等，尤其取决于眼底组织的损伤程度。若仅晶状体损伤而发生白内障，手术后视力多能得到不同程度的改善。

【文献选录】

《秘传眼科龙木论·惊振内障》："此眼初患之时，……或因打筑，脑中恶血流下，渐入眼内，后经二三年间变成白翳，一如内障形状，不宜针拨。先患之眼，更一只牵损之眼。却待翳成，依法针之立效，然后服镇肝丸、还睛散即瘥。"

《证治准绳·七窍门·触伤真气证》："乃被物撞打，而目珠痛，痛后视复如故，但过后渐觉昏冥也。盖打动珠中真气，脉络涩滞而郁遏，精华不得上运，损及瞳神而为内障之急。若初觉昏暗，速治之以免内障结成之患。若疾已成，瞳神无大小欹侧者，犹可拨治，内宜调畅气血，无使凝滞。此证既成，即惊振内障。"

【现代研究】

1. 庞赞襄治疗外伤性白内障的经验　庞氏认为，外伤性白内障在治疗时首先应注意祛除瘀血，以防导致健眼患病，在无脾胃症状时，用除风益损汤加酒大黄，旨在清热破瘀、凉血散结，防止出现交感性眼炎；对于晶状体囊膜破裂的外伤性白内障，常用其经验方鳖甲散，疗效较为满意。临床上常将外伤性白内障辨证分为：肝经郁热型，治以泻肝解郁、利水通络，方用泻肝解郁汤加减；血瘀络阻型，治以行血散风、益阴化瘀，方用除风益损汤加减；肝郁肾虚型，治以清肝益肾、软坚散结，方用鳖甲散（鳖甲、蛇蜕、蝉蜕、郁金、木贼、香附）。

2. 外伤性白内障的治疗经验　石氏认为眼部受伤之后，风邪乘袭而入是外伤性白内障发病之主要因素。加之由于外伤引起角膜裂伤，房水外流，虹膜向前突出，日久粘连，瞳孔变形等，与气滞血瘀、肝肾亏虚有关。因而在治疗上有祛风、养血、补气、祛瘀、行血等步骤之分。首先以华佗愈风散(荆芥穗)祛风；继以除风益损汤、当归养荣汤养血；待病程日久，风势日减，而显气虚血瘀、肝肾受损之证时，即改用生脉散加夜明砂、海螵蛸、凤凰衣、楮实子等以补气活血行瘀、补益肝肾。治疗 2 例，收到满意效果。

第四节　后 发 内 障

【概说】

圆翳内障、惊振内障及胎患内障摘除或抽吸术后，或晶珠外伤后，在瞳孔区形成灰白色半透明或不透明的膜，称为后发内障。本病多见于白内障囊外摘除术后，尤多见于小儿的白内障术后。

【病因病机】

多因行白内障手术或眼珠受伤，损伤目中脉络，气血凝滞，目失濡润，残存的晶珠组织失养而变混浊；或白内障手术时因摘除不干净，残存的晶珠组织再生，形成后发内障。

【临床表现】

白内障摘除手术后或晶珠外伤后，瞳孔区出现灰白色半透明或不透明的膜状物，常伴有黄仁后粘连和瞳神干缺，有不同程度的视力障碍。

【诊断依据】

1. 有白内障囊外摘除或抽吸术及晶状体外伤史。
2. 晶状体后囊混浊，并有厚薄不等的白色机化膜状组织。
3. 常伴有虹膜后粘连。
4. 视力障碍，其障碍程度取决于机化物的厚度及有无并发症。

【辨证论治】

后发内障一旦形成，药物治疗无效，宜手术治疗。当前常采用 Nd:YAG 激光后囊膜切开术。并可配合服用祛风清热、退翳明目方药，如除风益损汤加密蒙花、木贼、蝉蜕、连翘、红花等，或用菊花决明散(石决明、石膏、木贼草、羌活、防风、蔓荆子、川芎、草决明、黄芩、白菊花、甘草)加减。

(彭清华　喻京生)

主要参考文献

1. 王静波．祛障明目汤治疗老年性白内障//唐由之，肖国士．中医眼科全书．北京：人民卫生出版社，1996：961
2. 刘怀栋，张彬，魏素英．庞赞襄中医眼科经验．石家庄：河北科学技术出版社，1994：113-116
3. 冯宗榴．初发期老年性白内障中药治疗观察．中西医结合眼科，1985，(4)：19
4. 喻京生，李传课，彭清华，等．滋阴明目丸治疗老年性白内障的临床观察．河北中医，2007，(4)：339
5. 李明飞，张殷建．滋阴补肾片治疗老年性白内障临床观察．中国中医眼科杂志，2003，(3)：64
6. 张荣．障眼明片治疗老年性白内障 380 例疗效观察．眼科通讯，1987，(4)：13
7. 天津市第一中心医院．昆布眼药水防治老年性白内障初步报告．天津医药，1974，(12)：65

8. 马一民．退障丹治疗老年性白内障及角膜翳疗效观察．中西医结合眼科，1985，(4)：32

9. 王淑秀．珍珠层粉治疗老年性白内障及实验性动物白内障模型的制作．中西医结合眼科，1983，(2)：24

10. 郭枫．珍珠液导入法对老年性白内障的治疗．眼科新进展，1983，(2)：106

11. 石集贤．中医治愈外伤性白内障2例报告．中医杂志，1961，(4)：23

第九章

玻璃体病

玻璃体病，是以神膏混浊为基本特征的水轮疾患，属内障范畴。

玻璃体是眼内容的一部分，为无色透明、不含血管神经的凝胶，古医籍中称其为神膏。《目经大成》将其形象地描述为："风轮下一圈收放者为金井，井内黑水曰神膏，有如卵白涂以墨汁。"《证治准绳·杂病·七窍门》亦有"大概目圆而长，外有坚壳数重，中有清脆，内包黑稠神膏一函"的记载。神膏本身代谢作用极低，无再生能力，损失后其空间由神水填充，其营养亦来自神水和脉络膜、睫状体。所以《证治准绳·七窍门》讲："膏外则白稠神水，水以滋膏。"神膏位于晶珠之后，充填于眼内后部约 4/5 的空腔中，与睫状体和视网膜紧贴，其间以视神经乳头和锯齿缘前 2mm 处结合最为紧密。神膏主要成分为水和极为黏稠且能大量吸收水分的透明质酸，恒定地充满于玻璃体腔内，除发挥屈光作用外主要是支撑视网膜，使其与色素上皮层紧密相贴，以防脱落，并维持眼球的正常形态，正如《外台秘要》所讲："其眼根寻无他物，直是水耳，轻膜裹水，圆满精微，皎洁明净，状如宝珠。"《审视瑶函》亦有"血养水，水养膏，膏护瞳神"的论述，形象地说明了神膏的营养来源和作用。可见，神膏清纯透明特征和正常形态的维持对光线进入眼内，神光发越于外的视功能发挥有着至关重要的作用。

但由于脏腑功能失常，精不上承，神膏失养，或因睫状体、脉络膜、视衣渗出，出血的侵入，以及机化物的牵拉和眼内液流失造成的神膏回缩，都可影响到神膏透明质酸酶的活跃和正常结构的破坏，从而出现蚊飞蝇动，云雾移睛，蝇影飞越，目𥆨𥆨不能瞩远，视力下降的症状和液化改变。如神膏回缩，发生后脱离，牵拉视衣，还可见蚊飞蝇动增多，并有视物变形、光视等飞蚊幻视现象，重者可造成视衣脱落，严重影响视力或终成瞽症。

故临证若见云雾移睛或飞蚊幻视，一定要见微知著，详究病因，应用裂隙灯显微镜、三面接触镜、检影镜、眼部超声等进行认真检查，并采取积极措施，避免视网膜脱落等变症发生。

本病病因复杂，虚者多由肝肾亏虚、心脾失养、气血不足，以致神膏失养；实者多因湿热痰火内蕴，浊气上泛，或肝气不舒，气滞血瘀；也可因正虚邪留，虚火上炎。故临证应紧扣病因病机，辨证论治，同时注意于处方之中适加祛瘀散结之品，对于提高疗效是有益的。

第一节 云雾移睛

【概说】

本病是指眼外观端好，自觉眼前有云雾飘浮，蝇动蚊飞，且随目珠转动，甚至视物昏朦、混浊不清的眼病。可由葡萄膜病变、视衣病变、出血、外伤等多种原因引起，亦可因高度近视、肾炎、妊娠中毒等引起的神膏变性而导致。因此，云雾移睛是多种眼病都能见到的一种症状。

本病名首见于《证治准绳·杂病·七窍门》，其后《审视瑶函》也沿用此名。但其症状和病因病机早在《诸病源候论·目病诸候》中已有记载:“凡目病,若肝气不足,兼胸膈风痰劳热,则目不能远视。视物则茫茫漠漠也。若心气虚,亦令目茫茫,或恶见火光,视见蜚蝇黄黑也。”其后《圣济总录》也有“肾水既虚,肝无滋养,故见于目者,始则不能瞩远,久则昏暗,时见黑花飞蝇”的记载。《葆光道人眼科龙木集》称此为“眼常见黑花如蝇牵”。《银海精微》称此为“蝇翅黑花”。《一草亭目科全书》称为“蝇影飞越”。《东医宝鉴》有“眼见黑花飞蝇”的记载,并对其病因、病机进行了论述。《张氏医通》还提出根据飞影色泽而分本病虚实的论点:“其原皆属肝胆,黑者胆肾自病。……或白或黄者,因痰火伤肺脾清纯之气也。”近年来国内学者对本病研究亦有进展,尤其对活血化瘀法在本病治疗中的作用机制的研究日渐深入。

云雾移睛作为许多内障眼病和一些内、妇科疾病的重要症状,在这些疾病的辨证论治中已经涉及,本节主要针对云雾移睛的病因病机并选择有代表的证型进行论治。本症与西医学玻璃体混浊相当。

【病因病机】

本病病因复杂,虚者多由肝肾亏虚、精血不足,目失濡养。实者多因湿热痰火内蕴,浊气上泛;或因肝气郁结,气滞血瘀。也可因正虚邪留,虚火上炎,灼伤目络,而致神膏混浊。

1. 湿热熏蒸或痰湿内蕴,浊气上犯,目中清纯之气被扰。
2. 肝郁气滞,脉络瘀阻,血行不畅溢于络外,滞于神膏。
3. 阴虚火旺,虚火上炎,络伤血溢,滞于神膏。
4. 肝肾亏损,精耗津伤,或气血不足,目失濡养。
5. 痰瘀互结,合而为病,阻滞气机,碍及神光。

【临床表现】

眼外观端好,自感眼前有云雾飘浮,蝇动蚊飞,且随目珠转动而呈无规律运动。因神膏混浊程度不同,视力可有不同程度障碍。检查神膏,可见细小点尘状、粗大点状、块状、索条状、膜状、网状、分枝状、雪堤状、絮状、丝状等不同形态的混浊物,甚或血块和机化物,可呈灰白、灰黄、棕褐、暗红等多种色泽,轻者眼底检查不受影响,重者眼底不能清楚窥及。

【诊断依据】

1. 自感眼前有云雾飘浮,蝇动蚊飞,且随目珠转动而呈无规律运动。
2. 轻者不影响视力,重者视力有障碍。
3. 混浊较重者,检眼镜彻照法下可见色泽不同,形态各异的飘浮物。
4. 根据混浊物的色泽、形态、位置,应用裂隙灯显微镜加前置镜可对其性质进行区别。

(1)呈弥漫细小点状或粗大点状,棕褐色、灰黄色点状、白色絮状、白色雪球样者多为葡萄膜病引起。呈灰白色弥漫尘埃状者为梅毒性特征。结核性者则呈块状、索条和分枝状。

(2)呈弥漫性棕黄色点状,间有暗红色凝块或条索者为血性混浊。

(3)呈絮状、丝状,或半透明膜状者为高度近视变性混浊。

5. 眼超声检查对了解混浊性质、程度及预后判断都有帮助,眼电生理检查可了解视网膜状况。

【鉴别诊断】

1. 生理性飞蚊症　生理性飞蚊症是胚胎残留组织细胞或少数漏入神膏的生理细胞投影在视网膜上的结果,或是视网膜血管中运行的红细胞产生的结果,不属病理性。其特征是:量少、孤立,透明无色。轮廓不清,有一定运动方向,不随头部运动而改变方向。检眼镜、裂隙灯显微镜加前置镜均查不出混浊物。

2. 白色闪辉症　多见于老年男性糖尿病或高胆固醇血症患者，一般为单眼发病，双眼发病者仅占 1/4。自感眼前有白色点状物闪烁，可随眼球轻微移动，但不下沉为其特点。裂隙灯显微镜下，可见白色星状体，如窜珠状联在一起，或呈球状、雪花样物体，亦有蓝色或黄色者。本病眼部症状稳定，一般不会恶化，也不影响视力。

3. 闪辉性玻璃体液化症　多为 35 岁左右青壮年。自感眼前有彩光或闪亮物，随眼球自由浮动，亦有患者并无明显感觉，仅在体检时发现玻璃体内有扁平多角型类似金箔或银箔样闪光物，以眼球静止后下沉为其特点。

4. 寄生虫及原虫　多见于猪囊尾蚴或弓型原虫进入玻璃体内。患者自感眼前有阴影游动，且有眼痛，检眼镜下可见玻璃体体内有灰白带有蓝色反光的圆珠状囊尾蚴，呈波浪式或螺旋状蠕动。

【辨证论治】

本病疗效的判定，在于神膏混浊减轻的程度，因此临证要把祛除造成神膏混浊的病因放在首要地位，同时注意适加祛瘀散结之品，以利混浊的减轻和吸收。另外，还应加强对引起神膏混浊原发病的控制。

1. 湿热蕴结

主证　自觉眼前云雾浮动，检查眼部，神膏有尘状、絮状、网状或团状混浊，胸闷纳呆，头痛身重，心烦口苦，舌苔黄腻，脉濡数。

分析　湿热内蕴，浊气上犯，熏蒸神膏，目中清纯之气被扰，故神膏混浊。神光被阻，故见眼前如云雾飘浮。湿阻中焦，清阳不升，故胸闷纳呆，头痛身重。湿蕴化热，故心烦口苦，舌苔黄腻，脉濡数。

治法　清热利湿，祛瘀消滞。

方药　猪苓散加减：猪苓 15g，木通 12g，苍术 12g，狗脊 12g，滑石 15g，大黄 9g，栀子 12g，车前子 12g，赤芍 12g，郁金 12g，萹蓄 12g。便溏去大黄、栀子，加橘红、半夏、厚朴。纳呆甚，去狗脊、萹蓄，加橘红、半夏、茯苓。

2. 气滞血瘀

主证　视力突降，自感眼前蝇动蚊飞，呈点尘状、条絮状、团块状混浊，胸闷胁胀，精神抑郁，苔薄，脉弦。

分析　多因情志不舒，或思虑太过，所求不得，肝郁气滞，脉络瘀阻，血行不畅，泛溢络外，积滞于神膏，故见神膏混浊，神光被阻，故视力下降。胸闷胁胀，精神抑郁，脉弦，均为气滞血瘀所致。

治法　理气化瘀，散结明目。

方药　血瘀逐瘀汤加味：柴胡 9g，枳壳 12g，桔梗 9g，当归 12g，川芎 9g，赤芍 12g，桃仁 9g，红花 9g，牛膝 12g，生地黄 12g，郁金 12g，生牡蛎 15g，丹参 15g。头痛眩晕去柴胡、当归，加天麻、钩藤、白芍、生石决明。口干咽燥，加玄参、天花粉、知母。

3. 虚火上炎

主证　自感眼前蝇动蚊飞，呈点尘状、条状、絮状混浊，口干咽燥，虚烦不眠，手足心热，舌质红，苔薄，脉细数。

分析　肝肾阴虚或久病伤阴，余邪未尽，水不制火，虚火上炎，络伤血溢，滞于神膏，故见神膏混浊。口干咽燥，虚烦不眠，手足心热，舌红，脉细数均为虚火上炎所致。

治法　滋阴降火，祛瘀明目。

方药 知柏地黄丸加味：原方加赤芍 12g，郁金 12g，丹参 15g。头晕重，加生地黄、天麻、生石决明。视力下降明显，加枸杞子、五味子、楮实子。

4. 肝肾亏损

主证 眼前云雾飘浮，蝇飞蚊动，视力下降，眼涩不适，不耐久视，腰膝酸软，体倦乏力，舌质淡红，苔薄白，脉细。

分析 肝肾亏损，精耗津伤，神膏失养失清，故见混浊，大如云雾飘浮，蝇飞蚊动。神光衰微，故视力下降，不耐久视。腰膝酸软，体倦乏力，脉细均为肝肾亏损之象。

治法 补益肝肾，养血祛瘀。

方药 明目地黄丸加减：熟地黄 18g，山萸肉 12g，山药 12g，牡丹皮 9g，泽泻 9g，茯苓 12g，柴胡 9g，当归 12g，五味子 9g，丹参 15g，牛膝 12g，郁金 12g。头晕、耳鸣加磁石。寐差多梦加合欢皮、炒枣仁。气虚去柴胡、泽泻、丹皮，加党参、白术、炙甘草。

5. 痰瘀互结

主证 视力下降，自感眼前黑花飞蝇久不消退，混浊物形态不一，色泽各异，眼胀疼痛，头痛不移，舌质暗紫，苔腻，脉沉涩。

分析 痰瘀互结，合而为病，阻滞气机，积于目窍，久而不散，故见神膏混浊，但形态不一，色泽各异。神光被阻，故视力下降。眼胀头痛，舌质暗紫，苔腻，脉沉涩，均为痰瘀互结之征。

治法 祛瘀化痰，活血散结。

方药 活血散结方加减：原方去玄参加桃仁、红花各 9g。

【其他疗法】

1. 对原发病的治疗 参见有关章节。

2. 碘剂、钙剂的应用 可用普罗碘铵针剂肌内注射。钙剂一般采用口服法补充。

3. 理疗 可用超短波、超声波和碘化钠电离子透入。或用三七、丹参等作电离子透入。但对新近出血所致本病者应避免使用。

4. 手术治疗 对病程迁延，久不吸收，且较浓厚者，特别是已形成机化膜，而牵引视网膜者，应采用玻璃体切割术治疗。

5. 玻璃体置换 对于发生液化的玻璃体，或经长期治疗效果不显者，可将混浊玻璃体吸出，然后注入生理盐水、脑脊液或冷藏的人类玻璃体等。

【转归预后】

本病若迁延日久，或神膏混浊浓厚不易吸收，最终机化形成致密的富有新生血管的纤维性膜，纤维性膜收缩可致视网膜脱离甚至眼球萎缩。

对于出血引起的混浊，如果治疗期间，用药峻猛或手术不慎可能引起新的出血。

【调护要点】

1. 情志调畅，避免急躁、沮丧。

2. 高度近视者，应避免过用目力和头部震动。

3. 出血引起者，饮食宜清淡，少食辛辣炙煿之品。

4. 节戒房事，惜精宁神。

【文献选录】

《诸病源候论·目病诸候》："凡目病若肝气不足，兼胸膈风痰劳热，则目不能远视，视物则茫茫漠漠也，若心气虚，亦令目茫茫，或恶见火光，视风蚩（蚩 mán 小飞虫）蝇黄黑也。"

《圣济总录·卷一百一十九》:"肾水既虚,肝无从滋养,故见于目者,始则不能远视,久则昏暗,时见黑花飞蝇。"

《葆光道人眼科龙木集》:"一如云影申花,或似飞蝇相赶,此乃肝经受病也。……肾脏原来受贼邪,上生两眼内生花,分明蝴蝶交加舞,莫待朦胧似雾遮。"

《银海精微》:"人之患眼目见黑花茫茫如蝇者何也?答曰:此肾水衰,……治之须用猪苓散顺其肝肾之邪热,次用黑参汤以凉其肝,……后用补肾丸。黑花自消。"

《审视瑶函》:"云雾移睛,元虚者殃,自视目外,有物舒张,或如蝇蚊飞舞,或如旗饰飘扬,有如粉蝶,有带青黄,昏属肾胆,内障难当。"

《证治准绳》:"谓人自见目外有如蝇、蛇、旗饰、绦环等状之物,色或青黑,粉白微黄者。在眼外空中,飞扬撩乱,仰视则上,俯视则下也。乃玄府有伤,络间精液耗涩,郁滞清纯之气而为内障之症。"

【现代研究】

1. 对出血造成玻璃体混浊吸收途径的研究　如李氏指出,出血进入玻璃体首先凝固变成血块,再被巨噬细胞吞噬,然后由 Müller 细胞及睫状体扁平部和睫状突的无色素上皮所吸收,而血浆蛋白和多种糖类物质,则与机体生物膜的运转有关。另外,纤维蛋白降解产物有增强白细胞吞噬红细胞的功能,而玻璃体内没有纤维蛋白酶原激活剂。因此,适时的应用活血化瘀法和活血化瘀药对激活血块中纤维蛋白溶解酶原,促进血块溶解,或直接溶解红细胞,以及增进毛细血管通透性等都是有肯定效果的,所以应给以足够重视。

2. 活血化瘀法治疗本病　如王氏应用活血化瘀汤:生地、熟地、当归、川芎、红花、丹参、赤芍、五味子、甘草等,治疗因虹膜睫状体炎、视网膜脉络膜炎、外伤性眼内炎、眼外伤、静脉周围炎、老年退行性变引起的玻璃体湿浊 34 例,治愈率 79.4%,总有效率 91.2%。

3. 固定方加减治疗本病　如杨氏认为原发性玻璃体变性混浊的病机为气虚血瘀,荣养失调,故用八珍汤加味治疗:党参 12g,白术 9g,茯苓 15g,当归 12g,川芎 9g,赤芍 10g,生地 12g,茺蔚子 15g,葛根 15g,密蒙花 12g,夏枯草 15g,生甘草 6g。兼肝肾亏虚者加山萸肉 12g,熟地 15g;脾虚湿困者去当归、生地,加薏苡仁 30g,陈皮 15g。治疗 26 例 41 只眼,痊愈 26 只眼,有效 7 只眼,无效 8 只眼。

4. 活血通脉、利水明目法治疗玻璃体积血的临床研究　彭氏等为探讨具有活血通脉、利水明目作用的散血明目片(由蒲黄、白茅根、益母草、汉防己、木贼草、酒大黄、地龙、泽泻、猪苓、田三七、山楂等组成,按现代制剂工艺制成片剂,0.3 克/片)治疗玻璃体积血的疗效,将 111 例患者随机分为两组,治疗组 76 例 79 只眼用散血明目片治疗,对照组 35 例 37 只眼用血塞通治疗。结果:治疗组治愈 11 只眼,显效 21 只眼,好转 32 只眼,未愈 15 只眼,总有效率为 81.01%;对照组治愈 1 只眼,显效 5 只眼,好转 14 只眼,未愈 17 只眼,总有效率为 54.05%。研究表明散血明目片能促进玻璃体积血的吸收,改善眼底情况及全身血液流变,降低血液的黏滞性和聚集性,降低血小板的活化功能,减轻血管内皮细胞的损伤等,从而全面改善患者血瘀状况,提高玻璃体积血患者的视功能。经对比观察,散血明目片在提高视力、改善眼底方面其疗效优于血塞通片($P<0.01$)。

5. 散瘀明目丸治疗玻璃体混浊的临床观察　韩氏观察治疗玻璃体混浊 532 例(863 只眼),随机分为观察组和对照组,其中观察组 407 例(648 只眼),对照组 125 例(215 只眼)。观察组服用散瘀明目丸(药用丹皮、红花、生地黄、郁金、丹参、菊花、夜明砂、泽兰、甘草等,制成蜜丸,每丸 9 克),每次 1 丸,每日 3 次口服,连服 60 天;对照组用普罗碘铵眼药水,每次 1

滴，每日4次，连用60天。服药前后观察视力、散瞳检查治疗前后玻璃体混浊的变化、B超检查治疗前后玻璃体混浊的变化。结果：观察组治愈213眼（32.87%），好转251眼（38.73%），无效184眼（28.40%），总有效率71.60%；对照组治愈32眼（4.88%），好转58眼（26.98%），无效125眼（58.14%），总有效率41.86%。观察组疗效优于对照组（$\chi^2=8.37$，$P<0.01$），二组比较差异有显著性。

6. 眼血散治疗玻璃体积血的实验研究　曾氏等观察眼血散对实验性玻璃体积血的治疗作用及机制，用兔自体血造成玻璃体积血模型，设空白对照组、模型组、尿激酶治疗组及眼血散治疗组，7周后观察各组玻璃体Fe^{2+}浓度、蛋白浓度、超氧化物歧化酶（superoxide dismutase，SOD）活性及Ⅲ型前胶原（pCⅢ）、Ⅳ型胶原（ⅣC）浓度。结果：眼血散治疗组蛋白浓度及PCⅢ、ⅣC含量明显低于尿激酶治疗组和未治疗组；SOD活性显著高于其他各组；Fe^{2+}浓度亦明显降低，与尿激酶治疗组比较差异无显著性。研究表明：眼血散可以促进玻璃体积血吸收，这与清除铁离子、降低蛋白浓度、提高SOD活性的作用有关，可能是通过降低Ⅲ型前胶原和Ⅳ型胶原，抑制了眼内增殖性改变的发生与发展。

第二节　玻璃体脱离

【概说】

本病是指玻璃体境界层由视网膜的内境界膜脱离。多因玻璃体液化或玻璃体机化物引起玻璃体收缩等因素所致。临床上以后部玻璃体脱离多见，前部与上部玻璃体脱离者较少。自觉有眼前闪光、视物变形等症状，但视力下降不明显。常见于高度近视或年老体弱、肝肾不足的患者。

古代眼科医籍虽无此病名的记载，但对本病的症状、病因病机有一些认识。如明清医家在关于云雾移睛、神光自现等症中即与本病症状有相似之处。《证治准绳·杂病·七窍门》谓："神光自现症，谓目外自见神光出现，每如电闪掣，甚则如火焰霞明，时发时止。"当代随着裂隙灯、三面接触镜的使用，对本病的认识更趋深入。

【病因病机】

本病病因复杂，既可因脏腑功能失调，神膏失养引起，也可因眼部其他疾病或撞击伤目所导致。前者多见于肝肾亏虚，精不上承，或心脾两虚，目失濡养。后者则与这些疾病造成神膏形态结构的改变有关。

1. 肝肾两亏，精不上承，神气虚弱，发用衰微，以致光华不能持续发越。
2. 心脾两虚，目失濡养，神膏混浊，液化，失却正常形态。
3. 脉络膜、视网膜渗出、出血，迫及神膏或因机化条索牵引，致使神膏失却正常形态。
4. 黑睛正漏长期不愈；或因内障术后，黑睛缘形成创口，眼内润泽之液外溢，致使神膏形态缩小。

【临床表现】

患者突感眼前蚊飞蝇动，或高度近视患者眼前黑花飞蝇突然增多，且随头部转动而移动，并伴有闪光和视物变形，头部剧烈转动时闪光感加重增多，视力无明显下降，仅略显朦胧。裂隙灯显微镜检查，神膏中可见一"空虚"的光学空间，且见游离状混浊物增多，眼球转动时混浊物摆动幅度增大。病情发展后部可见淡灰色后界膜，其后方为光学空间，在膜上相当于视神经乳头处，有时可见椭圆形小孔。检眼镜下，可见神膏内混浊物增多，飘浮度甚大，后极部呈一环形混浊，环内有类似门上钥匙的小孔，或其他不规则形态，后界层混浊后面，可发现一些球状改变。

【诊断依据】

1. 眼前突然出现蚊飞蝇动，或老年人、高度近视患者的蚊飞蝇动感突然增多，且伴有视物变形和闪光感。

2. 视力与病前变化不显，或略显朦胧。

3. 裂隙灯显微镜下，可见神膏内混浊加重，且有光学空间和后界膜出现。检影镜下可见后界层浮动混浊或环形混浊，环内有如同门上钥匙的小孔洞。

【辨证论治】

本病病因复杂，鉴于导致本病的一些原发病已在有关章节讨论，本节只就脏腑失调进行辨证论治，实践证明适加祛瘀散结之品对提高疗效是有益的，但此类药只宜轻宜缓，切忌孟浪从事，以防加重神膏脱离和发生视网膜脱落。

1. 肝肾两虚

主证　老年或高度近视患者，病程迁延，突感眼前黑花飞蝇增多，且伴视物变形和闪光感，检查眼部，神膏混浊加重，且有光学空间和后界膜形成，后界层有浮动混浊或环形混浊，其上有如同门上钥匙的小孔洞。头昏耳鸣，腰膝酸软，寐差多梦，舌淡脉细。

分析　老年患者，肝血肾气渐衰，或病程迁延久病及肾，肝肾两虚，精不上承，故见眼前黑花飞蚊增多。神膏失养，液化退缩，牵及视网膜，故见视物变形和闪光感。神膏后部脱离，故见光学空间和后界膜形成，后界层有环形混浊出现。头昏耳鸣，腰膝酸软，寐差多梦，舌淡脉细均为肝肾两虚之征。

治法　补养肝肾，益精活血。

方药　加减驻景丸加减：菟丝子 15g，茺蔚子 12g，枸杞子 9g，楮实子 15g，车前子 9g，木瓜 9g，寒水石 9g，紫河车粉（入胶囊冲服）3g，三七粉（冲服）3g，五味子 9g，丹参 12g，郁金 6g，赤芍 9g。

2. 心脾两虚

主证　眼前突见蚊飞蝇动，或蚊飞蝇动突然增多，视物朦胧，心悸健忘，头晕目眩，寐差多梦，舌质淡红，苔薄白，脉细弱，检查眼部，症状与肝肾两虚证同。

分析　思虑劳倦或过用目力，伤及心脾，暗耗阴血，而致心脾两虚，目失濡养，故神膏混浊加重，且有液化发生。神膏退缩，牵及视网膜，故见视物变形及闪光。检查眼部所见，可见神膏脱离改变。心悸健忘，头晕目眩，寐差多梦，舌质淡红，苔薄白，脉细弱均为心脾两虚之征。

治法　补益心脾，养血活血。

方药　天王补心丹加减：熟地黄 15g，党参 15g，玄参 12g，丹参 12g，天冬 9g，麦冬 9g，当归 12g，五味子 9g，茯苓 15g，桔梗 9g，炒酸枣仁 12g，远志 9g，石菖蒲 9g，郁金 9g，白芍 12g，炙甘草 6g，大枣 5 枚。

【转归预后】

单纯性神膏脱离，不一定都引起视网膜脱离，但如果视网膜原有变性和陈旧性病灶，则可因牵引而引起视网膜脱落。如果视网膜原有裂孔或部分脱离，那么神膏脱离的出现，必然加速视网膜脱落的发生。

另一方面，后极部神膏的脱离，牵引视网膜发生黄斑水肿，引起视力下降。

若因神膏脱离对视网膜的持续牵引，引起浆液性甚至出血性视网膜病变，进而形成囊样变或裂孔，使视力难以恢复。

第三节 飞蚊幻视

【概说】

飞蚊幻视症是指视野中有点状黑影飘动而言，在明亮或白色背景的衬托下更为明显，但眼底和玻璃体无病变。多为胚胎残留组织细胞或少量生理细胞漏到玻璃体内而投影到敏感的视网膜上的结果。

【病因病机】

多因精神紧张，思虑过度，劳伤心脾，心神不宁所致。

【临床表现】

患者主诉眼前有黑点飘动，数目不多，一个或两三个，可单眼亦可双眼，一般是间歇性出现，在白色背景下清晰可见，失眠后更明显，精神高度集中固视黑点时又觉消失。常有轻度屈光不正。眼底检查找不到病灶，玻璃体、脉络膜、视网膜属于正常范围。

【诊断依据】

自觉眼前少数黑点飘动，但玻璃体正常，眼底无病变。

【鉴别诊断】

本病需与早期玻璃体病理性混浊鉴别。前者眼底、玻璃体无改变，黑点较少，时有时无；后者黑点常持续存在，眼底视网膜、脉络膜可找到细微病变，玻璃体常可见到细微混浊。

【辨证论治】

1. 心神不宁

主证　眼前黑点飘动，时有时无，失眠后明显，眼底正常，头昏心烦，早醒多梦，舌淡红，苔薄白，脉缓。

分析　思虑过度，劳伤心脾，心神不宁，故出现飞蚊幻视，头昏失眠多梦等症。

治法　养心安神。

方药　天王补心丹加减：党参10g，玄参10g，丹参12g，酸枣仁10g，茯神12g，柏子仁10g，五味子6g，麦冬12g，甘草3g。若精神焦虑，加柴胡、白芍药疏肝解郁。

2. 肝肾亏虚

主证　年老体弱，飞蚊幻视，头昏耳鸣，腰酸膝软，舌质偏红，脉细。

分析　年老体弱，阴精不足，目失濡养，故出现飞蚊幻视；肾虚髓海不足，脑失所养，故头昏耳鸣；腰为肾之府，肾又主骨，肾虚则腰酸膝软；舌质偏红，脉细，为肾阴亏虚之征。

治法　补益肝肾。

方药　四物五子丸加减：熟地黄15g，生地黄12g，当归10g，白芍药12g，川芎6g，枸杞子15g，车前子15g，菟丝子12g，桑椹子10g，蒺藜10g，甘草3g。

【调护要点】

本病患者，往往心情焦急，情绪紧张。因此，应耐心解释，劝其心情开阔，放弃思想包袱，有些即可不药而愈。

（李全智　彭清华）

主要参考文献

1. 李全智．眼底出血．乌鲁木齐:新疆科技卫生出版社,1993:51-53

2. 王凤民．活血化瘀药治疗玻璃体混浊 34 例临床观察．中西医结合眼科,1994,(4):22

3. 杨振宇．八珍汤加味治疗云雾移睛 26 例．中国中医眼科杂志,1993,3(1):28

4. 彭清华,喻京生,曾明葵,等．活血通脉、利水明目法治疗玻璃体积血的临床研究．湖南中医学院学报,2003,23(1):39-43

5. 彭清华,李建超,张琳,等．散血明目片治疗玻璃体积血的临床及实验研究．中国医学报,2C04,(增刊):38-42

6. 张琳,彭清华,李建超．散血明目片治疗玻璃体积血的实验研究．中国中医眼科杂志．2002,12(2):63-66

7. 韩绍华．散瘀明目丸治疗玻璃体混浊的临床观察．辽宁中医杂志,2004,31(11):93

8. 曾巍,陈金卯,袁敏立,等．眼血散治疗玻璃体积血的实验研究．中国中医眼科杂志,2002,12(1):4-6

9. 贺立忠．羚羊青明汤治疗飞蝇症 10 例．陕西中医,2004,25(12):1103-1104

10. 史索兰,侯留新．五子衍宗丸治疗飞蚊症疗效观察．山西职工医学院学报,1997,(1):39

第十章

眼底病

眼底，是眼科学领域的习惯性称谓。是指在临床上用肉眼无法窥见的眼球后段的眼球内组织，包括了中间葡萄膜、玻璃体、脉络膜以及视网膜、视神经等。中医眼科学认为眼底是神光发越之处所，属广义瞳神的范畴，为水轮的主要结构部位，属肾所主。因目为至宝，素有金珠玉液之美誉，瞳子清莹幽深，结构精巧难察，内渗神水，能发越神光，明视万物，为心神之外候，而称之为瞳神，亦名金井。

中医眼科认为内障眼病的特点是外不见症，从内而蔽。本章所论眼底疾病，也只是内障眼病的部分内容，仅仅讨论视网膜、视神经的主要病变，如视网膜循环障碍、视网膜脱离、变性及视神经、视网膜的炎症、退行性变等病，其他如外伤、肿瘤、先天异常及全身性疾病的眼底改变等，以及玻璃体病、葡萄膜病并未包括在本章眼底病之内，而是另有不同章节进行论述。故眼底病只是中医眼科内障眼病的部分内容，而不是内障眼病的全部。

眼底病是眼科临床上对视力危害极大的一类常见病，不少视力急剧下降的眼病都属眼底病范围。在发达的工业化国家，眼底病已经成为致盲的主要原因。在我国的某些地区，眼底病也已经居于致盲原因的前五位。眼底病的防治，是防盲治盲的重要内容。

眼底病的发生，不但要注意到玻璃体、葡萄膜、视网膜、视神经等局部组织可相互累及和影响；更重要的是视网膜血管是全身循环系统的末梢部分，视神经与大脑密切相联，早在清代的《医林改错》就认为脑连目系。故眼底病与许多全身性疾病及中枢神经系统的病变密切相关，甚至成为反映心、脑、肾及血液循环系统等重要器官和组织变化的窗口。所以眼底病的诊治，既要有丰富的眼科学知识，更要树立全局观念，从整体角度看待和研究眼底病。尤其中医眼科学理论中的眼脏相关论，应贯穿眼底病诊治的全过程。《灵枢·大惑论》曰："五脏六腑之精气，皆上注于目而为之精。"关于眼底的生理认识对眼底病的诊治尤为重要。

眼底病的症状，自觉视力下降，有急有缓，轻者视物微昏，重者盲无所见，还有视物易色，视物变形，眼前闪光等。眼底表现，有视网膜的水肿、出血、渗出、血管阻塞、怒张、变细、痉挛、机化增殖、色素沉着、新生血管以及视神经乳头水肿充血、苍白萎缩等，病变形态多种多样，诊断较难。由于历史的原因，条件所限，古代眼科对眼底病的描述多局限于主观症状，较为抽象。现代由于检眼镜及其他检测仪器的广泛运用，给中医眼科对眼底病的诊治研究注入了新的活力，取得了可喜的成绩，提高了对眼底病的诊治水平。

眼底病的病因病机，较外障眼病和其他内障眼病复杂得多。虽说瞳神称水轮，内应于肾，但肝开窍于目，肝肾同源，心主血脉藏神，足厥阴肝经及手少阴心经均与目系有联系，视功能的发挥离不开精血的濡养和心神的支配，而且还有黄斑属脾之说。故眼底病的发生多与脏腑、气血失调关系密切，尤与肝、肾、心、脾的功能失调最为有关。急性期多因火盛、痰饮水湿、气机郁滞、血脉瘀阻、阴虚火旺、阴虚阳亢等所致；慢性期多与肝肾阴虚、心脾不足、气血亏虚有关，且多因病久生郁，久病入络之故，往往兼郁、兼瘀。《三因极一病证方论》认为内障有"因于痰热、气郁、血热、培(低陷之意)阳、培阴、虚脱荣卫所致"。《原机启微·阴弱不能配阳之病》将内障眼病的病因病机归纳为五脏病、六腑病、虚阳病、弱阴病。如肝木不平,内夹心火,为势妄行,火炎不制,神水受伤;劳役过多,心不行事,相火代之,火盛百脉沸腾;膀胱、小肠、三焦、胆脉俱循于目,四腑一衰,则精气尽败,邪火乘之;阴微不立,阳盛即淫,上为内障。

眼底病的证治,不可拘于水轮属肾之说,需局部与整体结合,辨病与辨证结合。分期论治和辨病论治,日渐受到临床医家们的重视。急性期一般以实证为多,如清肝泻火、祛痰利湿、疏肝解郁、凉血止血、活血化瘀、益气活血等法较为常用;慢性期和恢复期一般以虚证为多,如补益肝肾、益气养血、补益心脾、清心宁神、疏肝解郁、活血明目等法常用。眼底病恢复期的治疗,提高视功能是其重要目的,多从滋补肝肾、解郁通窍着眼,注意明目药、活血药及降虚火药的选用,针灸在提高视力方面很有潜力。

眼底病的治疗,尚需注意几点。首先是克服畏难情绪,树立信心,做好患者思想工作,坚持用药,缓以图功。古人告诫的移情易性、清心寡欲、惜视缄光,对眼底病治疗很重要。其次要改革传统的内服给药的途径,内服给药和眼部注射、静脉注射等多种途径相结合。对于内障眼病的治疗,不可拘于内障多虚之说,不可一味用补,在虚证的辨识上,局部和整体很难一致,纯虚者极少,即便补虚时,当兼祛邪,如利水化痰、软坚散结等;补虚时亦忌过于滋腻,精血固然要补,但需上注方能濡目,玄府需通利,神光方能发越无阻,故补益中宜酌加理气活血之品,以利精血上注和玄府通利。

第一节　古代对眼底病的命名

古代眼科对眼底病的命名,限于当时的条件,无法窥视眼内结构,故其命名只能是凭自觉症状。因为眼底病的唯一自觉症状是视觉障碍,而最主要的是指中心视力的降低.其次还可有视物变形,色视症,闪光感,视野缺损,夜盲,黑蒙等。古代眼科主要依据这些异常视觉对眼底病命名,如视瞻昏渺,视瞻有色,萤星满目,高风雀目等;尚有根据起病缓急命名者,如暴盲;也有结合病因命名者,如肝风目暗等。但是这些单凭视觉障碍的症状命名,其病名比较抽象,缺乏特征性,既不能说明病变的部位,也难以明确病变的性质,还缺乏对治疗用药的指导作用,故目前无论是临床工作中,还是学术交流和科学研究,多是使用现代病名。为了继承古代医学遗产,本节将古代有关眼底病的病名进行介绍。

暴盲　这一病名见于《证治准绳·杂病·七窍门》。书中曰:"暴盲,平日素无他病,外不伤轮廓,内不损瞳神,倏然盲而不见也。病于阳伤者,缘忿怒暴悖,恣酒嗜辣,好燥腻及久患热病,痰火之人得之则烦躁秘渴;病于阴伤者,多色欲、悲伤、思竭、哭泣太频之故;伤于神者,因思虑太过,用心罔极,忧伤至甚,惊恐无措者得之。屡有因头风、痰火、元虚、水少之人眩运发而醒则不见。能保养者,亦有不治自愈;病复不能保养,乃成痼疾。其证最速。"可见暴是指急骤,盲则是指严重视力减退或终至失明。暴盲是指眼外观端好,一眼或两眼视力急剧下降,严重者可致盲的一类严重眼底病。说明暴盲的诊断要有四点,一是要外观端好,二是要视力急剧下降,三是严重者可致失明,四是指眼底病。

青盲　《神农本草经》在记载药物功效时有青盲病名。至《诸病源候论》始有症状描述,曰:"青盲者,谓眼本无异,瞳子黑白分明,直不见物耳。"《龙树菩萨眼论》认为青盲:"或一眼前恶(病),亦无障翳,瞳人平正如不患者,端然渐暗。"《秘传眼科龙木论》有小儿青盲病名,还在肝风目暗内障和高风雀目内障中提到，日后可变为青盲，没有单列青盲一节。至《证治准绳·杂病·七窍门》对青盲论述较详，书中曰："青盲，目内外并无障翳气色等病，只自不见者是。乃元府幽邃之源郁遏，不得发此灵明耳。皆不易治，而失神者尤难。世人但见目盲便呼为青盲者，谬甚！夫青盲者，瞳神不大不小，无缺无损，仔细视之，瞳神内并无些少别样气色，俨然与好人一般，只是自看不见，方为此证。若有何气色，即是内障(狭义内障，即瞳神有改变的内障)，非青盲也。"可见青盲与暴盲的区别在于前者视力缓降，终至失明，后者为视力骤降。瞳神无障翳气色可察，而且还可因其他内障眼病转变而成，即是青盲，可认为青盲是诸多内障眼病拖延失治的最后阶段。

视瞻昏渺　在《证治准绳·杂病·七窍门》和《审视瑶函》都归属目昏的范围。称"目内外别无证候，但自视昏渺，蒙昧不清也。"在《银海精微》有视物不真病症名，谓："视物不明，如纱遮睛。"《秘传眼科龙木论》有肝风目暗内障，并认为后亦变为青盲。可见视瞻昏渺是眼外观端好，视力缓慢下降的眼底病。

视瞻有色　本症见于《证治准绳·杂病·七窍门》，归属在目妄见项下。与现在的色视症有相似处，即视物模糊，自觉眼前有带色阴影遮隔。

高风雀目内障　本症名见于《秘传眼科龙木论》，但有关夜盲的记载早在《诸病源候论》就已有。在《原机启微》称为"阳衰不能抗阴之病"，病状为昼视通明，夜视罔见。《秘传眼科龙木论》认为主症是惟昏黄不见，惟见顶上之物。可见本症有夜盲和视野缩小。

对眼底病的命名，以《证治准绳·杂病·七窍门》记述较详，除上述青盲、暴盲、雀目等外，还有目昏花下属4症，如睛黄视渺、干涩昏花、起坐生花、萤星满目证；目妄见下属9症，如神光自见、黑夜精明、视正反邪、视定反动、视物颠倒、视一为二、视赤如白、视直如曲证等。这些病症名称，均可出现于某些眼底病的某一阶段，古人不能窥视眼底结构，只能是凭视觉障碍的症状命名，也就不难理解了。

第二节　视网膜动脉阻塞

【概说】

视网膜中央动脉供应视网膜内层。该动脉为终末动脉，分支间无吻合支。一旦发生阻塞，所供区域的视网膜内层血供中断，发生急性缺血缺氧，以致视功能急剧损害或丧失，后极部视网膜呈灰白色水肿，黄斑区有樱桃红点(彩图22)。本病发病急骤，多为单眼，以中老人多见，无性别差异，发病率约1/6 000。多数患者伴有高血压。延缓救治，常永久失明，预后差，为眼科急重症。本病因外观端好，骤然失明，盲无所见，属中医眼科暴盲范围。

《证治准绳·杂病·七窍门》对暴盲的主症、病因、预后、治疗均有记载。主症是素无他病，外不伤轮廓，内不损瞳神，倏然盲而不见；病因为阳寡，阴孤，神离；急治可复，否则成痼疾；治疗方面，记述了一医案，先用苏木煎汤调人参膏急救，后以四物汤加桃仁、红花、苏木、陈皮，煎汤调人参末治愈。在《审视瑶函》则介绍了治暴盲用加味逍遥散和柴胡参术汤(人参、白术、熟地、白芍、川芎、当归、青皮、甘草、柴胡)，还主张用独参汤频服。

【病因病机】

本病的根本病机是眼内血瘀络阻，目窍失养，玄府不利，神光郁遏。心主血脉，肝气通于目，瞳神属肾，故与心、肝、肾三脏密切有关。导致目中血络瘀阻者，有下述因素：

1. 忿怒暴悖，气机逆乱，气血上壅，血络瘀阻，窍道不利。

2. 恣酒嗜辣，偏食燥腻，痰热内生，上蒙清窍，瘀滞脉道。

3. 年老阴亏，肝肾不足，肝阳上亢，气血并逆，瘀滞脉络。

4. 心气亏虚，血动乏力，血行滞缓，脉道瘀滞。

【临床表现】

其临床表现因阻塞的部位（主干或分支）和程度（完全性或不完全性）的不同而有别。而大多数为主干阻塞。眼无他病，外观端好，视力骤丧，甚至无光感，瞳仁散大，阳看不小，阴看不大。若某一分支阻塞，则出现相应视野缺损。如出现动脉痉挛，患者可有一过性黑矇，数秒即可自行缓解。检眼镜下，视网膜动脉显著变细，血柱可呈节段状，静脉亦相应变细。视网膜内层因缺血缺氧，后极部网膜呈灰白色水肿混浊，黄斑区因水肿不明显，可透见其深面的脉络膜红色背景，与周围灰白水肿混浊区成鲜明对比，出现黄斑樱桃红点。眼底荧光血管造影，可见视网膜动脉充盈时间延长，并可见荧光素充盈的前锋以及阻塞的血管无荧光灌注等现象。晚期患者眼底荧光血管造影可能见不到阻塞征象。少数患者有睫状视网膜动脉存在，可残留部分中心视力。如系不完全性主干阻塞，则视功能损害程度轻些，眼底改变也较轻。

【诊断依据】

1. 中老年人发病，突然视力下降或丧失。

2. 视网膜动脉极细，血柱呈节段状。

3. 视网膜后极部广泛性灰白水肿混浊。

4. 黄斑樱桃红点。

5. 眼底荧光血管造影有助于诊断。

【鉴别诊断】

本病应与缺血性视乳头病变鉴别。缺血性视乳头病变的发病不如前者急骤，视功能的损害不如前者严重。后者有视野的象限缺损且与生理盲点相连，有视乳头水肿、色淡和边界模糊，其眼底改变以视乳头为主，黄斑区无樱桃红点。

【辨证论治】

症情危急，预后不良。救治贵在尽早，后期治疗贵在坚持。其治以通为要，兼顾益气。古人经验，病初以独参汤加苏木，益气帅血；继以桃红四物汤加益气药或逍遥散和解，有效法价值。临床上结合全身症状，可分下述四型论治。

1. 气血瘀阻

主证　外眼端好，骤然盲无所见，兼情志抑郁，胸胁胀满，头痛眼胀，或病发于暴怒之后，舌有瘀点，脉弦或涩。

分析　气血冲和，百病不生。情志内伤，气机郁滞，或暴怒伤肝，肝气不畅，气滞而致血瘀，血瘀而络阻，目络阻滞，精血无以上承，神光失养而暴发失明，且兼气机不利的全身见症。

治法　行气活血，通窍明目。

方药　通窍活血汤加减：桃仁 10g，川芎 10g，红花 8g，赤芍 10g，地龙 15g，石菖蒲 8g，生姜 5g，大枣 3 枚，老葱 1 根，麝香（冲服）0.1g。头昏者加天麻、牛膝以平肝引血下行；若视网膜水肿明显，加车前子、薏苡仁以利水；失眠加夜交藤、酸枣仁以宁神。

2. 肝阳上亢

主证　见于年老体衰，肝肾阴亏，阴不潜阳，肝阳偏亢，加之暴怒之后，肝阳亢盛，上扰清窍，气血逆乱。多伴高血压史，头痛眼胀或眩晕时作，急躁易怒，面赤烘热，口苦咽干，脉弦细或数。

分析 年老阴衰，肝肾亏虚，水不涵木，肝阳上亢，暴怒激惹，肝阳夹气血亢逆，目窍不利，脉络瘀阻，气血津液不得通行，神光不得发越而骤然失明。头痛眩晕，眼胀易怒，面赤烘热及舌脉均肝阳上亢征象。

治法 滋阴潜阳，活血通络。

方药 镇肝熄风汤加减：代赭石30g，怀牛膝15g，白芍药10g，地龙20g，龟甲15g，桃仁10g，苏木10g，石菖蒲10g，丝瓜络12g，丹参20g，磁石15g。失眠多梦加夜交藤、珍珠母镇静安神；五心烦热者，加知母、黄柏、地骨皮降虚火；视网膜水肿混浊明显者，加车前子、益母草利水。

3. 痰热上扰

主证 体肥之人，嗜酒辛肥甘，骤然盲无所见，伴胸闷眩晕，恶心痰多，口干不欲饮，纳呆肢倦，苔黄腻或滑，脉弦数或滑。

分析 肥人多痰湿，饮食不当，脾胃受损，湿由中生，久而成痰化热，上蒙清窍，湿痰阴凝，痰瘀阻滞窍道，神光被遏而突然失明，全身见症及舌脉皆痰湿化热之象。

治法 化痰清热，祛瘀通窍。

方药 黄连温胆汤加减：制半夏12g，茯苓15g，陈皮10g，炙甘草4g，天花粉12g，川贝母10g，黄连4g，石菖蒲10g，郁金10g，桃仁10g，桔梗10g。头晕较甚者，加蒺藜、天麻平肝息风；肢体麻木者，加丝瓜络、鸡血藤通经活络。

4. 气虚血瘀

主证 眼底脉络闭阻，视乳头色淡白，动脉细而色淡红，视网膜灰白。或伴短气乏力，面色萎黄，倦怠懒言，舌淡有瘀斑，脉涩或结代。

分析 气血虚弱，气不帅血，血动乏力，血流不畅而瘀阻脉络，目窍失养，故视乳头及视网膜色淡；神光衰微，故视力障碍；全身症状及舌脉均为气血亏虚，兼有瘀滞之象。

治法 补气养血，化瘀通脉。

方药 补阳还五汤加减：黄芪40g，当归10g，川芎10g，赤芍10g，桃仁10g，红花6g，地龙20g，丹参20g，石菖蒲10g，茺蔚子15g。心慌心悸，失眠多梦者，加酸枣仁、夜交藤、柏子仁以养心宁神；病久而视力不提高者，宜加枸杞子、楮实子、菟丝子、女贞子等益肾明目；久病多郁，伴情志抑郁者，加柴胡、白芍药、青皮、郁金以疏肝解郁。

【其他治疗】

必须立即抢救，其措施如下：

1. 亚硝酸异戊酯0.2ml吸入，每隔1～2小时再吸1次，连用2～3次。舌下含化三硝基甘油酯片，每次0.3～0.6mg，每日2～3次。

2. 球后注射妥拉唑林12.5mg或阿托品1mg。

3. 针刺睛明、球后、曲池、承泣、风池、肾俞等穴，每次针3穴，每天1次。

4. 间歇性按摩眼球，以降低眼压。

5. 人参30g，苏木10g煎水频饮。

经紧急处理之后，继续针灸治疗，可坚持1～3个月；丹参注射液40ml加入低分子右旋糖酐500ml，静脉滴注，每日1次，用10～20次。

【转归预后】

本病对视功能而言，预后较差。残存视力的多少，首先决定于阻塞的程度和部位；其次决定于救治是否及时得当。一般认为视网膜内层能耐受缺血90～100分钟，发病后2小时内抢救者，预后会好一些。血管痉挛和不完全阻塞者，预后较好。视网膜动脉中央支阻塞的患者，其治疗后视力多数在0.2以下。有睫状动脉供应黄斑者，预后较好，多数患者可达0.4以上。

【调护要点】

医护合力抢救，分秒必争，安慰患者，避免恼怒，勿紧张，清心寡欲，配合治疗。饮食清淡富于营养，避免嗜烟酒，保持大便通畅。

【文献选录】

《证治准绳·杂病·七窍门》："暴盲……丹溪治一老人，病目暴不见物。他无所苦，起坐饮食如故，此大虚证也。急煎人参膏二斤，服二日，目方见。一医与青礞石药，朱曰，今夜死矣，不悟此病，得之气大虚，不救其虚，而反用礞石，不出此夜必死，果至夜半死。一男子四十余岁，形实，平生好饮热酒，忽目盲脉涩，此因热酒所伤，胃气污浊之血，死在其中而然也。遂以苏木作汤，调人参膏饮之，服二日，鼻内两掌皆紫黑，曰此病退矣．滞血行矣。以四物加苏木、红花、桃仁、陈皮，煎调人参末，服数日而愈。"

【现代研究】

1. 谷氏用葛根注射液治疗视网膜动脉阻塞，并以葛根素静滴102例进行对照，其治疗方法用葛根注射液每支2ml，每次肌注4ml，每日2次，30日为1疗程，治疗视网膜动脉阻塞71例75只眼（主干阻塞59只眼，分支阻塞16只眼）。治疗前对数视力为2.85±1.49，治疗后为3.89±1.01，显效22只眼，有效34只眼，无效19只眼，总有效率75%。与对照组葛根素静滴102例107只眼治疗有效率75.7%相比，二者基本相同。并经治疗前后眼底荧光血管造影、视网膜电图和振荡电位等检测得到证实，视网膜循环时间（初期动脉到初期静脉的时间）治疗前为5.1秒±1.8秒，治疗后为3.5秒±1.1秒。ERG可见治疗后暗适应红光a波谷峰增加，暗适应白光及红光OPS个数增多，总幅值增大，治疗前后比较均有显著差异。疗效与治疗前病程的关系，显示在发病后较早接受治疗者疗效较好。所治71例75只眼，病程3日以内者仅占17%(13/75)超过2周者占63%(47/75)。对病程长者，用葛根注射液治疗也同样取得较好的疗效，因此，对陈旧性病例也应积极治疗，争取恢复一定视功能。

视网膜的血液供应来自睫状后动脉和视网膜中央动脉，两者仅在视乳头处有交通，所以当视网膜动脉阻塞时，只要睫状动脉循环好，视网膜神经元就没有完全坏死，还有部分存活的神经元处于功能抑制状态，当葛根促进视网膜微循环改善时，处于功能抑制状态的神经元重新兴奋，治疗后视网膜感光区由视盘周围逐渐向外扩大，故而提高了视功能。

2. 雷氏用葛根素注射液治疗视网膜动脉阻塞26例，患者在发病平均26.4天后，接受葛根素注射液的治疗，治疗平均35.4天。治疗前对数视力为2.84±1.86，视力中位数为数指。治疗后对数视力达到3.74±1.41，视力中位数为0.1。治疗前后相比，差别有显著性（$P<0.01$）。其中10只眼治疗前后眼底荧光血管造影检查结果表明，视网膜循环时间由治疗前的6.9秒±0.6秒缩短至治疗后的4.5秒±0.6秒（$P<0.001$）。在检眼镜下所看到的动脉变细甚至"中断"的动脉血管中，造影时均有荧光素通过；病变早期黄斑区毛细血管仍然存在，随着病程的发展，毛细血管拱环消失，视网膜神经上皮和色素上皮发生萎缩，部分病例发生脉络膜毛细血管层萎缩；病变后期视乳头荧光出现时间普遍延迟。认为葛根素有缩短视网膜循环时间和增进视力的作用。

3. 闫氏中西医结合治疗视网膜动脉阻塞172例，发病年龄46～83岁，平均59.7岁。发病至就诊时间最短者3小时，最长者6天。中药治疗分为两个证型：①肝阳上亢型：治则：滋阴潜阳，活血通络。方药：镇肝熄风汤加减(牛膝15g，赤芍15g，牡蛎10g，龙骨10g，玄参10g，天冬10g，川楝子10g，石菖蒲12g，丹参15g，夜交藤15g，川芍10g，甘草6g)，水煎服，每日一剂。②瘀血阻络型：治则：活血化瘀，理气通络。方药：血府逐瘀汤加减(当归15g，生地黄12g，川芎10g，桃仁10g，赤芍15g，红花10g，川牛膝15g，桔梗8g，枳壳10g，白芍15g，地龙10g，甘草6g)，水煎服，每日1剂。中成药治疗：在中草药辨证施治基础上，给予葛根素注射液400mg加入250ml生理盐水或葡萄糖注射液中静脉滴注，每日1次。西医治疗：在上述中医治疗的同时给予如下西医治疗：①针对所伴全身病治疗，如控制高血压、动脉硬化等。②扩血管药物治疗，包括：立即舌下含服硝酸甘油0.3mg；眼部球后注射妥拉唑林注射液25mg，每日1次；口服速效救心丸5粒、烟酸50mg、芦丁20mg、地巴唑20mg，1日3次。③降眼压治疗，包括按摩眼球，药物常用噻吗洛尔眼水，点眼，1日2次即可。④神经营养药物治疗，包括口服B族维生素，肌注维生素B_1，维生素B_{12}，静点能量合剂等。⑤持续低流量吸氧，以缓解视网膜缺氧状态。本组172例患者均按上述中西医结合方案治疗，平均疗程为28.6天。结果视力均有大幅度提高，眼底视网膜水肿消退，治疗后复查荧光素眼底血管造影，原有视网膜动脉充盈迟缓明显恢复。患者发病后就诊越及时，视功能恢复越好。

4. 郑氏报道针刺治疗视网膜动脉阻塞245例，245只眼，取得了较好疗效。针刺取穴分为两组。第一组：主穴：球后、睛明、健明、承泣等；配穴：太阳、四白、翳明、风池等；第二组：主穴：同第一组；配穴：曲池、翳风、天柱、光明、命门、肾俞、太冲等。每次选主穴1个，配穴2个，平补平泻，留针20分钟，每天1次，10次为1疗程。结果245例中显效61例，有效70例，进步83例，无效31例，总有效214例，占87.4%。作者对针刺治疗的60例患者随访1～4年，有3/4患者保持了针刺结束时的良效。

5. 施氏用针刺治疗为主，对常规药物治疗无效的视网膜中心动脉阻塞49例进行治疗，选穴是曲池(双侧，眼底水肿消失后停止针此穴)、风池、百会、目窗、睛明、球后。体针间隔期加用耳针，选穴为神门、枕、皮质下、交感、肾、肝，每次3穴。全部病例治疗前视力分别为无光感到指数，治疗后32眼视力上升至0.1及以上，16眼上升至0.01～0.1，1只眼无改变，有效率98%。

第三节 视网膜静脉阻塞

【概说】

视网膜静脉的主干或其属枝，因种种原因而发生阻塞，静脉血液回流被阻断，阻塞处远端的静脉扩张迂曲，管壁缺氧而渗透性增加，血细胞和血浆渗出。故本病以视网膜静脉怒张迂曲，沿受累静脉区域广泛的出血、水肿和渗出为特征(彩图23)。是一种常见的视网膜血管病，其发病率是视网膜动脉阻塞的6倍。以中老年人最多见，以50～70岁尤多。男女发病率差异不大。常为单眼发病，多数伴有高血压、动脉硬化。依其阻塞部位的不同，分为视网膜中央静脉阻塞和视网膜分支静脉阻塞两大类。其病程缓慢而冗长，难以速效，晚期常因黄斑囊样水肿和新生血管形成，严重障碍视功能。还可因新生血管性青光眼而致失明，其发生率约占本病的15%。

本病眼外观端好，因出血而致视力急降，出血多时可致失明，属中医眼科暴盲范畴。

【病因病机】

本病病机的关键是各种原因致脉道瘀阻而血溢脉外。导致脉道瘀阻，血不循经的因素很多，大致为：

1. 年老之人，劳倦竭视，阴血暗耗，肝肾阴亏，虚火上炎，扰于目窍，入于营血，血因火灼而致瘀，血脉瘀阻而溢于脉外。

2. 或肝肾亏虚，水不涵木，肝阳上亢，气血上逆，血脉不畅，不循常道而外溢。

3. 情志内伤，肝失条达，气机失调，气滞而血瘀脉阻。

4. 饮食偏嗜，过食肥甘，痰湿内生，痰凝血滞，血脉瘀滞。网膜水肿、渗出亦是痰瘀水湿之象。

【临床表现】

本病的主要临床表现是视力下降和眼内出血。症状的轻重与阻塞部位和程度有关。

视网膜中央静脉阻塞者，视力突然减退，出血量多或累及黄斑区者，可致视力丧失而仅辨手动。眼底可见视网膜静脉粗大、迂曲，隐没于出血和水肿之中；视网膜动脉反射性收缩而变细，多伴有动脉硬化征象。火焰状出血斑遍布眼底各处，尤以后极部为多；视网膜静脉管壁的渗漏致视网膜水肿；稍久则有黄白色硬性脂质渗出斑块掺杂于出血之间，后期多有黄斑囊样水肿。出血量多而进入玻璃体者，则眼底无法窥见。

视网膜分支静脉阻塞较总干阻塞更常见，以颞上或颞下支最多。其对视力的损害程度与是否侵及黄斑区有关。表现为该阻塞点远端视网膜静脉血管扩张、迂曲，沿该分支区域视网膜火焰状出血和视网膜水肿。

本病依其是否发生大面积毛细血管闭塞而致广泛的视网膜缺血，临床分为缺血型和非缺血型。前者眼底出血、水肿明显，视力损害严重，甚者致新生血管性青光眼而失明。后者亦称淤滞性视网膜病变，出血和水肿较轻，对视力损害不如前者严重。

眼底荧光血管造影，对本病的诊断和分型非常重要。

【诊断依据】

1. 眼外观端好，视力突然下降。

2. 中老年人发病，有高血压等病史。

3. 视乳头充血，边界模糊。

4. 视网膜上广泛性火焰状出血。

5. 视网膜静脉扩张、迂曲，呈腊肠状，视网膜动脉变细。

6. 眼底荧光血管造影，早期可见视网膜静脉荧光素回流缓慢、充盈时间延长；出血区遮蔽荧光；阻塞区毛细血管扩张，有微动脉瘤。造影后期可见毛细血管的荧光素渗漏、静脉管壁染色，或可见新生血管及其荧光渗漏。

【鉴别诊断】

1. 糖尿病性视网膜病变　多为双眼发病，其视网膜静脉的扩张迂曲不如静脉阻塞严重，糖尿病者网膜上有蜡样渗出、微血管瘤等，出血量一般较静脉阻塞少，血糖高，尿糖阳性，但糖尿病者易致静脉阻塞，应引起注意。

2. 高血压性视网膜病变　静脉阻塞患者常有高血压，但多为单眼发病。高血压性视网膜病变多为双眼，出血表浅稀疏，多位于后极部，静脉改变不如静脉阻塞明显，有动脉的改变，常有黄斑星芒状渗出。

【辨证论治】

本病的关键是静脉阻塞而致出血，阻塞属瘀，离经之血亦是瘀，总为血瘀证，化瘀通脉应贯穿治疗始终。但致瘀有各种原因，亦当审因论治。病程有长短，用药有区别。水肿、渗出与痰饮水湿有关，后期欲恢复视功能，则当配伍补肾明目。有新生血管者，可能与阴虚瘀热有关。瘀与郁互相影响，因病致郁，因郁而加重其瘀者有之，故化瘀兼理气解郁之法不可忽视。

1. 气滞血瘀

主证 外眼端好，视力急降，眼胀头痛，胸胁胀痛；或情志抑郁，食少嗳气；或忿怒暴悖，烦躁失眠；或乳房胀痛，月经不调。舌尖边红，苔薄白，脉弦或涩等。

分析 性情急躁，忿怒伤肝，或性情忧郁，情志内伤，气机郁滞，血行不畅，肝气通于目，肝失条达，目中脉道瘀阻，血不循常道溢于脉外，渗于视衣，遮蔽神光故视力急降。全身症状及舌脉均为气机郁滞之象。

治法 理气解郁，化瘀止血。

方药 血府逐瘀汤加减：柴胡 10g，当归 10g，赤芍 12g，川芎 10g，桃仁 10g，生地黄 20g，地龙 20g，牛膝 12g，枳壳 10g，桔梗 10g，石菖蒲 10g，三七粉 5g，生蒲黄 15g，木贼草 12g。出血量多而较鲜者，加牡丹皮、白茅根凉血止血；失眠多梦者，加珍珠母、夜交藤镇静安神；水肿较甚者，加车前子、猪苓利水。

2. 肝阳上亢

主证 多有高血压动脉硬化病史。视物模糊，眩晕耳鸣，头目胀痛，面部潮红，急躁易怒，口苦苔黄或舌红少苔，脉弦或弦细等。

分析 年老体衰，肝肾阴亏，肝阳失潜，或恼怒焦虑，气火内郁，暗耗阴津，阴不制阳，肝阳亢逆，气血上壅，络脉瘀阻，络破血溢目内，神光被遏而视物模糊。并有肝阳上亢之全身见症。

治法 平肝潜阳，化瘀止血。

方药 天麻钩藤饮加减(偏阴虚者，亦可用镇肝熄风汤)：天麻 10g，钩藤 15g，石决明 15g，牛膝 12g，益母草 30g，桑寄生 15g，夜交藤 20g，丹参 20g，地龙 20g，泽泻 15g，三七粉 5g，磁石 12g，茺蔚子 15g。舌红少苔，腰膝酸软者，加枸杞、首乌、白芍滋阴潜阳；纳食不佳者，加神曲、陈皮理气醒脾。

3. 阴虚瘀热

主证 视物模糊，或视白如赤，或眼前黑影，病在初起，出血量较多或色较鲜红，或为炎症性阻塞，或是后期有新生血管，或兼有糖尿病。兼见头晕耳鸣，颧赤唇红，五心烦热，失眠多梦，遗精腰酸，心悸盗汗，口干咽燥，形体消瘦，舌红少苔，脉细数等。

分析 多因久病体弱，素体阴亏，或劳心竭视，房劳过度，阴血暗耗，阴虚火炎，虚火上炎目窍，火热入血而灼伤脉道，因热致瘀，血失常道，溢于目内视衣，遮蔽神光而视物模糊或视白如赤。并全身兼有阴虚火旺征象。

治法 滋阴降火，凉血化瘀。

方药 生蒲黄汤加减：生蒲黄 20g，生地黄 30g，赤芍 12g，牡丹皮 12g，丹参 15g，栀子 12g，旱莲草 20g，玄参 20g，知母 10g，地龙 15g，牛膝 12g，三七粉 5g，连翘 10g。眼底水肿、渗出明显者，加车前子、昆布、海藻利水散结；失眠多梦者，加枣仁、夜交藤养心安神。

4. 痰瘀郁滞

主证 视物模糊，头重眩晕，形体肥胖，嗜食肥甘，胸闷脘胀。或是病程较长，眼底水肿明显，渗出质多，或有黄斑囊样水肿。舌白苔腻或舌有瘀点，脉弦或滑。

分析 肥人多痰湿，膏粱厚味，肥甘太过，致生湿成痰，病程日久，瘀血不化，亦可致化生水饮痰邪，致痰瘀郁滞之证。眼底血管阻塞和出血是瘀的征象，全身症状及眼底水肿、渗出是痰湿之象。

治法 化痰利湿，活血通脉。

方药 二陈汤合桃红四物汤加减：陈皮10g，清半夏12g，茯苓20g，胆南星10g，昆布10g，海藻10g，桃仁10g，苏木10g，当归10g，赤芍10g，川芎10g，地龙20g，桔梗10g，三七粉5g。若大便秘结者，加大黄、决明子泻下通便；大便溏泻者，加白术、神曲健脾祛湿。

【其他治疗】

1. 尿激酶 用尿激酶5000U，溶于生理盐水500ml，静脉滴注，每日1次，5～10次为1疗程。或用尿激酶100U，溶于0.5ml生理盐水之中，作球后注射，每日1次，10次为1疗程。

2. 低分子右旋糖酐500ml，静脉滴注，每日1次，7～10次为1疗程。

3. 口服芸香苷，维生素C，碘剂等。

4. 血栓通120mg，加入50％葡萄糖40ml，静脉注射，每日1次，10次为1疗程。

5. 针刺球后、睛明、承泣、太阳等。

【转归预后】

本病若是中央支完全阻塞或颞上支阻塞累及黄斑者，视功能损害严重，预后不佳。损害视功能者，早期为出血累及黄斑或进入玻璃体，中后期可因视网膜萎缩或黄斑囊样水肿损害视力，甚至在少部分完全性阻塞者，病后3个月左右出现新生血管性青光眼而致失明，少数患者可反复出血，亦致失明。

【调护要点】

注意移情易性，医患双方均应有耐心，克服急躁情绪，坚持服药疗治。饮食宜清淡而富于营养，肥甘生痰湿，辛燥生火，不宜本病患者服食。

【文献选录】

《银海指南·气病论、血病论》曰："气者，清阳之气也。清阳不升，则浊阴不降，而目安能烛照无遗乎？百病皆生于气。盖气之为用，无所不至，一有不调，无所不病。气有不调之处，即病根所在之处也。……目得血而能视，血者气之所化也。故血盛则形强，人生所赖，惟斯而已。润经络，泽脏腑，养筋骨，充满一身，而目受其荫，固宜通流，而不宜淤滞者也。"

【现代研究】

1. 马氏应用中药联合激光治疗视网膜静脉阻塞，将80例（80只眼）视网膜静脉阻塞患者随机分为激光联合中药治疗组34例（34只眼）、单纯中药对照组24例（24只眼）、单纯激光对照组22例（22只眼）。3组病例分别给予相应的治疗。观察治疗前后视力、眼底出血、视网膜新生血管等疗效性指标。结果：激光联合中药治疗组34例，有效30例，无效4例，总有效率达88.24％，其疗效明显高于单纯中药对照组57.17％及单纯激光对照给63.64％，（与单纯中药对照组比较 $\chi^2=8.517$，$P<0.01$，与单纯激光对照组比较 $\chi^2=4.801$，$P<0.05$）；3组病例治疗后视力变化，激光联合中药治疗组及单纯中药对照组视力进步者较单纯激光对照组多（$P<0.05$）；治疗后，激光联合中药治疗组及单纯激光对照组视网膜新生血管显著减少，此两组对视网膜新生血管的治疗作用明显优于单纯中药对照组，差异有显著性

意义($P<0.01$ 和 $P\leq 0.05$);激光联合中药治疗组视网膜水肿、出血和渗出物吸收时间较对照组缩短。结论:激光联合中药治疗视网膜静脉阻塞有较好的疗效,值得进一步研究。

2. 赵氏应用葛根素联合氩激光治疗缺血型视网膜静脉阻塞,85 例 85 眼随机分为两组。A 组葛根素+氩激光 44 例 44 眼,B 组氩激光 41 例 41 眼。随访 6～24 个月。A 组治疗后 3 个月视力提高 18 例,稳定 24 例,无效 2 例;B 组视力提高 8 例,稳定 30 例,无效 3 例。视力提高程度上两组差别有显著性($\chi^2=6.848$,$P=0.012<0.05$)。在 A 组中,发病时间≤3 周,视力提高 12 例,稳定 7 例;发病时间>3 周,提高 6 例,稳定 17 例。视力提高的程度有明显差别($\chi^2=5.839$,$P=0.016<0.05$)。治疗后 6 个月的 FFA 结果,A 组有效 41 例,无效 3 例,B 组有效 38 例,无效 3 例 $P=1.000>0.05$)。结论:早期应用葛根素联合氩激光治疗缺血型视网膜静脉阻塞在视力提高方面优于单纯激光组。

3. 李氏应用潜阳化瘀方治疗肝阳上亢视网膜静脉阻塞 93 例(93 只眼),按就诊先后给予潜阳化瘀方治疗,30 天为 1 疗程,连续 3 个疗程。本方由钩藤 10g,生石决明 15g,白蒺藜 10g,菊花 10g,丹参 15g,川牛膝 10g,三七粉(兑服)3g,益母草 15g,茯苓 15g,甘草 3g 等药组成。病程短者加生地、丹皮以凉血止血;病程长者加女贞子、旱莲草以滋阴止血;视网膜伴有水肿者加车前子、白茅根以利水消肿;黄斑有水肿者加泽兰叶以活血消肿;头痛口苦者加夏枯草以凉肝清火;头昏耳鸣者加牡蛎以潜阳止鸣。每日 1 剂,水煎,分 2 次温服。观察治疗前后远视力、眼底出血及中医症状积分的情况。结果患者对数视力由治疗前 3.68 ± 0.78 增进到 4.27 ± 0.364($P<0.01$);眼底出血由治疗前 4.178 ± 0.146 减少到 2.731 ± 0.236($P<0.05$);全身症状改善总有效率 81.7%($P\leq 0.05$)。结论:潜阳化瘀方对肝阳上亢视网膜静脉阻塞有一定的治疗作用。

4. 杨氏、庞氏、施氏等对视网膜静脉阻塞患者,在治疗前后进行血液流变学检测,患者的全血黏度、血浆黏度、红细胞电泳时间、血细胞压积、红细胞沉降率等指标,均明显高于正常人,经活血化瘀治疗后,上述指标均有改善。

5. 徐氏用活血化瘀中药治疗视网膜静脉阻塞 29 例,尿激酶组 29 例,对其中 43 例进行了治疗前后外周微循环观察。发现在治疗前主要表现为微血流中红细胞聚集和局部血流停滞;经治疗后,球结膜微循环改善,表现为微血流区域性停滞状态减轻,红细胞聚集的离散,血流速度增加和微血管周围出血的吸收。

6. 张氏通过对 73 例正常人与 62 例视网膜静脉阻塞患者治疗前后血小板变化的电镜观察,发现本病电镜下的主要表现为血小板扩大型、聚集型的数量和聚集数均比正常人明显增高,而圆型和树突型血小板则比正常人明显减少,说明本病患者血小板聚集性增高,容易形成血栓而发病。经活血化瘀药治疗后,患者血小板扩大型、聚集型的数量和聚集数明显降低。

第四节　视网膜静脉周围炎

【概说】

视网膜静脉周围炎是指视网膜静脉周围间隙或其血管外膜的炎症,致静脉血栓或破裂出血,以视网膜反复出血及玻璃体积血,障碍视力为特征。因好发于青年男性,且易反复出血,故又名青年复发性视网膜玻璃体出血。多见于 20～30 岁的男性。易于双眼先后受累,约 90%的患者在另眼可发现相应病变。对视力危害很大。常因视网膜脱离等并发症而失明。其发病率约占眼底病患者的 2%。

本病眼外观端好，常因大量出血进入玻璃体而突然失明，故属中医眼科暴盲范畴。但当进入玻璃体的出血不多，黄斑受累不明显者，视力障碍不严重，表现为眼前黑影飘动者，则称云雾移睛。在《血证论》中有“目衄”病名。《银海精微》和《圣济总录·眼目门》均有“血灌瞳人”的病名，则包括了各种原因的玻璃体积血乃至前房积血。

【病因病机】

目乃清窍，其位至高，火性炎上，易冲头目，火易动血，本病病因主要是火热动血。而张介宾归纳出血的病因病机为火盛、气伤。唐宗海认为眼部出血的病机主要责之阳明胃热和厥阴肝火。

1. 嗜辣恣燥，胃火由生，阳明经脉，上络于目，胃火上扰，目中脉络灼伤，热迫血行，溢于目内。

2. 情志内伤，肝气郁滞，郁久化火，肝火上扰目窍，灼脉迫血，不循常道而溢目内。

3. 思虑过度，心脾两伤，劳倦耗气，气不摄血，失于常道，溢于脉外。

4. 久病阴亏或色欲过度，肾阴亏虚，内生虚火，上扰目窍，灼伤脉络，血溢脉外。

【临床表现】

最初发病时病变位于眼底周边部小静脉，且出血量少，常无症状而被忽视，往往未能就诊，这就是当一眼大出血而失明，检查另眼时可发现周边小静脉有病灶的原因。病变加重，或是出血量较多，血液进入玻璃体，始觉眼前黑影飘动，病变未累及后极部，玻璃体积血量不很多者，此时中心视力并不减退。散瞳检查可见玻璃体混浊，可见视网膜周边部小静脉有出血，亦可有局部性的静脉旁出现白鞘或杂有机化。病情反复发展和加重，其他区域静脉出现同样病变，出血累及黄斑或玻璃体严重混浊，则出现视力下降，程度不等。病程久后，因静脉炎症致广泛的血管闭塞，出现视网膜大量出血和新生血管形成，从而出血更多，常易反复出血，视力损害严重。可发生玻璃体内大量积血，以致无法窥及眼底。可因玻璃体机化而严重影响视力，还可形成增生性玻璃体视网膜病变，导致继发性视网膜脱离而失明。

【诊断依据】

1. 青年男性发病，眼前黑影或视力下降。

2. 视网膜静脉旁有出血，血管周围有白鞘，出血区域杂有机化，局限性静脉扩张。

3. 若青年男性突然失明，眼底因大量出血而无法窥及，应充分散大另眼瞳孔，仔细检查周边视网膜，如发现出血、机化或静脉旁有白鞘，即可诊断本病。

4. 眼底荧光血管造影，受累静脉管壁有荧光素渗漏和组织染色，毛细血管扩张和微血管瘤形成。晚期病例视网膜周边有无灌注区形成。

【鉴别诊断】

应与节段状视网膜动脉周围炎相鉴别。该病多发于青年男性，但只侵犯视网膜动脉，静脉改变不明显。部分患者合并葡萄膜炎而先出现葡萄膜炎的症状。视网膜动脉可变狭窄，小支甚至成白线。在受损动脉附近视网膜有出血、水肿、渗出、变性及萎缩。视网膜动脉管壁呈现白色、灰白节段状斑状外观，如指环或串珠样套在动脉上，并伴有葡萄膜炎为本病特征。

【辨证论治】

本病的论治，要注意止血勿使留瘀，消瘀勿使再出血。既要及时制止出血，更要促其积血尽快消散。因本病易于反复出血，活血药的应用宜慎重，与静脉阻塞的论治不同。《血证论》治目衄，主张从胃火、肝火论治，认为治火即是治血，并推崇大黄。书中提出的止血、消瘀、宁血、补血四法，亦可供眼科血证论治参考。辨证论治的过程中，分型常常缺少全身症状，可辨病论治，以分期(常分早、中、晚三期)论治为主。亦可分期定主方，分型论加减。

1. 胃火炽盛

主证 起病较急，病在初起，视物昏朦或眼前黑影，或视白如赤，神膏浊甚，眼内出血量多而色鲜红，或伴齿衄口臭，口渴喜冷，嘈杂易饥，大便结，舌红苔黄，脉数等。

分析 阳明经多气多血，经脉络目，嗜食辛燥，致生胃火，上犯目窍，灼伤脉络，血溢目内，渗于神膏而黑影飘动；溢于视衣则视白如赤；滞涩神光，故视物模糊；并伴有胃火炽盛的全身症状。

治法 清胃泻火，凉血止血。

方药 玉女煎合泻心汤加减：生石膏 15g，知母 10g，生地黄 25g，麦冬 12g，牛膝 12g，白茅根 30g，大黄 10g，黄连 5g，茜草 10g，藕节 20g，三七 5g。心烦失眠者，加栀子、夜交藤、连翘清心宁神。方药偏于寒凉，热甚及出血期作清火止血暂用，中病即可，勿要贪功过剂，以免留瘀及损脾。

2. 肝火上炎

主证 眼内出血，病在初期，血量较多，伴头痛眼胀，眩晕耳鸣，面红目赤，烦躁易怒，胸胁胀痛，月经量多。眼底见静脉扩张迂曲，或玻璃体大量出血。口苦口干，舌红苔黄，脉弦数。

分析 情志内伤，气郁化火，或五志化火，犯其肝经，肝火内盛，循经扰目，入于血分，血热妄行，溢于目内，故出血量多，视力下降。肝火上扰清窍，气随火逆，故头痛目胀，眩晕耳鸣。其他见症，亦是肝经火盛之象。

治法 清肝泻火，凉血止血。

方药 龙胆泻肝汤加减：龙胆草 8g，栀子 10g，黄芩 10g，夏枯草 12g，泽泻 12g，当归 10g，生地黄 20g，赤芍 10g，金银花 15g，石决明 15g，三七 5g，白及 12g。情志内伤，肝郁化火者，用丹栀逍遥散加知母 10g，黄柏 10g，墨旱莲 20g，夏枯草 15g，茜草根 12g，侧柏叶 12g。

3. 虚火伤络

主证 视网膜静脉周围炎，反复出血，或有新生血管，或有肺部结核而素体阴虚。兼见五心烦热，颧红唇赤，虚烦梦遗，口干咽燥，舌红少苔，脉细数。

分析 素体虚弱，阴血不足，或色欲过度，阴精耗伤，或素患肺痨，肺阴亏虚，阴虚则火旺，虚火上扰目窍，入于血分，脉络被伤，血溢目内，故有眼部症状。全身症状亦为阴虚火旺之象。此型临床上比较多见。

治法 滋阴降火，凉血止血。

方药 宁血汤加减：白茅根 20g，白及 12g，白蔹 12g，白芍药 10g，墨旱莲 15g，生地黄 20g，炒栀子 12g，玄参 20g，金银花 15g，三七 5g，连翘 10g，牡丹皮 12g。咳嗽盗汗者，加百部、五味子、浮小麦滋肺敛汗；失眠多梦者，加酸枣仁、夜交藤安神。出血已止者，改知柏地黄汤，用生地黄，加玄参、墨旱莲、白及、三七。

4. 心脾两虚

主证 视网膜静脉周围炎，眼内反复出血，其色较淡，病程较久。常伴有面色萎黄，心悸健忘，肢体倦怠，少气懒言，月经量少或淋漓不断，纳差便溏，舌淡胖，脉弱。

分析 病后体虚，失血过多，血不化气，或思虑太过，心脾两虚所致。脾虚气弱，统摄无权，血失常道而溢于目内，故眼底出血，其量多者则渗于神膏，致视力障碍，且易复发。全身症状及舌脉均为心血不足、脾气虚弱的表现。

治法 养心健脾，益气摄血。

方药 归脾汤加减：党参12g，黄芪12g，白术10g，怀山药12g，炒酸枣仁10g，茯苓15g，夜交藤15g，麦冬12g，炙甘草6g，龙眼肉10g，大枣3枚，三七粉5g，荆芥炭12g，白及12g。纳差腹胀者，去大枣、龙眼肉，加神曲、陈皮、砂仁理气和中。

5. 瘀血化水

主证 视网膜静脉周围炎，病史已久，出血已停止，玻璃体积血量多，眼内出血已不鲜红，全身症状不明显，舌有瘀斑或白睛有瘀斑。

分析 唐宗海认为瘀血化水，离经之血，虽清血鲜血，亦是瘀血，此血在身，不能加于好血，反阻新血之化机，故凡血证，总以祛瘀为要。玻璃体乃水液之体，血渗于内，留瘀其中，多从水化。其治既要活血，也要利水，清热利水，乃古今治玻璃体混浊之要法，故玻璃体积血者，病程已久，出血停止，全身症状不明显者，即可辨为瘀血化水，既不悖古人，亦合现代认识。水液污秽，需以水洁之，故玻璃体混浊亦当滋水。

治法 活血利水，凉血止血。

方药 桃红四物汤加减：当归10g，生地黄30g，桃仁10g，赤芍12g，丹参20g，猪苓15g，泽泻15g，茯苓20g，防己12g，地龙20g，玄参20g，木贼草12g，白及12g，三七3g。病久机化者，加昆布、海藻软坚散结。用凉血止血药者，防活血太过而再出血。

【其他治疗】

1. 光凝治疗，宜及时进行，发现视网膜有大片无灌注区，且其边界有多量微血管瘤时则应行激光光凝。

2. 口服维生素C、芦丁、钙剂等。

3. 玻璃体出血多者，可用尿激酶1万U加入生理盐水500ml，静脉滴注，每天1次，连用5～10次。

4. 部分患者常有肺部结核病灶，宜进行抗结核治疗。

【转归预后】

本病视力的损害程度，决定于病情轻重、出血量的多少及复发的次数。反复发作的玻璃体大量出血，或黄斑受累，或新生血管等，视力预后不佳。部分患者因增生性视网膜病变致继发性视网膜脱离而视力丧失。个别患者还可发生并发性白内障和新生血管性青光眼。

【调护要点】

眼内出血较多，且在出血期者，宜卧床休息，以利止血。饮食宜清淡而富于营养，少食辛辣香燥之物，以免生火，尽量不饮酒。初发病或复发病例，要避免急躁和悲观情绪，以免情志郁结，因郁化火。

【文献选录】

《血证论·目衄》曰："阳明之脉，绕络于目，故凡治目多治阳明。吾尝观《审视瑶函》外障目翳诸方，共一百零，而用大黄者七十余方，可知泻阳明胃经之热，是治目疾一大法门。治目衄者，可以类推，凡白虎汤、甘露饮、玉女煎均治阳明方，医者审虚实先后而用之，罔不奏效。夫目虽阳明经所属，而实肝所开之窍也，血又肝之所主，故治目衄，肝经又为要务，地骨皮散加柴胡、炒栀、益母草及丹栀逍遥散治之。谨按病发于肝者，多是怒逆之气火，耳鸣口苦，胸胁刺痛，宜从肝治之。可用上二方及当归芦荟丸、龙胆泻肝汤治之。病发阳明者，发热口渴，目干鼻干，大便燥结，宜从阳明法治之。"

【现代研究】

1. 吴氏报道视网膜静脉周围炎分四型进行论治　①阴虚血热型(23例)用清营汤或犀角地黄汤加减:川黄连6g,生地黄、牡丹皮、白芍药、石斛、玄参各15g,白茅根30g,血余炭6g,金银花30g,羚羊角粉(冲服)2g。②气滞血瘀型(2例)用四物汤加味:当归、丹参各12g,赤芍、生地、熟地、丹皮、郁金、茜草各15g,川芎、青皮各10g。③肝胆火炽型(2例)以龙胆泻肝汤加减:龙胆草10g,栀子炭、黄芩炭各12g,生地、车前子、丹皮、泽泻各15g,银柴胡6g,白茅根30g,生甘草5g。④气血亏虚型(1例)用四物汤加党参或太子参、山药、玉竹、黄芩、银花、白茅根等。结果,本组28例42只眼,显效22只眼,进步14只眼,无效6只眼。

2. 李氏采用分期论治视网膜静脉周围炎27例34只眼　急性出血期,用白芍药、连翘、白茅根各20g,牡丹皮、茜草、旱莲草各12g,生地黄、藕节各15g,炒地榆、当归、女贞子各10g,川芎4g,三七(冲)3g,甘草3g;病程日久,造成瘀血阻塞、痰湿固结,眼内有白色结缔组织者,予海藻30g,昆布、藕节各15g,滑石、海金沙、黄芪各12g,鸡内金、血余炭、鹿角各20g,夏枯草20g,桂枝、三七各3g。若服药后视网膜出血基本吸收而视力尚差者,应加首乌、枸杞子、山茱萸、覆盆子、决明子、槐角等。经平均65天的治疗,显效20只眼,进步9只眼,总有效率为85.3%。

3. 詹氏治疗本病采用分期论治　①早期(发病10天以内)用宁血汤加减:生地黄20g,白茅根、白及各15g,黄柏、阿胶、侧柏叶、白芍药各10g,仙鹤草30g,旱莲草30g,栀子炭8g,怀牛膝12g,火热盛者加川黄连、龙胆草,水煎服,每日1剂。②中期(发病超过15日)用祛瘀汤:丹参15g,旱莲草、生地黄各20g,桃仁、泽兰、当归尾各10g,红花、郁金、川芎各6g,田三七粉(冲服)3g,赤芍12g。③后期,出血基本吸收,用生脉散合六味地黄丸加味:党参、怀山药、山萸肉、茯苓、旱莲草、女贞子各15g,麦冬、泽泻各12g,熟地黄30g,五味子、丹皮各10g。治疗17例25只眼,显效9只眼,有效14只眼,无效2只眼。

4. 曾氏应用四妙勇安汤加味观察对视网膜静脉周围炎(Eales'病)患者的治疗作用　按随机数字表随机分成两组,观察组共18例32只眼,平均年龄(24.02±8.46)岁。对照组14例25只眼。观察组采用四妙勇安汤加味治疗,并与对照组进行对比,观察ET-1,NO、血小板活化与血管内皮细胞受检指标的变化。治疗方法:观察组中药以滋阴利水、凉血散血之加味四妙勇安汤(当归15g,生地黄20g,玄参30g,金银花30g,炙甘草12g,知母10g,白及15g,白蔹12g,栀子10g,泽泻15g,猪苓10g,三七粉5g)治疗,每日1剂,水煎,日服2次。有结核者抗结核给予异烟肼0.3g,每日晨起顿服,连用2个月。服维生素C 0.2g,钙片2片,芸香苷20mg等,均为每日3次。新鲜出血而量较多者予酚磺乙胺0.5g,肌肉注射,每日2次,连用7日。待出血止后用普罗碘铵0.4g,肌肉注射,每日1次,连用20日。病情稳定后予血管扩张剂:复方丹参片3片,烟酸0.2g,均为每日3次。对照组:除不用中药外,其余治疗均与治疗组相同。20日为1疗程,3疗程后观察结果。结果观察组总有效率为90.63%,复发率为6.25%,对照组有效率为76%,复发率为16%;ET-1,NO、血小板活化与血管内皮细胞受检指标的改善均优于对照组。

5. 彭氏报道分型论治本病31例44只眼　阴虚火旺型17例,药用知母、黄柏、生地黄、熟地黄、茯苓、牡丹皮、泽泻、山茱萸、旱莲草、女贞子、白茅根、侧柏叶、柴胡、甘草。肝郁气滞型5例,药用柴胡、白芍药、当归、茯苓、白术、薄荷、丹皮、栀子、三七、郁金、茜草、白及、甘草。阴虚血瘀型5例,药用生地黄、牡丹皮、旱莲草、女贞子、川芎、郁金、荆芥炭、生蒲黄、丹参、白茅根。瘀血阻滞型4例,药用桃仁、红花、生地黄、赤芍药、当归、川芎、柴胡、桔梗、陈皮、茯苓、丹参、旱莲草、生蒲黄、甘草。并结合分期加减用药。痊愈22只眼，显效11只眼，好转9只眼，有效率95.45%。

第五节　外层渗出性视网膜病变

【概说】

外层渗出性视网膜病变，又称Coats病。主要因视网膜毛细血管扩张，其扩张的毛细血管内皮细胞屏障功能丧失，以致长期大量的血浆渗出于视网膜神经上皮层下。以出现大量白色或黄白色渗出物和出血，晚期发生大面积视网膜脱离为本病特征。以男性儿童及青少年最多见，10岁以下儿童发病尤多，男性发病占绝大多数，单眼发病者最多。女性、成年人及双眼发病者很少见。由于发生在儿童，又为单眼，早期未累及黄斑而视力损害不严重，或是有视力损害而未被发觉，易被忽视，常是晚期出现白瞳征或斜视时，才开始就诊。终因严重并发症或视网膜全脱离而失明。

本病有视物模糊及视物变形的自觉症状，归属中医学视瞻昏渺的范畴。若发生视网膜脱离，又属暴盲症。

【病因病机】

《审视瑶函》认为视瞻昏渺的病因病机是“神劳、有血少、有元气弱、有元精亏，”并指出“久则气脉定，虽治不愈”。本病多发生于儿童，可能与先天异常有关，又主要是视网膜血管病变，肾乃先天之本，心主血脉，故与心肾功能失调有关。其局部改变主要为渗出质及出血、血管异常，为血瘀痰饮湿浊互结之象，痰湿内停与脾失健运有关。

1. 肾元不充，禀赋不足，目失所养，故神光乏源而视物模糊。

2. 肾精不足，水不济火，心火上扰，血脉被损，血溢目内。

3. 后天失养，肾虚而脾弱，运化失司，水湿内生，聚而成饮成痰，上泛清窍，入于血分，致痰饮水湿瘀血互结，至眼内大量渗出，视物模糊。

【临床表现】

早期病变未累及黄斑而不影响视力，故多无自觉症状，病变波及黄斑者，可有视力障碍和视物变形。儿童患者常不能自述视力障碍，很难早期发现，多在视力严重障碍而发生斜视，或因眼底大量白色渗出或严重视网膜脱离，瞳孔区呈白色反光才被父母发现而就诊。眼底检查见视网膜大片白色或黄白色脂质沉着物，可发生于眼底任何象限，但常以颞侧和后极部为多。渗出物可排列成边界不整的条状、半环状或环状，渗出物位于视网膜血管下面，亦可能遮盖部分血管。渗出物多时可使视网膜隆起达数个屈光度。在渗出物附近常有闪亮的胆固醇结晶小体及点状、片状出血。病变区的血管明显异常，尤以小动脉明显，血管扩张迂曲，管壁呈囊状或球形或梭形。部分病例因大量渗出液而引起浆液性视网膜脱离，或因大面积视网膜缺血而产生视网膜新生血管以及视网膜、玻璃体出血和增生性玻璃体视网膜病变，最终因视网膜全脱离、继发性虹膜睫状体炎、并发性白内障或继发性青光眼而失明。

眼底荧光血管造影，对本病的诊断有非常重要的意义，对检眼镜下难以发现的视网膜病变区的小动脉和小静脉扩张迂曲，可通过造影来发现，还可发现微动脉瘤，无灌注区，新生血管的高荧光以及荧光渗漏和荧光遮蔽。

【诊断依据】

1. 男性青少年儿童发病为多。

2. 眼底呈现大量白色或黄白色深层渗出。

3. 眼底有胆固醇结晶沉着和出血。

4. 眼底血管异常，呈梭形、球形扩张，或呈扭结状、花圈状卷曲。

5. 某些病例最后发生视网膜脱离、继发性白内障、虹膜睫状体炎、继发青光眼而丧失视力。

【鉴别诊断】

本病需与视网膜母细胞瘤鉴别，因为二者均好发于儿童，均可能有白瞳征，故有可能将本病误诊为视网膜母细胞瘤者。前者男孩多发，6～12 岁者为多，后者 3 岁前发病者为多，无明显性别差异。前者有典型的大片白色或黄白渗出物，且发展缓慢，多为单眼；后者视网膜呈灰白色实质性隆起，肿块表面血管扩张和少许出血。其他如超声波、X 线片及 CT 检查有利鉴别诊断。

【辨证论治】

本病多见于儿童，与先天因素有关，多肾元亏虚，禀赋不足，而从局部病变分析，又与痰湿瘀滞和血热瘀滞有关。故论治时宜整体与局部兼顾，补虚与祛邪并举。病难速效，宜坚持服药，缓以图功。

1. 肾元不足，痰湿上泛

主证　幼儿发病，目乏神光，眼目少神，目光呆滞，视网膜大块白色渗出。或伴毛发枯黄，行迟齿迟，烦躁盗汗，舌红少苔，脉细。

分析　肾乃先天之本，今禀赋不足，肾元亏虚，目失濡养，故眼目少神，目光呆滞；肾元亏虚，脾失健运，痰湿内生，上泛清窍，故眼底大片渗出物；毛发枯黄，行迟齿迟，乃禀赋不足之象，盗汗及舌脉均为肾阴亏虚之征。

治法　补肾益精，化痰祛湿。

方药　三仁五子丸合二陈汤加减：枸杞子 12g，菟丝子 12g，覆盆子 10g，楮实子 10g，茺蔚子 12g，地肤子 10g，车前子 10g，陈皮 8g，清半夏 10g，茯苓 15g，地龙 10g，炙甘草 3g。视网膜有出血者，加三七、茜草以止血；纳差者，加白术、山楂以健脾。

2. 心火上扰，血热痰瘀

主证　外层渗出性视网膜病变，眼底出血较多，伴有渗出，血管改变明显，扩张迂曲为球形或梭形，伴口舌生疮，心烦失眠，多梦盗汗，小便短赤，舌尖红，苔薄黄或腻，脉数。

分析　肾主水，肾水充则心火得济，今禀赋不足，肾水亏乏，上不能济心火，故心火上扰目窍，心主血脉，目为心之使。心火上炎，目中血络被灼，故血管扩张迂曲，血热妄行，故血溢目内。舌为心之苗，心主神明，汗乃心之液，心火上扰，故有上述全身症状，舌脉乃火热征象，眼底渗出乃痰瘀的表现。

治法　清心凉血，消瘀化痰。

方药　清营汤加减：生地黄 20g，玄参 15g，麦冬 10g，连翘 10g，丹参 15g，黄连 5g，竹叶心 8g，栀子 10g，牡丹皮 10g，浙贝母 10g，昆布 10g，海藻 10g。出血量多而色鲜红者，加白茅根、藕节凉血止血；后期加化瘀药。

3. 脾气虚弱　痰湿瘀滞

主证　外层渗出性视网膜病变，视物昏朦，视物变形，视网膜上渗出物多，并伴有水肿混浊或有视网膜脱离。伴倦怠懒言，面色萎黄，食少腹胀，小便混浊，大便溏稀，舌淡胖，苔白。

分析　脾主运化，为后天之本。肾元不足，脾失其养，运化失司，痰湿内生，上泛于目，故眼底渗出多，且有水肿、混浊或网脱；蒙蔽清窍而视物模糊。倦怠懒言，面色萎黄，乃脾虚不运，气血亏虚之象；食少腹胀，小便混浊，大便溏稀，乃脾虚失运，湿浊内停之象。

治法 健脾祛湿，化瘀消瘀。

方药 参苓白术散加减：党参 15g，白术 12g，山药 15g，茯苓 20g，陈皮 10g，法半夏 12g，山楂 30g，鸡内金 8g，薏苡仁 12g，地龙 15g，昆布 10g，海藻 10g。眼底脂质沉着物多而病至后期者，为渗出之血浆中水分被吸收所遗留。如全身症状不典型，可用补肾明目，养阴增液，活血散结方药久服，常用生地黄、熟地黄、玄参、枸杞子、楮实子、桑椹子、车前子、泽泻、地龙、山楂、鸡内金、牡蛎、水蛭等。亦可选加昆布、海藻、穿山甲等软坚散结。

【其他治疗】

1. 氩激光光凝治疗 病变范围较局限的早期病例，用激光光凝视网膜血管病变区域，使异常血管闭塞，渗出减少或吸收。

2. 用维生素 C、芦丁、碘剂等辅助治疗。

【转归预后】

本病预后不良。病变累及黄斑区可严重影响视力；后期可因并发虹膜睫状体炎、并发性白内障、继发性青光眼等致失明。常常发生视网膜脱离亦严重威胁视功能。

【调护要点】

尽量及早发现，尽早治疗，防止严重并发症的发生。饮食宜清淡而富于营养，少食辛热炙煿肥厚之物。

第六节 糖尿病性视网膜病变

【概说】

糖尿病性视网膜病变是糖尿病的严重并发症，在欧美各国是致盲的主要原因。其病变首先是视网膜毛细血管壁的周细胞及内皮细胞的损害，使毛细血管失去其正常功能，继而引起微动脉瘤的发生和毛细血管通透性增加，导致视网膜水肿、黄斑囊样水肿、视网膜出血，还可出现毛细血管闭塞和新生血管形成。我国人群的糖尿病患病率约 1%，病程 8 年者，发生糖尿病视网膜病变者约 50%以上，随着病程的延长，糖尿病视网膜病变的发生率亦随之增高。故糖尿病视网膜病变的防治研究，是防盲治盲的重要课题。

糖尿病引起的眼部并发症，除本病外，还有角膜感觉减退、虹膜睫状体炎、白内障、晶状体屈光度变化、眼球运动神经麻痹、虹膜红变及新生血管性青光眼。

关于本病的中医学病名，从症状来看，本病最主要的症状是因视网膜出血或病变累及黄斑部而视物模糊，可归属视瞻昏渺，若眼内大出血而突然失明，可称之为暴盲，但这种以主觉症状命名，缺乏特异性和定位性。还可以根据本病发生原因命名，本病是在消渴的基础上引起目病，在《证治要诀》就认识到消渴病可致盲，谓："三消久之，精血既亏，或目无所见，或手足偏废如风疾，非风也。"效法疳积上目的病名，本病可以称之为消渴上目。既能揭示本病的实质，也能避免其他眼底病与之混淆。有关消渴致目疾，古人论述甚少，而中医学对消渴的认识，则源远流长，上自《内经》，下至明清，积累了丰富的经验，可资本病证治参考。如《内经》认为消渴病因为过食肥甘、情志失调、五脏柔弱。唐宋时期即已主张用天花粉、人参、麦冬、知母、黄连、生地黄之类清热养阴生津药治消渴。刘完素认为"消渴者，多变聋盲疮癣痤痱之类。"治则为"补肾水阴寒之虚，而泻心火阳热之实，除肠胃燥热之甚，济人身津液之衰，使道路散而不结，津液生而不枯，气血利而不涩，则病曰已。”朱震亨治消渴主张“养肺、降火、生血”。戴元礼注重益气，认为“三消得之气之实，血之虚，久久不治，气尽虚，则无能为力矣。”善用黄芪治消渴。而清代医家对消渴的认识，较前人又有突破，如《四圣心源·消渴》说：“消渴者，足厥阴之病也。”这就为消渴易致目疾作出了理论解释。

【病因病机】

消渴病的主要病因是饮食不节、情志失调、房劳伤肾，或先天禀赋不足，或多服温热燥药。而阴津亏耗，燥热内盛是其基本病理，且阴津亏耗与燥热内盛，互为因果。而本病的主要病理是燥热灼伤目中血络，表现为视网膜血管的一系列改变，而以出血为主。阴伤、燥热、血瘀是消渴目疾的主要病机，亦有气虚者。

1. 病久伤阴，或素体阴亏，虚火内生，火性炎上，扰于目窍，灼伤血络，血溢目内。

2. 阴血亏虚，气无所化，阴虚日久，气亦不足，气阴两亏，目失所养而视物模糊，气不帅血，可致血瘀，目中血络不畅，可致血不循常道。

3. 饮食不节，脾胃损伤，或情志伤肝，肝郁犯脾，脾虚则运化失司，而使目失所养，亦可痰湿内生而上泛清窍，还可脾不统血而致血溢目内。

4. 脏腑柔弱，禀赋不足，或色欲过度，伤耗肾阴，肾精亏损，目失濡养，或水不济火，火炎目窍，灼伤血络，血因火灼而瘀。

【临床表现】

本病主要是视网膜的微小血管受损。毛细血管内皮细胞失去其屏障功能，发生渗漏，从而出现视网膜深层的小出血斑点和视网膜的水肿混浊。继而发生毛细血管闭塞，管壁的局部性扩张而形成微血管瘤。由于毛细血管渗漏致视网膜长期水肿，可出现硬性脂质存留，称蜡样渗出。还可在视网膜上出现灰白色软性的棉绒状斑。出现微血管瘤、出血点、蜡样渗出、棉绒状斑者，为单纯型糖尿病性视网膜病变的表现。

由于视网膜微循环障碍，血流量严重不足，组织缺血缺氧，而致产生新生血管，多位于视乳头、上下血管弓附近及黄斑颞侧等。视网膜静脉扩张充盈，甚至呈串珠状或出现白鞘。视网膜新生血管常伴有大量机化膜，往往因新生血管而致视网膜及玻璃体大出血，加重机化膜的形成，导致增生性玻璃体视网膜病变。其视网膜的水肿、出血、机化膜、缺血等改变均可发生于后极部，严重影响视力。糖尿病性视网膜病变有新生血管形成者，即为增生型糖尿病视网膜病变。

眼底荧光血管造影对本病的诊断有重要意义，对微血管瘤及其他微血管的改变，较检眼镜检查的准确性高一些。对本病发展的严重程度的估价有作用。

【诊断依据及分型、分期】

1. 单纯型

Ⅰ期 有微动脉瘤或并有小出血点。(＋)较少，易数；(＋＋)较多，不易数。

Ⅱ期 有黄白色“硬性渗出”或并有出血斑，(＋)较少，易数；(＋＋)较多，不易数。

Ⅲ期 有白色“棉绒斑”或并有出血斑，(＋)较少，易数；(＋＋)较多，不易数。

2. 增生型

Ⅳ期 眼底有新生血管或并有玻璃体出血。

Ⅴ期 眼底有新生血管和纤维增生。

Ⅵ期 眼底有新生血管和纤维增生，伴牵引性视网膜脱离。

【鉴别诊断】

糖尿病常合并有高血压、动脉硬化，易致视网膜静脉阻塞。故本病需与视网膜静脉阻塞鉴别。前者多双眼对称性发生病变，有微血管瘤及蜡样渗出、棉絮状斑、初时出血呈点状。后者多为单眼发病，起病突然，症状明显，视网膜静脉高度扩张迂曲，出血呈火焰状。荧光血管造影有利于鉴别。

【辨证论治】

本病是消渴的并发证，首先必须由内科配合治疗，控制血糖，只有全身症状得到好转，眼疾才能控制。辨证论治以内科消渴病为基础。眼科主要针对出血、渗出、水肿及微循环障碍等几方面，多从阴虚火旺、脾虚气弱、气阴两亏、肾阴亏虚、离经之血便是瘀等方面论治。古人治消渴的一些常用方药，眼科当借鉴。

1. 阴虚燥热

主证　糖尿病患者，视物模糊，眼内出血，其量或多或少，有硬性渗出及微血管瘤，伴烦渴引饮，消谷善饥，小便频多混黄，舌红苔少。

分析　饮食不节，过食辛辣燥热或肥甘之物，积热于胃，阴津耗伤，燥热更盛，上炎于目，入于血分，血受煎炼，溢于目内；血络被灼，故有血管瘤；火炼津液，故有硬性渗出；津伤而欲饮水自救，故烦渴引饮；胃有燥热，故消谷善饥。舌象亦为阴伤燥热之象。

治法　养阴清热，凉血散血。

方药　白虎加人参汤加减：知母 12g，生石膏 15g，天花粉 15g，生地黄 30g，玄参 20g，麦冬 10g，参须 10g，怀山药 15g，牡丹皮 12g，赤芍 12g，三七粉 5g。出血量多者，加墨旱莲、栀子、茜草以止血；硬性渗出较多者，加鸡内金、山楂以散结消积；水肿明显者，加车前子、泽泻、益母草以活血利水。

2. 气阴两虚

主证　糖尿病患者，病程较长，眼底出血不多，视网膜水肿混浊。伴神倦乏力，面色萎黄，多饮多尿而消瘦，甚或四肢不温。舌淡苔白不润，脉细无力。

分析　阴虚燥热，日久耗气，气阴两伤，正气亏虚，故病程冗长；气不运津，故浊邪上泛清窍，而视网膜水肿混浊；阴虚燥热，入于血络，故有出血，气摄无能，血运乏力，故出血久不吸收。全身症状及舌脉，皆气阴两伤之象。

治法　益气养阴，凉血化瘀。

方药　生脉散合玉女煎加减：黄芪 30g，党参 15g，麦冬 15g，五味子 10g，怀山药 15g，天花粉 15g，生地黄 20g，玄参 20g，牛膝 12g，地龙 15g，牡丹皮 12g，赤芍 12g。出血多者，加三七、旱莲草止血；有机化膜者，加牡蛎、鳖甲、鸡内金软坚散结；水肿、渗出多者，加薏苡仁、车前子、益母草活血利水。

3. 肝肾阴虚

主证　糖尿病性视网膜病变者，视物昏花，多饮多尿，梦遗滑精，腰膝酸软乏力，头昏耳鸣，舌红少苔，脉细数。

分析　禀赋不足或色欲过度，肝肾阴虚，目失所养，神光乏源，故视物昏花；肾之固摄失常，津液下趋，故尿频尿多；腰为肾之府，膝为筋之府，肝主筋，肝肾阴虚则腰膝失养；清窍失养故头昏耳鸣；梦遗滑精乃肾虚之象。

治法　滋补肝肾，活血明目。

方药　杞菊地黄汤加减：生地黄 20g，熟地黄 20g，山茱萸 10g，怀山药 15g，泽泻 15g，牡丹皮 12g，茯苓 15g，枸杞子 20g，五味子 10g，蝉蜕 8g，白菊花 10g，地龙 20g，茺蔚子 15g。有出血者，加三七、墨旱莲、茜草止血；渗出者，加贝母、牡蛎、山楂以消积散结；视网膜水肿混浊者，加车前子、赤小豆、冬瓜皮利水消肿。

4. 脾虚气弱

主证　糖尿病者，病程较长，眼底反复出血，视物模糊，视网膜水肿混浊明显及棉絮状斑较多，口渴欲饮，善饮或饮食减少，纳食乏味，大便稀溏，精神倦怠，四肢乏力，舌淡苔白不润，脉细弱无力。

分析　消渴后期，其治失当，寒凉过多，脾胃受损，脾虚不运，气化乏源，气虚无以摄血，故眼底反复出血；气不化津，浊气上泛，故视网膜水肿混浊及棉絮状斑块；全身症状及舌脉均为脾虚气弱，运化乏力之象。

治法　健脾益气，化浊散瘀。

方药　升阳益胃汤加减：党参 15g，白术 12g，茯苓 20g，黄芪 20g，陈皮 10g，法半夏 10g，地龙 20g，葛根 20g，泽泻 12g，神曲 12g，三七粉 5g，丹参 20g，防风 10g，木贼草 10g。视网膜新生血管较多者，加丹皮、赤芍、玄参、牛膝等凉血散瘀；机化膜多者，加昆布、海藻软坚散结。

【其他治疗】

1. 在内科指导下进行药物治疗和饮食控制，以控制血糖，延缓单纯型糖尿病视网膜病变向增生型转化。可用导升明每日 1.5g，分 3 次内服，连续用 3 个月。

2. 激光光凝　氩激光可直接封闭渗漏的微血管瘤及病变血管。大面积光凝可破坏毛细血管供血不足区的视网膜，使之由缺氧状态变成不耗氧状态，并有助于新生血管的逐渐萎缩，对防止新生血管性青光眼有一定作用。

【转归预后】

增生型糖尿病视网膜病变，可致眼内反复出血而严重障碍视力。形成增生性玻璃体视网膜病变，可继发视网膜脱离而失明。增生型糖尿病视网膜病变，不但严重损害视功能，也预示着病人的生命预后不良。有人报道，在眼底出现增生性视网膜病变后，平均存活期为 5 年左右。

【文献选录】

《素问·奇病论》曰："此人必数食甘美而多肥也，肥者令人内热，甘者令人中满，故其气上溢，转为消渴。"

《灵枢·五变篇》曰："怒则气上逆，胸中蓄积，血气逆留，髋皮充肌，血脉不行，转而与热，热则消肌肤，故为消瘅。""五脏皆柔弱者，善病消瘅。"

《医醇賸义·三消》曰："上消者，……当于大队清润中，佐以渗湿化痰之品，盖火盛则痰燥，其消烁之力，皆痰为之助虐也；……中消者，……痰入胃中与火相乘，为力更猛，食入即腐，易于消烁，……清阳明之热，润燥化痰；……下消者，肾病也，……急宜培真阴，少参以清利。"

【现代研究】

1. 段氏采用中药复方芪明颗粒治疗非增生期糖尿病视网膜病变（DR）　方法：采用双盲、双模拟、随机对照、多中心临床试验研究方法，在 5 家医院收集 212 例 DR 患者，试验组（芪明颗粒，主要药物：黄芪、枸杞、葛根、茺蔚子）107 例，对照组（导升明胶囊）105 例，疗程 3 个月，治疗结束后以眼底检查、眼底荧光血管造影、视力等指标综合评价疗效，同时检测血、尿、便常规及心电图、肝肾功能等安全性指标。结果：试验组显效率 40.2%，总有效率

81.3%；对照组显效率29.5%，总有效率71.4%，两组疾病疗效相当($P>0.05$)。中医证候试验组显效率28.0%，总有效率75.7%；对照组显效率12.4%，总有效率59.0%。试验组疗效优于对照组($P<0.05$)。试验组不良反应发生率为0.935%，对照组为7.619%。结论：中药复方芪明颗粒治疗DR非增生期安全有效。

2. 李氏运用补肾活血方药治疗老年人糖尿病视网膜病变　治疗组：30例，其中单纯型33只眼，增生型25只眼。所有病人在服用降血糖药物基础上，服用自拟的补肾活血方：何首乌15g，黄精15g，石斛10g，淫羊藿10g，葛根10g，赤芍10g，川牛膝10g，三七粉(冲)2g等，每日1剂，水煎服。1个月为1疗程。经1个疗程观察，对照组43只眼中，显效8只眼(18.6%)，好转14只眼(32.6%)，无效21只眼(48.8%)；治疗组58只眼中，显效为26只眼(44.8%)，好转24只眼(41.5%)，无效8只眼(13.7%)。糖尿病视网膜病变的发生是由于视网膜微循环中微血管病变并微血栓的形成而引起，这一病理生理与血小板功能活化增强有密切关系。血小板粘附和聚集功能随着糖尿病的发生和视网膜病变的发生发展而逐步增高，成为构成视网膜内微血栓的主要原因，促使视网膜病变的发生发展。因此，抑制血小板活化是防治糖尿病视网膜病变的有效途径。本文结果表明：经补肾活血方治疗后，血小板活化程度减弱，抑制了血小板参与血栓的形成。

3. 王氏对60例糖尿病视网膜病变患者进行中医辨证与血液流变学等指标对比观察结果显示：随病证由阴虚→气阴两虚→阴阳两虚转化，患者的红细胞数、血细胞压积和血红蛋白含量均随病证由阴损阳的转化而逐渐降低，当病证发展到阴阳俱虚时尤为明显。阴虚、气阴两虚和阴阳两虚三大证型大致能反映出其病证的发展过程；红细胞数、血细胞压积和血红蛋白含量的变化可作为提示糖尿病视网膜病变患者阴虚日久，累及阳气生化不足，终致阴阳俱虚的客观指标之一。糖尿病视网膜病变产生血瘀的基本病机在于因虚致瘀。一为阴津亏虚，血流不充，滞而为瘀，或阴虚火旺，煎熬血液而致血瘀；二乃阴血不足，气乏生化之源，气不足则推动血运无力，滞塞壅遏，滞而为瘀；三是阴阳互根，阴损及阳，阳虚生寒，血流凝滞为瘀。

4. 周氏以30例患者为观察对象，随机分为两组，在控制血糖的基础上，治疗组18例(36只眼)，采用养阴活血法治疗本病，基本方为沙参、麦冬、枸杞、黄精、葛根、生地、天花粉各15～30g，结合静脉滴注丹参注射液；对照组12例(22只眼)，采用单纯养阴法治疗，只服基本方，两组疗程均为1个月。观察了视力、眼底、空腹血糖、血液流变学改变、血小板粘附率和聚集率等指标，结果治疗组优于对照组。糖尿病患者由于阴虚燥热，耗气伤津，津不载血，或气虚推动无力，而导致血瘀，瘀血郁而化热，又可伤津，终致阴虚与血瘀并见。瘀血阻于眼内经脉，则血行不畅，气机阻滞，“真气”不能循行畅达，精血不能上注于目，津液不能正常输布，故目失所养，而视物功能障碍；由于瘀血内阻眼络，血行不畅，故眼底静脉迂曲扩张，瘀血郁遏孙络则变生微血管瘤；瘀血阻络，血不循经而溢于络外，故眼底出血，久则失其常度，另辟通道，则变生新生血管，若新生血管大出血，可致“暴盲”。根据糖尿病视网膜病变的阴虚血瘀的病理机制，制定养阴活血治疗方案，标本兼顾，方用生地黄、麦冬、沙参、天花粉、枸杞子、黄精、葛根以养阴生津，静脉点滴丹参以活血，两者互为协同，周学海《读书随笔》中云：“血如象舟，津如象水，水津充沛，舟才能行。”活血则能祛瘀，瘀血得去，阴津才能再生，血行津布，眼之经脉通畅，目得气血精津所养而恢复其视物辨色之功能，故养阴活血之疗效优于单纯养阴法。本病血瘀是在阴虚的基础上发生的，虽养阴生津能使脉络自和，但瘀血瘤结，阻碍气机，忽视祛瘀即可致瘀热互结，阴津愈耗，难以自复。

5. 李氏观察6个月病程四氯嘧啶性糖尿病大鼠视网膜病理改变以及滋养肝肾、活血化瘀中药对实验性糖尿病大鼠视网膜超微结构的影响。此病属中医“消渴病”的眼部并发症。根据眼与肝肾、气血密切相关的理论，认为肝肾阴虚、目失滋养是导致该病发生的基本内因。血瘀痰凝、目络阻滞是该病形成的重要病机。该病糖代谢紊乱，血液高黏滞状态，视网膜微循环障碍和微血管病变在视网膜所表现的微血管瘤、新生血管、机化及超微结构改变所见之基底膜结节样增厚、毛细血管壁断裂所致的渗出和出血等均属“瘀”和“痰”的范畴。无论是消渴初起肝郁气滞、血行受阻或燥热津亏血滞，还是消渴日久血虚精少、脉道不充或正气虚弱、鼓动无力，均可导致瘀血痰浊内生。因而针对其病因病机以滋养肝肾、活血化瘀、标本兼治为主要治法和组方原则。本实验生理盐水对照组与格列齐特对照组比较，格列齐特对照组视网膜病理损害程度较生理盐水对照组轻，说明高血糖状态与视网膜病理损害密切相关，控制高血糖、改善糖代谢紊乱是防治该病的重要环节。经对滋养肝肾、活血化瘀复方治疗实验性糖尿病大鼠的观察，其视网膜病理损害较轻，提示该制剂对早期糖尿病性视网膜病变具有较好的防治作用。且中药高剂量组糖尿病大鼠视网膜病理损害明显轻于格列齐特对照组，表明了滋养肝肾、活血化瘀中药防治本病的作用机制不仅在于控制高血糖、减轻糖代谢紊乱，而且可能通过改善微循环、抑制山梨醇通路活性和改善肌醇代谢等多种途径起到防治作用。

6. 黄氏用中西医结合方法治疗本病50例均属非依赖型糖尿病患者，在50例87只眼中单纯型72只眼，增生型15只眼。治疗方法：西药：苯乙双胍25mg，格列苯脲2.5mg，维生素C 0.2g，维生素B_1 20mg，均每日3次口服。出血期加用卡巴克洛等止血药，高凝状态加用肠溶阿司匹林、双嘧达莫、格列齐特等。中药：消渴停加减，药用西洋参、山药、麦冬、玄参、天花粉、知母、葛根、生地、乌梅、龙骨、牡蛎。出血期：原方酌加茜草、侧柏叶、旱莲草、三七粉等止血药；瘀血期：原方酌加桃仁、红花、三棱、莪术、丹参、赤芍、当归、川芎等活血药；肝肾阴虚者：酌加黄精、熟地黄、山茱萸、五味子、枸杞子、金樱子等；肺阴虚者：酌加天冬、沙参等；肾阳不足者：酌加附子、肉桂等；渗出较多者：酌加海藻、昆布、浮海石、海蛤粉、牡蛎、夏枯草、贝母等。经中西医结合治疗后，显效者49只眼，有效者34只眼，无效者4只眼。

7. 成都中医药大学采用糖网方治疗糖尿病视网膜病变101例 方药：党参30g，黄芪30g，山药30g，生地黄20g，葛根30g，枸杞子15g，当归15g，茯苓15g，泽泻15g，赤芍15g，丹参30g，郁金15g，牛膝15g，红花10g，甘草5g。每日1剂，水煎分2次服，30天为1疗程，共治疗2个疗程。对照组口服杞菊地黄丸，每次9g，每日2次。30天为1个疗程。且两组均给予降糖药物治疗。结果：单纯型有效率，治疗组75%，对照组58%。增生型有效率，治疗组10%，对照组4%。对患者血液流变学指标的影响：治疗前治疗组和对照组全血黏度和凝血因子1无明显差异，治疗后治疗组全血黏度和凝血因子1均明显降低，经检验有统计学意义（$P<0.01$），而对照组各项指标治疗前后均无明显差异（$P>0.05$）。

第七节 中心性浆液性视网膜病变

【概说】

中心性浆液性视网膜病变，是发生在黄斑部及其附近视网膜神经上皮层的局限性浆液性浅脱离（彩图24）。又名中心性浆液性脉络膜视网膜病变，简称“中浆”。是临床上最常见的眼底病之一。多见于20～45岁的青壮年健康男性，常为单眼发病。双眼发病及女性发病者，均很少见。其预后较好，但易于复发。

本病因其自觉症状为视物昏朦、视物变形及眼前暗影，属中医学视瞻昏渺、视直如曲、视正反斜的范畴。《证治准绳》将前者归属于目昏花，后两者归属目妄见范围。书中谓视瞻昏渺"目内外别无证候，但自视昏渺，蒙昧不清也。"称视正反斜"谓物本正，而目见为斜也。"至《审视瑶函》及《张氏医通》均遵王肯堂之说。《秘传眼科龙木论》有肝风目暗症，曰："初患之时，眼蒙昏暗，并无赤痛，内无翳膜。"认为系肾脏虚劳，肝气不足，治以补肝散（羚羊角、防风、羌活、车前子、人参、茯苓、细辛、黑参、黄芩）。《银海精微》有肝风目暗、视物不真、目暗生花，主张用补肾丸（泽泻、细辛、菟丝子、五味子、茺蔚子、山药、熟地黄）和驻景丸（川椒、楮实子、五味子、乳香、人参、菟丝子、肉苁蓉）。

【病因病机】

本病的病因，《证治准绳》认为是神劳、血少、元气弱。瞳神属肾，目为肝窍，肝肾同源，脾主运化，黄斑属脾，故本病的发生，主要与肝、肾、脾的功能失调有关。肾元亏虚为根本原因；情志伤肝和劳倦饥饱伤脾，脾失健运是本病发生的重要原因；而局部表现为视网膜积液、渗出，又是痰瘀湿浊之征。

1. 饮食不节，或思虑过甚，内伤于脾，脾不健运，湿浊痰饮内聚，上泛清窍，而致眼前暗影，脾失升清，目失濡养，亦致视蒙。

2. 情志内伤，肝失条达，气机不畅，玄府不利，神光郁遏，视物昏朦。

3. 肾精亏乏，肝血不足，或色欲过度，精血暗耗，目失所养，目暗昏花。

4. 劳心罔极，心脾两虚，气血虚弱，目失濡养，视物模糊。

5. 肝郁气滞或痰湿久蕴，均可致血脉瘀滞，玄府郁闭，病久不愈。

【临床表现】

青壮年男性，常因精神紧张或过度疲劳等诱发，视力下降，其视力多在 0.5 左右，最低亦不低于 0.2，甚至出现 2D 以内的暂时性远视，早期病例还可用镜片矫正至较好视力；同时还伴有视物变形，主要是视大如小，视正反斜或视直如曲；自觉眼前有团状灰色或灰黄色阴影，如轻纱薄雾，在白色背景下暗影更明显。外眼端好，眼底检查时，可见黄斑中心凹光反射消失；后极部可见一圆形或椭圆形光反射轮，俗称水肿轮，现证实为视网膜神经上皮浅脱区；脱离区色泽较暗；继而逐渐变为混浊，并有点状灰白色渗出物沉着于黄斑区域。

眼底荧光血管造影，对诊断本病及确定是否应用激光光凝治疗有重要价值。造影的静脉期于后极部或远离后极部有一个或数个很小的荧光素渗漏点，后期逐渐呈喷射状或墨渍样扩大的强荧光斑。

【诊断依据】

1. 青壮年男性发病，易于复发。

2. 视力下降，但不低于 0.2，眼前暗影，视物变形。

3. 眼底黄斑部周围反光轮，中心凹反光消失，有点状渗出质。

4. 眼底荧光血管造影有荧光素渗漏。

【鉴别诊断】

1. 视网膜脱离　下方周边部视网膜脱离，其脱离区域波及后极部者，尤其在小瞳孔检查眼底时，易被误诊为"中浆"。故必须充分散大瞳孔，仔细检查眼底，则不难鉴别。况且视网膜脱离对视力的损害，较"中浆"严重。

2. 周边部葡萄膜视网膜炎　其病理毒性产物向后侵及黄斑部，可引起水肿，出现与中心性浆液性脉络膜视网膜病变相似的症状。但前者有玻璃体尘状混浊，有时出现少量角膜后尘状沉着物，晶体后囊后有焦黄色锅巴样炎性渗出物。充分散瞳后用三面镜检查，在锯齿缘附近可以发现炎性渗出、出血和血管白鞘。

【辨证论治】

本病的证治，古代医家根据内障多虚，水轮属肾的观点，多从肝肾亏虚论治，如《审视瑶函》则主张用明目地黄丸、三仁五子丸之类。现代中医眼科结合局部病理改变，除从虚治之外，还从湿治、从痰治、从瘀治、从郁治。全身辨证以分型，局部辨证以分期，方药十分丰富。

1. 湿浊上犯

主证　视物模糊，眼前淡黄或淡灰色暗影，病在初期，视物变小或变曲。眼底后极部反光晕轮明显，黄斑区色暗而有渗出，中心凹反光消失。可伴有头重胸闷，食少腹胀，呕恶痰多，大便稀溏，舌苔滑腻，脉濡或滑。

分析　多饮食不节，损伤脾胃，失其健运，湿浊内生，湿浊上泛清窍，故有视物模糊，眼前暗影，视物变形。黄斑属脾，脾恶湿，湿浊上泛，则出现眼底黄斑部视网膜积液、渗出。全身症状乃湿浊内阻，清阳不升，浊阴不降的征象，舌脉亦为湿浊内盛之征。

治法　祛湿化浊。

方药　五苓散合二陈汤加减：茯苓 20g，猪苓 12g，白术 12g，泽泻 15g，陈皮 10g，法半夏 12g，桂枝 5g，炙甘草 5g，车前子 15g，白蒺藜 20g，桔梗 10g，红花 5g。口干或苔黄者，加栀子、黄柏以清热；心烦失眠者，加石菖蒲、远志、黄连以清心宁神；精神忧郁者，加柴胡、白芍、合欢花疏肝解郁。

2. 肝经郁热

主证　发病前有情绪紧张或精神刺激史，或病程较长，疗效不佳，即《审视瑶函》所谓因郁生病或因病生郁。眼症同前，但黄斑色暗不洁。兼情志不畅，神情忧郁，失眠烦躁，胸胁胀满，纳食不佳，口苦咽干，舌尖边红，苔薄黄，脉弦或弦数。

分析　肝开窍于目，肝气通于目，情志内伤，肝失条达，气机不和，玄府不畅，气血不利，故黄斑暗而不洁，视物不明。全身症状亦是情志内伤，肝郁气滞之象，郁久化热，故口苦咽干，舌脉为郁热之象。本症可以是因郁而病，亦可因病而郁。

治法　疏肝解郁，清热活血。

方药　加味逍遥散加减：牡丹皮 12g，栀子 12g，银柴胡 10g，白术 10g，赤芍 12g，茯苓 15g，白芍药 10g，薄荷 6g，夏枯草 12g，茺蔚子 15g，木贼草 12g，毛冬青 15g。头晕目胀者，加石决明、牛膝、钩藤平肝潜阳；视网膜积液明显者，加车前子、益母草、赤小豆利水；渗出较多者，加昆布、海藻、牡蛎软坚散结；纳差便溏者，加神曲、陈皮、鸡内金醒脾消积。

3. 肝肾阴虚

主证　视物昏花，眼内干涩，病程较长，病至后期，眼底水肿减退，黄斑部暗滞而色素沉着。或是素体阴虚，精血不足。兼见头晕耳鸣，梦多滑遗，腰膝酸软，舌红少苔，脉细。

分析　竭视劳瞻，阴血暗耗；或色欲过度，劳伤肝肾，精血亏耗，目失濡养，故眼内干涩而视物昏花。精血不充，血脉不荣而欠畅利，则眼底色素沉着和渗出难消。腰为肾之府，耳为肾之窍，肝肾精血不足，脑失其养，清窍不荣，故头晕耳鸣，腰膝失养而酸软，舌脉为阴虚之象。

治法　滋补肝肾，和血明目。

方药　四物五子丸加减：当归 12g，生地黄 20g，熟地黄 15g，川芎 6g，白芍药 10g，枸杞子 15g，菟丝子 15g，女贞子 15g，茺蔚子 15g，地肤子 12g，车前子 12g，鸡血藤 15g，丹参 20g。五心烦热，口干咽燥者，加知母、黄柏、玄参滋阴降火；渗出质多者，加山楂、昆布、海藻以软坚散结。

4. 痰瘀郁滞

主证　病程较长，视物模糊，眼前暗影，黄斑部暗滞污秽，渗出质多，色素紊乱。多兼身肥体胖，头痛眼胀，失眠多梦，舌有瘀点，脉滑或涩。

分析　湿浊痰邪，其性凝滞，上泛目窍，凝滞气血；或情志内伤，气机郁滞，气滞而致血瘀，故痰凝血瘀证型可由湿浊上泛和肝气郁滞转化而成，多见于本病中后期，眼底渗出质多者。

治法　祛瘀化痰，活血明目。

方药　血府逐瘀汤加减：当归 10g，生地黄 20g，川芎 8g，牛膝 12g，桃仁 10g，赤木 10g，法半夏 12g，枳壳 10g，桔梗 10g，昆布 10g，海藻 10g，柴胡 10g．石决明 15g。失眠多梦者，加石菖蒲 10g，蜜远志 6g，夜交藤 20g 以化痰宁神。

5. 心脾两虚

主证　病至后期，视物昏花，眼欲垂闭，视物难久，双目少神，面色无华，心悸气短，失眠多梦，食少倦怠，舌淡脉弱。

分析　思虑劳神，心脾两虚，或病后体弱，气血不足，目为心之使，神光者发于心，脏腑精气赖脾之生化。今心脾两虚，气血不足，目失所养，神光乏源，故视物昏花，视难持久，两目少神；胞睑属脾，脾虚则抬举乏力而欲垂闭。全身症状亦是心脾两虚，气血不足之征。

治法　补益心脾。

方药　归脾汤或人参养荣汤加减：党参 15g，黄芪 15g，当归 12g，白术 10g，茯苓 20g，蜜远志 8g，炒酸枣仁 10g，夜交藤 20g，丹参 20g，鸡内金 8g，龙眼肉 15g，茺蔚子 15g。久病兼瘀者，舌有瘀点，黄斑暗红，加红花、苏木以活血化瘀。

【其他治疗】

1. 针刺治疗　主穴：瞳子髎、攒竹、球后、睛明；配穴：合谷、光明、足三里、肝俞。每次选主穴 2 个，配穴 1 个。

2. 激光光凝　适用于有明显荧光渗漏，渗漏点位于视乳头黄斑纤维束以外，浆液性脱离严重者；有面积较大，伴有直径 1PD 以上的色素上皮层脱离者；病程 3 个月以上，仍见到荧光渗漏，并有持续存在的浆液性脱离者。光凝后约 1 周左右，神经上皮层浆液性脱离开始消退，2～3 周内完全消失。

【转归预后】

本病初次发病者，多能痊愈，一般病程 3～4 个月能愈。中心视力约在 3 个月内恢复，视物变形和眼前暗影约需 6 个月左右消失。少数病例，迁延反复，视功能不能完全恢复，黄斑部色素紊乱，色泽污暗。反复发作者，视功能亦随着复发次数而受到影响。

【调护要点】

1. 适当休息，节用目力，避免过度精神兴奋和情绪紧张，忌忿怒暴悖及劳神过度。

2. 少食辛辣刺激性食物及烟酒。

【文献选录】

《证治准绳·杂病·七窍门》："视正反斜证：谓物本正，而自见为邪也。乃阴阳偏胜，神光欲散之候。阳胜阴者，因恣辛嗜酒怒悖，头风痰火气伤之病；阴胜阳者，因色欲哭泣，饮味经产血伤之病。此内之玄府郁滞有偏，而气重于半边，故发见之火亦偏而不正耳。治用培其本而伐其标，久而失治，内障成焉。”

【现代研究】

1. 曾氏综述有关文献认为：本病病因病机以肝肾阴虚为基础，脾虚失运，情志因素是其诱因，痰瘀水湿是局部病理形式。对本病的治疗多采用眼底病变与脉证互参，即通常所说的辨病与辨证相结合。有的以脉证分型论治，结合眼底病变用药，有的以眼底病变为主，结合全身脉证用药。常分为肝肾阴虚、脾虚湿泛、肝气郁滞、气血虚弱、肝脾不和、肝火上炎、脾气虚弱、心营亏损、脾肾阳虚。本病好发于青壮年健康男性，临床上常因缺乏全身症状而不便辨证分型，故不少报道依眼底病变和病程长短分期论治，分析了 20 多篇分期论治的文献，有主张分水肿渗出期和恢复期论治；有主张分早期（水肿为主）、中期（渗出为主）、晚期（陈旧病灶）论治；有分水肿期、渗出期、恢复期、陈旧期 4 期论治者。其治法大同小异，其用药各有区别，早期利水为主，兼以清热、活血、解毒、益肾、温阳；中期以化痰行瘀为主，兼以益肾、养阴、益气等；后期以补肝肾培本，兼以散瘀消积治标。专方治疗：随着对本病证治研究的深入和对病因病机的不断认识，治法日趋集中于益肾养肝，活血利水。近年来不少学者不拘于复杂的分型论治，而是寻求以一理想的固定处方，随全身症状和局部体征进行加减的简化方法，经对 20 篇专方治疗的文献统计，治愈率在 70%左右。多用补益肝肾、活血利水、化痰散结、清热解毒、益气养阴法，或为上述治法的复合。

2. 沈氏将荧光眼底血管造影运用到中医辨证领域，通过 200 例分析，发现脾虚型荧光素渗漏阳性率显著高于肝肾阴虚型，而脾虚型以神经上皮脱离多见，眼底以水肿为主，色素改变少，肝肾阴虚型荧光素渗漏阳性率低，眼底以色素性改变为主，说明将眼底水肿作为脾虚标准，色素性改变作为肝肾阴虚标准，是值得进一步研究的。

3. 雷氏运用眼底荧光血管造影，对用知柏地黄汤治疗“中浆”的疗效进行了探讨，通过观察证明知柏地黄汤具有增进视力，缩短疗程，促进色素上皮屏障功能恢复等特点。

4. 邓氏运用眼底荧光血管造影，对经中医药治疗的 103 例分析表明，有荧光素渗漏者脾虚型最多，无渗漏者肝肾阴虚型为多。

5. 彭氏报道用针灸治疗本病 150 例 195 眼，所用穴位为睛明、球后、承泣、健明、健明$_1$、向阳$_1$、向阳$_2$、太阳、风池、翳明、足三里、合谷、曲池、肝俞、肾俞。有效率达 93.8%。

6. 彭氏将本病 71 例男性患者和 23 例正常男性的性激素进行检测，发现本病治疗组睾酮值下降，血清催乳素、促卵泡成熟激素、促黄体生成激素、雌二醇和 F_2/T 值升高，其变异程度以肾虚型最为显著，经治疗后得到改善。

7. 赵氏用基本方知柏地黄汤治疗本病初期水肿明显者，加车前子、赤小豆、木通以利水消肿；水肿消退，渗出减少，中心凹未恢复者，辅以益气活血；渗出质多难以吸收者，加昆布、海藻、夏枯草以软坚散结。治疗 32 眼，痊愈 28 眼，显效 4 眼。

8. 黄氏治疗本病 50 例，用基本方（丹参、川芎、车前子、泽泻、海藻、三七粉）治疗。肝经郁热加牡丹皮、龙胆草；气滞血瘀加柴胡、郁金；肝阳上亢加草决明、黄芩；肝肾阴虚加熟地黄、枸杞子；气血两虚加党参、黄芪、当归；阴虚火旺加知母、女贞子；黄斑水肿重用车前子；渗出物多加昆布，重用海藻；黄斑部有出血点加炒蒲黄；荧光造影渗漏严重加阿胶；中心暗点较大加白芷；血黏度增高加茺蔚子；血压高加葛根。治疗 6 周，治愈 33 例，好转 16 例，无效 1 例。

9. 徐氏治疗本病 90 例，治疗方法：复方丹参注射液 250ml，同时用 10%葡萄糖 500ml 加维生素 C 2g、ATP 40mg、辅酶 A 100U、胞磷胆碱 5g 静滴每日 1 次，肌注维生素 B_1 100mg、B_{12} 250μg，每日 1 次；口服肌苷每次 0.2g，每日 3 次，10 天为 1 疗程。结果：本组 90 例，治愈 65 例(69 只眼)，显效 20 例(20 只眼)，有效 5 例(5 只眼)，无 1 例无效。大部分患者在 1 疗程后视力显著提高。黄斑部水肿消退，渗出全部或大部吸收。治疗时间 10～45 天。

第八节　中心性渗出性脉络膜视网膜炎

中心性渗出性脉络膜视网膜炎，是一种局限于黄斑或其附近的脉络膜视网膜肉芽肿性炎症。以黄斑有黄白色渗出病灶伴有出血性病变为特点。荧光血管造影证明本病是属于新生血管病变，因多发生于青壮年，故又称为青年性出血性黄斑病变。临床上习惯简称"中渗"。患病年龄为 20～40 岁，无明显性别差异，绝大多数单眼发病。

本病的自觉症状与"中浆"相似，故亦属中医学视瞻昏渺、视直如曲范畴。

【病因病机】

本病的病位在瞳神，局部病理改变为渗出与出血，障碍视力是其表现，其病因病机多与肝肾亏虚，火热动血，湿浊痰瘀等有关，火热又可是虚火、湿热或郁热上扰所致。

1. 色欲过度，劳伤肝肾，精血亏虚，肝肾不足，目失濡养，神光乏源，故视物昏朦。

2. 情志不遂，愤怒、忧虑、悲泣等，伤肝滞气。气郁日久，既可致瘀，亦能化热，上犯目窍，玄府不利，气血津液失其常道，致眼底有渗出、出血，滞涩神光。

3. 肝肾阴虚，水不济火，久必虚火内生而上炎目窍，灼伤目中脉络，迫其营血津液外渗，亦致眼底出血、渗出。

4. 饮食不节，辛燥肥甘过多，或嗜酒过度，湿热内生，熏蒸目窍，气血津液失常而渗于视衣，神光不得发越，故视物模糊。

西医认为本病可能是弓形体或结核、梅毒等所致，炎症原发于脉络膜，由于肉芽肿性炎症引起脉络膜新生血管，并进入视网膜神经上皮层下，形成新生血管膜而致渗出、出血、机化，最后因瘢痕形成，造成中心视力的永久性损害。

【临床表现】

患者自觉视力障碍，视物变形及中心区暗影。病变未波及中心凹者，可无自觉症状。其视力损害程度随中心凹受累情况而定，视力可自眼前指数至 0.2 不等。视物变形可是变小、变大、变弯曲等。中央视野可以检到与病灶相应的中央比较性乃至绝对性暗点。

眼底检查，一般分为三期。活动期：在检眼镜下，可见黄斑中央或附近有灰白色圆形或类圆形渗出性病灶，微微隆起，境界欠清，大小不超过 1PD。渗出灶周围有出血。恢复期：渗出病灶处视网膜浮肿减退，境界较清楚，周围出血消失，出现色素脱失与色素增生。瘢痕期：病灶面视网膜水肿消失，形成境界清楚的灰白色斑块，病程约需 6～12 个月。

眼底荧光血管造影检查，其黄斑病灶区域在动脉前期或动脉早期即显现荧光，并呈现辐射状、花边状、绒球状或颗粒状外观，随即发生荧光素渗漏，致使病灶处呈现强荧光区，直至晚期不退。病灶周围出血呈遮蔽荧光。

【诊断依据】

1. 多见于青壮年，单眼发病，无性别差异。

2. 黄斑部有灰白色圆形渗出斑块，周围有出血灶。

3. 荧光血管造影有利于确诊。

【鉴别诊断】

1. 中心性浆液性视网膜病变 中浆的发病年龄和自觉症状与本病相似，但中渗的视力远较中浆差，中浆多见于男性，且无出血，有浆液性浅脱离，与中渗有别，眼底荧光血管造影有利于鉴别。

2. 老年性黄斑盘状变性 多发于老年人，病灶范围较大，一般2PD以上，双眼发病者为多，在盘状变性周围和另眼常有玻璃疣样改变。

【辨证论治】

本病的证治，与中浆大同小异，均为黄斑病变，均有渗出，所不同的是中渗有出血，论治时注重理血。

1. 阴虚火旺

主证 视物模糊，视物变形，视瞻有色，眼前暗影，黄斑部有渗出灶及出血，血色鲜红。伴干涩昏花，五心烦热，心烦失眠，口干咽燥，舌红少苔或薄黄苔而干，脉细数。

分析 肺肾阴虚，火热内生，火性炎上，虚火扰目，入于血络，煎烁营阴，营血津液外溢，渗于黄斑部，故有渗出和出血，碍其神光而视力障碍。全身症状及舌脉均为阴液不足，虚火内生之象。

治法 滋阴降火，凉血散血。

方药 知柏地黄汤加减：生地黄30g，牡丹皮12g，茯苓20g，泽泻15g，女贞子20g，黄柏10g，知母12g，三七粉5g，赤芍12g，白蔹12g，地龙15g，玄参20g，金银花20g。头晕眼胀者，加石决明、牛膝、代赭石平肝潜阳；渗出较多者，加昆布、海藻软坚散结。

2. 湿热痰瘀

主证 病程较久，出血不多，血色暗红，渗出物多，视物模糊，眼前暗红。兼见肥胖体形，头重胸闷，食少腹胀，心烦失眠，渴不多饮，便溏溲黄，舌苔黄腻，脉濡数等。

分析 饮食不节，嗜食辛辣肥甘，痰湿内停，久而化热，湿热痰浊上蒙清窍，熏蒸目窍脉道，热逼津液营血外渗，故眼底多量渗出，离经之血便是瘀，出血日久而致瘀，故证属湿热痰瘀。全身症状及舌脉皆为痰热湿浊之象。

治法 清热祛湿，化痰消瘀。

方药 三仁汤加减：杏仁10g，薏苡仁20g，茯苓20g，陈皮10g，法半夏12g，滑石12g，桃仁10g，红花6g，栀子12g，木贼草12g，牡蛎15g，夏枯草15g。失眠多梦者，加石菖蒲、远志、合欢花化痰宁神。

3. 肝经郁热

主证 中渗日久，视物模糊，视瞻有色，黄斑部出血及渗出不多，色素紊乱。伴情志不舒，神情忧郁，月经不调，乳房胀痛，烦躁易怒，口苦失眠，胁肋胀痛，舌红苔薄黄，脉弦或数。

分析 情志不遂，肝失条达，疏泄失职，肝气郁滞。肝气通于目，肝郁气滞，日久化热，郁热上犯清窍，入于目中血络，气血津液失其常道，故视物模糊，眼底有渗出及出血。亦可是久患眼疾，情绪不畅而郁闷，肝失疏泄，即因病而郁。全身症状及舌脉均为肝气郁滞，郁久化热之象。

治法 清肝解郁，活血化瘀。

方药 丹栀逍遥散合桃红四物汤加减：当归10g，生地20g，川芎10g，柴胡10g，赤芍10g，白术10g，茯苓20g，桃仁10g，红花5g，泽泻12g，茺蔚子15g，蒺藜20g。

4. 肝肾两虚

主证 病至后期，视力未能恢复，眼内干涩，头晕眼花，视难持久，久则酸痛，眼底渗出及出血不多，色素沉着及色素紊乱。兼耳鸣耳聋，遗精多梦，腰膝酸软，足跟疼痛，舌质淡红少苔，脉细等。

分析 竭视劳瞻，色欲过度，劳伤肝肾，精血不足，目失濡养，神光涣散，故眼目干涩昏花，不耐久视；清窍失养则头晕耳鸣，腰膝失养则酸软，舌脉皆为肝肾两虚之象。

治法 滋补肝肾，活血明目。

方药 杞菊地黄丸加减：枸杞子15g，菊花10g，生地黄20g，熟地黄15g，泽泻15g，怀山药15g，牡丹皮12g，蒺藜20g，女贞子20g，茺蔚子15g，丹参20g。失眠多梦，加夜交藤、炒酸枣仁；眼底陈旧渗出或机化者，加昆布、海藻、桃仁活血散结。

【其他治疗】

1. 找出导致炎症的原因，进行病因治疗，但多数无法找出病因。怀疑结核者，可用抗结核治疗。

2. 可用清开灵注射液或复方丹参注射液加入生理盐水中作静脉滴注。

3. 偏离黄斑中心凹的新生血管病灶区，可施行激光光凝。

【转归预后】

从发病至恢复期和瘢痕形成，需要6个月至1年，如病灶在中心凹部位，则严重损害视力，甚至降至指数的视力，瘢痕形成后，可能为永久性视功能损害。

【调护要点】

1. 勿竭视劳瞻，勿纵欲，以免耗损精血；要移情易性，以免因病而郁，影响疗效和加重病情。

2. 勿嗜辛辣炙煿，戒除烟酒，以免湿热内生，影响病变恢复。

【现代研究】

1. 黄氏应用加减化斑汤和知柏地黄汤治疗观察本病47例49只眼，男22例，女25例，年龄在17～37岁，右眼发病23眼，左眼发病26眼。活动期加减化斑汤：生石膏（重用至100g）、生石决明、生地黄、牡丹皮、知母、山药、紫草、姜汁炒黄连、玄参、连翘、槐花、白及、三七、决明子、仙鹤草。每日1剂，水煎分两次服。炎症严重者，加羚羊角粉1g冲服，炎症减轻即停用。退行期用知柏地黄汤加减，生地黄、知母、黄柏、山茱萸、茯苓、泽泻、丹皮、山药、玉竹、黄精、百部、天葵子、白及、积雪草。通过眼底荧光血管造影和视力检查对疗效进行评价，经过平均4个月的治疗，有效率87.75%，说明上述中药对本病有提高视功能和缩短病程的作用，疗效肯定。

2. 于氏总结中药辨证论治中心性渗出性脉络膜视网膜炎（简称中渗） 将83例中渗患者随机分为治疗组（共44例49眼）和对照组（39例40眼），治疗组以眼科血证分期为基础，进行中医药辨证论治；对照组采用西药胞磷胆碱静滴，口服肌苷片进行治疗。两组疗程均为1～2个月。出血期指出血后15天内，血色鲜红。宜凉血止血，以生蒲黄汤加减，生蒲黄、旱莲草、丹参、丹皮、仙鹤草、藕节、荆芥炭、生地等，出血多时加云南白药。瘀血期血色变暗，应增加活血化瘀作用，以桃红四物汤加减，桃仁、红花、生地、赤芍、甲珠、鳖甲、鸡内金等。干血期即瘢痕期，应软坚散结，以消瘰丸加减，玄参、牡蛎、夏枯草、甲珠、鳖甲、水蛭等。久病及肾，肝肾同源，故应加入补益肝肾等药。在止血活血的同时对脾气虚弱型加党参、白术、茯苓、山药。脾胃湿热型加苡仁、茯苓、大豆黄卷、苍术、黄柏。肝肾亏虚型加枸杞、菟丝子、茺蔚子、楮实子。结果治疗组显效21眼、有效27眼、无效1眼，总有效率97.9%；对照组显效11眼、有效21眼、无效8眼，总有效率80%（$P<0.05$）。

第九节 老年性黄斑变性

【概说】

老年性黄斑变性为黄斑部组织结构的衰老性改变，是西方发达国家老年人最常见的致盲性眼病之一。我国的发病率亦呈逐年增高之趋势。临床上根据是由于脉络膜毛细血管的萎缩，或由于玻璃膜的破裂，脉络膜毛细血管由裂缝中向色素上皮方向生长形成的视网膜下新生血管膜，而分为干性与湿性两大类。前者常双眼同时发病，后者多为双眼先后发病。干性比湿性的发病率高得多，前者是后者的10倍。多发生于50岁以上之老年人，无明显性别差异，其发病率与年龄的增长呈正相关。

本病的干性者，表现为双眼视力缓慢下降，属中医学视瞻昏渺的范畴；湿性者常因黄斑出血而突然视力剧降，属中医学暴盲范畴。

【病因病机】

西医认为病因复杂，可能与遗传、慢性光损害、营养不良、中毒、免疫异常、高血压动脉硬化等原因有关。水轮属肾，黄斑属脾，肾主藏精乃先天之本，本病的根本病因病机是肾精亏虚，脾虚不运。肾精亏虚则目失濡养而神光乏源，脾虚失运则气血津液失其常道。

1. 年老体衰，或禀赋不足，或色欲过度，肾精亏虚，肝肾不足，目失所养，故而日渐视力下降。

2. 肾阴亏耗，阴液不足，水不济火，虚火内生，火性炎上，虚火扰目，灼伤脉道，营血津液渗于脉外，故眼底黄斑有渗出、出血。

3. 饥饱劳役，伤其脾胃，升降失常，清阳不升则视物模糊；脾虚不运则浊邪上泛清窍，津液失其常道而外渗；脾不统血，可致血溢脉外而出现黄斑出血。

【临床表现】

1. 干性（又称萎缩性、非渗出性）老年性黄斑变性　多发于50岁以上者，两眼同时发病。其特点是后极部色素上皮呈进行性萎缩、色素脱失或增生，玻璃膜增厚，在色素上皮与玻璃膜之间可见玻璃膜疣。

（1）萎缩前期：中心视力轻度损害，或轻度视物变形，可有中央比较性暗点。眼底检查见双眼黄斑对称性色素紊乱，中心凹反光消失，并有比较多的圆点状硬性玻璃膜疣。

（2）萎缩期：中心视力损害较重，有虚性绝对性中央暗点。眼底可见密集融合的玻璃膜疣及大片浅灰色萎缩区。萎缩区境界较清楚，区域内散布有椒盐状斑点，或是金属样反光。

2. 湿性（又称盘状、渗出性）老年性黄斑变性　此型多发于60岁以上老年人，常是一眼先发病。其主要特点是视网膜色素上皮下有活跃的新生血管膜，因新生血管膜导致渗出、出血及后期的机化、瘢痕等。可分为三期：

（1）早期（盘变前期）：中心视力有下降，其程度因中心凹受损情况而定。眼底有密集而大小不一、边界不清、相互融合的软性玻璃膜疣，有时玻璃膜疣上有色素。

（2）中期（盘变期）：常因出血而致视力急剧下降。主要是黄斑视网膜下新生血管膜致大量渗出或出血，造成黄斑区大片色素上皮脱离或神经上皮层的盘状脱离，或出血性脱离。眼底可见范围较大、色泽暗污的圆形或近圆形病灶区。病变发展，视网膜深层有黄白色渗出。出血严重者，可见火焰状出血斑，甚者可形成玻璃体出血。

（3）晚期（瘢痕期）：经过漫长的时间后，渗出和出血逐渐被吸收，而为伴随新生血管以及色素上皮层化生的纤维组织所代替，最终使病变区形成一片机化的盘状瘢痕。有的患者在瘢痕周围发生新的视网膜下新生血管，再一次出现渗出、出血、吸收、机化的过程，瘢痕再次扩大。对中心视力形成永久性的损害。

【诊断依据】

1. 干性　年龄在50岁以上，双眼对称性发病，视力缓慢下降，眼底后极部有玻璃膜疣及萎缩性病灶。并经荧光造影可确诊。

2. 湿性　60岁以上老年人，突然视力严重下降，多为单眼先发病，5年左右累及另眼，眼底后极部大范围视网膜深层或浅层出血并有玻璃膜疣者，可考虑为湿性黄斑变性，荧光造影可以确诊。

【鉴别诊断】

1. 遗传性黄斑变性　本病很少见，多发生于儿童及青少年，无玻璃膜疣，眼底改变与老年性黄斑变性不同，眼底荧光造影可帮助鉴别。

2. 中心性渗出性脉络膜视网膜炎　发病年龄为青壮年，单眼发病，无玻璃膜疣，出血量比较少，渗出质较多，眼底荧光血管造影有利于鉴别诊断。

【辨证论治】

本病为老年人较常见的与衰老有关的慢性眼病，肝肾两虚，脾气虚弱是其根本，局部病理则与血热妄行，痰瘀水湿有关。治以滋补肝肾，健脾益气为本；凉血止血，化痰祛湿，活血散瘀为治标之法，宜耐心用药，缓以图功。

1. 肝肾亏虚

主证　干性老年黄斑变性，或是湿性黄斑变性的后期。眼底有玻璃膜疣，黄斑部色素紊乱，呈萎缩性改变，或是形成机化和瘢痕，视物模糊，眼内干涩。伴头晕耳鸣，腰膝酸软，失眠多梦，舌红少苔，脉细。

分析　瞳神属肾，神光赖肾水滋养，肝开窍于目，目得血而能视。年老体衰，精血不足，肝肾亏虚，神光乏源，故视物模糊；肾主黑色，肾精亏虚，视衣失养，故眼底后极部色素紊乱或萎缩。眼内干涩，头晕耳鸣，为清窍失养所致；腰膝酸软及舌脉均为肝肾阴虚之征。

治法　滋养肝肾，活血明目。

方药　四物五子丸加减：当归10g，生地黄20g，熟地黄15g，白芍药12g，川芎6g，菟丝子15g，枸杞子20g，覆盆子12g，地肤子12g，车前子15g，丹参20g，茺蔚子15g，白蒺藜20g，红花6g。眼底后极部有机化者，加昆布、海藻软坚散结；有陈旧渗出者，加山楂、鸡内金、夜明砂消积散结；五心烦热，口干咽燥者，加知母、寒水石降虚火。

2. 脾虚气弱

主证　老年黄斑变性，视物模糊，或视物变形，眼前暗影。眼底后极部有渗出性浅脱，或反复发生黄斑出血。兼见头昏乏力，神疲倦怠，眼易疲劳，纳呆便溏，舌淡苔白，脉弱。

分析　脾主运化，为后天之本，生化之源，黄斑属脾，黄色属脾。肾虚而致脾弱，或饥饱劳役伤脾，脾失健运，浊邪不降，上泛清窍，气血津液失其常道，故黄斑有渗出、出血；若反复出血，则是脾不统血之故；脾虚不运，清阳不升，目失所养而视物模糊；全身症状及舌脉，皆为脾虚气弱的表现。

治法　健脾益气。

方药　补中益气汤加减：黄芪20g，当归10g，党参20g，葛根30g，柴胡6g，陈皮8g，丹参20g，地龙20g，茯苓15g，白术12g，蒺藜10g。眼底后极部网膜下积液多者，如猪苓、车前子、益母草活血利水；出血者，加三七粉、白茅根、荆芥炭以止血；渗出多或有机化者，加山楂、昆布、海藻以软坚散结；心悸失眠者，加夜交藤、酸枣仁、磁石以养心宁神。

3. 阴虚火旺

主证　视力下降，眼前暗影，或视瞻有色，视物变形，起病较急，黄斑部出血较多，血色鲜红。兼五心烦热，口干咽燥，盗汗多梦，舌红少苔，脉细数。

分析　年老体衰，阴精亏耗，水不济火，虚火内生，上扰目窍，入于营血，火灼营阴，血溢脉外，津液外渗，故眼底后极部视网膜有渗出性脱离或出血；出血及渗出滞涩神光，而致视力下降，视瞻有色。全身症状及舌脉皆为阴虚火旺之象。

治法　滋阴降火，凉血散血。

方药　知柏地黄汤合生蒲黄汤加减：生地黄 30g，玄参 20g，牡丹皮 12g，墨旱莲 20g，白茅根 30g，赤芍 12g，地龙 20g，知母 12g，黄柏 8g，栀子 10g，泽泻 15g，茯苓 20g。出血量多者，加三七粉、仙鹤草止血；后期加桃仁、红花散瘀；失眠多梦，加夜交藤、黄连、枣仁清心宁神。

【其他治疗】

1. 补充维生素 C、E，芦丁等。

2. 视网膜新生血管膜位于中心凹旁边者，可用激光光凝，封闭新生血管。

【转归预后】

本病位于黄斑部，常双眼发病，故对视力危害较大，尤其损害中心视力。湿性者严重时，可致中心视力丧失，但多残存周围视力，一般不致全盲。后期出现大片瘢痕者，中心视力很难恢复。

【文献选录】

《证治准绳·杂病·七窍门》："视瞻昏渺证：谓目内外别无证候，但自视昏渺，蒙昧不清也。有神劳，有血少，有元气弱，有元精亏而昏渺者，致害不一。若人五十以外而昏者，虽治不复光明。"

【现代研究】

1. 黄氏用抗衰老及改善微循环中药九子还睛煎二号冲剂，处方（单位 kg）：枸杞子 15，制首乌 10，山萸肉 10，菟丝子 10，桑椹子 15，女贞子 15，楮实子 15，茺蔚子 10，益智仁 10，沙苑子 10，丹参 15，川芎 4.5，淫羊藿 10，黄柏 6，炙鳖甲 10，以上生药用现代制药工艺按生药 10 比成品 1 的比例，制成颗粒状冲剂，分装，每包净重 10g。服法及剂量：黄斑部有出血、渗出者，瘢痕修复后的随访观察中，眼底荧光血管造影发现瘢痕边缘有新生血管者，每日 2 次，每次 1 包，空腹时开水冲服。无上述改变者，每日 1 次，每次 1 包。维持用药时间在病变完全静止后持续 6～12 个月。治疗渗出性老年性黄斑变性，经过 5 年左右随访观察，初步结果证明，该制剂无论在阻止渗出前期发展为渗出期方面，还是在瘢痕修复期后防止复发方面，比维生素 E、C，锌剂等常规药物治疗均有一定优势。自激光应用眼科临床以来，多数主张对新生血管施行激光光凝以防止病变进一步恶化，但是否能抑止新生血管发展，从而不再发生渗出以保持视力不再下降的问题，意见不一。首先，激光光凝治标不治本，只能封闭已有的新生血管，不能阻止其再发生。其次激光光凝有一定局限性，例如位于中心凹及其附近和位于视乳头-黄斑之间的新生血管，即使用氩激光或染料激光也不能保证视功能不受损害。另外，激光光凝稍一过度，本身可以使脉络膜产生新生血管。因此，探索除激光光凝以外的其他治疗途径，是眼科临床上一个努力方向。治疗要抓住两个时机：①当一眼为渗出期，另一眼未发病或为渗出前期时，应尽量设法阻止其发病或停止其发展；②当渗出、出血为瘢痕修复后，应尽量设法阻止其复发。从本文二号冲剂组与常规药物组初步治疗成效来看，无论在阻止渗出前期发展为渗出期方面，还是在防止瘢痕修复后复发及再复发方面，二号冲剂均有一定优势，原因可能与这类药物缓解了黄斑结构衰老过程和改善了局部循环有关。

2. 詹氏采用中医辨证分型治疗老年性黄斑变性患者 71 只眼，其中干性型 38 只眼，湿性型 33 只眼。药物及服法：根据临床分型，分别使用处方睛明Ⅰ号丸与睛明Ⅱ号丸，睛明Ⅰ号丸主要药物：党参、白术、茯苓、陈皮、灵芝、乌蔹莓、刺五加、白芍、草决明、菊花。睛明Ⅱ号丸主要药物：党参、白术、茯苓、陈皮、乌蔹莓、紫珠草、旱莲草、大黄、山楂。Ⅰ号丸具有健脾益气、化痰散结之功用，Ⅱ号丸具有健脾益气、活血祛瘀止血之功用。干性型患者服睛明Ⅰ号丸，湿性型患者服睛明Ⅱ号丸，每日 2 次，每次 6g，3 个月为 1 疗程，连续服药 2～3 疗程。并与对照组 30 只眼追踪观察 3～4 年进行疗效比较，治疗组干性型患者视力好转 21 只眼(55.2%)，对照组干性型患者无 1 只眼视力好转，两组比较，差异有显著性($P<0.01$)。治疗组湿性型患者视力好转 20 只眼(60.6%)，对照组湿性型患者无 1 只眼视力好转，两组比较，差异有显著性($P<0.01$)。发病根本在于气虚，尤与脾气虚关系密切，健脾益气法是治疗 AMD 的基本原则。新生血管膜与痰瘀互结病机，二者有着密切关联。因此，在扶正培本的基础上，加入活血祛瘀止血之品制成睛明Ⅱ号丸，临床应用中收到预期效果。

3. 葛氏根据衰老与肾有关，瞳神属肾等，采用补肾益气活血中药治疗本病 22 例(37 只眼)取得初步疗效，本组 22 例(37 只眼)中双眼 15 例，单眼 7 例。男 16 例，女 6 例。年龄 48～71 岁，平均年龄 59 岁。根据老年人脾肾两虚体质及局部存在脉络阻滞的血瘀表现，以补肾益气活血为主，丹参 15g，赤芍 10g，山药 15g，山萸肉 15g，泽泻 10g，茯苓 10g，僵蚕 10g，首乌 10g，白术 15g，生黄芪 15g，红花 10g，每日 1 剂，日服 2 次或研细为末为散剂，每次 3～4g，每日 2 次，3 个月为 1 疗程。一般服 1～2 疗程。显效 4 例 7 只眼，有效 12 例 21 只眼，无效 6 例 9 只眼。本组中药治疗患者在临床观察中，尽管眼底镜下所见变化不大，如硬性渗出、色素紊乱、视网膜萎缩或瘢痕形成，但患者视力仍有提高，视物变形改善或消失，似应说明这种不可逆改变的发展通过治疗可以中止，且其中尚有可逆因素，如局部缺血、瘀血引起局部营养代谢障碍，通过药物可以恢复，避免因缺血、血瘀加重黄斑神经损伤导致视功能完全摧毁，在有效病例中，不论干性或湿性，在治疗及随访中除已有的变化外未出现新增病灶，故可以认为中药至少延长了患者保持有用的视功能的时间。

4. 李氏用杞菊地黄口服液治疗老年性黄斑变性患者 20 例(34 只眼)，并与西药维生素 E 组 20 例(38 只眼)对照血液流变学参数的变化，发现中药组治疗前后有明显改变。用中药杞菊地黄口服液治疗后，患者血沉、血沉方程 k 值、血浆比黏度、红细胞电泳率与治疗前比较明显降低，二者对比有显著性差异($P<0.02\sim0.001$)，而全血比黏度、红细胞压积、高切下全血还原比黏度明显升高，与治疗前相比有显著性差异($P<0.02\sim0.001$)；红细胞聚集指数和低切下还原比黏度无显著性差异($P<0.20$)。西药维生素 E 组治疗前后上述指标均无明显改变。两组对比的显著性差异提示：补益肝肾可以改善血液流变学，有助于老年性黄斑变性的治疗。

5. 年氏用槐连汤(槐花、生蒲黄各 12g，连翘、泽泻、车前子各 10g，夏枯草、丹参、茯苓、黄芩各 15g，白茅根 30g)治疗本病。萎缩型加桃仁、葛根各 20g；渗出型加牛蒡子 9g，阿胶 12g。每日 1 剂水煎服，3 个月为 1 疗程，连用 2～3 疗程，治疗老年盘状变性 20 例，治愈 8 例；显效 9 例，无效 3 例，随访 3 个月～2 年，结果同前。

6. 白氏应用益肾明目汤治疗萎缩型老年性黄斑变性　将 60 例萎缩型老年性黄斑变性患者随机分为 2 组。治疗组 30 例(30 只眼)予益肾明目汤治疗。对照组 30 例(30 只眼)予西药维生素 E、C 和曲克芦丁口服治疗。益肾明目汤药物组成:枸杞子 15g,女贞子 10g,熟地黄 12g,菟丝子 10g,黄芪 12g,党参 10g,茯苓 10g,白术 10g,丹参 15g,当归 12g,牡丹皮 12g,夏枯草 10g,石菖蒲 10g。每日 1 剂,水煎煮沸,头煎 30 分钟,取汁 150ml,二煎 20 分钟,取汁 150ml,两煎混合,共取汁 300ml,分 2 次温服。2 组均 2 个月为 1 疗程,2 个疗程后统计疗效。结果:治疗组有效率 75.0%,对照组有效率 28.3%,2 组比较差异有统计学意义($P<0.05$)。

7. 李波医师总结了李传课教授辨治老年黄斑变性的经验　李教授对其病机概括为三个方面,并拟定相应治则和方药。其一,认为老年体衰、肝肾亏虚是本病发病的根本病机,法当滋补肝肾为主,常以自拟滋阴明目丸(熟地、黄精、枸杞子、楮实子、茯苓、石决明、丹参等药)治疗。其二,认为肝阳偏亢、心火劫血是本病出血的常见病机,法当滋阴潜阳清心为主,兼以活血化瘀,常以自拟养阴潜阳清心方(生地、熟地、女贞、旱莲、麦冬、莲子心、天麻、石决明、丹参、牛膝、三七粉、丹皮)治疗。其三,认为肝脾失调、升降失常是本病渗液的常见病机,法当疏肝健脾、和胃化湿为主,兼以除痰化瘀,常以自拟疏肝健脾利湿方(柴胡、白芍、党参、白术、茯苓、薏苡仁、车前仁、昆布、海藻、陈皮、山楂、丹参、益母草、葛根)治疗。总之,老年性黄斑变性的中医药治疗,李教授强调必须遵循辨证论治原则。采取辨病与辨证结合、全身与局部结合、宏观与微观结合、证型与分期结合的方法,用药才能切合病机。对于黄斑部已经结成瘢痕者,治疗难以奏效。如有反复出血者可按上述方法治疗。另外,戒烟忌酒,饮食清淡,珍惜目力,避免强光刺激,少看电影电视,心情豁达舒畅等保健措施,亦不可忽略。

8. 项氏采用辨证分型论治老年黄斑变性 150 例 254 眼　分型与药物:①肝肾亏虚型,主方四物五子丸加减:当归 10g,生地 20g,熟地 15g,白芍 12g,菟丝子 15g,枸杞子 20g,覆盆子 12g,地肤子 12g,车前子 15g,丹参 20g,茺蔚子 15g,白蒺藜 20g,红花 6g,炒鸡内金 10g,焦山楂 10g,炒白术 12g。②气虚血瘀型,桃红四物汤加减:桃仁 10g,红花 6g,熟地 15g,白芍 12g,赤芍 12g,黄芪 30g,当归 10g,党参 15g,炒白术 12g,地龙 10g。③肝郁火旺型,生蒲黄汤合丹栀逍遥散加减:墨旱莲 20g,丹皮 12g,生蒲黄 12g,槐花 12g,生地 30g,泽泻 10g,车前子 10g,丹参 15g,茯苓 15g,焦山栀 15g,白术 12g,白芍 10g,当归 10g,柴胡 10g。日 1 剂,水煎服,连用 3 个月。治疗结果:显效(24 例 35 眼):视力提高 2 行以上,检眼镜见眼底渗出减少,出血吸收。有效(57 例 99 眼):视力提高 2 行以下,检眼镜下无明显改变。无效(69 例 120 眼):视力不能提高,检眼镜下病变无明显改变。以例数计,有效率 54.00%。

第十节　原发性视网膜色素变性

【概说】

原发性视网膜色素变性,又名色素性视网膜营养不良,是一种遗传性视网膜感光细胞的退行性变。其特征是双眼发病,慢性进行性视功能损害和伴有眼底色素变化。其遗传方式有常染色体隐性遗传、显性遗传及性连锁隐性遗传等,以后者最少见,但损害最严重。约有 40% 为散发病例而无遗传证据。近亲结婚者发病率远比非近亲联姻者高。我国人群的发病率约为 1∶4000,男女之比约 3∶2。

本病早期的主要自觉症状为夜盲，继而视野缩小，属中医学高风雀目内障范畴。早在《秘传眼科龙木论》就有高风雀目内障病名，认为除夜盲外，主要有视野缩小，称"惟见顶上之物"。在《太平圣惠方》称高风雀目。《原机启微》中阳衰不能抗阴之病，亦是论述夜盲。《诸病源候论·目病诸候》云："人有昼而睛明，至暝则不见物，世谓之雀目。言其如鸟雀，暝便无所见也。"《千金要方·七窍门》亦称为雀盲。《太平圣惠方》提出了高风雀目渐变内障的治法。可见唐代之前夜盲均称雀目，至《秘传眼科龙木论》，始将夜盲分为肝虚雀目和高风雀目两症。至清代《杂病源流犀烛·目病源流》谓本病"亦有生成如此，并由父母遗体，……不必治，治亦无效。"这就明确指出该病与遗传有关，很难治。对于本病之预后转归，在《目经大成·阴风障》有明确记述，认为本病"至晚不见，晓则复明，盖元阳不足之病。""大道行不去，可知世界窄，未晚草堂昏，几疑天地黑。""不则，变内障者有之，变青盲者有之。"当时已认识到本病可致白内障和视神经萎缩。

【病因病机】

本病为遗传性疾病，进行性视功能损害，不少病例在手术创伤之后或产后或大病之后，致视力迅速下降，故本病总以虚为主。因本病中后期有视网膜血管狭窄及脉络膜毛细血管萎缩，且病程冗长，这些现象与中医学的瘀滞相吻合。中医学还有内障多虚，久病多虚，久病多郁，久病多瘀的观点。故本病的根本病机是虚中兼瘀兼郁。

1. 先天禀赋不足，肾元虚衰，目失濡养而致夜视罔见，视野日窄，视力下降。

2. 后天失养，病后体虚，或色欲过度，或手术创伤，或产后失血，均致精血耗伤，加速病情发展。

3. 肾元虚衰，致脾阳虚弱，运化不能，后天不能充先天精血；或劳役饥饱，伤及脾胃，脾虚气弱，运化失司，精血乏源，亦不能运精濡目，致视物不明。

精血亏乏，病程日久，目中脉道失其充泽，久而脉道萎闭滞涩，目失濡养，神光衰微，终致失明。

【临床表现】

多数在青少年、儿童期发病。早期为视网膜视杆细胞和色素上皮的损害，致暗适应功能减退，惟一症状为夜盲，病程进展极为缓慢。若干年或十数年后逐渐发生视野缩窄，可以在很长时间内保持中心视力不下降，但有屈光不正者除外，即使有屈光不正，早期矫正视力良好，常不易早期发现，不少患者是在明显视野缩窄和中心视力下降或矫正视力不良时，始去眼科就诊。晚期因管状视野而生活工作很困难，还可因白内障和视神经萎缩而致中心视力极差。

眼底检查，最早期眼底改变不明显，或仅见赤道部视网膜色素稍紊乱；日久渐次在赤道部视网膜血管旁出现骨细胞样色素沉着，逐渐向后极部及锯齿缘方向发展，以致眼底色素越来越多，晚期仅剩黄斑部小区域尚无色素，视网膜呈青灰色，透见深层的粗大的脉络膜血管及大量色素沉着；视网膜血管变细，尤以动脉明显，视乳头呈蜡黄色萎缩（彩图 25）。部分病例黄斑部有金属反光小点或污秽不洁。

临床上极少数病例，具有本病的全部症状和体征，唯独眼底没有色素的改变，称之为无色素性原发性视网膜色素变性。但也有可能是色素出现晚，或是少许色素位于周边，检查时未发现而已。

【诊断依据】

1. 夜盲，视野缩窄，晚期有视力下降。

2. 视网膜血管旁有骨细胞样色素沉着，视网膜呈青灰色，网膜血管变细，视乳头蜡黄色萎缩。

3. 眼底荧光血管造影、眼电图、视网膜电图有相应改变。视野检查能了解视野损害情况。

【鉴别诊断】

本病根据病史及体征，诊断不难。但有时需与先天性继发性视网膜色素变性进行鉴别。本病多为先天性梅毒和孕妇在妊娠第三个月患风疹后引起的胎儿眼底病变，眼底改变与原发性色素变性类似。但先天性继发性色素变性的眼底改变出生时即有，病情不发展，其父母血清梅毒反应检查及母亲孕期有否风疹史等，可以帮助鉴别诊断。

【辨证论治】

本病为难治之症，需耐心用药，缓以图功，抓住虚、瘀、郁，立足肾、肝、脾，采取综合治疗措施，可望提高视力或减慢失明的进程。临床常分为肝肾阴虚、肾阳虚衰、脾虚气弱三种证型，并配合活血通络，解郁明目之法。而临床上以肝肾阴虚最多见。

1. 肝肾阴虚

主证　高风雀目，夜视罔见，视野缩窄，视网膜有色素沉着，伴眼内干涩，头晕耳鸣，或有耳聋及性欲减退，腰膝痠软，舌红少苔，脉细。

分析　禀赋不足，精亏血少，肝肾两虚，目失濡养，脉道萎闭，神光衰微，故有夜视罔见，视野缩窄，色黑属肾，肾元亏虚，本色显现，故眼底色素沉着。全身症状及舌脉均为肝肾不足，精血亏虚之象。

治法　滋补肝肾，活血明目。

方药　明目地黄丸加减：生地黄 20g，熟地黄 15g，山茱萸 10g，泽泻 12g，怀山药 12g，牡丹皮 12g，丹参 20g，水蛭 8g，柴胡 6g，当归 10g，五味子 10g，枸杞子 20g，蒺藜 15g，茺蔚子 15g。

2. 脾虚气弱

主证　高风雀目，诸症悉具，眼易疲劳，时欲垂闭，神疲懒言，食少乏力，舌淡苔白，脉弱。

分析　脾为后天之本，生化之源，劳役饥饱，伤及脾胃，脾虚气弱，无以运化精微充先天之不足，精血更虚；气弱不能运精于目，目更失养，故有上述眼症；脾气虚弱，胞睑升举乏力而欲垂闭；全身症状及舌脉皆脾虚气弱的表现。

治法　补脾益气，活血明目。

方药　补中益气汤加减：柴胡 10g，黄芪 20g，党参 15g，白术 12g，当归 10g，葛根 30g，水蛭 6g，红花 8g，蔓荆子 10g，蒺藜 20g，丹参 20g，夜明砂 10g，苍术 10g。兼夜尿频多，小便余沥不尽，腰膝痠软者，为肾元不足，加菟丝子、楮实子、补骨脂、覆盆子等。

3. 肾阳虚衰

主证　高风雀目，夜视罔见，视野缩窄，形寒肢冷，面色㿠白，腰冷酸痛，阳痿早泄，夜尿频多，舌质淡，脉沉。

分析　先天禀赋不足，命门火衰；或色欲伤肾，阴损及阳，肾元虚衰；肾阳亏虚，命火不足，温煦失职，神光发越乏源，日渐衰微，故有夜视罔见，视野日窄。全身症状及舌脉皆为肾阳不足之象。

治法　温补肾阳，活血明目。

方药　右归丸加减：熟地黄 30g，枸杞子 20g，肉苁蓉 12g，菟丝子 15g，楮实子 15g，覆盆子 12g，山茱萸 10g，杜仲 12g，牛膝 15g，当归 10g，丹参 20g，水蛭 6g，蒺藜 15g，苍术 10g。兼神倦乏力，食少便稀者，加黄芪、桂枝、党参温补脾阳。

【其他治疗】

1. 针灸疗法

(1)体针:常用穴位如睛明、球后、太阳、风池、肝俞、肾俞、三阴交、脾俞、足三里等。每次眼周取1～2穴,远端取2～3穴,每日针1次。

(2)穴位注射:用复方丹参液、抗菌Ⅰ号等,作穴位注射,取穴见上述。

(3)梅花针:采用眼周穴位及头部穴位,用梅花针叩打,每次30分钟,隔日1次。

2. 推拿按摩,以调和气血,益精明目。

3. 可口服维生素A、E等,量不可过大。

4. 亦可用血栓通、复方丹参液等活血。

【转归预后】

本病为慢性进行性视功能损害的严重眼病,晚期往往致盲。但中心视力常可维持很长时间,多因管状视野而影响生活和工作。还常并发白内障、玻璃体混浊及视神经萎缩。

【调护要点】

患者要遵古人言:"清心寡欲,惜视缄光。"正确对待眼病,要有与疾病作长期斗争的心理准备,饮食注意清淡而富于营养。

【文献选录】

《原机启微·阳衰不能抗阴之病》:"人有昼视通明,夜视罔见,虽有火光月色,终为不能睹物者,此阳衰不能抗阴之病。所谓雀目者也。……忧思恐怒,劳役饥饱之类,过而不节,皆能伤动脾胃,脾胃受伤,阳气下陷,则于五脏六腑之中阳气皆衰,阴气独盛。夜为阴,人亦应之也,既受忧思恐怒劳役饥饱之伤。而阳气下陷,遇天阴盛阳衰之时,我之阳气既衰,不得不应之时伏也,故夜视罔所见也。镇阴升阳之药,决明夜灵散(石决明、夜明砂、猪肝)主之。"

《秘传眼科七十二症全书·高风雀目内障》:"高风雀目者,乃肝中积热,肾水衰不能制伏肝火,肝火壅盛,致伤于目。黄昏易物,至点灯全不见物,渐渐昏矇,视物惟见直上之物。依方服药外,又可用夜明砂蘸白猪婆肝,空心食之,或羊肝连胆煮,露一宿,切薄,空心蘸夜明砂食之亦可。此症初患时,若不谙调理,延至日久,变为青盲,终为不治之症。"

【现代研究】

1. 彭氏等对视网膜色素变性患者虚中夹瘀的机制进行了多方面的研究。从眼血流图、血液流变学、微循环、舌象及舌下静脉、血小板活化和血管内皮细胞受检指标等方面探讨了视网膜色素变性虚中夹瘀的机制。研究发现,该病患者眼循环血流量减少,流速减慢,血液充盈困难,血管紧张度增加,血管弹性减退;血液流变性中红细胞电泳时间延长,全血比黏度增加,血沉加快,说明血液的黏滞性和聚集性增强;球结膜及甲皱微循环表现为微血管走行异常,口径宽窄不一,微血管瘤出现率高,网格密度增加,粒缓流和粒摆流增加,血流减慢,血色暗红,红细胞集聚等;患者暗红类舌比例明显增加,舌下脉异常积分值增大;与正常人相比,血液中血栓素B_2、血浆β-血栓球蛋白、VW因子含量明显升高,6-酮-前列腺素F_{12}含量降低,血栓素A_2与前列腺素比例失衡等,说明患者的血小板功能亢进,血管内皮细胞受损。证实了虚中夹瘀的机制,揭示在治疗本病时,须在补虚的基础上加用活血化瘀药。

2. 庄氏报道分型论治本病79例158只眼,脾肾阳虚型用黄芪、鹿角霜、太子参、紫河车、当归、白芍药、补骨脂、巴戟天、丹参等;肝肾阴虚型用熟地黄、枸杞子、制首乌、五味子、天冬、麦冬、党参、石决明、丹参、枳壳等;全身症状不明显者,用黄芪、当归、川芎、桃仁、红花、枸杞子、牛膝、三七等。针灸以睛明、风池、光明、翳风、肾俞、照海、足三里、三阴交。视野显效

15 眼，有效 58 眼；视力显效 29 眼，有效 57 眼。认为治疗要坚持半年，然后以丸药巩固，方能取得满意效果。

3. 张氏用中西药联合治疗本病，西药用山莨菪碱、能量合剂；中药辨证论治，肝肾阴虚者，滋补肝肾；脾胃气虚者，补益脾胃，均加丹参、川芎、红花等活血化瘀药。针刺取睛明、攒竹、太阳、承泣、足三里、三阴交等穴。治疗 49 例 93 眼，视力有效率为 87.1%，视野有效率为 53.8%，视网膜电流图有效率为 12.9%，暗适应好转为 12.9%。

4. 丁氏用夜明方（黄芪、丹参、石菖蒲、枸杞子、当归、夜明砂、制首乌等）治疗 27 例视网膜色素变性，每日 1 剂，30 天为 1 疗程，连服 2 个疗程。治疗前 24 例患者闪光视网膜电图 a、b 波呈熄灭型，3 例呈波幅过低型。治疗后 18 例出现了微波 b 型。说明夜明方有改善闪光视网膜电图的作用。

5. 罗氏以针刺为主治疗本病 12 例 24 眼，主穴为风池、翳明；配穴为球后、攒竹、四白、养老、合谷、三阴交、太冲。上述穴分为 2 组，每组主穴 1 个，配穴 2～3 个。肝肾不足加肝俞、肾俞、太溪；气血不足加膈俞、脾俞。每日针 1 组，每日 1 次，交替轮流进行。眼周穴位针刺手法宜轻，远端穴位力求得气感扩散，留针 20～30 分钟。连续治疗 2 个月，结果视力和视野均有改善，总有效率为 75%。

6. 武氏等采用 4＋1 疗法综合治疗原发性视网膜色素变性 126 例 252 眼，即用血管扩张剂、神经营养剂、中药、针灸治疗的同时，辅以卡波金吸入。卡波金为 95%氧气和 5%二氧化碳体积的混合气体。间隔 6 个月治疗 1 次，1 个月查 1 次视力，其间视力下降者提前下一疗程治疗。血管扩张剂：银杏叶注射液 20ml，肌氨肽苷注射液 20mg，川芎嗪注射液 50～100mg，血塞通注射液 400mg 分别加入 0.9%氯化钠溶液或葡萄糖溶液 250ml 中，两种一组，每组静滴 10 天，20 天为 1 个疗程。神经营养剂：维生素 B_1 20mg/次，3 次/日，维生素 B_{12} 0.5mg/次，3 次/天，三磷酸腺苷 40mg/次，3 次/日，口服，1 个月为 1 疗程。中药：珍珠粉、人参、穿山甲等量研末口服，大便干结者加蒲公英，5g/次，2 次/日，1 个月为 1 疗程。针灸：取穴为承泣、太阳、风池、攒竹、睛明、百会、足三里、瞳子髎、丝竹空、四白等，20 天为 1 个疗程。卡波金吸入：1 次/d，15min/次，15 天为 1 疗程。有条件者可长期吸入，10min/d。视力下降 1 眼（0.04%），视力无提高 31 眼（12.3%），视力提高 0.02～0.20 者 164 眼（65.1%），视力提高＞0.20 者 56 眼（22.2%）。52 例 104 眼做了周边视野（85°）和中心视野（30°）检查，治疗前可于 45 只眼检测到周边视野敏感度，治疗后于 56 只眼检测到，检出率为 53.8%，47 眼无变化，有效率为 99.2%。58 例 102 眼做了视网膜电图，治疗前、后均有 97 眼记录不到 a 波与 b 波；治疗后 107 眼可记录到波形，有效率为 92.2%。PaO_2 治疗前、后差异有显著性意义（P＜0.05）。

第十一节　原发性视网膜脱离

【概说】

视网膜脱离是视网膜感光上皮层与色素上皮层之间的分离。而原发性视网膜脱离是视网膜脱离中最常见的一种类型，因绝大多数可发现其裂孔，故又称孔源性视网膜脱离。多发生于成年人，男性患病者略多，多数为单眼发病。好发于近视眼，尤其是高度近视较易发生。严重危害视功能。是视网膜变性裂孔和玻璃体变性两者因素综合作用的结果。

本病的先兆症状为闪光幻觉，属中医学神光自现范畴，脱离部位影响至后极部者，可致骤然失明，属中医学暴盲范围。《审视瑶函》认为神光自现是阴精亏损，清气怫郁，玄府太伤，孤阳飞越，而光欲散，内障之重者，主张补肾水、宁心神。

【病因病机】

本病是在视网膜、玻璃体变性的基础上，视网膜出现裂孔，视网膜神经上皮与色素上皮之间积液而分离。多因肝肾亏虚、脾虚气弱、气阴两亏而目失所养；或脾肾两亏，水液代谢失常，上泛目窍所致。

1. 禀赋不足，肾精亏虚，或竭视劳瞻，用心罔极，精血暗耗，肝肾两虚，目失所养，而致高度近视，视网膜及玻璃体变性。

2. 劳役饥饱，损及脾胃，脾虚气弱，运化失职，水湿内停，上泛目窍，而致神膏混浊，或渗于视衣而致积液。

3. 脾虚日久，运化失司，阴精生化乏源，气虚而致阴虚，气阴两伤，而致神光自现。

4. 情志内伤，肝失条达，疏泄失职，气血津液失其常道，渗于脉外，聚于视衣而积液。

【临床表现】

本病最易发生于有高度近视的中老年人，在发病前多有前驱症状，主要是出现飞蚊症状及眼前闪光感，是玻璃体后脱离的征象，可因玻璃体后脱离而致视网膜裂孔。视网膜脱离一旦发生，必有液化的玻璃体积于视网膜下，致视网膜隆起，其脱离面积可不断扩大，隆起度不断增高。视网膜脱离区未波及黄斑者，出现视野突然缺损，若脱离区波及黄斑，则视力突然丧失，视网膜全部脱离者，视力锐减至眼前手动或仅剩光感。裂孔在上方的视网膜脱离，如若未及时有效地治疗，患眼可在数周内致视网膜全脱离而失明。下方裂孔的视网膜脱离，因对中心视力影响不大，往往延误病情不易被发现。

眼底检查，视网膜脱离区的视网膜色泽灰白且不透明，隆起较高时有波浪状起伏，眼球活动时隆起区域可见颤动，脱离区视网膜血管爬行并随波浪起伏，血管呈暗红色。极少数患者还伴有眼内出血；尤应注意周边部及锯齿缘，一般可发现马蹄形裂孔，裂孔多位于颞上方赤道部附近，或位于脱离区域的上方；理论上来讲，原发性视网膜脱离，都应有裂孔，但目前临床上仍有10%左右无法发现裂孔。视网膜脱离患者多有高度近视和玻璃体混浊，对眼底检查带来不利影响，需仔细检查，以免疏漏。必要时可做B超检查，以协助诊断。视网膜脱离患者还可能眼压偏低，屈光质模糊，可做光定位检查。

【诊断依据】

1. 有高度近视史，头眼部外伤史。

2. 突然视力严重下降或视野缺损。

3. 眼底检查见视网膜灰白色隆起，可发现裂孔。

【鉴别诊断】

本病需与继发性视网膜脱离相鉴别。关键是原发性者多有高度近视史，起病突然，有裂孔。继发性者则是在眼部其他疾病基础上发生的视网膜脱离，分为渗出性、牵引性、实体性三种类型。渗出性者多有脉络膜炎症存在；牵引性者有玻璃体视网膜机化条索，发生在眼内出血之后；实体性者多见于脉络膜肿瘤，将视网膜向前推起，超声波及CT扫描可以确诊。

【辨证论治】

本病的论治，当与手术配合为佳，术前宜注重益气活血和利水，减少视网膜下积液；术后宜活血益气，补益肝肾，疏风清热以促其恢复和提高视力。

1. 肝肾亏虚

主证　年老体衰，近距及精细工作，高度近视多年，眼前飞蚊幻视；或视网膜脱离术后已久，视力未曾恢复；或伴头晕耳鸣，腰膝痠软，舌红苔少，脉细。

分析　年老体衰而精血不足，或竭视劳瞻而精血耗损，肝肾两虚，目失濡养而致视物模糊，飞蚊幻视。全身症状及舌脉乃肝肾不足，精血亏虚之象。

治法　滋补肝肾，活血明目。

方药　杞菊地黄汤加减：枸杞子 20g，菊花 12g，生地黄 20g，熟地黄 15g，女贞子 20g，山茱萸 10g，五味子 6g，茯苓 20g，泽泻 15g，丹参 20g，茺蔚子 15g，夜交藤 20g，毛冬青 15g。视网膜隆起尚未完全平复者，加昆布、海藻、车前子、猪苓利水散结；口干咽燥，脉细数者，加知母、寒水石降虚火。

2. 脾虚湿泛

主证　视网膜脱离而隆起较高，玻璃体混浊，伴倦怠乏力，面色少华，食少便溏，舌淡胖苔白滑，脉细或濡。

分析　饥饱劳役伤脾耗气，脾虚失运，精不上承而目失其养，故视网膜及玻璃体变性；湿浊上泛，故视网膜下积液；全身症状及舌脉均为脾虚湿滞之象。

治法　健脾益气，利水化浊。

方药　补中益气汤加减：黄芪 30g，人参 10g，当归 10g，白术 12g，茯苓 20g，泽泻 15g，葛根 30g，柴胡 10g，桔梗 10g，蒺藜 15g，红花 5g，陈皮 10g。术后不到 1 个月者，需按外伤论治，宜加黄芩、防风、荆芥、桃仁等祛风、清热、活血；术后日久，视力不提高者，需加枸杞子、菟丝子、楮实子等补肾明目。

3. 气阴两亏

主证　高度近视，精细及近距工作过久，眼易疲劳，干涩不适，眼前时闪白光或飞蚊幻视。伴神疲少气，五心烦热，盗汗多梦，舌红少苔，脉细。

分析　竭视劳瞻，雕镂刺绣，耗伤阴血，日久伤气，气阴两亏，眼失滋润，故致用眼过久，干涩昏花，神光自现；全身症状及舌脉为气阴两亏的征象。

治法　益气养阴，补水宁神。

方药　补水宁神汤加减：熟地黄 15g，生地黄 20g，白芍药 10g，麦冬 12g，当归 10g，茯神 15g，五味子 10g，黄芪 30g，人参 10g，夜交藤 20g，浮小麦 30g，丹参 20g。玻璃体明显混浊或视网膜下已有积液者，加车前子、泽泻、猪苓以利水化浊。

4. 肝经郁滞

主证　高度近视，眼胀昏朦，视难耐久，神情抑郁，或烦躁易怒，或经期目胀，月经失调，或视网膜脱离术后，情绪紧张，胸胁胀痛，舌尖边红，苔薄白，脉弦。

分析　肝开窍于目，肝气通于目，久视伤血，肝血不足，肝失条达，疏泄失司，目中气血不和，故有眼胀而不耐久视；或是情志伤肝，肝郁气滞，或因病而郁，肝气不和，而出现上述全身症状。

治法　疏肝理气，解郁明目。

方药　逍遥散加减：柴胡 10g，当归 10g，白芍药 12g，茯苓 15g，白术 12g，香附 12g，茺蔚子 15g，夏枯草 10g，蒺藜 15g，炙甘草 4g。眼干涩昏花，兼肝血不足者，加枸杞子、制首乌、桑椹子养肝血；术后时间较短，加丹皮、栀子、黄芩、防风、白芷、桃仁、红花以祛风清热活血；失眠多梦，加夜交藤、珍珠母、磁石宁神镇惊。

【其他治疗】

原发性视网膜脱离，一旦找到裂孔，即应及时手术治疗，关键是能否找到和封闭住裂孔。

【转归预后】

本病的预后取决于手术能否成功、黄斑部附近脱离与否、脱离时间的长短。脱离时间不长或黄斑未受累者，中心视力恢复较好。否则，中心视力恢复困难，术后坚持中药治疗，对视力的恢复有帮助。

【调护要点】

一旦发现有视网膜脱离者，应卧床休息，戴针孔眼镜以控制眼球活动，或是包扎双眼，制止眼球活动，以避免脱离范围不断扩大，上方脱离者，尤应注意。

【文献选录】

《审视瑶函》："神光自现症：神光人自见，起初如闪电，阴精淆纯阳，阳光欲飞变，惟见一片茫，何用空哀怨。此症谓目外自见神光出现，每如电光闪掣，甚则如火焰霞明，盖时发时止，与瞻视有色之定者不同，乃阴精亏损，清气怫郁，玄府太伤，孤阳飞越，而光欲散，内障之重者，非比萤星痰火之轻也。宜服补水宁神汤，补肾水，则火不妄动；宁心神，则光自消除。"

【现代研究】

1. 胡氏报道10例患者巩膜环扎后发生前段缺血症，同时伴有眼后段缺血症状，用松懈环扎带及玻璃体腔注气和中药治疗，效果较好。辨证论治方法，以益气养血，补肾明目为主。基本方：黄芪12g，白参9g，枸杞子12g，女贞子9g，田三七9g，决明子9g，泽泻12g。随症加减：如脾胃气虚，大便溏者加炒白术12g、茯苓15g；如术后有炎症反应，加黄芩9g。10例患者均服用以上基本方加减，每日1剂，分2次服，30天为1疗程，服用2～3疗程。结果，10例患者的眼球外观恢复原形，眼压均在正常范围，眼底裂孔封闭好，视网膜平坦，动静脉管壁弹性尚有改善，服用中药后视力均有不同程度提高，尤其6例眼前指数分别提高到4.1，4.2，4.4，另4例从3.0提高到4.5。

2. 李氏收治原发性视网膜脱离患者54只眼 经视网膜脱离手术治疗后视网膜回复不佳，条带欠清晰，视网膜下重新出现积液，视力下降。其中男45例，女9例。中药以健脾渗湿利水为主，兼以益气养血、滋补肝肾。泽泻15g，猪苓15g，茯苓20g，白术15g，党参20g，当归15g，川芎15g，熟地20g，白芍15g。临床分脾虚水湿上扰型，湿盛加车前子15g，兼气虚者加黄芪15g，丹参15g；气血双亏型，气虚明显者加黄芪15g，丹参15g；肝肾阴虚型，阴虚明显者加枸杞子15g，女贞子15g，生地20g，兼阳虚者加菟丝子15g。日1剂，分2次服，2周为1疗程。共治愈25例，好转19例，治愈率48.11%，有效率81.48%。

3. 雷氏报道用桃红四物汤合四苓散为基本方治疗本病 肝肾亏损者，赤芍改白芍，加枸杞子、制首乌、桑寄生；脾虚水湿内停者白术改苍术，加桂枝、车前子、鸡内金、山楂；气虚明显者加党参、黄芪；痰湿阻络加半夏、陈皮、甘草；有热加黄芩、黄连。

4. 彭氏采用益气养阴活血利水法治疗视网膜脱离术后患者43例44只眼 药用：黄芪30g，生地、茯苓、车前子各20g，桃仁、赤芍、川芎、当归尾、地龙各10g，红花6g，旱莲草、枸杞子各15g，甘草5g等。手术病变后期，视网膜纤维组织增生者去茯苓、车前子，加昆布、海藻、陈皮各10g；术后视网膜出血者加蒲黄10g，三七粉3g。均于术后半个月开始服用，坚持1～2个月。其中视力提高3行以上者共28只眼，占63.64%。

第十二节 视神经炎

【概说】

视神经炎是指视神经任何部位因诸多原因所导致的炎症。以视力障碍、视野缺损为主要临床特点。依其病变损害部位的不同，分为两大类，病变主要损害球内段及附近者，称视神经乳头炎，病变损害局限在球后段者，称球后视神经炎。本病好发于40岁以下的青壮年及儿童，老年人发病者极少，约60%的患者可累及双眼。病势比较急重，对视功能威胁很大。

中医学把视神经称为目系，《内经》即有足厥阴肝经连目系之论，至《医林改错》对目系的认识与现代相似，曰："两目系如线，长于脑，所见之物归于脑。"本病起病急，视力骤降甚至失明，属中医学暴盲范围。《审视瑶函》在论述暴盲曰："谓目平素别无他症，外不伤于轮廓，内不损乎瞳神，倏然盲而不见也。……病于阳伤者，缘忿怒暴悖，恣酒嗜辛，好燥腻，及久患热病痰火人得之，则烦躁秘渴；病于阴伤者，多色欲悲伤，思竭哭泣太频之故；伤于神者，因思虑太过，用心罔极，忧伤至甚。元虚水少之人，眩晕发而盲瞀不见。能保养者，治之自愈，病后不能养者，成痼疾。"治疗主张用丹栀逍遥散、柴胡参术汤、熊胆丸之类。

【病因病机】

足厥阴肝经连目系，瞳神属肾，故本病的发生多与肝肾功能失调关系密切。其病因病机可用火（热）、郁、瘀、虚概之。

1. 五志过极，肝火内盛，或六淫外感，化火循肝经上扰目窍，灼伤目系，而致失明。

2. 素体阴亏，或热病伤阴，阴精亏耗，水不济火，虚火内生，上炎目窍，目系被灼。

3. 悲忧过度，或忿怒暴悖，情志内伤，肝失条达，气机郁滞，玄府不畅，肝经不调，神光发越壅滞而发暴盲。

4. 素体虚弱，或久病体虚，或产后血亏，气血亏虚，目窍失养，目系失濡而发病。

【临床表现】

1. 视乳头炎　多数双眼发病，突然视力下降，1～2天内视力严重障碍，甚或完全失明。部分患者伴有转动眼球时疼痛或眼球深部疼痛。双眼失明者，双瞳孔散大，光反射消失。视力很差者，瞳孔虽不散大，但对光反射不能持久。尚存视力者，作视野检查，可查到中心暗点、旁中心暗点、象限性缺损或向心性缩小等视野缺损现象，其中红、绿视标较敏感。VEP峰潜时延长，峰值低。眼底检查见视乳头充血肿胀，隆起度不超过3D，边界模糊，部分病例在乳头周围视网膜有水肿混浊及出血与渗出，病变波及黄斑者，称视神经视网膜炎。眼底荧光血管造影，早期静脉期乳头面有荧光渗漏，边缘模糊，静脉期呈强荧光。

2. 球后视神经炎　本病依其炎症损害部位的不同，分为3类，即轴性球后视神经炎、球后视神经周围炎、横断性球后视神经炎，以后者对视力损害最为严重。根据发病的缓急，又分为急性球后视神经炎、慢性球后视神经炎，而后者的诊断和治疗难度更大。

(1)急性球后视神经炎：双眼或单眼视力急降，严重者1～2天内全无光感，眼球后部和眼球转动时疼痛。瞳孔改变与视乳头炎相似。因炎症损害的是球后段，故眼底检查正常，若炎症损害接近球内段者，可有视乳头轻度充血。所以说球后视神经炎是患者看不见，医生也看不到。视野损害情况，全盲者则无法查出，多为横断性；轴性视神经炎者，为大的中心暗点或哑铃状暗点；视神经周围炎者，为视野向心性缩小。多有色觉障碍。

(2)慢性球后视神经炎：主要表现为双眼视力的中等程度障碍。眼底检查多正常，病久者可有视乳头颞侧淡白。周边视野正常，中心视野可能查出相对性或绝对性中心暗点，也可能有旁中心暗点，或有与生理盲点相连的哑铃状暗点。

视神经疾病诊断较难，病因诊断更难，因与中枢系统关系十分密切，诊断时除常规检查分析视力、视野等改变外，更应详查病史，结合视诱发电位、眼底荧光血管造影，更不可忽视头颅、眼眶的X线、CT、磁共振等检测手段，以排除颅内病变。

【诊断依据】

1. 远近视力下降，排除屈光不正或镜片不能矫正。

2. 急性者有瞳孔改变。

3. 视野检查有中心暗点等损害。

4. 视乳头炎者，眼底有相应改变；球后视神经炎者，内外眼检查无障碍视力的其他病变。

5. 视诱发电位检查有改变。

6. X线或CT检查，排除颅内占位性病变。

【鉴别诊断】

1. 视乳头炎应与缺血性视乳头病变相鉴别。后者多见于中老年人，视野改变为水平偏盲或与生理盲点相连的象限性缺损，多为双眼先后发病，这些特点与视乳头炎有别。

2. 球后视神经炎的诊断和鉴别较难，首先必须排除导致视力下降的其他眼病，如屈光不正、弱视、角膜云翳、眼底改变不典型的黄斑病变、癔病性黑矇、伪盲等。必须检影验光、仔细查眼底、尤其是视野检查很重要。视诱发电位检查能鉴别为盲、癔病盲与球后视神经炎的混淆。眼底荧光造影可排除黄斑病变。CT检查可排除颅内占位性病变。

【辨证论治】

本病的论治，应抓住热、郁、瘀、虚这一根本病因病机，着重调整肝、肾功能的失调，注意气血的补养，及时而连续地服药治疗，方能有效，否则将成痼疾。用药注意活血疏肝。

1. 肝经火盛

主证　急性球后视神经炎或视乳头炎，起病急，病初起，视物不清，甚或失明。有眼球深部痛或转动时疼痛，眼底有乳头充血肿胀或是眼底无改变。或伴烦躁易怒，口苦口干，舌红苔黄，脉弦数等。

分析　肝经连目系，五志化火，肝火内盛，或外邪化火，伤及肝经，火邪循经上灼目窍，热气怫郁，火灼目系，故有视神经损害，神光不得发越，则视物不见，舌脉及口干口苦，均为肝火内盛之征象。

治法　清肝泻火。

方药　龙胆泻肝汤加减：柴胡10g，龙胆草10g，黄芩10g，夏枯草15g，菊花10g，青葙子10g，决明子15g，当归10g，生地黄15g，蒺藜20g，桃仁10g，牡丹皮12g。头目胀痛者，加钩藤、磁石、川芎平肝潜阳止痛；烦躁失眠者，加黄连、夜交藤清心宁神。

2. 肝经郁热

主证　视神经炎症，起病略缓，或急性起病，但病已经时日，或起病前有情绪刺激，或是慢性炎症，或是因病生郁。症见视物模糊，眼球隐隐胀痛。伴神情抑郁，胸胁胀闷，口苦纳少，舌边红苔薄黄，脉弦或数。

分析　肝气通于目，肝经连目系，情志内伤，肝气不和，肝郁气滞，玄府不利，目系经气不和畅，神光发越不通利，故视物模糊。肝郁日久而化热，郁热上灼目系而致损害，因郁热不如肝火急猛，故起病略缓。全身症状及舌脉均为肝经郁热之象。

治法 清肝解郁。

方药 加味逍遥散加减：银柴胡 10g，牡丹皮 12g，栀子 10g，夏枯草 12g，当归 10g，白芍药 12g，白术 10g，茯苓 12g，薄荷 6g，石菖蒲 10g，郁金 10g，茺蔚子 15g。失眠多梦者，加夜交藤、磁石安神；病程较久，视物不明，加枸杞子、女贞子、桑椹子滋阴明目；视乳头颞侧色淡者，加黄芪、党参、苏木益气活血。

3. 阴虚火旺

主证 视神经炎症，视物模糊，视乳头色略红。伴五心烦热，潮热盗汗，口干咽燥，舌红少苔，脉细数。

分析 色欲伤肾，或竭视劳瞻，阴血耗伤，或热病伤阴，阴液亏乏，水不制火，虚火上炎，灼伤目系，目系因阴虚则失养，火灼则营血经气不利，神光发越不畅，故目系猝病，视物不明。全身症状及舌脉均为阴虚火旺之象。

治法 滋阴降火。

方药 滋阴降火汤加减：生地黄 20g，熟地黄 12g，玄参 20g，麦冬 12g，当归 10g，白芍药 12g，石斛 12g，知母 10g，黄柏 10g，金银花 20g，连翘 10g，牡丹皮 12g，丹参 20g，毛冬青 15g，银柴胡 10g。

4. 气血两虚

主证 视神经炎症，起病略缓，见于病久体弱，或失血过多，或贫血之人，或产后哺乳期发病等。视物模糊，兼面白无华，或面色萎黄，爪甲唇睑淡白，少气懒言，倦怠神疲，舌淡少苔，脉细弱。

治法 补益气血。

方药 人参养荣汤加减：当归 10g，熟地黄 15g，白芍药 12g，黄芪 30g，党参 15g，黄精 15g，山药 12g，五味子 10g，丹参 20g，鸡血藤 20g，陈皮 6g，蒺藜 20g，葛根 30g。心悸失眠者，加酸枣仁、柏子仁、夜交藤养心宁神；病至后期，乳头色淡者，加枸杞子、红花、升麻补肾活血升阳气。

【其他治疗】

1. 应用激素 地塞米松 10～15mg，或氢化可的松 100～300mg，溶于 5%葡萄糖 500ml，静脉滴注，每日 1 次。5 日之后逐渐减量，或改口服泼尼松，亦可配合地塞米松 5mg 球后注射，隔日 1 次。

2. 支持疗法 补充维生素 B 类及能量剂。

3. 病因治疗 寻找病因，对因治疗。

4. 针刺治疗 常用穴位：睛明、球后、太阳、风池、合谷、足三里、攒竹、三阴交、肝俞、肾俞等，每次选用眼周穴位与远端穴位各 2 个。亦可行穴位注射。

【转归预后】

本病经及时系统治疗后，多数患者可以恢复视力，也有不少患者至后期出现视神经萎缩（彩图 26），尤其是慢性球后视神经炎，难以找到原因，疗效亦不理想，还有横断性球后视神经炎及脱髓鞘性病（如多发性硬化、视神经脊髓炎）其预后不好，终因视神经萎缩而失明。

【调护要点】

本病治疗难度较大，易致视神经萎缩而损害视功能，发病与情志有关，故病后要移情易性，避免悲观和急躁情绪，以免因病而郁，因郁而影响疗效加重病情。病后还应清心寡欲，惜视缄光，以免阴血耗损。要坚持系统及时地治疗用药，忌随意中断治疗。

【现代研究】

1. 李氏用中西医结合的方法治疗本病 27 例 36 只眼 治疗方法：早期口服加味桃红四物汤，桃仁 10g，红花 10g，生地黄 15g，赤芍药 15g，川芎 10g，当归 10g，柴胡 10g，栀子 10g，田三七末（冲）3g，丹参 15g，连翘 15g。视网膜水肿加木通、车前子、茯苓；眼痛加白蒺藜、郁金；盘周出血加侧柏叶、荆芥炭。川芎嗪 160mg 加入 5%葡萄糖注射液 250ml 中静脉滴注，每天 1 次。口服泼尼松，总量一般≤450mg，根据病情渐递减量。同时服肌苷、维生素类药物。中期继续口服中药，在活血祛瘀基础上兼用黄芪、党参等益气之品。恢复期用杞菊地黄丸、补中益气丸，每日 2 次，每次 15g。治疗时间最短者 12 天，最长者 52 天，治愈 12 例 16 只眼，显效 6 例 10 只眼，总有效率 94.44%。本组治疗以内服加味桃红四物汤、静脉滴注川芎嗪注射液为主。同时兼服适量激素，治疗过程中患者未出现不良反应及毒副作用，可能与使用激素剂量小，或上述中药的配伍具有调整内分泌功能以及维持内环境稳定的作用有关。

2. 孟氏用中西医结合治疗本病患者 25 例（34 只眼） 其中急性球后视神经炎 14 例（20 只眼），慢性球后视神经炎 3 例（4 只眼），视神经视网膜炎 8 例（10 只眼）。中药治疗：肝火亢盛，龙胆泻肝汤加减，龙胆草 10g，栀子 10g，木通 10g，黄芩 10g，生地黄 15g，柴胡 10g，野菊花 30g，银花 20g，连翘 15g，丹参 15g，地龙 10g；气滞血瘀，丹栀逍遥散加减，牡丹皮 10g，栀子 10g，柴胡 10g，当归 10g，赤芍药 10g，丹参 15g，地龙 10g，茯苓 15g，青皮 10g，郁金 10g；阴虚火旺，知柏地黄丸加减，知母 10g，黄柏 12g，生地黄 15g，茯苓 15g，牡丹皮 10g，山药 15g，山萸肉 15g，泽泻 10g，丹参 15g，地龙 10g，枸杞子 15g，菟丝子 15g，沙苑蒺藜 10g。针刺治疗，取穴：睛明、球后、攒竹、太阳、风池、合谷、内关、太冲、足三里、百会。每次选用 4～5 穴，强刺激。急性视神经炎给予地塞米松注射液 3～5mg，球后注射 2～3 天，配合抗生素及维生素治疗，慢性者则不用激素及抗生素，仅辅以维生素类药物治疗。总有效率 97%。中药方面，本病重在清疏肝气、滋补肾阴，突出使用了丹参、地龙，药性温和而力专，能使血行络通，精微得布，且睛得养而视明。穴位针刺对视力的恢复、巩固和预防视神经萎缩有特殊意义。

3. 张氏认为妇女哺乳期发生视神经炎者，并不少见。采用中西医结合疗法，治疗本病 18 例，均为双眼。本组患者入院后均停止哺乳，给予中药八珍汤（当归、白芍药、川芎、熟地黄、党参、茯苓、白术、甘草），每日 1 剂，气虚甚者加黄芪、山药；口干舌燥者加石斛、麦冬；肝郁气滞者加柴胡、青皮；失眠多梦加酸枣仁、夜交藤等。同时给予 B 族维生素、能量合剂、菸酸、激素类及广谱抗生素等。共治愈 23 只眼，显效 8 只眼，有效 5 只眼，总有效率 100%。

4. 喻氏报道视神经乳头炎 全部病例以中西医结合方法治疗，开始 5～7 天，每日晨服泼尼松 30～40mg 及地巴唑、维生素 B_1。中药用自拟方泻肝复明汤加减：柴胡 10g，龙胆草 10g，泽泻 10g，栀子 10g，黄芩 10g，车前子 15g，木通 15g，生地黄 20g，当归 15g，菊花 10g，紫草 10g，丹参 20g，苏木 10g，夏枯草 10g，水牛角 20g，甘草 5g。伴视网膜出血者加丹皮、白茅根；大便秘结者加大黄；病变后期视乳头充血水肿消退，颜色变淡者，原方去龙胆草、紫草、黄芩、木通，加玄参、石斛、赤芍、枸杞等。本组为急性视神经乳头炎患者 64 例 72 只眼，经15～35 天，平均 20.6 天的治疗，临床痊愈 40 只眼，显效 23 只眼，有效 6 只眼，总有效率 95.83%。

5. 庞氏治疗视神经炎 诊断明确，却无从辨证者，可以用加味逍遥饮加荆芥、防风、银花、蒲公英为主，随症加减。头目疼痛者，加川芎、蔓荆子；苔黄便秘热重者，加大黄、黄芩、黄连；口渴舌燥伤津者加石膏、知母、天冬、麦冬、石斛；头晕目眩，腰膝酸软，口渴伤阴者，加滋阳明目饮（熟地、天冬、麦冬、沙参、石斛）；食少神疲，气短懒言气虚者，加参芪；面黄无力血虚者加当归、阿胶；阳痿，阴冷肾阳虚者，加巴戟天、肉苁蓉、仙茅；头晕目胀，面赤心烦，血压高，肝阳上亢者，加珍珠母、龙骨、牡蛎；舌质紫黯，脉涩，血瘀者加桃仁、红花；脾虚泄泻者，加吴茱萸、干姜；胁胀者加青皮、枳壳；心烦失眠者，加炒枣仁，夜交藤。另外，外伤早期病程较短者，用除风益损汤加减；遗传性者为先天之患，偏于肾阴虚的用左归丸加减，偏肾阳不足的，用右归丸加减治疗；烟酒中毒性者，考虑为肝经郁热，火毒上攻，方用逍遥散合解毒汤，药物组成白术、茯苓、甘草、柴胡、白芍、当归、薄荷、黄芩、金银花、葛花、蒲公英、薏苡仁；营养不良性者，属气血俱虚的多用八珍汤加味治疗，气虚的，多选补中益气汤加味为主，肝肾阴虚的，以益阴肾气汤为主（熟地、白芍、当归、山茱萸、丹皮、泽泻、茯苓、生地、五味子、银柴胡）；视乳头血管炎，考虑为热毒化火，内郁为患，用四妙勇安汤加味（金银花、玄参、当归、甘草、黄芩、生地、赤芍、菊花、防风、白茅根）治疗。

6. 任氏采用中西医结合方法治疗视神经炎 124 例（154 只眼） 治疗方法：早期治以清肝泻火解郁，方用丹栀逍遥散加减，头目胀痛者加钩藤、川芎等以平肝潜阳止痛；烦躁失眠者加黄连、夜交藤等清心宁神；舌黯脉弦涩者加桃仁、红花、地龙等活血化瘀。中期治以滋阴降火，方用知柏地黄汤加减，酌加女贞子、龟甲、麦冬、玄参以增强滋阴降火之功。晚期治以补益气血，方用十全大补汤加减，酌加枸杞、升麻等补肾升阳及桃仁、红花、地龙等活血化瘀之品。早期无激素应用禁忌证者，用泼尼松 1.5mg/kg，有原发感染者用抗生素治疗。认为中西医结合治疗较单用西药治疗疗效好，副作用少，且少复发。

第十三节 家族遗传性视神经病变

【概说】

家族遗传性视神经病变，又称 Leber 病。本病是一种少见的家族遗传性对称性视神经萎缩，在出现萎缩之前有视神经炎（球后段为主）的表现，故还有遗传性球后视神经炎、遗传性视神经萎缩等病名。多为 20 岁左右的男性发病，双眼对称性受损害，但可先后相隔数天或数月发病。发病后终因视神经萎缩而丧失视功能。其遗传方式独特，是通过女性传递，遗传不会来自父系。即女性携带者的女儿中，百分之百受遗传而成为携带者，女性携带者的儿子有半数发病，但无携带者。

本病因突然视力严重下降，甚或失明，属中医学暴盲范畴。《审视瑶函》论暴盲的病因之一是“元虚水少”，与本病遗传性因素相吻合。

【病因病机】

本病为遗传性疾病，是瞳神疾病，主要是损害目系而致视功能丧失，肾元虚衰，精血不足是本病发生的根本原因；而肝火上扰或肝经郁热是促成本病发病的重要因素；而肝火或郁热更灼精血，故其病重难疗。

1. 先天禀赋不足，精血衰少，本元不固，目系乏其濡养而经气衰弱，神光之源不实。

2. 青年男性，其气盛而肝火偏旺，而禀赋不足，水难涵木，肝火易升，上扰目窍，缺乏濡养之目系极易被灼；肝火内盛，更耗阴液，目系更加失养；相互为因，目系损害严重，神光不得发越而视功能严重障碍。

3. 年轻之人，或为求学，或为立业，情志不遂，肝失条达，气机郁滞，精血不足之体，极易因郁化热，肝经郁热，循经扰目，灼伤目系，神光不得发越而视物模糊。

【临床表现】

青年男性发病，双眼视力同时或短期内相继急剧下降，以后还可呈进行性视力减退。视力多降至0.1以下或指数。能够查视野者，可有视野向心性缩小、生理盲点扩大及各种不同的中心暗点，以红、绿视标的改变最明显。病程早期即有红绿色盲的表现，后期经治疗视力可能回升，但色觉障碍仍然存在。

眼底检查，可以眼底完全正常，也可以有视乳头充血或肿胀，边界模糊，甚至乳头周围视网膜灰白水肿混浊，甚至有少许火焰状出血。病程日久，视乳头颞侧淡白或全乳头苍白。

视诱发电位检查，轻者峰潜时延长，峰值减少，严重者接近熄灭。

【诊断依据】

1. 青年男性发病，双眼同时或先后受损。
2. 患者其舅舅或姨表兄弟中有同样病史。
3. 有视神经炎的一般表现和巨大中心暗点。

【鉴别诊断】

本病的临床经过，与视乳头炎及球后视神经炎相同，只是疗效较差，男性发病为主，双眼对称性发病，尤其是发现其母系家族中有该病患者，方可确诊。若表现为球后视神经炎者，应行CT等检查，以排除颅内占位性病变。本病需在先确定为视神经炎的基础上进行鉴别。

【辨证论治】

急则治其标，缓则治其本。本病初起，宜清肝泻火、解郁活血，以消除肝火、郁热对目系的损害，病至后期当以补肾益精治本，兼以疏肝解郁，活血明目，以利恢复视功能。

1. 肝经邪火

主证　起病突然，视力急降，视乳头有充血肿胀。兼头晕目胀。急躁易怒，口苦口干，便秘尿黄，舌红苔黄，脉弦数。

分析　年轻气盛，气有余便是火，肝火偏亢，火性炎上，肝火循经攻目，灼伤目系，神光不得发越，故视力急降，视乳头充血肿胀；头晕目胀是肝火上攻，气血壅滞，清窍不利所致；肝经实火，肝失条达，故急躁易怒；口苦口干为肝火传胆及火热灼津之象，舌脉皆为肝经实火之征。

治法　清肝泻火。

方药　龙胆泻肝汤加减：柴胡10g，龙胆草10g，黄芩10g，夏枯草15g，菊花12g，决明子15g，赤芍12g，牡丹皮12g，当归10g，生地黄20g，荆芥10g，薄荷8g，车前子12g，桃仁10g。

2. 肝经郁热

主证　起病稍缓，或病有时日，视物模糊，眼球隐痛或转动时痛，视乳头轻充血或眼底正常。伴胸胁闷痛，情志抑郁，或喜太息，或心烦易怒，舌苔薄黄，脉弦或带数。

分析　情志内伤，肝气郁结，经气不利，或郁而化热，目窍不利，目系经气不畅，神光发越受阻，则视物模糊，视乳头轻度充血或眼球转动时疼痛；肝郁气滞，故胸胁闷痛；肝失条达，疏泄失职，故情志抑郁或心烦易怒；舌脉乃肝经郁热之象。

治法　清肝解郁。

方药　加味逍遥散加减：丹皮12g，银柴胡10g，栀子10g，白芍12g，决明子15g，茯苓15g，薄荷10g，蒺藜20g，当归10g，郁金10g，夏枯草12g，山药15g。

3. 肝肾阴虚

主证 病程日久，视物模糊，视乳头淡白，或是起病不久，但见头晕耳鸣，腰膝痠软，多梦遗精，眼目干涩，口咽干燥，舌红少津，脉细。

分析 病乃先天遗传所致，属禀赋不足，肾元亏虚，或色欲伤肾。精血同源，肾精亏虚致肝阴亦虚，肝肾阴虚，目失濡养，故视物模糊，眼内干涩，视乳头淡白；全身症状及舌脉乃肝肾阴虚之征象。

治法 滋补肝肾。

方药 四物五子丸加减：生地黄20g，熟地黄15g，当归10g，白芍12g，枸杞子20g，菟丝子15g，五味子10g，覆盆子10g，车前子12g，茺蔚子15g，丹参20g，苏木10g，沙蒺藜15g。五心烦热者，加知母、黄柏降虚火；视乳头淡白，神疲乏力者，加黄芪、党参、葛根益气升阳。

【其他治疗】

1. 可用糖皮质激素，但一般认为本病对激素治疗不敏感。
2. 补充维生素B类及能量合剂。
3. 可用血栓通、复方丹参液、川芎嗪等中药制剂，静脉滴注。
4. 针刺治疗，选用睛明、球后、太阳、风池、攒竹、足三里、三阴交、肝俞、肾俞等眼周及远端穴位配合。

【转归预后】

本病多以视神经萎缩和残存不到0.1的视力而结局，一般不会完全失明。少部分病例的视力降至指数或不到0.1之后，经过一段时间的治疗，视力可逐渐提高，但视力不会恢复很理想，故预后不佳。

【调护要点】

本病的病因是肾阴亏虚和肝火、郁热所致，且病情重，病程长，预后差，故调护必须依据上述特点进行。注意清心寡欲，惜视缄光，以免伤及肾阴肝血；避免急躁和悲观情绪，减轻因病而郁；饮食方面避免辛辣炙煿，以免升火伤阴。

【现代研究】

张氏分析中国人leber遗传性视神经病变（LHON）3个原发致病基因突变的特征及中医辨证治疗的疗效 对81例LHON患者分别用异源双链-单链构像多态性（HA-SSCP）、限制性片段长度多态性（RFLP）、突变特异性引物聚合酶链反应（MSP-PCR）及DNA测序等方法检测其mtDNA11778、14484、3460位点的基因突变情况，并进行中医辨证治疗。结果81例患者（男59例，女22例）中，11778位点突变71例，占87.65%，14484位点突变8例，占9.88%，3464位点突变2例，占2.47%。中医辨证为肝经郁热型58例，肝郁肾虚型14例，肝肾阴虚型9例。分析认为中国人LHON患者mtDNA 3个原发致病位点中，以11778位点突变为主，14484次之，3460最少。肝经郁热型治宜清肝解郁。方用银公逍遥散（自拟方），药物组成：金银花、蒲公英各15g，当归、白芍、白术、茯苓、银柴胡、牡丹皮、栀子、荆芥、防风各10g，甘草6g。肝郁肾虚型治宜疏肝解郁，滋阴明目。方用舒肝解郁益阴汤（《中医眼科临床实践》），药物组成：当归、白芍、茯苓、白术、丹参、银柴胡各10g，熟地黄、山药、生地黄、枸杞子各12g，焦神曲6g，磁石22g，栀子、升麻、五味子各6g，甘草3g。肝肾阴虚型治宜滋补肝肾，益阴明目。方用明目地黄汤（《审视瑶函》）加味，药物组成：生地黄、熟地黄各15g，山药、山茱萸、茯苓、泽泻、牡丹皮、当归、五味子、银柴胡、枸杞子、菊花、谷精草各10g。配合用药：维生素类药口服，无家族史者早期激素、抗生素治疗，中后期或有家族史者予营养神经改善血循环药物，如胞磷胆碱、三磷酸腺苷（ATP）、辅酶 A、蝶脉灵、葛根素、脑蛋白水解物等。66 例患者经平均 26 个月随访，66 只眼视力提高 1～2 行，62 只眼视力保持不变，4 只眼视力下降 2～3 行。其发病与中医肝肾的关系最为密切，中医药治疗有一定的疗效。

第十四节 缺血性视乳头病变

【概说】

缺血性视乳头病变，亦称前部缺血性视神经病变。是营养视神经的小血管发生阻塞、缺血，引起视神经乳头部分失去血供所致，以突发性视力障碍，象限性视野缺损，伴有视乳头水肿和线状出血为特征。本病好发于老年人或老年前期，常为双眼先后发病，间隔数周至数年不等。多伴有引起供血障碍的全身性因素，如失血、休克等致血压过低，血液黏稠以及糖尿病、高血压、风湿病、偏头痛等。

本病自觉症状是骤然视力下降，甚或失明，而外眼端好，属中医学暴盲范畴。

【病因病机】

心主血脉，手少阴心经系目系，足厥阴肝经连目系，肾主骨生髓养脑，脑连目系，故本病的发生与心、肝、肾功能失调有关。其局部病理是血瘀气滞。

1. 年老体衰，肝肾阴亏，阴不制阳，肝阳亢逆，气血上冲，壅滞玄府，气血津液不得升降，目系郁闭，神光被遏而发病。

2. 情志内伤，肝失条达，疏泄失职，目系经气不和而瘀滞，神光不得发越。

3. 病久体弱，气血两虚，气虚不能生血，血虚不能化气，气虚无力运血，既可使目窍失养，又可使目系瘀滞，神光不能发越。

【临床表现】

发病较突然，多能指出发病具体时间，主觉症状为视力下降，程度不一，多数中等视力障碍，严重者可至失明。一眼先患，另眼可相隔数周、数月或数年而发病。发病前数天可能有一过性黑蒙或偏头痛。眼底检查可见视乳头灰白水肿，边界模糊，视乳头表面及附近视网膜可有少许线状出血，乳头周围视网膜可呈灰白水肿混浊。视野检查，有与生理盲点相连的大片缺损区，可呈水平盲、象限盲、垂直盲。眼底荧光血管造影，早期可见视乳头缺血区域有弱荧光区，但造影的晚期该区显现明显的荧光渗漏而呈强荧光区。

【诊断依据】

1. 发病较快，视力下降可轻可重。
2. 中老年人多见，常双眼先后受累。
3. 与生理盲点相连的象限盲或水平盲。
4. 视乳头灰白水肿，边界模糊，乳头附近有轻度网膜水肿和少量出血。
5. 眼底荧光血管造影有利于诊断。

【鉴别诊断】

1. 视乳头炎　视力障碍严重，视乳头充血水肿，周围有多量渗出，眼球转动时痛，多见于青年人，视野改变多为中心暗点而不是象限盲，视野的鉴别意义最大。

2. Foster-Kennedy 综合征　特点是一眼视神经萎缩，另眼视乳头水肿，是萎缩侧额叶下方有占位性病变的体征。起病较缓，视力缓降，乳头水肿隆起度较高，有生理盲点扩大，

CT 等检查可发现占位性病变。

【辨证论治】

1. 肝阳上亢

主证 年老之人,突然起病,视力急降,视乳头水肿。兼头晕耳鸣,头目胀痛,面红烘热,急躁易怒,失眠多梦,舌红,脉弦细数。

分析 年老体衰,肝肾阴亏,阴不制阳,阳亢于上,气血上逆,目窍壅滞,目系郁闭,神光被遏,故有突然视力下降和乳头肿胀。全身症状及舌脉均为肝阳上亢的表现。

治法 平肝潜阳,活血通络。

方药 镇肝熄风汤加减:石决明 15g,磁石 12g,白芍药 12g,代赭石 15g,牛膝 15g,地龙 15g,牡蛎 15g,夏枯草 15g,车前子 15g,益母草 15g,五味子 8g,泽泻 12g,鸡血藤 15g,牡丹皮 12g。乳头周围有出血者,加白茅根、三七粉以止血;失眠多梦者,加夜交藤、栀仁、远志清热宁神。

2. 气血两虚

主证 素体虚弱,或失血过多,突然视物模糊,视乳头水肿而色淡。伴头晕目眩,少气懒言,神倦乏力,面色淡白或萎黄,心慌心悸,失眠多梦,舌淡脉细弱。

分析 脾胃虚弱,气血生化乏源,或失血过多,血虚无以化气,气血两虚,目失濡养,视物模糊;或气虚而运血乏力,气虚血滞,目系经脉瘀滞,而视乳头肿胀;少气懒言,神倦乏力,为气虚之象;心慌心悸,失眠多梦,为血不养心;面白或萎黄,血虚不荣之象,舌脉亦为气血虚弱之象。

治法 补益气血,活血明目。

方药 八珍汤合补阳还五汤加减:当归 10g,川芎 10g,白芍药 12g,熟地黄 15g,枸杞子 15g,党参 15g,白术 10g,黄芪 30g,茯苓 15g,地龙 20g,红花 6g,蔓荆子 12g,车前子 12g。心慌心悸,失眠多梦等血不养心之症明显者,亦可用归脾汤,加地龙、三七、牛膝、丹参等活血药;乳头水肿明显者,加猪苓、泽泻、薏苡仁等利水药。

3. 肝郁气滞

主证 视物模糊,头痛目胀,视乳头轻度肿胀,周围灰白混浊。兼见情志抑郁或易怒,胸胁胀闷,食少腹胀,舌苔薄白,脉弦。

分析 情志失调,肝失疏泄,气机郁滞,肝气通于目,肝脉连目系。肝气郁滞,目之玄府不畅,气血津液出入升降不利,目系经气营血瘀滞,故见视乳头及周围网膜水肿,神光郁遏而视物模糊。肝之疏泄失职,故情志抑郁或易怒;肝气郁滞故胸胁胀闷,食少腹胀。

治法 疏肝理气,活血明目。

方药 逍遥散加减:柴胡 10g,当归 10g,赤白芍各 10g,茯苓 20g,薏苡仁 20g,薄荷 8g,丹参 20g,牡丹皮 12g,郁金 10g,香附 12g,决明子 15g,鸡血藤 20g。视乳头、视网膜水肿明显者,加猪苓、车前子;病至后期,水肿消退,视力不提高者,加枸杞子、女贞子、楮实子、沙蒺藜以补肾明目;视神经萎缩者,加黄芪、葛根升阳益气;口干苔薄黄者,加知母、黄柏降火;失眠多梦者,加夜交藤、酸枣仁、磁石镇惊宁神。

【其他治疗】

1. 糖皮质激素治疗,以减轻因循环障碍而致的渗出和水肿。口服降眼压药物以降压。
2. 用丹参注射液或川芎嗪注射液静脉滴注,亦可用血栓通静脉注射。
3. 用维生素、肌苷、ATP 等辅助治疗。

4. 针刺治疗 选穴如睛明、球后、承泣、太阳、风池、曲池、足三里、肝俞等。

【转归预后】

本病视力的预后，决定于血管阻塞的部位和程度，轻者视力损害较轻，经治疗可大部分恢复，重者视功能严重受损。病至晚期，视乳头缺血区萎缩，境界清楚，表面洁净。其萎缩范围可大可小，可以是颞侧色淡，也可能是全部苍白。

【调护要点】

保持情绪安定，注意目力和脑力的休息；戒除烟酒，饮食宜清淡而富于营养，保持大便的通畅。

【现代研究】

1. 张氏辨证治疗缺血性视神经病变129例136眼，前部缺血性视神经病变65眼，后部缺血性视神经病变71眼，病程最长8个月，最短3天，绝大多数患者在两周内就诊。中医分型：根据全身和症状不同分为阴虚络阻，气虚血瘀，肝郁气滞型。前者为多伴高血压、糖尿病，方用育阴潜阳通脉汤（赤芍、白芍、枸杞子、麦冬、山药、熟地、盐知母、盐黄柏、龙骨、牡蛎、木贼、蝉蜕、怀牛膝、珍珠母、丹参）。其次选用补阳还五汤（黄芪、当归、地龙、赤芍、熟地、川芎、桃仁、红花）。后者多选用疏肝破瘀通脉汤（丹参、白术、茯苓、甘草、白芍、赤芍、当归、银柴胡、防风、蝉蜕、木贼、羌活）。同时选用静滴丹参注射液20ml，胞磷胆碱0.5g，每日1次，10日为1疗程，球后注射地塞米松2.5mg，山莨菪碱注射液5mg或妥拉唑林12.5mg、利多卡因0.5ml，隔日1次以帮助局部组织水肿吸收，扩张血管改善血液循环，治疗后达到临床治愈12例共13眼占9%；显效99例，105眼占77%；好转15例，15眼占12%；无效3例，3眼占2%。治疗前后视野SBP-1000视野分析，视神经诱发电位比较，部分患者好转，住院时间最长45天，最短12天，平均22天。

2. 韩氏报道本病采用四物五子汤加减进行辨证治疗，并配合针刺和西药治疗10例14只眼。治疗方法：以四物五子汤加减：当归尾12g，川芎9g，赤芍12g，熟地黄15g，覆盆子12g，枸杞子15g，菟丝子15g，车前子12g，楮实子12g，丹参18g，生黄芪24g，葛根12g。如有失眠多梦，加夜交藤12g，炒酸枣仁15g；烦躁易怒，加栀子6g，黄芩12g；口苦咽干，加柴胡9g，龙胆草9g。并按患者的具体情况，随症加减。其中4例配合针刺球后、太阳、风池、承泣、曲池、足三里等穴。经治：10例，14只眼，显效6只眼，有效4只眼，总有效率为71.5%。

3. 毕氏用中药与西药结合治疗缺血性视乳头病变 中药用血府逐瘀汤加减：当归、生地黄、红花、牛膝、桃仁、枳壳、赤芍、桔梗、川芎、柴胡、甘草。肝阳偏亢加钩藤、石决明、夏枯草、白蒺藜；阴虚火旺加玄参、知母、黄柏；气虚加党参、黄芪、白术；肝肾不足加菟丝子、女贞子、制首乌。日1剂，水煎服。西药用低分子右旋糖酐250ml，静脉滴注，日1次，用20～30次；曲克芦丁、地巴唑、维生素E、施尔康等口服。治疗20例，结果显效10例，有效9例，无效1例。

第十五节 视乳头血管炎

视乳头血管炎是指病变局限于视乳头内睫状血管分支或视网膜中央血管的非特异性炎症。视乳头内的睫状血管小分支发生炎症，使毛细血管渗出增加，呈现视乳头水肿为主，称为Ⅰ型视乳头血管炎；由于乳头表层辐射状毛细血管炎症累及视乳头内之视网膜中央静脉，呈视网膜中央静脉炎性阻塞征，称为Ⅱ型视乳头血管炎。本病以单眼发病者为多，双眼发病者很少，患者常为40岁以下的健康青壮年，男性为多。

本病的自觉症状是外观端好，唯觉视物模糊，属中医学视瞻昏渺范畴。

【病因病机】

本病是视乳头内之血管发生炎症。心主血脉，目为心之使，少阴心经系目系，瞳神属肾，肝气通于目，肝经连目系，故本病的发生，总与心、肝、肾功能失调有关。火性炎上，目不因火则不病，其病因病机与火、瘀关系密切。火有实火(心火、肝火)、虚火、郁火的不同。

1. 竭视劳瞻或色欲过度，阴血耗伤，阴液亏损，水不制火，虚火内生，循经上炎目系，入于血分，营血被灼，气血津液升降不利，故视乳头水肿或眼底出血，神光发越不畅，故视物模糊。

2. 五志化火，肝火内盛，火炎目系，入于目系经脉，而致灼伤目系，发生乳头肿胀。

3. 情志内伤，肝失条达，气机郁滞，肝经不利，气滞而致血瘀，致目系瘀滞。

【临床表现】

自觉症状不明显，多发生于男性青壮年，视力障碍较轻，视力多在0.5以上。视野检查有生理盲点扩大，周边视野正常。眼底所见，视乳头充血、水肿、边界不清，肿胀的轻重程度不一，视乳头表面及视网膜上有渗出物和数量、形状不等的出血，视网膜静脉迂曲扩张，动脉改变多不明显，视乳头及附近毛细血管扩张并血管旁有白鞘。

眼底荧光血管造影早期视乳头呈局限性弱荧光，其余部分为正常荧光，晚期有明显荧光素渗漏而显强荧光，晚期如视神经萎缩，则呈持续弱荧光。

【诊断依据】

1. 多为单眼发病，多见于健康的男性青壮年。
2. 视力轻度障碍，生理盲点扩大。
3. 视乳头充血、水肿，边界模糊，视乳头及视网膜上有出血及渗出，视网膜静脉迂曲扩张而动脉改变不明显。

【鉴别诊断】

1. 缺血性视乳头病变　老年人多见，双眼先后发病，典型的视野改变，可有视功能严重障碍，眼底出血很少，可与本病鉴别。

2. 颅内高压性视乳头水肿　无性别年龄差异，多双眼发病，起病缓，有头痛等，充血水肿呈进行性加重，CT检查可发现颅内占位性病变。

【辨证论治】

依其病变部位及局部病理改变，一般从心肝肾论治，清火凉血，疏肝化瘀是其常用治法。

1. 肝火亢盛

主证　起病较急，视物模糊，眼底有视乳头充血肿胀，乳头及周围有较多出血，视网膜静脉扩张迂曲。兼见头痛目胀，口苦口干，急躁易怒，心烦失眠，舌红苔黄，脉弦数。

分析　多由情志不遂，气郁化火，肝经火盛，循经上炎，灼伤目系，入于营血，故有视乳头肿胀充血，火迫血行，故有出血，神光滞涩而视物模糊，全身症状及舌脉皆肝火之象。

治法　清肝泻火，凉血化瘀。

方药　龙胆泻肝汤加减：柴胡10g，龙胆草8g，黄芩10g，栀子10g，菊花12g，赤芍12g，牡丹皮12g，生地黄20g，青葙子12g，决明子10g，玄参20g，茺蔚子15g，防风10g。眼底出血量多者，加三七、茜草、地龙化瘀止血；眼底水肿、渗出明显者，加车前子、猪苓、泽泻利水；口舌生疮或小便短涩者，加竹叶、木通、黄连清泻心火。

2. 阴虚火旺

主证　视物模糊，眼底见视乳头充血肿胀，乳头及周围网膜上有鲜红出血。兼眼内干涩，头晕耳鸣，失眠多梦，五心烦热，咽干口燥，舌红少津，脉细数。

分析 色欲过度，或竭视劳瞻，阴血耗伤，水不制火，虚火内生，火扰清窍，灼伤目系，故见视乳头充血肿胀；神光不得发越故视物模糊。水不济火，心神不宁故失眠多梦，五心烦热，咽干口燥，舌脉皆为阴虚火旺之象。

治法 滋阴降火，凉血活血。

方药 知柏地黄汤加减：知母 10g，黄柏 10g，生地黄 30g，牡丹皮 12g，玄参 20g，泽泻 15g，茯苓 20g，金银花 20g，连翘 10g，当归 10g，地龙 15g，毛冬青 15g，菊花 10g，夜交藤 20g。出血量多者，加三七、白茅根止血；渗出水肿明显者，加车前子、薏苡仁利水；大便结者，加决明子、桃仁润肠通便，或加大黄泻下。

3. 肝郁气滞

主证 病程日久，视物模糊，头痛眼胀，视乳头充血肿胀，边界模糊，视网膜静脉迂曲扩张，眼底有暗红色出血。兼情志抑郁或急躁易怒，胸胁闷痛，苔薄白，脉弦。

分析 情志不遂，肝失条达，气机郁结，肝之经脉不利，目窍不和，目系经气郁滞而致血脉瘀滞，故视乳头充血肿胀，脉络瘀滞而血不循经，溢于目内，离经之血便是瘀，因气滞而血瘀，瘀血亦致气机不畅。全身症状及舌脉为肝气郁结之象。

治法 疏肝解郁，理气活血。

方药 解郁逍遥散加减：银柴胡 10g，当归 10g，白芍 12g，川芎 10g，香附 12g，陈皮 12g，桔梗 10g，桃仁 10g，红花 6g，地龙 20g，葛根 20g，鸡血藤 20g，茺蔚子 15g。渗出多者，加昆布、海藻、山楂软坚散结；水肿明显者，加车前子、猪苓以利水。病至后期视乳头色淡者，加黄芪、党参、枸杞子、楮实子益气补肾明目。

【其他治疗】

1. 糖皮质激素治疗，可用口服，亦可配合球后注射。减轻炎症反应，促进炎症的吸收。
2. 应用维生素 C 及 B 族，亦可用能量合剂。
3. 针刺治疗，选穴如睛明、球后、承泣、太阳、风池、足三里、攒竹等。

【转归预后】

本病Ⅰ型者，预后较好，视力多能恢复；治疗得当者，数周内炎症可能消失；Ⅱ型病者或Ⅰ型失治，病程迁延，甚至累及黄斑部而视力受损；少数病例遗留视神经萎缩而影响其视力；本病治愈后一般不复发。

【调护要点】

发病后及时疗治，注意节用目力，避免情绪紧张及纵欲，勿嗜烟酒及辛热食物。

【现代研究】

刘氏报道用中医药治疗视盘血管炎 2 例，其中例 1 以柴胡疏肝散加当归、桃仁，好转后加桑椹子、枸杞子、决明子，服药 1 个月，视力、视野恢复正常。例 2 出血鲜红，用龙胆泻肝汤合宁血汤，出血减少后，龙胆泻肝汤加仙鹤草、茜草、蒲黄、三七，服药 19 剂，视力由 0.4 恢复到 1.2。

第十六节 中毒性弱视

【概说】

中毒性弱视是指因某些毒物或药物损害视神经及视网膜神经节细胞引起的视功能障碍。各种因素致视神经纤维中毒后，其共同特征是双眼对称性发病，视力减退和视野缺损，严重病例可致视神经萎缩。有时因缺少特异性体征，临床上不易与其他原因所致球后视神经炎相鉴别，故诊断较难。临床上依其表现分为两类，一类是视野中出现中心暗点，称中心暗点型，亦称球后视神经炎型；一类是出现视野向心性缩小，亦称视神经周围炎型。因损害的部位多在视交叉以下的视路部分，故不会出现偏盲及象限盲的视野损害表现。

本病主要自觉症状为视力下降，缓者属中医学视瞻昏渺范畴；视力骤降而失明者，则属中医学的暴盲；晚期出现视神经萎缩者，则称之为青盲。

【病因病机】

对视神经有损害的物质有很多，较常见的如甲醇、乙醇、烟草、二硫化碳、铅、奎宁、有机磷、乙胺丁醇等。

中医学认为，上述物质，或是辛热燥烈之性，或是损脾碍胃之品，对目系的损害是多方面的。

1. 过食或误食辛热之物，火邪内生，邪火炎上，灼伤目系所致。

2. 过食辛热性阳之物，耗伤阴液，阴液耗损而目系失养。

3. 辛热燥烈之物，损脾伤胃，运化失司，湿热内生，循经蕴蒸清窍，目系经脉气血不利。

【临床表现】

1. 烟中毒性弱视　可单独发生，但更多的是烟酒中毒性弱视。有长期大量吸烟史，多为旱烟，或既吸烟又嗜酒。双眼视力缓慢下降，因有中心暗点，强光下视力更差。视野改变，典型变化为中心注视点至生理盲点之间的暗点。暗点为横置椭圆形，鼻侧边缘为圆形。眼底检查，晚期多有视乳头颞侧偏淡或苍白。VEP 检查有异常。与饮食中缺乏蛋白质和维生素 B_{12} 的摄入有关。

2. 甲醇中毒性弱视　甲醇中的甲醛可使视网膜神经节细胞广泛的退行性变及视神经纤维变性，视神经萎缩而失明。多数为酒类中掺有甲醇而饮用中毒。急性中毒者，摄取 2g/kg 即可致盲，潜伏期 8～36 小时，18 小时可失明。常有头痛、眩晕、肌无力、恶心、呕吐、烦躁不安等，重者致死。眼部为双眼视力减退，眼痛，瞳孔散大，对光反应弱；视乳头充血，边界模糊，乳头边缘水肿，视网膜静脉迂曲、怒张，2 个月后出现继发性视神经萎缩，视乳头深度凹陷。慢性者，长期接触低度甲醇，上述症状较轻，可见视乳头炎及视神经萎缩，还可有眼外肌麻痹和上睑下垂。

3. 乙胺丁醇中毒性弱视　该药常用于结核病人，常规剂量亦出现视神经损害，故服药期间要常查视力，及时发现并停药。眼部表现为两类，一类是视神经轴性损害，视力下降，并有中心暗点，色觉异常；一类是视神经周围性损害，中心视力可不受影响，而周边视野缩小，色觉正常。眼底检查多无改变。

【诊断依据】

1. 有服用或接触有毒物质的病史；或有长期大量饮酒吸烟史；或有饮食中蛋白质及维生素 B 类摄入不足的不良饮食习惯。

2. 双眼对称性视力减退，甚或失明。

3. 视野改变多为中心暗点或周边视野缩小，少数病例有色觉障碍。

4. 眼底可有视神经炎改变或是正常，晚期多有视乳头颞侧变白或视神经乳头苍白萎缩。

【鉴别诊断】

本病的临床表现与视神经炎相似，主要应与其他原因（非中毒原因）所致的视神经炎相鉴别，详细了解病史至为重要，有时需一定时间的观察和随访，方能确定诊断。

【辨证论治】

本病的论治，既要分清有毒物质的性质，还需结合患者体质及全身症状，综合考虑，进行辨证用药。

1. 肝胃火盛

主证 多有辛热燥烈之毒物服食史，起病多急，视力下降明显，甚或失明，视乳头充血，边缘模糊，视网膜静脉迂曲。伴有头痛眼痛，眩晕呕吐，烦躁失眠，口苦口干，舌红苔黄，脉弦数。

分析 烈性烟酒，食之过量，或误服甲醇等辛热燥烈之物，火邪内生，肝胃火盛，循经犯目，目系灼伤，气血不利，神光郁遏，故有视乳头充血，视物不清。肝火上冲清窍，故头痛眼痛；肝胃有火，胃气上逆，故眩晕呕吐；肝胃火盛，内扰神明，故烦躁失眠，舌脉均为火邪内盛之象。

治法 清肝泻火，活血明目。

方药 龙胆泻肝汤加减：银柴胡 10g，龙胆草 10g，黄芩 10g，生石膏 20g，当归 10g，生地黄 30g，沙参 20g，麦冬 10g，车前子 12g，牡丹皮 12g，桃仁 10g，蒺藜 15g，决明子 15g。大便秘结者，加大黄泻下通腑；头痛甚者，加川芎、羚羊角平肝止痛。

2. 肺胃阴伤

主证 起病较缓，饮食偏嗜，久食辛燥热物，致双眼视物模糊，眼睛干涩昏花，伴干咳无痰，或痰中带血，饮不欲食，口燥咽干，潮热盗汗，舌红少津，脉细数。

分析 素体阴虚，加之食辛燥热物，致肺胃阴伤，阴液亏虚，虚热内生；阴虚而目系失养，虚热上扰而更灼目系，故有视物模糊，或视乳头色红，或有中心暗点等。全身症状皆是肺胃阴伤，内生虚热之象。

治法 养肺益胃，凉血活血。

方药 养阴清肺汤加减：生地黄 30g，麦冬 15g，玄参 20g，沙参 20g，石斛 10g，牡丹皮 12g，赤芍 10g，金银花 20g，连翘 10g，天花粉 12g，蒺藜 15g，薄荷 8g，桔梗 10g，三七 3g。有口疮口臭者，加生石膏清胃火；大便结者，加大黄、当归泻下通便。

3. 湿热内蕴

主证 中毒性弱视，起病较缓，视物模糊，头晕欲呕，不思饮食，腹胀便溏，身重肢怠，渴不多饮，舌苔黄腻，脉濡数。

分析 烟酒等辛热之物，损脾伤胃，脾失运化，湿浊内聚，久而化热，湿浊邪热，熏蒸目窍，蕴滞目系，神光不得发越，故有视物模糊；全身症状及舌脉均为湿热内蕴之象。

治法 清热祛湿，活血明目。

方药 三仁汤加减：杏仁 10g，薏苡仁 30g，蔻仁 8g，法半夏 10g，淡竹叶 10g，泽泻 12g，栀子 10g，茵陈 20g，葛花 10g，桃仁 10g，石菖蒲 10g，茺蔚子 15g。病程日久，舌净少津者，去杏仁、蔻仁、法半夏加天花粉、麦冬、石斛等养阴生津。

中毒性弱视的急性期，一般分为上述三型论治，但病至后期，有视神经萎缩者，则按照视神经萎缩进行辨证论治。

【其他治疗】

1. 应用糖皮质激素，以减轻炎症反应，可口服或静脉滴注，同时可配合球后注射。
2. 补充维生素 B 类及能量合剂。

3. 针刺治疗，常用睛明、球后、承泣、足三里、三阴交、风池等穴。

4. 静脉滴注葡萄糖盐水，有利于有毒物质的排泄。

【转归预后】

轻者，停用有毒物，积极治疗，约2个月或半年，可使视力逐渐恢复；严重者往往因视神经萎缩而失明。尤其是甲醇中毒性弱视，预后很差。

【调护要点】

停用引起中毒性弱视之药物，或脱离接触有毒物质的环境。戒除烟酒，多食富含蛋白质及B类维生素的食品。重在预防，尽量不要食用对视神经有损害的药物和食物。病情必需而非用不可时，应按常规剂量，经常检查视力，必要时查视野，以便及时发现，及时停用和及时治疗。

【现代研究】

1. 左氏治疗13例乙胺丁醇中毒致双眼视神经萎缩，视力在0.08至0.4之间，中药以滋补、通络、明目为法，地黄5g，丝瓜络5g，青葙子5g，党参3g，赤芍3g，麦冬3g，山茱萸3g，当归2g，菊花2g，苏木2g，珍珠母10g。水煎服，每日1剂，服60～90天。针刺：球后、风池，每日1次，共用60天。穴位注射维生素B_1、维生素B_{12}于风池穴，隔日1次，10次为1疗程。维生素及能量合剂口服。治疗2～3个月后，视力均提高4排以上，多数达1.0，视野有所扩大。

2. 王氏报告用解毒活血汤治愈棉酚中毒性视神经视网膜炎1例 患者连续食用棉子油9个月，出现双眼视物不清及夜盲，视力右0.4，左0.6，双眼视乳头充血水肿，边界不清，后极部视网膜弥漫性黄褐色渗出斑点及散在点状出血，黄斑区轻度水肿及色素沉着，双眼有中心暗点。用解毒活血汤（连翘、葛根、柴胡、当归、生地黄、赤芍、桃仁、红花、枳壳、甘草）加土茯苓、菊花、党参、黄芪，每日1剂，口服维生素及能量合剂，治疗18天，双眼视力均1.2，视野正常，2年后仍无变化。

3. 曹氏用综合法治疗甲醇中毒失明1例 患者24小时内饮含甲醇浓度高的白酒350ml，头痛、眩晕，37小时始视力下降，至双眼无光感，4天后就诊，来诊时双眼黑蒙，双瞳孔散大，光反应消失，视乳头色略红，边缘欠清。以氢化可的松100mg，红霉素100mg，维生素C 200mg，加入10%葡萄糖500ml，静脉点滴，每日1次。口服血管扩张剂、肌苷片，并间断吸入氧气。肌注维生素B_1及B_{12}，每日1次。小苏打1g，口服，日3次。地塞米松1.5mg，口服，每日4次，3天后改0.75mg，每日3次，2天后每日0.75mg，20天后停服。隔日1次双眼球后注射地塞米松2.5mg和阿托品0.5mg。中医辨证为气滞血瘀，玄府闭塞。治以理气活血、疏肝明目、通行目络之法。柴胡疏肝散合四物汤加减，针刺球后、睛明、攒竹、太阳、风池、阳白、光明、太冲、百会等，每日1次，每次20～30分钟。治疗7天后，双眼视力0.1，半月后，双眼视力0.5。继续针刺及中药治疗，1年后视力为右眼0.8，左眼1.0，以后视力无变化。

第十七节 视乳头水肿

【概说】

视乳头水肿是一种非炎症性的视神经乳头被动性的充血水肿。主要是各种原因致颅内高压造成的。视乳头位于眼内压与颅内压之间的临界，颅内压高于眼内压时，即可产生视乳头的水肿。颅内压增高致视神经乳头水肿，多为双眼发病，可能有先后轻重之别。无性别年龄差异，早期视功能不受影响，后期发生视神经萎缩者可致失明。视乳头水肿是颅内高压的一个体征，故应与内科及神经科配合诊治。以免延误病情，甚至危及生命。

本病自觉症状在眼部多为视物模糊，可归属中医学视瞻昏渺证，晚期出现视神经萎缩，则属青盲。

【病因病机】

本病病机主要是邪壅清窍，脑窍滞塞，目系经气不利，气血津液升降失常，而致目系瘀滞肿胀。主要与肝脾及肾有关。

1. 肝阳上亢，气血上冲，目系壅滞而致肿胀。
2. 肝胆湿热，上蒙清窍，目系经气滞涩而肿胀。
3. 瘀毒浊邪，留滞脑窍，目系受累，气血津液流行不畅而致肿胀。
4. 脾肾阳虚，运化失职，浊邪不降，上扰清窍，留滞目系而肿胀。

【临床表现】

视乳头水肿之初期，视力可能正常，但常有短暂性视物模糊，少数患者可有阵发性黑蒙。病程日久，视力可逐渐下降，视野检查可有生理盲点扩大。如视乳头水肿长期未能消减，终至视神经萎缩，视力日渐下降，甚或失明，视野不但可有生理盲点扩大，还常有向心性缩小。颅内压增高时，多伴有头痛、恶心、呕吐。因初期不影响视力，可能被忽视。

眼底检查是发现乳头水肿的主要手段，而寻找原因则非易事。早期视乳头水肿，眼底见乳头充血色红、边界模糊、生理凹陷消失、视网膜静脉可有轻度扩张，但体征不很明显，需继续观察，常可不断加重。病程日久，眼底征日渐明显，乳头充血水肿隆起度日渐增加，范围增大，边界模糊至完全消失；视乳头隆起度多超过 3D，甚至超过 7D；视网膜静脉怒张迂曲，动静脉管径之比达 1∶3；模糊的视乳头周围，可见线状或火焰状出血斑。病至晚期，视乳头水肿可逐渐消退，最终出现继发性视神经萎缩，乳头呈灰白色，边界欠清。

发现非炎症性视乳头水肿，应进行有关生化检验及 X 线、CT 等检测，并请内科、神经科协同寻找原因和诊治。

【诊断依据】

1. 早期视力正常，可伴头痛、呕吐等。
2. 视乳头充血水肿，隆起度超过 3D，乳头周围有出血，视网膜静脉怒张迂曲。
3. 视野改变可有生理盲点扩大或向心性缩小。
4. 多有颅内高压征。
5. 双侧性者最常见。

【鉴别诊断】

1. 视神经乳头炎　以青年发病者为多，可单眼发病，也可双眼发病，病初即视力急降，视乳头充血水肿，隆起低于 3D，中心暗点，水肿消失较快，颅内无高压征，CT 检查颅内无占位性病变。

2. 缺血性视乳头病变　中老年人多见，视力突然减退，视乳头水肿混浊，视网膜动脉与静脉无改变，视神经萎缩呈局限性，视野改变为与生理盲点相连的象限性缺损，水肿在不太长的时间内自行消退，颅内无高压征。

【辨证论治】

本病以内科及神经科治疗为主，一时找不到原因或颅内无肿瘤的视乳头水肿，可参照下述证型论治。

1. 肝阳上亢

主证　起病较急，阵发视蒙，眼底有乳头充血水肿、边界模糊，视网膜静脉怒张迂曲。伴头痛目胀，眩晕耳鸣，急躁易怒，头重足轻，失眠多梦，舌红，脉弦或弦细数。

分析　多为年老之人，肝肾阴虚于下，肝阳亢逆于上，气血上冲，清窍壅滞，目系经气不利，气血津液失常，故有视乳头充血肿胀，视网膜静脉怒张迂曲，甚或乳头周围有出血。全身症状及舌脉均为肝阳上亢之征象。

治法　平肝潜阳，活血利水。

方药　羚羊钩藤汤加减：羚羊角 1g，桑叶 10g，菊花 10g，钩藤 20g，川贝 10g，白芍 12g，茯苓 20g，车前子 15g，猪苓 12g，桃仁 10g，地龙 20g，丝瓜络 10g，磁石 12g，牛膝 15g。

2. 肝胆湿热

主证　视物模糊或阵发性视蒙，眼底所见同前；伴有胁肋胀痛，厌食腹胀，头痛泛恶，口苦溲黄，舌红苔黄腻，脉弦数。

分析　感受湿热之邪，或饮食偏嗜，酿湿生热，湿热蕴结肝胆，循经上犯清窍，滞阻目系而致视乳头充血肿胀等；全身症状及舌苔脉象皆为肝胆经有湿热之象。

治法　清肝利湿，活血化瘀。

方药　龙胆泻肝汤加减：龙胆草 10g，栀子 10g，泽泻 15g，木通 10g，车前子 15g，当归 10g，桃仁 10g，牡丹皮 10g，赤芍 12g，地龙 20g，牛膝 12g，茺蔚子 15g。

3. 毒瘀痰浊

主证　视乳头水肿较重，多为颅内占位性病变，伴头痛头重，恶心欲呕，或呕吐涎沫，体尚肥盛，胸脘痞闷，纳差便溏，舌有瘀斑，脉沉或涩。

分析　有形之毒邪痰浊，犯其清窍，瘀阻窍道，目系连脑，脑之清窍瘀阻，目系受累，而致视乳头肿胀充血；头痛头重是邪犯清窍；其他见症是痰浊内盛之象，舌脉乃有瘀之征。

治法　解毒化痰，活血祛瘀。

方药　银翘散合黄连温胆汤加减：金银花 20g，连翘 10g，白花蛇舌草 30g，紫花地丁 10g，黄连 10g，清半夏 12g，茯苓 10g，胆南星 10g，陈皮 10g，甘草 6g，车前子 15g，地龙 15g，水蛭 8g，全蝎 3g，蜈蚣 1 条。病久而面苍神疲者，加黄芪 30g，当归 10g，党参 20g 补气养血以扶正。

4. 脾肾阳虚

主证　视乳头水肿，视物模糊，视乳头色泽淡灰。伴有面色㿠白，神疲乏力，畏寒肢冷，面浮肢肿，尿频或小便不利，阳痿不举，舌淡胖，苔白滑，脉沉细。

分析　病久体弱，耗气伤阳，肾阳虚衰而不能温养脾阳，脾肾阳虚，运化失司，水湿内停，上泛清窍，湿浊阻滞目系，故见视乳头水肿明显，或视物模糊。全身见症及舌脉皆为脾肾阳虚的表现。

治法　温补脾肾，利水化浊。

方药　肾气丸加减：制附片 10g，桂枝 10g，补骨脂 10g，熟地黄 20g，怀山药 15g，茯苓 15g，泽泻 15g，牡丹皮 12g，山茱萸 10g，车前子 15g，牛膝 15g，地龙 20g，白术 12g。病至后期，视乳头淡白者，加黄芪、党参、葛根益气升阳；视物模糊者，加枸杞子、楮实子、菟丝子等补肾明目。

【其他治疗】

1. 查找原因，协同内科、神经科治疗。

2. 颅内高压者，可用甘露醇等脱水剂。

3. 补充维生素B类及能量合剂。

【转归预后】

本病的预后决定于导致视乳头水肿的原因。在未发生视神经萎缩之前，及时治愈原发病者，一般在1个月左右乳头水肿可恢复，预后也较好。若长期视乳头水肿，可致视神经萎缩而失明。

【调护要点】

及早诊断，及时治疗原发病，避免紧张和急躁情绪，树立信心，耐心治疗，尽量避免视神经萎缩的发生和病情的恶化。

第十八节 视神经萎缩

【概说】

视神经萎缩是指各种原因导致的视网膜神经节细胞轴索广泛损害，出现萎缩变性。以视功能损害和视神经乳头苍白为主要特征。是诸多内障眼病的最终结局。临床上如视网膜视神经的炎症、退变、缺血、外伤、遗传等因素，以及眶内或颅内占位性病变的压迫，其他原因所致视乳头水肿、青光眼等各种原因，均可能引起视神经萎缩。临床把视神经萎缩分为原发性和继发性两大类，但目前分类更趋复杂。

本病眼外观端好，瞳神无障翳气色可察，视物日渐昏蒙，终至盲无所见，中医学称之为青盲。在《神农本草经》记载药物功效时，提及青盲一名，但无症状描述。至《诸病源候论·目病诸候》始谓："青盲者，谓眼本无异，瞳子黑白分明，直不见物耳。"《秘传眼科龙木论》一是有小儿青盲的病名，认为"在母腹中受惊邪之气，……渐渐失明，一眼先患，后乃相牵俱损。"二是在论述高风雀目内障、坐起生花和肝风目暗内障时，均提到"后为青盲"。说明古人当时已认识到青盲与先天遗传有关，其他内障眼病，可发展为青盲。至《证治准绳》对青盲的病因病机及诊断和鉴别，有比较详细的论述，后世医家大多宗此说。

【病因病机】

本病主要表现为视物昏蒙或盲无所见，视乳头苍白。中医学认为目内有真气、真血、真精，本病的发生，主要是目系失其气、血、精的濡养而致萎闭。失其濡养有两个方面，一是精、气、血的衰少，无以荣目；一是经气不畅，脉道瘀阻，不能运精于目，亦致目系失荣，而且常常二者兼而有之，即通常所说的虚中夹瘀。经言五脏六腑之精气，皆上注于目而为之精。这就说明眼之能视物辨色，需精气上注，精气不足固然视物不明，精气充而不能上注，亦致视物昏蒙。肝经连目系，心经系目系，肾为先天之本，脾为生化之源，故本病与肝肾及心脾功能失调有关。

1. 先天禀赋不足，或色欲过伤，或久病虚衰，肝肾两亏，精血虚少，目系失荣。

2. 脾虚气弱，心营亏虚，心脾两虚，气血不足，目系失荣。

3. 肾气亏耗，久而伤阳，肾阳虚不能温养脾阳，脾肾阳虚，精血乏源，血运乏力，目失濡养。

4. 因郁而病或因病而郁，情志郁结，肝气不条达，经脉不利，目系经气不畅，目失濡养。

5. 头眼外伤，气血受损，脉络瘀阻，精气无以上注于目，目系失荣。

上述因素可使目系萎闭，神光不能发越而至青盲内障。

【临床表现】

无论何种视神经萎缩，均表现为视力下降，下降程度不一，严重者可致全盲；视野缺损，可以呈多种改变；瞳孔对光反射减弱或消失。

眼底检查可有三大类的改变。原发性视神经萎缩，指筛板以后的各种病变致视神经萎缩，又称下行性视神经萎缩。眼底见视乳头灰白，边界清楚，生理凹稍大稍深，筛板显露，视网膜、视网膜血管、黄斑正常（彩图 27）。长期的视乳头水肿或严重的视乳头炎，可引起继发性视神经萎缩，表现为视乳头苍白，边界模糊，生理凹消失，筛板不可见，视网膜动脉变细，血管旁可能有白鞘，其视力极差。严重的视网膜脉络膜病变引起的视神经萎缩，称为上行性视神经萎缩，视乳头色青灰淡白或蜡黄，同时有视网膜脉络膜原发病变的体征。

【诊断依据】

1. 视力障碍，严重者可致无光感。

2. 视野缺损，向心性缩小为多，亦可有中心暗点，鼻侧缺损，颞侧岛状视野，管状视野，双颞侧偏盲，象限盲等。

3. 暗适应障碍或色觉障碍。

4. 眼底可见视乳头苍白或灰白或蜡黄。

5. 宜作 CT、X 线等检测，以排除颅内占位性病变，尤其是原发性视神经萎缩，更应考虑颅内占位性病变。

【鉴别诊断】

本病应与家族遗传性视神经萎缩鉴别，后者又称家族遗传性视神经炎，有母系家族遗传史，多发生于男性青年，起病急剧，视力急速下降，先后累及双眼。

【辨证论治】

青盲是诸多内障眼病拖延演变而成，病情严重，病机复杂，甚难速效。内障多虚，久病多瘀，久病多郁，余邪未清，是青盲症情的基本特点。论治时着重补养精、气、血，兼以化瘀通络、疏肝解郁、祛湿清热等。

1. 肝肾阴虚

主证　青盲内障，视物不见，病程冗长，眼内干涩，头晕耳鸣，失眠多梦，腰膝酸软，男子遗精，女子经少，盗汗口干，舌红少苔，脉细数。

分析　禀赋不足，或久病失调，或色欲过度，精血衰少，肝肾阴虚，目失濡养，目系失荣，故视乳头苍白，视物不见，眼内干涩；全身见症及舌脉皆为肝肾阴虚之象。

治法　滋补肝肾，通络解郁。

方药　四物五子丸加减：生地黄 20g，熟地黄 15g，当归 10g，白芍 12g，川芎 6g，枸杞子 20g，菟丝子 15g，覆盆子 12g，车前子 12g，鸡血藤 15g，石菖蒲 10g，茺蔚子 15g，蒺藜 20g，葛根 20g，苏木 10g。若五心烦热，口燥咽干，加知母、黄柏清虚火。

2. 心脾两虚

主证　病久不愈，视物昏蒙，或盲而不见，视乳头苍白；兼面白无华，心悸失眠，头晕健忘，食欲不振，神疲乏力，妇女经少色淡或淋漓不尽，舌质淡嫩，脉细弱。

分析　病久体弱，或劳倦思虑，或失血过多，致气血亏耗，心脾两虚，目失真气真血之濡养，目系失荣而萎闭，神光衰微而视物昏蒙或视物不见；全身见症及舌脉均为心脾两虚、气血不足之征象。

治法　补脾养心，益气通络。

方药 归脾汤加减：黄芪30g，党参20g，当归10g，白术10g，茯神12g，怀山药12g，葛根30g，鸡血藤20g，丝瓜络12g，酸枣仁10g，枸杞子15g，蔓荆子12g，桔梗8g。若苔腻口干，纳差便溏，加泽泻、车前子、黄连、神曲健脾祛湿清热。

3. 肝气郁结

主证 视物不见，眼目无神，病程较久，神情忧郁，或烦躁易怒，胸闷喜太息，乳房胀痛，月经不调，口苦咽干，苔薄白或薄黄，脉弦或弦数。或是小儿热病后，热退神清，双眼失明。

分析 情志抑郁，或突发性精神刺激，病患暴盲，日久演变为青盲；或是病程日久，治之效不理想，因病而郁；肝失疏泄，气机郁结，肝脉连目系，肝经不利，目系经气不畅，故目失濡养，视物不明，神光郁遏，则视物不见。全身见症及舌脉皆是肝气郁结之象。

治法 疏肝解郁，活血明目。

方药 逍遥散加减：银柴胡10g，当归10g，白芍10g，白术10g，茯苓15g，薄荷6g，丹参20g，桃仁10g，茺蔚子15g，枸杞子15g，五味子8g，磁石12g，炙甘草5g，菊花15g，夏枯草15g。失眠多梦者，加夜交藤、合欢皮安神；舌红少苔，脉细数者，加麦冬、石斛、知母滋阴清热；纳差者，加神曲、麦芽健脾。

4. 脾肾阳虚

主证 视物不明，夜视罔见，形寒肢冷，面色㿠白，腰膝冷痛，少气乏力，面浮肢肿，食少便溏，舌淡胖，苔白滑，脉沉细。

分析 先天禀赋不足，命门火衰，神光乏源，或病久体衰，耗气伤阳，脾失温煦，运化无力，精血生化乏源，亦无力运精于目，神光既乏命火之源，亦少精血之滋养，故由衰而竭，目遂无光。全身见症及舌脉皆是脾肾阳虚之征。

治法 温补脾肾，益气通络。

方药 右归丸合补中益气汤加减：熟地黄15g，熟附子10g，桂枝8g，怀山药12g，枸杞子20g，菟丝子15g，黄芪30g，当归10g，党参15g，丝瓜络12g，鸡血藤20g，白术12g，石菖蒲10g，五味子8g，葛根30g。

5. 血瘀络阻

主证 眼外无异，视力渐降，终至失明，头眼部多有外伤史，眼底见视乳头淡白，视网膜动脉较细，或静脉血管略粗。或兼头痛健忘而久治不效，长期失眠，胸胁刺痛，或经闭痛经，经色紫黯，舌紫黯或有瘀点，脉涩等。

分析 情志不遂，气机郁结，郁久而致血瘀，肝经瘀滞，目中脉络不畅，目系经气不利而日渐萎闭，神光不得发越；或头眼部外伤，伤气伤血，瘀血留于清窍，滞涩目中经脉，精血无以荣目，故而目系失养，神光衰微而失明。全身见症亦是《医林改错》倡导从瘀血论治之征，舌脉乃有瘀之象。

治法 活血化瘀，通窍明目。

方药 补阳还五汤加减：桃仁10g，红花6g，地龙20g，当归10g，赤芍12g，川芎10g，黄芪30g，石菖蒲10g，密蒙花12g，牛膝12g，桔梗10g，枸杞子15g，柴胡10g，蔓荆子12g。

【其他治疗】

1. 寻找病因，积极治疗原发病。

2. 补充维生素B类及能量合剂等。

3. 用复方丹参注射液或川芎嗪注射液等加入5%葡萄糖静脉滴注。

4. 针刺治疗 选用眼周穴位及肝、肾、脾、胃经的远端穴位，如睛明、球后、承泣、风池、太阳、攒竹、百合、肝俞、肾俞、足三里、三阴交、阳陵泉等。

【转归预后】

本病预后不佳，古人亦认为难治。部分病例经长时间的中药和针刺治疗，可以恢复满意视力，但苍白的视乳头不易改变。颅内占位性病变者，经手术治疗颅内病变后，有时可以恢复理想视功能。

【调护要点】

本病为诸多内障眼病的结局，或是颅内病变引起，久病多郁，故应作好思想疏导，使患者树立信心，配合医生疗治。避免情绪紧张和情志抑郁，以免加重病情和影响疗效。饮食宜清淡而富于营养，戒除烟酒等不良嗜好。

【文献选录】

《证治准绳·杂病·七窍门》："青盲：目内外并无障翳气色等病，只自不见者是。乃玄府幽邃之源，郁遏不得发此灵明耳。其因有二，一曰神失，二曰胆涩。须讯其为病之始，若伤于七情，则伤于神；若伤于精血，则损于胆，皆不易治，而失神者尤难。……世人但见目盲，便呼为青盲者，谬甚。夫青盲者瞳神不大不小，无缺无损，仔细视之，瞳神内并无些别样气色，俨然与好人一般，只是自看不见，方为此证，若有何气色，即是内障，非青盲者也。"

《圣济总录·眼目门》"目青盲：内障有变青盲者，初患之时昏暗，不痛不痒，亦无翳膜，至于失明，与不患者相似，是知青盲之状，外无异证，瞳子分明而不见物。"

《古今医统·眼科》"此证因酒色太过，内伤肾气，不痛不痒，渐失其明，眼目俱不伤损，有似常人。只因一点肾气不充，故无所见。"

【现代研究】

1. 阎氏用通窍补肾汤治疗视神经萎缩21例 药物：柴胡10g，白芍10g，郁金10g，当归20g，熟地黄15g，黄芪20g，菟丝子10g，茯苓15g，肉苁蓉15g，石菖蒲10g。每日1剂，服药1～6个月，治疗21例29只眼，治愈3只眼，显效6只眼，有效12只眼，有效率72.4%。

2. 李氏用益气明目丸治疗脾胃气虚型视神经萎缩 观察益气明目丸（党参、黄芪、白术、山药、茯苓、菟丝子、黄精、柴胡、葛根、当归、丹参等）治疗脾胃气虚型视神经萎缩和视网膜色素变性的疗效。经治疗前后自身对照，观察自觉症状、视力、视野和血液流变学检测等。治疗视神经萎缩20例34只眼，视网膜色素变性23例46只眼，经1～3个月的治疗，全身自觉症状改善者42例；视力提高者54只眼；视野扩大者47只眼；所有患者的血液流变学指标均有改善。

3. 谢氏报告辨证论治视神经萎缩76例 治疗76例84只眼，男性52例，女性24例。肝郁不舒型23例，治以柴胡、当归、白芍、茯苓、白术、丹皮、栀子、石决明、密蒙花、郁金、苏木、葛根心脾两虚型18例，治以白术、茯神、党参、黄芪、当归、炙远志、酸枣仁、木香、龙眼肉、葛根、山药、红花。肝肾亏损型21例，治以桑椹、女贞子、生地、枸杞子、桑寄生、熟地、菊花、龟板、当归、丹参、地龙、红花。脾肾阳虚型14例，治以熟地、山药、山茱萸、枸杞子、菟丝子、杜仲、制附子、肉桂、当归、茯苓、桑椹子、楮实子。针刺睛明、攒竹、球后、鱼腰、丝竹空、风池、肝俞、肾俞、光明、足三里。肌注维生素B_1、B_{12}，口服ATP及肌苷、曲克芦丁。经半月至5个月不等的治疗，显效19只眼，有效43只眼，有效率73.81%。并认为肝郁型疗效较好，脾肾阳虚型疗效最差。

4. 曾氏认为视神经萎缩论治时常以病为本，兼顾脉症，因为很多内障病患，虽病损目系，神光衰微，而全身症状及舌脉改变并不明显，且症状随治疗用药而常常变化，病却并不随脉症的变化而改善，应病证互参，以病为本，兼顾脉症。以补肾解郁，益气活血为常法，药用柴胡、当归、白芍、白术、茯苓、枸杞子、楮实子、菟丝子、石斛、丹参、石菖蒲、黄芪、五味子、红花。其他如疏邪之防风、薄荷、密蒙花、白蒺藜；清热之黄连、栀子；活血之苏木、地龙、茺蔚子；理气之枳壳、陈皮；祛湿之车前子、地肤子、苍术；平肝之石决明、天麻、钩藤、蝉蜕、僵蚕；养阴之天冬、麦冬、玉竹、玄参等，均可结合不同脉症而增减之，始终应以补肾解郁，益气活血为主。目赖精气上注，气以和为上，血以活为注，故益气活血应贯穿治疗始终。

5. 于氏报告用针刺治疗视神经萎缩　选穴：主穴：①眼三针：在眼内眦上 0.1 寸，眼眶内壁与眼球之间取第一针，在眼正视时瞳孔正下方眶下壁与眼球之间取第二针，在眉弓正中点下方眶上壁与眼球之间取第三针。②四神针：以百会穴为中心，前后左右各旁开 1.5 寸取四穴。配穴：肝肾阴虚者配太溪、三阴交；肝郁气滞者配太冲、合谷；中气不足者配养老、足三里。针刺方法：①眶区穴深刺 1.5～2 寸，轻捻针柄，待针入皮下后缓慢将针体压入眶内，注意手下抵触感，以避开血管。②根据病情虚实恰当运用补泻手法。③每隔 10 分钟轻轻刮针柄 1 次。每日针 1 次，30 次为 1 疗程，一般用 1～2 个疗程。治疗 36 例 63 只眼，显效 9 只眼，进步 37 只眼。

6. 韦氏用中西医结合治疗儿童外伤性视神经萎缩 93 例　治疗观察儿童外伤性视神经萎缩 93 例 112 只眼，中药用外伤复明汤（桃仁、红花、川芎、生地、丹参、石菖蒲等），气滞血瘀重者，加鸡血藤、炒枳壳；病久气虚阴亏者，加太子参、女贞子。西药用维生素类、肌苷口服。中药每日 1 剂，水煎分 2 次温服。治疗时间半个月至 15 个月不等，中位数 3.5 个月，其中显效 40 只眼（35.72%），有效 50 只眼（44.64%），总有效率 80.36%。

7. 张怀安治疗视神经萎缩经验　认为，视神经萎缩多因先天禀赋不足；或久病体虚，气血不足；或劳伤肝肾，精气亏损，而目系失养；或肝郁气滞，气机不达；或外伤头目，经络受损，气滞血阻等而致目络瘀滞，玄府闭塞所致。病因病机虽有多端，但最终究其根源在于五脏功能失调，尤其是与肝、肾、脾脏功能失调有关，局部病机主要为目系失养和目络瘀阻。分 5 型论治，同时配合针灸治疗。肝郁气滞证，治法：疏肝解郁，健脾明目。方药：舒肝明目汤加减：柴胡，当归，白芍，茯苓，白术，牡丹皮，桑椹，决明子，桑寄生，夜交藤，甘草。肝肾阴虚证，治法：滋阴补肾，养肝明目。方药：二地明目汤加减：生地黄，熟地黄，牡丹皮，山药，茯苓，泽泻，柴胡，当归，枸杞子，菊花，丹参，五味子。心营亏损证，治法：滋阴养血，补心宁神。方药：补心明目汤加减：生地黄，熟地黄，党参，玄参，丹参，茯苓，桔梗，远志，天冬，麦冬，当归，白芍，白术，黄芪，五味子，酸枣仁，柏子仁。久热伤阴证，治法：清营解毒，泄热滋阴。方药：清营明目汤加减：水牛角，山羊角，生地黄，丹参，玄参，连翘，黄连，麦冬，僵蚕，全蝎，蝉蜕，钩藤，金银花，竹叶。血虚生风证，治法：养血滋阴，活血祛风。方药：补血明目汤加减：熟地黄，生地黄，黄芪，川芎，当归，白术，天冬，羌活，防风，牛膝，白芍，丹参，炙甘草。针灸：局部腧穴取攒竹、上睛明、下睛明、球后、丝竹空、承泣，远端取肝俞、肾俞、脾俞、命门、足三里、光明等。每次局部取 1～2 穴，远端取 2～3 穴，隔日 1 次，并在背俞穴、下肢穴加灸法。

8. 童氏报道应用中药五子衍宗丸治疗 Leber 遗传性视神经萎缩（LHON）27 例　用五子衍宗丸，每日 3 次，连续服用 3 个月，随访最长时间 1 年，最短 1 个月，平均 6.1 个月；治疗后视力提高 25 只眼，无效 25 只眼，下降 4 只眼，总有效率 46.29%，其中 3736 位点突变患者提高 2 只眼；14484 位点突变患者提高 2 只眼；3460 位点突变患者提高 2 只眼；11778 位点突变患者提高 15 只眼。说明中药五子衍宗丸对 LHON 具有一定治疗效果。

（曾明葵　谢立科）

主要参考文献

1. 谷万章，王月春，卜秀荣，等．葛根注射液治疗视网膜动脉阻塞疗效分析．中国中医眼科杂志，1994，4(2):71

2. 雷嘉启，杨钧．葛根素注射液治疗视网膜动脉阻塞临床观察．中国中医眼科杂志，1993，3(1):19

3. 闰泽英，张京红．中西医结合治疗视网膜动脉阻塞 172 例疗效观察．中华中医药杂志，2006，21(8):508

4. 郑建中，陈志生，王万敏，等．视网膜动脉阻塞的针刺治疗．上海中医药杂志，1983，(11):29

5. 施益浩，张敬娥，赫桂林，等．视网膜中心动脉阻塞综合治疗病例观察．北京医学，1982，4(1):40

6. 马冰松，马雪松，张兵．激光联合中药治疗视网膜静脉阻塞的临床观察．中华中医药学刊，2008，26(10):3294

7. 赵勇洁．葛根素联合氩激光治疗缺血型视网膜静脉阻塞．辽宁中医杂志，2006，33(10):1275

8. 李波．潜阳化瘀方治疗肝阳上亢视网膜静脉阻塞 93 例临床观察．中国中医眼科杂志，2008，18(3):125

9. 杨光，张广庆，曹鼎镌．中药治疗视网膜中央静脉阻塞的临床及血液流变学观察．中国中医眼科杂志，1994，4(3):154

10. 庞纯玉，李阿筠，姜辉．从血液流变学探讨视网膜静脉阻塞发病机理．实用眼科杂志，1986，4(4):220

11. 施永德，蔡松年，庄孝珍．视网膜血管病的血液流变学及其中西医结合治疗的动态观察．上海第一医学院学报，1981，8(3):197

12. 徐俊义，蔡松年，郭秉宽．活血化瘀治疗视网膜静脉阻塞的疗效机理研究——外周微循环观察．中西医结合杂志，1985，5(2):97

13. 张惠蓉，冠丽筠，张淑萍．视网膜静脉阻塞病人血液流变性的研究．眼科新进展，1984，(4):240

14. 吴茂慧，王萱征，沈汝才．中药治疗视网膜静脉周围炎 28 例观察．中医杂志，1986，27(10):40

15. 李纪源．中医治疗视网膜静脉周围炎 27 例报告．中医杂志，1985，26(9):43

16. 詹前贤，彭耀崧．中药治疗视网膜静脉周围炎及视网膜静脉阻塞的疗效观察．新中医，1987，19(8):32

17. 曾明葵，李建超．加味四妙勇安汤治疗视网膜静脉周围炎临床观察．湖南中医学院学报，2004，24(4):44

18. 彭清华．视网膜静脉周围炎 31 例的辨证论治．江苏中医，1990，11(12):10

19. 段俊国，廖品正，吴烈，等．中药复方芪明颗粒治疗糖尿病视网膜病变双盲双模拟随机对照多中心临床研究．成都中医药大学学报．2006，29(2):1

20. 李建生，耿新生，许锋．补肾活血方治疗老年人糖尿病视网膜病变的临床观察及其对血小板功能的影响．中国中医眼科杂志，1994，4(3):138

21. 王明芳，谢学军．糖尿病视网膜病变中医辨证与血液流变学关系初探．中国中医眼科杂志，1992，2(2):67

22. 周剑，祁宝玉．养阴活血法治疗糖尿病视网膜病变的近期疗效观察．中国中医眼科杂志，1992，2(2):70

23. 李瑞荃，谢学军，廖品正．滋养肝肾、活血化瘀中药对实验性糖尿病大鼠视网膜超微结构的影响．中国中医眼科杂志，1996，6(2):67

24. 黄培光．中西医结合治疗糖尿病性视网膜病变 50 例．中国中医眼科杂志，1993，3(1):26

25. 杨建华，段俊国，周春阳．糖网方治疗糖尿病视网膜病变 101 例．河南中医，2003，23(10):37

26. 曾明葵，罗耀红．中医治疗中心性浆液性视网膜脉络膜病变研究进展．中国中医眼科杂志，1992，2(1):54

27. 沈潜．黄斑部疾病的中医辨证及治疗分析．中西医结合杂志，1988，8(7)：421

28. 雷嘉启．知柏地黄汤治疗“中浆”．中西医结合眼科，1983，(3)：13

29. 邓子宏．结合荧光造影检查对“中浆”中医药治疗结果分析．中西医结合眼科，1985，(4)：39

30. 彭格非．针刺治疗中心性浆液性视网膜病变 150 例疗效观察．新中医，1983，(5)：35

31. 彭清华，罗萍，李波．中心性浆液性脉络膜视网膜病变男性患者血清性激素变化及其辨证论治的初步研究．中国中医眼科杂志，1995，5(1)：4

32. 赵红地，叶秀荣，张万良．中西医结合治疗中心性浆液性脉络膜视网膜病变疗效观察．中国中医眼科杂志，1995，5(1)：34

33. 黄庆山．分期辨证治疗中心性浆液性脉络膜视网膜病变临床观察．中国中医眼科杂志，1996，6(1)：40

34. 徐秀荣，张秀英．中心性浆液性视网膜病变 90 例治疗体会．山东医药，2002，42(8)：64

35. 黄叔仁，张晓峰．中药治疗中心性渗出性脉络膜视网膜炎临床观察．中国中医眼科杂志，1997，7(1)：14

36. 于晓林，王明芳．中心性渗出性脉络膜视网膜炎辨证论治 附：83 例 89 眼病例报告．成都中医药大学学报，2004，27(4)：16

37. 黄叔仁，王冬梅，卫修玲．九子还睛煎二号冲剂治疗渗出性老年黄斑变性的初步临床观察．中国中医眼科杂志，1991，(1)：12

38. 詹宇坚，关国华，黄仲委，等．中医治疗老年性黄斑变性临床分析．中国中医眼科杂志，1991，(1)：16

39. 葛邦颖．补肾益气活血中药治疗老年性黄斑变性的临床观察．中国中医眼科杂志，1994，4(4)：227

40. 李玉涛．杞菊地黄口服液对老年性黄斑变性患者血液流变学的影响．中国中医眼科杂志，1994，4(4)：210

41. 年春志．槐连汤治疗老年性黄斑盘状变性 20 例．中西医结合杂志，1991，11(4)：232

42. 白世淼，秦杏蕊，戎曙欣，等．益肾明目汤治疗萎缩型老年黄斑变性的临床观察．河北中医，2008，30(1)：73

43. 李波，魏燕萍．李传课教授辨治老年黄斑变性经验．中医药导报，2006，12(1)：20

44. 项文莉，刘伟萍，张颖．辨证分型论治老年黄斑变性 150 例 254 眼．中医药临床杂志，2005，17(3)：227

45. 彭清华，李传课．视网膜色素变性虚中夹瘀的机理研究小结．中国医药学报，1993，8(6)：7

46. 庄曾渊．原发性视网膜色素变性的近期疗效观察．中医杂志，1991，32(1)：29

47. 张毅应．视网膜色素变性中西药联合治疗的初步观察．实用眼科杂志，1991，9(12)：743

48. 丁淑华，高卫萍．夜明方对视网膜色素变性患者闪光视网膜电图的作用．中国中医眼科杂志，1996，6(4)：217

49. 罗明．以针刺为主治疗原发性视网膜色素变性．针灸临床杂志，1993，9(4)：13

50. 武晓燕，张彬等．4＋1 疗法治疗原发性视网膜色性变性的临床研究．中国全科医学，2008，11(10)：844

51. 胡月英．中西医结合治疗视网膜脱离术后严重眼球缺血症．中国中医眼科杂志，1995，5(2)：83

52. 李健民，李颖，岳丽珍，等．中西医结合治疗原发性视网膜脱离临床观察．中国中医眼科杂志，1995，5(4)：220

53. 雷著春．视网膜脱离 50 例的疗效观察．中西医结合杂志，1988，8(11)：677

54. 罗萍，彭清华，李伟力．益养活利法对视网膜脱离术后视功能的临床观察．辽宁中医杂志，1996，(7)：23

55. 李志英，余杨桂，黄仲委，等．中西医结合治疗急性视神经炎的临床观察．中国中医眼科杂志，

1995,5(3):149

56. 孟秀阁,朱丽. 中西医结合治疗视神经炎的临床观察. 中国中医眼科杂志,1995,5(4):209

57. 张起会,陈淑文,张文韬,等. 中西医结合治疗哺乳期球后视神经炎18例. 中国中医眼科杂志,1991,1(1):25

58. 喻干龙. 中西医结合治疗视神经乳头炎临床观察. 中国中医眼科杂志,1995,5(4):230

59. 庞朝善. 庞氏治疗视神经炎的经验. 中国中医眼科杂志,2008,18(4):216

60. 任红苗. 中西医结合治疗视神经炎124例. 实用中医药杂志,2007,23(4):230

61. 张铭连,石慧君,常永业,等. Leber遗传性视神经病变患者的线粒体DNA检测及中医治疗分析. 河北中医,2007,29(1):51-53

62. 张彬,刘蔚文. 辨证治疗缺血性视神经病变129例. 河北中医药学报,2003,18(3):22-23

63. 韩美兰. 四物五子汤加减治疗缺血性视乳头病变10例. 中国中医眼科杂志,1992,2(2):114

64. 毕元修. 中西医结合治疗缺血性视乳头病变. 实用医学杂志,1996,12(2):121

65. 刘萍. 中医药治疗视盘血管炎2例. 中国中医眼科杂志,1992,2(3):158

66. 左岫勤,孙凤鸣,富强,等. 中西医结合治疗乙胺丁醇中毒致视神经萎缩. 中国中医眼科杂志,1995,5(2):104

67. 王万朝,王良辰. 解毒活血汤治愈棉酚中毒性视神经视网膜炎1例. 中国中医眼科杂志,1992,2(2):117

68. 曹鼎镌,李志勇,李燕. 综合治疗甲醇中毒失明1例. 中国中医眼科杂志,1995,5(2):121

69. 阎玲. 通窍补肾汤治疗视神经萎缩21例. 中国中医眼科杂志,1991,1(1):52

70. 李传课,彭清华,曾明葵,等. 益气明目丸治疗脾胃气虚型视神经萎缩和视网膜色素变性疗效观察. 中国中医眼科杂志,1997,7(1):14

71. 谢立科. 辨证论治视神经萎缩76例. 中国中医眼科杂志,1994,4(1):12

72. 曾明葵. 视神经萎缩证治(专题笔谈). 中国中医眼科杂志,1992,2(4):228

73. 于海波,靳瑞. 针刺治疗视神经萎缩临床观察. 中国中医眼科杂志,1997,7(1):23

74. 韦企平,韦玉英,赵峪. 中西医结合治疗儿童外伤性视神经萎缩93例报告. 中国中医眼科杂志,1993,3(3):145

75. 张健,张湘辉,张明亮,等. 张怀安治疗视神经萎缩的经验. 世界中医药,2008,3(3):153

76. 童绎,王影,张守康. 中药五子衍宗丸治疗Leber遗传性视神经萎缩临床观察. 中国中医眼科杂志,2008,18(3):154-156

第十一章 眼外伤

眼外伤是指眼部组织受机械性与非机械性两大因素引起的损伤。随着现代工业的发展,眼外伤的发生率也日益增多。其临床表现的轻重及预后的好坏,与致伤因素、部位、程度以及当时的处理措施等因素密切相关。根据眼的生理病理特点,其外伤特点也可概括为以下几方面。

一是眼居高位,暴露于外,若忽视预防或回避不及,容易外伤。眼之任何部位均可受伤,如仅伤眼睑、眦部者,病情相对较轻;如伤及眼珠者,病情相对较重;如有穿透伤,则较之无穿透伤者更重。一处组织受伤,又可影响其他组织,还可产生其他并发症。

二是眼珠构造精细,组织脆弱娇嫩,受伤后不易修复,甚至造成永久性损害。有些组织修复后又不能恢复原来的形态和功能。如角膜瘢痕,晶珠混浊,均可影响其透明度,以致神光不能发越,造成视力障碍。

三是珠内脉络细微丰富,内含真气真血,即使是轻伤,既可伤血,又可伤气。血伤则多出血而瘀滞,如血灌瞳神等;气伤则多气机壅滞,血行不通,功能障碍,如视网膜震荡等。

四是致伤物体大多污浊,受伤处易被污染,特别是无血络分布的黑睛、晶珠、神膏,抵抗力较低,易被风毒侵袭,而出现邪毒炽盛之候。

五是外伤不仅伤眼的经络、气血、组织,而且在少数情况下,可发生交感性眼炎,影响健眼,治不及时可致双眼失明。

基于以上特点,认真防治眼外伤是具有重要意义的。临证处理眼外伤患者,要全面询问受伤病史、经过以及致伤物的性质,详细了解自觉症状,系统检查伤眼情况,注意受伤部位有无穿孔和异物等,然后采取相应的治疗措施。当代的中西医结合治疗,是处理眼外伤的有效方法,但本书对西医学的治疗,只在相应处提及,不作详细介绍。

第一节 异物入目

【概说】

异物入目是指尘沙、谷壳、麦芒、煤灰、飞虫、金属碎屑、玻璃碎片、竹木碎条等细小异物进入眼内,黏附或嵌在眼珠表层而言。其证候表现,根据异物的形状、性质,损伤的部位及程度不同,引起的证候有轻重之别。病在浅表,病情较轻。如伤后不加注意,拖延失治;或深层异物处理不当,加重眼珠损伤;或某些异物具有腐蚀性或毒性,均可导致严重眼病或愈后遗留瘢痕翳障,影响视力。

古代对于本病的记载较早,如《千金要方·七窍病》就有"治目中眯不出方","治稻麦芒等入目中方","治沙石草木入目中不出方"等记载。《太平圣惠方·治眯目诸方》指出:"夫眯目者,是飞扬诸物尘埃之类入于眼中,粘睛不出,遂令疼痛难开也。"《秘传眼科龙木论》载有“眯目飞尘外障”，谓：“此眼初患之时，皆因风吹尘物入眼，贴睑皮粘定睛上，疼痛隐涩难开，不辨人物，欲治之时，须翻眼皮，用绵裹针拨出眯物。”《证治准绳·杂病·七窍门》根据异物大多随风飘扬进入眼内而致眯目不敢睁视，称为“眯目飞扬”。还有“飞丝入目”、“物偶入睛”等记载。并告诫人们，当异物入眼时，“不可乘躁便擦，须按住性，待泪来满”，让泪液将异物冲去。《异授眼科·眼有七十二症医法》对尘物入目载有用盐水冲洗的方法。《张氏医通·七窍门》载有：“风吹沙土入目……初起将绵卷簪脚，捻拨出尘物。久者翻转脾睑，看有积处，镰洗至平，不须吹点。物落眼中，用新笔蘸缴出。治稻麦芒入眼，取蛴螬……从布上摩之，其芒出着布上。”《医宗金鉴·眼科心法要诀》除载有“眯目尘丝入目中，泪涩难开睛痛疼”症状外，还提出了“初宜外治久生翳，酒调散用草归芜，蝉蛸赤芍苍菊栀，翘麻羌活大黄同”的内服药治疗异物入目致黑睛生翳的方法。此外，《一草亭目科全书》和《目经大成》也有飞尘入目的记载。现代中医眼科教材，统称为“异物入目”，以概括上述诸物入目。

本节异物入目，只讨论粘着或嵌于睑内面及眼珠表层的细小异物，不包括珠内异物。相当于西医学的结膜、角膜异物。

【病因病机】

多因在工作和生活中，保护不慎或回避不及，以致金属碎屑、玻璃细渣、麦芒、谷壳等异物进入眼内；或尘土、煤灰及其他杂细物质随风吹入眼内；或细小昆虫之类扑入眼内。异物入目后，如处理不及时，可致红赤刺痛，甚至黑睛生翳，视物不清。若是炸药、雷管等爆炸伤，则火药残渣、铜屑雄黄等飞溅入目，造成大量黑睛异物，取除困难，危害视力。

【临床表现】

根据异物的不同形状、不同性质、不同部位和入目时间长短等因素，其临床表现也有所不同。若异物在胞睑内面及白睛表面时，只有沙涩不适之感；若细小昆虫及有毒微小生物入于目中，以致倏然痛涩难开，眼肿目赤；若异物在黑睛表层，则刺痛流泪、羞明难睁，时间较长，可见白睛混赤，异物周围有边缘不清的灰白色翳障；若是铁屑异物，可见棕色锈环；如系爆炸伤，则可见胞睑内、白睛、黑睛表层、深层均有散在异物。异物入目若治疗不及时，邪毒乘伤袭入，可变生凝脂翳，并可出现瞳神紧小、神水混浊、黑睛后壁沉着物等。对于难以发现的细微异物尤其是黑睛异物，可用裂隙灯或放大镜检查确定。

【诊断依据】

1. 有明显的异物入目病史。
2. 患眼沙涩磨痛、畏光流泪。
3. 检查可发现异物。

【辨证论治】

本病的辨证，首先要分辨异物的性质、形状、部位。其治疗方法以及时清除异物，防止感染为原则。

若异物表浅、细小，粘附或游离在胞睑内面或黑睛表层，可用消毒生理盐水冲洗，或用无菌盐水棉签粘出。如在黑睛表面的异物，可先滴0.5%丁卡因1次后，以无菌棉签轻轻粘出，继点抗生素眼药水即愈。

若异物嵌在黑睛表层，采用角膜异物剔除术去除之，但必须注意无菌操作。其操作方法：先用生理盐水冲洗结膜囊，滴0.5%丁卡因1～3次以表面麻醉。患者取坐位或仰卧位，头部固定不动，嘱患者睁开双眼，注视一固定目标，充分暴露异物区角膜，左手固定上下眼睑，右手持消毒异物针或注射针头从异物一侧，成 15°插入剔除异物(图 3-11-1)针尖朝向角膜缘方向，切忌针头垂直伸入，以免不慎刺穿角膜组织。如有铁锈则一并刮除，务求干净，并尽量注意勿损伤正常组织。如异物过多或较深，不必强求一次取净，可留待复诊时处理。深层异物剔除时，倾斜角度宜变小，针头斜面置于异物后以兜住异物，防止刺穿角膜或将异物推入前房。

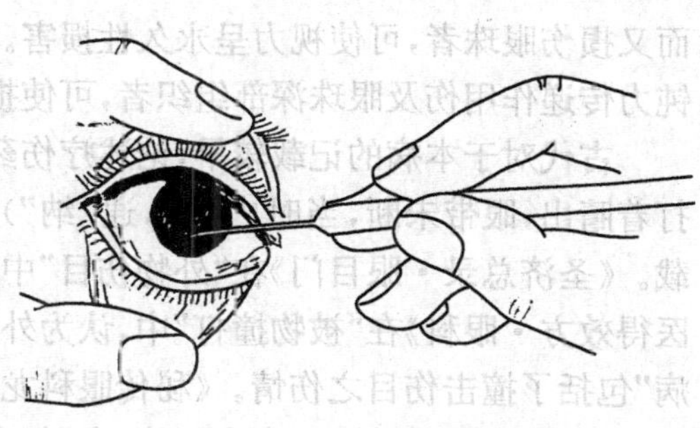

图 3-11-1 角膜异物剔除术

术毕滴用抗生素眼药水和眼膏，症重者可在结膜下注射广谱抗生素。眼垫封盖。翌日必须复查，观察有无异物残留，以及角膜创面愈合情况。如创口出现灰白色浸润，且患眼疼痛加剧，为继发感染，按凝脂翳处理。

【转归预后】

本病的预后一般较好。如浅表异物，又能及时取出，可恢复正常。如深层异物，或处理不当，愈后可遗留瘢痕翳障影响视力。黑睛浅层深层均有的多发性异物，则预后相对较差。

【调护要点】

如遇异物入目，可轻轻闭眼，让眼泪自行将其冲出。如不能自行排出，应及时去医院诊治，切不可乱施揉擦、挑拨。挑取异物时，必须做到术前洗眼，器械消毒，术后消炎，次日复诊，密切观察有无感染，如有感染，应立即采取相应措施。

【预防要点】

异物入目一般是可以预防的。如在砂土尘埃、碎叶毛刺、麦芒稻谷飞扬的场地工作，可戴合适的防护用具。如刮大风外出时，可戴避风镜。如有异物入目，则需要及时和正确处理，切勿乱加揉擦或以不洁之物挑拨。以免邪毒袭入，变生他症。

【文献选录】

《证治准绳·杂病·七窍门》："物偶入睛证：谓偶然被物落在目中而痛也。凡人被物入目，不可乘躁便擦，须按住性，待泪来满而擦，则物润而易出。如物性重及有芒刺不能出者急令人取出，不可揉擦，擦则物愈深入而难取。若入深须翻上睥取之，不取则转运阻碍气滞血凝而病变。"

"眯目飞扬证：因出行间风吹沙土入目，频多揩拭，以致气血凝而为病也。初起涩湿赤脉，次后泪出忽涩，渐渐重结为障翳，然有轻重赤白，亦因人之感受血气部分，或时令之寒热不同耳。或变或不变，亦随人之戒触所致，当辨形证别经络而施治。"

《张氏医通·七窍门》："风吹沙土入目……初起将绵卷簪脚，捻拨出尘物，久者翻转睥睑看有积处，刮洗至平，不须吹点。物落眼中，用新笔蘸缴出。治稻麦芒入眼，取蛴螬以新布覆目上，待蛴螬从布上摩之，其芒出着布上。"

第二节 撞击伤目

【概说】

撞击伤目是指眼部受钝力撞击又无穿破伤口而言。由于受力之大小及着力点部位之不同，其症状与预后也有所不同。撞击力小，未伤及眼珠者，症状较轻，对视力可无影响。力大而又损伤眼珠者，可使视力呈永久性损害。还有部分患者，由于强烈震荡，暴力传导挤压或钝力传递作用伤及眼珠深部组织者，可使损伤复杂化。

古代对于本病的记载较早，论述疗伤药物亦不少。如《龙树菩萨眼论》即有“眼忽被物撞打着睛出，眼带未断，当时内（nà，通“纳”）入眶中”，以及“眼因物撞刺作翳”等眼外伤的记载。《圣济总录·眼目门》在“外物伤目”中认为轻者可致眼胞肿痛，重者可致目睛突出。《世医得效方·眼科》在“被物撞打”中，认为外可伤眼睑，内可伤瞳人。《原机启微》“为物所伤之病”包括了撞击伤目之伤情。《秘传眼科龙木论》论述的“血灌瞳人外障”，主要是外伤引起，还有惊振内障的论述。《古今医统》在“打击伤损”中记载了“积血注目”和“眼眶内瘀血”的伤情。《证治准绳·杂病·七窍门》除有“物损真睛证外，还专立了“振胞瘀痛”、“触伤真气”、“惊振外障”等撞击伤目的不同伤情。此后《审视瑶函》、《张氏医通》、《目经大成》所论述的“物损真睛”，也包括了撞击伤目的伤情。至20世纪60年代，广州中医学院主编的中医眼科教材，根据致伤原因和眼珠是否穿破，分为“撞击伤目”与“真睛破损”两大类。本节病名即源于此。

本节主要讨论因钝力撞击而致眼部损伤的病症，如眼部受钝力撞击之胞睑、白睛、黄仁、晶珠、目系、眼带、眼眶等损伤又无穿破伤口者。若因钝力过猛而眼珠破裂的，则在真睛破损范围内讨论。本节内容相当于西医学的机械性非穿通性眼外伤。

【病因病机】

多因钝性物体如球类、拳头、棍棒、铁块、砖石、皮带等击伤眼部，或高压液体、气体冲击眼部，或乘车时急刹车造成眼部撞击所致。一般除接触处直接受伤外，还可由通过强烈震荡、暴力输导、钝力传递等作用，伤及眼部深处组织，造成气血受挫，组织受损，甚则挫伤目系。

【临床表现】

根据撞击眼部之部位、程度不同，表现各异。钝力撞击之轻者，一般仅造成轻度震荡伤，如来势凶猛可造成眼挫伤，晶珠脱位或碎裂，眼内大出血，眶骨骨折，颅底骨折等症，现按损伤部位表现的主证分述如下：

胞睑受伤：可见眼睑瘀血肿胀、青紫积滞，重坠难睁，疼痛不适。出血量多时，即可见同侧颜面颧部积瘀，亦可越过鼻梁至对侧眼睑青紫肿胀。另有部分尚可发生眼睑皮下气肿（前筛窦受伤）、上胞下垂（提上睑肌受伤）。

白睛受伤：常见白睛瘀血，色似胭脂，量少者，白睛部分红紫瘀血，量多者可布满整个白睛。

黑睛受伤：黑睛深层呈条状、片状混浊，或在相应之表层有伤痕，此时伴有畏光，流泪、疼痛难睁等症。并有抱轮红赤，若邪毒乘伤侵袭，可变生凝脂翳等。可用荧光素钠角膜染色来检查受伤情况。

瞳神受伤：因受伤情况不同，可致瞳神歪斜不正，瞳神变形如半月状；或有多个瞳神；或呈D形双瞳外观（黄仁组织被撕裂或其根部断离）；或致瞳神散大，终不复原（黄仁括约肌麻痹，丧失正常之展缩功能）。患者自觉畏光，视力障碍，视一为二等症状。如黄仁血络受损，可见血灌瞳神。出血多少不一。出血少者，沉积于瞳神以下，形成液平面；多者则漫过或遮满瞳神。量少者易吸收，量多而日久不散者，可变生绿风内障，出现头痛眼胀，珠硬如石，恶心呕吐等症。也可变生黑睛血染，出现黑睛中部呈圆盘状混浊，开始呈棕红色，继之呈青黄色、灰白晦暗，致使黑睛失去晶莹透明，严重障碍视力。

晶珠受伤：撞击损伤了晶珠悬韧带，可致晶珠半脱位或全脱位。如脱位到前房，可堵塞前房角，引起继发性青光眼；如脱入玻璃体腔内，可见前房变深，黄仁（虹膜）震颤。半脱位时，晶珠移位或倾斜，可致视物大小不一，或视一为二。眼珠受外伤撞击触打，瘀血渗入神水等影响，可致晶珠混浊，成为惊振内障。

眼底受伤：可致视网膜震荡，视网膜脱离，或视网膜、脉络膜撕裂，视神经挫伤。如视网膜震荡，可引起视物变形、视物变色、视力下降，眼底表现为后极部水肿，色灰白，边缘不清。如并发黄斑裂孔，表现为黄斑区有二分之一视乳头大小红色圆形斑。如视网膜脱离，则见视网膜呈青色隆起，视力严重丧失。如脉络膜裂伤，其破裂部位常在后极部，以视乳头与黄斑之间为多，裂痕常呈弓形，凹部朝向视乳头，色淡黄，周围色素及出血包绕。若撞击伤及视网膜或脉络膜的血络，可引起大量出血，甚至侵入玻璃体形成大量积血，则成暴盲，此时眼底不能窥见。大量的脉络膜出血可以引起眼压升高。

眼眶受伤：若撞击力猛烈时，可致眼眶内软组织损伤，眶骨或颅底骨骨折，眼球脱位，眶内出血。眶内出血往往在伤后12～24小时内，沿眶缘之胞睑出现典型的环状皮下瘀血斑，或于结膜下出现暗紫红色瘀斑，越近穹隆部越明显。眶内出血，往往合并眶骨或颅底骨折，X线片可以确定。

眼带受伤：即眼外肌受伤，损伤某一眼外肌或支配该肌的神经受伤，可使眼球向某侧转动受限，目珠偏斜，视一为二。严重的眼带断离，可使目珠脱出。

以上伤情，根据撞击的部位、程度不同，虽可单独发生，但在多数情况下常可多处伤情同时存在，临证必须认真细致检查，以免遗漏伤情。

【诊断依据】

1. 有明确的撞击伤目史。

2. 有相应的受伤临床表现。

3. 疑有眼眶及颅底骨折时，可根据X线片、眼部B超、CT扫描等检查手段协助诊断。

【辨证论治】

本病辨证当分辨伤之部位，伤之程度，伤之时间，以及有无并发症等情况。大抵轻伤、新伤者易治，重伤、陈伤者难疗。伤情复杂者，除内服外治外，有些还须配合必要的手术治疗。

1. 络伤出血

主证　眼睑青紫，重坠难睁；或白睛溢血，色如胭脂；或眶内瘀血，目珠突出；或黄仁受损，血灌瞳神；或眼底出血，形成目盲等。

分析　钝物撞击伤目，血络受损，血溢络外，可致胞睑青紫、白睛瘀血、眶内瘀血、血灌瞳神、眼底出血等。其中以血灌瞳神和眼底出血为重，不但不易吸收，而且可并发他症。

治法　凉血止血为先，消瘀凉血为后。

方药　凉血止血用十灰散加味：大蓟10g，小蓟10g，茜草10g，侧柏叶10g，白茅根30g，栀子10g，棕榈皮8g，荷叶10g，牡丹皮12g，大黄10g。若头痛眼胀，加夏枯草以平肝清热。待血止之后，其离经之瘀血，拟消瘀活血为治，用祛瘀汤加减，当归10g，赤芍10g，桃仁10g，泽兰10g，丹参15g，川芎6g，郁金10g，三七粉3g。若有黑睛混浊者，加蝉蜕、木贼草以退翳明目；若有畏光流泪者，可加防风、蔓荆子、羌活以祛风清热；若有抱轮红赤、瞳神紧小者，加龙胆草、黄芩、石膏以清热降火。

2. 气滞血瘀

主证　目珠偏斜，黑睛混浊，或瞳神不正，散大不收；或眼底水肿，视物不清；或眼珠胀痛，珠硬如石。

分析 目珠被物撞打损伤，虽未见络伤出血，但组织损伤，故见上述诸症。气血失和，故黑睛混浊，眼底水肿，气血凝滞，瘀则不通，不通则痛，故眼珠胀痛，珠硬如石。

治法 行气活血，化瘀止痛。

方药 血府逐瘀汤加减：桃仁10g，红花9g，当归9g，生地黄15g，川芎10g，赤芍10g，牛膝10g，桔梗6g，柴胡6g，枳壳6g，车前子（包煎）15g，防风10g。如疼痛剧烈，加乳香、没药破瘀止痛；如有瞳神不正或散大不收，加香附、白芍、五味子等顺气酸收之品；若有眼底明显水肿，可加泽泻、茯苓利水消肿；若有目珠偏斜，加僵蚕、白附子舒筋缓急；若晶珠混浊，可加石决明、蒺藜等退翳明目之品。

【其他治疗】

1. 眼睑出血时，可用鲜生地黄，或生大黄粉，或白萝卜捣烂外敷，或冷敷以止血。1～2日后改用热敷以促使消散。

2. 血灌瞳神可选用三七、丹参、红花、川芎液局部电离子导入。

3. 黑睛混浊，局部滴用抗生素眼药水或千里光眼药水或黄芩苷眼药水，并涂穿心莲眼膏。

4. 眶内出血致眼珠突出，或眼睑皮下气肿，可加压包扎，并禁擤鼻涕，避免打喷嚏。

5. 眼珠刺痛，可用生地、红花、芙蓉叶捣烂，以鸡蛋清调匀，隔纱布垫敷患眼，常有止痛消瘀之效。

6. 伤情严重，特别是有血灌瞳神、眼底出血等情况者，宜眼垫封盖双眼，卧床休息。血灌瞳神者，应取半卧位，并配合口服乙酰唑胺降低眼压，以防出现其他变证。

7. 晶珠脱位于前房内，或血灌瞳神量多而六七日不消散，或惊振内障晶珠全混者，可配合手术治疗。

8. 合并有眶骨骨折、颅底骨折等情况，须请有关科室会诊，共同诊治。

【转归预后】

撞击伤目预后的好坏，可因伤之轻重，伤之部位等不同因素而异。撞击仅伤及眼睑，或伤轻而未及眼珠者，可对视力无妨，预后一般良好；伤重而及眼珠者，预后不佳，对视力可造成严重损害。如出现严重并发症者，预后多属不良。

【调护要点】

如有眼外伤，要及时医治，切不可侥幸等待。饮食以清淡为宜，忌食辛辣油腻之品，保持大便通畅。护理时点药、换药要及时，动作要轻巧，并密切观察伤情。如需特殊体位，要认真配合医嘱执行。如发现病情有变化，应及时报告医生，以便及时处理。

【预防要点】

撞击伤目是一种经常发生的眼外伤，平时以预防为主，有条件的地方要运用各种形式，宣传预防知识及一般抢救措施。在工厂和车间要制定安全保护措施，建立和健全规章制度，并经常检查落实情况，杜绝外伤事故发生。另外除工农业外伤外，打架斗殴及娱乐误伤等亦有增多，要通过精神文明建设，提高人民素质来解决。另外，学校的教师和学生家长要对青少年进行安全教育，防患于未然。如一旦发生眼外伤，须及时去医院诊治。

【文献选录】

《证治准绳·杂病·七窍门》："振胞瘀痛证：谓偶被物撞打，而血停滞于睑睥之间，以致胀痛也。缓而失治，则胀入珠内，瘀血灌睛而睛有损坏之患，状亦与胀如杯覆同，外治开导敷治亦同，内治不同。盖胀如杯覆，因火从内起而后壅滞，此因外触凝滞，脉道阻塞，而后灌及神珠。或素有痰火风邪，因而激动，乘虚为患，又当验其形证丝络，各随其经而治之。”

“触伤真气证：乃被物撞打而目珠痛，痛后视复如故，但过后渐觉昏冥也。盖打动珠中真气，络涩滞而郁遏，精华不得上运，损及瞳神而为内障之急。若视觉昏暗，速治之以免内障结成之患。若疾已成，瞳神无大小欹侧者，犹可拨治，内宜调畅气血，无使凝滞，此证既成，即惊振内障。”

“惊振外障证：目被物撞触而结为外障也，与伤在膏上急者不同。初撞目时亦有珠疼涩胀之苦，为其伤轻而瘀自潜消，故痛虽止而不戒禁，有所触发其火，致水不清，气滞络涩而生外障。有撞虽轻，反不知害，有所触犯，遂为外障者；有撞重不戒，反触而变为凶疾者。凡外障结而珠疼头痛及肿胀者，皆是恶证，防变急宜治之。”

《银海精微·撞刺生翳》：“被物撞刺生翳者，与撞破一理。然刺被竹木签刺，痕伤受血灌溉，遂生血翳，磣涩泪出，红筋满目。此症外伤，与患眼生翳不同。患眼者，五脏六腑之毒发出，为有根病也；刺伤者，外伤与内无预。”

第三节 真睛破损

【概说】

真睛破损是指外物损伤眼珠而又有穿透伤口而言。有的伴有眼球内异物，严重者可影响健眼，是一种严重的眼外伤。病情的轻重，与损伤的部位、原因、程度、有无球内感染、有无异物存留有关。多数预后不良。

真睛破损，亦称物损真睛。在古代文献中与撞击伤目不能截然分开。明确提到眼珠破损的，见于《秘传眼科龙木论》，该书专立“偶被物撞破外障”。继而《银海精微·被物撞破》指出，撞破风轮，血灌瞳人及多轮并伤，是最为厉害之症。《证治准绳·杂病·七窍门》在“物损真睛”中论述眼球外伤时，主要论述了眼球穿通伤。指出致伤物的形状有尖有钝，受伤程度有深有浅。除此之外，还详细论述了真睛破损的并发症，如谓：“大凡此病，不论大小黄白，但有泪出赤胀等证者，急而有变，珠痛头痛者尤急，素有痰火风湿斲丧之人，病已内积，未至于发，今有外伤而激动其邪，乘此为害，痛甚便涩者最凶。”《张氏医通·七窍门》载有：“物损真睛证，偶被物触打在风轮。伤有大小，色有黄白，黄者害速，白者稍迟，若触膏及破者，必有膏汁。或青黑或白如痰者流出，为患最急，纵然急治，瞳神虽在，亦难免欹侧之患。”《目经大成》亦简略论述真睛破损的不良预后，谓：“其为细尖之物所触，浅小可治，若伤大而深及内损神膏，外破神珠者，纵然急治，免得枯凹，明终丧尔。”现代中医眼科教材将眼珠外伤穿透者，明确称为“真睛破损”。

本节讨论范围，不论何种外伤，只要眼珠有穿通伤口的，均在此列，与西医学的机械性穿透性眼外伤相当。

【病因病机】

1. 眼球被刀、剪、锥、针等锐利之物刺破。

2. 高速飞溅之金石铁屑，或爆炸之碎石破片飞射入眼（异物多存留于珠内或眶内）。

3. 被过猛之钝力撞击挤压，或跌扑碰打造成眼珠破裂。

以上外伤，不仅使眼球破损，而且风热邪毒极易侵入眼内，故真睛破损，除使经络、气血、组织受伤外，也极易出现邪毒入侵，热毒炽盛之候，少数情况还可影响健眼，出现交感性眼炎。

【临床表现】

伤眼自觉有剧烈的疼痛、畏光、流泪、胞睑难开、视力骤降等症。

检查伤眼，有形状、大小、部位不一的穿透伤口，有的合并有眼睑穿透伤。白睛上较小的伤口，须细心诊察，方可发现；较大伤口，必有神膏外溢或嵌在伤口，状如鸡子清。黑睛上较小伤口，必致神水即刻外溢，自觉伤眼有“热泪”感；较大伤口则有黄仁脱出嵌顿，状如蟹睛。如穿破伤口深及晶珠者，可致晶珠混浊。如在黑、白睛交界处，或眼珠破口较大者，则神水、神膏、黄仁、晶珠等均可脱出于外，眼珠立即塌陷变软，终为萎缩，失明。

穿破伤是否合并有眼内异物，需根据病史、自觉症状、临床表现等综合分析，并可作X线片，眼部B超，CT扫描协助诊断。眼内异物，不仅造成眼部机械性损伤，而且可沾染邪毒，部分异物还可起化学变化，进一步破坏眼内组织。因此，对眼内异物不可误诊和漏诊。

穿破伤口是邪毒入侵的重要途径，伤后1～2日，可出现邪毒亢盛之候，如眼睑肿胀，畏光流泪，剧烈疼痛，创口污浊浮肿，白睛混赤肿胀，神水混浊，黄液上冲，瞳神不辨，甚至邪毒蔓延而出现眼珠突出，转动失灵，头痛寒热等严重证候。

影响健眼是真睛破损的严重并发症，即西医学的交感性眼炎。一般来说，如创口在白睛、黑睛交界处，创口嵌有黄仁等组织，且长期愈合不良；或红赤疼痛持续不退，或赤痛时作，反复出现；或眼内有异物存留等，较易影响健眼。健眼受累即可出现瞳神紧小，神水混浊，角膜后壁附有细微沉着物，抱轮红赤，畏光流泪，头目疼痛。或用眼底镜检查可见玻璃体细尘状混浊，脉络膜有散在细微渗出病灶，甚者玻璃体重度混浊，视乳头水肿，视网膜有渗出物，即属交感性眼炎。一旦出现，即可造成严重后果，必须高度重视。

【诊断依据】

1. 有明确的眼外伤史。
2. 视力减退，严重者无光感。
3. 白睛、黑睛或黑白睛交界缘有伤口，或黄仁突出，状如蟹睛。
4. 神水外溢，严重者神膏、黄仁、晶珠及眼内组织均可脱出于伤口外，眼珠塌陷变软。
5. 裂隙灯、检眼镜及X线、眼部超声、CT扫描等检查显示有眼内异物。

【辨证论治】

本病之辨证，首须分辨损伤的部位，伤势的深浅，异物的性质，邪毒的轻重，然后采取相应的治疗措施，一般中西医结合进行紧急救治，先处理伤口，再结合内服药物。

1. 眼珠破损，风邪乘袭

主证 白睛或黑睛破裂，或珠内组织脱出嵌顿，疼痛剧烈，胞睑难睁，畏光流泪，视力剧降。

分析 真睛破损，必致珠内容物脱出；受伤之际，七情内移，卫气衰惫，腠理失密，风邪乘隙而入，故见畏光流泪，疼痛剧烈等症。

治法 除风益损，清热散瘀。

方药 除风益损汤加味：防风10g，前胡10g，藁本10g，生地黄12g，川芎10g，当归10g，赤芍10g，金银花15g，黄芩10g，连翘10g。若疼痛剧烈，加乳香、没药以散瘀止痛；黑睛混浊，加木贼草，蝉蜕以退翳明目。

2. 外邪壅聚，热毒炽盛

主证 创口污浊浮肿，白睛混赤，胞睑肿胀，或黄液上冲，或健眼受累。

分析　眼珠穿破，邪毒入侵，气血瘀滞，故见创口污浊，胞睑肿胀；邪毒结聚，蓄腐成脓，故见黄液上冲，甚至脓毒蔓延全眼珠；若伤眼迁延不愈，反复发作，可通过经络、气血、脏腑等累及健眼。

治法　清热解毒，凉血化瘀。

方药　经效散合五味消毒饮加减：水牛角 50g，赤芍 12g，当归尾 10g，银花 15g，连翘 15g，蒲公英 15g，紫花地丁 10g，天葵子 10g，大黄 10g，生甘草 3g。若累及健眼出现交感性眼炎，可用还阴救苦汤以清泻肝胆，祛风清热。

【其他治疗】

1. 外治先处理伤口，如创口小、对合良好，又无眼内组织脱出者，可不必缝合，予以散瞳，涂抗生素眼膏，加敷料包扎，但不宜加压包扎。

2. 如较大的球结膜、角膜、巩膜穿通伤口，在局麻下清洁伤口，球结膜可采用连续缝合；角膜、巩膜采用层间缝合；如合并眼睑穿透伤，应仔细分层缝合；如有玻璃体脱出，用剪刀剪除；如有葡萄膜脱出或眼内组织嵌顿，原则上也应剪除，但若脱出较少，又未超过 24 小时，在用抗生素液充分清洗后送回眼内；如有晶状体嵌于伤口，应充分清除，并作前房冲洗后，注入无菌空气，以防虹膜粘连；如角膜破碎不便于缝合，可用结膜瓣封盖；如眼球严重破坏，眼内容物脱出较多，视力完全丧失，无治愈希望者，可考虑作眼球摘除；如眼内有异物，特别是金属性异物，更应手术取出。

3. 局部用广谱抗生素眼药水，或清热解毒类中药眼药水滴眼，如黄芩苷、千里光等眼药水滴眼。

4. 根据病情可结膜下注射抗生素，或结合全身运用抗生素。

5. 散瞳可用 1%阿托品眼水或眼膏，如虹膜已有粘连，瞳孔散不大者，可用混合散瞳剂或苯肾上腺素 0.1～0.3ml，选择靠角膜缘外 1mm 处结膜下注射。

6. 肌肉注射破伤风抗毒素，以预防破伤风的发生。

7. 如发生交感性眼炎，应结合使用糖皮质激素，从足量开始，待炎症消退后逐渐减量至停药。

【转归预后】

本病预后的好坏，与穿破的部位、大小、深浅、异物的有无以及眼内容物脱出的多少有关，也与有无感染及抢救治疗及时与否有关。如穿孔浅小，眼内损害不重，无异物存留于内，伤口清洁，早期救治及时者，一般预后较好；反之，预后多属不良。

【调护要点】

检查人员操作要轻柔，切勿施加压力，严格无菌操作。护理上要及时点药、换药，动作轻巧，并密切观察伤情及健眼情况；饮食以清淡为宜，保持大便通畅，有利伤情控制；患者应保持良好的心理状态，保持七情和畅，避免因病而郁，室内要整洁，空气要流通，环境要安静，以利病情好转。

【预防要点】

真睛破损是一种严重的眼外伤，治疗较为困难，往往造成严重后果，故“未病先防，已病防变”对于防治真睛破损尤为重要。

1. 遵守操作规程，加强劳动保护。车间的机器，农民的用具，战士的武器，使用时均应注意安全，并广泛深入开展有关预防眼外伤的宣传工作，建立健全规章制度。并检查落实情况。

2. 加强对学生、儿童的安全教育，教育儿童不要玩弄锐利的、有弹伤性的、有爆炸性的物品，如刀剪、弹弓、鞭炮、玻璃、雷管等。发生眼外伤应及时治疗。

3. 磨工、车工等工作时应戴用防护眼镜，以防异物损目。对火药、雷管等爆炸物应妥善保管，安全使用。

【文献选录】

《银海精微·被物撞破》："被物撞破者，并无所患而所因者三，此外因也。全然无事，误被物撞破，或打扑或跌着，或撞破胞睑也。积血紫青，撞破白仁，外伤硬壳，此不能为害，惟撞破三风轮，血灌瞳人，五并轮混杂，最为利（厉）害之症也，痛恶瞳忍涩难开，治法服以酒调散。"

《银海精微·血灌瞳人》："忽因物刺着胞睑睛珠，血积不散，或用针误损恶肿痛难忍，或因恶拳打着睛珠脱出一二分者，将何治法？答曰：打伤之时，捣烂生地黄敷之以散其血，先服止痛末药散，后服坠翳明丸；若因伤风服除风汤，若打着睛珠流出者，以手掌心搽进珠，亦以生地黄敷之，若无生地黄，用干地黄酒浸湿捣烂亦可，服止痛没药散。"

《原机启微·为物所伤之病》："志于固者，则八风（即东、南、西、北、东南、西南、东北、西北八个方位之风）无以窥其隙；本之密者，则五脏何以受其邪。故生之者天也，召之者人也。虽生弗召，莫能害也。为害不已，召之甚也。生气通天论曰：风者百病之始也，清净则肉腠闭拒，虽有大风苛毒，弗之能害。阴阳应象大论曰：邪风之至，疾如风雨，故善治者治皮毛。夫肉腠固，皮毛密，所以为害者，安从其来也，今为物之所伤，则皮毛肉腠之间，为隙必甚。所伤之际，岂无七情内移，而为卫气衰惫之原。二者俱召，风安不从。故伤于目之上下左右者，则目之上下左右俱病，当总作除风益损汤主之。伤于眉骨者，病自目系而下，以其手少阴有隙也，加黄连，除风益损汤主之。伤于额者，病自抵过而上；伤于耳者，病自锐眦而入，以其手太阳有隙也，加柴胡，除风益损汤主之。伤于额交巅耳上角及脑者，病自内眦而出，以其足太阳有隙也，加苍术，除风益损汤主之。伤于耳后耳角耳前者，病自客主人（即下关穴）斜下，伤于颊者，病自锐眦而入，以其手少阳有隙也，加枳壳，除风益损汤主之。伤于头角耳前后及目锐眦后者，病自锐眦而入，以其足少阳有隙也，加龙胆草，除风益损汤主之。伤于额角及巅者，病自目系而下，以其足厥阴有隙也，加五味子，除风益损汤主之。诸有热者，更当加黄芩，兼服加减地黄丸。伤甚者，须从权倍加大黄，泻其败血。六节脏象论（应为五脏生成篇）曰：肝受血而能视，此盖滋血养血复血之药也，此治其本也。"

《证治准绳·杂病·七窍门》："物损真睛证：谓被物触打经在风轮之急者，物大则状大，物小则状小。有黄白二色，黄者害速，白者稍迟。若尖细之物触伤浅小者，可治可消；若麤（注：cū，即粗。）厉之物伤大而深及缺损神膏者，虽愈，亦有瘢痕；若触及破膏者，必有膏汁，或青黑色，或白色如痰者流出，为害尤急，纵然急治，瞳神虽在，亦难免欹侧之患；绽甚而瞳神已去者不治。物有尖小而伤深膏破者，亦有细细黑颗如蟹睛出，愈后有瘢。且如草木刺、金石屑、苗叶尖、针尖，触在风轮，浅而结颗黄者，状如粟疮，急而有变白者状如银星，为害稍缓。每见耘苗人竹木匠，往往触竹丝、木屑、苗叶在风轮而病者。若飞扬之物重大而打破风轮者，必至青黄牒出。轻而膏破者，膏汁流出黑颗，为蟹睛；又轻而伤浅者，黑膏未出，有白膏流出，状如稠痰，凝在风轮，欲流不流，嫩白如凝脂者，此是伤破神珠外边上层气分之精膏也。不可误认为外障。若视昏者，瞳神有大小欹侧之患，久而失治，目必枯凸。大凡此病，不论大小黄白，但有泪流赤胀等证者，急而有变。珠疼头痛者尤急，素有痰火风湿斲丧之人，病已内积，未至于发，今因外伤，而激动其邪，乘此为害痛甚便涩者最凶。又如木竹、芒刺，误触断在风轮膏内者,必晓夜胀痛难当,急宜取出物。若麤大入深者,于此损处,必有膏出为蟹睛,治亦有瘢,取迟,膏水滞结障生者,物去而治障,障自退。若大而厚者,虽退亦有迹。失取而攻损瞳神者,不治。若刺伤断在气轮皮内,取迟者必有瘀血灌胀,取去物而先导之,后治余证,大抵此证物尖细者,伤亦小易退而全好,麤大者,伤亦大难退而有迹,小者能大,大者损目,风轮最急,气轮次之。其小物所触浅细者,年少精强及善于护养,性情纯缓之人,亦有不治而愈者,必其内外别无他证也。"

第四节 眼部酸碱化学伤

【概说】

眼部酸碱化学伤是指各种酸碱物质烧伤眼部组织而言。发生率占眼外伤总数的10%左右。受伤程度与预后,取决于化学物质的性质、形状、浓度、数量、与眼接触时间的长短,以及紧急处理措施得当与否等因素有关。一般来说,碱性物质烧伤较重较深,酸性物质烧伤较浅较局限。如果化学物浓度高,入眼量多,接触时间长,可致眼组织腐蚀性损伤坏死,甚至毁坏整个眼珠。因此,必须高度重视,认真防治。

本病在《华佗神医秘传》曾有记载,该书谓:"治碱水入目神方,以清水洗涤眼部自愈。若用新鲜牛乳点之,尤效。"又谓:"生石灰入目神方,若以芸苔油洗涤,更滴入糖水少许,不久自愈。"这些治法在当今仍为医家采用。

【病因病机】

1. 碱性化学伤,系石灰、氨水、氢氧化钾、氢氧化钠、碳酸氢钠等溅入眼内所致。碱性化学伤是所有化学性眼外伤中最严重的一种损害,因碱性物质既可溶于水,又可溶于脂肪,使碱能很快穿透组织,与组织的脂肪成分起皂化反应,使组织溶解,发生液化与坏死,使渗入组织的碱性物质继续向深部发展、渗透和扩散,进一步损伤眼内深部组织。而且,可产生严重并发症,如角膜反复溃疡,葡萄膜炎,白内障,继发青光眼,角膜瘢痕化和血管化等,导致视功能的严重丧失。因此,碱性伤的后果是严重的。

2. 酸性化学伤,系硫酸、盐酸、硝酸以及某些有机酸等误入眼内所致。酸只溶于水,不溶于脂肪,接触眼组织后,与蛋白质结合很快凝固形成一层膜,此膜可阻挡剩余酸继续向深部渗透和扩散,使酸性物的腐蚀性损伤仅限于烧伤所波及的面积,因其在表面形成的凝固膜起了有效的阻止作用。因此,造成的损害相对较轻,但若浓度高,接触时间长,同样可造成眼组织的严重损害。

【临床表现】

其临床表现的轻重与化学物质腐蚀性的强弱、浓度的高低、量的多少以及在眼内停留的时间长短有关。症轻者仅畏光流泪,眼珠刺痛,白睛微红,黑睛有轻度混浊,视力减退。症重者,眼内剧痛,高度羞明,热泪如汤,眼睑红肿焮痛,皮肤起疱或糜烂,白睛红赤或混赤,肿胀高起,黑睛混浊,甚者完全坏死变白。并可导致花翳白陷,蟹睛,瞳神紧小,瞳神干缺,黄液上冲,绿风内障,睥肉粘轮等,严重时可致眼珠塌陷。病至后期,黑睛均有赤脉伸入,甚至密集堆积,严重障碍视力。

酸性伤与碱性伤的区别主要根据病史。其形态区别,一般说来酸性伤创面边界清楚,创面较浅,不扩大加深,坏死组织容易分离脱落,眼内组织反应较轻;碱性伤创面边界不清,创面较深,且易扩大加深,坏死组织不易分离,眼内反应也较严重。

【诊断依据】

1. 有明确的化学物质进入眼内史。

2. 眼部有刺痛红肿，畏光流泪，视力下降等症状。

3. 检查见白睛混赤、胞睑肿胀、黑睛广泛混浊或坏死，或见瞳神紧小、干缺、黄液上冲等。

【辨证论治】

1. 急救冲洗，当化学物质进入眼内时应立即冲洗，有利于彻底清除化学物质，减轻眼部损伤，预防并发症的发生。冲洗越早越彻底预后就越好。若无消毒水，可因地制宜就地取水，如自来水、井水、河水等均可。最好的方法是将眼部浸泡在水中，睁开或拉开眼睑，头部左右摆动，眼睑不断开闭，则清洗效果更好。然后进行中和冲洗。为了解致伤物质的酸碱性，可用石蕊试纸置于结膜囊内作出测定。若为酸性伤，用2%～3%碳酸氢钠溶液冲洗；若为碱性伤，用2%～3%硼酸溶液冲洗。碱性伤冲洗时间应适当延长。如为石灰伤则用0.37%依地酸二钠溶液冲洗，这样有利于钙离子释放，避免钙离子沉着于角膜。

2. 局部治疗　伤眼冲洗后，酸烧伤者用5%磺胺嘧啶溶液滴眼，每2小时1次，或结膜下注射，既能中和酸性，又能抗感染；碱烧伤者，则用10%维生素C溶液滴眼，每2小时1次，或结膜下注射2ml/次，视病情确定注射次数，中和碱性，营养组织；石灰伤用2%依地酸二钠溶液滴眼，能使已渗入角膜的钙质游离排出。中和治疗后频滴抗生素类眼药水以预防感染，或用人乳泡黄连、鲜牛奶或鲜鸡蛋清频频滴眼，有利于保护创伤面，促进愈合，或用清热解毒类中药眼药水频频滴眼，如10%千里光眼药水，10%黄连眼药水等。

3. 为防止睥肉粘轮，可每日用玻璃棒分离结膜囊2～3次，如有瞳神紧小，或为防止瞳神干缺，用1%～2%阿托品液或膏扩瞳。如结膜、角膜损伤严重，可作结膜放射状切开、结膜下再作冲洗，或切除坏死的球结膜，作自体结膜或口唇黏膜移植。

4. 内服药物以清热解毒、凉血散瘀、祛风止痛为主，可选用黄连解毒汤、犀角地黄汤加减。后期以退翳明目为主，可选用消翳汤加玄参、麦冬、丹参、红花、石决明等。

【调护要点】

患病期间应静卧休息，少食辛辣刺激性食品，按医嘱保证滴药次数，操作时动作要轻柔，勿施加压力，注意眼部卫生，预防感染。

【预防要点】

本病应以预防为主，制定必要的规章制度，并进行相应的防护教育。对从事化学方面工作的人员，应了解或掌握基本的防护知识。操作时应谨慎小心，以防化学物质飞溅入眼。车间、工地应有急救设施，以备急用。农村使用化肥等，也要懂得防护知识及配备必要的防护用具，注意安全生产。重视基层卫生人员的培训，使之熟悉掌握各种酸碱烧伤的急救处理。

【现代研究】

1. 用血栓通注射液治疗碱烧伤　如覃氏用血栓通注射液作结膜下注射，配合口服维生素C、炎肿化毒片、1%阿托品散瞳治疗2例角膜碱烧伤，使角膜恢复全层透明，无新生血管，未发生并发症及后遗症。半年后随访，视力达5.0～5.2(其中1例为矫正视力)。其治法如下：血栓通注射液1ml加注射用水至2.5ml，结膜下注射首次0.4ml，以后每天注射0.8ml，连续3～7天。据实验报告，血栓通具有类肝素作用，通过扩张血管，改善微循环，抑制血小板功能，促进纤溶过程，对角膜碱烧伤后造成局部微循环障碍，角膜缘及睫状体内微血管血栓形成有明显治疗作用，故能控制新生血管的产生，促进组织修复，从而抑制并发症和后遗症的发生。

2. 素高捷疗眼膏治疗眼前节碱烧伤　如姚氏总结素高捷疗眼膏治疗眼前节碱烧伤 11 例,均在紧急处理眼部冲洗后,结膜下注射维生素 C、庆大霉素,配合药物散瞳,口服维生素 C 及抗生素。然后每日涂素高捷疗眼膏 4 次。对照组 8 例,仅用四环素眼膏每日 4 次,结果治疗组 21 天治愈,对照组 36.5 天治愈;治疗组Ⅰ、Ⅱ级治愈占 10 例,对照组Ⅰ、Ⅱ级治愈占 5 例。

附:烫伤

烫伤是指因各种高温气体、液体、固体及火焰等引起的眼部灼伤。常见的致伤物质有开水、沸油、熔化的金属、蒸气、易燃气体突然喷出之火焰等。其临床表现轻重不等,轻者自觉畏光流泪,胞睑红肿或起疱,白睛红赤或黑睛生翳。重者眼内剧痛,多泪难睁,胞睑皮肤烧焦变黑,白睛黑睛被烧烫凝固成灰白色,进而坏死脱落而形成较深的溃陷。由于创面瘢痕组织形成,终成睥肉黏轮、睥翻黏睑、瘢痕翳障等后遗症。其治疗与酸碱化学伤相同,但不需大量清水冲洗,不需中和治疗,只需清除眼珠表面致伤物及坏死组织为度。

第五节　电光性眼炎

【概说】

电光性眼炎是指紫外线照射后引起的白睛、黑睛浅层损害,又称紫外线眼炎。多见于未用防护设备的电焊、气焊工人,或使用紫外线灭菌灯不当者。另外在高原雪山因大量紫外线经雪地反射到眼部而致伤,习惯上称为雪盲,具有与电光性眼炎同样的病理改变及症状。临证以双眼沙涩灼热,怕光流泪,疼痛剧烈为主要特征,大多经过 1～2 日症状消失,预后一般良好。

【病因病机】

多因电焊或气焊时,由电弧与熔化金属产生的紫外线照射后引起。也可在用紫外线消毒或太阳灯照射时,因防护不慎而受伤。亦有在冰川、雪地、海面、沙漠等地工作,受阳光照射后反射之紫外线所伤者。眼部被照射后,产生光电性损害,引起白睛、黑睛浅层病变。中医学认为光热眼乃强光突照双眼,犹如一种风火之气外袭犯目,水不胜火,风火卒然伤目所致。

【临床表现】

受紫外线照射后经过一定的潜伏期(最短半小时,最长不超过 24 小时,大多在 6～8 小时之后),双眼出现症状。症情的轻重与紫外线的强度及照射时间的长短有关。症轻者自觉眼内沙涩不适、灼热疼痛;重者眼内剧痛,睑肿难开,泪热如汤,视物模糊。检查眼睑红肿,或起水疱,或有小出血点,白睛红赤或混赤,黑睛表层微混,用 2%荧光素钠液滴眼,可见黑睛呈点状或片状着色,尤以常暴露之黑睛部分最明显。还有少数可见瞳神紧缩变小。一般于 1～2 日后痊愈,若长期反复照射,可使睑弦赤烂,白睛涩痛,黑睛混浊等。

【诊断依据】

1. 有受紫外线强烈照射的病史。
2. 潜伏期一般 6～8 小时,不超过 24 小时。
3. 眼部异物感、畏光、流泪、疼痛剧烈。
4. 眼睑痉挛,结膜混合充血,水肿、角膜上皮点状脱落。

【辨证论治】

1. 主要依靠自生组织的恢复，一般1～2日内即可痊愈，不留痕迹，视力一般不受影响。

2. 疼痛剧烈者，局部滴用0.25%～0.5%丁卡因眼液，但不宜多滴，以免影响组织的修复。

3. 针刺合谷、睛明、太阳、风池、四白穴，有针感后留针15分钟（针太阳穴时，针尖要向眼外角斜刺），也可局部揉按四白穴以减轻症状。或针耳穴肝、眼区，日1～2次。

4. 可用人乳泡黄连、鲜牛奶或鲜鸡蛋清点眼，症状可得以缓解。

5. 滴用抗生素眼水及眼膏以防感染，眼睑有水疱者，用眼膏外涂。

6. 症情重者，可选用银翘散加减：金银花、土茯苓、麦冬各30g，连翘、牡丹皮各24g，当归15g，薄荷10g，生甘草3g。内服1～2剂。

【调护要点】

本病发病急，疼痛剧烈。因为有6～8小时潜伏期，一般夜间发病。如不便去医院急诊者，可采用简便有效方法调护，选用冷敷、新鲜人乳、牛乳、鸡蛋清滴眼，局部揉按四白穴、风池穴减轻或缓解症状。切不可暴躁焦虑，乱施揉擦。

【预防要点】

教育工人遵守操作规程，直接操作的工人应戴防护面罩，助手和10m以内的工人应戴防护眼镜。电焊车间可用吸收紫外线的涂料（如含氧化锌、氧化铁的油性涂料）粉刷墙壁。在冰川、雪地、沙漠、海面作业人员应戴好防护眼镜。高紫外线地区人民应经常配戴紫外线防护镜。

第六节 眼睑虫咬伤

【概说】

眼睑虫咬伤是指有毒昆虫咬伤眼睑皮肤。多见于昆虫活动季节，轻者经数小时或一日后痊愈；重者可蓄毒成脓，脓溃始愈。如咬伤仅限眼睑，一般不影响视物功能，若黑睛及黄仁等处受累，则预后不良。

【病因病机】

常因有毒昆虫叮咬及蜂蝎蜇伤后，毒素侵入皮内肌腠而致胞睑漫肿难睁，焮热紫硬疼痛，甚者可化脓而溃破。

【临床表现】

轻者见咬伤处出现局限性小硬结和红肿，灼热发痒，轻微疼痛。重者眼胞漫肿如桃，坚硬拒按，焮热疼痛；内热壅盛者，蓄毒成脓，跳动样疼痛，同侧面部亦灼热肿胀，硬结变软，脓溃始愈。

【辨证论治】

1. 毒邪初袭

主证　胞睑红肿，触之灼热有硬结，疼痛刺痒。

分析　毒邪初袭，脓液未成，邪毒表浅，故上述见症较轻。

治法　祛风清热解毒。

方药　荆防败毒散加减：荆芥8g，防风、羌活、独活、前胡、桔梗各9g，柴胡10g，川芎10g，枳壳8g，茯苓10g，连翘15g，金银花12g，甘草3g。

2. 内热壅盛

主证 眼胞漫肿如桃，局部灼热，坚硬拒按，疼痛剧烈。

分析 毒邪外侵，内热壅盛，内外相搏，结聚胞睑，故出现胞肿、硬结、疼痛等症。

治法 泻热解毒。

方药 内疏黄连汤加减：栀子 10g，连翘 15g，薄荷 6g，黄芩 12g，黄连 6g，桔梗 6g，金银花 15g，大黄 10g，当归 6g，赤芍 10g，甘草 3g。若结节坚硬，加穿山甲、皂角刺以消肿溃坚。

3. 毒蕴成脓

主证 胞睑红肿，硬结变软，跳动样疼痛，同侧面部亦肿胀灼热。

分析 邪毒蕴结，蓄腐成脓，故出现硬结变软等症。

治法 清热解毒散结。

方药 黄连解毒汤合透脓散加减：黄连 6g，黄芩 12g，黄柏 10g，栀子 10g，蒲公英 15g，野菊花 12g，赤芍 10g，白芷 10g，川芎 10g，穿山甲 4g，皂角刺 6g，生甘草 6g。

【其他治疗】

1. 轻者外用雄黄大蒜酒外搽，或清凉丸泡开蘸洗，使局部气舒血和，而红肿硬结逐渐消散。

2. 重者外敷如意金黄散，未成脓者，茶清同蜜调；欲作脓者，葱汤同蜜调。有止痛消肿之效。

3. 用 0.2%依沙吖啶液局部外敷，有消炎止痛作用。

4. 如为蜂、蝎蜇伤，用 3%盐酸麻黄素 0.3～0.5ml 行局部注射，可迅速止痛。

5. 如硬结变软、脓液生成，用手术刀或三棱针刺破脓头，出尽脓液渐愈。

【调护要点】

本病患者饮食宜清淡，少食辛热炙煿、煎炸海腥之品，免生积热而加重病情。另切忌在未见脓头或脓溃未尽时压挤排脓，否则毒邪扩散，病势转重，后果不良。若胞肿红赤、焮痛如火灼，可用三棱针点刺鱼腰穴，耳尖处放血，以祛风清热止痛。

第七节 医源性眼球激光伤

【概说】

医源性眼球激光伤是指从事医疗活动时防护不慎出现的眼损伤，或治疗眼病时出现的眼部并发症而言。

激光是 20 世纪 60 年代发展起来的新型光源，具有单色性好（光谱纯）、发射角小（方向性好）、能量集中（亮度强）、相干性好（波长步伐一致）等特性，受到各学科领域的高度重视。眼科现已应用于临床。常用的激光器主要是红宝石激光、氩离子激光、氦氖激光、染料激光（主要是氙灯泵浦，波长 599nm）等。对于某些视网膜裂孔，中心性浆液性脉络膜视网膜炎，视网膜静脉周围炎，视网膜血管瘤，脉络膜血管瘤，糖尿病视网膜病变，渗出性视网膜炎，脉络膜恶性黑色素瘤，角膜新生血管，以及虹膜打孔预防或治疗早期闭角型青光眼等眼病，均有一定效果。为治疗某些疑难眼病或代替某些手术开辟了新的途径。

【病因病机】

激光对生物体有热作用、光学作用、机械作用（含冲击波）、电磁作用。在眼部主要造成虹膜、视网膜、脉络膜损伤。由于激光工作人员、维修人员防护不慎，激光进入眼内，进入眼内的激光即可造成眼损伤，或在治疗某种眼病时因各种原因而造成了眼损伤。其损伤机制主要是热效应，对局部组织产生热灼伤。根据中医学审证求因原则，主要是热效应灼液伤阴，损坏组织，以致渗出水肿，表现为水湿停聚之象；或灼伤血络，血溢络外，以致眼内出血，表现为血热出血及瘀血内停之征。

【临床表现】

激光对眼球损伤的程度，与激光波长、强度以及组织对激光的反射、吸收、热传导等因素有关。当激光损伤眼球时，则自觉视物模糊、视力下降，如损伤黄斑部时，则视力严重下降。现按损伤部位分述于下。

角膜损伤：角膜对红外线、紫外线激光（如二氧化碳激光）敏感，引起热伤，损伤可局限于上皮出现灰白色混浊小点，亦可扩展到基质层形成灰白色伤斑。严重者可造成穿孔。

虹膜损伤：虹膜受激光损伤后可出现虹膜炎症反应，如混合充血、畏光流泪等。亦可发生色素脱落，前房出现色素性混浊。激光虹膜切除术后，有的可见到虹膜切口处有小出血斑，甚至小血柱样流出，造成前房积血。

晶状体损伤：晶状体受较强的红外线与紫外线激光照射后，可造成晶状体混浊，发展成为白内障。

玻璃体损伤：激光治疗眼底病后，有的主诉眼前黑影增多，系玻璃体混浊增加所致。过多的激光治疗，有时也可造成玻璃体浓缩，甚至视网膜前膜形成。有时可致视网膜血管破裂，造成玻璃体积血。

视网膜损伤：根据损伤程度与反应分为 4 级。Ⅰ级为出现小于光束直径的灰白色圆斑，边界不很清楚，没有气泡，中央及周围可能有轻微的色素集聚；Ⅱ级为出现相当于光束直径的凝固斑，边界较清楚，中央及周围均有色素集聚，有时在凝固斑中央出现小气泡，有时气泡可冲到玻璃体；Ⅲ级为更大的凝固斑，色素更明显，小气泡可外逸到玻璃体内，中央出现小的出血斑；Ⅳ级为视网膜损害更明显，视网膜出血量多，出血及气泡进入玻璃体，甚或造成视网膜穿孔。另外，还有造成视网膜脱离者，可能是在治疗视网膜血管瘤、渗出性视网膜炎时，所用的激光能量较大，照射点数量较多，使血管通透性增加，脉络膜血管大量渗出所造成。

黄斑损伤：多为意外损害，初期见黄斑部水肿，范围约 1/5～1PD 左右大小，外围可见深层视网膜出血，中心见点状出血，中心凹反射消失，晚期形成瘢痕和遗留色素。自觉视物变形，视力下降，甚至严重下降。

【辨证论治】

1. 络伤出血

主证　视网膜出血，或玻璃体积血，或前房积血。

分析　激光误伤血络，血络受损，血溢络外，故见上述出血。

治法　凉血止血。

方药　宁血汤加减：生地黄 20g，牡丹皮、赤芍、仙鹤草、白及、栀子炭各 10g，白茅根 30g，旱莲草 15g，甘草 3g。若有视网膜水肿者，加茯苓、车前子以利湿消肿；若有虹膜刺激症状，加防风、菊花、黄芩以祛风清热。

2. 瘀血内停

主证　眼内出血停止，无继续出血，视网膜出血呈暗红，玻璃体或前房积血量多，视力障碍明显。

分析　络伤出血，为离经之血；血未吸收，为瘀血内停。

治法 活血化瘀。

方药 祛瘀汤加减:生地黄 15g,归尾、赤芍各 10g,川芎 6g,桃仁、泽兰各 10g,丹参 15g,旱莲草 10g,三七粉 3g。若前房积血量多,恐眼压增高,加牛膝、车前子以引血下行利尿降压;若眼痛明显,为瘀滞较甚,加乳香、没药化瘀止痛。

3. 灼阴耗液

主证 玻璃体混浊,或晶状体混浊,或角膜混浊,眼前黑影,视力下降。

分析 激光的治疗作用主要是热效应,它既可治疗疾病,又可耗阴灼液,若角膜、晶状体等组织之津液耗损,即可出现混浊等病变。

治法 养阴退翳。

方药 滋阴退翳汤加减:玄参 10g,生地黄、麦冬各 15g,石斛 12g,枸杞子 15g,菊花、蒺藜、木贼、青葙子各 10g。若以玻璃体混浊为主者,为气滞血瘀,加川芎、丹参以行气活血;若晶状体混浊为主者,为肝阳上亢,加石决明、磁石,以平肝退翳;若以角膜混浊为主者,为翳障表现,加防风、蝉蜕以退翳明目。

4. 水湿停聚

主证 黄斑区渗出水肿,视力明显下降。

分析 激光误伤黄斑区,血管渗出,故出现渗出水肿,其表现为水湿停聚之象。

治法 利水渗湿。

方法 加减八正散加减:车前子 15g,猪苓 10g,茯苓 15g,木通 10g,滑石 15g,薏苡仁 15g,藿香 10g,白蔻仁 5g,陈皮 6g,甘草 3g。待水肿消退后,改用滋补肝肾法,可选月四物五子丸、杞菊地黄丸类,以利恢复视功能。

【其他治疗】

1. 如角膜浅层点状混浊,滴用抗生素类眼药水或黄芩苷眼药水;如角膜深层混浊,加点激素类眼药水或退云散;如虹膜出现炎症反应,滴用激素类眼药水和扩瞳药;如晶状体混浊,点八宝眼药粉;如前房积血,双眼封盖半卧位休息,如合并眼压升高,可口服降压药乙酰唑胺等。

2. 如误伤黄斑区,出现水肿渗出等症状,应积极治疗,可全身运用激素、能量合剂、血管扩张剂、维生素类药以及高压氧治疗。使组织损害降到最低程度,促使视功能恢复。

【预防要点】

激光虽能治疗某些眼病,但又能损害眼组织,应严格掌握适应证。激光机型及治疗剂量也要从严掌握,减少对眼部的损伤。如在治疗中发现出血,应对准出血点进行光凝固,以防继续出血。从事激光的操作人员及维修人员,应严格遵守安全操作规程,特别小心,注意防护。接受激光治疗的患者,明白医生的嘱咐,与医生密切配合,防止意外发生。如一旦发生,应积极治疗。

【现代研究】

1. 黄斑激光损伤的治疗 如李氏用 20%甘露醇、10%葡萄糖、氢化可的松及维生素 C 静脉滴注,并配合高压氧治疗一例眼科激光工作人员黄斑激光损伤。5 天后视力从 0.02 提高至 0.2,1 周后左眼前黑影变黄,视力进步至 0.3;停静脉滴注,改为肌肉注射妥拉唑林,继续高压氧治疗,11 天后视力 0.4;眼底黄斑区出现卵圆形灰黄色渗出斑,水肿渐消,半个月后视力 0.6,3 周后视力 0.8,1.5 个月后视力提高到 1.0,黄斑部病灶机化,呈黄白色斑块,间以色素斑。2 个月后停药未再治疗,追访 2 年,视力巩固。

2. 激光意外性眼底灼伤的分析　如杨氏将6例由激光造成意外性视网膜灼伤的机制、防护及治疗进行了系统的论述。概括为以下几点：①视功能的损伤与灼伤的部位、激光的能量有着密切的关系，黄斑部的灼伤影响视力最大，其次与激光能量、波长、脉冲长短、瞳孔大小有关，能量密度越大视力损伤越严重，反之则轻。②6例中5例为黄斑区灼伤，大都是未注意安全操作所引起的，个别为患者不合作，未偏离黄斑部，5例视力均骤然下降至0.01左右。另外1例为视网膜灼伤。视力下降较轻。③治疗问题，杨氏认为本病重防于治，一旦发生眼损伤，应积极采取有效措施，对视力恢复有着明显的作用。治疗可选地塞米松静脉滴注，ATP、辅酶A、透明质酸酶，并可配合服中药止血化瘀消肿，还可作高压氧治疗，口服地巴唑片、菸酸等药物。

（李传课　俞兴源）

主要参考文献

1. 覃晓漓，崔丽君．血栓通治疗角膜碱烧伤2例．中国中医眼科杂志，1992，(2)：2

2. 姚达强，李林，陈振谦，等．素高捷疗眼膏治疗眼前节碱烧伤的疗效．中国实用眼科杂志，1995，(13)：1

3. 李传志．黄斑激光损伤一例报告．中华眼科杂志，1978，(14)：2

4. 杨冠等．激光意外性眼底灼伤．中华眼科杂志，1978，(14)：2

第十二章

其他眼病

第一节　疳积上目

【概说】

疳积上目，多因小儿疳积、脾胃虚弱、肝虚血少、目窍失养而致夜盲、眼珠干燥、畏光流泪、黑睛混浊，甚至溃烂穿孔而失明的眼病。又名小儿疳眼外障(《秘传眼科龙木论》)、小儿疳伤(《银海精微》)、疳眼(《儒门事亲》)、疳毒眼(《原机启微》)、眼疳(《医宗金鉴·眼科心法要诀》)。双眼发病。本病在农村小儿中或有所见。是由于缺乏维生素A引起的黑睛病变，多发生于长期腹泻、不能进食或生活贫困、营养缺乏、体弱多病的小儿。战时或饥荒年代，成人也可因食物匮乏或偏食而患病。本病晚期常可因黑睛溃烂穿孔而失明，早期治疗可防止其发生。

我国早期医籍对本病之夜盲和黑睛生翳有着详细的记载。如《诸病源候论·小儿杂病诸候》有"雀目候"与"眼障翳候"。《千金要方》、《外台秘要》亦有治雀目方记载。宋代，钱乙著《小儿药证直诀》，立"诸疳"，在疳证中记述有目赤眵泪、隐涩难睁、白膜遮睛之类眼部兼症。至《秘传眼科龙木论》，对本病不同发展阶段所表现的雀目与黑睛生翳进一步联系起来比较全面地认识，如在"肝虚雀目内障"附诗谓："雀目虽轻不可欺，小儿患者作疳翳。大人肝脏虚劳事，更被风来助本基，花发眼前随自见，不忧后患即无知。""宜服洗肝汤、泻肝汤即瘥。""小儿疳眼外障"附诗曰："小儿疳眼自何来，脑热肝风起祸灾，或因泻痢潜中上，雀目多时亦是媒，初患时时闭痒涩，病深生翳肿难开，手挦(xián，"拔"、"扯"之意)头发兼揉鼻，怕见光明头不抬。""宜服杀疳散、退翳丸立效。"此后医籍对本病阐述亦详，如《银海精微·小儿疳伤》、《原机启微·深疳为害之病》。而《审视瑶函·疳伤》的描述又进一步提高了认识，"疳证皆因饮食失节，饥饱失调，以致腹大面黄，重则伤命，轻则害目。"其症"但见白珠先带黄兼白色皱起，后微红生眵，怕亮不睁，上下眼睥频频劄动不定，黑珠上有白膜成如此样◎圈，堆起白晕，晕内一黑一白。……乃疳积入眼，攻致肝经，亦难治矣。"在治疗上主张"勿治其目，竟治其疳，目病自愈"。切实掌握了治病求本。至新中国成立，高等医药院校教材《中医眼科学》称本病为疳积上目。

本病与西医学的角膜软化症相当。

【病因病机】

小儿脏腑娇嫩，脾常不足，复因饮食不节，或偏嗜食物，或哺养不当，或无原则的忌口，或患寄生虫病之类消耗性疾病，以致脾胃受伤，精微失运，肝血不足，目失濡养而成。

【临床表现】

初起有夜盲(雀目)，眼有干涩感。继而白睛干燥，睑裂部近黑睛处出现略带银灰色之三角形干燥斑。眼珠转动时白睛形成皱褶。黑睛失泽,知觉减退。且畏光流泪、视力下降。重时混浊呈雾状(彩图 28),迅即软化融解坏死,形成溃疡。溃疡可于数日内穿孔。

全身症状有严重营养不良及全身虚弱表现。

【诊断依据】

1. 早期即出现夜盲,眼有干涩,双眼发病。

2. 白睛干燥,睑裂部近黑睛处出现略带银灰色三角形干燥斑;眼珠转动时白睛形成皱褶,不为泪液所湿润。

3. 黑睛干燥,失去光泽,知觉减退。且呈雾状混浊,继即软化融解坏死,形成溃疡。溃疡可于数日内穿孔为蟹睛症。

4. 全身有严重疳积症状,如面黄肌瘦,皮肤干涩,毛发稀疏,精神不振,饮食不思,大便溏泻,脘腹胀满等。

【鉴别诊断】

本病早期出现之雀目,称肝虚雀目。在外眼见症不明显时,需与高风内障之雀目相鉴别。高风内障之雀目,患者眼无不适,外观端好,眼底病变初起可不明显,随年龄的增加,病变逐渐明显,视野开始缩小,夜盲亦逐年加重,但全身无疳积见症。

本病后期出现之黑睛干燥、溃疡及穿孔之症,需与中风病后遗症目睁不闭之类似症状相鉴别。中风病后遗症出现的暴露性白睛、黑睛疾病也可引起上述症状,但亦无疳积症状,且多为单眼。

另有如严重沙眼、化学伤等可导致黑睛干燥、混浊,亦无全身疳积症状。

【辨证论治】

本病发展快,病情重,需中西医结合治疗,迅速控制病情,挽救视力,辨证需注意掌握治病求本原则,应将眼局部五轮辨证方法与其他全身脏腑辨证方法结合,进行整体辨证论治。肝血不足者,滋补肝血;脾气不足者,补脾益气;脾虚肝旺者,健脾清肝。

1. 肝血不足

主证 夜盲,眼内干涩,黑睛失泽,频频眨目,舌淡红,苔薄白,脉细。

分析 肝开窍于目,肝血不足,目失濡养,故夜盲,眼内干涩,频频眨目。黑睛为风轮,在脏属肝,肝血不足,黑睛失养,故黑睛失泽。舌淡红,苔薄白,脉细为血虚之象。

治法 滋补肝血。

方药 猪肝散加减:用枸杞 10g,煎水煮猪肝 200g 食用。食欲不振,为脾虚湿困,加苍术 3g 研末,撒于肝内煮服,以健脾燥湿;若脐周疼痛,为腹内虫积,加使君子 3～6g,研末空腹服,以杀虫消积。

2. 脾气不足

主证 夜盲,眼内干涩,或黑睛雾状混浊,纳呆厌食,大便溏薄,睡眠露睛,舌淡苔薄,脉弱。

分析 脾气不足,运化无力,故纳呆厌食、大便溏薄。脾主肌,眼睑为肉轮,在脏属脾,脾气不足,脾主肌动力不足,胞睑闭合无力,故睡眠露睛。脾气不足,目失所养,故夜盲、眼内干涩、黑睛雾状混浊。舌淡苔薄、脉弱为脾气不足之象。

治法 补脾益气。

方药 参苓白术散加减:党参 10g,白术、怀山药、麦芽各 6g,苍术 3g,薏苡仁 6g,砂仁、甘草各 3g,煎水煮猪肝 200g 食之。若脘腹胀满,加厚朴 3g,以理气健脾;完谷不化、四肢不温，加熟附片 3g，以温阳健脾。

3. 脾虚肝旺

主证 白睛干燥，黑睛混浊，甚或溃烂，畏日羞明，烦躁不宁，精神萎靡，舌红，脉虚。

分析 脾虚运化失常，气血不足，肝失濡养，不能上荣于目，故白睛干燥，黑睛混浊，甚或溃烂，畏日羞明。脾虚气血生化不足，肝失濡养，热自内生，故烦躁不宁，精神萎靡，舌红，脉虚。

治法 健脾清肝。

方药 肥儿丸加减：党参 10g，白术、茯苓各 6g，黄连、芦荟、密蒙花各 3g，菊花 6g，甘草 3g。若见腹大如鼓、青筋显露，加厚朴 3g，莱菔子 5g，以健脾理气消积；若午后低热，去黄连，加鳖甲、青蒿以滋阴清热；若见前房积脓，加金银花、蒲公英以清热解毒。

【其他治疗】

1. 捏脊疗法 从长强至大椎穴。以两手指背横压在长强穴部位，向大椎穴推进，同时以两手拇指与食指将皮肤肌肉捏起，交替向上，直至大椎，作为 1 次。如此连续 6 次，在推捏第 5、6 次时，以拇指在肋部用隐力将肌肉提起约 4～5 下，捏实后，再以两拇指从命门向肾俞左右推压 2～3 下。此疗法有调理脾胃，调和阴阳，疏通经络的功效。

2. 轻症者除改善饮食多吃蛋类、肝、鱼、肉、胡萝卜外，需口服鱼肝油。重症或不能进食者，肌注维生素 A 25 000～50 000U，每日 1 次，3 日后改为口服浓缩鱼肝油，每日 10～20 滴。

3. 用鱼肝油滴眼剂、抗生素眼药水滴眼。

4. 1%阿托品眼药水滴眼散瞳。

【转归预后】

本病如能早期发现和早期治疗，则可控制病情发展，并能及时治愈而不留后遗症。否则易致失明。全身若见腹大如鼓，青筋暴露，频频泄泻，胃纳全无，哭声嘶哑而低微，手足俱肿者，病属重危，预后较差。

【调护要点】

1. 食物应合理搭配，忌偏食。多食富含营养的动物肝、鱼、蛋、乳类及新鲜蔬菜，如胡萝卜、青菜等，以辅助治疗。

2. 眼部症状严重时，医生检查或治疗时，切忌给眼球加压，以防穿孔。并防止患儿用手揉擦眼部。

【文献选录】

《银海精微·小儿疳伤》："小儿疳伤之症，富贵之家，多生是疾，盖由父母过爱之由也。小儿如草木之萌，难受风日寒露之欺，且小儿五脏六腑未实，气血柔弱，怎禁油腻煎炒及诸般荤腥。或一周半载，纵口味食糖甜之物，及鹅鸭鸡猪牛羊等肉，或饭方了，又哺以乳，或乳方饱又与其饭，……有是症焉。或贫贱之家，亦有是症，何也？一食诸物不消不化，先伤于脾，至腹胀，午后发热，至夜半方退，日久头发稀疏，转作泄泻频频，泻甚则渴，至伤肝胆，眼之白仁鲜红，羞明怕日，渐生翳膜，遮瞒黑睛，或突起如黑豆、如香菰之状。治法：先治内，后治外。……若疳伤肝胆，眼珠突出或瞎尽，为不治之症。不独瞎眼，甚至伤命。若声哑口干，手脚俱肿，十死八九。"

《原机启微·深疳为害之病》："卫气少而寒气乘之也，元气微而饮食伤之也，外乘内伤，酿而成之也。……渴而易饥，能食而瘦，腹胀下利，作瞀瞀声，日远不治，遂生目病。其病生翳，睫闭不能开，眵泪如糊，久而脓流，竟枯两目。何则？为阳气下走也，为阴气反上也。治法，……当作升阳降阴之剂。”

《审视瑶函·疳伤》：“疳眼伤脾湿热薰，木盛土衰风毒生。”

《医宗金鉴·眼科心法要诀》：“小儿疳眼者，初因饮食伤脾，久则肝热上冲。”

《银海指南·五疳兼目疾论》：“小儿五疳者，肝疳、心疳、脾疳、肺疳、肾疳也，其说创于钱氏。皆因脏腑柔弱，气血未充，或病后失调，或湿食饥饱致伤脾胃而成疳症。津液内亡，虚火妄动，伤于何脏，发为何病，形症各殊。肝疳者，一名风疳，白膜遮睛，泻血而瘦；心疳者，两眦红障，面黄颊赤；脾疳者，一名肥疳，上胞肿胀，腹大嗜甘；肺疳者，一名气疳，白珠皱翳，喘嗽气促；肾疳者，一名骨疳，瞳神凹凸，喜卧湿地。五脏治法繁多，不能概述，大要不离乎补脾健运，则清浊自分，中土有权，生机日盛。以异功散为君，随症加减，如枸杞、白芍以补肝；山药、阿胶以补肺；归身、枣仁以补心；黄芪、红枣以补脾；熟地、菟丝以补肾，使脾胃稍旺，阴血渐充，继进地黄汤以养阴收功，岂非善治。未疳者，干也。皆由内热薰蒸，消烁津液。然，不可因其热而用苦寒之药再困脾阳，重伤胃气……。五疳之中，心、肾二疳甚少，肝、脾、肺三疳常常有之。虫疳者，余亦屡见也。始举其要，以备后学者留意焉。”

第二节　突起睛高

【概说】

突起睛高是指眼珠突高胀起，转动受限，白睛浅层壅肿等为主要特征的病症。又名突睛外障。多见于单眼，一般发病急、来势猛，治不及时，邪毒蔓延，可致毒入营血，邪陷心包而危及生命。必须早期积极治疗。

本病早见于《太平圣惠方·治目珠子突出诸方》谓：“夫人风热痰饮，渍于脏腑，则阴阳不和。肝气蕴积生热，热冲于目，使睛疼痛，热气冲击其珠子，故立突出也。……宜用气针引之，出恶浊汁以消毒气。如再发，宜更针之。”《秘传眼科龙木论·突起睛高外障》说：“此眼初患之时，皆因疼痛发歇作时，盖是五脏毒风所致，令睛突出。此疾不宜针灸钩割，只宜服退热桔梗饮子、还睛丸。若要平稳，用针针破，流出青汁，即得平复。”《银海精微》卷上对本病的症状描述更为明白，如说：“突起睛高，险峻厉害之症也。……初起麻木疼痛，汪汪泪出，病势汹涌，卒暴之变莫测。……治法稍迟，或控脓。”在治疗上，强调用锋针针出恶水，方能止痛，但无复明之效。

本病与西医学的急性炎性突眼相似。

【病因病机】

多因风热火毒，脏腑积热，上攻于目；或因头面疖肿、丹毒等邻近病灶，邪毒蔓延至眶内所致。

【临床表现】

起病较急，眼痛头痛剧烈甚至跳痛难忍，泪热如汤。眼珠向前方突起，转动失灵，甚至完全不能转动。白睛表层红赤壅肿，严重者可垂于睑裂之外。眼睑红肿，皮肤紧张发亮，表面隐约可见静脉血管网。若病变侵及视神经，可致视神经炎，眼底可见视乳头充血水肿，视网膜静脉曲张出血等，甚者，后期则出现视神经萎缩。眼珠或眶内灌脓，最终可溃穿组织，脓汁外流。眼珠溃脓者则珠塌目盲。全身常伴发热、恶心呕吐等，甚至神志不清、烦躁谵语。

【诊断依据】

1. 眼珠向前方突起，转动失灵，甚至完全不能转动。

2. 白睛表层红赤壅肿，严重者可垂于睑裂之外。

3. 眼睑红肿，皮肤紧张发亮，表面隐约可见静脉血管网。

4. 因眼珠高度突起，可致黑睛暴露而生翳。

5. 若病变侵及视神经，可致视神经炎，眼底可见视乳头充血水肿，视网膜静脉曲张出血等，甚者，后期则出现视神经萎缩。

6. 若眼珠或眶内灌脓，最终可溃穿组织，脓汁外流。眼珠溃脓者则珠塌目盲。

7. 眼痛头痛剧烈甚至跳痛难忍，泪热如汤。视力下降或骤降。

8. 全身有不适，甚至神志不清，烦躁谵语等。

【鉴别诊断】

突起睛高应当与鹘眼凝睛、珠突出眶相鉴别。突起睛高，多见于单眼突出，一般发病急，来势猛，治不及时，邪毒蔓延，可致毒入营血，邪陷心包而危及生命。鹘眼凝睛，眼局部症见双眼突出，白睛红赤，凝视不能动，如庙堂凶神之目，而全身多有甲状腺功能亢进症。珠突出眶为眼珠骤然突出，虽多为单眼发病，但发病及来势均较突起睛高平缓，亦无毒入营血等症，本病证轻，当平卧时突出则消失。

【辨证论治】

对本病应详辨病因，掌握治病求本原则，内外治结合，中西医并举，据不同证型分别采取疏风清热解毒、清热解毒、活血消肿进行治疗。

1. 风热毒蕴

主证 睛高突起较轻，眼痛头痛不严重，眼睑红肿，白睛浅层红赤明显。畏寒发热，舌红苔薄黄，脉数或浮数。

分析 眼睑红肿、白睛浅层红赤明显为热证所致。畏寒发热，舌红苔薄黄，脉数或浮数为一派风热侵袭之象。风热毒邪攻目，病情尚属初期，故睛高突起较轻，眼痛头痛不严重。

治法 疏风清热解毒。

方药 荆防败毒散加减：荆芥 6g，防风 10g，茯苓 10g，柴胡 10g，前胡 10g，薄荷 6g，野菊花 10g，蒲公英 10g，赤芍 10g，金银花 10g，黄芩 10g，甘草 3g。若红肿疼痛甚者，加紫花地丁、败酱草以增解毒消肿之功效。

2. 热毒壅滞

主证 睛高突起严重，疼痛拒按，甚至跳痛难忍，触之坚硬，发热，舌红苔黄，脉数有力。

分析 热毒壅滞攻于目，故睛高突起，气滞血瘀故疼痛拒按，触之坚硬。发热、舌红苔黄、脉数有力为实热所致。

治法 清热解毒，活血消肿。

方药 仙方活命饮加减：金银花 12g，黄芩 10g，蒲公英 12g，天花粉 10g，当归尾 10g，赤芍 10g，白芷 10g，防风 10g，浙贝母 10g，制乳香 10g，制没药 10g，甘草 3g。兼恶寒者加荆芥 10g，薄荷 6g 以疏风祛热；口渴烦躁加石膏 30g，黄连 6g 以清心除烦；大便不畅加大黄 10g 以通腑泻热。若神昏谵语，壮热烦躁者，加川黄连、连翘清心解热，或用上方汤汁送服安宫牛黄丸。

【其他治疗】

1. 中药湿敷 用内服药渣煎水作湿热敷。

2. 中药外敷　用葱白、艾叶适量，捣烂炒热，布包外敷患处。

3. 切开排脓　眼睑皮肤或穹隆部结膜若出现脓头者，切开排脓，上引流条，至脓尽为止。

4. 西药治疗　全身可选用抗生素，肌肉注射或静脉点滴均可。高热昏迷者，病情危重，结合内科救治。

【转归预后】

本病早期诊断，早期及时正确治疗尚能控制其发展，并可治愈。若失治误治，迁延日久则病情危重，视力丧失，甚至危及生命，预后欠佳。

【调护要点】

1. 应卧床休息，避风寒，多饮水，饮食宜清淡，忌食荤腥食物。

2. 面部如有疖肿等感染病灶，必须积极治疗，并切忌挤压和过早切开，以免邪毒扩散。

3. 眼部可用纱布封盖并涂眼药膏，以免黑睛暴露而生翳。

【文献选录】

《世医得效方·眼科》："突起睛高，风毒流注五脏，不能消散，忽发突起痒痛，乃热极所致。"

第三节　鹘眼凝睛

【概说】

鹘眼凝睛是指双眼珠突出，红赤如鹘鸟之眼，凝视难以转动。又名鱼睛不夜。多双眼发病。

本病见于《秘传眼科龙木论·鹘眼凝睛外障》，该书说："此疾皆因五脏热壅冲上，脑中风热入眼所致。宜服泻肝汤、抽风散立效。"《证治准绳·杂病·七窍门》说："其状目如火赤，绽大胀于睥间，不能敛运转动。若庙塑凶神之目，犹鹘鸟之珠，赤而绽凝者，凝定也，乃三焦关格阳邪实盛，亢极之害，风热壅阻诸络，涩滞目欲爆出矣。"《目经大成》认为此症与花缸金鱼之目，凸而定凝相似，故称"鱼睛不夜"。

从上述古医籍描述本病，其范围较广，但若因阳邪亢盛，风热壅阻所致者，可参照突起睛高条治疗。本病主要讨论因内科疾病所致者。西医学内分泌性突眼类属本病范畴。

【病因病机】

多因情志失调，肝气郁结，郁久化火，火热上炎，目络涩滞；或因郁久伤阴，心阴亏耗，肝阴受损，以致阴虚阳亢所致。

【临床表现】

患者眼珠逐渐胀硬突出，白睛红赤，凝视不能转动，带有惊愕的表情，如庙堂凶神之目。全身有甲状腺功能亢进症，如基础代谢高，甲状腺肿大，心跳加快，食欲亢进，消瘦多汗，兴奋不宁，两手及舌伸出时均可有震颤。

【诊断依据】

1. 双眼目珠突出，白睛红赤，凝视不能转动。如庙堂凶神之目。

2. 全身有甲状腺功能亢进症，如基础代谢高，甲状腺肿大，心跳加快，食欲亢进，消瘦多汗，兴奋不宁，两手及舌伸出时均可有震颤。

【辨证施治】

本病的辨证应注意全身脏腑辨证方面，结合眼局部症状进行整体辨证施治。肝郁化火宜解郁清肝；阴虚阳亢宜滋阴潜阳。

1. 肝郁化火

主证　双眼目珠进行性突出，白睛红赤如火，精神烦躁易怒或抑郁，舌红苔黄，脉数或弦数。

分析　情志失调，肝气郁结，郁久化火，火热上炎，目络涩滞，故出现双眼目珠进行性突出，白睛红赤。精神抑郁或烦躁易怒。舌红苔黄，脉数或弦数为肝郁化火所致。

治法　解郁清热。

方药　丹栀逍遥散加减：牡丹皮 10g，栀子 10g，当归 10g，白芍药 10g，柴胡 3g，茯苓 10g，龙胆草 10g，夏枯草 10g，丹参 12g。黑睛生翳加防风 10g，金银花 15g 以疏风清热解毒。大便秘结加大黄 10g 以通腑泻热通便。两手及舌伸出时有震颤加石决明 15g，钩藤 15g 以平肝息风。

2. 阴虚阳亢

主证　目睛突出，红赤较轻，凝视不能动，眼胀头昏，失眠多汗，消瘦，舌红少苔，脉弦细数。

分析　阴虚阳亢，精血不能濡养于目及清窍四肢百骸，则出现目睛突出，红赤较轻，凝视不能动，眼胀头昏，失眠多汗，消瘦。舌红少苔，脉弦细数为阴虚阳亢之象。

治法　滋阴潜阳。

方药　耳聋左慈丸加减：熟地黄 12g，生地黄 12g，牡丹皮 10g，山茱萸 10g，茯苓 10g，女贞子 10g，玄参 10g，麦冬 10g，磁石（包，先煎）15g，牡蛎（包，先煎）15g，石决明（包，先煎）15g。头昏心悸加酸枣仁、茯神各 10g 以养阴安神。双手震颤加钩藤、珍珠母各 15g，鳖甲 15g，以滋阴潜阳息风。

【其他治疗】

1. 局部可用抗生素眼药膏涂眼，以防暴露赤眼生翳。

2. 由内科治疗甲状腺功能亢进症。

【调护要点】

1. 饮食宜清淡，忌食辛辣炙煿之品。

2. 调适情志，避免七情郁结。

【文献选录】

《世医得效方·眼科》："轮硬而不能转侧，此为鹘眼凝睛。"

《目经大成·鱼睛不夜》："此症项强，面赤燥，目如火，胀于睑间，不能开闭，若野庙凶神，与花缸变鱼之目，凸而定凝，故曰鱼睛不夜。"

第四节　珠突出眶

【概说】

珠突出眶是指眼珠骤然突出，轻者含于睑内，重者突于眶外。又名睛凸。多为单眼发病。多在低头、大怒、呕吐、屏气等诱因后发生。当平仰后，突出则消失。

本病见于《证治准绳·杂病·七窍门》。该书谓："乌珠忽然突出眶也。与鹘眼证因滞而慢慢胀出者不同，……有因怒甚、吼喊而挣（音 zhèng，意同挣）出者。"指出了本病之主证。以后《目经大成》称为睛凸，谓："此症通睛突然凸出眶外，非鱼睛不夜因滞而慢慢胀高者比。"指出了本症的鉴别要点。

本症与西医学间歇性突眼(即眶内血管瘤)相似。

【病因病机】

多因暴怒气悖、高声吼喊、低头屏气等以致气血并于上,脉络郁滞,眼珠突出。

【临床表现】

多为单侧性眼珠突出。时轻时重,有时消失。低头、弯腰或压迫颈静脉时,以及在大怒、呕吐、屏气时眼珠瞬即突出,当仰卧时突出消失。可出现眼睑肿胀、白睛浅层壅肿等症。

【诊断依据】

1. 多在低头、弯腰、压迫颈静脉,以及在大怒、呕吐、屏气等诱因后眼珠瞬即突出,当仰卧时突出消失。

2. 可出现眼睑肿胀,白睛浅层壅肿等症。

【辨证论治】

本病由上述诱因以致气血并于上,脉络郁滞,故治疗宜疏通脉络、活血行瘀,并注意克服诱因的发生。

脉络瘀滞

主证 间歇性眼球突出,眼胀头痛,舌有瘀斑,脉涩或缓等。

分析 气血并于上,脉络瘀滞,故间歇性眼珠突出。气滞血瘀,脉络瘀滞,不通则痛,所以眼胀头痛。舌有瘀斑,脉涩或缓为瘀证所见。

治法 疏通脉络,活血行瘀。

方药 桃红四物汤加减:桃仁 10g,红花 6g,熟地黄 12g,白芍药 10g,当归 10g,川芎 6g,丹参 15g,昆布 12g,海藻 12g,牛膝 10g。体质壮实加三棱、莪术各 10g 以破血行瘀。头昏复视加石决明、牡蛎各 15g 以平肝潜阳。恶心呕吐加法半夏 10g,陈皮 6g 以降逆止呕。

【其他治疗】

掌心涂以润滑剂,轻轻按摩眼球,纳入眶内。重者可考虑手术治疗。

【调护要点】

1. 忌食辛辣炙煿之品。

2. 注意减少低头、弯腰以及大怒、屏气等加重静脉回流障碍,致脉络瘀滞等诱因。

【文献选录】

《证治准绳·杂病·七窍门》:"乌珠忽然出眶也。与鹘眼证因滞而慢慢胀出者不同,其故不一,有因其元将散,精华衰败,致络脉俱损,痒极揩擦而出者,其人不久必死。有酒醉怒甚及呕吐,极而閛出。若有因患火证,热盛而关格亢极而胀出者。有因怒甚,吼喊而閛出者。此皆因水液衰少,精血耗损,故脉络涩脆,气盛极火无所从出,出而窍涩之不及,故涌胀而出。亦有因打扑而出者,凡出虽离两睑,而脉皮未断者,乘热捺入,虽入,脉络损动,终是光损。若突出阁在睑中而含者,易入,光不损。若离睑,脉络皮俱断而出者,虽华佗复生不能救矣。"

第五节 眼眶假瘤

【概说】

眼眶假瘤是一种比较多见的眼病,能引起眼球突出、眼球运动障碍等眼眶肿瘤所具有的症状,常要与真性眼眶肿瘤相鉴别。本病属非特异性慢性增生性炎症,因其有真性眶肿瘤的症状而得名。多见于青壮年男性，单眼发病者多，但亦可为双侧性。起病较急，发展缓慢，屡有复发性炎症史。

【病因病机】

本病多因风热毒邪壅滞于目，日久不解，热盛伤阴，寻致眼络涩滞，阴液亏耗，气血不行，气滞血瘀，故眼珠胀而欲出。

【临床表现】

可发生于各年龄，但以青年男性较多。发病前数周或数月，多有眼睑红肿病史。先兆有眼神经分布区有阵痛，伴有流泪、结膜水肿和眼球突出。之后，眼球可迅速向正前方中度突出，不能复位，同时眼睑和结膜水肿加剧，眼球运动障碍，并出现复视。于眶周某处可触及肿块。偶见在眼球受压迫时视网膜静脉扩张瘀滞、视乳头水肿及视网膜脉络膜炎的症状。X线片少见骨质破坏，但可见致密阴影或仅眶腔扩大。少有视神经孔扩大。眶静脉造影往往不见静脉行径移位。超声波检查对假瘤有定位意义。

【诊断依据】

1. 多见于青壮年男性，眼球突出起病快，但发展缓慢，伴眼球运动障碍及复视。

2. 眶内可扪及肿块，有压痛。超声波显示眶内有实质性肿块，X线显示有眼眶扩大，骨质吸收或增生。

【鉴别诊断】

假瘤应与真性恶瘤相鉴别。前者起病及发病较快，但发展慢；眼球突出，则有复视、睑和结膜水肿；眼底改变少见，有复发性，X线片少见骨质破坏。有时鉴别很困难，常需开眶探查，组织活检方能确诊。如无条件，可试用激素进行试验治疗，如为假瘤，一般经1～2周治疗后眼球突出度可以减轻。恶性肿瘤多见于老年人和少年，单侧发病，病程短，发展快，外眼红肿疼痛明显，对视力影响较大。

【辨证论治】

眼眶假瘤多因风热壅目、气滞血瘀所致，治宜清热散风、泻火解毒、活血化瘀、软坚散结。

1. 风热壅目

主证　眼球突出，转动不灵，复视，眼睑及白睛表层轻度红赤水肿，头痛，流泪，舌苔薄黄，脉浮数。

分析　风热毒邪壅滞于目，日久不解，热盛伤阴，眼络涩滞，阴液亏耗，气血不行，瘀滞努胀，故眼球突出，转动不灵，复视，眼睑及白睛表层轻度红赤水肿，头痛。流泪为风邪侵袭所致。舌苔薄黄、脉浮数为风热之象。

治法　清热散风，泻火解毒。

方药　泻肝散加减：当归尾10g，大黄5g，黄芩10g，知母10g，茺蔚子12g，防风10g，薄荷10g，茯苓15g，赤芍15g，栀子10g，甘草6g。大便秘结者，加玄明粉以通腑泻热；体虚无便秘者，去大黄。

2. 气滞血瘀

主证　眼睑紫赤肿胀，白睛红赤水肿，眼球突出严重，运动受限，复视，兼口渴，便秘，溺赤，舌质紫黯，舌苔黄，脉涩。

分析　热毒壅滞于目，热盛伤阴，眼络涩滞，阴液亏耗，气血不行，气滞血瘀，努胀加剧，故眼睑紫赤肿胀，白睛红赤水肿，眼球突出严重，运动受限，复视。口渴，便秘，溺赤，舌苔黄，兼有热证。舌质紫黯、脉涩为瘀证。

治法 活血化瘀。

方药 血府逐瘀汤加减：桃仁 15g，红花 10g，当归 12g，生地黄 15g，川芎 10g，赤芍、牛膝各 15g，炒枳壳、柴胡各 10g，甘草 6g。药后眼突出退迟者，加莪术、郁金、夏枯草、玄参各 10g 以破气软坚散结，若兼心烦热，口燥咽干，便结者，加玄参、麦冬各 10g 以滋阴软坚。

【其他治疗】

1. 可应用广谱抗生素合并糖皮质激素类药联合治疗。
2. 深部 X 线放射治疗，用于淋巴细胞为主的假瘤。
3. 应慎重施行开眶术。

【转归预后】

预后一般多有好转。应慎重进行开眶术，否则个别也可激发进行性不可逆转的水肿，甚至使损害扩展到双侧。肿物长期压迫视神经引起视乳头水肿，极个别病例继之导致萎缩而失明。

【调护要点】

1. 饮食宜清淡，忌食辛辣食物。
2. 复视严重者可遮盖患眼，以减轻复视所造成的眩晕症状。
3. 睑裂闭合不全者，应注意保护角膜，可于患眼涂入大量抗生素眼药膏，并加以遮盖。

第六节 双目睛通

【概说】

双目睛通是指双眼偏向内侧。因多见于小儿，故又名小儿通睛、小儿斜视等。俗称斗鸡眼。验光检查多有远视。

本病名见于《证治准绳·杂病·七窍门》。而《秘传眼科龙木论》称之为“小儿通睛外障”，后世一般认为通睛乃指眼珠自幼向内偏斜者。

本病与西医学共同性内斜视相当。

【病因病机】

多因先天眼珠发育不良，形成远视，或长期逼迫视物，以致目珠偏；或因小儿热病，风热之邪上攻于脑，脑筋受损，筋脉凝定而成。

【临床表现】

常见于小儿，成人则始于幼年时期。双眼珠偏斜于内侧，眼珠朝各方向运动均不受限。散瞳验光检查常见有远视。

【诊断依据】

1. 常见于小儿，成人则始于幼年时期。
2. 眼珠偏斜于内侧，但眼珠运动良好。
3. 散瞳验光检查常有远视。

【辨证论治】

本病辨证主要考虑肝肾不足及脾虚气弱，治宜补益肝肾、补脾益气、通络明目。

1. 肝肾不足

主证 双目睛通，兼视物模糊，舌淡红苔薄白，脉弱或缓。

分析　肝肾精血不足，双眼珠发育不良，肾主脑，脑筋失养，筋脉凝定而双目睛通，兼视物模糊。舌淡红苔薄白，脉弱或缓为虚证表现。

治法　补益肝肾。

方药　杞菊地黄丸加减：枸杞子 10g，菊花 10g，熟地黄 10g，茯苓 10g，怀山药 10g，菟丝子 10g，神曲 10g。体质弱者加党参、黄芪各 10g 以补中益气。若视物模糊明显者，加山萸肉、杜仲、龙眼肉各 10g，以增补养肝肾、益精明目之功。

2. 脾虚气弱

主证　双目睛通，精神倦怠，肢体乏力，面色萎黄，食少便溏，舌淡苔白，脉缓或细弱。

分析　脾虚不运，脏腑精气不足，不能上贯于目，故双目睛通。脏腑精气不足以生神及充养周身，因而精神倦怠，面色萎黄，肢体乏力。脾虚运化不力，故食少便溏。舌淡苔白，脉缓或细弱皆脾虚气弱之征。

治法　补脾益气。

方药　补中益气汤加减：黄芪 10g，党参 10g，当归 10g，陈皮 10g，升麻 10g，柴胡 10g，白术 10g，炙甘草 3g。大便溏泻者，可去当归，加茯苓、扁豆、薏苡仁各 10g 以健脾渗湿。

【其他治疗】

1. 矫正屈光不正　散瞳验光，凡有远视屈光不正者，年龄在 3 岁以上，应给足量镜片纠正，戴 3～6 个月后，斜位得到纠正，视力提高，可继续戴用；以后每年验光一次，以递减眼镜度数。若为近视屈光不正，则以最低度数、最好视力为准。若合并有散光，则应全部纠正。如有屈光参差，以全部纠正为原则，但应考虑患者能否接受。

2. 兼有弱视者，则应进行对弱视的训练治疗。

3. 正位视训练　应用同视机作脱抑制训练，以便建立同时视；对有异常视网膜对应者建立正常的视网膜对应；并建立和扩大融合和立体视范围。对共同性内斜视，术前、术后的正位视训练，为其术后获得功能复位创造了良好条件。

4. 经以上治疗仍有偏斜者，应及时采用手术治疗，以获得双眼单视。

【转归预后】

本病如能早期治疗，不仅可以纠正斜位，而且可以防止视力减退，尤对完全调节性内斜视，预后良好。日久失治，则视力减退而较难恢复。

【调护要点】

1. 应食用营养丰富的动、植物食品。

2. 注意保护目力，每日认真做好眼保健操。加强体育锻炼。

3. 按医嘱认真坚持治疗。

【文献选录】

《证治准绳·杂病·七窍门》谓："双目睛通，亦曰睊（juān，侧目而视）目，《甲乙经》云：'睊目者水沟主之。'此证谓幼时所患，目珠偏斜，视亦不正，至长不愈者，患非一端.有因嫩脆之时目病，风热攻损，脑筋急缩者，有因惊风天吊带转，筋络失于散治，风热遂致凝滞经络而定者，有因小儿眠三牖之下亮处，侧视久之，遂致筋脉滞定而偏者。凡有此病，急宜乘病嫩，血气未定治之。若至长，筋络血气已定，不复愈矣。此专言幼患至长不可医者，非神珠将反急病之比。牛黄膏：治小儿通睛。牛黄一钱，犀角二钱，甘草一分二厘，金银箔各五片。上为末，炼蜜，丸绿豆大，每服七丸，薄荷汤下。"

第七节 风牵偏视

【概说】

本病多由风邪而起，具有眼珠突然偏斜，转动受限，视一为二等症状，故称风牵偏视。《证治准绳·杂病·七窍门》称之为神珠将反，并将其中眼珠偏斜严重，黑睛几乎不可见者称为瞳神反背。若眼珠向下偏斜，不能上转的眼病，《圣济总录》卷106称之为坠睛。若目珠向上方偏斜，不能下转的眼病，称之目仰视。

本病在《灵枢·大惑论》云："谓邪中于项，乘虚入脑，引目系急，以致目眩睛斜，视歧而见一物为两物。"《诸病源候论·目病诸候》则谓："人脏腑虚而风邪入于目，而瞳子被风所射，睛不正则偏视。"至《太平圣惠方·治坠睛诸方》说："夫坠睛眼者，由中贼风所吹故也。风寒入贯瞳人，攻于眼带，则瞳人牵拽向下，名曰坠睛也。"《证治准绳·杂病·七窍门》云："神珠将反，谓目珠不正。人虽要转而目不能转，乃风热攻脑，筋络被其牵缩，紧急吊偏珠子，是以不能运转，……血分有滞者，目亦赤痛，失治者，有反背之患，与双目睛通初起状相似而不同。"方选"石膏散、通肝散……酒煎散"治之。

本病与西医学的麻痹性斜视相似。

【病因病机】

多因气血不足，腠理不固，风邪乘虚袭入，致筋脉弛缓；或因脾胃失调，津液不布，聚湿生痰，风痰阻络所致。也有因颅内占位性病变引起者。

【临床表现】

本病猝然发病，视一为二，单眼或双眼黑睛偏斜于某方。严重者，偏斜角度颇甚，几乎只见白睛。眼珠转动受限，患者视物时头部常向某个方向偏斜。可出现瞳神散大、视物不清等。常伴有头晕、恶心、呕吐、步态不稳等症。遮盖一眼，多可消失。若伴口眼㖞斜，半身不遂，语言不利，甚至猝然昏仆者，属中风证。

【诊断依据】

1. 眼珠骤然牵偏于一侧，同时向患侧运动时受限，甚至严重受限。
2. 自觉视一为二，视物昏朦，或恶心呕吐，头晕目眩，步履不稳等。
3. 为了减轻或克服视一为二现象，头部往往出现偏斜位。

【鉴别诊断】

本病应与双眼睛通相鉴别。双目睛通多起于幼年期，为逐渐发生，眼球运动正常，无复视及代偿头位，第二斜视角与第一斜视角相等，常有屈光不正。

【辨证论治】

除颅内眶内肿瘤外，本病常因风邪外中经络而发，其发病又多与痰阻、气滞、血瘀等相关。因此，临证时应根据局部与全身病情辨证论治，目的在于祛邪通络，使气血运行复常。

1. 风伤筋脉

主证　骤然眼珠偏斜，视一为二，舌质淡红苔薄白，脉缓或浮。

分析　内因气血不足、腠理不固，风邪乘虚袭入，致筋脉弛缓，故骤然眼珠偏斜，视一为二，舌质淡红苔薄白，脉缓或浮。

治法　驱散风邪。

方药　化风丹加减：羌活6g，独活6g，荆芥6g，防风10g，薄荷6g，川芎6g，钩藤10g，天麻10g，蝉蜕6g，甘草3g。年老体虚加党参10g以扶正御邪；夹热邪加黄芩10g以清热；感冒所致加板蓝根15g。

2. 风痰阻络

主证 眼珠偏斜，视一为二，恶心呕吐，头晕目眩，舌淡红苔白稍腻，脉濡缓。

分析 脾胃失调，津液不布，聚湿生痰，风痰阻络，故眼珠偏斜，视一为二，恶心呕吐，头晕目眩。舌淡红苔白稍腻，脉濡缓亦属风痰之象。

治法 祛风化痰。

方药 正容汤加减：僵蚕10g，胆南星6g，制白附10g，法半夏10g，秦艽10g，防风10g，全蝎（研末兑服）3g，甘草3g。步履不稳加天麻10g，钩藤15g以平肝息风。病情日久加白芍、当归各10g以活血通络。合并上睑下垂加党参10g，黄芪15g以补中益气。

【其他治疗】

1. 针灸治疗 以取三阳经穴为主。常用穴：睛明、瞳子髎、承泣、四白、阳白、丝竹空、太阳、攒竹、颊车、地仓、太冲、行间、风池。每次选2～4穴，10次为1疗程，可进行2～3个疗程。

2. 病因治疗 努力寻找病因。

3. 西药治疗 病因一时不能明确时，可口服或肌注维生素B_1、B_{12}、三磷酸腺苷、肌苷等，以促进神经功能的恢复。

4. 手术治疗 经治疗半年以上不见好转时，可考虑手术矫正。

【转归预后】

部分病例经及时正确治疗可较早康复，久病疗效则差。手术效果一般不理想。

【调护要点】

1. 本病宜忌食肥甘厚腻，以免渍湿生痰加重病情。要避风寒，注意休息。

2. 若一眼目珠偏斜，视一为二，头晕、恶心、呕吐，影响行动时，可遮盖偏斜眼。

【文献选录】

《灵枢·大惑论》："邪中于项，因逢其身之虚，其入深，则随眼系以入于脑，入于脑则转，脑转则引目系急，目系急则目眩以转矣，邪其精（通"睛"），其精（通"睛"）所中不相比也，则精散，精散则视歧，视歧见两物。"（《类经·疾病类》注："前邪字，邪气也。后邪字，与斜同。邪气中于风府、天柱之间，乘其虚则入脑连目，目系急则目眩精斜，故左右之脉互有缓急，视歧失正，则两睛之所中于物者，不相类比而各异其见，是以视一为两也。"）

《证治准绳·杂病·七窍门》："瞳神反背，因六气偏胜，风热搏急，其珠斜翻，侧翻，白向外而黑向内也。药不能疗，止用拨治，须久久精熟，能识其向入，何眦或带上带下之分，然后拨之，则疗在反掌，否则患者徒受痛楚，医者枉费心机。今人但见目盲内障，或目损风水二轮，坏而膏杂，白掩黑者，皆呼为瞳神反背，谬矣。夫反背实是斜翻，乌珠向内，岂有珠正向外，而可谓之反背者哉。通肝散加全蝎、钩藤，或黄芪建中加羌活、归身、蝎梢。虚则神效黄芪、补中益气皆可取用。"

第八节 辘轳转关

【概说】

辘轳转关是指眼珠如辘轳样旋转不定。可因多种疾病引起。

本病名见于《世医得效方》。又名辘轳转关外障（《秘传眼科龙木论》）、辘轳自转（《目经大成》)。此外,《审视瑶函》所载目睛瞤动,亦属此症。论其发病,《秘传眼科龙木论》认为,有“因膈中壅毒,肝脏极热,风毒入脑”所致者以及“在胎中患者”,认为胎患者“不可治”。《证治准绳·杂病·七窍门》认为因“六气不和或有风邪所击”而起。《目经大成》谓“脏气乖蹇,阴阳不和,中风中废,并脱血脱气,致目直视、上视、紧闭、频眨、翻腾动摇而作也。夫翻腾动摇,乃目不待心使,而自蓦然察上,蓦然察下,倏左倏右,或瞤或摇,此肝气违和,风邪搏击,致筋脉振惕,双睛运动不定”,并谓治疗本症,“总于散阵选方,继而或寒或热,或攻或补,间亦有奏效者”。

本病与西医学之眼球震颤相当。

【病因病机】

风主动,目属肝,外风入侵致眼球颤动;或肝血不足,阴不制阳,肝风内动,致目睛瞤动;或先天不足,眼珠发育不全,视力高度障碍引起。

【临床表现】

双眼外无红痛,惟目珠不由自主地或左右,或上下,或呈旋转地摆动。

【诊断依据】

眼珠不自主地向左右,或向上下,或呈旋转地摆动。

【辨证论治】

本症病因先天不足眼珠发育不全所致者,服药不能奏效。其余可参照下述证型施治。

1. 外风入侵

主证　眼珠不自主地震颤,突然发生,恶风头痛,舌红苔薄黄,脉浮数。

分析　风主动,目属肝,外风入侵致眼珠不自主地震颤,且突然发生。恶风头痛,舌红苔薄黄,脉浮数均为外风入侵所致。

治法　祛风散邪。

方药　通肝散加减:羌活 6g,荆芥 6g,蒺藜 10g,防风 10g,栀子 10g,僵蚕 10g,当归 10g,牛蒡子 10g,甘草 3g。夹风寒去栀子,加麻黄以祛风寒。

2. 肝风内动

主证　眼珠震颤,眩晕耳鸣,口苦咽干,舌红苔黄,脉弦。

分析　肝血不足,阴不制阳,肝风内动致眼珠震颤,眩晕耳鸣,口苦咽干,舌红苔黄,脉弦。

治法　平肝息风。

方药　天麻钩藤饮加减:天麻 10g,钩藤 15g,石决明(包煎)15g,栀子 10g,黄芩 10g,牛膝 10g,夜交藤 10g,茯神 10g,甘草 3g。肝血不足去栀子、黄芩,加枸杞子 15g,制首乌 10g。

【其他治疗】

1. 针灸治疗　可选太阳穴及眼眶周围穴,每次 2~3 穴。体针分别选合谷、内关、足三里穴。

2. 西医治疗　据具体情况分别进行矫正屈光不正和三棱镜矫正法,以及手术治疗。

【转归预后】

眼珠震颤随年龄增长有可能减轻。肝风内动性眼珠震颤,闭眼时震颤不减弱,病程短暂,一般经及时正确治疗 1 周之内消失,最长不超过 3 周。

【调护要点】

1. 加强体育锻炼,增强体质,注意预防感冒。

2. 治疗按医嘱执行。

【文献选录】

《秘传眼科龙木论》:“辘轳转关外障,此眼初患之时,皆因膈中壅毒,肝脏热极,风毒入脑,致令眼吊起,睛瞳难以回转,不辨人物。有在胎中患者,乃不可治。若初患之时,急须治疗。宜服天门冬饮子、泻肝散。”

《证治准绳·杂病·七窍门》:“辘轳转关,目病穴气不和,或有风邪所击,脑筋如拽神珠,不待人转而自蓦然察上,蓦然察下,下之不能上,上之不能下,或左或右,倏易无时。盖气搏激不定,筋脉振惕,缓急无常,被其牵拽而为害。轻则气定脉偏而珠歪,如神珠将反之状,甚则翻转而为瞳神反背矣。天门冬饮子,泻肝散,聚宝丹,雄猪散,牛蒡子丸,还睛丸,退血散。”

第九节 眉棱骨痛

眉棱骨痛是一种自觉症状,又称眉骨痛。可单侧出现,亦可双侧发生。多见于成年,女性多于男性。病因较复杂,可能与上感、鼻窦炎、神经衰弱、经期有关。

本病名见于《眼科阐微》。《审视瑶函》称“眉骨疼”,并将该病分为两型,谓:“有肝虚而痛,视光明则眉骨痛甚,宜服生地黄丸;有眉棱眉骨痛,目不能开,昼夜剧,宜导废丸之类。”《张氏医通》将眉骨痛伴有前额板痛者,称为“阳邪风症”。

本病与西医学眶上神经痛相似。

【病因病机】

多因风邪入侵,清阳受扰,脉络阻滞所致。

【临床表现】

检查外眼正常。自觉单侧或双侧眉骨疼痛,按压眶上切迹处疼痛加重,或痛连眶内,或痛连两颞,或伴眼珠胀痛,阵阵发作,时轻时重,尤以夜间为甚。体虚者,可伴恶心呕吐。

【鉴别诊断】

应与左、右偏头风相鉴别。左、右偏头风必兼有同侧眼目疼痛,或有视力改变,而本病视力一般不受影响。

【辨证论治】

本病主因风邪上犯,故治宜祛风止痛。注意眼局部症状要与全身症状相结合,进行辨证论治。

风邪上犯

主证 眉骨疼痛,突然发生,压之痛甚,舌质淡红,苔薄白,脉浮。

分析 风邪入侵,清阳受扰,脉络阻滞致眉骨疼痛,突然发生,压之痛甚,舌质淡红,苔薄白,脉浮。

治法 祛风止痛。

方药 驱风上清散加减:羌活6g,防风10g,川芎6g,荆芥6g,僵蚕10g,菊花10g,白芷10g,丹参10g,甘草3g。疼痛严重加制乳香、制没药各10g以活血定痛;痛连两颞加柴胡10g以疏肝理气;痛连后脑顶加吴茱萸6g以降浊止痛;兼眼胀加香附10g,夏枯草10g以清疏肝胆;兼眼睑无力加黄芪12g,党参10g以补中益气;兼恶心呕吐加法半夏10g以降逆止呕;时痛时止,经常发作合四物汤以和养血络。

【其他治疗】

1. 针灸治疗 针刺攒竹穴、鱼腰穴、太阳穴。体针选合谷穴。每日1～2次。

2. 温熨治疗 用艾叶、生姜适量，炒热布包温熨患处。

【转归预后】

经及时治疗，一般能较快康复，预后良好。

【调护要点】

1. 忌食辛辣炙煿之品。

2. 注意休息，保护目力。

【文献选录】

《眼科阐微》："眉骨疼眼症，凡眉棱骨痛甚，此肝虚而痛也。宜服生地黄丸。有目不能开，昼静夜剧，此痰胜而痛也。宜服导痰丸、二陈汤、青州白丸子。香附散治目珠、眉棱骨及头半边痛。黄柏散治眉骨风热痛。二乌散治眉骨冷风入疼。……用除风汤熏头法……"

第十节 目闭不开

【概说】

目闭不开是指目内外别无他症而眼睑骤然闭合，不能自然睁开。多见于成年女性。

本病见于《证治准绳·杂病·七窍门》，该书谓："目闭不开，足太阳之筋为目上纲，足阳明之筋为目下纲，热则筋纵目不开。助阳活血汤。"

本病与西医学癔病性眼睑痉挛相似。

【病因病机】

多因七情刺激，情志不舒，肝失条达；或脾胃虚弱，升发不足，清气不升所致。

【临床表现】

多见于成年妇女，或因情志抑郁或精神紧张诱发。表现为双眼骤然紧闭，不能自然睁开，嘱其睁开，可见挤眉皱额；或眨目频繁；或越睁反闭，可持续数小时甚至数天。眼内外正常，无特殊改变。

【辨证论治】

本病多因精神因素诱发，在辨证论治中，注意与心理疗法相结合。肝气郁结者宜疏肝解郁；清气不升者宜益气升阳。

1. 肝气郁结

主证 情志抑郁或精神紧张，眼睑骤闭，舌淡红苔薄白，脉缓。

分析 情志抑郁或精神紧张致肝失条达，肝开窍于目，故眼睑骤闭。舌淡红苔薄白，脉缓为肝气郁结所致。

治法 疏肝解郁。

方药 逍遥散加减：当归10g，白芍药10g，柴胡6g，茯苓10g，白术10g，香附10g，薄荷6g，甘草3g。失眠多梦，精神恍惚加大枣、小麦、茯神各10g以定志安神。

2. 清气不升

主证 眼睑骤闭，体倦乏力，饮食不振，大便溏薄，舌淡，脉弱。

分析 脾胃虚弱，升发不足，清气不升故见眼睑骤闭。体倦乏力，饮食不振，大便溏薄，舌淡，脉弱为一派脾胃虚弱，升发不足，运化失职，清气不升表现。

治法 益气升清。

方药 助阳活血汤加减：黄芪15g，党参12g，当归10g，白术10g，防风6g，柴胡6g，蔓荆子6g，甘草3g。舌苔白滑加苍术6g，藿香10g以芳香化湿。

【调护要点】

七情调和，减少情志刺激。

【文献选录】

《张氏医通·七窍门》："热则筋纵目不开，助阳活血汤，然又有所遏者，则胞睑微肿，升阳除湿防风汤，真阴不能上升者，则喜暖怕亮，补中益气汤，肝虚者，则目闭欲不见人，金匮肾气丸。"

第十一节 能近怯远

【概说】

能近怯远是以视近清晰、视远模糊为特征的眼病。多见于青少年。病情发展，可使近视加重，甚至出现一些并发症，严重影响视力。

历代医籍对本病多有论述，如《诸病源候论·目病诸候》认为，目不能远视是由"劳伤腑脏，肝气不足"所致。元代医家王海藏则提出："不能远视，责其无火，法当补心(《此事难知》)。《审视瑶函》则名为能近怯远症，并指出近视可因"肝经不足肾经病"，并有"禀受生成近觑"和"久视伤睛成近觑"等记载。到清代，《目经大成》始称本病为近视，并形容高度近视时说："甚则子立身边，问为谁氏。行坐无晶镜，白昼有如黄昏。"

本病概括了西医学之近视眼。

【病因病机】

1. 病因

(1)先天遗传素质：高度近视有一定的先天遗传倾向。

(2)发育因素：婴幼儿时期，眼球较小，常为生理性远视，随年龄增长，眼轴逐渐加长趋向正常，但如青春期发育过度，阴阳失调，常形成近视。

(3)青少年学生及从事文字工作、近距离工作者易患本病。照明不良，姿势不正，阅读距离太近，时间过久，字体过小或模糊等，都是引起近视的直接原因。

2. 病机

(1)心阳衰弱，阳虚阴盛，目中神光不能发越于远处，故视近尚清，视远模糊。

(2)肝肾两亏，目失濡养，以致神光衰微，不能及远而仅能视近。

此外，气血不足，脾胃虚弱者亦均可加重本症的发展。从阴阳辨证方面讲，本症为阳气不足所致。

【临床表现】

临床上常将小于3个屈光度的称为轻度近视；3～6个屈光度的称为中度近视；6个屈光度以上的称为高度近视。

一般外眼无明显异常，近视力良好，远视力减退，视远处目标模糊不清。高度近视眼底有改变者，则远、近视力都减退。

可有眼疲劳，但不如远视眼者明显。因集合作用减弱，可致共济性外斜视，斜视眼多出现在近视度数较高的一眼。眼球前后径伸长，眼球较大而突出，前房较深，瞳孔稍大。

眼底改变：低度近视一般无眼底改变，中度和高度近视则多有。一般视乳头稍大。视乳头颞侧有一灰白色弧形斑，甚至可环绕整个视乳头周围形成环形斑。这是由于眼轴加长，巩膜扩张，脉络膜从视乳头缘脱开所致。有豹纹状眼底改变，这是因后极部巩膜扩张，引起Bruch膜、色素上皮改变，脉络膜萎缩，脉络膜血管暴露。还可并发黄斑出血、变性、色素沉着呈黑色圆形斑称Fuchs斑，黄斑裂孔形成。视网膜格子样变性、囊样变性、视网膜裂孔和视网膜脱离。玻璃体液化、混浊和后脱离。

【诊断依据】

1. 视力障碍，远视力减退，近视力正常。

2. 检影验光为近视眼，加适当凹透镜视力可提高。

3. 因集合作用减弱，可致共济性外斜视。

4. 中度和高度近视多有眼底改变。

【鉴别诊断】

本病应与假性近视相鉴别，假性近视多见于青少年，尤以小学及初中学生多见。近视力正常，远视力在短期内下降较快，但休息后又有提高，加凹透镜视力可提高，且度数较低(一般在2个屈光度以内)。用1%阿托品扩瞳麻痹睫状肌后，视力可提高至正常，检影近视度数消失。若睫状肌得到充分麻痹，视力可提高但达不到正常，多夹有真性近视因素(即半真性近视类型)。

【辨证论治】

本病均应验光配镜，以最低度数最好视力为原则。若系高度近视或病情继续加重者，可参照下述证型施治。

1. 心阳不足

主证　视近清楚，视远模糊。全身无明显不适，或见面色㿠白，心悸神倦，舌淡脉弱。

分析　火在目而为神光，心阳衰微，阳虚阴盛，致神光不得发越于远处，故视近尚清，视远模糊。心阳不足，鼓动无力，血脉不充，气血不得上荣，则面色㿠白，舌淡脉弱。血不养心，心气不宁，故心悸神疲。

治法　补心益气，安神定志。

方药　定志丸加减：蜜远志6g，石菖蒲10g，人参3g，白茯苓10g。食欲不振加麦芽10g，山楂9g以健胃消食；心悸重加五味子10g，酸枣仁10g，柏子仁10g以养心。若为脾气虚弱者，可用补中益气汤加减。

2. 肝肾两虚

主证　视近怯远，眼前黑花渐生。全身可见头晕耳鸣，失眠多梦，腰膝酸软，舌红脉细。

分析　肝肾两虚，精血不足，神光衰微，以致光华不能远及，故仅能视近。肝肾精血耗伤，目窍失养，神膏变混，则黑花渐生。全身症见头昏耳鸣，失眠多梦，腰膝酸软，舌红脉细者，为肝肾阴虚较甚的表现。

治法　滋补肝肾。

方药　杞菊地黄丸加减：枸杞子15g，桑椹子10g，菟丝子10g，菊花10g，熟地黄12g，山药12g，牡丹皮10g，茯苓15g，泽泻10g，山茱萸10g。若兼血虚者，加当归、阿胶以补血。若为变性进行性近视或高度近视，可用九子丸内服。

【其他治疗】

1. 体针治疗　取承泣、翳明，或四白、肩中俞，或球后、头维，或睛明、光明，每天针刺一组，轮换取穴，10 次为 1 疗程。

2. 耳针治疗　常选耳穴眼、目$_1$、目$_2$、肝、脾、肾，埋人耳针；或用王不留行子埋耳穴，胶布固定。每天自行按摩 3～4 次，每次 50～100 下。7 天换 1 次，两次为 1 疗程。

3. 梅花针治疗　选颈部及眼区，于颈椎两侧各叩打 3 行，于眼眶上缘及下缘密叩3～4圈，并配合叩打攒竹、鱼腰、太阳、风池，每次 5 分钟，每天 1 次，10 次为 1 疗程。

4. 对于初发的青少年轻度近视，可配合点用双星明眼液，或珍视明眼液。

5. 对于真性近视，以验光配镜为原则。

6. 18 岁以上的近视，可考虑准分子激光术，但要严格掌握适应证。

【转归预后】

轻度近视患者，预后良好；若进行性近视或高度近视，可以出现多种并发症，其中以黄斑 Fuchs 斑及视网膜脱离最为严重，预后较差。

【调护要点】

对于有视疲劳的患者，应坚持戴镜，并配合按摩眼周穴位，以解除视疲劳。对于高度近视，应避免增加眼部压力的动作，以防视网膜脱离。平时爱惜目力，注意视力卫生，也是调护的重要方面。

【预防要点】

1. 学习和工作环境照明度要适宜，光线不可太暗，阅读物字迹要清晰，对比度鲜明。

2. 阅读和书写时姿势要端正，距离 30cm，切勿卧床、走路、乘车时看书，并避免长时间近距离阅读。

3. 定期检查视力，发现假性近视即应治疗，如为真性近视，应配镜矫正，以防度数加深。

4. 加强锻炼，注意营养，增强体质，并坚持做眼保健操。

【文献选录】

《证治准绳·杂病·七窍门》："东垣云：'能近视不能远视者，阳气不足，阴气有余，乃气虚而血盛也。血盛者，阴火有余也；气虚者，元气虚弱也，此老人桑榆之象也。'海藏云：'目能近视，责其有水，不能远视，责其无火。法宜补心，局方定志丸主之。'秘要云：'此证非谓禀受生成近视之病，乃平昔无病，素能远视而忽然不能者也。盖阳不足，阴有余，病于火者，故光华不能发越于外，而偎敛近视耳。治之在胆肾，胆肾足则神膏厚，神膏厚则经络润泽，经络润泽则神气和畅而阳光盛矣。夫气之所用谓之火，在身为运用，在目为神光，若耽酒嗜燥，头风痰火，忿怒暴悖者，必伤神损气，神气弱必发用衰，发用衰则经络涩滞，经络涩滞则阴阳偏胜，而光华不能发达矣。'定志丸：远志（去苗、心）、菖蒲各二两，人参、白茯苓（去皮）各一两。为细末，炼蜜，丸以朱砂为衣，每服十丸，加至二十丸，米饮下，食后。"

第十二节　能远怯近

【概说】

能远怯近即视远清楚，视近模糊。多发于青少年，成年人多系原有远视。

《此事难知》概括了本病的病机为阴不足，谓："不能近视，责其无水，法当补肾。"《证治准绳·杂病·七窍门》称本病为"能远视不能近视"，主张用地芝丸以补肾水。《审视瑶函》仍遵其说，简名为能远怯近症。《目经大成》则根据本病的特征，直书为远视，此名沿用至今，乃临床所习用。

本病与西医学之远视相同。

【病因病机】

本病主要是眼球前后径过短所致。引起眼球前后径过短的因素，主要是眼球发育不良，或先天性小眼球等。其病机是阴气不足，阴虚则神光不能收敛，神散则不能发越于近处。

【临床表现】

临床上，一般将小于2个屈光度的称为轻度远视；2～5个屈光度的称为中度远视；5个屈光度以上的称为高度远视。

轻度远视，外眼无异常，在青少年时远近视力可无明显改变，或仅感视近不适，眼胀。中、高度远视，多有明显视力下降，远视力尚好，近视力减退，甚至远近视力均不佳。远视患者，特别是远视散光，在视近物时，最易出现视疲劳，如视久则出现眼珠、眼眶胀痛、隐痛，看书模糊，眩晕、头痛、恶心、呕吐。有些患者经休息片刻可以缓解。小儿患本病者，容易引起通睛内斜。查视眼底可见视神经乳头较正常偏小、稍红，或视乳头边界模糊。

【诊断依据】

1. 视近不能持久，或远近均模糊。
2. 多有视疲劳。
3. 验光检影为远视。
4. 眼底可见视乳头小，色较红，边界不清。
5. 儿童常因集合作用增强，可导致共转性内斜视。

【辨证论治】

视力不好或有视力疲劳症状者，应验光配镜，以最高度数最好视力为原则。如小儿出现共转性内斜视，参照双目通睛节治疗。若病后体虚，视疲劳现象加重者，可按照下述证型施治。

肝肾阴虚

主证　眼胀头昏，眼内干涩，稍有灼热感，舌质红少苔，脉细，或舌脉无特殊。

分析　阴气不足，阴虚则神光不能收敛，神散则不能发越于近，故能远怯近。本属肝肾阴虚，因病后体虚，视疲劳现象加重者，眼胀头昏，眼内干涩，稍有灼热感，舌质红少苔，脉细均为肝肾阴虚表现。

治法　滋补肝肾。

方药　明目地黄丸加减：枸杞15g，菊花10g，熟地12g，怀山药10g，山茱萸10g，丹皮10g，生地黄10g，柴胡6g，五味子6g。眼胀明显加石决明、磁石各15g以重镇平肝；眼睑重坠而不耐久视加党参、黄芪各12g以补中益气；眉骨疼痛加川芎6g，白芷10g以祛风止痛。

【其他治疗】

1. 验光配镜　用凸透镜片，按远视程度予以适当矫正。
2. 针刺治疗同能近怯远。

【转归预后】

及时发现远视，早期散瞳验光，预后较好。若10岁以上儿童发现远视，视力矫正不佳者，多有弱视。

【调护要点】

1. 对有内斜的儿童,和近距离阅读、书写有眼胀眼痛、恶心的青少年,应及时验光,早日治疗,以避免弱视。

2. 对已配镜者,应定期验光,复查,以便及时调整眼镜度数。

3. 饮食结构要合理,不能偏食,对学龄前的儿童贫血、佝偻病等应及时治疗。

【文献选录】

《证治准绳·杂病·七窍门》:"东垣云:'能远视不能近视者,阳气有余,阴气不足也,乃血虚气盛。血虚气盛者,皆火有余,元气不足。火者,元气谷气真气之贼也。元气之来也,徐而和,细细如线;邪气之来也,紧而强,如巨川之水,不可遏也。'海藏云:'目能远视,责其有火;不能近视,责其无水,法当补肾,地芝丸主之。'秘要云:'阴精不足,阳光有余,病于水者,故光华发见,散乱而不能收敛近视。治之在心肾,心肾平则水火调,而阴阳和顺。阴阳和顺则收敛发用,各得其宜,夫血之所化为水,在身为津液,在目为膏汁。若贪淫恣欲,饥饱失节,形脉甚劳,过于悲泣,皆斲耗阴精,阴精亏则阳火盛,火性炎而发见,阴精不能制伏挽回,故越于外而远照,不能治之而反触激者,有内障之患。'地芝丸:亦能治脉风成疠。生地黄(焙)、天门冬(去心)各四两,枳壳(炒)、甘菊花(去蒂)各二两。上为细末,炼蜜,丸如桐子大,每服一百丸,清茶送下。"

第十三节 散 光

【概说】

散光眼主要是指角膜各径线的屈光率不一致,光线投入眼内时结焦不止一个,且又不在同一点上的屈光异态。临床上分为规则散光与不规则散光。

1. 规则散光 即角膜面互相垂直的二径线的曲率半径不一致,在调节静止的状态下,平行光线经屈光系统屈折后,不在视网膜上形成焦点,而是在两个互相垂直的轴向径线上形成前后两个焦线。大多数散光属于规则散光,可用圆柱镜矫正。根据各径线的屈光状态,可分为以下 5 种。

(1)单纯近视散光:一个径线为正视,与其垂直的径线为近视。

(2)单纯远视散光:一个径线为正视,与其垂直的径线为远视。

(3)复性近视散光:两个互相垂直的径线均为近视,但两者的屈光程度不同。

(4)复性远视散光:两个互相垂直的径线均为远视,但两者的屈光程度不同。

(5)混合散光:两个互相垂直的径线屈光状态不相同,即一个径线为近视,另一个径线为远视。

2. 不规则散光 由于角膜病变引起角膜表面不平或晶状体病变致屈光力不一致,在同一条径线上屈光力也不相同,显得杂乱无章,没有规律可循。这种散光不能用圆柱镜矫正,但有的可用角膜接触镜部分矫正。

【病因病机】

规则散光主要是角膜先天性因素造成的。不规则散光主要是角膜凸凹不平(如角膜瘢痕、变性等)所致。临证若肝气不和,气血不调者,可加重视疲劳症状。

【临床表现】

自觉视物模糊,看远看近都不清楚,似有重影。视久易出现视力疲劳,如眼胀痛、头痛、流泪、恶心呕吐等。眼底检查，有时可见视乳头呈垂直椭圆形。

【诊断依据】

1. 易出现视疲劳症状。

2. 视物远近均模糊，似有重影。用小孔镜检查视力可提高。

3. 验光有散光带出现。

【辨证论治】

散光眼以验光配镜为原则，规则散光用圆柱镜纠正；不规则散光用角膜接触镜纠正。若轻度散光，视力尚好又无视疲劳症状者，可不必配镜；若有视疲劳症状，必须配镜纠正。若眼镜合适，但仍有视疲劳症状者，可按下述证型施治。

肝气不和

主证　视久眼胀头昏，眉骨酸痛，性情急躁，舌脉无特殊。

分析　七情失调，性情急躁，肝失条达，肝气不和，肝开窍目，故视久眼胀头昏，眉骨酸痛。

治法　疏肝调气。

方药　柴胡疏肝散加减：柴胡10g，白芍药12g，香附10g，丹参12g，蔓荆子10g，白芷10g，枳壳6g，川芎6g，甘草3g。若眼睑喜垂闭，加党参10g，黄芪12g以补中益气；恶心欲呕者，加竹茹10g，法半夏10g以降逆止呕。

第十四节　老　　花

【概说】

老花眼是指因年老晶状体弹性减退，调节力减弱以致看不清30cm以内的细小物件，属生理性衰退现象。

本现象在《千金方》中即有记载，谓："凡人年四十五以后，渐觉眼暗。"以后朱丹溪根据《内经》旨意，指出一个人的精气，只供给得30年的视听言动，进一步说明了生理衰退的原因。

【病因病机】

年老之人，阴常不足，阳常有余，阴精不足，则呈衰老现象。

【临床表现】

多见于45岁左右的人，素为正视眼，则远视力正常，近视力减退。在30cm内，阅读困难，将物体移远些，视物则清楚些。如原有远视则老花可提前出现；相反，如原有近视，则老花推迟或者抵消而不出现。在光线不足的环境下，近视力更差，易产生眼疲劳。

【诊断依据】

1. 视远正常，视近不清。

2. 戴凸透镜后，近视力能提高。

【辨证论治】

根据患者的年龄、两眼的屈光状态和调节广度，对近距离的工作给予适当的镜片。正视眼者在40～50岁时开始可戴＋1.00度。以后每增加5岁，可酌情增加＋0.50～＋1.00度。如有远视或近视者，则应在矫正其屈光不正的基础上，再按不同年龄给予所需度数。

第十五节 弱 视

【概说】

弱视是指眼球无器质性病变,而矫正视力不能达到正常者。此外,在对弱视的确定方面尚受对儿童视觉发育的认识不一,采用的检查方法不同,以及受检者多因素的差别影响,其测定的结果相差也较大,国外对弱视的诊断标准也不一致。目前把矫正视力≤0.8或双眼视力相差≥2行者定为弱视。

【病因病机】

1. 斜视性弱视　患者有斜视或曾经有过斜视,常发生于4岁以内单眼恒定性斜视儿童,多见于内斜视。为了克服复视和视觉紊乱,斜视眼的黄斑功能长期被抑制而形成弱视。

2. 屈光不正性弱视　多为双侧性,发生在没有戴过矫正眼镜的高度屈光不正的儿童或成人,屈光不正的度数高。双眼视力差不多,不引起黄斑功能的抑制。

3. 屈光参差性弱视　由于双眼的屈光参差较大,双眼在黄斑成像大小和清晰度不等,视皮层抑制屈光不正较大眼的物像。

4. 形觉剥夺性弱视　在婴儿期由于先天性白内障、角膜混浊、上睑下垂等疾病,剥夺了该眼黄斑的视觉刺激,视功能发育受到抑制。

5. 先天性弱视　可能因出生时黄斑、视路出血而影响了视觉发育,可能继发于眼球震颤或先天性全色盲。

【诊断依据】

1. 视力检查　视力≤0.1者称为重度弱视,0.2～0.5者为中度弱视,0.6～0.8者为轻度弱视。拥挤现象(分开困难)是弱视眼的一个特征。

2. 注视性质检查　使用视镜检查弱视眼的注视性质。可分为中心凹注视,旁中心凹注视,旁黄斑注视,周边性注视,游走性注视。

3. 眼位检查　斜视眼患者中有半数以上伴有弱视。

4. 屈光检查　远视性屈光不正引起的弱视较近视为多见。

5. 视觉诱发电位(VEP)检查　这是一种最精确、可靠和重复性强的检查方法,根据VEP结果可确诊。

【辨证论治】

本病除内服中药外,还可结合遮盖疗法、视刺激疗法、压抑疗法等方法治疗。

1. 脾胃气虚

主证　弱视,饮食不振,精神疲倦,面色㿠白,舌淡脉细。

分析　脾胃气虚,清阳不升,神光失于温煦,则见弱视;脾虚失于健运,精微不布,肢体失养,则见饮食不振、精神疲倦等症。

治法　补脾益气。

方药　补中益气汤加减:党参12g,黄芪15g,白术10g,当归10g,山药15g,柴胡10g,升麻10g,陈皮5g,枸杞子15g,炙甘草3g。若食滞不化,可加麦芽、谷芽、神曲以化食消滞。

2. 肾精不足

主证　弱视,头昏耳鸣,记忆力减退,舌淡脉细。

分析　肾主神光,肾精不足,神光失养,不能发越于远处,故见弱视;肾主髓,脑为髓海,髓海不足，故出现头昏耳鸣，记忆力减退等症。

治法 补益肾精。

方药 九子丸加减：枸杞子 12g，菟丝子 12g，桑椹子 12g，蒺藜子 10g，车前子 10g，覆盆子 10g，益智仁 10g，茺蔚子 10g，楮实子 10g，石菖蒲 6g，熟地黄 10g。本方可煎服，亦可制成丸剂内服。

【转归预后】

弱视的疗效与治疗年龄有密切关系。早发现早治疗，效果较好。斜视性弱视，只要早期让斜视眼得到注视，就可以解除抑制，增进视力；屈光不正性弱视，需配戴合适的眼镜，视力可逐渐提高；屈光参差性弱视，如能早期配戴合适眼镜，视力亦可提高；形觉剥夺性弱视、先天性弱视，治疗多无效，预后差。

【调护要点】

1. 患儿家长，应做好小儿思想工作，积极配合治疗。

2. 注意营养，加强锻炼，增强体质。

（赵建浩 李志英）

第四篇　眼的解剖生理与检查

第一章

眼的解剖生理

眼是人体一个重要的感觉器官。它由眼球、视路、附属器三部分组成。它接受外来光线的刺激——视觉信息，经过处理，转化为神经冲动，由视路传导至大脑半球的视中枢而引起视觉。因此，作为视觉器官的眼，在人类认识客观世界、适应环境、改造自然的活动中，具有重要的意义和不可估量的作用。而掌握好眼的形态结构、生理功能是学好眼科知识、防治眼病不可缺少的重要环节。

第一节　眼球的解剖与生理

眼球近似球形，眼球前后的直径平均为 24mm，水平直径（左右连线）为 23.5mm，垂直直径（上下连线）为 23mm。眼球最前面的角膜表面的中点称为眼球前极；与前极相对应的，相当于巩膜后部的中心点，称为后极。两极的连线称为眼轴。从角膜（或瞳孔）之中点至视网膜中央凹的连线叫视轴。眼轴与视轴相交成锐角。沿着眼球表面连接前后极间的弧线为子午线。各子午线中央（与前后极等距之点）所连成的弧线（与子午线相垂直的弧线）为眼球赤道（图 4-1-1）。

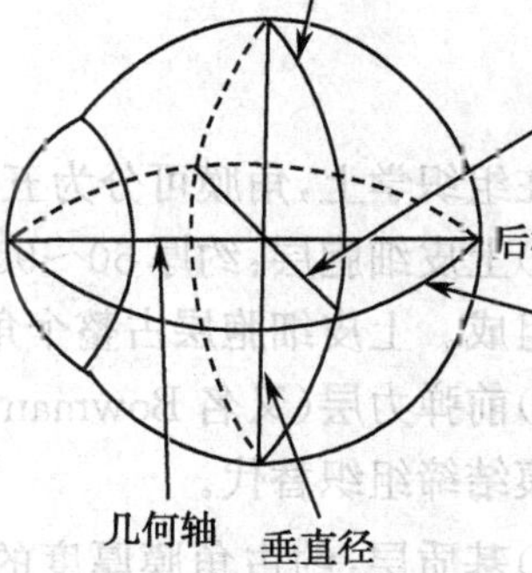

图 4-1-1　眼球的轴与线

眼球位于眼眶前部，借眶筋膜与眶壁联系，周围有脂肪垫衬，以减少对眼球的震动。眼球的前面有眼睑保护。眼球向前平视时，突出于外侧眶缘约 12～14mm。由于眶外缘较上、下、内缘稍偏后，使眼球外侧暴露在眶外较多，故眼外侧（颞侧）视野较宽，但也是眼球易受外伤的部位。

眼球包括眼球壁、眼内腔和内容物、神经、血管等（图 4-1-2）。

一、眼　球　壁

眼球壁分为三层，外层又叫纤维膜，中层又叫葡萄膜，内层又叫视网膜。

1. 纤维膜　外层主要由纤维组织构成。前 1/6 为角膜，后 5/6 为巩膜，二者之间的移行处为角膜缘。眼球的外层具有维持眼球形状和保护眼内组织的作用。透明的角膜还是接受视觉信息的前沿窗口。

（1）角膜：是眼球前部的透明部分，呈椭圆形，略向前突。横径为 11.5～12mm，垂直径约为 10.5～11mm。周边厚约 1mm，中央厚约 0.6mm。前面的曲率半径为 7.8mm，后面为 6.8mm。它的屈光率相当于 43 屈光度（＋43D）的镜片。

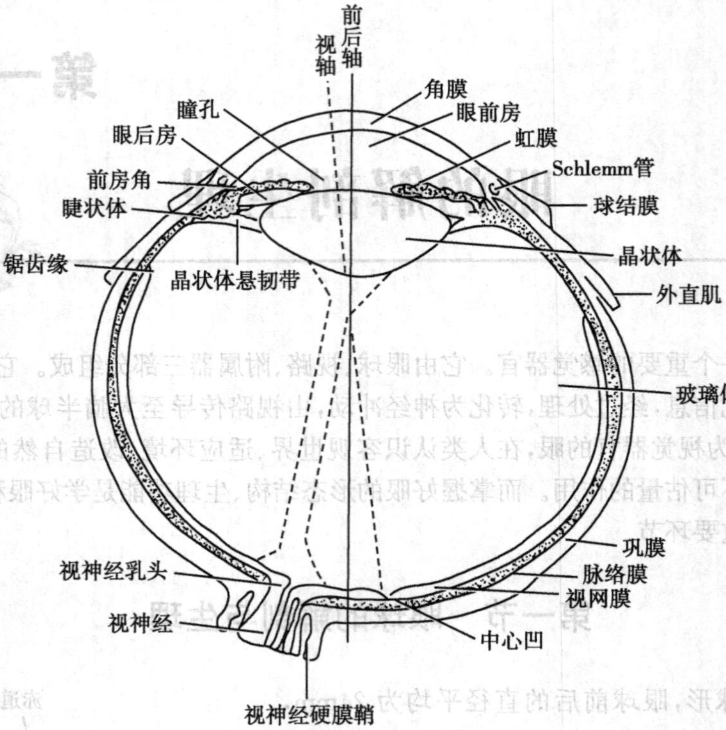

图 4-1-2　眼球水平切面

在组织学上，角膜可分为五层，由前向后依次为：

1)上皮细胞层：约厚 50～90μm，由 5～6 层细胞组成，角膜周边上皮增厚，约为 8～10 层细胞组成。上皮细胞层占整个角膜厚度的 1/10。此层再生能力强，损伤修复后不留痕迹。

2)前弹力层(又名 Bowman 膜)：为均匀无结构的透明薄膜层。此层损伤后不能再生，由瘢痕结缔组织替代。

3)基质层：约占角膜厚度的 9/10。由约 200 层胶原纤维束薄板组成，其排列极规则，与角膜表面平行，具有相等的屈光指数，各层间互相成一定角度重叠，其间有固定细胞和少数游走细胞。并含有丰富的透明质酸和一定数量的黏多糖。此种结构在眼的光学系统上具有重要的意义。此层损伤后不能再生，由瘢痕结缔组织替代。

4)后弹力层(又名 Descemet 膜)：为透明的均质膜。在前房角处变成管状细条，移行到小梁组织中，此膜坚韧有弹性，损伤后能迅速再生。

5)内皮细胞层：此层为六角形扁平细胞结构，具有角膜-房水屏障功能。内皮细胞受损后不能再生，只能依靠邻近的内皮细胞扩展和移行来填补缺损区(图 4-1-3)。

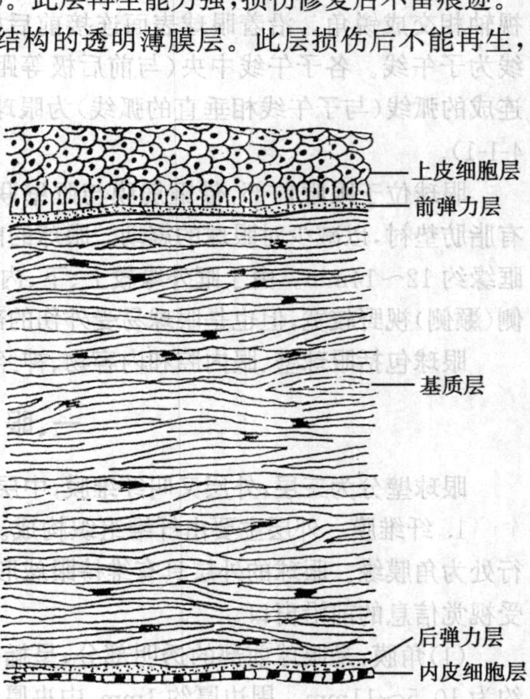

图 4-1-3　角膜横切面(示意图)

角膜无血管，由泪液、房水、周围血管以及神经支提供营养。角膜表面从大气中得到氧气。角膜的前面有一层泪液膜，有防止角膜干燥、保持角膜光滑和维持光学特性的作用。角膜含丰富的神经末梢，感觉敏锐，是测定人体知觉的重要部位。角膜也是眼重要的屈光间质之一。

(2)巩膜：前面与角膜、后面与视神经硬膜鞘相连。巩膜不透明，呈乳白色，质韧，为致密的胶原纤维结构。在组织学上，巩膜包括巩膜外层、巩膜固有质和巩膜棕黑层。巩膜表面被眼球筋膜和结膜覆盖。巩膜、眼球筋膜、球结膜三者在角膜缘附近紧密融合而难以分离。

巩膜内面邻接脉络膜上腔，内有色素细胞分布，故呈棕色。儿童因巩膜薄，在白色背景下透出葡萄膜的颜色而呈蓝色。老年人的巩膜可因脂肪物质沉着而略呈黄色。

巩膜的厚度各个部位不同，最厚部分在后极部，约 1mm。从后极部向前逐渐变薄，赤道部约为 0.4～0.6mm；在四直肌附着处，巩膜最薄，仅为 0.3mm。直肌附着处之前约为 0.6mm。过此前行，巩膜厚度又稍增加，接近角膜缘的厚度为 0.8mm。在角膜缘，由于有巩膜内、外沟，巩膜再度变薄。

在眼球后极部的鼻侧，有巩膜后孔，又称巩膜管，为视神经的出口。管为漏斗形，内口直径小，约为 1.5～2mm；外口直径较大，约 3～3.5mm，形成内口的边缘向视神经侧突出、嵌着视神经之状态，并与脉络膜相伴行。在巩膜后孔，巩膜的外 2/3 组织转向后沿视神经的走行方向，参与视神经的硬脑膜鞘中；其内 1/3 纤维组织向巩膜后孔的中央扩展，形成薄板，被视神经纤维穿通，形成许多小孔，是为巩膜筛板。此处由于缺少巩膜组织，是眼球纤维层最薄弱的部分。青光眼患者若筛板不能支撑眼压的升高而致后退，则形成青光眼性视乳头病理凹陷。当然，形成病理性凹陷的原因可能与筛板部位的缺血有关。

在眼球前部，即角膜所在处，称为巩膜前孔。在巩膜前孔的边缘，即角巩膜交界处，不规则的巩膜纤维掺和到角膜周边部的基质层。从后面看，巩膜前孔为圆形，其直径为 12mm；从前面看，巩膜前孔为横椭圆形，这是由于上下方巩膜纤维向角膜的伸展多于水平方向之故，其孔径为 11～12mm。

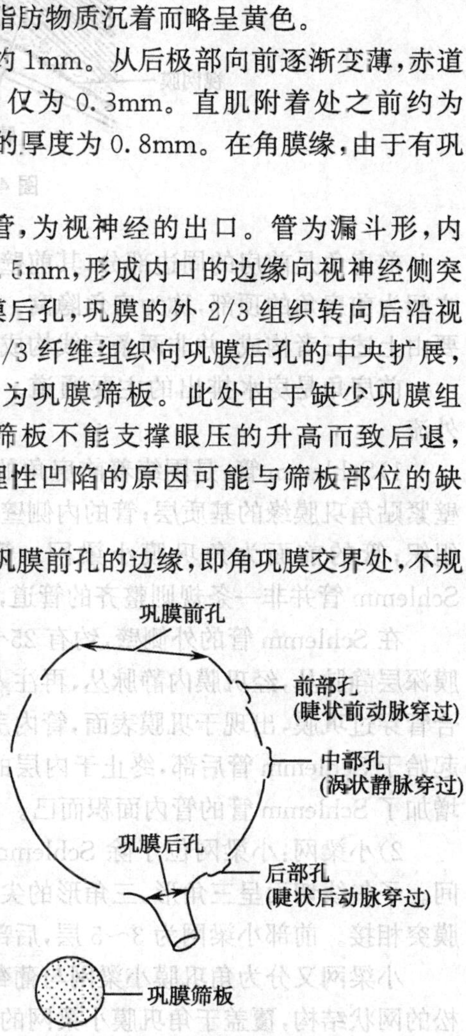

图 4-1-4 巩膜上的孔及巩膜筛板(模式图)

巩膜被许多血管和神经穿过，但本身血管很少。在眼球后部视神经周围，有睫状后长和睫状后短动脉及睫状神经穿入眼内。在眼球赤道部之后约 5～8mm 处，有 4～6 条涡状静脉穿出眼球。在眼球前节与角膜缘相距 4～8mm 处，有睫状前动脉和静脉穿入与穿出眼球。这些出入的神经、血管也将巩膜穿成许多小孔(图 4-1-4)。

(3)角巩膜缘与前房角：角巩膜缘是角膜与巩膜的移行区，角膜嵌入巩膜内，前界为前弹力层，后缘为后弹力层。在交界处的巩膜表面，凹陷如沟状，称为外巩膜沟；与其相应的巩膜内面有内巩膜沟。内沟的后唇向前突，称为巩膜突，为睫状肌的附着点。Schlemm 管位于内巩膜沟的基底部。在 Schlemm 管的内侧为前房角的小梁网结构。由于该区的结构比较薄弱，易受钝性外伤的影响而发生破裂(图 4-1-5)。

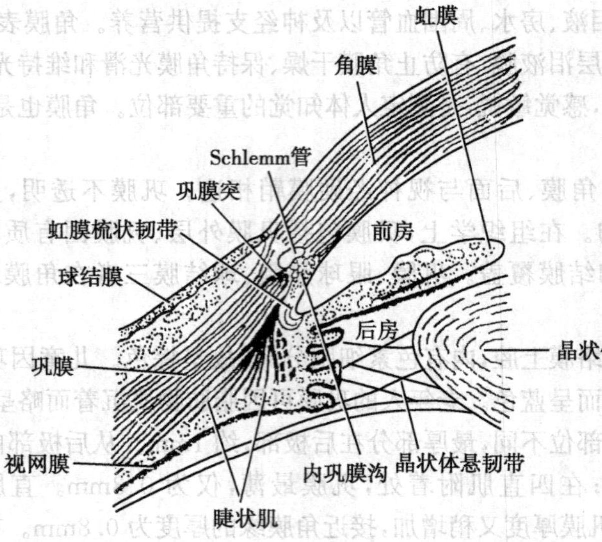

图 4-1-5 角膜缘的结构

前房角是前房的周边部分，其前壁为角巩膜交界处，后壁为虹膜根部，介于前壁与后壁之间为前房角的顶部，称为房角隐窝。房角隐窝即为睫状体的底部所构成。所谓前房角，主要由上述三者构成，并非两条直线构成的几何角。

前房角是房水排出的主要通道。前房内的房水通过前房角的小梁网及 Schlemm 管外流。

1)Schlemm 管：是围绕着前房角的环形管状腔隙，位于内巩膜沟的基底部。管的外侧壁紧贴角巩膜缘的基质层；管的内侧壁与最深部的角巩膜小梁网毗邻；管的后界为深层巩膜组织；管的前面为角巩膜小梁网。管腔的直径变化很大，大约在 350～500μm 之间。Schlemm 管并非一条规则整齐的管道，可时而分支，时而合流，但最终汇合归一。

在 Schlemm 管的外侧壁，约有 25～35 条外集合管，房水由外集合管排出，直接注入巩膜深层静脉丛，经巩膜内静脉丛，再注入上巩膜静脉丛，最后流入睫状前静脉。有少许外集合管穿过巩膜，出现于巩膜表面，管内房水直接注入睫状前静脉，是为房水静脉。内集合管起始于 Schlemm 管后部，终止于内层的小梁网，内集合管实际是 Schlemm 管的膨大部分，增加了 Schlemm 管的管内面积而已。

2)小梁网：小梁网位于除 Schlemm 管以外的内巩膜沟中，介于 Schlemm 管与前房之间。子午线切面呈三角形，三角形的尖端向前，与角膜后弹力层纤维接近，基底部向后，与巩膜突相接。前部小梁网为 3～5 层，后部小梁网为 15～20 层(图 4-1-6)。

小梁网又分为角巩膜小梁网与葡萄膜小梁网。前者占小梁网的大部分，后者为一层疏松的网状结构，覆盖于角巩膜小梁网的内表面。

另外，在前房角镜检查时，大多数成人眼中仍可见到为数不多的梳状韧带(虹膜突)残余，它起始于虹膜，跨越前房角，终止于巩膜突或小梁网的中部。

3)巩膜突：是眼球内面巩膜最前突出的部分，位于 Schlemm 管的后端，构成内巩膜沟的后凹面，由巩膜纤维所组成，是小梁网后界的标志。角巩膜小梁网附着在巩膜突上，睫状肌的纵行纤维也附着在巩膜突上。所以睫状肌的活动可以通过巩膜突影响小梁的功能，因而可能改变房水的流畅度。

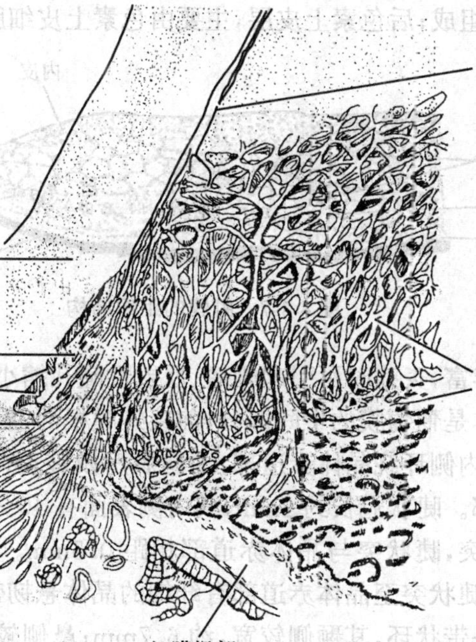

图 4-1-6　小梁网和 Schlemm 管结构(模式图)

4)Schwalbe 环:位于角膜后弹力层终端的外侧,相当于小梁的最前端,故也称前界环,作为前房角镜检查时辨认房角前界的标志。

2. 葡萄膜　葡萄膜是眼球壁的第二层膜,位于巩膜与视网膜之间。前面有一孔,即瞳孔。后面有一孔与巩膜后孔相应,为视神经所穿过。因此膜有许多色素,故又称色素膜。又因其具有丰富的血管,所以也称血管膜。由于该膜有丰富的血管及色素,使其颜色呈棕黑,酷似紫色的葡萄,故有葡萄膜之称。葡萄膜自前至后分为虹膜、睫状体和脉络膜三个相连续部分。

(1)虹膜:虹膜是葡萄膜的最前部,位于晶状体前面,为一圆盘形膜,中央有一圆孔,称为瞳孔。瞳孔直径为 2.5～4mm。

虹膜前面距瞳孔缘约 1.5mm 处,有一隆起的环状条纹,即虹膜小环,或称虹膜卷缩轮。虹膜小环将虹膜表面分为两个区域,即小环外部分为睫状区,小环内部分为瞳孔区。虹膜小环附近,有许多穴状凹陷,叫虹膜小窝(隐窝)。在虹膜周边部有与角膜缘成同心排列的皱褶,为瞳孔开大时形成的皱壁。瞳孔缘镶以较窄的黑色环,呈花边状,为虹膜后面色素上皮的前缘,即视网膜本部向前延续的部分。

虹膜根部附着在睫状体前面的中央,根部较薄,所以眼部挫伤时易发生虹膜根部离断。虹膜的瞳孔缘依托在晶体的前面,得到晶状体的支撑,故当晶状体脱位或摘除后,虹膜因失去支撑而产生震颤。

瞳孔周围虹膜的基质内,有环形排列的瞳孔括约肌,由副交感神经支配,该神经兴奋,括约肌收缩,使瞳孔变小;虹膜基质层后面,有放射状排列的肌纤维,称瞳孔开大肌,由交感神经支配,该神经兴奋,使瞳孔开大。瞳孔的开大与缩小,调节进入眼内的光线,使成像清晰。

虹膜的颜色主要因基质中所含色素的多少而不同。白色人种因缺乏色素,则虹膜呈浅黄色或浅蓝色;有色人种因色素多,则虹膜色深,呈棕褐色。

虹膜的组织结构由前向后可分为四层,即前表面层,由色素细胞及纤维细胞所组成;基质与瞳孔括约肌层,由胶原结缔组织与瞳孔括约肌、色素细胞等组成;前上皮与瞳孔开大肌层，主要由瞳孔开大肌组成；后色素上皮层，主要由色素上皮细胞组成(图 4-1-7)。

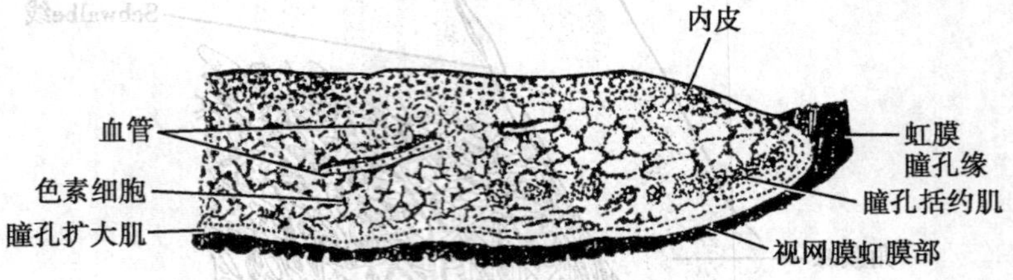

图 4-1-7　虹膜的组织结构

虹膜的感觉神经丰富，炎症时可引起剧痛、反射性瞳孔缩小和渗出反应。

(2)睫状体：睫状体是葡萄膜的中间部分，前接虹膜根部，后端以锯齿缘为界移行于脉络膜。外侧与巩膜毗邻；内侧环绕晶体赤道部，面向后房及玻璃体。睫状体分为两部，即睫状体冠或称皱部与平坦部。睫状冠长约 2mm，其内侧表面有 40～80 个纵行放射状突起，指向晶体赤道部，称为睫状突，睫状突与晶体赤道部相距 0.5mm。平坦部长约 4mm，形成一环状，故又称睫状环。从睫状突至晶体赤道部有纤细的晶体悬韧带与晶体相联系。

整个睫状体形同一带状环，其颞侧较宽，约 6.7mm；鼻侧较窄，约 5.9mm。眼球的前后切面，睫状体呈三角形，可分为前、内和外三边。前边最短，为三角形的底边，其中央部位为与虹膜相连接处；内边为睫状体的内面，为游离的睫状突；外边是睫状肌，与巩膜毗邻。睫状体上腔介于睫状肌和巩膜之间。

睫状体从内向外分为 5 个部分：

1)无色素睫状上皮：构成睫状体的最内层。该层从虹膜根部延伸而来，覆盖睫状冠与平坦部的表面，然后向锯齿缘伸延，与视网膜的感觉部分相连接。

2)色素上皮细胞：向后与视网膜色素上皮相延续。

3)基质：主要由内结缔组织层和 Bruch 膜构成。

4)睫状肌：由平滑肌纤维束所组成，分为三部分：外侧者为前后排列的子午纤维部分(纵行纤维)；内侧者为斜行排列的放射纤维部分；前部者为环形排列的环形纤维部分。

子午纤维(纵行纤维)：位于最外侧，起始于巩膜突，沿子午线方向向后延伸，终止于脉络膜上腔的前部。

放射纤维(斜行纤维)：位于子午纤维内侧，起始于巩膜突，肌肉纤维不沿子午线纵形排列，而是朝着睫状突方向呈放射状斜行，附着于睫状突的结缔组织上。

环状纤维：位于睫状体的前内、子午纤维的内侧。起始于巩膜突，肌肉纤维走行与眼球赤道平行，呈环形排列，止于前部睫状突末端的结缔组织。

5)睫状体上腔：由含有色素的结缔组织板层带所组成。

睫状体分泌房水，房水营养眼内组织并维持眼内压。睫状体通过悬韧带调节晶体的屈光度，以看清远近物体。

(3)脉络膜：脉络膜为葡萄膜的最后部位，前起锯齿缘，止于视神经周围。在后睫状动脉进入视神经区和涡静脉出口处与巩膜紧贴。

脉络膜由外向内分为 5 层：

1)脉络膜上腔：由结缔组织和巩膜连接，含有弹力纤维、色素细胞和平滑肌纤维等。

2)大血管层：由动脉和互相吻合的静脉构成，各血管之间由色素细胞和少量平滑肌填充。

3)中血管层:与大血管层间无明显分界,仅血管逐渐变细。黄斑区无大血管层,仅有排列较紧密的中血管层。本层色素较少。

4)毛细血管层:为一层毛细血管,无色素。

5)玻璃膜:或称 Bruch 膜。在视乳头附近厚 2～4μm,向周边变薄,仅 1～2μm。位于视网膜和脉络膜之间(图 4-1-8)。

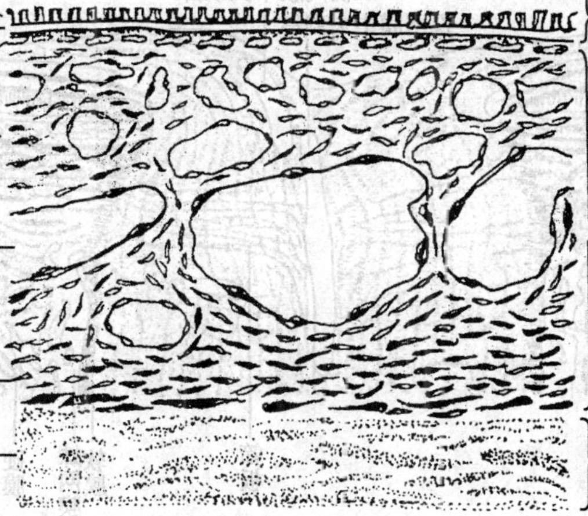

图 4-1-8 脉络膜组织结构

脉络膜血管丰富,血流量大,除本身外,也营养视网膜的外层。也因血流量大,病原体也易经此扩散。脉络膜含有丰富的色素,使眼球内形成暗房,保证了成像的清晰性。

3. 视网膜 视网膜是由神经外胚层形成的视杯发生而来,实际上是大脑的一部分。视杯分为两层,内层发育为感光层,外层发育为色素上皮层。两层之间有潜在性间隙,成为临床上视网膜脱离的解剖基础。视网膜内衬在虹膜(视网膜虹膜部)及睫状体(视网膜睫状体部)的部分称为视网膜盲部,无感光细胞;内衬在脉络膜内面的部分称为视网膜本部。视网膜的内侧为玻璃体。视网膜起自视乳头周围,前至锯齿缘。所谓锯齿缘,即前缘呈锯齿状故名。视网膜仅在视神经穿过处和锯齿缘处与其外面的组织紧密相连。

在视网膜后极部视轴正对终点为黄斑中心凹,呈一浅漏斗状,直径约 1.5mm。当人死后,黄斑区变为黄色,故名黄斑。黄斑是视网膜上视觉最敏锐的特殊区域。黄斑区很薄,中央无血管,可透见其下面橙红色的脉络膜色泽,此部位主要为视锥细胞,在神经传递上呈单线联系,因此黄斑区病变时,视力明显减退(图 4-1-9)。

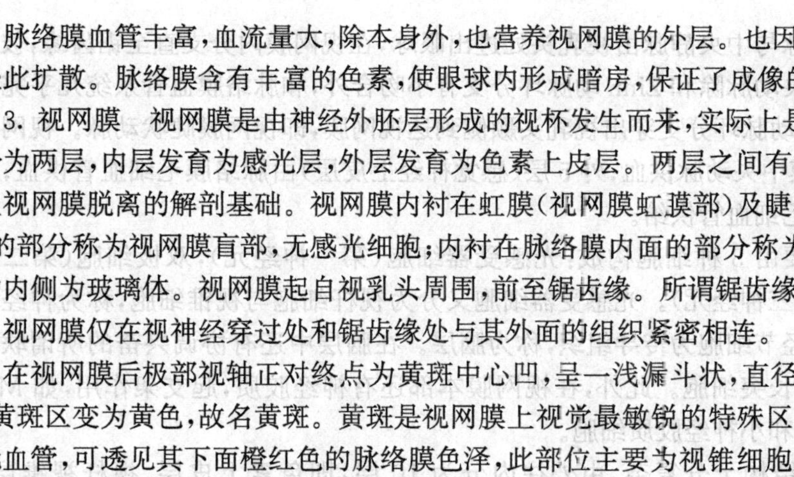

图 4-1-9 黄斑中心凹切面

黄斑鼻侧 3mm 处有一直径为 1.5mm 的淡红色区，检眼镜下呈圆盘状，为视乳头，又称视盘，是视网膜上视神经纤维从四面八方汇集出眼球的部位。视乳头多呈圆形或垂直椭圆形，色淡红，边界清楚，其上有动静脉血管出入，正常眼有时亦可见静脉搏动。视乳头中央部有一小漏斗状凹陷，称视杯或视乳头生理凹陷。视乳头区域无视网膜，即无感光细胞，故视野上表现为固定的盲区，称为生理盲点（图 4-1-10）。

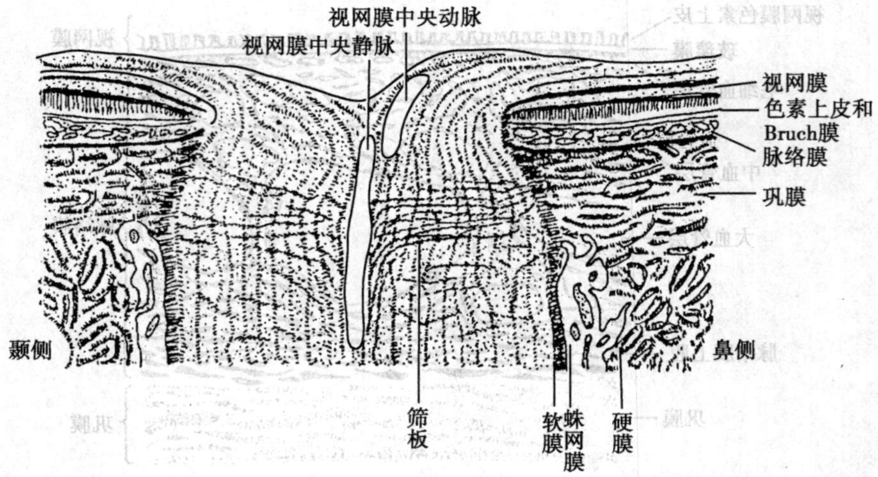

图 4-1-10　视神经乳头水平切面

视网膜中央动脉与中央静脉由视乳头处进出眼球，在视网膜内分支直至锯齿缘，彼此不相吻合。视网膜中央动脉除和 Zinn 动脉环分支有小吻合外，和脉络膜血管系统几乎完全分开。有时可见 Zinn 动脉环分支穿出视乳头颞侧到达视网膜，即视网膜睫状动脉。视网膜内 5 层（脑层）由视网膜中央动脉供血；外 5 层（感觉神经上皮层）由脉络膜毛细血管供血；而黄斑区全部由脉络膜毛细血管供给。

视网膜本部主要由 3 种细胞构成：光感受器细胞（第一神经元），双极细胞（第二神经元），神经节细胞（第三神经元）。光感受器细胞又分为视杆细胞与视锥细胞，称为神经上皮层。双极细胞和神经节细胞为传导组织，称为脑层。在脑层中还有协调兴奋的所谓联合组织，即水平细胞和无长突细胞。此外，在视网膜本部还有神经胶质，起支架作用，如 Müller 细胞，星形胶质细胞和小神经胶质细胞。

视网膜的组织结构十分复杂，由外往内分为 10 层：即色素上皮层、视杆视锥层、外界膜、外核层、外丛状层、内核层、内丛状层、神经节细胞层、神经纤维层和内界膜（图 4-1-11）。

（1）色素上皮层：由单层色素上皮细胞所构成，排列十分规则。该上皮细胞无再生能力，细胞死亡后不被替代，而是邻近的细胞向侧面滑动，以填补死亡细胞遗留下来的空隙。该层细胞有支持感光细胞活动的色素屏障等作用。也是荧光素血管造影时脉络膜血管中荧光透见的屏障。

（2）视杆视锥层：位于外界膜以外，由粗的内节与细的外节所构成。全部视网膜有视杆细胞 1.1 亿～1.25 亿个，视锥细胞 630 万～680 万个。在黄斑中心凹处，视锥细胞密度最高，每平方毫米有 147 300 个，距中心凹 10°，视锥细胞迅速减少，在周边部，每平方毫米大约稳定在 5 000 个。黄斑部位没有视杆细胞，距中心凹 130μm 处开始出现。距中心凹 5～

6mm 处，视杆细胞密度达到最高极限，每平方毫米为 160 000 个。向锯齿缘部，数目继续减少，每平方毫米为 23 000～50 000 个。视杆细胞感弱光（暗视觉）与无色视觉；视锥细胞感强光（明视觉）及色视觉。

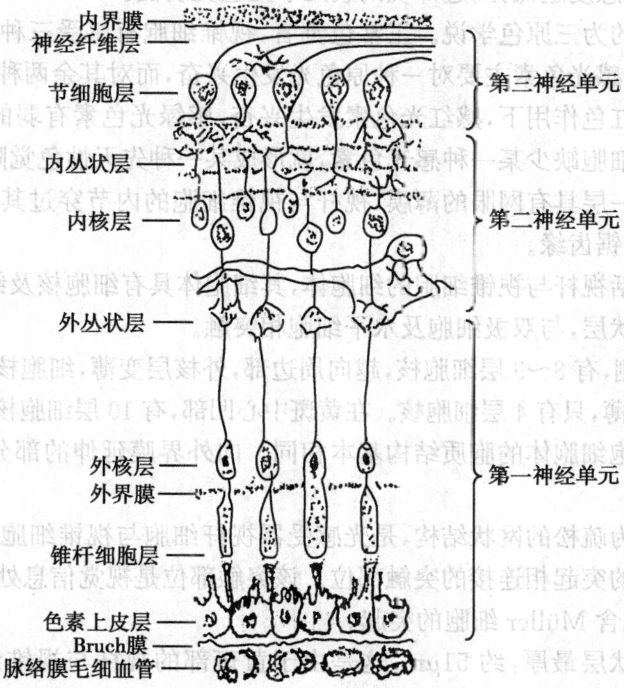

图 4-1-11 视网膜组织（示意图）

视杆细胞外节所含的视紫红质由维生素 A 醛和一种特殊蛋白——视蛋白相结合而成。在光的作用下，视紫红质褪色（漂白），分解为全反-视黄醛和视蛋白。全反-视黄醛在视黄醛还原酶和辅酶Ⅰ的作用下，又还原为无活性的全反-维生素 A。它经过血液流入肝脏，再转变为顺-维生素 A。顺-维生素 A 再经血液流入眼内，经视黄醛还原酶和辅酶Ⅰ的氧化作用，成为有活性的顺-视黄醛，以后再和视蛋白合成为视紫红质（表 4-1-1）。

表 4-1-1 视紫红质光化学循环

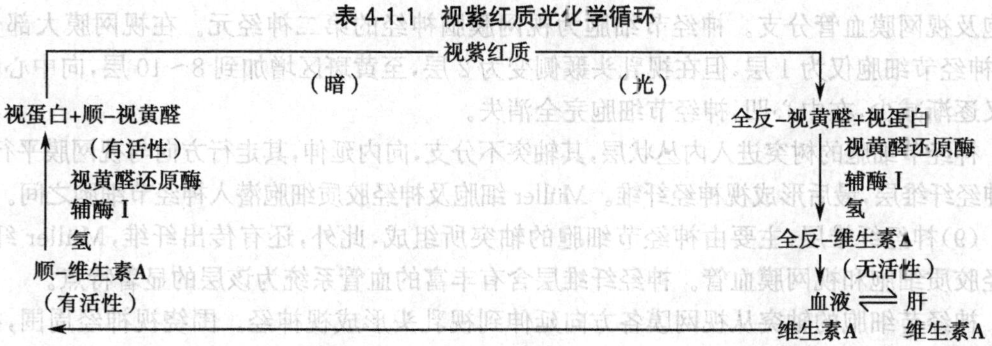

在暗处，视紫红质的再合成，能提高视网膜对弱光线的敏感性，即提高在暗处和明处的适应能力。假如维生素 A 缺乏，或某些酶及微量元素锌等代谢障碍时，就会影响视紫红质再合成过程，产生夜盲。

视锥细胞含有视紫蓝质、视紫质、视青质，亦由另一种维生素 A 醛及视蛋白结合成，在光的作用下起色觉作用。

色觉是眼在明亮处视网膜锥细胞的主要功能之一。明适应时，黄斑的色觉敏感度最高，离黄斑越远，色觉敏感度越低，周边部视网膜几乎无色觉功能。

色觉理论公认的为三原色学说。正常色觉者，视锥细胞有感受三种原色——红、绿、蓝的感光色素，每一种感光色素主要对一种原色光发生兴奋，而对其余两种原色仅发生程度不等的反应。例如在红色作用下，感红光色素发生兴奋，感绿光色素有弱的兴奋，感蓝光的兴奋更弱。如果锥体细胞缺少某一种感光色素，就形成某一种先天性色觉障碍。

(3)外界膜：是一层具有网眼的薄膜，视杆与视锥细胞的内节穿过其网眼。外界膜从视乳头边缘起，延伸至锯齿缘。

(4)外核层：包括视杆与视锥细胞的细胞体，其细胞体具有细胞核及细胞质，从细胞体发出的轴突伸向外丛状层，与双极细胞及水平细胞相突触。

靠近视乳头鼻侧，有 8～9 层细胞核，越向周边部，外核层变薄，细胞核层次减少。在视乳头颞侧旁，外核层较薄，只有 4 层细胞核。在黄斑中心凹部，有 10 层细胞核，均为视锥细胞核。

视杆与视锥细胞细胞体的胞质结构基本相同。向外界膜延伸的部分，称为视杆外纤维或视锥外纤维。

(5)外丛状层：为疏松的网状结构，是光感受器视杆细胞与视锥细胞的终末和双极细胞的树突及水平细胞的突起相连接的突触部位。该突触部位是视觉信息处理与传递的基本结构。此外，此层还包含 Müller 细胞的突起。

黄斑部的外丛状层最厚，约 51μm，这是由于黄斑部的视杆与视锥细胞发出的轴突最长，其走行方向倾斜，在中心凹者轴突走行几乎与外界膜平行，失去网状结构，而呈纤维样外观，所以黄斑部的外丛状层称为 Henle 纤维层。黄斑以外，外丛状层变薄，约 2μm 厚度。

(6)内核层：此层有四种细胞：水平细胞、双极细胞、Müller 细胞及无长突细胞。无长突细胞及水平细胞有长的分支与其他细胞相突触、协调视网膜的功能。双极细胞为组成传导系统的第一神经元。Müller 细胞对视网膜起支持及营养作用。

(7)内丛状层：是视网膜脑神经第一神经元与第二神经元的连接处，由内核层与神经节细胞层的许多突起所构成，是双极细胞、无长突细胞和神经节细胞相突触的部位。

(8)神经节细胞层：主要由神经节细胞的细胞体组成，此外还有 Müller 细胞及神经胶质细胞及视网膜血管分支。神经节细胞为视网膜脑神经的第二神经元。在视网膜大部分区域，神经节细胞仅为 1 层，但在视乳头颞侧变为 2 层，至黄斑区增加到 8～10 层，向中心凹方向又逐渐减少，在中心凹，神经节细胞完全消失。

神经节细胞的树突进入内丛状层，其轴突不分支，向内延伸，其走行方向与视网膜平行，形成神经纤维层，最后形成视神经纤维。Müller 细胞及神经胶质细胞潜入神经节细胞之间。

(9)神经纤维层：主要由神经节细胞的轴突所组成，此外，还有传出纤维，Müller 纤维，神经胶质细胞和视网膜血管。神经纤维层含有丰富的血管系统为该层的显著特点。

神经节细胞的轴突从视网膜各方向延伸到视乳头形成视神经。围绕视神经周围，神经纤维层最厚，其厚度约 20～30μm，向视网膜周边部逐渐变薄，至锯齿缘附近，散在神经节细胞与神经纤维合并为一层。视网膜鼻侧的神经纤维直接到达视乳头，颞侧纤维不穿过黄斑，而呈弧形绕过黄斑达视乳头。在水平子午线之上的神经纤维，从黄斑上方绕过；水平线之下的神经纤维，则绕过黄斑的下方，从而在黄斑部颞侧形成一条横缝，神经纤维由此缝呈羽毛状走行。黄斑本身的纤维自鼻侧直接到视乳头的颞侧，组成重要的黄斑乳头束。

神经纤维层的神经单位由两种类型的原始纤维组成：传入纤维，把冲动从视网膜神经节细胞传入大脑；传出纤维，把从大脑发出的冲动传到视网膜。传出纤维可能具有调节血管的功能。

(10)内界膜：Müller 细胞的基底膜与胶质细胞组成内界膜的主要部分。

视信息在视网膜内形成视觉神经冲动，以三极神经元传递，即光感受器(视杆细胞、视锥细胞)-双极细胞-节细胞。视觉冲动经节细胞神经纤维出视网膜后，沿视路抵达视中枢。

二、眼内腔与眼内容物

1. 眼内腔　包括前房、后房和玻璃体腔。

(1)前房：前界为角膜，后界为虹膜和晶状体的瞳孔区，周边为前房角。正常成人前房轴深约 3.0～3.5mm，近视眼前房较深，远视眼前房可能较浅。容积约为 0.2ml。

(2)后房：前界为虹膜，后界为晶状体前囊和悬韧带，周边为睫状突。成人容积约为 0.06ml。

(3)玻璃体腔：是眼球内最大的腔隙，前界为晶状体、悬韧带和睫状体，后界为视网膜、视神经。容积约为 4.5ml。

2. 眼内容物　包括房水、晶状体和玻璃体。三者均透明，有一定的屈光指数。三者与角膜一起组成了眼的屈光间质。

(1)房水：房水含量为 0.25～0.3ml。主要成分为水，约占总量的 98.75%。因房水来源于血浆，所以房水的化学成分与血浆相似，但蛋白质含量较血浆明显减少，而房水中含维生素 C、钠离子、氯离子等比血浆中含量高。房水的比重为 1.006，屈光指数为 1.3336。呈弱碱性。

房水的功能主要是营养角膜和晶状体，并维持正常的眼内压力。

房水的循环途径：房水由睫状突分泌后进入后房，经瞳孔进入前房，再经前房角小梁网 Schlemm 管、外集合管和房水静脉，最后入巩膜表层的睫状前静脉而进入血液循环。亦有少量被虹膜隐窝所吸收，还有少部分经脉络膜上腔吸收。若房水产生过多，或排出路径受阻，均可导致眼内压力升高，引起临床上常见的致盲眼病之一——青光眼(图 4-1-12)。

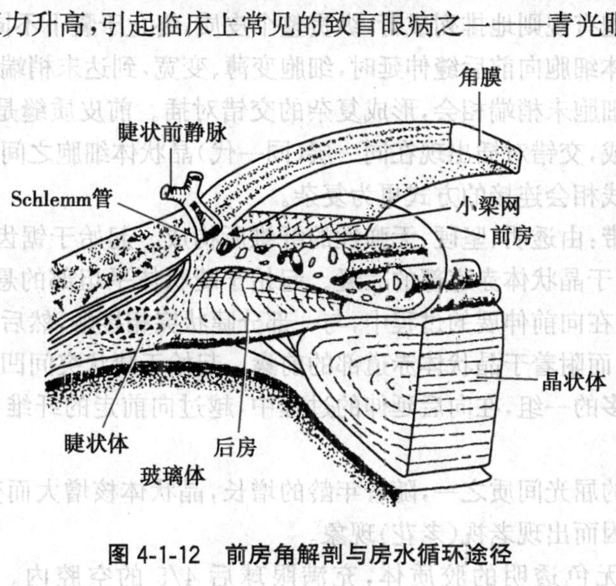

图 4-1-12　前房角解剖与房水循环途径

(2)晶状体:晶状体为富有弹性的透明体,形似双凸透镜,位于虹膜之后,玻璃体之前。晶状体分为前后两面,两面相交接的边缘为赤道。前面的曲度较小,弯曲半径约为 9mm,前弯曲面的顶点或前面的中心点称为前极。后面的曲度较大,弯曲半径约为 5.5mm,弯曲面的顶点或后面的中心点称为后极。前后极间的直线叫晶状体轴,轴的长度即晶状体厚度,为 4～5mm。晶状体直径约为 9～10mm。晶状体赤道为圆环形,与睫状突相距约 0.5mm。晶状体借助悬韧带与睫状体连接以固定其位置。

晶状体的组织结构为:包围整个晶状体的晶状体囊,晶状体上皮细胞,晶状体细胞(晶状体纤维)与晶状体悬韧带。

1)晶状体囊:是一层透明的厚的基底膜,具有弹性,它包绕着晶状体上皮及晶状体细胞。靠近赤道部的前囊与后囊的表面为悬韧带的附着处。根据晶状体部位不同及年龄变化,晶状体囊的厚度有所不同。前囊较后囊厚,悬韧带附着处较前后极厚。成年人的前囊较婴幼儿为厚。

2)晶状体上皮:位于前囊及赤道部囊下,后囊下没有上皮细胞。晶状体上皮分为中央部(前极部)、赤道部及界于中央部与赤道部之间的中间部。中央部为静止区,中间部及赤道部为生发区。中央部的上皮细胞见于前极部,细胞呈立方形,该区的上皮细胞一般看不到有丝分裂。

赤道部的上皮细胞不断增生,形成新的晶状体细胞。上皮细胞的基底部伸长及细胞核变为扁平,伸长的细胞基底部突起沿着囊的内面向后极延伸。与此同时,上皮细胞的顶部突起在邻近的上皮细胞内而向前极延伸。上皮细胞转变为带状晶状体细胞的过程发生在整个晶状体赤道部的周围,因此,晶状体细胞的突起从各个方向延伸到前极与后极。由于新的晶状体细胞不断形成,老的晶状体细胞越来越多地并入晶状体皮质,而这些晶状体细胞的细胞核,在赤道部以前排列为新月形的弯曲带,称为晶状体弓。最后,深部的晶状体细胞并入晶状体核而细胞核消失。

3)晶状体细胞:为有棱角的六边形长带,细胞横切面为六边形。由于细胞较长,传统上把晶状体细胞称为晶状体纤维。成人晶状体大约有 2 100～2 300 个晶状体细胞。皮质部的晶状体细胞长约 8～12μm,宽 7μm,厚 4～6μm。表层的细胞比深层者长,最年轻的细胞位于囊下。晶状体细胞有规则地排列成行,纵贯整个皮质,终止于囊下不同深度的前皮质缝与后皮质缝。当晶状体细胞向前后缝伸延时,细胞变薄、变宽,到达末梢端以前变得相当弯曲,与对侧来的晶状体细胞末梢端相会,形成复杂的交错对插。前皮质缝是由上皮细胞顶部突起的交错对插所形成,交错对插出现在同一层(同一代)晶状体细胞之间。在皮质深层,晶状体细胞终末端在缝线相会连接的方式更为复杂。

4)晶状体悬韧带:由透明、坚硬、无弹性的纤维所构成。起始于锯齿缘的悬韧带纤维与玻璃体前界接触,止于晶状体赤道部的后囊。起始于睫状体平坦部的悬韧带纤维,是最粗、最坚固的韧带纤维,在向前伸展的过程中,与一部分睫状突相接触,然后轻度转弯,与起自睫状突的纤维相交叉,而附着于晶状体赤道部的前囊。起始于睫状突间凹的悬韧带纤维,是悬韧带纤维中数目最多的一组,在向后延伸的过程中,越过向前走的纤维,附着在晶状体赤道部的后囊。

晶状体是重要的屈光间质之一,随着年龄的增长,晶状体核增大而变硬,晶状体囊弹性减弱,调节力减退,因而出现老视(老花)现象。

(3)玻璃体:为无色透明的胶质体,充满眼球后 4/5 的空腔内。主要成分为水(占

98.5%～99.7%)。年轻人80%为胶质,20%为液体,无纤维。随着年龄的增长,液体容积增至50%左右。玻璃体前面有一凹面,称为玻璃体凹,以容纳晶状体。其他部分与视网膜和睫状体相贴,而与视神经周围及锯齿缘前2mm处视网膜内界膜紧密粘连。与黄斑中心凹周围的视网膜内界膜稍有粘连,形成2～3mm的小环,见于青少年,成人后消失。

在玻璃体中央部,可见密度较低的狭长管,称玻璃体管,或称中央管,或称透明管,系为Cloquet管退化而残留的组织,前界为玻璃体前膜的玻璃体凹,向后延伸至视乳头,管壁是玻璃体的浓缩,不是真正的薄膜,为胚胎发育中的原始玻璃体所在部位,有时有透明样动脉残留。

玻璃体也有屈光功能,并有支撑视网膜的作用。随着年龄的增长,玻璃体内黏多糖解聚,可呈凝缩和液化,可见漂浮物。玻璃体无血管,本身代谢作用很低,其营养来自脉络膜和房水,无再生能力。

第二节 视神经、视路及瞳孔反射

一、视 神 经

视神经是中枢神经系统的一部分。在眼内由视网膜节细胞发出的纤维组成。视神经是指从视乳头至视交叉前角的这段神经。全长约42～47mm。

视神经分为4部分:眼内段,长约1mm;眶内段,长约25～30mm;管内段,长约4～10mm;颅内段,长约10mm。

眼内段:包括视乳头和筛板部分。视乳头位于中心凹鼻侧3mm和其上0.8mm处。视乳头后的神经纤维带有髓鞘,而其前的神经纤维则为无髓鞘。正常情况下,视乳头与周围视网膜应在同一水平面上,当视乳头水肿时,则高出视网膜这一水平面。

眶内段:自眼球后至视神经孔。呈S形弯曲,以利于眼球的活动。其外面被有由硬脑膜、蛛网膜和软脑膜三层构成的鞘膜,鞘膜间隙与大脑同名间隙相沟通,蛛网膜下腔充满脑脊液。故当颅压增高时,蛛网膜下腔内压力挤压视神经而引起视乳头水肿。

管内段:指视神经管内部分。此处鞘膜与眶壁相粘连,于此视神经可被固定。

颅内段:出视神经管直至视交叉。

与周围神经不同,视神经损伤后不能再生。

二、视 路

视路是指从视网膜接收视信息,到大脑视皮层形成视觉的整个神经冲动传递的径路。来自视网膜神经节细胞的神经纤维,穿过眼球筛板,汇集成视神经。在视神经段内,视网膜鼻侧、颞侧来的纤维同行,到视交叉,视网膜鼻侧部位的神经纤维则互相交叉到对侧,与该侧来自视网膜颞侧未交叉的神经纤维构成视束,一直伸展到外侧膝状体,在此交换神经元后进入视放射,再经内囊进入大脑枕叶的视皮层(图4-1-13)。

视纤维在视路中的分布位置随各段径程的不同而异,简述如下。

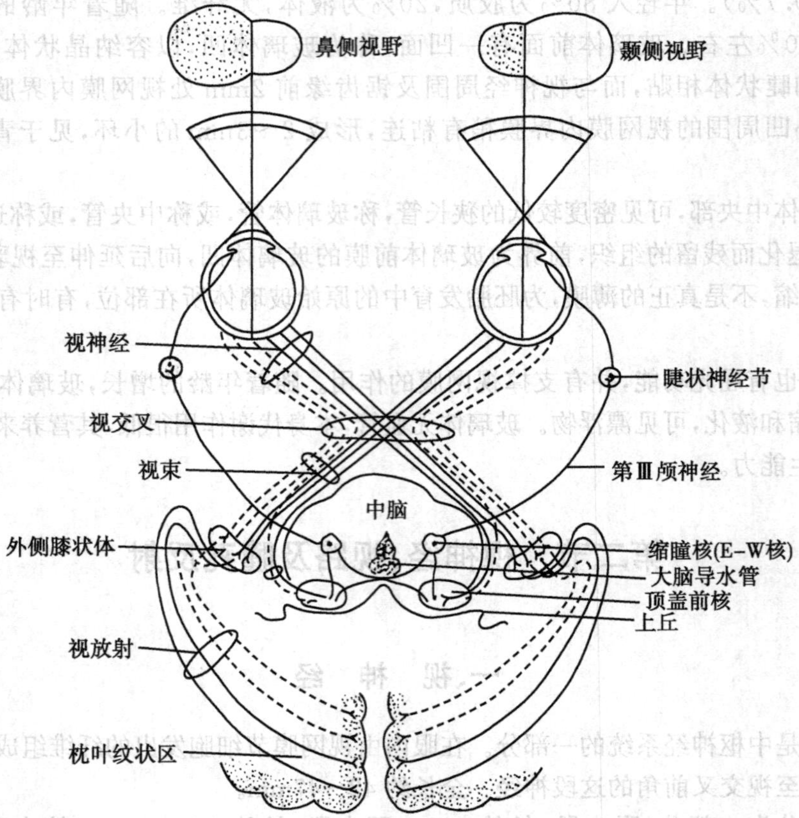

图 4-1-13　视路及光反射径路(示意图)

1. 视网膜　从图 4-1-13 可知,从黄斑区发出的神经纤维,直接进入视乳头颞侧;从颞侧黄斑以外发出的纤维则不穿过黄斑,而从上或下绕开黄斑,呈弧线形式抵达视乳头;从鼻侧来的纤维则采取最短的路径,呈直线形式进入视乳头。

2. 视神经　在刚出眼球位置,黄斑纤维居于视神经颞侧,鼻侧纤维在内侧,颞侧纤维在中间,后两者均分为上下两部分。到距球后 10～15mm 后,黄斑纤维转入视神经中央,鼻、颞侧纤维又分别处于鼻、颞侧。

3. 视交叉　位于蝶鞍上方,视交叉纤维包括黄斑纤维,分成交叉与不交叉两组。交叉纤维来自视网膜的鼻侧,不交叉纤维来自视网膜的颞侧。视网膜上部的交叉纤维在视交叉的上层,在同侧形成后膝;下部的交叉纤维则在下层,在对侧形成前膝。不交叉的纤维则分上、下部,进入同侧视束。

视交叉与周围组织在解剖学上有特殊的联系,如下方的脑垂体,上方的第三脑室,前上方的大脑前动脉及前交通动脉,两侧的颈内动脉,这些部位的病变都可能对视交叉造成损害而表现为不同形状的视野缺损(图 4-1-14)。

4. 视束　由视交叉向后的神经束名视束。经过前穿质与灰结节之间,绕大脑脚的外侧面,在大脑颞叶的下面,终止于外侧膝状体、丘脑枕和四迭体上丘,这三处总名次等视中枢。视束的大部分神经纤维到外侧膝状体并终止于该处;另一部分经外侧膝状体而终止于丘脑枕;视束的小部分纤维在视束后段,离开视束,到四迭体上丘和顶盖前区。另有一部分纤维称 Gudden 连合,紧贴视交叉和视束的背面,不易与它们区分,它连接两侧的内侧膝状体而与视觉无关(图 4-1-15)。

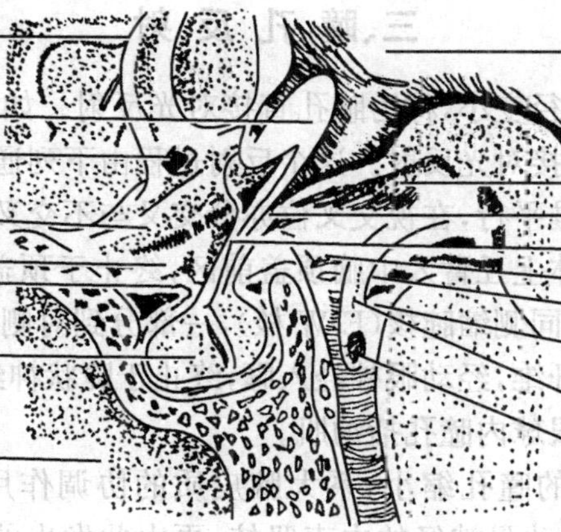

图 4-1-14　视交叉的正中垂直切面

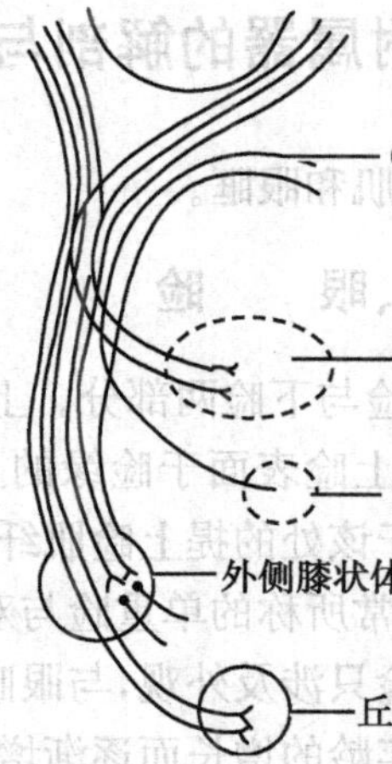

图 4-1-15　视束的神经纤维

5. 外侧膝状体　位于大脑脚外侧，属间脑部分。视束的纤维止于外侧膝状体的节细胞，变换神经元后再进入视放射。在外侧膝状体中，黄斑纤维居背部，视网膜上部纤维居腹内侧，下部纤维居腹外侧。

6. 视放射　视放射的神经纤维呈扇形散开，越过内囊，在大脑颞叶视放射区的腹部纤维形成 Meyer 环，来自视网膜上方的纤维居背部，下方的纤维居腹部，黄斑纤维居中部。

7. 视皮质　视皮质每侧与双眼同侧一半的视网膜相关联，如左侧视皮质与左眼颞侧、右眼鼻侧视网膜相联系。上部的纤维终止于距状裂的上唇，下部的纤维终止于下唇，黄斑纤维终止于后极部。交叉的纤维在深内核层，不交叉的在浅内核层。

视觉传递在视路的不同段路径中，与神经纤维的分布位置有关，如果在某部位或某段路程中发生病变或损害，则可表现为特定的视野异常，因此，准确地检测到视野改变(缺损)，也就具有视路病变或相关部位病变的定位诊断意义。

三、瞳 孔 反 射

瞳孔在光照下，引起孔径变小，称为瞳孔直接对光反射。如光照一眼，另一非光照眼的瞳孔亦呈缩小，称为瞳孔间接对光反射。这个反射过程由下列通路完成(见图 4-1-13)。

光反射纤维与视觉纤维平行，在视交叉位亦分交叉与不交叉股入视束，在接近外侧膝状体时，纤维出视束，经四迭体上丘臂入中脑顶盖前区，终止于顶盖前核。在核内交换神经元后，一部分绕大脑导水管到同侧缩瞳核(E-W 核)，一部分到对侧缩瞳核。

由两侧缩瞳核发出的纤维，经动眼神经入眶，终止于睫状神经节，交换神经元后，由节后纤维，经睫状短神经，到达眼球内瞳孔括约肌。

因调节和集合而发生的瞳孔缩小，系大脑皮质的协调作用。由视皮质发出的纤维，经枕叶-中脑束到中脑束和动眼神经的内直肌核，再由此发出的纤维到达瞳孔括约肌及内直肌。

第三节　眼附属器的解剖与生理

眼附属器包括眼睑、结膜、泪器、眼外肌和眼眶。

一、眼　　睑

1. 眼睑的一般形态结构　眼睑分上睑与下睑两部分。上睑的上界以眉为界，下睑的下界无明显界限，通常定于眶下缘处。有人上睑表面于睑缘的上方，可见一明显的横沟，在上睑抬举时特别明显，称为上睑沟，为附着于该处的提上睑肌纤维牵拉收缩所致。如果提上睑肌功能减退或丧失，则此沟可以消失。通常所称的单重睑与双重睑(俗称单眼皮与双眼皮)，即以此沟的有无而鉴别。单重睑或双重睑只涉及外观，与眼睑的功能无关。据调查，国人以双重睑为多，女性又较男性为多，并随着年龄的增长而逐渐增多。

下睑表面相当于下眶缘处也有两条浅沟，由内眦走向外下的称鼻翼沟(鼻睑沟)，由外眦走向内下的称颧沟(颧睑沟)，此两浅沟在老年人容易辨认。

眼睑的游离缘称睑缘。上下睑缘间的裂隙称睑裂。上下睑于鼻侧连接处即鼻侧端称内眦，上下睑于颞侧连接处即颞侧端称外眦。内眦角圆钝，呈马蹄铁状。内眦角与眼球之间隔以一空间，称泪湖。该处可见一半椭圆形肉样隆起，称泪阜，后者是一块变态的皮肤组织，由于下方泪小管的发育，把下睑劈分出去一部分而成，其中含有变态的汗腺和皮脂腺，该两腺开口于泪阜表面细毛的毛囊。泪阜外侧有一肉红色的新月形皱襞，称结膜半月皱襞，为一退化组织，相当于低等动物第三眼睑(瞬膜)的残迹，其中常有由交感神经支配的平滑肌纤维。外眦角为锐角，约 30°～40°左右。

睑缘宽度约 2mm，表面平滑，结构致密，每一睑缘均有前后两缘(也叫前唇与后唇)，前唇圆钝，后唇锐利，紧贴眼球，以睑结膜面为界，且与结膜面呈直角。在正常情况下，其界限非常明显，直角形的消失和变平，常为病理情况的征象，为某些睑缘或结膜病的后果。睑缘的前后两缘间称缘间部，其间有一浅灰色线条称缘间线或灰线，此线为睑成形术的重要标志。如果在灰线处作一切口，可将眼睑劈为前后两部分，即睫部与睑部。前部为眼睑皮肤和眼轮匝肌，后部为睑板与睑结膜。因此，灰线也是两唇间黏膜与皮肤交界处。灰线后缘有一排小孔，为睑板腺导管的开口。上下睑缘于距内眦部约 1/6 睑长处各有一小突起，称泪乳头，其中央有一小孔，称泪小点，为泪小管的入口处，过剩泪液即由此下行，通过泪道，进入鼻腔。一般在泪点内侧部的睑缘上无睫毛与睑板腺。

睑裂的大小、形状和位置因人而异，且随年龄而变化。闭眼时，上下睑缘间裂缝外眼角低于内眼角；睁眼时；外眼角高于内眼角。如以内外眦部间作一连线，上睑弧度最高处在鼻侧，下睑弧度最低处在颞侧。约 1/3 的人两眼大小、形状不对称。平常所说的眼大眼小，并非指眼球的实际大小，而是睑裂大小所决定。

睫毛为黑色短毛，于眼睑的前缘生出，排列约 2～3 行，上睑睫毛约 100～150 根，睁眼平视时，其倾斜度为 110°～130°，闭眼时为 140°～160°。下睑睫毛约 50～75 根，睁眼平视时为 100°～120°。一般睫毛上睑长 8～12mm，下睑稍短，约 6～8mm。睫毛的寿命为 3～5 个月。睫毛毛囊的周围有变态的皮脂腺 Zeis 腺和变态的汗腺 Moll 腺。睫毛的功能不仅可防止异物进入眼内，还可减弱强光照射。

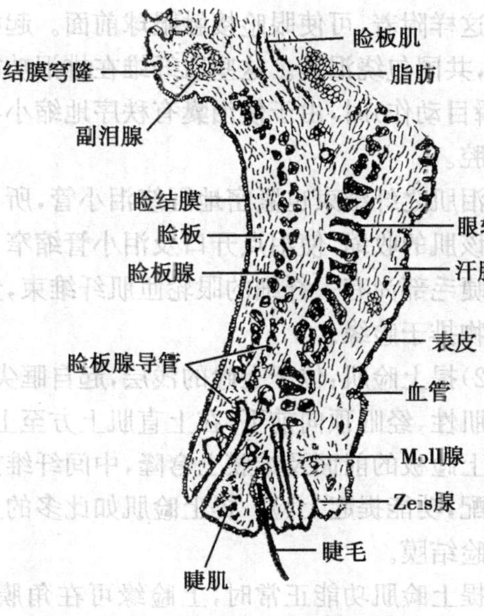

图 4-1-16　眼睑的组织结构

2. 眼睑的组织结构　眼睑的组织结构可分为 5 层（图 4-1-16）。

（1）皮肤层：眼睑皮肤是人体皮肤中最薄的部位，容易形成皱襞和皱纹。眼睑皮肤富有弹性，易于推动和伸展。

（2）皮下组织层：为疏松的结缔组织，部分人可见少量脂肪组织，借纤维组织束和下方的肌层相联系。由于该层组织疏松，所以在眼局部炎症时，或有静脉循环障碍，或某些全身性疾病（如血管神经性水肿、肾病等）时，可出现显著的眼睑水肿。

（3）肌层：它包括眼轮匝肌、提上睑肌和 Müller 肌（图 4-1-17）。

1）眼轮匝肌（图 4-1-18）：受面神经分支支配。可分为睑部与眶部。

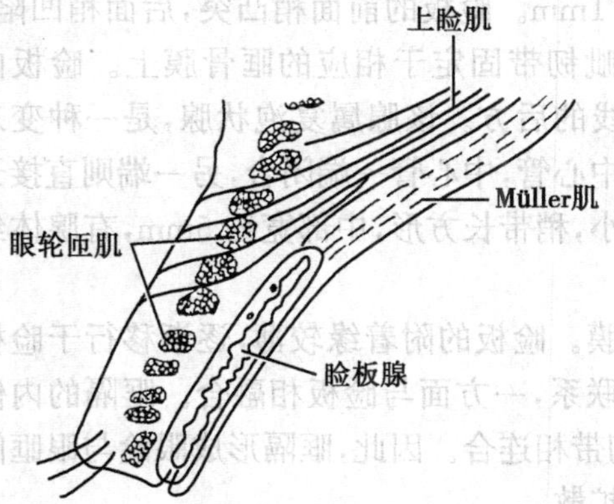

图 4-1-17　上睑肌切面

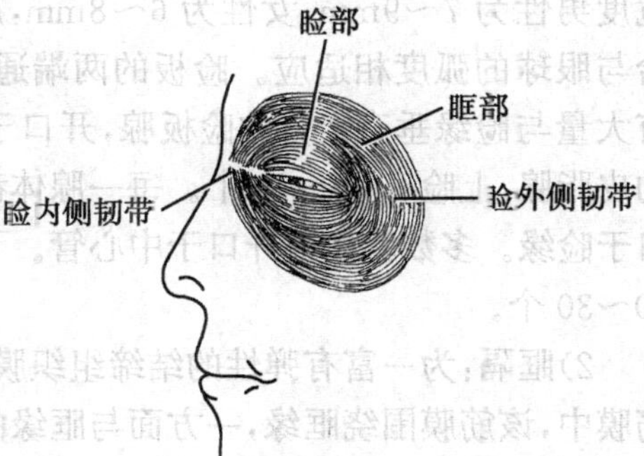

图 4-1-18　眼轮匝肌

睑部：即上下睑内部分，呈半椭圆形，纤维起自内眦韧带、泪前嵴和它前面的骨膜，止于外眦韧带。

眶部:纤维起自内眦韧带,围绕睑裂呈环状走行,止于内眦韧带。

睑部轮匝肌为不随意肌,能引起轻度闭眼动作,如睡眠和瞬目运动即属此类。眶部眼轮匝肌为随意肌,纤维收缩可使眼睑紧闭,如异物入眼、某些眼前节炎症时,均可引起这种反射性的反应,不过眶部轮匝肌收缩时,睑部轮匝肌也同时收缩。

泪囊部轮匝肌即泪肌,又称 Horner 肌,此肌虽不大,但功能很重要。此肌纤维之深部,起始于泪后嵴稍后方的骨面,经泪囊之后,到睑板的前面,加入眼轮匝肌睑部的纤维中。泪肌的这样附着,可使眼睑接触眼球前面。起始于泪前嵴的浅部纤维,与起始于上述泪后嵴深部者,共同包绕泪囊。这些肌纤维在排泪功能上有重要意义,当其收缩与松弛,即闭眼与开眼(瞬目动作)时,由于使泪囊有秩序地缩小与扩大,借此虹吸作用,驱使泪液由结膜囊排出至鼻腔。

泪肌之纤维束也紧密地围绕泪小管,所以,此肌的排泪作用更加明显。寒冷刺激时,可引起该肌的收缩,使泪点开口及泪小管缩窄,因而发生流泪。

睫毛部尚有一纤细的眼轮匝肌纤维束,走行于睑板腺开口后方,此肌收缩,可使睑板腺分泌物排于睑缘。

2)提上睑肌:位于上睑的浅层,起自眶尖靠近视神经孔处,起端较窄且呈腱性,随即变宽而成肌性,经眶顶向前下,在上直肌上方至上睑。上部分纤维止于眶隔上部分,下部分纤维止于上睑板的前面及结膜上穹隆,中间纤维贯过眼轮匝肌而附于上睑皮下。该肌受动眼神经支配,功能提起上睑。提上睑肌如此多的止端,在于它收缩时,可同时提起上睑皮肤、睑板及上睑结膜。

提上睑肌功能正常时,上睑缘可在角膜缘下 2mm,当该肌功能障碍时,则可出现上睑下垂。

3)Müller 肌:又叫睑板肌,属平滑肌,呈薄片状。上睑的 Müller 肌起自前部提上睑肌下面,止于睑板上缘;下睑的 Müller 肌起自下直肌鞘,向前上方走行,部分纤维止于睑板上,部分止于球结膜。Müller 肌受交感神经支配,收缩时可辅助开睑。

(4)纤维层　由睑板和眶隔组成。

1)睑板:由致密的结缔组织构成,是眼睑的支架组织。上睑板较大,长约 29mm,中部宽度男性为 7～9mm,女性为 6～8mm,厚度约为 1mm。睑板的前面稍凸突,后面稍凹陷,恰与眼球的弧度相适应。睑板的两端通过内、外眦韧带固定于相应的眶骨膜上。睑板内有大量与睑缘垂直走行的睑板腺,开口于睑缘灰线的后方。该腺属复泡状腺,是一种变态的皮脂腺,上睑有 30～40 个。每一腺体都含有一中心管,中心管一端闭合,另一端则直接开口于睑缘。多数腺泡都开口于中心管。下睑板稍小,稍带长方形,中部宽约 5mm,有腺体约 20～30 个。

2)眶隔:为一富有弹性的结缔组织膜,即睑筋膜。睑板的附着缘较薄,逐渐移行于睑板筋膜中,该筋膜围绕眶缘,一方面与眶缘的骨膜相联系,一方面与睑板相融合。眶隔的内侧端附着于泪骨和泪囊的后面,外侧端则与睑外侧韧带相连合。因此,眶隔形成眼睑与眼眶间的隔障,在一定程度上阻止了炎症、出血等的相互扩散。

(5)睑结膜:详见后述(二、结膜)。

3. 眼睑的血管　眼睑的血供丰富,且血管支互相吻合,故在眼睑组织受到严重外伤时,具有高度的再生与修复能力。因此,即使在严重的眼睑外伤时,切勿轻易地去除组织,应尽可能地进行缝合。

(1)动脉：眼睑的动脉来源于两个系统(图 4-1-19)。

1)来自面部动脉系统的(属颈外动脉)有面动脉、颞浅动脉与眶下动脉。

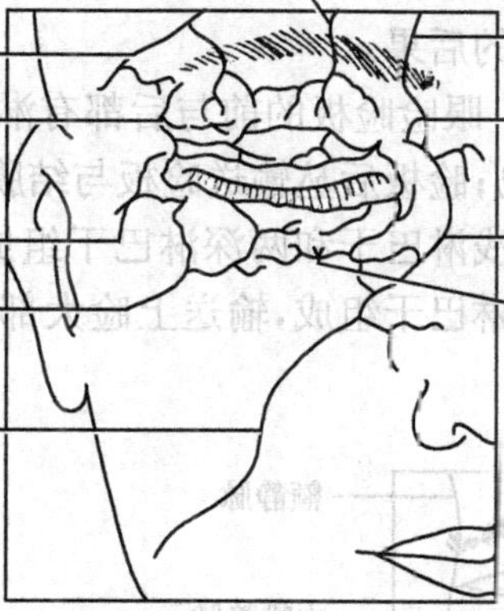

图 4-1-19　眼睑的动脉

面动脉：该动脉行至内眦部时形成内眦动脉，然后穿过眶隔与眼动脉的鼻支相接，并与面横动脉、眶下动脉和对侧同名分支吻合。面动脉供应内眦、泪囊、下睑附近，还分支供应口唇和外鼻等处。

颞浅动脉：为颈外动脉的一个终支，在颞浅部可扪及其搏动。它于睑外侧发出面横动脉，于颧突上方发出颧眶动脉，于颞部分出额支。颞浅动脉供应上下睑的外侧部及眶、眼轮匝肌的外侧部及上部。

眶下动脉：为颌内动脉第三段，经眶下孔到面部，供应下睑，特别是睑的内半部及泪囊。

2)来自眶部眼动脉系统的(属颈内动脉)有鼻背动脉、额动脉、眶上动脉和泪腺动脉。

鼻背动脉：又叫鼻梁动脉，为一小动脉，分支至泪囊、鼻根以及鼻背之外面与内眦动脉吻合。

额动脉：是眼动脉的终末支，通常与滑车上神经同行，于眶上内角出眶至额部，与眶上动脉及对侧同名动脉吻合。

眶上动脉(额外侧动脉)：在眶内走行，经眶上切迹或孔达前额，与额动脉、颞浅动脉等吻合，供应上睑的邻近区。

泪腺动脉：是眼动脉位于眶外侧较大的分支，循外直肌至泪腺，其较大的分支为睑外侧动脉，与睑内侧动脉相吻合，形成睑动脉弓。供应区域为上下睑的外侧部。

眼睑的浅部组织由上述这些动脉及其吻合的分支来营养。其深部组织则由睑动脉弓供应。睑动脉弓：每一睑内侧动脉分成两支，一为较大的睑缘支，一为较小的周围支，二者沿睑板的上下缘走行，与泪腺动脉的分支睑外侧上下动脉吻合，形成两个动脉弓，即睑缘动脉弓与周围动脉弓。睑缘动脉弓较大，周围动脉弓较小，且不恒定，甚至缺如。动脉弓的小分支形成睑板前后动脉丛，分别营养睑板腺、睑结膜及各种组织。当进行眼睑手术时，应了解这些动脉弓的位置，以减少损害出血。

(2)静脉　眼睑的静脉也可分为两个系统(图 4-1-20)。浅部包括面前部和颞浅部，深部包括眶部和面深部。该两静脉系统会合于内眦静脉。内眦静脉的属支有额静脉与眶上静脉。内眦静脉还接受眶支、睑上下支和面深静脉。向下走行成为面前静脉、面总静脉，最后汇入颈内静脉。眼睑内也有两个静脉弓，其内侧注入内眦静脉，外侧注入颞浅静脉和泪腺静脉。

内眦静脉、面静脉和眼静脉均无静脉瓣，因此可自由流动，可通过眼静脉、海绵窦流向颅内，也可通过面静脉、颈内静脉达颅外。因此，眼睑部位的化脓性炎症可由浅部组织随静脉回流而蔓延至海绵窦，引起严重的后果。

4. 眼睑的淋巴（图 4-1-21） 眼睑睑板的前与后都有淋巴丛，它们彼此自由交通。睑板前丛输送皮肤与眼轮匝肌的淋巴；睑板后丛输送睑板与结膜的淋巴。眼睑的淋巴分别由内、外两组淋巴管输送，内侧组由两浅淋巴干和两深淋巴干组成，输送睑内侧的淋巴，注入下颌淋巴结；外侧组亦由两浅和两深淋巴干组成，输送上睑大部分及下睑外侧的一部分淋巴，注入耳前淋巴结。

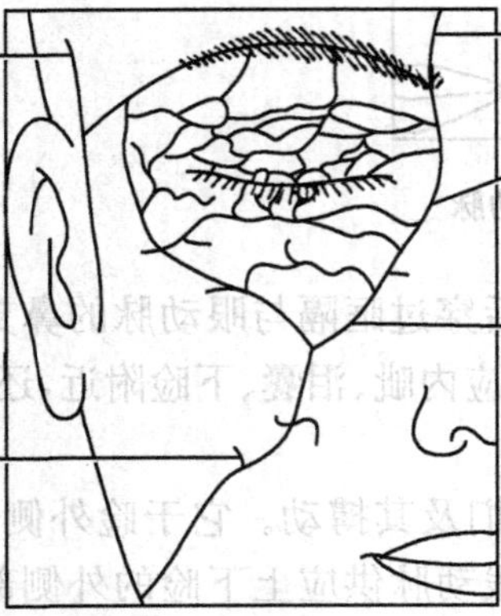

图 4-1-20 眼睑的静脉

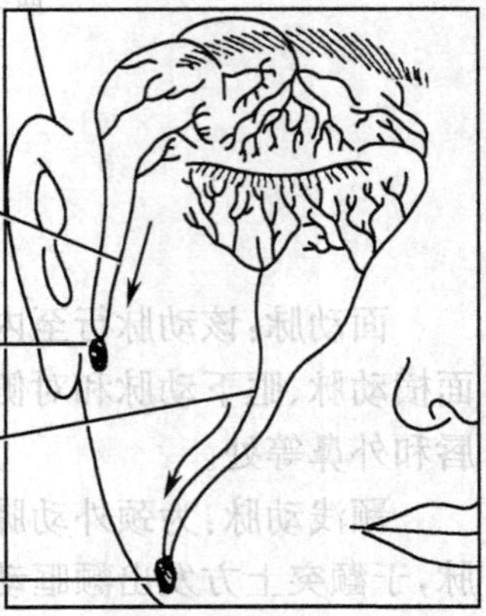

图 4-1-21 眼睑的淋巴引流

熟悉与睑淋巴引流有关的淋巴结，对诊断眼睑部位的炎症、恶性肿瘤等有一定的临床意义。

5. 眼睑的神经 包括运动神经、感觉神经和交感神经。

(1)运动神经：包括面神经和动眼神经。面神经分支支配眼睑的有颞支、颧支。颞支位于眶外上方，平行眶上缘走行，支配眼轮匝肌；颧支位于眶外下方，支配下部眼轮匝肌。动眼神经在眶内分上下两支，上支有分支支配提上睑肌。

(2)感觉神经：为三叉神经的第一、二支。由第一支眼神经分出的有泪腺神经、眶上神经、滑车上神经、滑车下神经和鼻梁外神经；由第二支上颌神经分出的有眶下神经、颧面神经和颧颞神经。眶上神经由眶上切迹（孔）走到上睑皮肤，其出眶上切迹之点，常为检查眼神经支疼痛时的敏感点。

一般来说，上睑的感觉，主要由眶上神经支配；下睑的感觉，主要由眶下神经支配。

(3)交感神经：为交感神经颈上神经节的分支。主要来自海绵窦的交感神经丛，经眼动脉分布到眼睑各平滑肌与血管等。

眼睑位于眼球的前方，有活动自如的皮肤皱襞，由于它本身的位置，及通过其瞬目、闭眼，能避免异物、强光、烟尘等对眼球的损害；通过瞬目运动，可清除结膜囊的灰尘、细菌等，并有助于泪液的分泌与排泄，使眼球表面经常保持湿润状态及角膜的透明性。当上下睑紧闭时，由于眼轮匝肌的收缩和睑板腺分泌物的黏合，使睑裂呈密闭状态，对防止有害物的侵入有重要意义。此外，眼睑也能帮助瞳孔调整进入眼内的光线，所以，也仅在闭睑时，视皮质中枢方能处于休息状态。

二、结　膜

结膜为一透明的薄层黏膜，覆盖在眼睑的内面和眼球前部巩膜的表面，其上皮与角膜上皮相延续。因其连结眼睑与眼球，故称结膜。如果以睑裂为开口，角膜为基底，结膜所围成的空间呈一囊状，故将该部分称为结膜囊。

1. 结膜的分布结构　临床上将结膜分为睑结膜、球结膜和穹隆结膜三部分。

(1)睑结膜：覆盖在眼睑内面。又分为睑缘部、睑板部与眶部。睑板部衬于睑板内面，与睑板紧密结合，该部分结膜血管丰富，因此呈红色。在离睑缘后唇约 2mm 处，有一与睑缘平行的浅沟，称睑板下沟，常为异物存留之处。

(2)球结膜：介于穹隆结膜与角膜之间。覆盖于眼球前 1/3 的巩膜表面，球结膜最薄、最透明，富有移动性。它分为巩膜部与角膜缘部。角膜缘部指角膜缘外 3mm 以内的部分，该部分结膜与其下方的眼球筋膜、巩膜紧密结合。该部位上皮细胞移行于角膜上皮细胞，因而结膜疾病易累及角膜。

(3)穹隆结膜：介于睑结膜与球结膜之间。该处结膜较厚，多皱褶，其下方为疏松结缔组织，因此富有伸展性，使眼球与眼睑得以自如活动。穹隆深浅各处不一，上穹隆距角膜缘8～10mm，下穹隆距角膜缘 6～8mm。外侧穹隆距角膜缘约 14mm，内侧仅 6～7mm。

2. 结膜的组织结构　结膜的组织结构与一般黏膜一样，可分为上皮层与固有层，固有层又分为腺样层与纤维层。

(1)上皮层：由 2～4 层柱状上皮构成。上皮层于睑板下沟后可见大量杯状细胞，它分泌黏液，有保护角膜和结膜的作用。杯状细胞以穹隆部为多，尤其是下穹隆部，以及结膜半月皱襞，球结膜无此细胞。

(2)固有层：又分为腺样层与纤维层。腺样层由纤细的结缔组织网构成，间有淋巴细胞、组织细胞和肥大细胞。纤维层由极致密的结缔组织和弹性纤维组成。

结膜的腺体除上述杯状细胞以外，还有副泪腺(Krause 腺与 Wolfring 腺)，分别位于上下穹隆与睑板上缘，分泌泪液。

此外，球结膜近内眦角处，有结膜半月皱襞与泪阜，此二组织已在眼睑部分作过介绍。

3. 结膜的血管

(1)动脉：供给结膜的动脉有 3 个来源：

1)周围动脉弓(睑板上弓)：该动脉弓发出分支越过睑板和 Müller 肌，在结膜下方发出上行支与下行支。上行支越过穹隆部，在球结膜下形成结膜后动脉，于角膜缘附近与结膜前动脉吻合。下行支与睑缘动脉弓的小支吻合，供应睑结膜。

2)睑缘动脉弓(睑板下弓)：分出许多小支，与来自周围动脉弓相应的小支吻合。

3)睫状前动脉：该动脉在结膜后动脉的深层向前，于距角膜缘约 4mm 处穿通巩膜，参与虹膜大环的形成。在穿入巩膜前发出一分支动脉，在角膜缘形成角膜周围血管丛，营养角膜。结膜前动脉为睫状前动脉另一分支，并与结膜后动脉吻合，营养前部球结膜。这样，在角膜缘，形成了深浅不一的两个血管网：浅层者位置表浅，血管可自由移动；深层者位于巩膜表层的组织内，正常情况下看不见。此为临床上的结膜充血与睫状充血的解剖基础。角膜缘浅层血管网及其他结膜血管的充血，称为结膜充血；角膜缘深层血管网的充血，即睫状充血。结膜充血发生在结膜炎症与角膜浅层的炎症或损伤；睫状充血则发生在深层角膜炎、虹膜睫状体炎、青光眼等。

(2)静脉：结膜的大部分静脉注入眼睑静脉。相当于上睑周围动脉弓的静脉丛，则回流至提上睑肌和上直肌的静脉内，然后汇入眼静脉。角膜缘的静脉网，向后注入肌静脉。

4. 结膜的淋巴　结膜有两个淋巴系统，即位于上皮下的浅层淋巴网，和位于纤维层的深层淋巴网。浅层的管小，深层的管大。这两层淋巴管都与眼睑的淋巴管相吻合。最后，外侧者入腮腺淋巴结，内侧者入颌下淋巴结。

5. 结膜的神经　结膜有丰富的神经支配，其主要来自三叉神经的分支。其中上睑结膜内侧由滑车下神经睑支、中部由眶上神经睑支、外侧由泪腺神经分支支配。下睑结膜由眶下神经睑支支配。球结膜受睫状神经的分支支配。穹隆结膜则由睑结膜与球结膜的神经丛，以及睑支的分支支配。

三、泪　　器

泪器在结构与功能方面均可分为两部分，即泪液的分泌部和泪液的导流部(图4-1-22)。

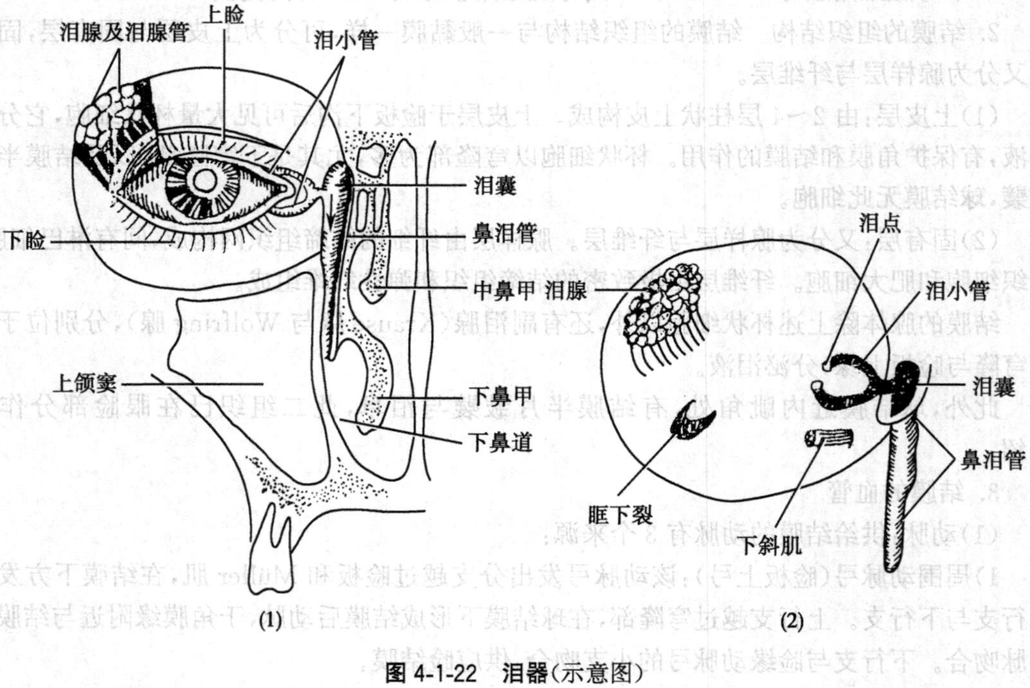

图 4-1-22　泪器(示意图)

分泌部是产生泪液的结构，包括泪腺及在结膜内的副泪腺，分泌泪液入结膜囊内。导流部是导流多余泪液的结构，由泪点、泪小管、泪囊与鼻泪管四部分组成，其作用是将泪液剩余者通过此部排至下鼻道。此外，结膜囊、泪阜、半月皱襞与泪湖等亦有导流泪液的作用，但均将其归入结膜。

1. 泪腺

(1)泪腺的一般形态结构：泪腺位于眼眶上外方，额骨的泪腺窝内，故正常情况下隔着眼睑皮肤难以触及。但在病理情况下，如泪腺肿瘤或炎症时，泪腺肿大或下垂，即可触及。正常情况下，如果将上睑翻起，并用力向上牵拉，同时令眼球尽力转向内下方时，也可在穹隆结膜上方看到泪腺前部的轮廓。泪腺的后部则直接与眶组织相连接，并借助结缔组织索（外侧支持韧带）将其隔开。

泪腺的上方为额骨泪腺窝，下方则依附于眼球外前方。由内经前向外方，依次为一薄层脂肪和眶隔，后方深部则与脂肪相接。

泪腺形状不一致，约为杏核大小。由前面看，泪腺被上睑提肌腱膜的外角膜分隔成两部分，即上方较大的眶部和下方较小的睑部，上下两部在后方由桥状腺样组织即峡部相连接（图 4-1-23）。

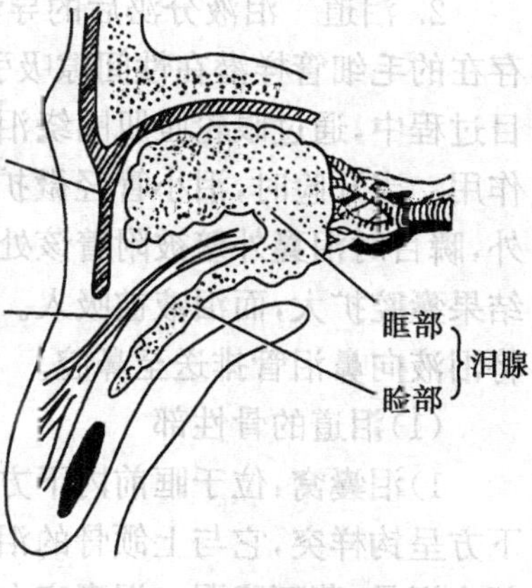

图 4-1-23 泪腺分布（示意图）

泪腺通过其固有装置，即泪腺支持韧带固定于眶上壁骨膜上，此种装置可使泪腺保持其正常位置，当此韧带紧张度减弱时，可发生泪腺下垂。此时，可见泪腺突出于眶上缘的下方，通过眼睑皮肤即能触摸到。

泪腺的排泄管约有 10～20 个，大部分开口于结膜囊内，位置相当于上穹隆结膜的外上侧，约在睑板上缘外侧端 4～5mm 处，但常有 1～2 个排泄管开口于外眦联合等处。实际上，泪腺的全部排泄管均通过睑部泪腺，故手术切除睑部泪腺时，在功能上等于切除了全部泪腺。

泪腺本身的疾病，特别是急性炎症，较为少见。这是由于泪腺在眶内受到保护而不易受到外伤。同时，泪腺排泄管向下，不易造成上行性感染。

在组织学上，泪腺为泡状腺，属浆液腺。泪液为一种透明略带乳白色的水样液体，呈弱碱性，除含有少量蛋白及无机盐外，尚含有特殊的溶菌酶。在正常情况下，泪液每天分泌量约为 0.5～1.0ml。泪液的渗透压与 1.4％的盐水相似，pH7.0～7.5。睡眠时泪液停止分泌。

泪液分泌受精神、物理、药物等因素的影响，如情绪激动、结角膜炎症、异物入目、强光等时，均可引起大量泪液的分泌而产生流泪现象。泪液分泌始于出生后第 3 个月，在此之前因支配泪腺分泌的神经尚未发育成熟，故常见婴儿哭而无泪。

泪液的功能首先是保证供给眼球表面的湿润，使角膜保持固有的透明性。其次，泪液能维持眼球表面的清洁。此外，泪液里含有溶菌酶、免疫球蛋白 A（IgA）、补体系统、β 溶素和乳铁蛋白，因此泪液还有杀菌抗炎作用。当眼球前部炎症时，由于患者流泪不止，也可机械性地冲洗炎症的产物，如溃疡面的细菌、毒素、分泌物，协助消除炎症。

除上述泪腺外，尚有一些小型的副泪腺，位于结膜上和下穹隆内，构造与泪腺同，已于结膜部分叙述。

（2）泪腺的血管与淋巴管：泪腺动脉为眼动脉的分支，属颈内动脉系统。泪腺静脉回流至眼上静脉。泪腺淋巴管与睑淋巴管系统相连，注入耳前淋巴结。

（3）泪腺的神经：分两种成分。

1）感觉神经：为三叉神经的第一支，即眼神经的分支——泪腺神经支配，司泪腺及上睑外侧皮肤、结膜等的一般感觉。

2）自主神经：包括交感与副交感神经，副交感神经司泪液的分泌。交感神经来自颈上神经节，副交感神经与泪腺神经吻合的神经支抵达泪腺。

2. 泪道　泪液分泌后的导流情形，首先是眼轮匝肌的收缩，依赖睑结膜与球结膜之间存在的毛细管样潜在性间隙吸引力，使泪液导流至内眦部的泪湖。在泪湖聚集的泪液，在瞬目过程中，通过眼轮匝肌围绕泪小管部分的纤维，即 Horner 肌，对泪小管发生牵扯和压迫作用。当开睑时，泪小管轻微扩张，闭睑时，由于上述肌纤维的压迫，将泪液挤入泪囊。此外，瞬目时泪囊外壁被附着该处的眼轮匝肌所牵扯，而泪囊内侧壁因附贴在骨壁不被牵动，结果囊腔扩大，而泪液被吸入。接着睁眼时，眼轮匝肌放松，泪囊壁借其弹性产生压迫作用，将泪液向鼻泪管排送至鼻腔。

(1)泪道的骨性部

1)泪囊窝：位于眶前内下方，前界为上颌骨的泪前嵴，后界为泪骨的泪后嵴。泪后嵴的下方呈钩样突，它与上颌骨的泪切迹形成鼻泪管上口。泪囊窝前部为上颌骨，骨质坚硬；后部为泪骨，薄而脆弱。泪囊窝向下延伸为鼻泪管，故泪囊窝的下半部与中鼻道为邻。泪囊窝的上半部与筛窦前组织相邻。

2)骨性鼻泪管：为泪囊窝向下伸延至下鼻道的部分。外侧壁为上颌突泪钩，内侧壁由泪骨降突与下鼻甲的升突组成。下口位于下鼻道的前中 1/3 处，即下鼻甲前端的后方约 16mm，鼻腔的底部上方约 17mm 处。

鼻泪管平均长 10～12mm。鼻泪管一般向后作 15°～25°倾斜，但变异较大。

(2)泪道的膜性部：泪道的膜性部由泪点、泪小管、泪囊、鼻泪管四部分组成。

1)泪点：是泪道系统的起始部，为一 0.2～0.3mm 的小孔，上下睑各一，位于内眦睑后缘的内侧，泪乳头的尖端处。泪小点四周有含弹性纤维的致密结缔组织和环形纤维，因此具有括约作用。正常状态下，上下泪点借泪乳头与眼球相接触，并使泪点浸于泪湖中，以便吸取泪液。因此，只有在轻轻外翻眼睑后，方能见到泪点。泪点的局部位置具有实用意义，如果泪点变位，如泪点外翻，虽泪点的大小正常，也会引起临床上的泪溢症。

2)泪小管：连接泪小点与泪囊的管道，约长 10mm。泪小管分垂直部与水平部，两者交接处泪小管扩大，称壶腹。因此，行泪道冲洗或探通术时，须了解此一走行方向，以免损伤该管。泪小管垂直部通常长 1.5～2.0mm。上泪小管向内下走行，下泪小管向内上走行。上下泪小管可先汇合成泪总管后再进入泪囊，但也可以各自单独开口于泪囊。开口部位多位于泪囊外侧壁中央稍靠后，距泪囊顶部 2.5mm 处。

泪小管管径约为 0.5mm，被有复层上皮，上皮深面富弹性纤维，具有伸展性。

泪小管的垂直部绕有眼轮匝肌纤维，具有括约肌作用，成为泪小管的收缩肌。泪小管的水平部也同该肌有密切关系，有人认为此肌呈螺旋状围绕泪小管，当其收缩时，牵引泪点向内，使泪点与泪湖紧密接触。

3)泪囊：为位于泪囊窝的膜样囊，长约 10～15mm，前后径约 5～6mm，左右径约 3～4mm，泪小管即开口于此囊。泪囊有 1/3 位于睑内眦韧带的上方，泪囊顶部闭合成一盲端，位置约在内眦上方 3～5mm 处，下端移行于鼻泪管。

泪囊内侧为骨性泪囊窝、眼轮匝肌与泪筋膜；前方为睑内眦韧带与附着于韧带上的眼轮匝肌泪囊部纤维；后方为眼眶筋膜。因此，在行泪囊手术时，到达泪囊依次需经过皮肤、眼轮匝肌筋膜浅层与睑内眦韧带、肌纤维与位于眼轮匝肌深面之泪筋膜。当切开此筋膜时，即可达到泪囊。因此，睑内眦韧带与泪筋膜是泪囊手术时寻找泪囊的两大标志。

4)鼻泪管：为连接泪囊下方的膜性管道，管长约 12～24mm，管径约 3～6mm。可分成两部分，即骨内部分，长约 12.4mm；鼻内部分，长约 5.32mm。

鼻泪管下口的位置与形状因个体差异有很大的变化。形状可为圆形、卵圆形、垂直或水平裂隙状，或呈复孔状。下口多位于下鼻道外侧壁上，鼻前孔外侧缘后方 30mm、鼻底的上方 16mm 处；也有位置较高，在下鼻道顶部附近开口者。鼻泪管有时为膜状管，下降至骨性鼻泪管下口稍下方，在鼻黏膜下方行走一段距离后，可达下鼻道外侧壁的不同部位。当其向下行走时，有呈裂隙状的，以致难以寻找其下口。

鼻泪管的内侧是中鼻道，而外侧在上颌窦前部形成一嵴，故上颌窦肿瘤常引起泪溢，甚至慢性泪囊炎。

鼻泪管下口周围，常有黏膜静脉丛围绕，在急性伤风感冒时，由于鼻黏膜高度充血与肿胀，压迫该管下口，故出现流泪症状。

此外，在鼻泪管中有许多所谓的瓣膜，它只不过是黏膜的皱褶，并无瓣膜作用。这些皱褶以鼻泪管下端的 Hasner 瓣膜较为重要，为胚胎隔的残留物，若此膜未放开，常致新生儿泪囊炎。

(3)泪道的组织、血管、淋巴与神经

1)泪道的组织结构：泪囊和鼻泪管都衬有两层上皮细胞，其中浅层为柱状，深层为扁平状。柱状上皮细胞的基底部常可达到基底膜。浅层上皮中还可以见到杯状细胞和黏液腺。

2)泪道的血管：来自眼动脉的睑内侧上动脉和睑内侧下动脉，前者供应泪囊，后者供应鼻泪管；来自面动脉的内眦动脉，分支供应泪囊和鼻泪管；来自颈内动脉的眶下动脉，供应泪囊下部和鼻泪管上部；蝶腭动脉分出鼻支，供应鼻泪管下部。

泪道的黏膜下有一静脉丛，向上汇入内眦静脉和眶下静脉；向下通过蝶腭静脉注入翼丛。

3)泪道的淋巴：由泪囊和鼻泪管束的淋巴，大多流入颌下淋巴结。

4)泪道的神经支配：泪囊和鼻泪管上部由滑车下神经支配，鼻泪管下部由上牙槽前神经支配。

四、眼 外 肌

眼肌分成两组，即眼内肌与眼外肌。眼内肌已于眼球解剖组织内叙述。眼外肌包括眼肌、睑肌及眶平滑肌。睑肌已于眼睑解剖组织中叙述。现主要叙述 6 条眼肌，即上直肌、下直肌、内直肌、外直肌、上斜肌、下斜肌(图 4-1-24)。

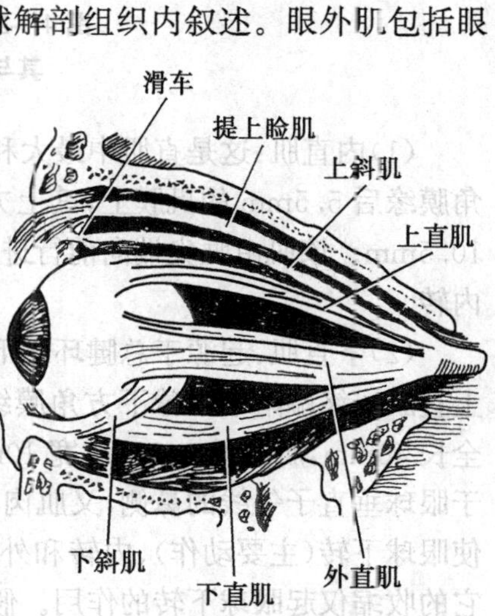

图 4-1-24 眼外肌侧面观

1. 眼外肌的一般解剖 眼球外的 4 条直肌均起自眶尖视神经孔周围漏斗形的腱环——总腱环(图 4-1-25)，也称 Zinn 肌环或肌圆锥。该环为一结缔组织环，其上、内、下缘围绕视神经孔，外侧缘离视神经孔较远，跨越眶上裂。在此环中，除视神经外，尚有眼动脉、动眼神经、外展神经，以及三叉神经分支眼神经的鼻睫状神经通过。滑车神经则穿过环的外侧缘。4 条直肌由此腱环发出，向前行进，分别附着于巩膜表面的不同位置(图 4-1-26)。

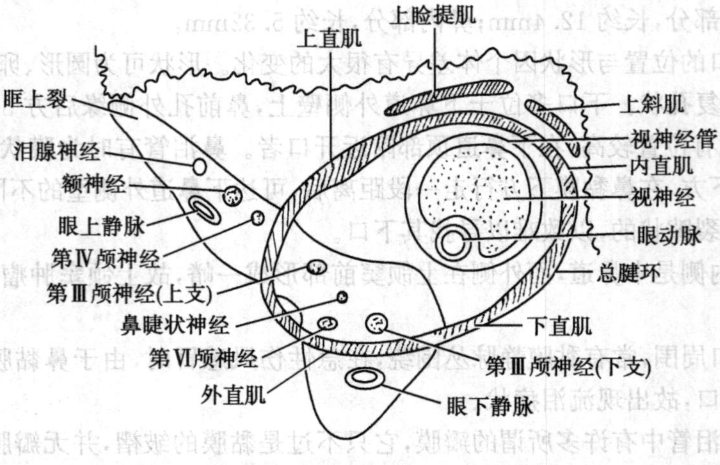

图 4-1-25 眶上裂、视神经孔和总腱环(示意图)

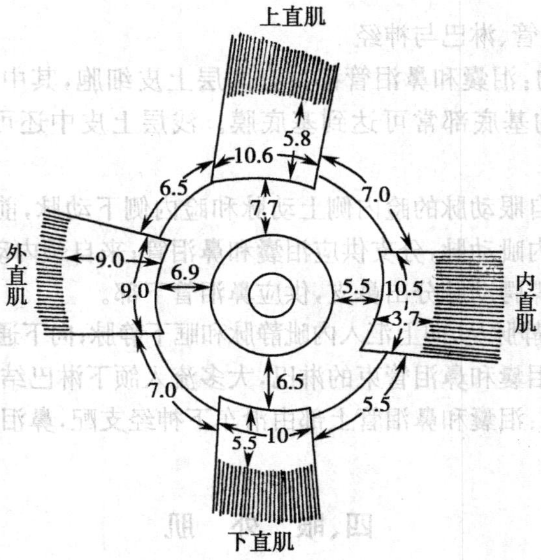

图 4-1-26 四直肌止腱长、宽度、附着点及其与角膜缘之距离(毫米、示意图)

(1)内直肌:这是直肌中最大和力量最强的一条。起于总腱环内侧偏下方,附着于鼻侧角膜缘后 5.5mm 的巩膜上,其上方有上斜肌跨过。此肌全长 40.8mm,肌腱长 3.7mm,宽 10.5mm。该肌由眶尖端向前行进时,其平面与眼球的视轴重合,收缩时主要作用为使眼球内转。

(2)下直肌:起源于总腱环之下方,沿眶下壁向前、向下和向外伸展,走行方向大致同如上直肌。终端附于眼球下方角膜缘后 6.5mm 处的巩膜上,下方与下斜肌腱相交叉。该肌全长 40mm,肌腱长 5.5mm,宽 10mm。由于附着处的鼻侧较颞侧稍靠前,且中心点稍偏向于眼球垂直子午线的鼻侧,又肌肉的平面与视轴成 25°,所以该肌收缩时(眼球在原位),能使眼球下转(主要动作)、内转和外旋。当眼球向外转 25°时,下直肌的平面就与视轴重合,它的收缩仅起眼球下转的作用。假设眼球向内转 65°时,则肌肉的平面与视轴成 90°,该肌的主要作用就变成使眼球内转和外旋,而失去了下转的功能。

(3)外直肌:一部分起自总腱环的外方,另一部分起于眶上裂外侧缘的骨突,沿眶外侧壁前进,其方向与内直肌平行,最后附于颞侧角膜缘后 6.9mm 的巩膜处。该肌长 40.6mm,肌腱长和宽均为 9mm。因外直肌纤维的平面与眼球的视轴重合,所以该肌的收缩(眼球在原位时),主要使眼球向外转。

(4)上直肌:起自总腱环的上方,在提上睑肌下面,向前、向上、稍向外伸展。此肌起始时细小,向前逐渐变粗,最后以薄腱止于巩膜。止端距角膜上缘 7.7mm。当经过赤道部附近时,上斜肌腱居于其下。此肌全长 41.8mm,肌腱长 5.8mm,宽 10.6mm。因为附着处不与角膜缘平行而是鼻侧较颞侧稍靠前,且附着处的中心是在眼球垂直子午线的鼻侧,以及肌肉平面与眼球视轴成 25°,故当眼球在原位时,上直肌的收缩能使眼球上转(主要)、内转和内旋。

当眼球向外转至 25°时,则肌肉的平面与视轴重合,此时上直肌仅有使眼球上转作用,而次要作用(内转和内旋)则完全消失。假使眼球内转 65°时,则肌肉的平面与视轴成 90°,该肌的收缩仅能引起眼球的内转和内旋,而不能使眼球上转。上直肌为四直肌中功能最弱者。

(5)上斜肌:起于总腱环的内上方,顺着眶之内上角向前,达眶的内上缘附近,穿过由纤维组成的滑车,然后突然转向后外,经过上直肌之下面,附着于眼球中纬线或赤道稍后偏外侧的巩膜上。上斜肌穿过滑车向后转折时,与视轴成 55°。所以,当眼球在原位时,该肌的主要作用是使眼球下转,其次要作用为外转和内旋。当眼球内转 55°时,上斜肌的功能仅能使眼球下转。当眼球外转 35°时,该肌的平面与视轴成 90°,其主要作用就变为内旋和外转。上斜肌全长约 60mm,肌腱长约 30mm,为眼外肌中最长的肌肉。

(6)下斜肌:位于眶底的前部,起于上颌骨眶面的泪沟外侧,向眼球外后上方伸展,在下直肌下方,继经外直肌与眼球之间,止于眼球外侧赤道后下方,较上斜肌止端稍后、外直肌稍下。该肌全长 37mm,肌腱长 2~3mm,腱宽 9.55mm,为眼外肌中最短者。下斜肌与视轴相交成 51°,所以下斜肌与上斜肌并不完全重叠。其主要作用为上转,次要作用为外转与外旋。

2. 眼外肌的神经支配与血液供应 除外直肌受第Ⅵ颅神经(外展神经)、上斜肌受第Ⅳ颅神经(滑车神经)支配外,其余 4 条肌肉均受第Ⅲ颅神经(动眼神经)支配。血液由眼动脉的肌支动脉供给。

五、眼 眶

1. 眼眶的一般形态结构 眼眶是由额骨、蝶骨、筛骨、腭骨、泪骨、上颌骨和颧骨构成的骨性空腔,形似四棱锥形,眶尖向后向内,通至颅腔;眶底向前向外,朝向面部,其入口称眶缘,一般体表能被触知。眼眶分为上下内外四壁(图 4-1-27)。

(1)眶上壁:也称眶顶,大致呈三角形,由额骨眶板形成眶上壁前方的大部;蝶骨小翼形成后方小的三角形眶尖。

眶上壁骨质薄而脆弱,略呈半透明,且与颅前窝紧密相邻,而额骨眶板又较为薄弱,故该处是颅底骨折的易发部位之一。当颅脑外伤时,出现眶周瘀血是额骨眶板骨折的可靠症状之一。

眶上缘的内中 1/3 交界处有眶上切迹(孔),有同名的血管神经通过。

位于上壁外侧,额骨颧突的后方,有一平滑而明显的凹陷,为泪腺窝,有泪腺及脂肪组织。

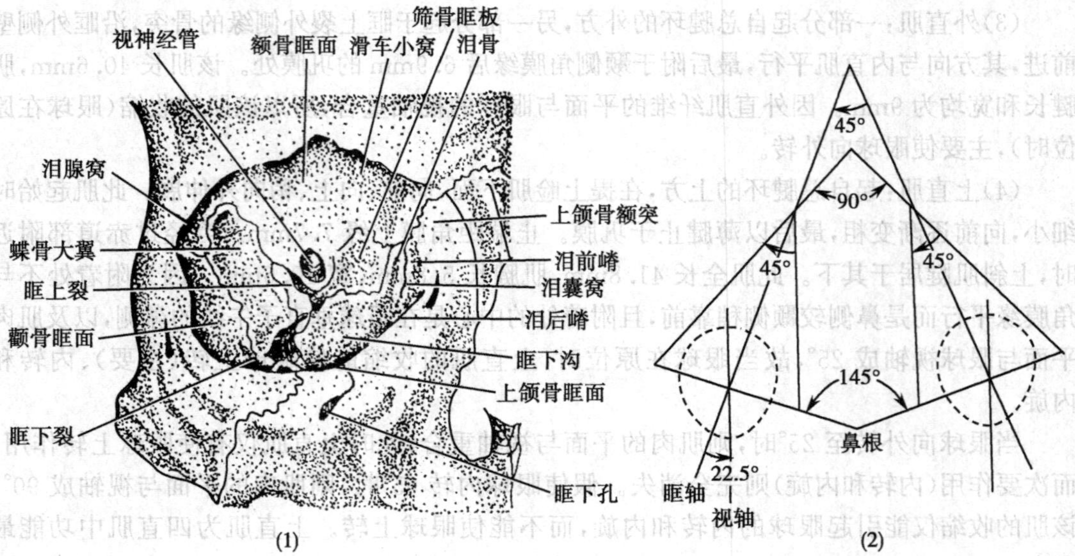

图 4-1-27 眼眶

(1)眼眶的骨壁 (2)眶壁所成的角

位于眶上壁与内侧壁之间，距眶缘约 4mm，外观呈一圆形凹陷(或小棘)处，为滑车凹或滑车棘，是上斜肌软骨环滑车的附着处。当外伤或手术损及滑车凹时，上斜肌的正常功能受损，将导致痛苦的顽固性复视。

在眶上壁的尖端，有一长 4～9mm，宽 4～6mm 的孔(管)，称视神经孔(管)，有视神经、眼动脉经此通向颅腔。

(2)眶内侧壁：形似长方形，为四壁中唯一不是三角形者。主要由上颌骨额突、泪骨、筛骨眶板及蝶骨体的侧部构成。眶内侧壁较平坦，稍向眶腔拱突。

眶内侧壁较薄，厚约 0.2～0.4mm，筛骨眶板如纸片厚薄，易于断碎，但老年人少见吸收。与此相反，泪骨较厚，却可被吸收。所以在坟地所见之颅骨，少有完整之泪骨。

泪囊窝是位于内侧壁前方的重要结构，它是由上颌骨额突和泪骨所构成的骨性凹窝，泪囊即位于其中。构成泪囊窝的两骨中间常有一正中骨缝，因此泪囊窝应由此两骨等分而成，但在实际中，常常是由两骨中之一骨所构成。故当做泪囊鼻腔吻合术，需在相当于泪囊的部位做孔时，如窝系由菲薄之泪骨构成者，则做孔容易；反之，则做孔相当困难。泪囊窝的前界为泪前嵴，后界为泪后嵴，是泪囊手术时的重要解剖标志。

泪囊窝平均长度男性为 16.11mm，女性为 16.08mm；平均宽度男性为 7.88mm，女性为 7.59mm，但因人变化较大。泪囊窝向下与骨性鼻泪管相连。

此外，有时也能遇见畸形的双泪前嵴，它可能造成泪囊手术的失败，应予以注意。

(3)眶下壁：大体呈三角形，与眶上壁相似，由内往外，稍向下倾斜。眶下壁是四壁中最短的一壁，长约 47.6mm，眶下壁主要由上颌骨眶面及颧骨的眶面、腭骨的眶突所构成。

眶下壁有眶下沟经过，由后往前通眶下管，开口于眶下孔，有同名的血管神经通过。眶下孔与眶下缘的距离：左 4～11mm，平均 7.88mm；右 3～14.5mm，平均 7.99mm。在眶下壁前方内侧(泪囊窝的外侧)有一浅凹，为下斜肌的起始部。

眶下壁也是上颌窦的顶，故与上颌窦有密切关系。它虽然较内侧壁稍厚，但毕竟还是薄的。因此，在上颌窦炎症或肿瘤时，常会向眶内蔓延，呈现眶内病变的症状。

(4)眶外侧壁：呈三角形，底向前方，后部稍凸，中部平坦，眶外侧壁主要由颧骨的眶面形成其前部的1/3；蝶骨大翼形成其后部的2/3。

外侧壁是四壁中较坚固的一面，尤其在眶缘特别明显，故有较强的抗外击力量的作用。外侧眶缘居其他眶缘之后，因此眼颞侧视野较大；也因为此，对外侧来的损伤的遮挡能力较差，易造成眼球的外伤。

外侧壁是四壁中唯一不与鼻窦相邻的一个壁，因此眶内手术需广泛暴露视野时，常在此壁进行。

在外侧壁后端尚有外直肌棘，位于眶上裂下缘，即宽窄两部交接处，外直肌一部起于此，总腱一部也在此附着。眶结节，为颧骨眶面的小隆起，在眶外缘内方，额颧缝下方11mm处，附着于此者，有外直肌节制韧带、眼球悬韧带、上睑提肌腱膜及睑外侧韧带等。

在叙述眶的解剖时，涉及有一定临床意义的几个角，在此作一简要叙述。

眶角(鼻颧角)：自鼻根至两眶外缘平面所成之角，约为145°。

眶内外壁角：每一眶内外壁间的夹角，约为45°。

眶外壁交角：两眶外壁所成之角，约为90°。

此外，眶轴与视轴并非一致，两者相交成22.5°，因此，假设使两眼尽可能松弛，即让眼球处在与眼眶相适应的位置，则两眼均处于外斜状态。

2. 眼眶的裂与孔

(1)眶上裂：位于眶上壁与眶外侧壁之间，为蝶骨大、小翼之间的裂隙。此裂通常可分为两部，即较狭窄的外侧部与较宽广的内侧部。

眶上裂长为15～25mm，平均为20.09mm；宽5～11mm，平均7.88mm。为眶与颅中窝最大的交通处，其尖端距额颧缝约30～40mm，其内侧借蝶骨小翼与视神经孔相隔。

通过眶上裂的有动眼神经、滑车神经、三叉神经的第一支眼神经、外展神经、眼静脉、脑膜中动脉的眶支及交感神经纤维等主要结构。因此，创伤时，常出现与上述神经、血管有关的一系列症状——眶上裂综合征，应予重视。

(2)眶下裂：位于眶下壁与外侧壁之间，起自视神经孔的下外方，眶上裂内侧端的附近，由后向前外行，其前端距眶下缘约15～20mm。眶下裂在后下方与翼腭窝相交通，在前下方与颞下窝相连贯，向后则借圆孔通颅中窝。

眶下裂长平均为30.7mm，宽平均为5.6mm。通过眶下裂的有三叉神经的上颌神经、颧神经、眶下动脉及邻近翼静脉丛的眼下静脉的小支。

(3)视神经孔(管)：由蝶骨小翼的两根所围成，实际是一骨管而不是孔。其上壁平均长度为9.2mm，下壁为6mm。通过视神经管的有视神经及包被视神经的三层鞘膜、眼动脉及交感神经的几个分支。

(4)筛前孔和筛后孔：位于眶上壁与眶内侧壁之间的前后，有同名的血管、神经通过。筛前孔距眶缘约2cm，在进行某些手术(如泪囊鼻腔吻合术)时，常在此进筛前神经阻滞麻醉。

3. 眶与鼻窦的关系　眶与鼻窦的关系甚为密切，其上有额窦、下有上颌窦、内侧有筛窦，后方有蝶窦(图4-1-28)。临床上鼻窦的炎症与肿瘤等，常可侵及眶内，致眼球突出等症状。因此，

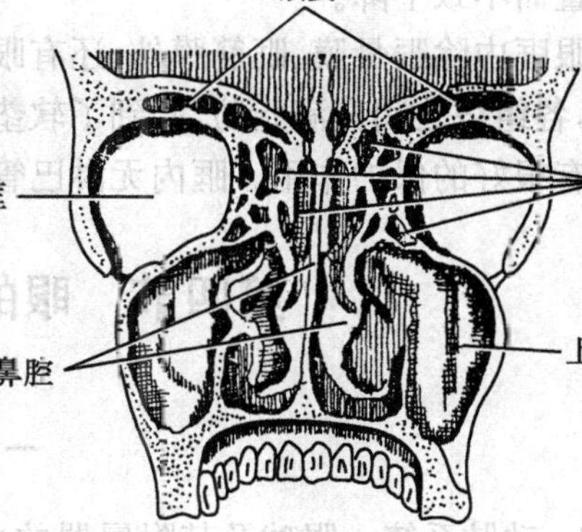

图 4-1-28　眶与鼻旁窦的关系

熟悉这些位置，有重要的临床实用意义。

4. 眶骨膜、眶筋膜与眶内容 眶骨膜衬在眶骨眶面上，一般与眶骨疏松联系，所以大部分眶骨膜可因其下的血液或脓液而与眶骨分离；手术时(如眶内容剜出术)很容易把眶骨膜从眶骨上剥离下来。但在眶缘、骨缝、裂和孔，以及泪囊窝等处，眶骨膜与眶骨紧密粘连，手术时需加注意。

眶骨膜经眶上裂、视神经孔、眶颅管和眶筛管与硬脑膜相连。在眶上裂，骨膜增厚，而有充分的间隙让各种组织通过。在视神经管的前端，硬脑膜分为两层，一层连续于眶骨膜，另一层作为视神经的外膜(图 4-1-29)。

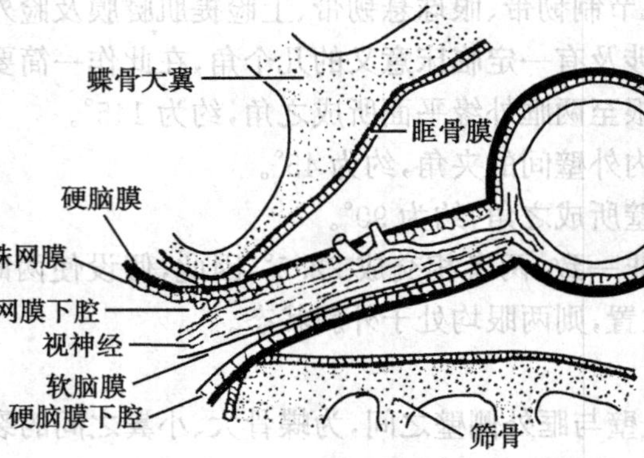

图 4-1-29 视神经与三层脑膜的关系(示意图)

眶筋膜包括眼球筋膜和肌鞘膜等部分。

(1)眼球筋膜 也称 Tenon 囊，位于球结膜下，巩膜的外面。为一薄层纤维膜。前面起于角膜角外 2mm 处，后方围绕视神经。眼球筋膜起止处较薄，其他部分相对增厚，眼球筋膜与眼球间为一腔隙，其间有疏松微细的纤维。眼球筋膜在不同的部位分别被神经、血管与肌肉贯穿。位于眼球下方的眼球筋膜呈一系带，称为 Lockwood 韧带，有固定眼球位置的作用。

(2)肌鞘膜 指包绕在眼外肌周围的结缔组织膜。6 条眼外肌的鞘膜除包绕肌肉外，还有系带与周围组织相连。内、外直肌的鞘膜较强，能限制肌肉的过度运动，故又称为内、外直肌节制韧带。上直肌鞘膜系带还与提上睑肌相连，下直肌鞘膜系带也与下睑相连，故在生理上有协同作用，即上直肌运动时，眼球上转，同时上睑亦随之上举。这些韧带还有固定眼球，使其保持正常位置的作用，甚至在上颌骨手术切除后，这些韧带还能保持眼球在眼眶内的正常位置而不致下降。

眼眶内除眶骨膜、眶筋膜外，还有眼球、眼外肌、血管、神经、泪腺、Müller 眼眶肌、泪腺，此外，各组织之间充满脂肪，起到了软垫的作用，减轻了外力对各组织特别是眼球的震动，因而具有很好的保护作用。眶内无淋巴管及淋巴结。

第四节 眼的血液循环与神经支配

一、血 液 循 环

1. 动脉系统 眼球及其附属器的血液供应主要来自颈内动脉的分支——眼动脉。小部分来自颈外动脉的分支，后者仅供应眼的部分附属器。

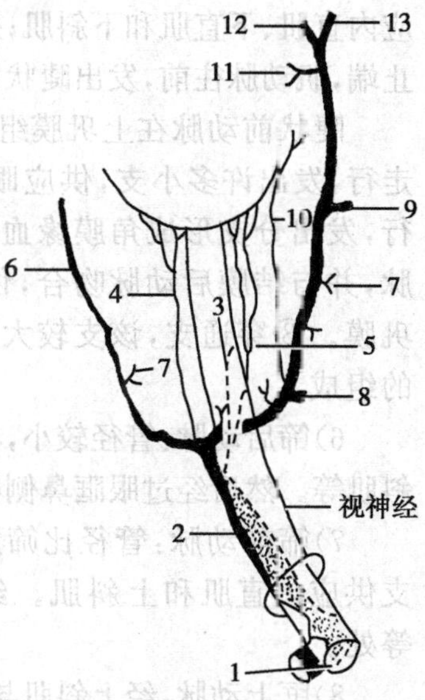

图 4-1-30 眼动脉的分支

1. 颈内动脉 2. 眼动脉 3. 视网膜中央动脉 4. 颞侧睫状后动脉 5. 鼻侧睫状后动脉 6. 泪腺动脉 7. 肌动脉 8. 筛后动脉 9. 筛前动脉 10. 眶上动脉 11. 睑内侧动脉 12. 鼻背动脉 13. 滑车上动脉

(1)眼动脉分支(图 4-1-30)

1)视网膜中央动脉:是供应视网膜内层的唯一血管,属终末动脉。是眼动脉的第一或第二分支。在视神经的下内侧穿入视神经,穿入点距眼球后的距离为 10～12mm,最短者在球后 5mm 穿入,最长者可在球后 17mm 穿入。穿入视神经的角度大多成直角或钝角。进入视神经鞘膜时常有视网膜中央静脉和交感神经纤维伴随。当视网膜中央动脉进入视神经中心时,从垂直走行变为水平方向走行,直至穿过筛板中央到达视乳头。当该动脉在视神经中央走行时,有软膜包绕动脉,并有相应静脉伴随。当动脉穿过巩膜筛板后,失去软膜包绕。在视乳头上,动脉被一层薄的胶质组织覆盖,与玻璃体分开。

视网膜中央动脉在眶内走行时,发出少量分支至视神经的硬脑膜与软脑膜。在视神经内走行时,发出较多分支,供应该段视神经和软脑膜。当视网膜中央动脉进入眼内时,首先分为上支与下支,然后再分为鼻上、颞上与鼻下、颞下四干支,再逐级分支,最后成 2～3 层毛细血管网,浅层毛细血管网与动脉主干位于内界膜下,分布于视神经纤维层和节细胞层。深层毛细血管网位于内核层,并终止于内核层和外丛状层之间。故视网膜内层由视网膜中央动脉供应,视网膜外层无血管,由脉络膜毛细血管供应。

在变异的情况下,个别人的部分视网膜有由睫状后短动脉发出的分支——视网膜睫状动脉供给,这在临床颇具重要性,一旦视网膜中央动脉阻塞,视网膜的相应部位仍可得到上述动脉的供应,因而可保存一部分宝贵的视力。

2)睫状后短动脉:眼球的血液供应主要来自睫状动脉系统,视网膜中央动脉仅占小部分。睫状动脉在眼球后部围绕视神经发出 15～20 支分支形成睫状后短动脉,在视神经周围分为鼻侧组和颞侧组,在眼球后极部垂直或斜行穿过巩膜进入脉络膜,形成脉络膜三层血管层以供应脉络膜。

睫状后短动脉在走行过程中发出分支供应该处视神经、软脑膜,也发出分支供应巩膜,并发出分支参与形成 Haller-Zinn 动脉环,供应该部位视神经及筛板等。

3)睫状后长动脉:通常分为鼻侧和颞侧两支主干,在睫状后短动脉穿入巩膜稍前处穿入巩膜,潜行 3～7mm 进入脉络膜,达脉络膜前部时发出分支和回返支,分别供应该处鼻侧、颞侧脉络膜扇形区。达虹膜根部和睫状体交界处时,鼻侧支和颞侧支分别发出上、下两分支,围绕虹膜根部形成虹膜动脉大环,从该环发出分支,供应虹膜和睫状体。

4)泪腺动脉:为眼动脉的大分支之一,管径较粗大,与泪腺神经伴行,沿外直肌上缘平行眼眶外侧壁前行,抵达泪腺,然后分成许多小支供应泪腺组织。它的终末支穿过泪腺后形成睑外侧动脉,与相应的睑内侧动脉相吻合,形成睑动脉弓,供应上下眼睑与结膜。另外,在走行过程中,尚发出许多分支:发出脑膜回返支,与脑膜中动脉分支吻合;在眶内发出肌支,供应眼外肌;在眼眶前发出颧支,并与颞浅动脉、面横动脉吻合。

5)肌支动脉:通常由两支主干即外侧支和内侧支组成。内侧肌支动脉一般比较粗大,供应内直肌、下直肌和下斜肌；外侧肌支动脉供应外直肌、上直肌、上斜肌和提上睑肌。在眼肌止端，肌动脉往前，发出睫状前动脉。

睫状前动脉在上巩膜组织（巩膜上层，即巩膜固有质表面的一部分）和巩膜固有质内走行，发出许多小支，供应眼前部的组织。其分支有：①巩膜上支，在上巩膜组织内走行，发出分支形成角膜缘血管网，供应角膜；并发出小支至前部球结膜，是为结膜前动脉，并与结膜后动脉吻合，供应结膜。②巩膜内支，终止在 Schlemm 管周围，供应该处巩膜。③穿通支，该支较大，距角膜缘后 4～8mm，穿通巩膜，达睫状体，参与虹膜大环的组成。

6）筛后动脉：管径较小，在内直肌和上直肌之间走行，发出分支供应上直肌、内直肌、上斜肌等。然后经过眼眶鼻侧筛后孔进入颅腔，再进入鼻内，供应筛窦和鼻腔。

7）筛前动脉：管径比筛后动脉大，在上斜肌之下与筛前神经伴行，在眼眶内发出分支供应内直肌和上斜肌。经筛孔进入颅腔，然后经过筛板进入鼻内，供应筛窦、鼻腔等处。

8）眶上动脉：经上斜肌与上直肌之间往前行，在眶顶骨膜下，与眶上神经一道穿过眶上孔或眶上切迹进入头皮，供应眼外肌、眶骨膜、前额、上睑和眉部的肌肉和皮肤。

9）睑内侧动脉：从上斜肌滑车之下的眼动脉发出，通常为两支，分别在内眦韧带的上方和下方进入上睑和下睑，与睑外侧动脉吻合，形成眼睑动脉弓。供应眼睑、结膜、泪阜、泪囊等。

10）滑车上动脉：是眼动脉两终末支之一。它与滑车神经伴行，在眼眶内上角穿过眶隔，往上行至前额，终止于头皮，供应该处皮肤与肌肉。

11）鼻背动脉：是眼动脉另一终末支，进入面部、鼻根部。供应近中线的头皮、额部组织，有时也供应泪囊。它与面动脉的终末支内眦动脉吻合。

（2）颈外动脉的分支

1）面动脉：在靠上颌骨角处发出，向前往上走行，直至鼻外侧形成内眦动脉，供应该区组织（详见眼睑的血管）。内眦动脉与鼻背动脉吻合。

2）颞浅动脉：是颈外动脉两个终末支之一，在耳屏前方上行，穿腮腺越过颧弓根抵达颞的浅部，在此直居皮下，故易触其搏动，并可在此压迫止血。分为面横动脉、额支和颧支。面横动脉末梢支与眶下动脉吻合。颧支伸向颧弓，供应眼轮匝肌，并与泪腺动脉及眼动脉的睑支吻合。额支供应眉部和额部，与眶上动脉和额动脉吻合。

3）上颌动脉：为颈外动脉的另一终末支，供应眼眶，并发出颅内分支，供应三叉神经节和硬脑膜。

4）眶下动脉：经眶下裂，进入眶下沟和眶下管，出眶下孔，分布至面部。在眶内发出分支供给泪腺、下直肌、下斜肌。其末梢支在面部供应泪囊和下睑，与面动脉分支吻合。

2. 静脉系统

（1）视网膜中央静脉：视网膜深层毛细血管丛和近锯齿缘的毛细血管收集该处血液后，管径增大，形成小静脉，上行至赤道部时形成较大静脉，并与动脉伴行。到后极部时，形成颞上、颞下、鼻上、鼻下 4 支静脉主干。在视乳头上汇合成视网膜中央静脉总干，与伴行动脉穿过筛板进入视神经，沿途收集视神经内静脉小分支血流，并与软膜静脉交通。在眼球后大约 8～15mm 处与动脉一道穿出视神经。该静脉进入眼眶后，经过眶上裂进入海绵窦，也可先汇入眼上静脉后，再进入海绵窦。

(2)涡状静脉:涡状静脉收集脉络膜、睫状体、虹膜的静脉血。脉络膜后部的小静脉往前汇合,赤道部以前的脉络膜静脉往后集合,在赤道部附近形成4～6支涡状静脉,分别位于上、下直肌两侧,收集颞上、颞下、鼻上、鼻下方的血液。颞上支涡状静脉在赤道后8mm、颞下支在赤道后6mm、鼻上支在赤道后7mm、鼻下支在赤道后5.5mm处分别穿出巩膜,在眼眶内汇入眼静脉。

(3)睫状前静脉:睫状前静脉收集虹膜、睫状体和巩膜的血液。在角膜缘后的巩膜内有深层和浅层静脉丛,彼此互相交通,收集前部巩膜血流和部分虹膜、睫状体的血流,然后形成睫状前静脉,同时也与结膜静脉丛交通,最后注入眼静脉。

(4)眼静脉:眼静脉是收集眼球及其附属器血流的主要血管,分为两支,即眼上静脉和眼下静脉。

眼上静脉由两根汇合而成。上根为眶上静脉的连续,从眶缘鼻上方收集血液,沿眶顶到提上睑肌鼻侧与下根联合。下根是内眦静脉的延续,穿过眶隔往后上方向,与上根联合,形成眼上静脉主干,往后走行,沿上直肌外侧缘直到眶上裂。它走行中收集筛前和筛后静脉、泪腺静脉、睫状静脉和涡状静脉,最后经眶上裂进入海绵窦。

眼下静脉比眼上静脉变异大。它收集眼外肌的血液,以及部分涡状静脉、结膜下静脉和泪囊静脉。眼下静脉往后走行,分为两支,主支在进海绵窦之前与眼上静脉联合;另一小支往下走行,在眶下裂后方进入翼状丛。

眼部静脉除主要回流入海绵窦外,前部的血液尚可通过内眦静脉和眶下静脉汇入面静脉,最后注入颈内静脉。

二、神 经 支 配

12对脑神经中有6对涉及眼科,视神经已在前面叙述过。在这里只就与眼有关的随意运动神经、感觉神经和自主神经作一简要介绍。

1. 动眼神经(第三颅神经) 在眶上裂处分为两支,上支小,下支大,均经肌肉圆锥进入眼眶。两支间有鼻睫状神经,下面有第六颅神经。

(1)上支:在眶内经视神经之上,分支到上直肌、提上睑肌。分布到提上睑肌的神经,穿过上直肌或经过其旁边而上行。

(2)下支:在眶内视神经的下面,分支到内直肌、下直肌、下斜肌。至下斜肌的神经分支较长,由外直肌、下直肌之间前行,并分出一支,形成睫状神经节入节神经根的短根。

该神经除外直肌、上斜肌外,支配其他4条肌肉。此外,眼内肌即瞳孔括约肌及睫状肌也由动眼神经支配。

2. 滑车神经(第四颅神经) 滑车神经经过眶上裂,在肌肉圆锥之外入眶。在眶上壁、眼眶静脉的下面,在提上睑肌和上直肌之上,由上斜肌的上面或内面进入上斜肌的背面。

该肌支配上斜肌。该肌为12对颅神经中最细和最长的神经,约长40～70mm,在颅内压升高时,可能产生第四颅神经的损害,但因有小脑幕的保护,故症状不如第六颅神经损害表现明显。

3. 外展神经(第六颅神经) 外展神经经过眶上裂,在肌肉圆锥之内入眶。起初在第三颅神经上下支之间,后向该神经的外侧进行,于外直肌中1/3的内侧进入外直肌,支配该肌的运动。

4. 面神经(第七颅神经) 面神经在面部的颞支向上越过颧弓,其前支到额肌、皱眉肌和眼轮匝肌的上部分;面神经在面部的颧支越过颧骨,到眼轮匝肌的下部分,支配以上各该肌肉的运动。

以上4对(第三、第四、第六、第七)颅神经构成了眼科所属的随意运动神经。

5. 三叉神经(第五颅神经) 三叉神经为颅神经中最大者,分布于整个头部,分为眼支、上颌支、下颌支。与眼科有关的为眼支与上颌支。

(1)三叉神经眼支:为三支中最小的一支,分布于眼球与眼眶。眼支在颅中凹长约2~2.5cm,位于海绵窦外侧壁内,上有第三和第四颅神经,内有第六颅神经和颈内动脉。并分出小支到第三、四、六颅神经。同时,也有交感神经颈丛的纤维加入。在眶上裂之后分为三支(图4-1-31)。

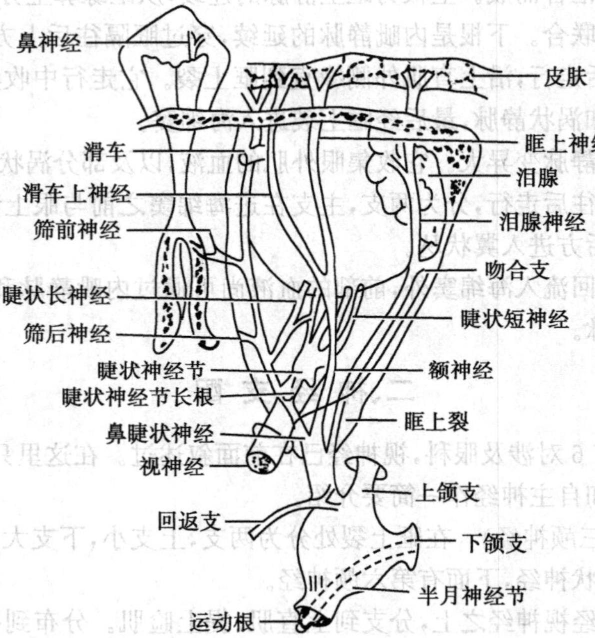

图 4-1-31 三叉神经分支

1)泪腺神经:为三支中最小的一支,由眶上裂肌肉圆锥之外入眶,与泪腺动脉伴行,在上直肌与外直肌之间上外行,又分为两小支:①泪腺支入泪腺,主要分布在此,另一小部分穿过泪腺,支配睑外侧的皮肤和结膜。②另一支向前行,与上颌神经的颧神经吻合,内含来自颧神经的泪腺分泌纤维(副交感纤维)。

2)额神经:为三支中最大的一支,在眶上裂肌肉圆锥外入眶,在眶骨膜下方、提上睑肌上方向前行,在眶中部分为两支:①滑车上神经,在上斜肌与滑车神经之上出眼眶,分布在额部、上睑内侧皮肤和上睑结膜。未出眶前分出一小支,与滑车下神经相吻合。②眶上神经,经过眶上切迹出眼眶,分布在额上部和头部皮肤,直达枕部,也分布到上睑皮肤与结膜,以及额窦的黏膜。

3)鼻睫状神经:其大小介于上两神经之间。支配眼球的全部感觉,其分支如下:①睫状神经节长根,入睫状神经节。②睫状长神经,在视神经之上分为两支入眼,有交感神经纤维加入,分布在角膜、虹膜、睫状体和瞳孔括约肌。③筛后神经,分布到筛骨蜂窝的后群,有时无此神经。④筛前神经，经过筛前孔和筛骨蜂窝的前群，有小支分布在筛骨蜂窝内，然后进入颅前凹，经过筛骨鸡冠和筛鼻裂入鼻内，分布在前部分的鼻中隔和外侧的鼻黏膜，又在鼻骨和软骨之间穿出，分布在鼻翼、鼻尖和鼻前庭。⑤滑车下神经，为鼻睫状神经的另一分支，有神经纤维与滑车上神经相连接，在滑车之下出眼眶，分布在上下睑内侧的皮肤、结膜、泪囊、泪小管和泪阜等处。

(2)三叉神经上颌支：主要是上颌神经的分支下睑支，向上走行到下睑，支配下睑的皮肤和结膜。

6. 睫状神经节　睫状神经节属副交感神经的神经节。为一灰红色结节，略呈四方形，前后与左右直径约为 2mm，上下直径约 1mm。位于视神经孔前外侧约 1cm 处（图 4-1-32）。分为入节的神经根与出节的神经。

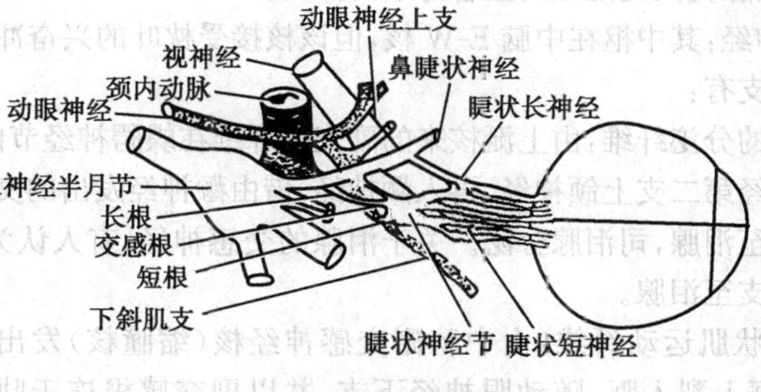

图 4-1-32　睫状神经节

(1)入节的神经根：位于神经节后方，有 3 根。

1)长根：又名感觉根，由鼻睫状神经而来，长约 6～12mm，支配全眼球的感觉。其中有交感神经纤维。

2)短根：又名运动根，较短，长约 1～2mm，由动眼神经的下斜肌支而来，内含副交感神经纤维。

3)交感根：由颈内动脉丛而来。

(2)出节的神经：位于神经节的前方，即睫状短神经，共 6～10 支，在视神经周围分为上下两群，上群少、下群多。睫状短神经内有感觉、交感、副交感 3 种纤维成分。其中，来自长根的交感神经纤维分布到瞳孔开大肌；来自交感根颈内动脉丛的纤维支配眼血管的舒缩；来自短根的副交感纤维支配瞳孔括约肌和睫状肌。

由于睫状神经节是眼球感觉神经的集中点，当行眼球手术时，常在术前进行球后麻醉，即将麻醉剂针头沿眶外侧壁向眶后内上推进，将药注入该神经节附近，麻醉该神经节，达到手术止痛的目的。

7. 自主神经　眼部某些组织的生理活动，如瞳孔的舒缩、晶体的调节、泪腺的分泌、提上睑平滑肌及眶底平滑肌的收缩，以及眼部血管的舒缩等，均由自主神经支配。

自主神经可分为交感神经与副交感神经。它们有一个共同的特点，即达到支配器前，必须先终止于一个神经节，交换神经元后，发出节后纤维至所支配的器官。与眼部有关的交感神经节有颈上神经节，与副交感有关的神经节有睫状神经节与蝶腭神经节。

(1)交感神经：已经证明，在颈 8 至胸 1、2、3、4 的颈髓和胸髓，有眼部交感神经的中枢，主要在颈 8 及胸 1 处。除此之外，在颅内可能有更高的中枢，但确切部位尚不明了。

由脊髓侧柱发出的纤维，经白交通支进入交感干，在干内上行至颈上神经节，这节即是眼的交感神经节。颈上神经节发出的纤维，随颈内动脉进入颈内，然后分为两丛：颈内动脉丛与海绵窦丛，前者分布到眼的不多，主要是后者。入眶的交感神经纤维主要有：

1)支配提上睑平滑肌：纤维与动眼神经的上支伴行，协助提睑。

2)支配瞳孔开大肌：纤维随三叉神经的眼神经入眶，经鼻睫状神经，分两路进入眼球。一路经睫状长神经，穿巩膜；另一路经睫状神经节的交感根入节，随睫状短神经，在眼球后部穿过巩膜，进入眼内，支配瞳孔开大肌。这些纤维进入眼球后，也支配眼球血管的舒缩。

3)支配眶底平滑肌，使眼球保持正常位置。

此外，还有泪腺支及支配眶内血管舒缩的分支。

(2)副交感神经：其中枢在中脑 E-W 核，但该核接受枕叶的兴奋冲动和额叶的兴奋或阻抑控制。主要分支有：

1)泪腺神经的分泌纤维：由上涎核来的副交感纤维在蝶腭神经节内交换神经元，其节后纤维经由三叉神经第二支上颌神经，再入颧神经，借由颧神经发出的交通支，连于泪腺神经，随泪腺神经分布至泪腺，司泪腺分泌。关于泪腺的交感神经，有人认为并不经过颧神经，而是随眼动脉的分支至泪腺。

2)缩瞳与睫状肌运动纤维：由中脑副交感神经核(缩瞳核)发出的纤维，伴同动眼神经至海绵窦，经眶上裂入眶，随动眼神经下支，并以副交感根连于睫状神经节，在该节内交换神经元后，进入睫状短神经，至虹膜及睫状体，支配缩瞳肌与睫状肌，缩小瞳孔和进行调节。

第五节　古代对眼解剖生理功能的认识

早在两千多年前，中医对眼的生成、解剖、生理功能及眼与脏腑经络的关系，就有了明确的认识。《灵枢·大惑论》云："五脏六腑之精气，皆上注于目而为之精。精之窠为眼，骨之精为瞳子，筋之精为黑眼，血之精为络，其窠气之精为白眼，肌肉之精为约束，裹撷筋骨血气之精，而与脉并为系，上属于脑，后出于项中。"此一段经文，说明了眼的生成及其物质基础、眼的解剖及生理、眼与脑的关联、眼与气血精及眼与脏腑经络的关系，为后世五轮学说、八廓学说的创立和完善奠定了基础。

明代《审视瑶函·目为至宝论》对眼球的解剖及生理又有更详尽的认识，谓："大概目圆而长，外有坚壳数重，中则清脆，内包黑稠神膏一函，膏外则白稠神水。水以滋膏，水外则皆血，血以滋水。膏中一点黑莹，乃是肾胆所聚之精华，惟此一点，烛照鉴视，空阔无穷者，是曰瞳神，此水轮也。"又十分准确地指出："五轮之中，四轮不能视物，惟瞳神乃照物者。"

经历代医家的不断充实与提高，中医眼科的解剖生理等理论日臻完善，并用以指导临床实践。现将查阅有关文献，并参考当今诸家之论述，仅就中医眼科解剖名称、出处与西医眼科解剖名称进行对照，并列表(表 4-1-2)于后，以供参考。

眼睑：出自《秘传眼科龙木论》。《内经》中称为约束，《银海精微》中称为胞睑、睑胞，《证治准绳·七窍门》中称为睥、目睥。即西医的眼睑。

上胞：出自《银海精微》。《论治准绳·七窍门》中称为上睥，《审视瑶函》中称为上睑。即西医之上眼睑。

下睑：出自《银海精微》。《疡医大全》中称为下胞，《银海指南》中称为下睥。即西医之下眼睑。

内睑：出自《原机启微》。《证治准绳·七窍门》中称为睥内。相当于西医之睑结膜。

睑弦：出自《银海精微》。《秘传眼科龙木论》中称为胞沿，《证治准绳·七窍门》中称为睥沿，《沈氏尊生书》中称为胞弦。即西医之睑缘。

睫毛：出自《秘传眼科龙木论》。同西医之睫毛。

睑裂：见《中医眼科学》五版教材。《古代疾病名候疏义·释名病疏》中称为目缝。即西医之睑裂。

内眦：出自《灵枢·癫狂》。《银海精微》中称为大眦。即西医之内眦。

外眦：出自《灵枢·癫狂》。《银海精微》中称为小眦，《医宗金鉴·刺灸心法要诀》中称为锐眦。即西医之外眦。

泪泉：出自《眼科临症笔记》。即西医之泪腺。

泪窍：出自《血证论》。《银海精微》中称为泪堂，《秘传眼科龙木论》中称为泪膛，《普济方》中称为泪孔。相当于西医之泪点，或泛指泪道。

白睛：出自《诸病源候论》。《灵枢·大惑论》中称为白眼，《银海精微》中称为白仁，《一草亭目科全书》中称为白珠，《证治准绳·七窍门》中称为白轮。即西医之球结膜、前部眼球筋膜及巩膜。

黑睛：出自《诸病源候论》。《灵枢·大惑论》中称为黑眼，《外台秘要·出眼疾候》中称为水膜，《银海精微》中称为乌睛、乌轮，《秘传眼科龙木论》中称为乌珠、黑珠，《证治准绳·七窍门》中称为青睛，《目经大成·五轮》中称为神珠。即西医之角膜。

黄仁：出自《银海精微》。《中西医汇通医经精义》中称为眼帘，《眼科易知》中称为虹彩。即西医之虹膜。

神水：出自《证治准绳·七窍门》。即西医内眼之房水，外眼之泪液两部分。

瞳神：出自《证治准绳·七窍门》。《灵枢·大惑论》中称为瞳子，《银海精微》中称为金井，《秘传眼科龙木论》中称为瞳人，《葆光道人龙木集》中称为瞳仁。即西医之瞳孔，或泛指瞳孔及其后之眼内组织。

睛珠：出自《中西医汇通医经精义》。《目经大成》中称为黄精。当今中医眼科教材称晶珠，即西医之晶状体。

神膏：出自《证治准绳·七窍门》。《审视瑶函》中称为护睛水。即西医之玻璃体。

视衣：见《中医眼科学》五版教材。即西医之视网膜、脉络膜。

眼珠：出自《外台秘要》。《诸病源候论》中称为目珠子，《银海精微》中称为睛珠，《证治准绳·七窍门》中称为目珠。即西医之眼球。

目系：出自《灵枢·大惑论》。《灵枢·寒热病》中称为眼系、目本。即西医之视神经、视路及其同行血管。

眼带：出自《杂病源流犀烛》。《秘传眼科龙木论》中称为睛带。即西医之眼外肌。

眼眶：出自《秘传眼科龙木论》。《医宗金鉴·刺灸心法要诀》中称为目眶骨，《伤科汇纂》中称为睛明骨。即西医之眼眶。

表 4-1-2　中西医眼部解剖名称对照表

中医名称	西医名称
眼睑(约束、胞睑、睥、目睥)	眼睑
上胞(上睥、上睑)	上眼睑
下睑(下胞、下睥)	下眼睑
内睑(睥内)	睑结膜
睑弦(胞弦、睥沿、胞沿)	睑缘
睫毛	睫毛
睑裂(目缝)	睑裂
内眦(大眦)	内眦
外眦(小眦、锐眦)	外眦
泪泉	泪腺
泪窍(泪堂、泪膛、泪孔)	狭义指泪点,广义指泪道
白睛(白眼、白仁、白珠、白轮)	指球结膜、前部筋膜及巩膜
黑睛(黑眼、水膜、乌睛、乌轮、乌珠、黑珠、青睛、神珠)	角膜
黄仁(眼帘、虹彩)	虹膜
神水	外为泪液,内为房水
瞳神(瞳子、金井、瞳人、瞳仁)	狭义指瞳孔,广义指瞳孔及其后的眼内组织
睛珠(黄精)	晶状体
神膏(护睛水)	玻璃体
视衣	视网膜、脉络膜
眼珠(目珠子、睛珠、目珠)	眼球
目系(眼系、目本)	视神经、视路及其伴行血管
眼带(睛带)	眼外肌
眼眶(目眶骨、睛明骨)	眼眶

(曹建辉　李志英)

第二章

眼的检查

第一节　眼科常用检查法

一、视功能检查法

视功能检查包括形觉、色觉和光觉检查，是检测患者对物体的认知和辨别能力。

1. 视力检查法　视力检查即形觉检查，是检查眼对物体形态的辨别能力。视力分为中心视力与周边视力，中心视力是检查视网膜黄斑区，特别是中心凹的视觉敏锐度（视敏度），即通常所说的查视力；周边视力主要是检查黄斑以外的视网膜的功能，常称视野，后者将另外叙述。

检查视力是通过辨认视力表上的字形或图形缺口的位置来进行的。每一个字形或图形的大小、结构都是根据视角来制作的。所谓视角，是指一个物体两端所发出的光线进入眼内，在节点所形成的夹角。从图4-2-1可知，视角大小与物体大小成正比，与物体远近成反比。视角越大，在视网膜上的成像也越大，看得也越清晰。换言之，要想看清物体，必须使视角增加到足够大。如此，要么使物体增大，要么使物体挪近。反之，视角愈小，在视网膜上的成像也愈小，甚至分辨不清。正常眼的最高分辨能力是1分（1′）视角。1′视角相当于视网膜上4.96μm距离，而中心凹的锥细胞直径约1～1.5μm。因此，要分辨两点是分开的，则由此两点发出的光线必须投射在两个不相邻的锥体细胞上，即中间必须夹着一个不受刺激的锥细胞，否则会把两个点融合成一个点而分辨不清（图4-2-2）。视力表就是以1′视角的原理而设计的。视力表上的视标，每边线条的宽度与线条间距都是相等的。如视力表上1.0行的**E**形视标，是根据5m距离与眼成1′视角的原理，每边线条宽度是1′视角，线条间的距离也是1′视角，整个**E**字是1′视角的5倍，即5′视角。

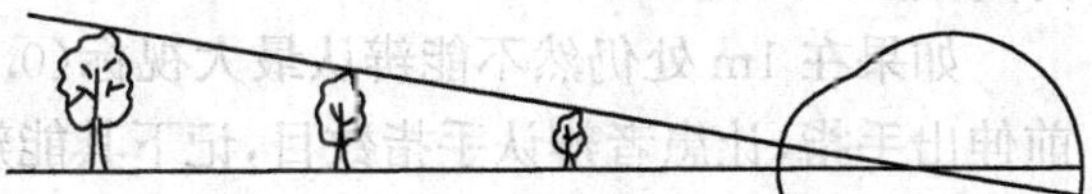

图 4-2-1　视角与物体的关系

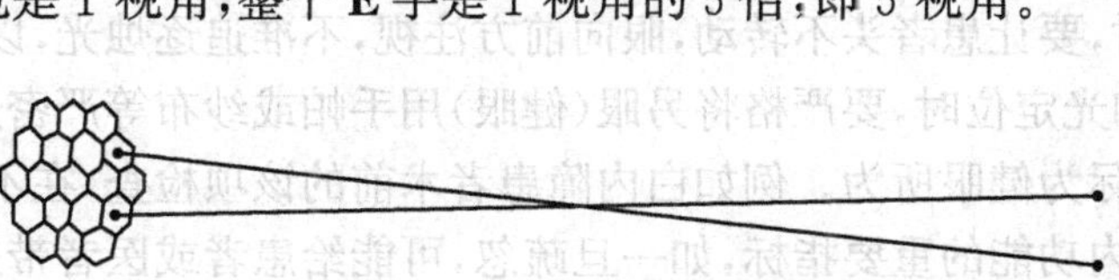

图 4-2-2　视觉原理

视力是视角的倒数，即视力＝1/视角，如视角为1′，视力＝1/1′＝1.0；视角为10′时，则视力＝1/10＝0.1。

视力检查分远视力检查与近视力检查。

(1)远视力检查:检查远视力,常用为国际标准视力表。国外还常用 Snellen 表及 Landolt 环形视力表。

使用国际标准视力表的距离为 5m,在房间不足 5m 时,常将视力表置于患者坐位的上后方,在视力表对面 2.5m 处挂一平面镜,患者注视镜内反映的视力表。视力表应有均匀一致、亮度恒定的人工照明(300~500lx)。必须每眼单独检查,常规先查右眼,后查左眼,不查眼用挡眼板遮盖。戴眼镜者应分别检查裸眼与戴镜视力。

国际标准视力表共有 12 行,能看清第一行为 0.1,依此递增,第 10 行为 1.0,第 11 行为 1.2,第 12 行为 1.5。从上到下顺序检查,把说对的最小一行视标的字号记录下来,即为患者的视力,一般先记右眼,后记左眼,例如右眼 1.2,左眼 0.8。正常远视力标准为 1.0。如果能看清某行,而下面一行只能看一部分,则可用加减的方法记录。如 0.6 一行全部认对,0.7 一行只认对 2 个,则可记为 0.6^{+2},而不记作 0.7^{-5};如 0.7 行只有 3 个分辨不清,可记作 0.7^{-3},一般不记作 0.6^{+4}。

如患者在 5m 处不能辨认第一行(0.1)时,可令患者朝视力表走近,直至能看清第一行,并记住距视力表的距离,然后按下列公式计算出该眼的视力:

$$视力=0.1\times\frac{被检眼与视力表的距离(m)}{5}$$

例如在 2m 处方能读出 0.1,则该眼视力为 $0.1\times\frac{2}{5}=0.04$,余此类推,即每走近 1m,视力则减少 0.02。

如果在 1m 处仍然不能辨认最大视标(0.1)时,可令患者背光而坐,检查者可于患者眼前伸出手指,让患者辨认手指数目,记下其能辨认手指数的最远距离,即为该眼的视力,如右眼仅能在眼前 30cm 辨清手指数目,则视力记录为右眼:指数/30cm。

如在最近处仍不能辨认手指数,则检查者可将手在眼前摆动,记下其能辨认手摆动的最远距离,即为该眼的视力,如右眼仅能在 10cm 辨清手摆动,则视力记录为右眼:手动/10cm。

对于只能辨认指数、手动,甚至连手动也不能分辨者,则需查光感和光定位。检查光感和光定位需在暗室进行,一般用点燃的蜡烛光放于患者前方,检查者一手持蜡烛,一手作时遮时撤动作,由近及远,记录患眼能辨认光感的最远距离(一般作 5m),如果患者最远于 3m 处能分辨光感,则记作 3m 光感。如于任何距离不能辨认烛光,则记作无光感。有光感者再作光定位,即将烛光分别置于患者前 1m 远处的左上、左、左下、正上、正前、正下、右上、右、右下 9 个方位,令其指出烛光的位置,认对的用"+"表示,辨认不准的用"-"表示,并用下法记录,例如:

```
++-
++-
+++
```

检查光定位时,要让患者头不转动,眼向前方注视,不准追逐烛光,以免出现误差。

在检查光感和光定位时,要严格将另眼(健眼)用手帕或纱布等严密遮盖,避免测得的患眼光感、光定位实际为健眼所为。例如白内障患者术前的该项检查,在不能检查眼底的情况下,常作为了解眼内功能的重要指标,如一旦疏忽,可能给患者或医者带来诸多麻烦。

世界卫生组织将最好矫正视力为 0.05 或低于此限者规定为盲目。

(2)近视力检查:常用的有标准近视力表(徐广弟等制)或 Jaeger 近视力表。Jaeger 近视力表的记录法为 Jr1、Jr2……Jr1 与标准近视力表 1.0 相当。标准近视力表分 12 行,小数记法同国际标准远视力表。检查时,要有充足的亮光照在表上,但应避免反光对被检眼的干扰。仍可先查右眼,后查左眼。正常者应在 30cm 处看清第 10 行字(即 1.0)。在检查近视力时，视力表与眼的距离不作严格限制，可令患者持视力表在眼前移动，直至他能看清的最小一号字的合适距离，记下视力与距离，如1.0/20cm、0.9/40cm等。

(3)对数视力表：国际标准远视力表及常用的近视力表等存在着一定的缺点：①视标增进率不匀，如0.1行比0.2行视标大一倍，而0.9行比1.0行仅大1/9；②视力统计困难，视力由0.1提高到0.2和视力由0.9提高到1.0，同样提高0.1，但前者不易而后者容易得多，这样统计的视力欠科学性；③手动、光感一般用文字记录，无法用数字统计分析；④视力表的等级中，有的部分以几何（等比）级数计，有的部分以算术（等差）级数计的矛盾现象。如能设计一种视力按等差级数排列，视标按等比级数排列就比较合理。我国缪天荣针对上述存在的问题，采用对数原理设计了对数视力表，其视标大小按几何级数增减，视力记录按算术级数增减，较好地解决了这个问题。

缪天荣的5分制对数视力表的标准是：①远视力表位于被检者前面5m，近视力表30cm；②1′视角定为标准视力，记5.0（相当国际标准视力表1.0）；③10′行视标为1′行视标的10倍，视力为4.0（相当0.1），即视标的视角每增加$10^{1/10}$倍（约1.26倍），则视力减去0.1，视角增大10倍，则视力减去1.0，视标按几何数递增，视力按算术数递减；④视标采用**E**形或缺口环形。这种视力表已于1990年5月起开始在全国使用。其使用方法大致同标准视力表，最好视力可测至5.3（相当于小数记录2.0）。对于4.0以下的视力，也采取走近的方法，指数、手动、光感、无光感都有相应的记分法（表4-2-1）。

表4-2-1 视力5分记录法参考表

旧法记录			0(无光感)				光感				手动	
5分记录			0				1				2	
旧法记录	(指数/cm)		10		15		20		25		30	40
5分记录			2.3		2.5		2.6		2.7		2.8	2.9
走近距离	0.5m		1m		1.5m		2m		2.5m		3m	4m
小数记录	0.01		0.02		0.03		0.04		0.05		0.06	0.08
5分记录	3.0		3.3		3.5		3.6		3.7		3.8	3.9
小数记录	0.1	0.12	0.15	0.2	0.25	0.3	0.4	0.5	0.6	0.7	0.8	0.9
5分记录	4.0	4.1	4.2	4.3	4.4	4.5	4.6	4.7	4.8	4.85	4.9	4.95
小数记录	1.0	1.2	1.5	2.0								
5分记录	5.0	5.1	5.2	5.3								

对数近视力表在30cm处检查。近视力表也可以远用。将近视力表置于3m处（距离增至10倍），则所有5分记录增加1.0；置于6m处（即距离增至20倍），则5分记录增加1.3。远近视力表通用对视力的统计可以取得一致。

国际上使用的Snellen视力表为**E**字形，在6m远处看，采用分数记录，如6/60，即在6m远能看到第1行大字（0.1）；6/6是在6m远处能看清第10行的字。Landolt视力表为缺口环形，在5m处远看，采用小数记录。

现在，国内外有用激光干涉条纹来检查视力，较以上主观检查方法客观、精确。

2. 色觉检查法 色觉检查是检测眼的辨色能力。正常人视觉器官能辨别波长380～760nm的可见光，＞760nm为红外光，＜380nm为紫外光，不为人类视觉器官所辨识。可见光由紫、蓝、青、绿、黄、橙、红七色组成。色觉功能由视锥细胞完成。

关于色觉原理的学说很多，目前已从单纯的心理物理学扩展到神经细胞学、电生理学等多学科；从视锥细胞的色敏性（如较公认的三原色学说等）扩展到了视网膜的各个神经元、外侧膝状体及整个视系统各级水平的感光功能的所谓四个阶段的色觉学说。

色觉障碍包括色弱和色盲两大类，前者是指对颜色辨认能力的降低，后者是指辨色能力的消失。根据三原色学说，丧失一种颜色辨别能力者称为二色视。如丧失红色辨别能力者称为红色盲，这种人对光谱的红端敏感度降低，而把它看成暗色，因此红色盲者闯红灯，一方面由于他不能辨识红色，同时由于红光对他来说不够亮，未能引起他的注意。丧失绿色辨别能力者称为绿色盲，黄、蓝色盲较少见。丧失两种颜色辨色能力者称为一色视，即全色盲。这种人虽然辨色能力不好，但对颜色的饱和度与亮度极为敏感。

色觉障碍有先天性与后天性之分。先天性者多为隐性遗传，即有色盲的男性将遗传基因（X染色体）经过其女儿传给外孙（男性）一代。只有携带色觉障碍基因的母亲，和患有色盲的父亲，他们的女儿才发生色盲。因此，色盲男性多，约为女性的5倍。后天性者常由于黄斑、视网膜、视神经和枕叶皮质疾病而引起。视网膜疾病以蓝、黄色障碍为主，视神经疾病以红、绿色障碍为主。先天性色觉障碍一般为双眼，仅累及红、绿色，有正常的视网膜功能；后天性色觉障碍可以是单眼，如为双眼，两眼受累的程度不同，常伴其他视功能异常（如视力、视野），常累及黄—蓝与红—绿。

色觉检查常用假性同色表、彩色毛线束、色觉检查镜等。

（1）假性同色表：常称色盲本。它是利用颜色虽不相同，但色调深浅程度、亮度相同的圆点或三角形组成的数字或图形。正常人以颜色来辨别，色盲者只能以明暗来判断。检查时采用自然光线，距离50cm，应在5秒内读出。本法为最常采用的方法。

（2）彩色毛线束：将不同颜色和不同深浅度的彩色毛线束混杂在一起，检查者取出一束毛线为样本，令其从中挑出与样本相似的颜色线束。如挑选无误为色觉正常，否则为色觉异常。本法较原始、费时，不适合群体检查时用。

（3）色觉检查镜：利用红光与绿光适当混合成黄光的原理，记录红绿光匹配所需的量（数字），以判断红绿色觉异常。

3. 光觉检查法　光觉表示视网膜对光的感辨能力。光觉包括视网膜所能感觉到的最小光强度（即光的感觉阈）和视网膜对不同刺激光能分辨开来的最小光度差（即光的分辨阈）。所以光觉的测定必须在暗适应的条件下，方可把光的感觉阈测定出来。光觉是视觉中最原始和最基本的功能，眼的其他功能均由此而演化派生。

在人眼视网膜中，至少含有两种不同的感光化学物质，即视杆细胞里的视紫红质与视锥细胞里的视紫蓝质，因而视锥细胞和视杆细胞对光具有不同的敏感性。视锥细胞对亮光起作用，产生颜色和形状的感觉；视杆细胞在暗光中起作用，产生灰的或无色的感觉，即人眼视网膜感觉的两重性。视锥细胞对亮光的感受有一定范围，过此即产生眩光感觉。

当由亮处到暗处，起初眼前一片漆黑，不久，即对暗光的敏感性增强，产生适应，继续停留，对光的敏感度逐渐升高，这种对暗光的适应过程即称为暗适应。暗适应的过程，即视紫红质被光漂白后的复原过程。所以说，对暗适应功能的测量，就是对光觉的定量检测。

眼的暗适应状态极为重要，这种生理功能与人类的夜间视力、黄昏视力密切相关，在日常生活与工作中具有重要意义。在某些眼病与全身病，如先天性夜盲、色素性视网膜病变、开角型青光眼、糖尿病性视网膜病变、慢性肝炎、维生素A缺乏等时，均可出现暗适应功能降低。

光觉检查必须在暗适应下，用光觉计或暗适应计以不同的亮度检测出视网膜的感光阈值，同时应有一暗适应曲线的正常值作为对照标准。

目前使用的Goldmann-Weekers暗适应计，既可检查光觉的绝对阈值，又可检测辨别阈值，以及眩光敏感度，为一有效、准确的光觉检测仪器。因中医单位尚未普遍使用，故使用方法不作详细介绍。

在无暗适应计的条件下，可于暗室内进行对比法检查。以被检者的健眼与患眼，或检查者的正常光觉与患者患眼的光觉进行对比。以患者的健眼与患眼对比检查为例，令被检者先闭合双眼，然后用检眼镜或手电光分别照患眼与健眼，询问两眼的光感程度是否相同，不相同时，应增长健眼的感光距离，直至两眼对光的感觉相同为止，如患眼的感光距离只有健眼的一半，则患眼的光觉为健眼的1/4（光强或光觉敏感度与距离的平方成反比）。也可把患者领进暗室内，观察其辨别物体或目标的能力以及动作状态，以粗略估计其光觉功能。

二、泪腺分泌功能检查法

检查泪液分泌功能，常用Schirmer试验。方法为将一长35mm、宽5mm的滤纸，在其一端5mm处折成一角，夹在下睑中、内1/3交界处的下结膜囊内，长端任其垂挂在下睑皮肤面，可轻轻闭眼，也可睁开甚至瞬目，但动作要小，以免滤纸掉下。5分钟后观察结果，如滤纸已湿润15mm，为分泌功能正常；如反复试验少于此数甚至仅湿润边缘，则为分泌减少；若5分钟内湿润全长，则为分泌过多。

在Schirmer试验证实泪液分泌过多或减少后，宜再做基础分泌试验，其目的是为了排除泪液分泌的反射因素，以检查基础泪器（杯状细胞等）的分泌情况。其方法为在暗室内，在被检眼结膜囊内点0.5%丁卡因1滴，约半分钟后，用浸有4%可卡因的棉棍，置于预计安放滤纸处的结膜上2分钟，用棉棍吸尽泪液再安放滤纸，5分钟后观察结果。如大于10mm，表示基础分泌正常；不足10mm，表示基础分泌降低。

三、泪道冲洗检查法

该法是检查泪道阻塞部位的常用方法。患者取坐位，头靠椅背或墙。先在被检眼结膜囊内点0.5%丁卡因1滴，然后在上下泪点间放一浸有丁卡因的棉棍，令其闭眼夹住。5～10分钟后去棉棍，医者以左手轻拉下睑，令其外翻，露出下泪点（也可用同法在上泪点操作，但不如下泪点方便），右手持装有生理盐水并带冲洗泪道针头的注射器，自下泪点进入下泪小管，缓慢注入生理盐水。当泪道通畅时，患者感觉有盐水流入鼻腔或咽部。如冲洗液自上泪点流出，则可能为泪总管、泪囊或鼻泪管阻塞，但鼻泪管阻塞常伴发慢性泪囊炎，故返回液中常带脓液。如冲洗液自下泪点返回，则为下泪管阻塞。

在冲洗前应检查泪点的大小，如泪点太小，应先以泪点扩张器扩张泪点，再行冲洗。进针（钝头）时，应了解泪小管的走行方向，先垂直进针，再作90°转弯，使成水平推进。进针应轻柔，以免损伤泪道黏膜。

四、角膜检查法

1. 角膜染色检查法　角膜染色检查法常用2%荧光素溶液。以消毒玻璃棒的一端蘸少许染液，涂于下睑结膜上，令患者瞬目1～2次，可滴入少量生理盐水冲洗，然后用肉眼或配合放大镜、裂隙灯、显微镜观察。一般正常角膜不被染色，但在60岁以上老人，有时正常角膜鼻下方也可有几个小的染色点，岁数越大，可能染色点越多。如果角膜上皮有剥脱、浸润或溃疡等病变时，即可明显地被染成绿色。

这种染色法也可用汞溴红代替。在疱疹性树枝状角膜炎时，尚可用双重染色法，即用

2%荧光素和0.5%～1%美蓝液少许，先后各涂少许于结膜囊，然后用生理盐水冲洗。结果，在溃疡区染成蓝色，其周围上皮溶解区被荧光素染成绿色。

如果怀疑有角膜瘘存在时，也可用荧光素染色法确定。用拇指和食指分开被检眼上下睑，同时令患者向下看，将荧光素点于角膜上缘，当溶液流过角膜表面时，注意观察在可疑部位有无房水流出将荧光素冲成一条绿色小溪的现象，如有瘘存在，轻压眼球，则此现象更明显。

2. 角膜知觉检查法　角膜知觉检查，是检测角膜溃疡区与非溃疡区的知觉有无不同，或检测三叉神经有无知觉减退或麻痹现象。在病毒性角膜炎或三叉神经损害时，角膜知觉减退或消失。

常用的简易方法是取一棉球，搓拉成尖形，用其尖端接触角膜表面。如果角膜知觉正常，当触及角膜后，必然立即出现眨眼现象；如果反应迟钝，说明角膜知觉减退；如知觉完全消失，则触后无任何表现。

要注意从侧面去触及角膜，以免患者看见检查者的动作，并避免触及睫毛。在做该项检查时，常两眼对比进行，以便判断结果。

3. 角膜照影法和圆盘检查法

(1)照影法：令患者对窗而坐，检查者与患者对坐，用一只手的拇指与食指分开被检眼的上下睑，使该眼随着检查者的另一只手的食指向各方向转动，以观察角膜表面映出的窗影是否规则。

(2)圆盘检查法：常用为Placido圆盘，为一直径20cm的圆板，在圆板表面有数个同心黑白相间圆环，中央孔的地方有一个6屈光度凸透镜。检查时令患者背光而坐，检查者坐在患者对面，相距0.5m左右。检查者一只手持圆盘并放于自己的一只眼前，另一只手的拇指和食指分开被检眼上下睑，由中央孔观察反射在患者角膜上的同心环，并令患者向各方向注视，以便检查全部角膜(图4-2-3)。

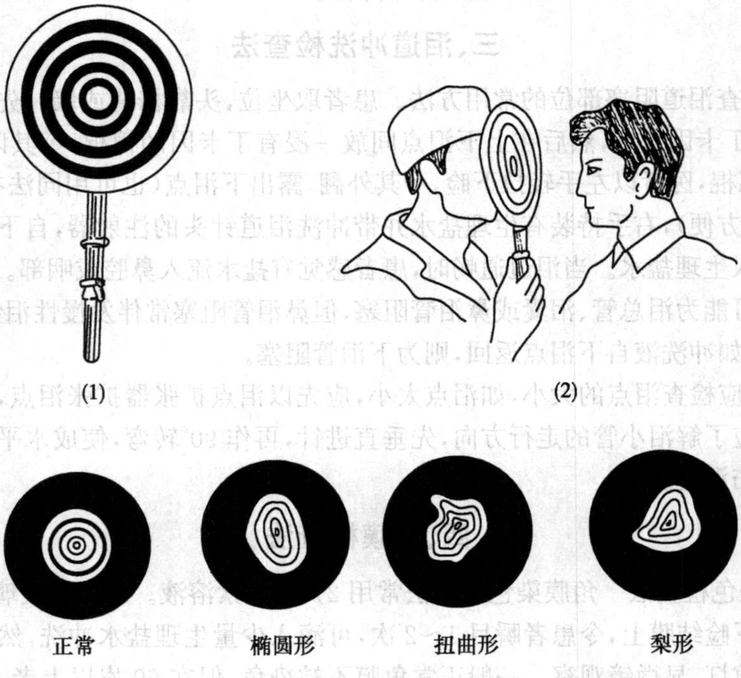

图4-2-3　Placido盘及检查法

(1)Placido盘　(2)Placido盘检查法　(3)角膜所见各种影像

如果角膜表面正常，用以上两种方法都可以看出清晰而有规则的窗格或环形影像。如果窗格图像边界不清甚至扭曲，或圆盘法同心环变形且边缘不清，则表明角膜有炎症、水肿、瘢痕、凹凸等。在不存在炎症、水肿等的情况下，圆盘法影像呈椭圆者为规则散光；影像扭曲者为不规则散光；呈梨形者为圆锥角膜。

五、瞳孔反射检查法

检查瞳孔反射，无论对于诊断眼部病变或神经系统疾病，都有重大的临床意义。常作的瞳孔反射有三种：

(1)直接对光反射：令患者对光而坐，两眼向正前方5m以远处直视，检查者用手掌遮盖患者的双眼，撤去一手的遮盖而观察该眼瞳孔是否收缩，以同法观察另一眼的收缩情况，并比较两眼瞳孔收缩的快慢及程度。也可检查者一手遮盖被检者一眼，另手持手电检查另一眼，然后交叉进行。

(2)间接对光反射：令患者对光而坐，遮盖患者的一眼，在撤去遮盖时，观察另一眼瞳孔的收缩情况。

(3)集合反射：或称调节或辐辏反射。令患者注视一个远方的物体，越远越好，然后令其立刻注视距离眼前15cm左右的手指(检查者或被检查者的食指)，注意两眼瞳孔的收缩情况。

瞳孔反射异常，简述如下：

(1)在视网膜或视神经完全损害的情况下，视力黑矇，病眼直接瞳孔对光反射消失，而间接对光反射存在。遮盖健眼，病眼瞳孔开大；双眼同时放开，病眼瞳孔稍大于健眼。

(2)轴性球后视神经炎、多发性硬化伴有明显中心暗点者，病侧瞳孔稍大于健眼，病眼直接对光反射比较迟钝，但有敏锐的间接对光反射。

(3)弱视性患者由于单眼视网膜、视神经功能异常而视力明显下降，遮盖健眼时，病眼瞳孔稍开大；放开健眼，病眼瞳孔又稍缩小；用弱光照射病眼瞳孔，光反射不明显。此为弱视性瞳孔不全麻痹。

(4)孤立性光反射麻痹：简称A-R瞳孔。A-R瞳孔又分为神经梅毒所致的典型变化及其他原因所致的非典型变化。前者包括：①视网膜感受光线功能正常；②直接光反射消失；③近反射存在；④瞳孔缩小；⑤瞳孔不均；⑥瞳孔不圆，限局虹膜萎缩；⑦毒扁豆碱能使之缩小，但对阿托品作用较弱。见于脊髓痨及麻痹痴呆。非典型A-R瞳孔只有光反射消失，近反射保留，大部分无瞳孔缩小，有时却出现瞳孔开大，无虹膜萎缩及瞳孔偏位，且对阿托品反应正常。见于糖尿病、昏睡性脑炎、脑干病、颅脑外伤、酒精中毒、脊髓空洞症、脊髓灰白质炎、带状疱疹、多发性硬化、脑动脉瘤、二硫化碳中毒、疟疾、眼内损伤。

(5)假性反射性外伤性瞳孔麻痹：见于外伤后动眼神经麻痹，光反射消失而调节反射存在，近反射、睑反射减弱但不消失，系由于光反射核细胞损害所致。

(6)近反射异常：又名反A-R瞳孔、近反射衰竭。指近反射消失而保留良好的光反射。病变位于中脑辐辏中枢连接E-W核处。见于白喉、近四迭体部肿瘤。

(7)肌强直性瞳孔：又名Adie瞳孔、Adie综合征、假性A-R瞳孔。典型的Adie瞳孔包括瞳孔开大，瞳孔反射缓慢或消失。在光照射下，瞳孔慢慢缩小，在暗处再慢慢开大，集合反射也极缓慢，对醋甲胆碱、毒扁豆碱敏感。伴腱反射消失。病变可能在睫状神经节，由于神经元的退变所致。预后良好，无其他不良反应。

此外，有的人在光刺激下瞳孔不但不缩小，反而在短暂的潜伏期后有些大开，称奇异性瞳孔光反射。见于骨髓痨、进行性麻痹、脑梅毒、结核性脑膜炎、颅骨骨折、肉毒中毒、四迭体瘤。还有，视近时瞳孔不缩小反而开大者，叫做奇异性瞳孔近反射。见于正常人或神经系统疾病如梅毒、过度酒精中毒。

六、晶状体检查法

该检查法主要检查晶状体有无混浊、有无脱位及晶状体存在与否。如有混浊，应查明是本身的改变，抑或为晶状体前或后面附着的其他种混浊物，或为晶状体内之异物。例如，虹膜后粘连所遗留的晶状体前囊表面的色素、机化物，晶状体后囊后面的睫状膜等。

晶状体检查，根据设备条件，可用集光灯照射检查、澈照法检查（用检眼镜，方法后述）、普-桑（Purkinje-Sanson）检查以及裂隙灯显微镜检查，后者更简捷、方便、准确，其方法后述。

应用集光检查晶状体是否混浊时，应注意与老年性核硬化时瞳孔区所显示的灰白色反射相鉴别，此时，应进一步用澈照法检查，如瞳孔区呈现弥漫性红光反射，说明晶状体没有混浊，而为老年性晶状体核硬化。为了检查晶状体的各个部位，可用1%去氧肾上腺素或托吡卡胺点眼散瞳检查。

在没有裂隙灯的情况下，为了观察晶状体是否全部混浊，可作虹膜投影（阴影）检查，即用焦点光线以45°自瞳孔缘投照晶状体，晶状体上即可见到因虹膜所造成的阴影。如混浊已位于前囊下（全部混浊），则不能看到虹膜阴影；如果出现一窄虹膜阴影，表示前皮质尚有少许透明；如晶状体混浊位于深层，而前皮质尚透明时，则出现较宽的虹膜阴影，后两种情况说明白内障尚未达到成熟期。

在检查晶状体有无半脱位而向一侧倾斜时，应用焦点光检查应注意观察瞳孔缘内能否看到灰白色圆形、边缘呈锯齿状的晶状体赤道部，并注意前房各方位深浅是否一致，及有无虹膜震颤。如果怀疑有全脱位（瞳孔区无晶状体），可进一步用Purkinje-Sanson（普-桑）法检查：在暗室内，将一个烛光置于被检眼的侧前方30°处，检查者在对侧30°处观察被检眼瞳孔区的角膜表面。在正常情况下，可出现3个烛光像（图4-2-4），其中较明亮的中等大直立虚像是角膜表面所形成的，可随烛光移动方向而移动；中央直立最大且较模糊的虚像是晶状体前面所形成；最小而倒立的清晰实像是晶状体后面所形成，随烛火相反方向而移动。如果没有最小的倒像，就可以肯定晶状体不存在于原来的位置。

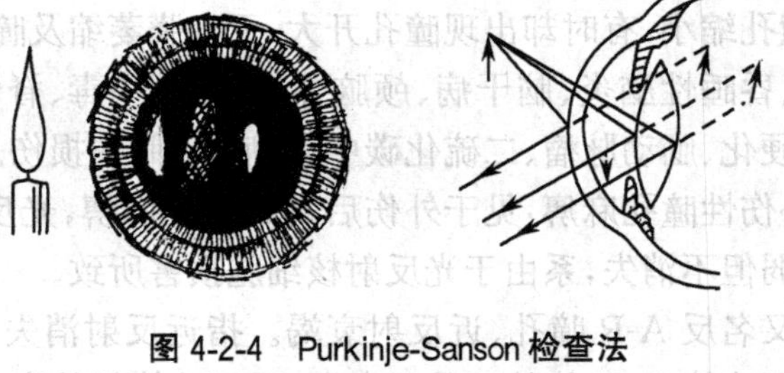

图 4-2-4　Purkinje-Sanson 检查法

七、眼压检查法

正常眼内压为1.36～2.77kPa（10～21mmHg）。眼内压（简称眼压）的检查方法有两种，一为指测法，一为眼压计测量法。前者简便易行，但不如后者精确。

1. 指测法　检查前先令患者两眼尽量下视，检查者以两食指尖在上眶缘下、上睑板上缘之上方皮肤面轻触眼球（图 4-2-5），双手的中指等也可支撑在患者额部，像检查脓肿波动的方式，两指尖交替轻压眼球，即以一指固定在眼球，另一指压迫眼球，借传递到固定指尖的波动感以估计眼球的硬度。可以指测测完一眼再测另眼，也可用两手的中指与食指分别测量两眼，以进行比较。

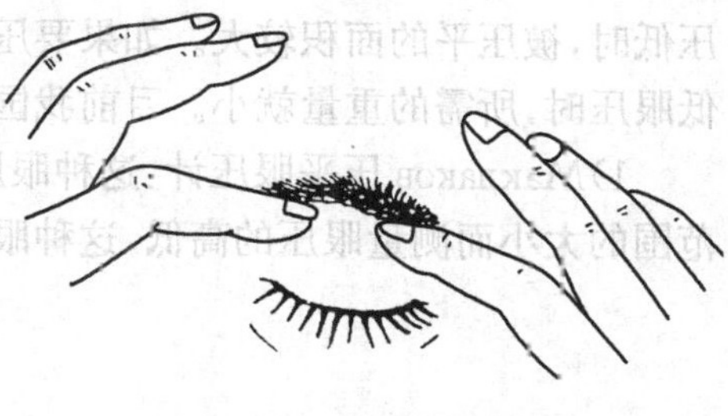

图 4-2-5　指测眼压法

指测后的记录方法为：正常者记为 Tn，眼压轻度增高为 T_{+1}，中度增高为 T_{+2}，高度增高（坚硬如石）为 T_{+3}；眼压稍低为 T_{-1}，中度降低为 T_{-2}，眼压极低（眼球极软）T_{-3}。

此法检查虽不十分精确，但能熟练掌握，非常实用。

2. 眼压计测量法　是以器械的重量或弹力作用于眼球壁上，根据所用砝码的重量及压平角膜的面积或压陷角膜的深度，测量出眼球壁的张力，从而计算出眼内压。目前我国常用的眼压计有如下几种：

(1)Schiφtz 压陷眼压计：是目前临床上应用最广泛的一种眼压计（图 4-2-6）。是以一定重量的砝码压陷角膜中央区，以测量眼压的仪器。检查前，先于仪器盒内试板上检验眼压计的灵敏度及准确度，指针应灵敏地指在 0°，否则应进行检修或校准。试验完毕，以 75%酒精轻擦脚板以消毒，待其挥发干后方可应用。测眼压前，应先在结膜囊点 0.5%丁卡因等表面麻醉剂 2～3 次，每次相隔 2～3 分钟。测量时取仰卧位，令患者注视（双眼）房顶一固定点（可在房顶贴一红纸圆点）或患者自己伸出的一食指（如患眼仅为有视力之眼，因患者对自己的手指仍有位置觉，故此为一有效固定被测眼的方法），以使角膜顶点平行水平面。检查者以一手拇指与食指分开被检眼睑裂，一手持眼压计垂直地放在角膜中央部，观察指针所指的刻度数，即提起眼压计，查看换算表，即可得出眼压数，如右眼压 5.5/4（$T=\frac{\text{砝码重量}}{\text{指针读数}}$）=2.75kPa（20.55mmHg）。

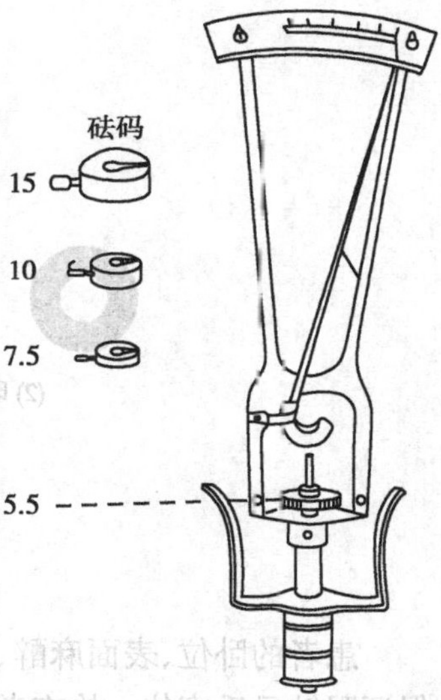

图 4-2-6　Schiφtz 眼压计

砝码有 5.5g、7.5g、10g、15g 四种，先用小砝码，如用该砝码时，指针读数等于或小于 3，则应更换大一级的砝码再测，每一砝码最多测量 3 次，以免过多损伤角膜，并使房水压出过多而影响测量结果。

务必让患者配合好（固定眼球），初次测量者应作必要说明，以消除恐惧心理并取得配合，否则擦伤角膜且结果不准。检查者应尽量使眼压计垂直放于角膜，切勿施加压力。检查完毕，应在结膜囊内点抗生素眼药水，以预防感染。眼压计脚板应用酒精擦拭后保存。

压陷眼压计的缺点是不能排除巩膜硬度的影响，为矫正这一缺点，可用 5.5g 与 10g（或 7.5g）各测一次，根据不同砝码所测得的读数，查表可以得出校正眼压。

(2)压平眼压计：是以一定的重量压平角膜，根据所压平的角膜面积测量眼压；或以可变重量去压平一定面积的角膜，根据所需的重量来计算眼压。眼内压与施加的外力成正比，与压平的角膜面积成反比。当眼压高时，以一定的重量压角膜，则被压平的面积较小；反之，眼压低时，被压平的面积较大。如果要压平一定面积的角膜，在高眼压时所需的重量就大；在低眼压时，所需的重量就小。目前我国应用的有 3 种压平眼压计：

1）Маклаков 压平眼压计：这种眼压计是利用一定的重量放在角膜中央，依将角膜压平范围的大小而测量眼压的高低，这种眼压计操作容易而且安全（图 4-2-7）。

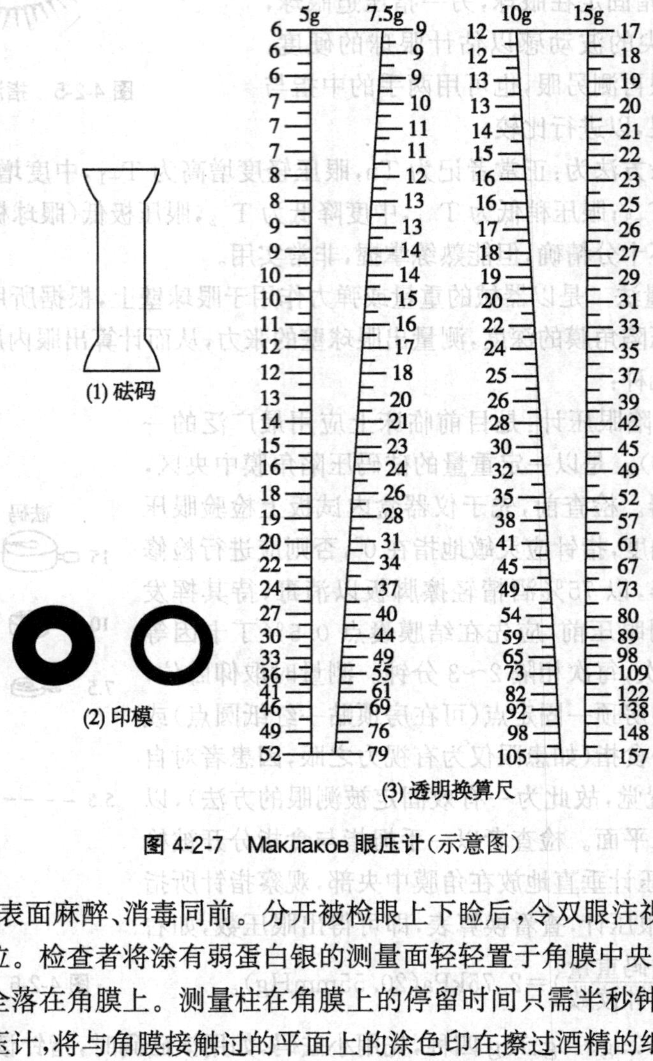

图 4-2-7　Маклаков 眼压计（示意图）

患者的卧位、表面麻醉、消毒同前。分开被检眼上下睑后，令双眼注视上方房顶标记，以保证眼轴呈垂直位。检查者将涂有弱蛋白银的测量面轻轻置于角膜中央，徐徐放松把柄，使测量柱的重量完全落在角膜上。测量柱在角膜上的停留时间只需半秒钟或更短，随即仍以垂直方向抬起眼压计，将与角膜接触过的平面上的涂色印在擦过酒精的纸上，则成为一圆环形褐色图，中间为一圆形无色区，其无色区面积表示与角膜接触过的压平面积。用透明测量尺即可测量并直接换算成眼压值。

如用上法将眼压计 4 种砝码（5g、7.5g、10g、15g）各测量一次，将所得结果连成一条线，即为弹力眼压曲线。正常时，最小砝码与最大砝码所得值的差数应在 7～13mmHg 之间，青光眼患者的差数常在 15mmHg（1.73kPa）以上。

测量时，不能发生摆动，不然被压平面将成为椭圆或不规则形；在角膜上放眼压计必须保持垂直，不得平移，为保证测量柱的垂直，把柄的位置不能低于测量柱的 3/4。以上操作如出现误差，均可造成测量结果不准确，甚至擦伤角膜。测量完毕，应以酒精擦去测量端的染料，以备下次使用。结膜囊点抗生素眼药水。

2）Goldmann 眼压计：这种眼压计是将角膜压平的面积固定（直径 3.06mm，面积

7.354mm²)，而根据不同眼压所用不同的重量来测量眼压。该眼压计由压平棱镜和加压装置所组成。旋转其侧面的旋钮向压平棱镜施加压力，将角膜中央部压平。因由压平力量造成眼内容积改变仅为 0.5μl，故眼压无明显增加，所测得的眼压(Pt)与真实的眼压(Po)极相近，也不受巩膜硬度与角膜弯曲度的影响，所以该眼压计所测得的眼压准确，对角膜损伤也小。

Goldmann 压平眼压计是装在裂隙灯上，将压平棱镜装于棱镜框内，使其 0°对准框上的白线，如被检眼有了屈光度以上的散光时，压平面积将呈椭圆形，可旋转棱镜，使分开线与椭圆形的长轴成 43°，即将棱镜上弱径线方向的刻度与框上的红线相对。用蒸馏水清洁棱镜，将裂隙全开大，加蓝色滤光片，光线对准棱镜上的黑线。用低倍镜(10×)观察。将加压旋钮放在 1g 处。

结膜囊表面麻醉，将消毒荧光素滤纸的一端以生理盐水或蒸馏水浸湿后，与结膜囊相接触，使泪液呈黄绿色。患者与检查者坐于通常裂隙灯检查的位置，患者注视远方，检查者以左手将患者眼睑分开，另一手持显微镜操纵杆，向前移动，用单一目镜观察，使棱镜刚与角膜接触。这时可看到两个黄绿色的半圆环，调整裂隙灯的操纵杆及升降旋钮，使两个半环大小相等，且位于视野中央。旋转加压旋钮，至两荧光素半环的内缘恰相接触(图 4-2-8)。立即后退裂隙灯，以免损伤角膜。在测量鼓上读出所施加的压力，乘以 10 即是毫米汞柱数。

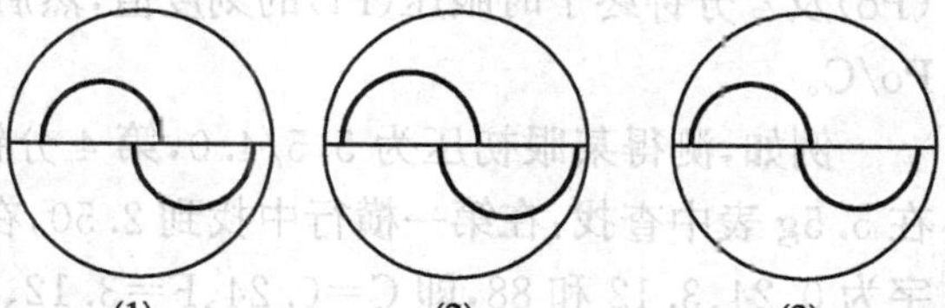

图 4-2-8　加压棱镜与角膜接触后裂隙灯下所见图像

(1)压平面积太小　(2)压平面积太大　(3)压平面积合适(直径 3.06mm)，两半环内缘恰相接触

如仪器离角膜太远，则不能使两个半环相重叠；如距离太近，则不能将两个半环分开，可用操纵杆调节其距离。

注意勿使睫毛或眼睑与棱镜相接触。由于测量时的体位不同，该眼压计的正常值较 Schiφtz 眼压计低 1mmHg。

3)非接触眼压计(NCT)：测量眼压时，仪器不直接接触眼球，以仪器中的气体脉冲力，压平角膜中央区特定的面积，用所需力的大小与眼内压的关系，换算成眼内压。气体脉冲力的大小与脉冲持续的时间呈线性递增关系，所以实际上是以脉冲力持续的时间，间接换算出眼压的数值。仪器对脉冲气流、时间、角膜受压面的监测、眼球与仪器的位置等，都有严格的标准。当按正确操作程序完成测量后，仪器内计算机装置便会自动换算好眼内压，显示于荧屏上。

开启仪器，调整被检者头位，使其角膜位于观察镜视区内，并将定位红点移至聚焦清晰的圆环正中，令被检眼注视红点，在确认角膜位置无误后，启动按钮，即可见荧屏上有读数显出。

为免除受检者情绪紧张，在测量前可令患者以食指在通气孔前体会气流强度。正式测量一般应连续 3 次，3 次之间的误差不应超过 3mmHg，然后取其平均值。测量过程中如出现眼球位置移动、泪液过多、数据相差过大等情况，测得结果必有误差，应重新测量。通气孔距角膜不应小于 6.5mm。

3. 眼压描记检查法　正常状态下，房水的产生量与排出量基本相等，使眼内压处于相对稳定的状态，但可以有微小的、生理性的波动。当一定的外力加于角膜时，眼球容积相对减少，眼内压相对升高。如果这种外力持续一定时间，房水的排出量将增加，眼内压将逐渐下降。以眼压计的特定重量作为外加压力，在单位时间内单位压力所造成的房水排出量的改变，称为房水流畅系数。用眼压计测定这一系数的过程，称为眼压描记。房水流畅系数(C)的计算公式为：

$$C=\frac{\Delta V}{t(Ptav-Po-\Delta Pv)}$$

式中 ΔV 为眼压描记过程中眼球容积的改变。t 为测定时间，通常为 4 分钟。Ptav 为测定过程中眼压的平均值。Po 表示未加压前的眼压。ΔPv 是测量所引起的巩膜静脉压的改变，为 1.25mmHg。

在临床工作中，为了减少复杂的计算，有人曾设计了眼压描记换算表，经过改进，可以直接查出房水流畅系数(C 值)、房水流出量(F 值)和压畅比(Po/C)。

检查前的准备与压陷眼压计基本相同。接通电源后，首先调准仪器至标准点。然后开动自动记录装置，待各项准备就绪后，将测压装置移至眼前，在距角膜 1mm 处停留约 20 秒钟，待受检眼固定并适应后，将测压头放于角膜中央 4 分钟。在描记过程中，必须记住初压(Po)及 4 分钟终了时眼压(Pt)的刻度值，然后根据测量结果查表即可分别得到 C 值、F 值及 Po/C。

例如，测得某眼初压为 5.5/4.0，第 4 分钟时为 5.5/6.5，则刻度差为 6.5－4.0＝2.5，在 5.5g 表中查找：在第一横行中找到 2.50，在第二纵行中找到 4.00，二者交汇处的三个数字为 0.24、3.12 和 88，即 C＝0.24、F＝3.12、Po/C＝88。

一般测量一眼 15 分钟后再测另一只眼。如果怀疑测量结果不够准确时，须待 30 分钟后重做。记录初压刻度值(Po)不得小于 3.5(因换算表只适于刻度值等于和大于 3.5 时)，否则应酌情更换较重砝码。

与前述影响眼压测量的结果一样，眼球壁硬度也影响 C 值的准确性，因此对测量结果也需校正。其方法为：用 10g 或 15g 砝码测量眼压，休息 3～5 分钟待眼压稳定后，再用 5.5g 砝码测一读数，并持续测量 4 分钟，得出 5.5g 砝码的初压刻度与 4 分钟后眼压刻度及前后差值，然后查有关表即可得出校正 C 值。

正常 C 值＞0.20，＜0.10 为病理性，介于两者之间为可疑。Po/C＜100 为正常，≥150 为病理性。

一般闭角型青光眼的 C 值波动范围较大。在急性发作时，眼压升高，C 值明显下降；当发作缓解后，房角开敞或损害不大，C 值也可上升至正常值，所以仅依据 C 值对诊断慢性闭角型青光眼就比较困难。眼压描记合并暗室试验，或合并散瞳试验，可以提高闭角青光眼的诊断率。眼压描记还可以帮助对闭角型青光眼选择合适的手术方式，因为手术的关键，在于术后房水排出途径是否能达到足够通畅。如果缩瞳剂能使眼压下降至正常，且 C 值也保持正常，那么行周边虹膜切除术，就可以达到目的。所以，作点缩瞳剂前后 C 值并进行对比，可以估计房角的引流功能程度，以选择合适的术式。

早期开角型青光眼的 C 值就较正常为低。对开角型青光眼进行追踪观察，定期作眼压描记，能准确地了解内科治疗的控制效果，以决定下阶段治疗计划。

附：青光眼激发试验

1. 开角青光眼的激发试验

(1)饮水试验：为一较安全、简便的方法，但老年体弱或高血压等心血管疾病、肾病患者忌用。在作此试验前 1～2 天，如已用抗青光眼药者，应停用，以免影响结果。

方法：患者自午夜起即不饮水，早晨空腹先测眼压 1 次，然后嘱患者 5 分钟内饮水500～1000ml，以后每隔 15 分钟测量一次眼压，共测 4 次(必要时多测 2 次)，一般饮水后半小时眼压最高。比较饮水前后眼压差，若≥8mmHg 者为阳性。

(2)妥拉唑林试验:测量眼压后,于结膜下注射妥拉唑林10mg,然后每隔15分钟测眼压一次,共60～90分钟。若注射前后眼压相差≥9mmHg者为阳性。

2. 闭角青光眼激发试验

(1)暗室试验:测量眼压后,让患者在暗室内停留1～2小时,但不能入睡。然后在暗光下测量眼压,若前后两次眼压差≥9mmHg者为阳性。此法较安全,但阳性率较低。

(2)阅读试验:测量眼压后,嘱患者阅读书报1～1.5小时,然后再测眼压,若眼压升高≥1.33kPa(10mmHg)者为阳性。此法安全,但阳性率低。

(3)扩瞳试验:测量眼压后,在结膜囊滴1%～2%后马托品(禁用阿托品)1滴,每隔15分钟测眼压1次,共4次,若前后差值≥1.20kPa(9mmHg)者为阳性。此时如检查前房角亦随之变窄甚至闭塞者,则其阳性结果更为可靠。此法阳性率较高,但有诱发青光眼急性发作的可能性,故应慎用。本法不能双眼同时作。如眼压持续升高达4.67kPa(35mmHg)以上时,应采取治疗措施。如试验结果为阴性,亦不能排除青光眼之可能性。

(4)俯卧试验:先测眼压,令患者俯卧1小时后再测眼压,如较试验前升高1.33kPa(10mmHg)者为阳性,其原理为俯卧时晶体向前移位,使狭窄的房角关闭,因而眼压升高。为了提高阳性率,可暗室试验与俯卧试验同时进行,即在暗室中俯卧1小时再测一次眼压。

八、眼球突出检查法

常用Hertel眼球突出计(图4-2-9)测量眼球突出情况。测量时,将突出计的两端分别卡在两外侧眶缘上,嘱患者向前面平视,然后从该仪器的反光镜中,分别读出两眼角膜顶点投影在标尺上的毫米数,例如右眼突出度为14mm,左眼为13mm。同时读出该仪器滑杆上眶距的读数,例如眶距为96mm。并作如下记录:

14mm >—96mm—< 13mm

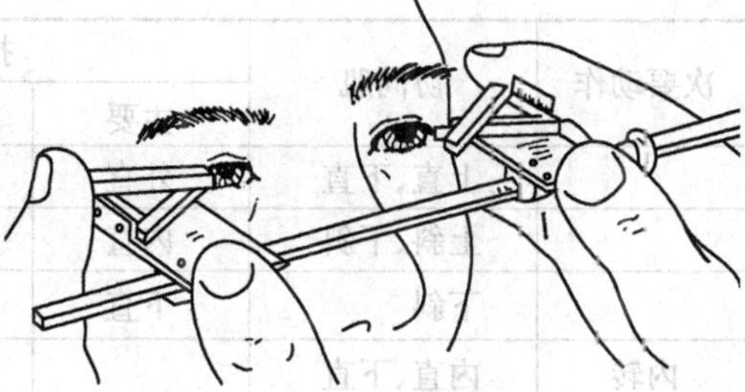

图4-2-9　用Hertel眼球突出计测量眼球突出度

我国人眼球突出度正常值为12～14mm,平均约13.6mm,两眼相差不超过2mm。眶距平均95～98mm。

眼球突出度是指眼向前直视时,眼球角膜顶点在外眶缘前的距离。因此,要使测量准确,找准外眶缘,并恰如其分地将反光镜后方有切迹的突起跨在眶外缘是很关键的。同时,两眼及每次测量压向外眶缘的力量要均匀、相等。将仪器两侧准确地卡在两侧外眶缘,这就保证了测得眶距的准确性。再次测量,应在同一眶距下进行。为了精确,检查者读反光镜内角膜顶点的刻度数时,最好用一眼观看(另一眼闭合)。

九、斜视检查法

1. 基本概念

(1)协同肌、对抗肌和配偶肌:从眼外肌的解剖学可知,每个眼球有 6 条眼外肌,由于每条肌肉的起止、走行不同,其功能各异。每条肌肉有 1 个不同的主要动作,而其中 4 条肌肉又有 1 个以上的动作,所以眼球的任何运动,都必然牵涉到 1 条以上的肌肉才能完成。

1)协同肌:当某一条眼外肌在完成其主要动作时,另有其他眼外肌来协助完成这一动作,后者就叫做协同肌。如外直肌的功能是外转,而上斜肌和下斜肌的次要动作(眼球在原在位时)也是外转,因此,当眼球外转时,上下斜肌是外直肌的协同肌。

2)对抗肌:一条眼外肌的动作可以被一条或几条作用方向相反的眼外肌的动作所减弱(对抗),例如,当眼球由原在位向外转动时,内直肌是其主要对抗肌,而上直肌和下直肌是其次要一点的对抗肌。

3)配偶肌:双眼的动作必须一致,例如向右注视时,右外直肌和左内直肌必须同时而且相等地收缩,否则不能获得双眼单视。这种同时发生动作的肌肉叫作配偶肌。

以上各肌肉的作用见表 4-2-2。

(2)第一、第二、第三眼位:眼位,指集中注视(固视)一目标时,眼球所处的位置。

1)第一眼位:又名解剖学眼位、原眼位、原在位注视眼位。即当头位正直,两眼保持双眼单视,沿通过两眼球旋转中心联线中心的矢状轴,注视无限远距离目标时的眼位,叫做第一眼位。临床上把眼球处在向正前方注视的位置称作第一眼位。

2)第二、第三眼位:除第一眼位(原眼位)以外的其他眼球位置,都叫做次(在)眼位。眼球所有的次眼位都可归纳为围绕眼球的 3 根原轴动作。

横轴:又称 X 轴、额轴,眼球围绕它可作上下转动。

表 4-2-2 第一眼位时眼外肌作用表

眼外肌	主要动作	次要动作	协同肌	拮抗肌	
				主要	次要
内直肌	内转		上直、下直	外直	上斜、下斜
外直肌	外转		上斜、下斜	内直	上直、下直
上直肌	上转		下斜	下直	上斜
		内转	内直、下直		外直、上斜、下斜
		内旋	上斜		下直、下斜
下直肌	下转		上斜	上直	下斜
		内转	内直、上直		外直、上斜、下斜
		外旋	下斜		上直、上斜
上斜肌	内旋		上直	下斜	下直
		下转	下直		上直、下斜
		外转	外直、下斜		内直、上直、下直
下斜肌	外旋		下直	上斜	上直
		上转	上直		下直、上斜
		外转	外直、上斜		内直、上直、下直

纵轴：又称Z轴、竖轴、短轴等，围绕它眼球可作内外运动。

矢状轴：又称Y轴、前后轴、眼轴、光轴、主轴、长轴等，眼球可围绕它作内旋、外旋运动。

这3根轴彼此垂直并交叉于眼球的旋转中心。围绕纵轴和横轴的动作受意志支配，围绕矢状轴的旋转动作不受意志支配。

第二眼位：即内转、外转、上转、下转时眼球的位置。

第三眼位：即眼球向内上、内下、外上及外下转动时的眼球位置。

(3)双眼单视：又称双眼视觉、双眼注视等。两眼同时注视外界一物体时，两眼的视线相交于注视点上，物体的形象同时落在双眼黄斑部及其以外的视网膜对应点上，在主觉上被融合成一个完整的具有立体感的单一影像，叫做双眼单视。

双眼单视分为三级：Ⅰ级为同时知觉，Ⅱ级为融合知觉，Ⅲ级为立体视觉。

双眼单视功能必须具备以下条件：①双眼视力相等或相近；②双眼能同时注视一目标；③双眼有正常的视网膜对应点；④融合功能正常。

双眼单视的特点：①弥补了视野中暗点的缺陷，又可扩大单眼视觉的视野；②构成三维空间视觉；③增加了对物体距离、大小判别的准确性。

(4)斜视：指两眼不能同时注视目标，其中一眼注视，另一眼偏离目标的现象。

引起斜视的常见原因有：①光学障碍，由于屈光异常导致视网膜上成像的大小和清晰度差别太大，很难融合为一。②感觉障碍，指黄斑或视路或视中枢病变。③运动障碍，主要指眼外肌的异常。④精神障碍，如精神状态极为脆弱、痴呆等。

斜视的分类很复杂，无论何种分类都不能概全。常见的斜视可分为隐斜与显斜，前者是指眼位有偏斜倾向，但可以通过正常的融合机制得到控制。许多显斜由隐斜发展而来。显斜可分为共同性斜视与非共同性斜视(即麻痹性斜视)两大类。

(5)假斜视、Kappa角：假斜视与内眦赘皮、瞳孔距离异常、Kappa角有关，以致与真斜视混淆。

1)内眦赘皮：赘皮不仅遮盖内眦部，也常常遮盖部分巩膜，以致鼻侧显露的巩膜比颞侧少，而造成一种内斜的错觉。特别是双眼向一侧注视时，内转的那只眼更显“内斜”。用角膜映光法(见后)即可鉴别，或将鼻梁上的皮肤捏起，“内斜”也会立即消失。

2)瞳孔距离异常：由于眼眶外形异常，如果两眼眶距离或瞳孔距离太窄(瞳距小于60mm)，看起来给人一个内斜视的感觉；如果眶距太宽，如瞳孔距离大于70mm，看起来就好像外斜。

3)Kappa角：视轴与瞳孔轴之间的夹角叫Kappa角。太大的Kappa角可以造成斜视的假象。如果视轴位于瞳孔轴的鼻侧，其两轴夹角为正Kappa角，眼球似乎向外斜；如视轴位于瞳孔轴的颞侧，则Kappa角为负角，这种眼球看起来似乎向内斜。临床上正Kappa角较负Kappa角多见。

Kappa角的测量：令患者坐于弧形视野计弧弓前，遮盖一眼，受检眼侧放在颏托上，注视视野弓中央的视标。检查者站在弓的背后，闭合一只，将不带帽的手电筒光源，贴在检查者睁开眼的下睑，使检查者的睁眼、灯泡、受检眼的角膜映光点成一直线，然后沿着视野弓移动，直到映光点恰好落在受检眼的瞳孔中央为止。灯泡所在视野弓上的度数，即为Kappa角的度数。如果受检眼的视轴恰好与瞳孔中央映光反射重叠，则Kappa角为0°(很少见)。视轴一般多位于瞳孔轴的鼻侧(正Kappa角)。正视眼的Kappa角平均为3°～5°，远视眼者稍大些，约为5°～7°，近视眼者稍小些，有时甚至为负Kappa角。

测量 Kappa 角的临床意义，在于正 Kappa 角看上去好像外斜，所以如果患者有内斜视而斜视角度恰好与正 Kappa 角相等，那么这个内斜眼看上去好像是正位眼；如果该眼为外斜视，那么外斜的程度就显得更大。同样，一个大的负 Kappa 角，可以加大内斜，也可以中和和减少外斜。

在角膜映光法测量斜视角时，必须同时测量和去除 Kappa 角造成的影响，以便获得确切的斜视角度数，这样术后双眼视轴才能平行，便于建立双眼单视机能。但对于成年人单纯为美容（一眼为弱视）而行斜视矫正术者，手术的目的是使双眼正位，如果也去除 Kappa 角的影响，则术后虽然视轴平行，但眼球仍然显得偏斜，患者对手术结果反而不满意。

(6)第一斜视角、第二斜视角：第一斜视角即主斜角，第二斜视角即副斜角。健眼固视时，斜眼偏斜的角度为主斜角；当斜眼固视时，健眼偏斜的角度为副斜角，检查并测量斜视角的大小，对共同性与麻痹性斜视的诊断有很大的帮助。

2. 斜视检查法　仅就较简便和常用的方法介绍如下。

(1)望诊：注意患者眼位偏斜的方向和程度，颜面是否对称，睑裂是否等大，有无内眦赘皮、解剖异常造成的假性斜视，有无代偿头位。后者是麻痹性斜视的特征之一，为避免或减轻复视的干扰，患者尽量不使用麻痹眼外肌，而采取头向麻痹肌作用的方向偏斜的方式。遮盖一眼则代偿头位消失。

(2)视力及屈光检查：详细检查患者的远视力、近视力及矫正视力，必要时选用不同的散瞳剂散瞳作屈光检查，以了解屈光状态，对诊断、治疗均有帮助。

(3)遮盖检查法：是一种简单和确切的斜视定性检查法。检查者与患者相对而坐，相距约 0.5m，取一宽 5cm、长 15cm 之硬纸板作为遮盖板，分别检查患者注视 33cm 和 5m 以外目标时眼位的情况。因为显斜通过望诊即可觉察，所以遮盖法主要是区别正位眼（正位视）与隐斜眼的检查方法。以交替遮盖法为例，令患者用右眼注视，遮盖左眼，然后将纸板由左眼移到右眼遮盖，这样反复交替遮盖左右眼，同时注意患者两眼在去遮盖瞬间的转动方向。当纸板由左移向右眼时，左眼向鼻侧（内）转动，则表示左眼被遮盖时有向外偏斜，应诊断为外隐斜；如果打开的左眼向颞侧（外）转动，应诊断为内隐斜；如果打开的左眼维持原位不动，则为正位视眼。

(4)眼球运动检查：即向 6 个主要运动方向转动，以确定每条肌肉功能有无异常。该检查方法适用于显斜的检查，以区别共同性斜视和非共同性斜视。如眼球向 6 个方向运动均正常，考虑为共同性斜视；如向某一方向运动受限，则可诊断为该眼外肌麻痹。但较轻的不完全性麻痹眼球运动可能基本正常，因此还需做复视像检查。

(5)复视检查法：该检查方法适用于有复视主诉的患者，即麻痹性斜视患者。通过检查，确定复视的有无，以及确定哪条为麻痹肌肉。

检查内外直肌的功能并不困难，因为它们仅有一个主要动作而无其他副动作。但是，上下直肌和上下斜肌都有一个以上的动作，检查这些肌肉就比较困难，必须使眼球向某个方向注视，在这个适当的注视位置，某一肌肉仅有主要动作而不伴有其他动作，这个位置就是诊断眼位。

常用的诊断眼位有 6 个，它运用了 6 对配偶肌的原理，即：

1)向右注视：用右外直肌及左内直肌。

2)向左注视：用左外直肌及右内直肌。

3)向右上注视：用右上直肌及左下斜肌。

4)向左上注视:用左上直肌及右下斜肌。

5)向右下注视:用右下直肌及左上斜肌。

6)向左下注视:用左下直肌及右上斜肌。

检查右上直肌时,右眼球必须外转 25°,这样就能使右上直肌仅有上转运动,成为单纯的上转肌。但是,要它的配偶肌左下斜肌也成为单纯的上转肌,则左眼必须向内转 51°。在实际情况下,这两个角度(右 25°、左 51°)不可能同时存在,所以在临床实践中,只有采取折中的办法,使双眼向右转 35°,以检查这组配偶肌的单纯上转动作。检查其他垂直运动的眼外肌也采用同样办法。

复视检查在暗室进行。最简单的方法是在一眼前置一红色镜片,令患者注视 75~100cm 处的燃烛或一 10cm 长的电光灯,长的亮光可使患者易于辨别影像倾斜的情况,有利于复视的分析和诊断。患者若有复视,则见一红灯(烛)和一白灯(烛);若仅见一白或一红灯(烛),则表示一侧视网膜的影像受到抑制;若见粉红色单影,则表示患者无复视。检查时,患者的头必须正位,不得转动,只许眼球随灯光转动。令患者用手指出或说出复像的位置、分离及倾倒方向。最好能在各注视方向 20°内而不要在肌肉作用的最远视野检查,因为越向麻痹肌的作用方向,复视越大,就可能有一物像看不见了。复像的记录方法最好能按患者的所见记录,即如患者亲手所画,以便于分析。

复像呈水平分离时,为水平复视;呈上下分离时,为垂直复视。复像在斜眼的同侧时,为同侧复视;复像在斜眼的对侧时,称交叉复视。

分析步骤:分析复视时,除了应了解眼外肌的主要作用方向和熟悉配偶肌之外,还须根据以下各点逐一分析。

1)首先确定复视是水平的还是垂直的。水平复视为一眼的内直肌或一眼的外直肌受累,而垂直复视可能为一眼的上、下直肌或上、下斜肌受累。凡垂直复像皆可有倾斜,以斜肌麻痹时复像倾斜最著。

2)确定复视出现的最显方位,即 6 个诊断眼位中的哪个眼位,以判定麻痹出现在哪一组配偶肌。

3)确定最远端(边缘)的影像,远端影像属于麻痹眼,即落实了某一条肌肉。

根据以上 3 点即可作出哪条眼外肌为麻痹肌的诊断。也可参考复像的交叉或同侧,以及倾斜进行分析。

例一 从复视像可知:

①复像出现在一组垂直肌的诊断眼位,且为垂直分离,故为垂直性复视。

②向右上方看时,复视最明显,故为右上直或左下斜肌麻痹。

③左眼像在远端,故为左下斜肌麻痹。

例二 从复视像可知:

①复像出现在一组垂直肌的诊断眼位,且有垂直分离,伴有倾斜,故为垂直性复视。

②向右下方看时,复视最明显,故为右下直肌或左上斜肌麻痹。

③右眼影像在远端,故为右下直肌麻痹。

(6)斜视角检查法:斜视角测量的方法较多,今择其简单而实用者作一介绍。

1)角膜映光检查法:为最简便、常用的检查方法,但不太精确。此法适用于显斜视。检查者与被检者相对而坐,检查者手持电筒在患者眼前约 33cm 处,令患者注视亮着的灯泡,检查者观察灯泡光反射在斜视眼上的位置。如果光反射在瞳孔缘,则视角约为 15°;位于角膜缘，约为45°；位于上二者之间，约为30°。测量结果应将Kappa角计算在内。

2）弓形视野计测量法：如测量水平斜视，将视野弧弓置水平位置，斜眼对准视野计中央注视点，健眼注视5m以外正前方一目标，检查者用手电筒灯光（去帽）沿视野弓移动，直到映光反射恰好落在斜视眼角膜中央，此时，灯光在视野计上所在位置的度数，即为斜视角的度数。此法适于测量显斜视。检查前必须测量Kappa角，并予以加减。

3）遮盖试验加三棱镜法：适用于显斜与隐斜斜视角度的测量。为较准确的测量法。先以交替遮盖法发现眼位偏斜的方向。如为内隐斜（或内显斜），则于遮盖之前，在被遮盖眼前先放一个底向外的三棱镜，如为外隐斜（或外显斜），则将三棱镜底向内，上斜视底向下放置，移去遮盖纸片时，如果被遮盖眼仍然转动，则加大三棱镜度数，直至该眼停止转动为止。所用三棱镜度数即为斜视度数。

4）马氏杆加三棱镜法：适用于隐斜与显斜，是麻痹性斜视手术前手术设计方案的重要依据。令患者戴眼镜架，将马氏杆水平位（绝对）放在非注视眼前镜框内，另眼注视6m远处灯光。根据圆柱的屈光定律，横放（水平放）的马氏杆会产生一条垂直的亮光。令患者双眼注视，根据斜视眼交叉像不交叉、像交叉眼不交叉的原理，灯光与垂直光线不会重叠。如果为内隐斜（内显斜），则将一低度三棱镜底向外，放于一眼前，逐渐加大度数，直至灯光与垂直线重叠为止，所用度数即为内隐斜（内斜）的度数。用同样方法，可以测知外斜、上斜的度数，只是测外斜三棱镜底应向内；测上斜底应向下，且马氏杆应垂直放。

5）交替遮盖加三棱镜法：用此法可除去双眼融合功能，又不必考虑Kappa角，因此测得的结果较为精确，目前多普遍使用。常用于显斜度数的检查。先用交替遮盖法检查，被打开眼向偏斜的对侧移动。如为内斜，则将三棱镜底朝外置于该眼前，将遮盖物由内斜眼移至注视眼，如果原来的内斜眼仍然向外转动，则加大三棱镜度数直至消除眼球转动为止，此时所用的三棱镜度即为斜视度数。应分别检查戴眼镜与不戴眼镜斜视角有无区别，以便了解斜视与屈光不正或调节有无关系。还可用此法测量用右眼或用左眼注视时的斜视度数，以便发现有无麻痹因素等存在。同时还应分别检查6m及33cm的斜视角度数。

十、伪盲检查法

所谓伪盲，是指受检者为了达到某种目的，而假装视力减退或失明，但经检查者的各种检查，仍找不到客观依据，此时被检者则可能为伪盲或伪弱视。

应仔细询问"病史"，了解其生活、工作境况，观察受检者的行动，如行走、阅读等，是否与所谓盲、视力减退相矛盾。

伪盲、伪弱视可为单眼或双眼，但为了避免行动困难、装得不像，伪装单眼盲或视力减退者为多。下面只就单眼伪盲、伪视力减退作一介绍。

1. 伪装单眼全盲检查法

(1)伪盲者检查时一般不如眼病患者检查合作，或拒绝检查。如令被检者用两眼注视一目标时，受检者多故意往其他方向看。

(2)将健眼遮盖，用手指或棉棒或其他带刃器物作突然刺向盲眼的动作，如为伪盲，立即出现眨眼动作；如为真盲，则无反应。应注意不要触及被检者睫毛及眼睑。

(3)令被检者读一段书或报，头与读物固定不动，将一杆笔垂直放于头与读物之间，如果被检者能顺利朗读，则说明他用双眼注视读物，所谓盲眼必为伪盲。

(4)检查健眼周边视野，但不遮盖所谓盲眼，若健眼鼻侧视野超过60°，则可能为伪盲。

(5)检查双眼瞳孔，伪盲者双眼瞳孔应等大(但要注意伪盲眼是否用过散瞳剂)。检查瞳孔对光反应，光照在伪盲眼时，直接对光反应存在，健眼间接对光反应存在。但要注意，在外侧膝状体以上损害时，可以不发生瞳孔大小、形状及光反应的障碍。

(6)给受检者戴上试镜架，在健眼前(已矫正)放一个＋6.00屈光度的球镜片，在所谓盲眼前放一个＋0.25屈光度的球镜片，如仍能看清5m远视力表视标时，则为伪盲。

(7)将－5.00柱和＋5.00柱镜片两轴重合，此时镜片度数为0度。将其放于健眼前，查双眼视力，然后转动一个镜片，使两镜片轴相垂直，则健眼视物模糊，再查视力，若视力不变或仍有一定视力，则为伪盲。

(8)嘱被检者注视眼前一点，将一个6三棱镜度镜片置于所谓盲眼前，不拘底向外或向内，注意该眼球是否运动。如眼球向内(底向外)或向外(底向内)转动，说明所谓盲眼有视力，为避免复视而眼球转动，证明为伪盲。

(9)用同视机检查，用视角在10°以上较大的双眼同时知觉型画片，在正常眼位，如能同时看到小鸟进笼或狮子进笼，则表示双眼有同时视功能，所谓盲眼定为伪盲。

2. 伪装单眼视力减退检查法

(1)将健眼遮盖，用各种方法检查所谓患眼的视力，例如变换检查的距离或字型的大小，注意检查结果有无矛盾。例如伪弱视者在5m处读到第3行，在2m甚至在1m处仍只能读第3行，证明该眼为伪视力减退。

(2)双眼分别查视力后，在健眼前戴一个＋12.00球镜片，在所谓患眼前放一个－0.50球镜片，双眼同时查视力，其视力如较单独查低视力眼好时，则该眼为伪视力减退。

(3)给伪视力减退眼在不同距离查视野，视野范围可能无变化。

(4)视觉诱发电位(VEP)检查，是目前公认最精确、客观的检查方法。在被检者头颅枕部及耳后乳突处各放一微电极针，令患者分别用左右眼注视用黑白条栅或方格做的视标，视标刺激视网膜所引起的反应，经过外侧膝状体被传至皮质中枢而产生诱发电位，后者通过放大装置并经电子计算机处理后的VEP曲线被描记下来，根据VEP曲线可以算出受检眼的视力，即可判断是否为伪视力减退。

十一、检眼镜检查法

检眼镜检查是临床最常用、最重要的方法之一。以往，瞳神以内的病变不能“望”见，通过检眼镜，极大地扩展了望诊的范围，因而也丰富和发展了眼科四诊的内容。

检眼镜主要用来检查玻璃体、视网膜、脉络膜、视神经，因而又有眼底镜之称。检眼镜不但可以检查眼科疾病，而且由于眼底是全身的神经、血管可以直接观察的部位，因而，通过它可以了解中枢神经系统、心血管系统、血液及内分泌系统的状况。可以说，眼睛不但是人类“心灵的窗户”，也是“机体的窗户”。

1. 检眼镜的分类　临床常用的检眼镜可分为两大类，即直接检眼镜与间接检眼镜。以反光检眼镜为例，光线经过瞳孔射入被检眼内，由被检者眼底所反射出来的光线，成像在集光镜与检查者眼前方的检眼镜，名间接检眼镜；成像在检查者眼内者，名直接检眼镜。目前两种检眼镜国内均有生产。根据光源不同，又可分为反光检眼镜与电检眼镜两种。

2. 检眼镜的检查方法

(1)间接检眼镜检查法:检查在暗室进行,检查者与被检查者相对而坐,相距约0.5m(一只胳臂长度),将灯放在被检者头的左或右侧稍偏后,如为电检眼镜,则不必另设光源。检查者一手拿检眼镜,放在自己主眼前,将光线反射在被检者眼内。另一手的食指和拇指拿一个13屈光度的凸镜片放在被检者眼前约7～9cm处,并将该手的其他各指固定在被检者的额部,然后使光线透过凸镜中央射进被检眼内(图4-2-10)。检查右眼时,令该眼注视检查者的右耳;检查左眼时,令注视检查者左耳。这时,检查者即可由反光镜中央小孔看到被检者的视神经乳头。一般转动3或4屈光度凸镜片到检眼镜中央孔处,可以免去检查者眼的调节力,见到一放大3～4倍的眼底倒像。如果要检查眼底其他各部分的情况,可以令被检查者向各方向转动眼球。

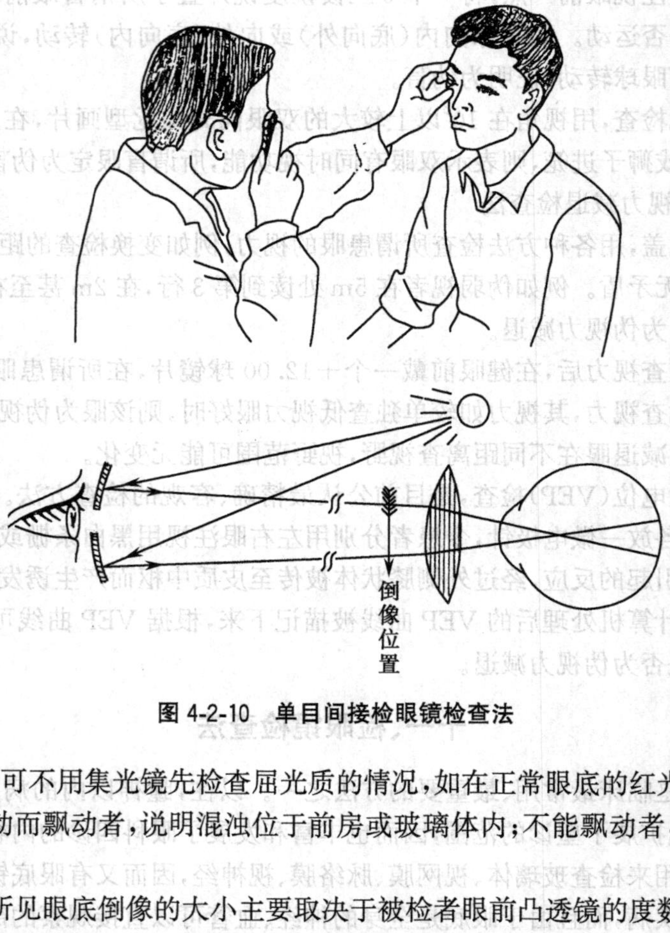

图 4-2-10 单目间接检眼镜检查法

检查眼底前,可不用集光镜先检查屈光质的情况,如在正常眼底的红光反射里出现黑暗部分随眼球的转动而飘动者,说明混浊位于前房或玻璃体内;不能飘动者,混浊位于角膜或晶体内。

用这种方法所见眼底倒像的大小主要取决于被检者眼前凸透镜的度数。集光镜的力量越小(也就是焦点距离越大)时,眼底像放大的倍数越大。像的大小还与被检眼的屈光状态有关,近视眼放大倍数比正视眼小,而远视眼则比正视眼为大。这种检查法被逐渐发展起来的双目间接检眼镜所替代。

双目间接检眼镜临床已广泛使用,国内亦有生产。它把特制的光源(6.5V、18W灯泡)和双眼间接检眼镜都固定在一个塑料额带上,用+20屈光度作集光镜,眼底像放大约3倍。检查时,先把额带戴好,再把双眼检眼镜的瞳孔距离调好,最后把集光镜对准就可以进行检查。该检眼镜备有巩膜压陷器,是专为检查视网膜周边部设计的(图4-2-11)。

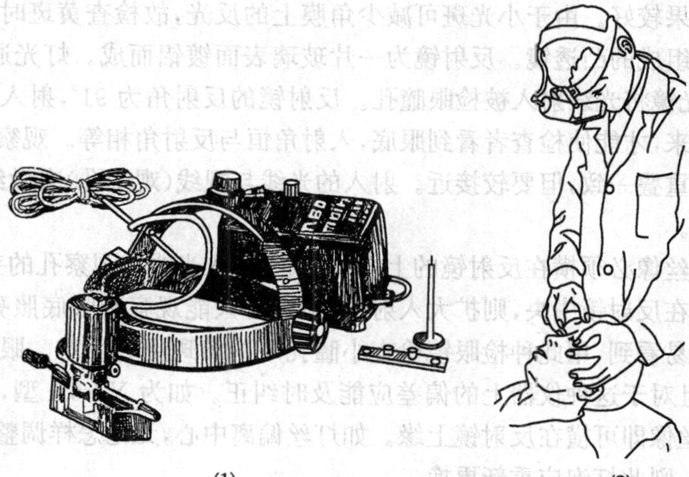
(1)　(2)

图 4-2-11　双目间接检眼镜及检查法

(1)间接检眼镜　(2)检查法

检查前，被检者应充分散瞳，先检查后极部，后检查周边部。检查周边部时，被检者由坐位改为仰卧位，检查者右手中指戴上巩膜压陷器，对巩膜进行加压，加压应轻柔，压力应逐渐增加和减弱。检查上下方锯齿缘时，隔着眼睑加压即可。检查鼻、颞侧时，则需在表面麻醉下，压迫鼻颞侧巩膜，被检者一般无不良反应。

间接检眼镜的缺点是，所见眼底像是倒像，放大倍数不大。但它的优点较多，可见范围较大，特别是双目间接检眼镜具有如下优点：①对赤道部以外的裂孔，配合巩膜压羞法易于查见，特别是视网膜平脱离、视网膜脉络膜退行性变而又有屈光间质比较混浊时，易于查见。视网膜与玻璃体的粘连，也因压陷法而得到证实。②能检查出锯齿缘部的细微病变，如极轻的活动炎症而临床无明显症状，但这常是视网膜脱离、视网膜劈裂症及后皮质白内障的病因。③有些早期视网膜母细胞瘤，开始时发生在视网膜周边部；视网膜囊肿和视网膜劈裂症常发生在颞侧周边部，且呈双侧对称性；另有所谓睫状体平坦部囊肿，均需配合压陷法才能查出。

(2)直接检眼镜检查法：检查在暗室进行，通常被检查者坐直平视，检查者立于一侧，稍扭曲腰和头颈以使两双眼基本在同一高度。应因人而改变坐椅的高度，以使检查者和被检查者舒适为宜。如检查患者右眼，检查者应站在患者的右侧，以右手持检眼镜，用右眼检查；检查患者左眼时，检查者应站在患者的左侧，以左手持检眼镜，用左眼检查，可以简单概括为右—右—右—右，左—左—左—左。

检眼镜由照明系统和观察系统两部分组成。

1)照明系统：由光源、集光镜、光栏圈、投射镜、反光镜等组成。直流电光源常采用2.5V、0.3A 的小型专用灯泡，而交流电光源常用 6V、5W 的优质小灯珠，后者的功率是前者的 6.7 倍，因而被检范围明亮清晰。集光镜由 1～2 片凸透镜组成，灯丝放在集光镜的焦点上，即所谓灯丝准直位，灯丝经集光镜后发射出平行光线。光栏圈放在投射镜的焦点上，即所谓光栏准直位，光栏经投射镜后发射出平行光线，射入被检眼，在眼底可见一个边界清楚的圆形光斑。国产 YZ－6A 检眼镜的光栏盘有大、中、小三种光斑，手指拨动光栏盘，即可调换光斑。大光斑一般在散瞳时使用，中光斑作一般检查用，小光斑在小瞳孔状态下，尤其是观察黄斑时效果较好。由于小光斑可减少角膜上的反光，故检查黄斑时更为需要。投射镜是由一组透镜组成的凸透镜。反射镜为一片玻璃表面镀铝而成。灯光通过集光镜、光栏及投射镜，由反光镜将光线射入被检眼瞳孔。反射镜的反射角为 91°，射入眼底的光线必然要从眼底反射出来，才能使检查者看到眼底，入射角恒与反射角相等。观察孔与反射镜反射的光线两者不能重叠一致，但要较接近。射入的光线与视线（观察孔）有微细分开，可减少角膜反光扰乱检查。

检眼镜的灯丝像必须横在反射镜的上缘，以缩小射入光线与观察孔的夹角，此点十分重要。如果灯丝像在反射镜中央，则扩大入射角，检查者只能观察到眼底照亮光斑的下半部，上半部光斑则不易看到，用此种检眼镜检查小瞳孔下的黄斑更为困难。眼科医师不仅应会使用检眼镜，而且对于这种仪器上的偏差应能及时纠正。如为 YZ-6A 型，只需将下端手柄作适当旋转，灯丝像即可横在反射镜上缘。如灯丝偏离中心，无论怎样调整都不能使灯丝像横在反射镜上缘，则此灯泡应重新更换。

2）观察系统：包括观察孔与透镜盘。在反射镜上方有一个小孔，检查者通过此孔进行窥视检查。透镜盘由－1～－25D、0、＋1～＋25D 组成，依次排列，轮流转入观察孔。

检查者食指放在透镜盘边缘，以便拨动转盘，其余 4 指握持镜柄。

先作彻照法检查，以检查屈光间质是否混浊。用食指将检眼镜转盘拨到＋8～＋10D 处，距受检者眼 10～20cm，将检眼镜的光线射入受检眼的瞳孔区，则瞳孔区呈橘红色反光。如屈光间质有较大的混浊时，在橘红色反光中可见黑影。此时，令患者转动眼球（左右或上下），如黑影与眼球的转动方向一致，则混浊位于晶体前方；如方向相反，则混浊位于晶体后方（玻璃体内）；如位置不动，则混浊在晶体内。此外，玻璃体内的混浊常有飘动性。

彻照法检查完毕，将转盘拨回“0”处，同时将检眼镜移近至受检眼前约 2cm 处检查眼底（图 4-2-12）。如果检查者与被检查都是正视眼，便可直接看到眼底。如果患者平视前方，即可看到视乳头。检查黄斑时，可将光线稍向颞侧照射，或被检者稍向颞侧注视，或令被检者注视灯光，即可看到。检查赤道部或周边部，应嘱患者向上、下、左、右各方向注视，并改变检眼镜角度，分区检查。一般先检查视乳头，再检查视网膜血管及所属区域视网膜，最后检查黄斑。找到有关部分后，可能不清晰，应随时拨动转盘，至清晰为止。

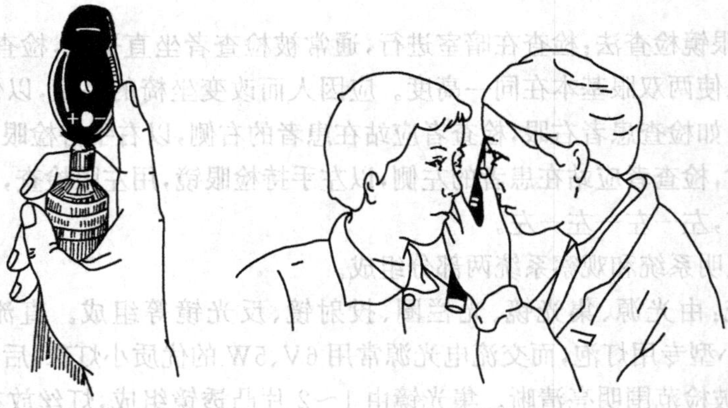

(1)　　(2)

图 4-2-12　直接检眼镜检查法

(1)持检眼镜法　(2)检查法

直接检眼镜眼底像为正像，放大约16倍，能看清眼底的细微改变，且用法简单，易于掌握，携带方便，但能见的范围较小。因此在临床与间接检眼镜者常结合使用而互补。

(3)眼底检查的内容

1)视神经乳头：简称视乳头，又称视盘。检查时，应注意其大小、形状、边界、颜色，有无隆起或凹陷增大。

正常视乳头呈圆形或椭圆形，直径约为1.5mm，边缘整齐，色淡红。中央部分色较浅，且较凹下，名生理凹陷。有的凹陷中可见一些色较暗的斑点，名筛板。生理凹陷直径与视乳头直径之比(杯/盘或C/D)叫杯盘比值，如怀疑有青光眼者，应进行测量并记录。在视乳头边缘，有时可见到新月形或环形的色素区，称为脉络膜弧形斑或环形斑，是视网膜退缩而脉络膜显露的结果；同样也可见到白色的巩膜弧形斑或环形斑，是视网膜、脉络膜退缩的结果。视网膜中央血管由视乳头中央分出，在青光眼患者，血管可以偏向鼻侧。正常人可见视乳头上的静脉搏动，若见动脉搏动，常是眼压增高的表现。

视乳头有炎症时，其颜色可以更加变红，当视神经萎缩时，颜色可以变淡甚至呈苍白或蜡黄。如果颅压升高，可以出现视乳头水肿而隆起。视乳头的隆起或病理性凹陷加深，可以用直接检眼镜测量其程度，即以看清视乳头周边与顶点小血管或凹陷处的屈光度差数表示，每相差3个屈光度相当于1mm。

2)视网膜中央动脉与静脉：先分成上下两支，再分为颞上、鼻上与颞下、鼻下四支，以后再行分支，直至布满全部视网膜。正常动、静脉直径之比约为2∶3。动脉血鲜红，静脉血暗红。检查时，应注意血管的粗细、比例、弯曲度、管壁反光情况及动静脉有无交叉压迹。

3)黄斑：黄斑在视乳头颞侧，距视乳头约2个视乳头直径稍偏下方处，约一个视乳头直径范围的无血管区域。颜色较其他部位深暗。中央有一最亮的光反射点，为黄斑中心凹所在处。其周围有时有一不显的反光晕轮，以小儿最为明显。检查时应注意中心凹光反射是否存在，有无水肿、出血、渗出、色素紊乱及黄斑裂孔等。

4)视网膜：视网膜呈粉红色，但色素多的人，眼底较深暗；色素少的人，眼底较明亮。如脉络膜血管及其血管间色素透见时，眼底即呈所谓豹纹状。检查视网膜时，应循各方向逐一检查，从中心直至锯齿缘。应注意有无出血、渗出、色素沉着、萎缩斑、肿瘤、新生血管、视网膜脱离等。

许多检眼镜都附有各种滤光板，例如绿色滤光板，滤去眼底橘红色光，称为无赤(红)光。有些用普通检眼镜观察不到的病变或组织，用无赤光线检查，可以得到满意的效果，例如对视神经纤维、黄斑的观察可以比较细致，易于发现病变。在滤光板上还可附有不同的标记，既可以作眼底观察，又可以进行微细测量、黄斑功能检查等，有助于临床诊断、疗效比较及科学研究。

(4)眼底检查的记录：为了说明和记录眼底病变的部位及范围大小，通常以视乳头、黄斑、血管行径表明病变与这些标志的方向、位置和距离。距离一般以视乳头直径PD(1PD=1.5mm)计算，对于病变的隆起、凹陷程度，以前述屈光度(D)来表示。

为了避免文字叙述的不全面和抽象，通常需画一眼底图，以图文并存。一般红色标志视网膜动脉、视网膜出血、视网膜裂孔，视网膜裂孔在红色之外加圈蓝边，视网膜前出血在红色外加圈绿边，正常视网膜绘淡红色。蓝色标志视网膜静脉，视网膜脱离绘淡蓝色。黄色标志渗出物。黑色标志视网膜色素。棕色表示脉络膜病变，如脉络膜脱离及脉络膜肿瘤。绿色标志玻璃体及晶状体混浊。

(5)关于散瞳查眼底：黄斑区是视网膜视觉最敏锐之处，在检眼镜检查时，对于光线刺激，患者常采取回避动作，且光线刺激引起瞳孔缩小，使检查更为困难。另外，赤道部以外，特别是周边的检查，往往是小瞳孔检查所不能及的，因此常需散瞳作细致检查。

对于40岁以上的人作散瞳前，均需先做小瞳孔检查、前房角深浅检查、甚至眼压检查，以排除青光的可能。疑似青光眼而必须作散瞳时，也应心中有数，如采取配合降眼压药、选用弱散瞳剂及散瞳检查完毕后立即点2%毛果芸香碱液，每10分钟1次，共点3次以作预防。

对于40岁以上，特别为预防青光眼急性发作，可选用1%～5%去氧肾上腺素散瞳，每10～15分钟点1次，点2～3次即可。一般人可用0.5%托吡卡胺散瞳，点1～2次即可，20～30分钟瞳孔散大，约4～6小时即可缩回。对于10岁以下小儿，可用1%阿托品液散瞳，点1～2次即可。以上药物每次滴眼后最好压迫泪囊部4～5分钟，以免引起药物中毒。

十二、裂隙灯显微镜检查法

裂隙灯显微镜(图4-2-13)简称裂隙灯。因该检查法是检查活体人眼，故又称活体显微镜检查法。裂隙灯显微镜由两部分构成，即光源系统和光学系统。前者即裂隙灯，起照明作用，光线能变宽窄、长短；后者即显微镜，为双目，能将物体放大并有立体感。裂隙灯显微镜不仅能使表浅的组织和病变观察得十分清楚，而且可以通过变换焦点、调节光源宽窄、做成组织的"光学切面"，使深部组织呈立体观显示出来。此外，可附加前置镜、接触镜、三面镜、房角镜检查前房角、玻璃体后部及眼底周边部。因此，裂隙灯是眼科最常用的重要仪器。

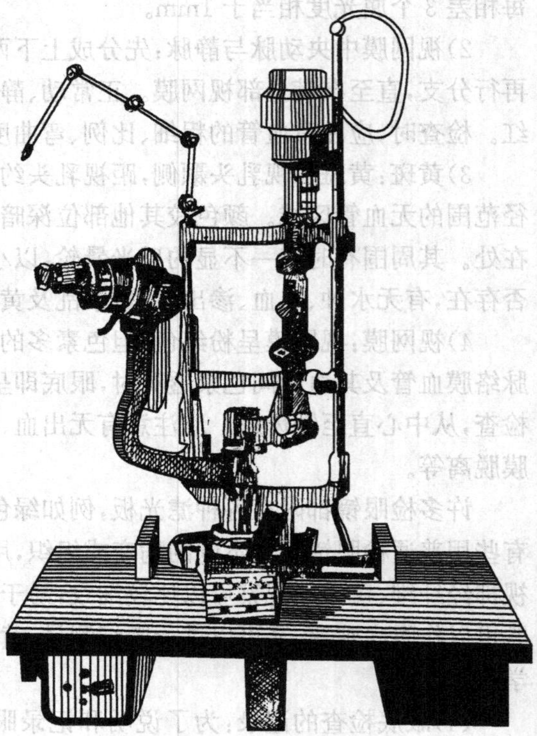

图4-2-13　YZ－5B型裂隙灯显微镜

检查一般在暗室进行。患者坐在检查台前，先将下颏放在下颏托上，前额顶住托架的前额横挡，然后调整下颏托，使眼所在位置与托架上的黑色标记相一致。并调整被检者坐位的高低或升降机器，使被检查者坐势舒适。一般将光线自被检查者颞侧射入被检眼，便于检查，也不至于过度刺激，因为鼻侧视网膜的敏感度较颞侧视网膜黄斑区为低。选择好滤光片、光栏即可开灯。调整检查者的瞳孔距离，调整好光源与显微镜的夹角，一般成40°～45°，观察的组织愈深，愈应降低两者的夹角，如检查晶状体、玻璃体等，应降至30°以下，在检查玻璃体后2/3和眼底时，除需加接触镜或Hruby前置镜外，两者的夹角也应减少至5°～13°或更小。检查时，低倍镜与高倍镜结合使用。

1. 裂隙灯显微镜的照明方法　因光线照射方式不同，可起到不同的作用，因而收到不同的效果。常用的照明方式有6种。

(1)弥散光线照明法:本法是用弥散光线(而非焦点光线)照射眼前部组织,检查时用裂隙灯的宽光、大角度广泛照射,对结膜、角膜、虹膜和晶状体进行全面检查。

(2)角巩膜缘分光照明法:本法是利用光线通过透明组织内的屈折,来观察角膜的不透明物。将一定宽度和角度的光线照射在一侧角巩膜缘上,这时在角巩膜缘上形成一光环,对侧角巩膜缘最为明显。正常角膜除在角巩膜缘呈现一光环和因巩膜突所致暗影外,角膜呈黑暗,但角膜上如有不透明物,如云翳、细小穿通瘢痕等,虽遮光力不大,但由于内部屈折反射的关系,用低倍镜甚至肉眼都能观察到病变的所在,本法对观察角膜的细微异常,非常适用。

(3)直接焦点照明法:是在检查时,将光的焦点与显微镜的焦点调节在同一个平面上,如此这样,欲看某一部分组织,则该部分组织最明亮、最清晰、最直观,因而是临床最基本也是应用最广泛的检查方法。用本法检查眼部组织时,因组织透明度不一,即出现不同情况。如被检查区为不透明组织,如巩膜、虹膜,则出现一整齐、光亮、清晰的区域;如被查区为一透明组织,如角膜、晶状体等,则出现一乳白色的平行六面体,即所谓光学切面。在使用光学切面进行检查时,要注意光的宽窄,如光带宽,则光亮度大、观察范围广、在角膜上呈立体六面体;如用窄光带,则亮度小、观察范围窄,正由于"窄",方能"切"进组织,因而能细致观察不同深浅层次的细微变化。因此,观察角膜、晶体病变的深浅,常用窄光带照射。此外,用窄光带观察虹膜、视乳头、视网膜和前房角等不透明组织时,可显示出该组织的表面状况,如水平、凹陷或隆起,对诊断有特殊的意义。

(4)后部反光照明法:又名彻照法。是将光线照射在观察组织的后面,借后面反射回来的光线检查透明的与半透明的组织。适用于角膜和晶体的检查。其特点是光线的焦点与显微镜的焦点不在同一平面上。例如检查角膜病变,将光线焦点聚在其后方的虹膜或混浊的晶体上,而显微镜的焦点仍在角膜病变上。常用该检查方法来观察角膜上皮或内皮水肿、硬化的角膜新生血管、角膜后沉着物、云翳、血管翳,以及晶体空泡等。上述这些病变由于有遮光、分光与屈光的不同作用,因而在显微镜下呈现不同的颜色和形态,与一般所见不同,如色素呈黑棕色,血管呈粉红色,角膜水肿、云翳和浸润呈淡灰色等。

后部反光照明法又可分为下述 3 种形式:

1)直接后部反光照明法:此时被检查的物体,正好居于返回光线的路线上。

2)间接后部反光照明法:被观察的物体居于返回光线的旁侧,而以无光线的较暗区域为背景进行观察。

3)直接、间接后部反光照明法与角巩膜缘分光照明法的联合应用:将光线照射在角巩膜缘上,用来检查近角膜缘的角膜病变,可兼有 3 种方法的效用。

(5)间接照明法:该法是把光线照射在组织的一个部位,而观察同一组织的另一个部位的方法。例如,将光线照射在邻近于瞳孔缘的鼻侧虹膜上,而观察其邻近的虹膜组织,这样,可查见瞳孔括约肌,虹膜上的细小出血也可看见。如果使用直接焦点照射法反而看不见。同样,对角膜上的新生血管,也可使用这一方法检查。

(6)镜面反光照明法:角膜和晶状体的前后面十分光滑,并且各个表面恰在两个折射率不同的介质之间,因此这些表面有反光镜样的性能。当一束光线射在反光镜面上时,光线按照入射角等于反射角的规律进行规则反射。若在反光镜上有不光滑的部分,则该处呈不规则反射。当显微镜在规则反光的光路上时所能看到的反光,称镜面反光。用镜面反光照明法可以细致观察角膜的前后面及晶状体的前后囊。

下面举观察左眼角膜前表面及内皮层的例子，说明镜面反光照明法的操作方法：①患者向正前方注视。②裂隙灯从被检查者颞侧照入左眼，方法与直接照明法相似，将裂隙光焦点对准在角膜上，形成一个角膜的光学长立方体。③在该光学长方体的鼻侧有一带状虹膜照亮区，在光学长立方体的颞侧有一小的耀眼的亮区，即角膜的镜面反光。将操纵杆向颞侧移动，使长立方体的内皮层移至镜面反光象的前方，此时即可看到明亮夺目的角膜前表面反光及镶嵌状的内皮细胞。

角膜前表面泪液中的小颗粒及角膜内皮细胞都必须选用25倍以上高倍显微镜才能看清。由于角膜前面的泪液层光滑如镜，同样成为一面反光镜，所以看不清其下的角膜上皮细胞，而能看清泪液中五彩缤纷的微粒。

在观看内皮细胞层时，应将灯光稍稍徘徊移动，这样可以看到稍大的范围。角膜前表面的镜面反光较角膜后表面明亮得多。这是因为角膜与空气的折射率差别比角膜与房水折射率差别为大（空气折射率为1.000，角膜为1.376，房水为1.336）；另外，从角膜后面反射出来的光线，部分被角膜组织吸收或反射的缘故。镜面反射照明法中，规则的反光可从显微镜看到，若内皮层高低不平，该处呈不规则反光，此种反光不能射至显微镜，所以该处为黑暗区域，Hassall-Henle小体即为例证。此种小体以老年人为多，角膜周边比中央多。角膜后弹力层的疣、皱襞、撕裂，以及内皮上的沉淀物，都可在镜面反光中看到。

镜面反光在角膜的光学长立方体中只占据有限的部位，为了广泛地检查角膜前后表面，可采取两个方式，即改变裂隙灯的投射角及改变患者的注视方向。

用该检查方法检查晶状体前表面时，令患者眼朝颞侧30°～40°注视，灯光仍从颞侧投照，将显微镜焦点对准晶状体前囊，此时将裂隙灯臂徐徐转动至适当投射角，便可看到晶状体前囊膜的镜面反射，其状如橘皮或鲨鱼皮（图4-2-14）。

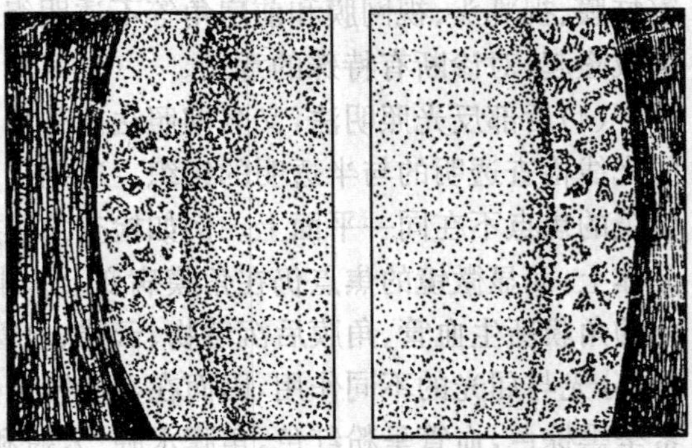

图4-2-14 镜面反射照明法所见的晶体前囊（右）及后囊（左）

晶状体后表面的镜面反光像在后囊前方几毫米处，操纵杆从前囊向后囊推进时，可见到镜面反光的灯丝像，将焦点再推进点，即可见到后囊膜的镜面反光（见图4-2-14）。此镜面反光范围较小，必须像观察角膜内皮那样转动灯臂或使患者转动眼球，才能广泛地检查晶状体后囊。

2. 裂隙灯显微镜下的组织情况

（1）结膜：可以用各种照明法进行检查。在角膜缘外球结膜上，不仅可以看到血液循环、血管改变（如硬化）、结膜干燥以及色素增生等，还可在弥散光线下加绿色滤光片，使房水静脉的检出率提高。在角膜缘处，使用直接焦点照明法的窄光宽角可以作成光学切面，对检出结膜有无炎症、增厚、外伤、结膜下肿瘤以及巩膜结节、巩膜外伤等均有很大帮助。对睑结膜上的小溃疡、小异物、小结节等都能看得清楚。在鉴别诊断早期沙眼和滤泡性结膜炎方面，具有一定参考价值。

利用裂隙灯显微镜对结膜微血管进行检查，对某些全身病的诊断和预后有重要意义。如退行性动脉病变患者，球结膜微血管可有管径粗细不匀，血管扭曲，局限性扩张及血液流动异常（如血细胞凝集、血流停滞或中断现象），少数病例还可查出血管周围水肿及小出血等。

(2)角膜:正常角膜组织在显微镜下分为5层,如用宽的光学切面,就不能分出层次,但如使用宽角窄光(可大于40°)检查,层次就清晰多了。

1)上皮组织:正常者整齐、透明、光亮,无特殊结构。如发生病变,就可有明显变化。如角膜发生水肿、水疱等改变时,使用窄光宽角检查,可以发现上皮组织内出现空泡样的改变,如果用后部反光照明法,则看得更清楚,状如窗玻璃上出现的哈气水珠。角膜表层的新生血管,利用这种后部反光照明法,不仅可看清血管走行方向,还可看清血细胞在血管内的循环状态。对于上皮剥脱、浸润、浅层溃疡都可清楚地查出,特别在荧光素染色下,看得更清楚。此外,对于角膜的细小异物,不仅能准确发现,而且可正确判断其深浅及对周围组织的损害情况。

2)前弹力层:如无病变,在裂隙灯下则所见仅为一白线,但在角膜炎症或穿通性外伤时,则可出现皱褶或裂纹。

3)基质层:裂隙灯下所见为白色颗粒状组织,于其中可见神经纤维,主要分布在基质层的中层,须与硬化的新生血管鉴别。神经纤维须用直接焦点照明法非焦点部分方能看见,分支成锐角,多为两支。硬化血管多为角膜基质炎后遗留,用后部反光照明法清晰可见,呈毛刷状或扫帚状,密集存在,与神经纤维截然不同。在基质层发炎时,主要改变是混浊、增厚及血管新生,可由病变所在位置、局限性或弥漫性等不同特点作出正确诊断。

4)后弹力层(Descemet膜) 在宽角窄光的光学切面最后一个光带,相当于后弹力层与内皮细胞层。用一般方法,因其为透明组织,故不能看见,但如发生病变即易看出。如角膜基质炎、球内手术后等可见到皱褶,在圆锥形角膜、眼球挫伤等可见到破裂。此外,在铜屑沉着症、肝豆状核变性,在角膜周边可见特殊的黄绿色或青绿色色素沉着,名凯-弗(Kayser-Fleischer)环。

5)内皮细胞层:为一单层多角形细胞,用一般照明法不能看见,必须用镜面反光照明法方能看清,呈青铜色花砖地样之细胞镶嵌状,中有散在之Hassall-Henle体。在角膜基质炎和早期虹睫炎时,出现内皮细胞水肿,其特点是在镜面反光照明法检查下,内皮细胞边界模糊。由于水肿,角膜后壁易于沉着物滞留。

(3)前房:在暗室中用小孔(点)或圆柱形光线检查,正常人前房也可查出所谓生理性房水闪光,切勿误认为是早期虹睫炎的症状。虹睫炎时前房内有多数微细浮游物,且因浆液性渗出之存在而出现明显的透明光柱,贯穿前房,连及晶状体与角膜,此即廷德尔(Tyndall)征阳性,是诊断虹睫炎的重要体征之一。在裂隙灯下,还可见到前房内的温差对流现象:靠近虹膜的房水,因温度较高而上升,近角膜者因温度较低而下降,因而一部分炎症微粒即黏附在角膜后壁上,形成所谓角膜后沉着物。典型者位于角膜下半部,排列成三角形,尖向上,底向下。

(4)虹膜:当虹膜发炎时,用直接焦点照明法,可见虹膜纹理和色素都出现模糊不清,甚至褪色;炎症过后,可发生萎缩,使虹膜组织变薄,色素脱失以及虹膜后粘连。临床上可见先天性永存性瞳孔膜及晶状体前囊星状色素沉着,约占正常眼的20%。对虹膜色素痣怀疑有恶变时,应慎密观察并追踪检查。

虹膜上的神经、血管用裂隙灯看不见,但在虹膜发炎、萎缩、血管扩张或新生血管时,血管组织就可以看清了。

使用间接照明法,可以把瞳孔括约肌、虹膜出血、肿瘤或囊肿明显地投照出来,但在棕色虹膜、色素丰富者,瞳孔括约肌不易看见。使用由晶状体后囊反射回来的光线对虹膜进行投照检查时,可以比较容易地发现虹膜孔、虹膜后层断裂。此外,虹膜上有细小异物、根部离断、炎性结节等都可观察得十分清楚。

(5)晶状体:用裂隙灯显微镜检查晶状体,是确定有无白内障的最重要方法。由于晶状体纤维不断增长,晶状体的正常构造随着人的年龄的增长而有所不同。应应用宽窄光不同焦点、镜面反光进行检查。成年人透明晶状体的光学切面,可出现如下光带:前囊、前皮质、前成人核、前婴儿核、前胎儿核、前胚胎核、后胚胎核、后胎儿核、后婴儿核、后成人核、后皮质、后囊。所有各层光带因年龄关系,在一个晶状体内不一定都能见到,但前、后光带成人核和婴儿核,一般是可以见到的(图 4-2-15)。

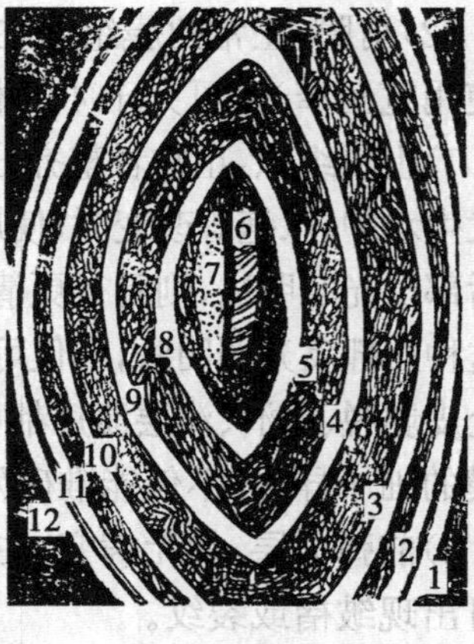

图 4-2-15　成人晶状体光切面窄光直接焦点定位所见

1. 前囊　2. 前皮质　3. 前成人核　4. 前婴儿核　5. 前胎儿核　6.7. 前和后胚胎核　8. 后胎儿核　9. 后婴儿核　10. 后成人核　11. 后皮质　12. 后囊

在晶状体前后囊,使用镜面反光照明法,可出现一种有光泽的、表面粗糙不平、状如粗皮革的所谓鲨革(shagreen)状。

随着年龄的增长,晶状体皮质与核心逐渐脱水而硬化,透明度也逐渐减弱,光学切面的反光由青灰向灰黄色变化。一般来说,老年性核硬化不影响视力,但如硬化进一步加重,颜色加深,混浊加重,也会影响视力,成为所谓琥珀色白内障。

不少正常晶状体内,可见到散在、边界清楚的灰白色或灰蓝色点状混浊,一般不发展,也不影响视力,属于先天性异常范围。

在晶状体后极偏鼻侧后囊上,常可见一螺旋状附属物悬挂于晶状体后间隙中,是为玻璃体动脉残留。

(6)玻璃体:裂隙灯下可分为原始玻璃体和玻璃体两部分。晶状体后间隙即原始玻璃体所在地,其前界是玻璃体的前境界膜,称为玻璃样膜;后界是皱襞膜,呈有皱褶的透明膜状结构,也就是玻璃体主体(次级玻璃体)的开始。在玻璃体主体内,似为一透明的光学空间,但在裂隙灯强光照射下,可以看到其中有由疏松的支架组织所构成的复杂而变化多端的假纤维及假膜,形态多样,像悬挂的薄纱幕,随眼球的运动而飘动。裂隙灯下玻璃体的病理变化,主要是在假纤维和假膜间出现棕黄色或灰白色尘埃状、丝状或片状混浊物,有时也可见到闪闪发光的结晶体。其次是假纤维的吸收、粘连、膜样形成或呈致密的波浪状带束。由于玻璃体结构有随眼球转动而运动的特点,故可借此诊断玻璃体是否液化。在正常情况下,裂隙灯观察可见假纤维在半固体的凝胶中向前后波动,然后返回原来的位置,如系明显液化,则不能返回原来位置。在葡萄膜炎时,玻璃体内可见灰白色渗出质及色素团块。玻璃体出血时,则光被遮挡而不能照入,但可借血液红色反光而得出明确诊断。

第二节　眼科非常用检查法

一、前房角镜检查法

前房角镜在眼科临床已普遍应用,常用于对青光眼、眼外伤等的检查,特别是对青光眼的检查,是判断青光眼的类型、决定治疗方案的重要依据。

1. 前房角镜的种类和原理　检查前房角用前房角镜。前房角镜分为直接前房角镜与间接前房角镜。前者为折射式，后者为反射式，如图 4-2-16 所示。间接型需借助裂隙灯显微镜，使房角结构清晰可见，故已被广泛采用。

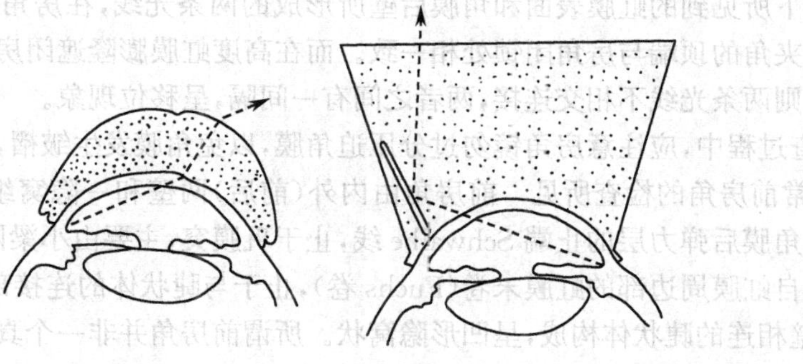
(1)　(2)

图 4-2-16　房角镜（模式图）

（1）直接房角镜（折射式）　（2）间接房角镜（反射式）

临床上不借助前房角镜是看不到前房角的。由于解剖原因，前房角恰被由巩膜延伸过来的不透明组织所遮盖，因此从正面看不到前房角；另外，由前房角反射出来的光线，又被角膜与空气界面所发生的全反射反射到对侧房角，而不能到达检查者眼内。因此，必须使用一种镜面，并且在光学上使它与角膜借着液体连接在一起，使前房角发射出来的光线，通过该镜面到达检查者眼里，再用显微镜放大物像，这样就可见到前房角的微细结构了。

2. 前房角镜的使用方法　检查前，被检眼滴 0.5%丁卡因 2～3 次，每次间隔 3 分钟，然后用生理盐水冲洗已消毒的前房角镜。以间接型房角镜为例，先令患者坐于裂隙灯前，把下颏放在托架上，调好显微镜的高低及裂隙灯的宽窄、角度，然后在房角镜的凹面，滴入 1%甲基纤维素 2 滴，使其恰好灌满，这时令患者头部离开检查台至一侧，仍面对检查者，双眼直视前方，检查者一手将患者上下睑分开，一手持房角镜并将其下缘先放在患者下方结膜囊内，然后连贯、迅速而轻柔地将整体滑入即装放完毕。如果镜下发现大气泡，需取下重装，少数小气泡，可躲开而不致妨碍检查。房角镜安装好后，患者微闭双眼，轻慢地将头放回原位托架上，为防止脱落，可用手指加以扶持。

常用较好的液体是 1%甲基纤维素，其屈光指数是 1.336，与角膜组织的屈光指数相近。由于它是透明胶状液，具有黏性，故安装好后不易脱落，且能防止气泡进入。如果无甲基纤维素，可使用生理盐水或 1%盐水。

使用完毕，应用清水将前房镜冲洗干净，特别是用甲基纤维素后，更要注意，可用肥皂水洗涤后再用清水冲洗，拭干或晾干备用。使用前，一般应用 1∶6 000 升汞液浸泡 15～30 分钟消毒，一般不用酒精、乙醚擦拭，不能用蒸煮消毒法。

如使用 Goldmann 型，则由正面用裂隙灯进行检查。灯与显微镜的夹角 10°～15°为宜。镜内 64°倾斜的反射镜，检查范围为 1/6 周，故在检查时，必须转动前房角镜，才能窥见全貌。常用的检查方法是先把反射镜置于上方，即先从观察下方房角开始。因房水重力关系，一般下方房角最宽，色素沉着、粘连等看得最为明显，观察较易。然后将镜向一侧转动，顺序看遍全周。在检查不同部位时，有时必须操纵房角镜，使它向一侧略微倾斜，就能提高清晰度和减少变形等。也可利用指示灯引导受检眼轻轻向某方向转动，检查者同时轻轻转动房角镜加以配合，这样可以更为清楚。在检查鼻侧或颞侧时，可使用横裂隙灯灯光，并使裂隙向上倾斜15°～20°，还可适当改换灯光投射角，使房角得以充分照明。在估计房角宽度、鉴别房角是闭锁还是因虹膜周边部膨隆而看不到房角结构时，要使用窄的裂隙光带。在房角闭锁时，房角镜下所见到的虹膜表面和角膜后壁所形成的两条光线，在房角处相互连接，形成一个几何角，夹角的顶端与房角闭锁处相一致。而在高度虹膜膨隆遮闭房角，而实际上房角并未闭锁时，则两条光线不相交连接，两者之间有一间隔，呈移位现象。

在检查过程中，应注意房角镜勿过分压迫角膜，以免角膜发生皱褶，使影像模糊。

3. 正常前房角的检查所见　前房角由内外（前后）两壁和一隐窝组成。外壁又名角巩膜壁，起自角膜后弹力层的止端Schwalbe线，止于巩膜突，主要由小梁网状结构组成。内壁是虹膜，起自虹膜周边部的虹膜末卷（Fuchs卷），止于与睫状体的连接部。前房角的顶端为与内外两壁相连的睫状体构成，呈凹形隐窝状。所谓前房角并非一个真正的几何角，而如上述形状。

在进行房角检查时，可自内壁（后壁）开始，也可自外壁（前壁）开始。一般常自外壁开始，现按此叙述如下：

(1)Schwalbe线：是房角前界线的标志，是光滑的角膜与粗糙的小梁带的分界线。镜下为一灰白色有光泽的细线，稍突起。有时界线模糊，在老年人或病眼，往往集聚较多粉末状或颗粒状色素，尤以下方明显。

(2)小梁带：即滤帘。是位于Schwalbe线和巩膜突之间的多孔网眼状组织，房水经此进入Schlemm管，房角镜下（放大12倍）约为6mm宽的浅棕色带。带的后2/3较前1/3色素为多，因前者正是Schlemm管的内壁，是房水排出的主要通道，故又称为小梁的功能部分。一般年轻人色素较少，老年人色素较多，上方较少，下方沉积较多。有时小梁没有色素，以致不易辨认。

(3)Schlemm管：此管位于小梁外侧的巩膜沟内，一般情况下前房角镜看不到。如果管内不是房水而是血液时（如房角镜压迫眼球），则可见一条暗红色的细带。

(4)巩膜突（嵴）：在小梁的后面，睫状体带外缘，是睫状体前部在巩膜上的附着点。房角镜下为一灰白色或淡黄色细线条。由于房角宽窄不等，镜下所见不一，可宽可窄，或完全看不见。由于解剖的关系，巩膜突是内巩膜沟内侧壁后面的组成部分，Schlemm管位于巩膜突外侧的沟内，当管内充满血液或管前的小梁网上色素沉着较多时，巩膜突就易查见。

(5)睫状体带：它位于巩膜突与虹膜根部之间，是睫状体的前表面。在虹膜末卷后面形成一个向后的隐窝，即房角隐窝，虽同属正常，深浅可能很不一致。睫状体带为一黑棕色带，较虹膜颜色为深，因此易于鉴别。房角镜下睫状体带能否看见及宽窄如何，各眼情况不一，主要根据房角宽窄而定。一般在年轻人、近视眼或无晶状体眼者易于查见；在老年人、远视眼或房角狭窄者则难于查见。

(6)虹膜突：是起自虹膜根部，止于睫状体带或巩膜突或小梁，甚至Schwalbe线粗细不等的丝状纤维组织，它是哺乳动物梳状韧带的遗迹。在棕色虹膜的眼内，突起呈深棕色；在灰蓝色虹膜的眼内，即呈灰色或浅棕色。突起的厚薄、长短、多寡不定，多者只能在突起间隙中才能看到睫状体带。因其不影响房水排出，故应与虹膜周边前粘连相鉴别。

(7)虹膜：自瞳孔缘开始检查。在我国，多数人色棕褐，表面起伏不平，有许多小的凹陷，越过小环即到睫状体部。开始出现环状收缩轮，再向外部即到达虹膜的周边部，呈嵴状或卷状，这是虹膜表面的最高处，即所谓虹膜末卷，是前房角的起始点，即前房角的内界线。也有人隆起不显著，表面平滑。房角口宽窄是随虹膜在睫状体前面所附着的位置不同而有差异的，如虹膜与睫状体相联处较靠后，虹膜根部细而长，前房角就易于查见，也即房角较宽；如虹膜根部短而粗，且与睫状体相连处靠前，则房角的结构则难以查见，也即房角较窄。

4. 前房角的分类　前房角的分类法较多，仅以 Scheie 分类法作一介绍。Scheie 分类法将房角分为宽窄两型，窄角又分为 4 级(图 4-2-17)。

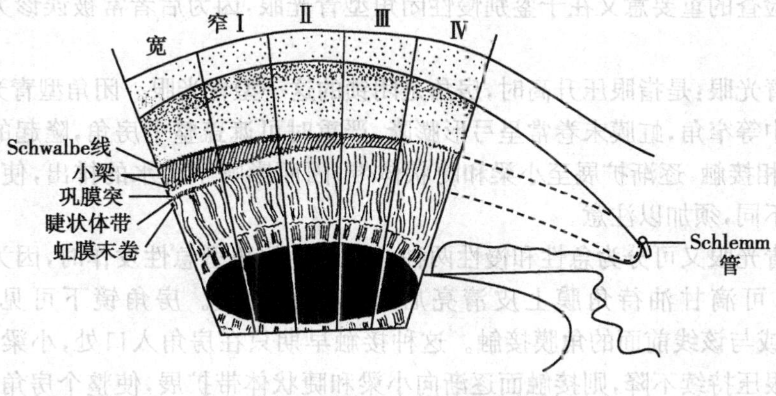

图 4-2-17　Scheie 房角分类

(1)宽角(W)　虹膜周边部较平坦，原位状态下，房角全部结构包括睫状体易于查见。

(2)窄角(N)

窄Ⅰ(NⅠ)：虹膜周边部不同程度隆起，动态(转动房角镜或加压)下，睫状体带可见范围增宽，或从看不见变为能看见。

窄Ⅱ(NⅡ)：动态下只能看到巩膜突，见不到睫状体带。

窄Ⅲ(NⅢ)：动态观察下，看不到巩膜突及小梁后半部。

窄Ⅳ(NⅣ)：动态观察下，除 Schwalbe 线外，房角其他结构均看不到，有时 Schwalbe 线也仅能部分看到。

原位或动态下观察的情况，均应做记录，如各方向不同，应按方位或钟点做出记录。

检查房角时，应注意即使是窄Ⅳ，也不意味着房角功能的丧失。因为即使在检查时看不到小梁，虹膜根部与小梁之间，仍可能有极狭窄的空隙存在，能够容许房水的外流，所以窄Ⅳ只能说明虹膜根部很接近小梁，但并未发生房角闭锁。从临床意义上来看，房角 W 和 NⅠ一般不会发生急性闭角型青光眼，NⅡ也很少发生，NⅢ和 NⅣ发生急性闭角型青光眼的可能性大为增加，而其中 NⅣ可能性更大，散瞳试验阳性率也较高。因此，Scheie 曾建议，对 NⅢ和 NⅣ者应做青光眼激发试验，以除外早期青光眼。

除上述对房角宽窄进行分类外，还需对房角色素沉着的情况进行观察。由于小梁起着引流房水的作用，所以检查房角色素时，应特别注意小梁下半部，也即功能部的情况，这是因为小梁网状结构可以吸收或拦阻一部分色素颗粒，如果颗粒较大，网眼不能通过，它就沉积在网状结构表面，形成色素堆积，影响房水流出。因此，房角色素沉积多者，青光眼发病率相当高。色素的堆积随年龄的增长而增多。

Scheie 将房角按有无色素沉着分为两型，又据色素多少分为 4 级：

1)无色素型：房角无色素沉着。

2)色素型：房角有色素但极少量者为一级；小梁后半部呈实质性黑色或棕褐色，有如黑色黏合质覆盖者为四级；介于二者之间者为二、三级。可记录为色Ⅰ、色Ⅱ、色Ⅲ及色Ⅳ。

5. 前房角镜的临床应用

(1)青光眼:这是主要的应用方面。开角型与闭角型青光眼的分类,主要依据前房角镜的检查才能区别开来。

开角型青光眼:是指眼压升高时,房角仍然是开放的青光眼。该型青光眼房角的宽窄与眼压高低无相互关系。在临床上,开角型青光眼窄角者甚少,因而发生周边前粘连者亦极少。其房角检查的重要意义在于鉴别慢性闭角型青光眼,因为后者常被误诊为慢性单纯性青光眼。

闭角型青光眼:是指眼压升高时,房角是闭锁的这一型青光眼。闭角型青光眼的房角一般是窄角或中等窄角,虹膜末卷常呈弓形膨隆,严重时可遮盖整个房角,隆起的虹膜根部与Schwalbe线相接触,逐渐扩展至小梁和睫状体带,因而影响了房水的排出,使眼压升高,这与正常窄角不同,须加以注意。

闭角型青光眼又可分为急性和慢性两种。在急性闭角型急性发作时,因为角膜上皮水肿不便观察,可滴甘油待角膜上皮清亮后立即进行检查。房角镜下可见虹膜根部与Schwalbe线或与该线前面的角膜接触。这种接触早期只在房角入口处,小梁、睫状体带仍属正常。如眼压持续不降,则接触面逐渐向小梁和睫状体带扩展,使整个房角闭合,形成恶性循环。而慢性闭角型青光眼的特点,是患者一般无自觉症状,或虽有反复发作的前驱症状,但眼压虽高,眼球并不充血。房角镜下因病期不同,所见改变并不完全一样。在眼压正常时,房角虽窄,但仍是开放的。如进行暗室试验或散瞳试验,瞳孔开大后可见到房角变得更窄或闭锁,试验结果为阳性。在间歇性急性眼压增高时,房角镜下房角是闭锁的。闭锁的方式有两种,一种如上述,自房角入口开始,逐渐至周边;一种始于睫状体带,渐渐扩展至小房和Schwalbe线。当闭锁还仅限于睫状体带或(和)小梁后部时,房角入口处虽仍开敞,但房角变短浅了,这种情况称为房角缩短,有时不易辨认。

在同一眼上常可见到不同阶段的前粘连,如睫状体前粘连、巩膜突或小梁中部前粘连,另有一些甚至已达小梁前部或Schwalbe线。在房角镜下,房角前后两条光学切面相交线既不间断,又无移位现象时,可推测前粘连及粘连的部位。

此外,房角镜检查在先天性、继发性等青光眼中也很有意义,如由于视网膜中央静脉阻塞引起的新生血管性青光眼,可见前房角的新生血管性周边前粘连。

(2)非青光眼:如眼的挫伤,通过房角镜的检查,可以了解房角损伤的程度,小梁广泛严重的损伤,可引起继发性青光眼。此外,虹睫炎、睫状体肿物、前房角异物等前房角镜检查,都有一定的作用。

需要了解的是,有急性外眼炎症或内眼炎症疼痛较重者、眼内部疾病可因眼球受压而使病情加重者(如视网膜出血、视网膜脱离、玻璃体出血、巩膜破裂等),均应禁忌前房角镜检查。

二、前置镜、眼底接触镜、三面镜检查法

三者均是配合裂隙灯显微镜对眼后部进行的检查,下面仅作简要介绍。

1. 原理构造

(1)Hruby前置镜:此镜的目的是抵消眼球的屈光力。正常人眼的总屈光力为+58.64D,各厂设计生产的有所不同,约在－55～－58D之间。前置镜一般都安装在裂隙灯显微镜头架上,具有一个灵活转动的把柄,以利于调整安放的位置,使用方便。透镜的凹面向着被检眼,平面向着检查者,透镜本身无放大作用,所见眼底呈正像。透镜置于患眼前方

12mm处，故不需麻醉角结膜，即使眼有炎症、外伤者以及难于配合的儿童，也可用此镜检查。其缺点是灯臂与镜臂的夹角受到限制，光学切面效果不理想。

(2)Goldmann眼底接触镜：为一平凹接触镜，屈光度为−55～−60D，眼底像不放大，为正像。由于反射光线少，眼底像较Hruby镜清晰，容易掌握。其安装法同前房角镜。

(3)三面镜：在接触镜内置放3枚反射镜，其与前或后方平面所成的锐角分别为75°、67°及59°。通过中央没有反射镜的部分，可以像上述接触镜一样观看黄斑周围30°以内的眼底。利用75°倾角的反射镜，检查30°外围部分；用倾角67°的反射镜，以观察周边眼底（接近锯齿缘）；那块最小的反射镜，即倾角为59°者，是用以观察锯齿缘附近眼底的，并能检查前房角，但效果不如专用前房角镜。

为了看好锯齿缘及睫状体平部，近年来又有带压陷装置的三面镜。它是在倾角59°的反射镜对侧的套壳上，相当于锯齿缘处，有一个半球形（直径5mm）的压迫器，用它压迫锯齿缘部巩膜，这样便易于看到锯齿缘。

2. 眼后部的检查方法及所见　检查后部玻璃体及眼底，一般应将瞳孔放大，尤其对周边的检查，瞳孔必须扩大至8～9mm。

(1)Hruby镜：将前置镜移至被检眼正前方，在透镜不接触睫毛的情况下，可尽量接近角膜。前置镜的中心，应对准被检眼的瞳孔，尽量使前置镜的光轴与被检眼的光轴一致。先用较窄的裂隙光线通过前置镜射入瞳孔。这时，显微镜与裂隙灯的夹角变为0°，把已备好的裂隙灯显微镜向前推进，使焦点经角膜、瞳孔等朝向眼底方向前移，直至用肉眼可窥见眼底。这时，可把裂隙灯向一侧偏移，使灯与镜的夹角在10°左右，这时的眼底像最为明显。

(2)Goldmann接触镜：先在角膜上调整显微镜与照明系统的焦点，使之完全重合，以利于在眼底作光学切面。显微镜只能用10倍，如用16倍以上放大时便觉模糊。被检眼表面麻醉后，头放在头架上，安入接触镜。检查者拇食两指扶住接触镜，不必加压。台面上最好有一个垫子，以托住检查者持接触镜的肘部，这样方能坚持较长时间检查而手臂不疲乏。显微镜与灯的夹角变为0°，裂隙灯开至中等大，显微镜对准接触镜逐渐前移，便能看到眼底。将注视灯向各方移动，便能逐一看到后极部各方眼底。如需作光学切面，可使灯臂与镜臂夹角增大，一般只能增大至20°，角度过大，灯光不能射进瞳孔而看不到眼底。

(3)三面镜：先滴散瞳剂及表面麻醉剂。用直接照明法，调整好焦点，灯与镜的夹角约为10°，一般用10倍显微镜检查。三面镜的安放同前房角镜。

将裂隙灯光投射至反射镜，显微镜焦点从接触镜的前表面向深部推进，在反射镜中见到虹膜及瞳孔时，将显微镜的焦点通过反射镜中的瞳孔，直向眼底方向推进，直至看到眼底。如看到的眼底范围小，可改变裂隙光束的宽度，或改变灯光的投射角，甚至将灯光从颞侧改变为鼻侧投射。三面镜中看到的眼底是对侧的，例如三面镜在3点钟，看到的是9点钟部位的眼底，但其上下关系不变；三面镜在6点钟，看到的是12点钟方位的眼底，但其左右关系不变。三面镜顺序旋转，可逐步观看整圈眼底。在转动反射镜后，有时需适当调整光线的投射角度，或升降裂隙灯显微镜。在检查时，务必注意下述3点：

1)调整裂隙光的投射角：调整裂隙光的投射角的目的，首先是保证消除三面镜表面的反光眩目；其次是力争双眼立体观察。有时会遇到消除眩目反光后，又不能双眼立体观察，则应取在无眩目反光的情况下用一眼观察。

2)倾斜三面镜：三面镜在原地，仅仅向某一方向稍倾，即可消除从三面镜表面来的眩目反光。

3)移动三面镜与转动眼球：检查眼底极周边时需采用此种方法，以尽可能看到周边。例如检查眼底12点及周边部，使三面镜朝对侧(6点钟)移动。如需检查更周边处，则应使被检眼朝同侧稍转动，三面镜朝对侧移动。在移动三面镜或转动眼球时，应保持三面镜与角膜的良好接触，勿使气泡进入。

检查锯齿缘部，需加用巩膜压迫器，压迫器的位置在最小一块反射镜(59°)的对侧。病眼需朝检查部位转动，而三面镜朝对侧移动。

反射镜在斜向位置(如在2点、4点、7点、10点钟)时，如作光学切面，需将裂隙光作相应的倾斜。反射镜在3点钟、9点钟位置时，可用垂直裂隙光进行光学切面；若用水平裂隙作光学切面，则裂隙灯必须前倾。

有人主张用三面镜检查时，裂隙灯始终采用前倾位，尤其是检查周边部更应前倾。除非检查6点钟和12点钟部位应减少前倾，而把三面镜向对侧移动。灯光前倾角、裂隙光投射角、三面镜的位置，按各子午线方位的要求不同，需在实践中摸索体会。检查垂直子午线部位，灯臂与镜臂的夹角为10°～15°；检查水平子午线部位，镜与灯的夹角为0°，裂隙灯前倾30°；检查斜向子午线部位，裂隙灯前倾5°～15°，裂隙光与斜向子午线一致。

裂隙灯放在显微镜的何侧，例如检查患者上部子午线(鼻上或颞上方)，灯放在反射镜的对侧，如检查右眼颞上方，反射镜在鼻下方，则裂隙灯在显微镜的右侧(患者的方位)。检查下部子午线(鼻下或颞下)，灯在反射镜的同侧，如检查右眼颞下方位，反射镜放在鼻上方，则裂隙灯放在显微镜的左侧(患者的方位)。

持三面镜的手仅是将其扶住，使它与角膜保持适当的接触，切勿重压，以免角膜产生皱褶而影响眼底检查的清晰度。

检查玻璃体时，将焦点由视网膜向晶体方向前移，光与镜的夹角采用10°～15°，否则不能做成玻璃体的光学切面。后部玻璃体异常见于老年人、高度近视、视网膜脱离、眼内炎症等。在后方或后上方玻璃体后界膜与视网膜相脱离，二者之间即充满眼内液，称为玻璃体后脱离(图4-2-18)

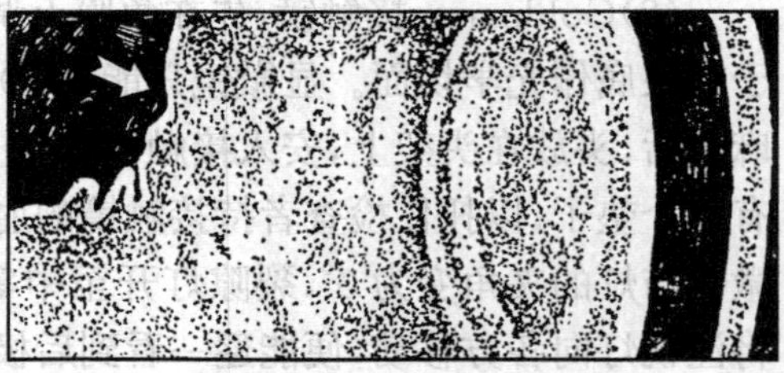

图 4-2-18　玻璃体后脱离
(箭头所指为玻璃体后界膜，在它的后方为一光学空间，即脱离区)

眼底的光学切面对于区别病变的性质、病变的层次等极为重要。作好眼底光学切面必须做到：显微镜与裂隙光焦必须合一，裂隙光特别明亮，裂隙光投射角在20°以上，焦点对准视网膜，接触镜为薄透镜。

眼底光学切面第一条光带是从内界膜反射出来的，边界清楚，色泽光亮。第二条光带是从脉络膜反射出来的，位于深层，色泽远较内界膜光带为暗，边界模糊。两光带间有一条暗黑带区，它代表透明的视网膜本身。暗黑带区视裂隙光投射角而异，角度越大，两条光线之间的距离越明显；裂隙光投射角小于20°时，两光带重合。正常黄斑区中心凹处，内界膜光带显现轻度凹陷。从光学切面中，可以区分出血、囊肿或裂孔及黄斑病变情况。眼底周边部变性多见，如囊样变性、格子状变性等，并可发现有无裂洞。

三、视野检查法

当眼注视空间某物体时，它不仅能看清该物体，同时也能看见该物体周围一定空间的物体，这时，所见的空间范围即为视野。视野检查对于眼科疾病、颅内疾病及一些中毒性疾病如烟中毒、乙胺丁醇中毒等的诊断都有重要意义。

正常人视野的大致范围是上60°、内60°、下70°、外100°，是用3mm直径的白色视标，在330mm半径的弧形视野计上测得的平均值。视野的大小受照明、视标的大小与颜色、鼻梁高低、睑裂和瞳孔的大小影响。瞳孔大者较瞳孔小者多6.1°，睑裂大者较小者大6.6°，眼球突出者较低者多6°。蓝、红、绿视野依次缩小，各递减10°。

在正常视野范围内，有一生理盲点，是视神经乳头在视野上的投影。其位置在中心注视点外15.5°，水平线下1.5°。其垂直径为7.5°±2°，水平径为5.5°±2°。生理盲点的大小、位置因人而稍有差别。

在生理盲点的上下缘，可见到有狭窄的弧形延伸的弱视区，为出入视乳头大血管的投影，称为血管暗影。

(一)病理性视野

在视野范围内，除生理盲点外出现的其他任何暗点均为病理性暗点，或称缺损。暗点的阴影能够被患者自己觉察到的，称为阳性暗点；主观上未察觉到而在视野检查时查出来的，称为阴性暗点。阳性暗点常为视网膜外层病变，以及角膜、玻璃体混浊所致；而阴性暗点常为视觉传导系统疾病所致。

根据暗点的浓度，又有绝对性(完全看不见视标)与相对性(在暗点内，对较大白色视标尚可分辨，但对较小白色视标或某些颜色视标则不能分辨)之不同。凡对白色视标为相对性暗点时，对于其他颜色视标多为绝对性暗点。

暗点出现在生理盲点周围并与之融为一体者，称为生理盲点扩大；暗点出现在注视部位的，称为中心暗点；暗点出现在注视点近旁的，称为旁中心暗点；出现在注视点周围的，称为环形暗点；出现在注视区且与生理盲点相联系的暗点，称为中心盲点暗点。

除上述病理性暗点外，病理性视野常呈如下表现形式。

1. 向心性视野缩小　这种视野在各个方向上改变的程度几乎相等，所以缩小的视野形状与正常视野相似。常见于视网膜色素变性、青光眼后期、球后视神经炎及癔病等。癔病患者可查出管状视野及螺旋状视野，但其视野形状不断变化为其特点。此外，有时因患者对于检查方法不太了解，也可出现向心性视野缩小，应予以注意。

向心性视野缩小严重者则呈管状视野。有的患者虽有良好的中心视力但为管状视野，因而不能进行正常的行动，称为广义的失明。但也有管状视野患者，凭借双眼视功能互补及头部和身体的转动，不仅能生活自理，而且可穿行于闹市之中。

2. 切迹状视野缺损　指在视野中任何一方有边缘整齐的缺损。如视网膜脱离、先天性下方脉络膜缺损，可查出上方视野缺损；青光眼可出现鼻侧视野缺损。

3. 扇形视野缺损　临床上将视野中所出现的扇形视觉减退或消失区域称为扇形视野缺损。如早期青光眼可在颞侧出现扇形视野缺损，其尖端与生理盲点相连。视网膜动脉一个大分支阻塞时，可产生一较大的扇形视野缺损，其尖端与生理盲点相连。

4. 局限性视野缩小或缺损

(1)象限性缺损：视野缺损以垂直或水平半径为界。如病变累及视放射的下部，即可出现象限性视野缺损。

(2)偏盲：以注视点为界，视野的一半缺损，称为偏盲。真正的偏盲是指颅内的一个病变而在双眼视野中各出现一半缺损。偏盲因病变部位不同而有同侧偏盲、双颞侧偏盲及双鼻侧偏盲之分。若上半或下半视野缺损，则称为上半或下半偏盲。出现1/4缺损时，称为象限盲。偏盲、象限盲通常发生在双眼，也可发生在单眼。

（二）视野检查方法

1. 常用检查方法

(1)对比检查法：又叫面对面视野检查法。医患相对而坐，患者背对光线，两人相距1m，各闭合对视的一眼，检查对视的另一眼。简单的方法是检查者将双手食指同时举起，自双侧周边渐向中央移动，令患者说出看见一只或两只手指的时间，以与检查者对照，估计视野的大致情况。一般在上下左右四个方向检查。这种方法简便，无须精细设备而能迅速查出视野缩小或缺损的大致情况，对儿童、智力低下或其他不能进行细致视野检查的患者如急性青光眼、视网膜脱离视力高度减退者均较实用。该方法不适于颜色视野的检查。

(2)弧形视野计检查法：弧形视野计的主要结构为一半径330mm、宽75mm、180°～200°的弧形板构成，其与一支架相连，相连之处也即弧之中心、注视中心及转动轴心。弧上标有刻度。在视野计的另一端有头额固定架。

检查前先调整好坐位、视野计高低，使之舒服。遮盖一眼，并使松紧适度。

检查时，令患者平直注视注视点，眼球、头部均不得转动。先检查视力较好的一眼，如两眼视力相近，则先查右眼。先自颞侧检查，以使患者通过生理盲点而体会视野中的暗点或缺损。在弧形视野计中，不要求将生理盲点的大小、形状等详细查出。如患者仍不能了解何为“盲点”，可先在平面视野计上查出生理盲点以作说明，再继续在弧形视野计上检查。30°以内的中央部视野留待平面视野上作详细检查。

在检查中，令患者用简单的字句“有”、“没有”回答在视野中出现与消失的视标。应在每隔30°～45°的子午线上进行检查，一般查12个子午线，在视野内可疑部分应重复详细检查。

检查时，将视标中等速度向内或向外移动，并均匀地与进行方向作轻微的垂直摆动。视标的行进速度应根据患者的反应快慢和受检部位视野改变复杂与否而定。视标行进的方向最好与暗点边界垂直，这样，患者较容易地觉察视标的消失与出现。将视标由盲区向外移动时，所查出的缺损较大，反之则较小，这是因为患者说出总会落在视标移动之后。所以，在检查视野边境或缺损边境时，应先将视标由外向内移动，再将视标由内向外移动，以比较二者的结果，如相差太大，则应探究其原因，或重复检查。

在弧形视野计上作检查时，一般开始用直径3～5mm的白色视标，如果查不出可疑的缺损，可改用较小的视标。如果在视野某处患者看不见3～5mm的视标，可将视标增大。改用视标时，前后两次视标大小相差不可太近，方能收到较好的效果，如用5mm视标检查得到阴性结果，则应改用3mm视标，而不宜用4mm视标。此法也适用于平面视野检查。

检查周边视野时，患者最好不戴眼镜，以免眼镜框阻碍视线，影响检查结果。如患者为高度屈光不正者，可令其戴用眼镜，而用较小视标或改用色视标，使应得的视野范围较小，不受眼镜框影响。如有上睑下垂者，应将眼睑提起后再作检查。

(3)平面视野计检查法：平面视野计通常是用一块长宽各1m的表面无花纹的黑绒布做成的一张屏。以屏的中心为注视点(即0°处)，在8或12个等分的子午线上做出不显眼的标记，在离中心5°、10°、15°、20°及25°处作同心圆。在屏中心的两侧相当于生理盲点之处也作出不明显的标志。检查时，用大头针插在屏的正面，据此以记录视野情况。

注视中心用一圆形白色或灰色硬纸片作标记，直径约为3～5mm，太小易使视力疲劳，太大则患者不能正确固视。如果患者视力较差，可用在该距离处他可以看清楚的一个最小的字作为注视目标。如果患者不能注视或看不清注视目标，则可令患者朝该方向看。如果受检眼无法注视，则可用健眼帮助注视，较简单的方法是在健眼前戴上某种颜色的玻璃镜片，令其用健眼注视目标，再用此颜色之补色，亦称互补色（两种颜色相混合，产生白色，这两种颜色即称补色或互补色）作为视标的颜色来检查病眼的视野。也可用下列方法：健眼戴上绿色玻璃片，注视目标用白色，用红色视标进行检查，检查时嘱患者用健眼注视，则所见注视目标为绿色而要求患者说出红色视标何时看见与看不见。

头额固定架与弧形视野计者基本相似，置于屏前 1m 或 2m 处。

弧形视野计检查主要了解视野的周边情况，而平面视野计主要检查中央 30°以内视野的详细情况。

患者坐于屏前，相距 1 000 或 2 000mm。先将视标由颞侧约 20°左右之处沿水平子午线渐渐向内移动，在 18°～13°之间应该看不见视标。用黑头针将其范围的边缘在屏上插出来，共用约 8～10 根针作标记，即是生理盲点所在之处。借此可以使患者了解何谓视野中的“盲点”或“缺损”。为了避免针头对患者的干扰，也可把结果直接记录于视野图纸上，而不在屏上插大头针。

在每隔 30°或 45°的子午线上进行检查，将视标沿各子午线向内慢慢行进，并作垂直的小摆动。如发现视野中有缺损，应改在每隔 10°的子午线上进行检查。

检查时，一般采用 2/1 000 的视标及距离，必要时可将视标增大或减小，或将距离增至 2 000mm，以查明视野缺损情况。若白色 1/2 000 仍查不出缺损或查得可疑之缺损，可改用 3～5/1 000～2 000 等不同颜色视标进行检查，因在正常情况下，后者所查得视野比 1/2 000 白色者为小。用不同大小的视标及距离作检查，称为视野的“定量检查”或“分析检查”。当小视标尚不能查出应有的缺损时，可将该视标留在应有缺损处，而在视野的另一部位再放一视标，此时缺损区的视标就看不见了，这种现象叫做“消熄现象”。

检查时的照明灯光最好自患者后方照来。平面视野计检查所用的视标小、距离大，需要较好的视力，所以应戴矫正眼镜进行检查。且平面视野计所查视野只限于中央部分，眼镜框不致阻挡视线。

需要了解的是，检查者对被检查者可能出现的视野应心中有数。这样在检查时，先进行一般检查后，再重点检查，以确定缺损的形状和大小。有时需将视标从各方向反复移动方可查出精确结果。这种灵活细致的检查方式，目前只有在现述的动的视野计上才能实行，此为优点之一。因此，在配备有新型视野计的地方，仍不能完全放弃此种检查方法。

(4)光投射视野计检查方法：是在弧形视野计的基础上改进而成。在视野计上装有一照明管，由该管向弧板上投射一个光点，此光点即为视标，此光点可前后移动而不能作摆动。通过组合，可组成不同大小、颜色和明亮度的 64 个不同光点视标，以供选择。通过操作，弧背可停留在所需要检查的各子午线上。弧板后面有一记录盘，当弧背处在不同子午线、视标走在不同的部位时，盘上的针也指到预先装好的相应的视野图纸上，轻压针即在该图纸上刺一记号，连接各针孔即可绘出所查视野图。（图 4-2-19）

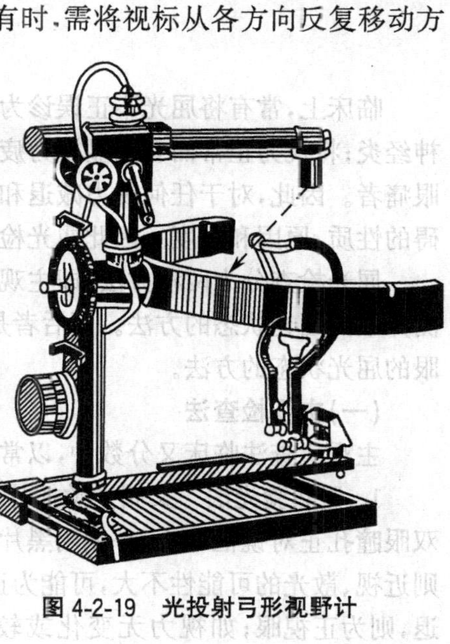
图 4-2-19　光投射弓形视野计

2. 其他检查方法　上述视野检查方法都可归于动的视野检查方法，下面简介静的视野检查方法。这种检查方法是利用光点作视标，但光点不移动，而是散在地、突然地出现在视野的不同部位，让患者说“有”或“没有”，以确定视野中的缺损。这类视野计亦有许多种，仅举自动定量视野计为例作一介绍。

自动定量视野计是将电子计算机安装到视野计上，从而可进行自动化定量检查。目前国内除引进该类仪器外，也已有研制生产。

其结构是在一半球壳上（半径 1/3～1/2m），散在分布许多小孔（约 100～200 个），孔后面用光导纤维或发光二极管作光源，即光点视标，制机时已编排好光点出现的程序。光点视标的大小一般采用约 0.5°。视标暴露的时间一般用 0.1～0.5 秒，两次光点出现相隔 1～3 秒，相隔的长短应根据患者回答敏捷与否而定。视野检查时，要求患者固视前方正中一点，即 0°处的注视目标。自动视野计在注视处设有一闭路电视系统，以观察和监视受检眼是否注视正确。

检查时，患者坐于球壳前，将头置于前额颏托架上。选用已备程序，注视妥后开动视野计，视标光点将依次在各不同部位出现，患者看见，即按电钮回答，光点自动减弱其亮度，直到没有回答，此亮度即该受检点的敏感度。如果检查某点时患者没有回答（即没有看见而没有按电钮），此光点就一次一次地自动增加其亮度，直到患者看见（按电钮回答）。在某点不论是由“看见”到“看不见”，或由“看不见”到“看见”，其最后见到的亮度即该点的光阈水平。

检查完毕，视野计自动记录，记录方式可有曲线图、数字图及灰度图等，其中以灰度图表示最为简洁明了，视野缺损最严重处最黑，而近正常者为浅灰色，不但可表示视野缺损的部位和范围，而且可显示出缺损的程度。

以上所述视野检查方法均要求患者对视标看见与否做出回答，即有主观因素参与，而缺乏客观性。如遇小孩、不能合作的患者或有意不合作者，几乎不可能查到应有的结果。近年来，有人利用视觉电生理反应来记录视功能是否正常，以客观地反映视功能情况，称为他觉视野检查法。这些虽不受患者主观因素的影响，但所得结果常受不少其他因素干扰，故未广泛应用于临床，但其具有发展前途。

四、屈光检查法

临床上，常有将屈光不正误诊为其他眼病者，如将视力减退的散光、弱视误诊为球后视神经炎；将视力正常而有明显视力疲劳的远视、远视散光、混合散光误诊为青光眼或神经性眼痛者。因此，对于任何视力减退和视力疲劳的患者，应先排除屈光不正，才能确定视力障碍的性质、原因和程度。因此屈光检查在临床占有重要的地位。

屈光检查分为两种方法，即主观检查法与客观检查法。前者是依据被检者的主观感觉，测知眼的屈光状态的方法。而后者是不凭被检者的主观感觉，利用仪器客观地检测被检者眼的屈光状态的方法。

（一）主观检查法

主观检查法临床又分数种，以常用、实用为原则，择其几种作一介绍。

1. 显然验光法　又叫主觉插片法，一般不用睫状肌麻痹剂。先让被检者戴上镜架，使双眼瞳孔正对镜框中心，一侧用黑片遮盖。根据裸眼视力做初步诊断，如视力达 1.0 以上，则近视、散光的可能性不大，可能为正视或远视。先插一低度凸球镜片，如用＋0.5D 视力减退，则为正视眼；如视力无变化或较未戴镜片清楚，则为远视眼。每次递加＋0.5D 或＋

0.25D，直至视力开始减退为止。视力减退前的一个镜片，即为该眼的明显远视度数。

如果视力不到1.0，可能为近视、远视或散光。如加凸球镜片可增进视力，则证明为远视，然后逐渐增加凸球镜片，直至能获得最好视力时的最高凸球镜片屈光度，即为处方根据。反之，加凸球镜视力减退而加凹球镜片视力提高，则为近视，可逐渐增加凹球镜片度数，至最好视力的最低凹球镜片，作为处方的依据。如所用凸或凹球镜片后，视力虽有所提高，但不能达1.0以上，则可在原球镜基础上试加＋0.50柱×90°，然后转动柱镜，寻找最佳轴向。轴位找好后，再适当加减柱镜的屈光度数，直到取得最好视力为止。如试凹柱镜时，轴先置于180°，其余步骤同。

在用上法使视力矫正至1.0或1.2时，仍需用六步法予以调整：①＋0.25球；②－0.25球；③＋0.25柱（轴与镜架上相同）；④＋0.25柱（轴与镜架上相垂直）；⑤－0.25柱（轴与镜架上相同）；⑥－0.25柱（轴与镜架上相垂直）。在顺序试用中，选择最理想的镜片与原镜架上的矫正镜片联合，即得出最佳的配镜度数。

2. 交叉柱镜验光法　该验光法常用于已知有散光的患者，用以确定散光的度数和轴向，使验光快捷、准确。

交叉柱镜是由轴向互相垂直、度数相等、符号相反的镜片组成。常用为0.25、0.50两种，正、负轴都有明显标志。实际上，交叉柱镜为一球镜与一符号相反、力量较球镜加大一倍的柱镜组合而成。如0.25的交叉柱镜即为：－0.25球○＋0.50柱，或＋0.25球○－0.50柱；0.50的交叉柱镜即为：＋0.50球○－1.00柱，或－0.50球○＋1.00柱。

交叉柱镜片装在一个带柄的圆框内。其柄的位置在正、负号所在轴向之间，与两轴相交成45°，柄处的正、负屈光力相抵消，为“0”位。交叉柱镜的度数标在柄或框上，正、负号常标在镜面上。

(1)校正柱镜片的轴向：常用一较强的交叉柱镜（±0.5D或±1.0D）。将交叉柱镜的“0”位置放于试镜架柱镜的轴向上，然后翻转交叉柱镜，使两轴所在方向调换。如果视力有进步，则将柱镜片的轴稍向与其符号相同的方向移动，再同法试验，直至视力不因交叉柱镜片的翻转而改变为止。轴向移动时不宜过大，一般每次约偏移5°。

(2)校正散光和球镜度数：即在原镜片联合中进行调整，使球柱镜片度数的联合比例更加合理。一般用0.25的交叉柱镜。为叙述方便，将交叉柱镜的正号轴放在试镜架90°时称为第一位置，负号轴放在90°时称为第二位置。检查中可能出现三种情况：①被检者感觉在上述第一与第二位置时视力均不及原镜片，说明原镜片不宜调整，或散光已正确，而球镜片作小幅度调整，即可使被检者视力较前提高。②被检者感觉在其中一个位置视力较清楚，而且比原镜片组还清晰，说明原镜片组之柱镜度数需调整，从而球镜片也需进行相应调整。如原镜片组为＋3.50球○＋1.50柱×90°，加上－0.25球○＋0.50柱×90°（第一位置）时比原来更清，说明远视散光不足，远视偏大，调整（联合）后应为：＋3.25球○＋2.00柱×90°；如原镜片组为－3.00球○－1.25柱×180°，加上－0.25球○＋0.50柱×180°（第二位置）时比原来更清，说明近视散光度数过高，近视偏低，调整（联合）后应为：－3.25球○－0.75柱×180°。③被检者感觉在其中一位置视力较清，但清晰的程度与原镜片相同，说明球镜度数正确，柱镜片需作适当的增减，增减的度数与交叉柱镜标明的度数相等，如原镜片为－1.50球○－0.75柱×180°，交叉柱镜在第一位置较第二位置清，但与原镜片组清晰程度相同，调整后的结果应为：－1.50球○－1.00柱×180°。

(3)云雾验光法：是用高度数的正球镜片，放在被检查者一眼前（另眼盖黑镜片），使睫状肌松弛而不用调节以测量被检眼屈光度数的方法。因放置高度的正球镜片后，该眼暂时呈近视状态，远视力模糊不清，如在云雾之中，故称云雾验光法。此法仅用于青光眼、哺乳妇女、对睫状肌麻痹剂过敏的远视和远视散光患者。方法如下：

1）如用检眼镜预测为＋2.00D，可放置一较强的凸球镜片，如放＋4.00D于该眼前，嘱被检者看远视力表，开始觉很不清楚，过数秒钟后即稍感清晰，以后依次增加负球镜片度数，每次递增－0.25D，直至获得最好矫正视力为止。如已增加至－2.50D，则该眼的远视度数为：＋4.00D○－2.50D＝＋1.50D。如用检眼镜初测为远视散光，屈光最强的子午线为＋3.00D，则放置一个＋4.00D的球镜片于眼前，以后再用负球镜片和负柱镜片试验，至获得最好矫正视力为止。如所用的镜片为－2.50球与－1.50柱×180°，那么该眼的度数即为：＋4.00球○－2.50球○－1.50柱×180°，即为＋1.50球○－1.50柱×180°＝＋1.50柱×90°。

2）用一强度正球镜片放置于眼前，以后递减正球镜片度数，直至患者戴镜后的远视力与戴镜前相同为止。如所用的正球镜片大于＋0.50D，则可能有远视眼。用此法时，应切记在放置第二镜片后，再将第一镜片取下，这样，眼前总留有正球镜片，使睫状肌处于持续休息状态。

（二）客观检查法

1. 直接检眼镜检查法　是借助于直接检眼镜看清被检者眼底时，用检眼镜镜片盘上所显示的屈光度来估计被检眼屈光状态的方法。此法只适于急症或不能作正式屈光检查的情况下，估计被检者的屈光状态，即只作为定性检查，而不作为配镜处方的依据。在检查时，应注意如下几点：

（1）被检查者及检查者必须放松调节，否则，需用凹镜片中和因调节所产生的屈光度。检查时，令被检者尽量向远方注视。

（2）检查被检者的屈光状态，应以检查黄斑为原则，但因瞳孔变小及易产生调节，可选择检查视乳头，因该部不感光，光线对眼刺激产生调节的可能性较少。但需知道，视乳头与黄斑的屈光状态是有差异的，尤其在高度近视时差别更大。

（3）如果被检者有散光，则检查者看清视乳头各方向血管所用镜片度数不同。选择相垂直的两个方向所用镜片度数联合，即为该眼的大致屈光状态。

（4）镜片盘上所显示的度数应为检查者与被检查者的代数和，减去检查者屈光度数即为被检者的屈光度数。

2. 检影验光法　是用视网膜检影镜，将光线照射于被检查者视网膜上，根据视网膜上反射出来的光线的特征，并转动检影镜进行观察，从而测量被检眼屈光状态的方法。这种不依赖被检者的主观感觉与回答，而是依靠观察“影动”而决定其屈光状态的方法，对于不能很好配合的学龄前儿童、聋哑人、语言不通者、弱智者尤为适用。

检影验光法分为不散瞳小瞳孔检影与散瞳检影。前者检影难度较大，且睫状肌未麻痹，对于青少年不大适合。故对于青少年，一般应用散瞳检影法。散瞳检影法一般认为是最可靠、最精确的验光方法，勿容置疑。但其准确性亦受到如下因素的影响：检查者与被检查者的距离是否十分准确，散瞳后的调节是否完全消失，被检眼的注视方向是否正确，以及检查者观察影动的准确性如何等。因此，检影的结果还需用试镜插片进行核准，进行适当调整。瞳孔恢复正常后还需进行复验，以后者作为配镜处方的依据。

散瞳常用阿托品与后马托品。阿托品适用于15岁以下的儿童及青少年，常用1%阿托品眼膏，于检查前3～5天，每天涂2次，或检查前3天每天涂3次，验光当天不涂眼膏，以免影响检查。后马托品用于16～40岁患者，可用2%～3%滴眼液，亦可用眼膏，前者可10分钟1次，共滴5～6次，后者可连续使用2～3天，每天2次，或验光前1天每小时1次，共涂5～6次。

(1)检影验光法的操作步骤：检影一般在暗室进行，检查者与被检者对面而坐，双方眼睛保持在同一水平，相距1m，也可0.5m。检查右眼时，嘱被检者左眼通过检查者的右耳上方注视正前方5m以远；检查左眼时，嘱被检者右眼通过检查者的左耳上方注视正前方5m以远。

检影时，主要是观察瞳孔中央影动的情况。影动的形式有圆形的、带状的，以及少见如剪刀状的、球面差出现的影动。影动的方向有顺动、逆动、不动。此外，影动有快与慢、明显与不明显之分。

检影时，瞳孔中央的影不动，或通过在被检者镜框上插镜片达到影不动时，即出现了中和现象，也即达到了"返转点"(或"转折点")。

例如，被检眼光影为逆动，则逐渐往镜框上插入凹球镜片，直到－2.00DS时，各方向光影均不动，为了试验返转点正确与否，在保持两人间距离准确的同时，再加－0.25DS即出现顺动，说明加－2.00DS时已达返转点，即出现了中和现象。再加上检查者与被检者之间1m所造成的人为近视(－1.00DS)，则该被检者的实际屈光度应为：－2.00DS＋(－1.00DS)＝－3.00DS。又如，被检者光影为顺动，则在被检眼插入凸球镜片，至＋3.00DS时光影不动，再加＋0.25DS时即出现逆动，说明出现转换点时的镜片应为＋3.00DS，再加上两人距离1m所造成的人为近视(－1.00DS)，则该被检者的实际屈光度应为：＋3.00DS＋(－1.00DS)＝＋2.00DS。

必须注意，检影后所得之镜片度数一定要加上二者距离所造成的人为近视。距离为1m，则加－1.00DS，距离为0.5m，则加－2.00DS。一般采用1m距离，距离愈近，误差愈大。

以上是瞳孔区各经线上同时光影不动，即同时出现了中和现象，说明该眼无散光。如检影时瞳孔区两条相互垂直的经线上影动有快慢之分，光影有明暗不同，说明这两条经线上的返转点不等，即不可能同时出现中和现象，也说明该眼有散光。

在谈到散光时，散光的轴向和散光的力向的概念不能混淆。如某眼有＋2.00D散光，其轴在90°，即指散光带在90°，屈光力在180°经线上，而90°经线上无屈光力，写作－2.00DC×90°，或图示为：

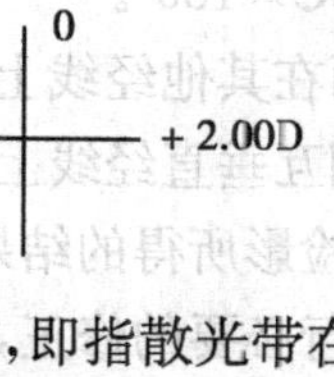

如某眼有－2.00D散光，其轴在180°，即指散光带在180°，屈光力在90°经线上，而180°经线上无屈光力，写作－2.00DC×180°，或图示：

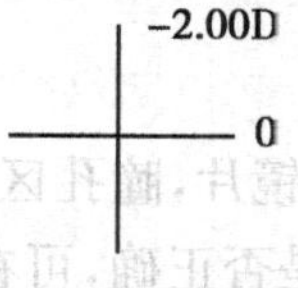

散光检影通常采用球镜检影和球柱镜联合检影。

球镜检影：检影时，在镜框内插球镜片，使两条经线分别达到转折点，即分别出现中和现象后，所得数实行镜片联合，两者之共同数为球镜，相差数为柱镜，其轴向在大数所在经线的垂直线上。如：90°经线上检影插入－4.00DS，180°经线上检影插入－3.00D，图示为：

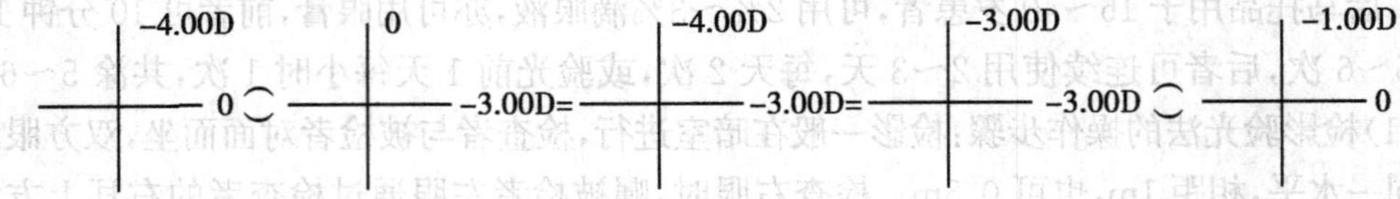

加1m距离所造成的人为近视度数－1.00D，图示为：

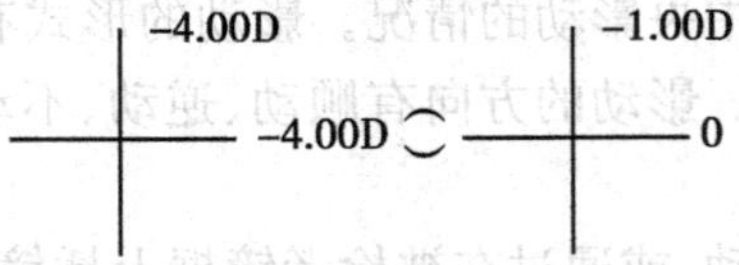

或写作：－4.00DS○－1.00DC×180°。

如为混合散光，一经线之光影出现顺动，另一相垂直经线出现逆动。由于顺动较逆动易于观察，可先用球镜去矫正逆动，使其变为顺动，再中和之。然后再用球镜去矫正另一经线的影动，两者联合，加－1.00DS人为近视，即为该眼的屈光度数。

球柱镜联合检影：检影时，不论远视或近视，其屈光不正度数越大，则光影移动的速度越慢；其屈光不正的度数越小，则光影移动的速度越快。检影时，先将度数较小的一经线的影动以球镜矫正，瞳孔区即只剩下另一经线的带状光带，即散光带。根据顺动与逆动，取凸或凹柱镜予以中和，柱镜之轴与散光带平行。将两次中和的球柱镜片联合，加上－1.00DS人为近视，即为该眼的屈光度数。

例如，放－2.00DS，绕垂直轴行左右转动检影，光影由逆动变为不动，瞳孔区剩下一与水平径平行的散光带，绕水平经线上下转动检影，光影在水平线上下逆动，放上－1.00DC，其轴在水平位，即达中和，检影度数图示为：

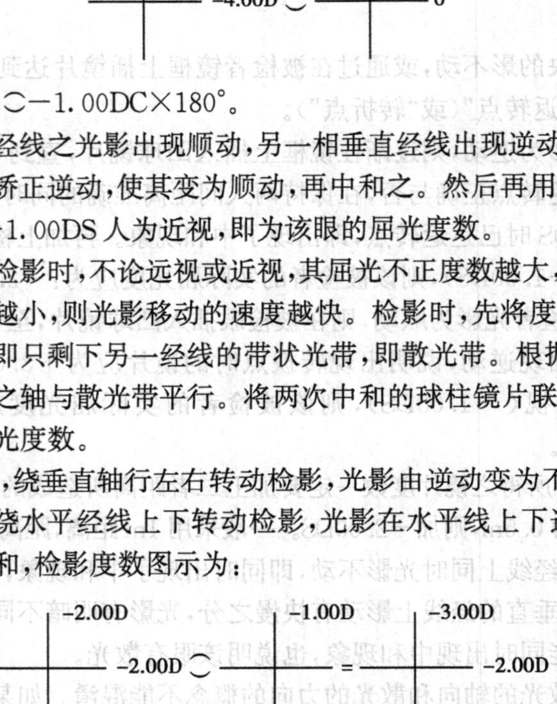

可写成：－2.00DS○－1.00DC×180°，加上1m距离的－1.00DS人为近视，该眼的实际屈光度数为：－3.00DS○－1.00DC×180°。

如散光带不在水平或垂直位，而在其他经线上，称为斜轴散光，在检影时，除检查水平、垂直位的散光外，也要检查其他各相互垂直经线上有无散光。

检影完毕，应打开视力表灯，把检影所得的结果（包括两人之距离造成的人为近视）进行远视力检查，根据被检者的主觉，进行必要的修正，远视眼给予最好视力的最高屈光度，近视眼给予最好视力的最低屈光度。根据散瞳药的不同，瞳孔恢复正常后需进行复验，正式开出配眼镜处方。

（2）检影中的几个问题

1）中和现象的标志：当往镜架上加镜片，瞳孔区的光影不再因检影镜的转动而移动时，即认为出现了中和现象。为了判断其是否正确，可在原插片的基础上，再稍加正或负镜片，如再次出现影动，则证明原插片是准确的。或将检查者与被检查者之间的距离稍加变更，向前移近等于加负球镜片，向后移动等于加正球镜片，如又出现影动，证明原插镜片准确。此外，中和时光影均匀而明亮，颜色往往呈棕黄色（度数高者颜色稍淡）。

2)在用球柱镜联合检影时,先将度数较小的一经线的影动以球镜片矫正,瞳孔区只剩下另一条经线散光带,根据影动的顺逆,选择正负柱镜予以中和,如果所选取的柱镜力量正确而放置柱镜的方位有误差,则会在原散光带的两侧各出现一条新的散光带(两新散光带彼此垂直)一条为远视散光带,一条为近视散光带。为了矫正轴位,对于远视散光,可将此柱镜片的轴向向着新产生的远视散光带移动;对于近视散光,则将其轴向向着新产生的近视散光带移动,直至光带消失。

3)高度屈光不正者,开始检影时往往瞳孔区一片漆黑,找不到影动,可由1m检影距离变为0.5m试找影动。或先加－4D～－6D球镜,如为逆动,说明为高度近视;如此时仍不见影动,可能为远视,可改加＋3D～＋5D球镜,见到顺动,说明为远视,再逐渐中和之。

4)剪动:又称剪影。检影时,在瞳孔区见到两条光带,常横在横子午线或距其不远处。当检影镜在垂直子午线作上下转动时,此两带作相向或相反的方向移动,因其动作如剪刀两刃之动,故称为剪动。此种情况见于角膜瘢痕、不规则散光、晶状体倾斜等,给检影造成困难,可先用球镜矫正,一侧再以柱镜矫正,还是可以提高部分视力。最好以角膜接触镜进行矫正。

5)球面差:瞳孔中央部和周边部的屈光不等现象,称为球面差。球面差现象给检影带来很大困难。如周边部屈光强于中央部的屈光,则为正球面差(即周边为近视,中央为远视),在检影时,当中央达到返转点时,其周边部映光变宽,且为逆动;如中央部屈光强于周边部的屈光时,则为负球面差(即周边为远视,中央为近视),检影时,当中央达到返转点时,周边的映光为顺动。处理的原则是,检影时以瞳孔区中央4mm直径区之光影为准,不受周边影动的干扰。

6)黄斑中心反射光锥倾斜时的检影:临床上还见有黄斑中心反射的光锥,不是正向前方射出,而是倾斜向一侧射出,多见向鼻下方。这种情况虽也能检出转折点与中和现象,但试镜时视力多不理想。可令患者直视检影镜进行检影,所得矫正度数常可获得理想视力。可用直视检影镜,方能反映出视轴上的真实屈光状态。

(3)客观电脑验光仪验光法:被检者头部放在支架上,双眼向机内前方注视,调整好高低及眼位,按动电键,即开始自动验光,屈光度可迅速在荧幕上显示出来,按动打印钮,即可立即打印出验光结果。该法操作简单,省时、省力、迅速,散瞳与不散瞳者均可进行检查。然而,临床实践证明,电脑验光常常可能出现误差,尚需配合主观试镜矫正。

以上就主观和客观两类检查法中的常用方法进行了介绍。为了使验光更加准确、快捷、省时、省力,目前常采用电脑客观验光法与主觉插片法(显然验光法)结合进行。根据患者的年龄、屈光的性质,决定散瞳与否及选择散瞳药物。先进行电脑客观验光,根据电脑验光的结果,进行主觉插片,进行适当调整。不需散瞳者,经过试戴,无不适者即可开出配镜处方。散瞳者,待瞳孔恢复正常,根据适当调整后的结果再进行复试及小调整,试戴如无不适,即开出配镜处方。应用这个程序,临床观察多年,效果良好。

五、眼科影像学检查

影像学在眼科疾病的诊断中有着非常重要的作用,随着科学技术的进步,显像能源不断更新,计算机技术的应用使影像的密度和空间分辨率均有重大的发展,目前的影像技术能够从多方位、多层次显示眼部的解剖结构和病理变化,使眼科疾病的影像诊断越来越完善,可靠性也在不断提高。同时,不同的影像检查方法又可互相弥补其优缺点,联合应用多种影像检查明显提高了诊断眼部疾病的准确性。现代中医应用于眼科临床的影像技术有多种类型,包括射线诊断系列、声像诊断系列、眼底血管造影系列及光学信息图像系列等。

(一)X线成像检查

1. X线成像基本原理 X线是一种波长很短的电磁波,它以光速沿直线前进。应用于诊断的X线,波长范围为0.008～0.031nm(1nm=10^{-9}m),与X线成像密切相关的特性有穿透性、荧光效应、感光效应和电离效应。X线之所以能使人体组织结构形成影像,除了X线的穿透性、荧光效应和感光效应外,还基于人体组织结构之间有密度和厚度的差异。当X线透过人体密度和厚度不同组织结构时,被吸收的程度不同,使到达荧屏或胶片中的X线量出现差异,即产生了对比,在荧屏上或X线片上形成黑白或明暗对比不同的影像。由于病变组织密度与相邻组织密度不同而存在自然对比,例如眼部肿瘤为中等密度,在眼眶片上,于眼组织黑色的背景上出现代表肿瘤的灰白影。因此,与相邻组织密度不同的病变可产生相应的病理性X线影像。X线设备包括X线管、变压器、操作台、影像增强电视系统和检查床等。

2. 常用检查方法 主要有眼眶平片、眼眶造影、泪道造影、异物定位等。对眼眶X线像要按一定顺序逐项观察,如眶窝形状、眼眶容积、眼眶密度、眶壁、眶上裂、视神经孔及眶周围结构等。

(1)眼眶平片:可鉴别颅骨重叠现象,但不易显示病变范围。如利用适当的投照位置,能较好地显示各组织结构的影像,辨别病理改变。

眼眶正位片:显示眼眶结构的最佳位置,可观察眼眶壁、眶上裂、蝶骨小翼、前组筛窦等。

侧位片:显示眶底、眶顶、上额窦前后壁、蝶鞍和眼部异物的深度。

视神经孔片:显示视神经孔、同侧的额窦、眶上裂、眶顶、眶内壁及后组筛窦。

异物定位。

(2)眼眶血管造影:是将阳性造影剂注入血管内,同时进行X线摄影,以显示眼眶内血管有无病变和病变供血情况,分眼眶静脉造影、眼眶动脉造影和数字减影造影术,常用于确诊眶内动脉瘤、动静脉畸形和观察静脉曲张等。

(3)泪道泪囊造影:观察泪囊泪道的形态和功能。可以发现泪道阻塞的位置及程度,决定治疗方法。

(4)异物定位:用正位、矢状位和侧位可显示与角膜金属环的位置关系作异物定位。

3. 适应证 眼球内不透光异物、钙化点、眶内占位性病变可进行X线检查以确定诊断。

4. 眼部异常的X线像

(1)眼眶扩大:眶内压长期增高的证据,见于眼内新生物。

(2)骨质吸收与破坏:边界清楚者大多为良性压迫性病变,边界不规则者提示恶性肿瘤。

(3)骨肥厚:良性肿瘤、假瘤、慢性骨膜炎、泪腺肿瘤、肿瘤骨转移等。

(4)钙化:最常见于视网膜母细胞瘤及眼球痨等。

(5)软组织密度增加:提示肿瘤或假瘤。

(6)眶上裂扩大:提示眶内占位性病变或眶上裂周围肿瘤。

(7)视神经孔改变:提示视神经孔周围肿瘤、外伤性视神经病变。

(二)计算机体层成像检查

1. 计算机体层成像基本原理 计算机体层成像(computed tomography,CT)是用高度准直的X线束围绕人体具有一定厚度的某一检查部位旋转,进行层面扫描,由探测器接收透过该层面的X线,在转为可见光后,由光电转换器转变为电信号,再经模拟/数字转换器转为数字信号,然后输入电子计算机处理,扫描所得信息经计算而获得每个体素的X线衰减系数，由这些数据组再排列成矩阵。经数字/模拟转换器转换，将不同的数据用不同的灰度等级显示出来，这样横断面上的解剖结构就由图像显示器清晰地显示出来。CT 图像是密度图像，用 CT 值标明组织密度。以水作为标准密度，CT 值为 0H 单位，密度低于水的组织结构为负值，高于水的为正值。CT 像以灰度表示，CT 值越高，在图像上越白亮，CT 值越低，在图像上越暗。有两个重要的参数可以选择以得到理想的 CT 照片，即窗宽和窗位。窗宽是指显示和观察图像所选用的 CT 值范围，窗位又称为窗中心，是窗宽中央的 CT 值。窗位应选在被观察组织或病变的 CT 值部位。如眶病变窗位应选在＋50H，窗宽 300H；眼球和眶内软组织窗位选＋35～＋60H；眶骨、视神经孔窗位选＋300H，窗宽选在 1000H 或大于 100H；颅内视路或视中枢病变窗位选在＋35H，窗宽选在＋100H。CT 设备主要包括 X 线管、探测器、扫描架、计算机系统和图像显示与储存系统等。

2. 眼部检查方法

（1）CT 平片：指在不用影像加强剂的情况下进行检查。扫描平面为水平、冠状和矢状三个方向。其中水平层面主要显示眶壁骨、眶隔、眼外肌、视神经、眶内脂肪、眼球、泪腺和眼上静脉。冠状层面主要显示眶前部（经眼球层面）、眶中部（眼球后层面）、眶尖部（显示三角形的眶尖轮廓）。矢状层面不适于显示眶内结构。扫描定位线多选用人体基线，须选择好 CT 图像和窗宽。眼眶扫描断层多用水平位，扫描层厚≤3mm。显示软组织图像时窗位选＋30～＋40H，窗宽选 300～500H；观察眶壁骨或金属异物时窗位选＋300～＋400H，窗宽选1 000～2 000H。

（2）增强 CT 扫描：静脉注射含碘水溶液造影剂可使病变密度增强，多使用泛影葡胺或碘他拉葡胺等离子型造影剂，也有应用非离子型造影剂。需注意造影剂所引起的不良反应。

3. 适应证 眼球突出、眼球肿瘤、眼眶肿瘤、眼肌肥大、眼外伤、骨及软组织损伤等病变可进行 CT 检查以明确诊断。

4. 正常眼部 CT 表现

（1）眶壁骨：眶壁骨影像密度高，骨质和各裂与孔间反差大，能清晰显示眶壁骨及裂与孔。

（2）眶内组织：平扫可显示眼外肌 4 条直肌影像。冠状面扫描各直肌的断面呈类圆形点状软组织密度影。球后眶脂肪体为低密度区。眼动脉、静脉与肌肉密度平扫时接近，注入造影剂后增强。视神经呈条状软影像，中等密度。泪腺呈中等密度。

（3）眼球：在横轴位 CT 上，眼球双侧对称，边缘光滑。眼球壁的 CT 影像呈环形，称为眼环，在环内晶状体密度高于玻璃体。

5. 眼部异常 CT 表现

（1）眼球内病变：视网膜母细胞瘤、脉络膜黑色素瘤、脉络膜骨瘤等多显示眼球内高密度块状影。局限性或弥漫性眼环增厚多见于视网膜脱离、脉络膜脱离、巩膜炎和炎性假瘤等。玻璃体内弥漫性密度增高多见于玻璃体积血、玻璃体混浊及玻璃体内机化物等。

（2）眼眶病：眶内高密度块状影见于眶内良性肿瘤、恶性肿瘤和炎性肿块等；眼外肌肥大见于 Graves 眼病和肥大性肌炎等；视神经肿大见于脑膜瘤、视神经胶质瘤、视神经炎、视神经挫伤、视乳头水肿、炎性假瘤等；眼上静脉扩张见于颈动脉海绵窦瘘及眼内静脉瘤等；泪腺肿大见于泪腺肿瘤及结节病等。

（3）眼外伤：可见软组织挫伤、骨折和异物等。如眶壁骨折及断端骨移位时可见骨折线或骨碎片；不同性质的异物可显示出不同密度。

(三)磁共振成像检查

磁共振成像(magnetic resonance imaging,MRI)检查是利用人体中的氢原子核(质子)在磁场中受到射频脉冲的激励而发生核磁共振现象,产生磁共振信号,经过信号采集和计算机处理而获得重建断层图像的成像技术。具有无放射性损伤、无骨性伪影、软组织密度分辨力高、多方位及多序列成像、不需要对比剂可显示血管结构等特点。是不同于CT检查的另一种影像检查,两者既有相似的成像特性,也有各自的特点。一般认为CT检查显示骨组织或高密度组织比较清晰,而MRI显示软组织的改变较明显。

1. 基本原理 含有单数质子、单数中子或两者均为单数的原子核具有自旋及磁矩的物理特性,当有一个外加磁场存在时,单数质子或中子的原子核自旋轴会趋于平行或反平行于这个磁场方向,并且以一种特定的方式绕磁场方向旋转,这种旋转称为进动(procession)或旋进。用一个频率与进动频率相同的射频脉冲(radio frequence pulse,RF)激发所检查的原子核,将引起共振。在射频脉冲的作用下,一些原子核不但相位发生变化,并且吸收能量后跃迁到较高能态。在射频激发停止后,有关原子核的相位和能级都恢复到激发前状态,这个过程称为弛豫(relaxation)。质子在射频脉冲激发和激发停止后发生相位变化、能量传递和复原的时间称为弛豫时间(relaxation time,T),弛豫时间有两种,即T_1和T_2。T_1弛豫时间为物质放置于磁场中产生磁化所需的时间,T_2弛豫时间为在完全均匀的外磁场中横向磁化所维持的时间。质子磁共振成像的因素有质子密度、T_1和T_2。这些能级变化和相位变化所产生的信号均能为所测样品和人体邻近的接收器所测得。根据计算机不同的程序将接收到的信号进行成像。T_1短和T_2长的物质产生较强自旋回波MR信号,T_1长和T_2短的物质则产生较弱的信号。如果知道病灶和正常组织之间的弛豫时间差别,随之选择合适的程序指标时间,即可增强图像上病灶和正常组织之间的差别。MRI设备主要包括主磁体、梯度系统、计算机及数据处理系统和辅助设备等。

2. 适应证

(1)眼眶隔前病变:蜂窝织炎、基底细胞癌和肉芽肿等。

(2)肌锥外病变:骨瘤、成骨细胞瘤、骨纤维结构不良、巨细胞瘤、软骨肉瘤、鼻窦炎引起的眶内感染与肿瘤、泪腺肿瘤等。

(3)眼外肌病变:内分泌性眼病、眼眶肌炎、横纹肌肉瘤和淋巴瘤等。

(4)肌锥内病变:海绵状血管瘤、炎性假瘤、血管畸形、淋巴管瘤、脂肪瘤和转移癌等。

(5)视神经及视神经鞘病变:视神经胶质瘤、脑膜瘤和视神经炎等。

(6)眼球病变:视网膜母细胞瘤、黑色素瘤、脉络膜转移癌、视网膜脱离、巩膜炎、巩膜葡萄肿等。

此外,患者如有安装心脏起搏器,或怀疑有眼眶内金属异物时应禁止进行MRI检查。

3. 正常眼部的MRI表现 检查眼眶时,横轴位自旋回波顺序(spin echo sequence,SE)、T_1以及T_2加权扫描是最基本的,有时为了对病变正确定位,还辅以冠状位或矢状位T_1加权扫描。

眶骨皮质MRI无信号;骨髓因含有脂肪在T_1加权像呈高信号,T_2加权像呈中等信号;眼血管为低信号;各支神经呈中等信号;眼外肌在T_1加权像呈中等信号而T_2加权像呈低信号;视神经呈中等信号,平行于视神经的矢状位以及横轴位可显示视神经的全长;在T_1加权像,角膜的外、中、内层分别呈中等、低与高信号,在T_2加权像,角膜的外层与中层各呈高与低信号；脉络膜以及视网膜在 T_1 加权像呈高信号；虹膜在 T_1 加权像为高信号，T_2 加权像为低信号。

4. 异常眼部的 MRI 表现

(1)眼眶异常 MRI 表现：海绵状血管 T_1 加权像显示中低信号，T_2 加权像显示中高信号，增强扫描显示渐进化强化。皮样囊肿内容因成分差异信号可有相应的变化。

(2)眼球异常 MRI 表现：视网膜母细胞瘤 T_1 加权像高于玻璃体的信号，T_2 加权像低于玻璃体的信号，有钙化时显示极低信号。脉络膜血管瘤显示中等信号，增强扫描影像更为清晰。黑色素瘤的 T_1 加权像信号偏高，T_2 加权像信号偏低。

(3)视神经异常 MRI 表现：视神经脑膜瘤的 T_1 加权像显示为中低信号，T_2 加权像显示为高信号。视神经炎的 T_2 加权像显示为高信号，同时有异常对比增强。

(四)荧光素眼底血管造影法

荧光素眼底血管造影术是 20 世纪 60 年代发展起来的一种新的眼科特殊检查方法。是通过静脉注射荧光素，在眼底血液循环时所发出的荧光，利用装有特殊的滤光片组合的眼底照相机，真实地记录眼底情况的动态变化的方法，成为研究眼的组织解剖、生理病理、诊断及鉴别诊断、治疗和预后等方面重要的检查手段之一，特别在研究视网膜血管和黄斑病变中，占有独特的地位，随着技术的改进，近年来又进一步用于研究眼前部的病变，如观察结膜循环、虹膜血管、房水静脉等的变化，用途日益广泛。

1. 检查的器械与方法

(1)器械

1)眼底照相机：目前以 Topcon、Nikon、Zeiss 眼底照相为常用。这些照相机包括有自动转片曝光装置、自动计时计数装置、激光滤光片和屏障滤光片。每秒可拍片 2～4 张。所用氙弧灯的最大发射光谱为 450～500nm，恰与荧光素吸收光谱相同。大多数照相机只能拍摄 25°～30°，广角者可拍摄 45°甚至 90°。

2)滤光片：要得到满意的荧光造影，良好的滤光片组合是重要的。两种滤光片在所需波长范围内应有很高的透过率；由激发滤光片发出的所有分散光线均由屏障滤光片所阻断，即两种滤光片的波长必须不重叠或重叠小于 1%，这样才能使荧光显影更为清晰，否则易出现假荧光。

激发滤光片：荧光素能吸收可见光谱中的蓝色光而发射出黄绿色荧光。它在血液中吸收光的波长为 470～490nm，最高峰为 475nm。因此，在照相机的闪光灯和观察用的照明光源径路上应放置一蓝色滤光片，即激发滤光片，只允许波长在 400～500nm 的光线通过，而阻挡波长 500nm 以上的光线通过。激发滤光片以波长 475nm 最为理想，这样进入眼底的蓝色光即能激发与血液混合的荧光素而发射出绿色荧光。

屏障滤光片：荧光素发出的黄绿色荧光其波长为 525nm，第二个小峰为 600nm。为了避免假荧光，使眼底荧光显影更为清晰，必须阻断所有由激发滤光片通过的低于 500nm 以下的光线，而只允许 500nm 以上的黄绿色荧光通过。因此，需在照相机底片前或检眼镜片盘上放置一屏障滤光片，即黄色滤光片，其波长范围以 500～700nm 为合适。

3)荧光素：按药典配成 10%或 20%荧光素钠。人体最大使用剂量为 1g，相当于15～20mg/kg。如用 10%荧光素钠可每次肘前静脉注射 5～10ml，如用 20%浓度者，每次注射 2.5～5ml。注射速度一般在 2～4 秒注射完毕较好。注射后数分钟皮肤黄染，6～12 小时后逐渐消退。荧光素通过肝肾排出，小便呈明显黄色，以后逐渐变淡，可持续 24～36 小时。

荧光素的副作用很小，发生率约为0.6%。表现为注射后20～30秒有一过性恶心、眩晕，偶有呕吐，但很快消失。严重者少见，大多表现为过敏反应，如荨麻疹、瘙痒、血管神经性水肿、支气管痉挛、哮喘等。罕见者有心肌梗死、心脏停搏、呼吸停止，偶有引起死亡者，这些严重的副作用大多发生在原有心血管病的患者。因此造影前应作详细体检，造影室应备各种急救用品，如肾上腺素、氨茶碱、间羟胺、氢化可的松、抗组胺药、氧气、静脉插管等。

(2)操作方法

1)患者的准备：询问病史并作除外肝炎、肾炎的各项检查；询问药物过敏史，有过敏史者注射时应慎重，或事先服用抗组胺药物；测量血压，血压高者应服药控制；40岁以上或疑有心脏病者应作心电图检查；常规的眼科检查及散瞳，如托吡卡胺等；神经质的患者可先给以镇静剂；向患者作介绍和解释，以解除思想顾虑，取得患者合作。

2)操作步骤：让患者舒适地坐在照相机前，固定好头部。于注射荧光素钠之前，根据病情需要，先拍一张或数张无赤光黑白片或彩色片，有时尚可拍摄红光片，然后放入滤光片，拍对照片以排除自发荧光和假荧光。

于肘前静脉内缓慢注入稀释荧光素钠(10% 0.1ml，加生理盐水5ml)5ml，约1分钟左右注射完毕，1分钟后如无反应，则可快速注入10%或20%荧光素钠。

在开始注射荧光素钠同时打开计时器计时，注射后大约7～12秒开始拍照，或观察到血管即将充盈时开始拍照。最初拍照速度可快一些，待开始第一分钟动力学拍完后，视病情需要和荧光图像的变化，间隔时间可逐渐延长，如2分钟、5分钟拍一次。

在拍摄过程中，如患者有恶心，可稍停，让患者深呼吸，症状即很快消失，可继续拍照。如有严重不适，应终止拍摄，让患者静卧休息，并予及时处理。

拍摄完毕，患者无不适反应，休息半小时即可离去。如有荨麻疹等过敏反应，则应立即处理，并需待患者症状减轻或消除，肯定不会再发生更严重情况时始能离去。如发生严重的过敏反应，以及呼吸、循环障碍者，应住院急救处理。

3)分析底片：首先应与对照片进行比较，以排除因底片本身或患者眼底病变所造成的自发荧光和假荧光。然后注意分析以下几点：

荧光素充盈和循环时间：如臂至视网膜时间，在视网膜血管内的循环时间，在视网膜各象限内的循环时间，有无延迟，充盈是否完全、对称，有无缺损等。

脉络膜和色素上皮的情况：如果色素增多而堆积，则可遮挡荧光；色素脱失，则荧光增强；色素上皮受损，则可见荧光渗漏。分析时应注意荧光充盈的时间、充盈亮度、充盈形态等。

视网膜血管：注意动静脉充盈时间、管径粗细、形态分布，有无渗漏、染色、异常吻合、侧支形成、新生血管等。注意毛细血管充盈情况，有无扩张、渗漏、染色或无灌注区等。

视乳头和黄斑：注意有无充盈缺损、染色、渗漏、新生血管等。

视网膜：注意有无异常荧光出现和荧光受阻等。

2. 正常眼底荧光图像

(1)眼底组织的屏障功能：眼底组织有3个屏障，即血液-视网膜屏障、脉络膜-视网膜屏障和血液-视乳头屏障。

视网膜毛细血管由互相紧密连接的内皮细胞、基膜和壁间外膜细胞构成，形成了毛细血管和视网膜之间的天然屏障，荧光素分子不能从毛细血管进入视网膜组织内。脉络膜毛细血管则和视网膜毛细血管不同，其血管壁呈孔状，荧光素分子可以自由渗进脉络膜，由于脉络膜和视网膜之间有一天然屏障，脉络膜内的荧光素分子仅能经过Bruch膜，而不能进入视网膜。此外，有人认为，视神经的毛细血管与视网膜的毛细血管一样，不能渗漏荧光素。

以上屏障若发生病变，荧光素从毛细血管渗漏进入相邻组织而出现异常荧光。

(2)臂-视网膜循环时间：荧光素从肘前静脉注入后，随血流入心肺，再至眼底，这一段时间称为臂-视网膜循环时间，它受多种因素的影响，大致在10～15秒。

(3)视网膜荧光图像：大致分为如下阶段。

1)视网膜动脉前期：荧光素到达眼部，首先充盈睫状后短动脉，此时眼底可见3个荧光特征：淡弱的视乳头早期荧光(筛板前区的毛细血管网由睫状后短动脉分支供应)；脉络膜斑块状或地图状荧光；睫状视网膜动脉充盈。在绝大多数人，需经过0.5～1.5秒，视网膜中央动脉才开始充盈。

2)视网膜动脉期：当荧光素在视乳头上动脉出现时，即为视网膜循环的开始。动脉内血液流速很快，1～2秒后所有动脉都充盈，并进入毛细血管网。

3)视网膜动静脉期：指动脉充盈之后和微静脉开始充盈这一段时期。荧光素由视网膜中央动脉进入视网膜毛细血管，呈现均匀一致的、明亮的视网膜背景荧光。之后，立即进入微静脉。

4)视网膜静脉期：当荧光素从微静脉进入口径较大的分支静脉时，便沿着静脉管腔边缘走行，形成醒目的"层流"现象。层流首见于视乳头附近的静脉干上。当荧光素全部充盈静脉管腔后，层流现象消失，此一时期即称为视网膜静脉期。荧光素从视网膜动脉充盈到静脉主干有层流，约需2.5～3秒，静脉荧光持续15～20秒以上，此后还会循环到眼底2～3次，但一次比一次衰减，5～6分钟后，荧光素便不再出现。

5)后期荧光：注射荧光素后5～10分钟，眼底所见到的荧光即为后期荧光。但逐渐减弱直至消失。

(4)脉络膜荧光图像：脉络膜荧光充盈时间比视网膜中央动脉早1秒，而且各部分的充盈时间并不完全一致，呈斑点状。由于色素上皮的阻挡，脉络膜的荧光形态不易看清，特别是在色素深的眼底，仅在动脉前期和早期可见脉络膜荧光呈地图状或花斑状。当视网膜毛细血管充盈时，则阻挡了脉络膜的荧光。由于脉络膜毛细血管管壁有许多小孔，故荧光素的分子可以自由进入脉络膜和视乳头周围。

(5)视乳头荧光图像：视乳头血供为睫状后和视网膜中央动脉组成，因此，在视网膜中央动脉充盈之前，视乳头即开始出现很淡的朦胧荧光，代表睫状后动脉的充盈。在动脉期至动静脉期，视乳头荧光达到高峰。晚期逐渐消退。

3. 异常眼底荧光图像　在病理情况下，前述3个眼底组织的屏障功能受到破坏，在眼底则出现异常荧光。临床上将其分为高荧光与低荧光两大类。

(1)高荧光：任何使眼底荧光增强或出现不应有的荧光均称为高荧光，常见有如下几种：

1)透见荧光：又称窗样缺损。由于视网膜色素上皮内的色素颗粒局部缺失，因而透过窗样色素脱失区可清楚地看到脉络膜的荧光。但色素上皮本身并无缺损，其屏障功能仍然完好。透见荧光的特点是出现在造影的早期、与脉络膜同时充盈、形态和大小始终没有变化，其亮度随脉络膜的增强、减弱而变。见于眼部炎症、肿瘤、外伤、变性或先天异常。

2)异常血管：可发生在视乳头、视网膜和脉络膜。由于炎症、肿瘤、变性、循环障碍、先天异常、血液病等所致血管异常。通过荧光素血管造影，可清楚地看见其异常的血管形态、分布、走行、吻合和渗漏等情况。高荧光多出现在造影早期。常见血管异常有血管扩张迂曲、微血管瘤、新生血管、肿瘤血管、侧支循环、动静脉短路和逆行充盈等。

3)渗漏：视网膜和脉络膜血管内的荧光在注射荧光素大约5～10分钟后几乎全部排空，这时，如果眼底尚存在有任何高荧光都代表血管外荧光，即称之为渗漏。是视网膜血管内皮和色素上皮屏障受到破坏、染料渗入到组织间隙的结果。又分为池样充盈和组织染色两种情况。

池样充盈：又称为荧光积存。由于视网膜血管内皮渗透性的改变，荧光素渗漏出血管，聚积在水肿的视网膜组织空隙内，最典型的为黄斑囊样水肿，由于Henle纤维在该处呈放射状排列，渗漏出的荧光素呈现花瓣状或星状，其他地区囊样水肿则呈现蜂房状或小球状。如果色素上皮屏障受损，荧光素可进入视网膜神经上皮下或色素上皮下而积存。如中心性脉络膜视网膜病变，由于神经上皮层与色素上皮层之间存在潜在性空隙，其脱离边界逐渐消失，荧光素经受损色素上皮进入神经上皮下，开始出现一个高荧光点，然后逐渐扩大加强，至脱离的边界则荧光逐渐变淡，因此较难确定其真正的脱离范围。而色素上皮脱离相反，由于它牢固地粘连在Bruch膜上，其脱离常呈圆拱形，它的大小很少超过一个视乳头，荧光充盈速度快而且边界清楚。

池样充盈应与透见荧光鉴别，前者荧光形态和亮度随时间的进展愈来愈大，愈来愈强，荧光维持的时间可达数小时之久。而后者荧光的增强与减弱随脉络膜而变。

池样充盈见于视网膜、脉络膜病变，如炎症、肿瘤、血管阻塞、退行性变、囊样变性、神经上皮或色素上皮脱离、视网膜下新生血管等。

组织染色：由于视网膜血管内皮屏障受损，荧光素从血管壁渗漏出来，使其周围的组织着染而得名。玻璃体、视乳头、视网膜、脉络膜和巩膜均可染色。染色与池样充盈不同，荧光素并不聚集在一定范围的空隙内，而是组织呈弥漫的、不规则形的染色，其边界常模糊不清，荧光形态和亮度也随时间的推移而愈来愈大、愈来愈强。

(2)低荧光：任何原因使正常眼底荧光减弱或消失者，称为低荧光。常见有如下两种情况：

1)荧光遮蔽：位于视网膜前的任何混浊包括角膜、前房、晶状体、玻璃体以及视网膜血管前面的混浊都可部分地或全部地遮挡视网膜和脉络膜的荧光，称为荧光遮蔽。混浊愈靠前，阻挡荧光愈少，愈靠近眼底，影响愈大。临床上常见于玻璃体和视网膜内的出血、渗出、色素、瘢痕、肿物、异物、变性组织等对视网膜、脉络膜荧光的遮挡。

2)充盈缺损：由于血循障碍，视网膜或脉络膜的血供区域荧光充盈迟缓、减少，甚至完全无充盈，称为充盈缺损。它与荧光遮蔽不同，无混浊物遮挡，而是血管内无荧光充盈所致。常见于动脉硬化、血管栓塞、血液病、炎症、退行性变、胶原血管病等。

(五)吲哚青绿脉络膜血管造影

吲哚青绿脉络膜血管造影(indocyanine green angiography，ICGA)是以吲哚青绿为造影剂，使用近红外线或红外线为激发光，通过图像采集、计算机图像处理系统记录眼底特别是脉络膜血液循环动态变化的一种检查技术，为脉络膜疾病的临床诊断和科研提供有价值的客观依据。

1. 基本原理　吲哚青绿是水溶性三碳酸花青染料，分子量是775D，分子式$C_{43}H_{47}N_2O_6S_2Na$，即由2个亲脂性多环状结构组成，2个多环之间由碳链连结。其中硫酸盐基因结合于多环部分，使吲哚青绿具有水溶性。吲哚青绿的光谱吸收依赖于浓度和溶剂的性质。ICG造影使用红外线作为激发光，其发射光也在红外线范围，能够穿透眼底色素及色素上皮，脉络膜血管清晰可见，视网膜色素上皮的屏障作用消失，因此视网膜血管和脉络膜各层血管同时显影，可用于观察视网膜和脉络膜循环中血液流动的特征，但也造成了ICGA图像判断上难于FFA图像。ICG荧光也能穿透视网膜出血，因此薄层出血在ICGA上很难显示。ICG荧光能穿透黄斑叶黄素，使黄斑在造影中定位不明确。此外，ICG染料多数与血浆蛋白结合，其渗漏的情况远远不如荧光素，因此眼底异常血管和脉络膜炎症时的ICG荧光渗漏不如荧光素渗漏那么显著，我们可以对视网膜异常血管和脉络膜新生血管进行ICGA，克服FFA时染料明显渗漏造成图像模糊的缺点。

2. 操作方法

(1)吲哚青绿皮试，阴性者方可进行造影检查。

(2)吲哚青绿按照体重0.5～1mg/kg计算用量，将合适用量的吲哚青绿溶解在2ml注射用水内。

(3)将准备好的吲哚青绿在5秒内迅速注入静脉，同时启动计时器计时，开始通过监视器观察造影过程并进行摄像。

(4)用计算机图像处理系统对造影结果进行分析处理。

3. ICGA的正常图像

(1)ICGA早期：臂-脉络膜循环时间约为14.74s±4.52s。在ICG静脉注射后1分钟脉络膜循环开始显示ICG染料。脉络膜血管构造非常复杂，正常循环模式也多种多样。粗大及中等粗的脉络膜血管染料充盈良好，但脉络膜毛细血管尚未充盈。视网膜血管染料充盈，首先是视网膜动脉充盈，最早见到的动脉充盈通常位于中心凹的鼻侧，这个区域是眼内血液最高灌注压的区域，然后是视网膜静脉显影，一定时间后两者的荧光强弱相等，以后静脉荧光逐渐增强而动脉荧光逐渐减弱。

(2)ICGA中期：是指ICG静脉注射后5～15分钟，主要显示脉络膜毛细血管充盈，呈微弱的和均匀的弥漫性荧光，脉络膜静脉变得模糊。视网膜的强荧光减弱。开始出现病变损害所致的异常强荧光。

(3)ICGA后期：是指ICG静脉注射后30分钟，已看不清视网膜及脉络膜血管的细节。正常视神经出现均匀的低荧光或暗区。

4. ICGA的异常图像　ICGA可以产生两种方式的改变：①ICG从脉络膜毛细血管的生理性漏出减少或因为存在占位性病变使ICG分子充盈脉络膜受损而影响了脉络膜的灌注(低荧光)；②从脉络膜毛细血管或从脉络膜大血管渗漏增加使脉络膜的灌注增加(高荧光)。

(1)假荧光：当照相机的屏障滤光片和激发滤光片匹配不完美时，眼底表面反射高的区域可能产生假荧光，如陈旧的淡灰色视网膜下出血、脂褐质样沉着物、色素性脉络膜新生血管膜、持续数年或数月的浆液性视网膜脱离。

(2)透见荧光：造影的早期像可见到较大脉络膜血管的透过性增加，晚期可见到与周围相等或相对低荧光区。

(3)异常血管：在ICGA后期，脉络膜新生血管显示为异常清晰的强荧光，与背景荧光形成鲜明的对照，但不发生渗漏。

(4)渗漏：多在ICG注射后10～15分钟出现。异常的脉络膜血管和生理屏障的破坏可能导致渗透性改变，使ICG染料扩散到腔隙积存和组织染色。

(5)自发荧光。

(6)低荧光:是ICGA中相对较暗的区域,由下列两种因素所引起:①组织阻挡下面的染料荧光。如色素性遮蔽荧光、出血性遮蔽荧光、渗出物、髓鞘和疤痕性遮蔽荧光。②继发于血管充盈缺损。

5. 适应证 主要适用于边界不清的或限匿性视网膜下新生血管。临床用于协助诊断与脉络膜、色素上皮、视网膜下新生血管相关的疾病。如老年性黄斑变性、孤立性脉络膜瘤、中心性渗出性脉络膜视网膜病变、中心性浆液性脉络膜视网膜病变、脉络膜黑色素瘤等。

6. 注意事项

(1)造影室内应常备急救用的血压计、药品,以及吸氧、吸引等设备,以备急救时使用。

(2)若同时进行荧光素眼底血管造影检查,应先进行吲哚青绿眼底血管造影检查,再进行荧光素眼底血管造影检查。

(3)一般认为ICG无毒性,发生副作用的几率很小。由于ICG含有碘成分,对碘过敏的患者可能会产生一些不良反应,轻者可出现恶心、呕吐、喷嚏和皮肤瘙痒等。中度者为荨麻疹、昏厥、皮肤出疹、发热、局部组织坏死及神经麻痹等。严重者可发生支气管痉挛、喉痉挛、过敏、循环休克,心肌梗死、心跳骤停等。如出现不良反应,应立刻停止检查,及时对症处理,必要时须请内科医师会诊,协同急救处理。

(4)由于FFA价廉、照片分辨率较好、图像分析比较成熟,因此,用FFA能够明确诊断的病例就不一定需要再进行ICGA。

(六)眼部超声成像检查

1. 超声成像的基本原理 超声是指振动每秒在20 000次(单位是赫兹,Hz,Herze)以上超过人耳听觉范围的声波。超声成像是利用超声波的物理特性和人体器官组织声学特性相互作用后产生的信息,经信息处理而形成图像的成像技术,以此进行疾病诊断。目前超声诊断主要应用反射原理,即依据超声的良好指向性与光的反射、折射、衰减及多普勒效应等物理特性,应用不同类型的超声诊断仪器,采用各种扫查方法,将具有一定频率的超声发射到人体内,并在组织中传播,经过不同器官,不同组织,包括正常和病理组织的多层界面,在每层界面由于它们的声阻抗不同而发生不同程度的反射或(和)散射。这些反射或散射形成的回声,含有超声传播途中所经过的不同组织的声学信息,经过接收、放大和信息处理而在荧屏上以图像或波形显示,形成声像图。人体不同组织的衰减程度不同,明显衰减时,其后方回声消失而出现声影。其回声有一定的共性和某些特性,结合生理、病理解剖知识与临床医学,观察、分析,总结这些不同反射规律,可对病变的部位、性质或功能障碍程度作出概括性以至肯定性的判断。

超声成像检查的方法有多种类型,用于测定眼球轴线或某些组织反射性的超声波称为A型超声波,用于在一定范围内使组织反射成像为二维图的超声波为B型超声波,采用高频超声波(50~100MHz)以显微镜分辨力对活体眼进行成像的超声影像新技术称为超声生物显微镜(UBM),应用多普勒技术和超声技术以测定血液流动情况的超声波称为彩色多普勒。眼科超声诊断可用于眼部的生物测量、诊断球内异物和肿瘤、视网膜脱离、玻璃体混浊和积血等,协助诊断眶内疾病的性质以及了解有关血管的血流动力学情况。超声诊断的符合率甚高。超声波性质与光波相似,与磁性及放射性无关,因此对人体无损伤、无痛苦、无危害,目前已成为诊断学领域中非侵入性检查的主要方法之一。

2. A型超声

(1)A型超声的特性:A型超声扫描是将所探测组织的界面回声以波峰形式显示,按回声返回探头的时间顺序依次排列在基线上,构成与探测方向一致的一维图像,属于时间-振幅调制型,显示器的纵坐标显示反射回声的幅度波形,横坐标代表回声声源的距离或深度。根据回声显示的位置、回声幅度的高低、形状、有无和多少来提取受检者病变和解剖的相关信息。频率有4~6MHz。眼科用特制的钛酸钡探头,直径为5mm和10mm。

(2)探测方法:用直接法、间接法进行多切面和多方位探测。

(3)适应证:临床主要用于眼部生物测量,如进行眼轴径线测定、人工晶状体屈光度计算、角膜厚度测量等,也可用于玻璃体混浊、积血、脓肿、眼球萎缩、视网膜脱离、脉络膜脱离、眼内异物、眼眶或眼球内的肿物等疾病的探测。

(4)正常眼的超声波形:图像下方曲线在时基线上最左端为杂波,是探头本身、探头与皮肤接触产生的回声,起端之后6mm及10mm可见晶体前后界面波峰,以后的平段表示无回声的玻璃体,起始波后约23mm,可见玻璃体-视网膜波峰,其后高低不平的波峰表示球后软组织回声,总宽度不超过18mm。

3. B型超声

(1)B型超声的特性:B型超声通过扇形或线阵扫描,将组织的界面回声转为不同亮度的回声光点,由无数回声光点组成二维声学切面图像,为亮度调制型,在显示器上显示声束扫描平面内人体组织的断面图像。频率为15MHz,声学切面厚0.2mm,焦距2cm。探头为长方形。眼科专用B超扫描仪声束聚焦带在24~25mm,相当于在眼球后半和眼眶前部,探测深度40/60mm,轴向分辨率0.12mm,侧向0.3mm。

(2)探测方法:用直接法、间接法进行多切面和多方位探测。

(3)临床主要用于眼肌肥厚、巩膜炎、玻璃体混浊、积血、脓肿、增生或机化等,眼球萎缩,视网膜脱离,脉络膜脱离,眼外伤之巩膜破裂、眼内异物、眼眶或眼球内的肿物等病变的探测。

(4)正常眼的超声图像:不同探测方位的声束方向不同,形成的声像图也有所不同。轴超声声束由前至后通过眼轴。声像图始波区显示为不整齐的宽光带,其后为碟型光斑,相当于晶状体声像图,其后的暗区为玻璃体腔声像图,与玻璃体腔后部紧贴的圆滑弧形光面是眼球后壁前界面的声像图,眼球后的强反射区是球后脂肪垫声像图,其间V字形暗区为视神经声像图。眼球壁、球后脂肪垫和视神经共同构成一个横置的W形光区,在脂肪垫两侧的带状区为眼外肌声像图。

(5)异常眼的超声图像:玻璃体腔内显示的团状或条索状影像多为玻璃体积血、异物、增生性玻璃体病变;如显示为实性回声区,常为眶内脓肿或黏液囊肿的液性暗区;若眼球后壁回声光带向后凹陷则提示可能为后巩膜葡萄肿;眼球内壁异常分离之膜性回声带多提示为脉络膜或视网膜脱离;眼内肿瘤的超声图像常显示为实性隆起的回声区。如声像图上视乳头回声光斑突入玻璃体暗区内,前缘锐利,光度较亮,视乳头内部有中强度回声光点多属视神经视乳头炎或视乳头水肿,但视乳头水肿多有颅内压增高的其他体征,眼底改变常为双侧性。如有眼球内异物,声像图可有强回声光点、尾随回声、声影、无回声裂隙等特征。

4. 超声生物显微镜检查

(1)超声生物显微镜的特性:超声生物显微镜(ultrasonic biomicroscope,UBM)是采用高频超声波(50~100MHz)以显微镜分辨率对活体眼进行成像的超声影像技术。UBM技术以独特的高频转换器和B超装置联合使用为基础,能用于落在约4~5mm的UBM穿透范围的任何病理情况，图像分辨率能达到 20～60μm 左右。其可将前房和后房高分辨地成像，因此能确定这些结构之间的相互关系。尽管其分辨率尚不及光学显微镜清晰，但可在疾病的任何阶段进行检查，能够加深对各种病变机制、鉴别诊断和治疗反应的理解。UBM 换能器的频率为 50MHz，探头的体积较普通超声波的探头大，需用支撑臂托起。UBM 技术与其他形式的 B 型超声波一样，探头置于感兴趣区域的对侧，在屏幕上观察图像，以后的微动(8 幅/s)以屏幕图像为参照进行。UBM 和常规接触性 B 型扫描的主要差别是需要微动和运动的转换器(没有膜覆盖)，因此检查时要注意对角膜的影响，必要时可在检查过程中将软性角膜接触镜被覆于角膜表面。

(2)检查方法：一般使用放射状检查法，在特殊情况下可应用水平检查法。

(3)适应证：临床主要应用于青光眼、眼前段肿瘤、眼内晶体并发症和角膜病变等。特别是可用于确定有晶状体眼的相对性瞳孔阻滞、完全性瞳孔阻滞、无晶状体眼的瞳孔阻滞、人工晶状体眼的瞳孔阻滞、高褶虹膜、周边前粘连、睫状体脉络膜渗漏、睫状体阻滞性(恶性)青光眼、由于虹膜囊肿的房角闭塞、房角后退、色素播散综合征、婴幼儿青光眼等。也可用于激光虹膜成形术、小梁切除术、青光眼引流植入管等手术的治疗效果。

(4)眼部正常的 UBM 图像：正常人 UBM 图像可显示角膜形状和厚度，角膜前和角膜后各有一条强回声光带，呈弧形平行。调整增益，前弧形光带又可分为两层，即角膜上皮表面光带和前弹力层光带，角膜基质层显示一致的低回声区，其后面的强回声光带为后弹力层和内皮细胞与基质层界面回声。巩膜内交错的纤维成分排列不整齐，显示为强回声光带。角巩膜缘因两者回声强度不一致而可见清晰分界。角膜之后为无回声区的前房，前房之后为虹膜，在二维图像上表现为较厚的强回声光带，起自睫状体，向中央延伸，至瞳孔区而止。虹膜前表面不平，略呈波浪状，厚薄不一。虹膜之后为睫状体，在二维超声图上略呈三角形，前部为较厚的睫状冠部，后部为较薄的睫状体平坦部。睫状体前部与虹膜根部相连。前房角在角膜缘之后，可显示 Schwable 线、小梁网、巩膜突、Schlemm 管、晶状体悬韧带、虹膜根部与睫状体的连点以及房角隐窝。部分 UBM 图像还可显示晶状体悬韧带、虹膜边缘与晶状体的关系，能够定量晶状体-虹膜接触区、测量前房深度。

(5)异常眼的 UBM 图像

1)青光眼：UBM 提供一种新的房角镜检查法，能够定量测量房角开口。正常眼虹膜横切面一般显示一个平坦的图像，向前或向后弯曲都提示跨过虹膜的压力差，当瞳孔阻滞时，后房的压力大于前房压力，使虹膜向前弯曲。向后弯曲是色素播散综合征的特点，明显地反映前房压力高于后房压力。睫状沟以横切面成像，为睫状突前表面和虹膜后表面之间的空间。在一些房角闭塞性青光眼机制中，睫状突位置偏前，使睫状沟闭合。这种情况的表现型是高褶虹膜综合征，睫状突的位置前移顶住周边部虹膜，使虹膜在切除术后不能后移。在睫状体上腔渗漏或恶性青光眼，睫状突也可能向前偏移，很可能由睫状体转位所造成。正常眼瞳孔边缘的虹膜接触晶状体表面，接触的区域能够测到。在瞳孔阻滞时，UBM 显示虹膜-晶状体接触区范围减少，这与虹膜向前移位有关。色素播散综合征者在虹膜向后弯曲眼中虹膜-晶状体接触区域增加，增加了防止前房向后房反流的摆动瓣的有效性。

2)角膜病变：角膜上皮层明显增厚、回声减弱、边界欠清、上皮层与 Bowman 膜之间的低回声区增宽提示为角膜水肿。角膜水肿严重时显示基质层增厚，后弹力层呈现波浪形。角膜炎或角膜混浊的相应部位可显示强回声。

3)巩膜病变：巩膜外层呈结节状增厚、回声略增强显示前部巩膜炎症。巩膜回声区的局限变薄提示为前巩膜葡萄肿；巩膜回声的局限性缺如则提示可能为前部巩膜裂伤。

4)虹膜睫状体病变：虹膜睫状体增厚，内回声减低提示虹膜睫状体炎，晚期病例则表现为虹膜睫状体后粘连，如全部后粘连则显示虹膜向前弯曲和房角关闭。巩膜和睫状体之间出现回声间隙多提示睫状体脱离。巩膜和睫状体之间出现液性囊腔及周围有相应受挤压的征象多提示为虹膜囊肿。睫状体显示局部隆起，且边界清楚，形状为类圆形、半球形、蘑菇形或不规则形，隆起处内反射较强多属睫状体肿瘤。

5)前部增生性玻璃体视网膜病变：常显示为玻璃体混浊和增生膜、睫状体水肿和脱离、视网膜环形收缩、视网膜前移位等征象。

6)外伤性房角后退：眼部创伤造成房角后退常显示为睫状肌与巩膜突部分脱离或完全脱离。

5. 彩色多普勒血流成像　彩色多普勒血流成像(color Coppler flow imaging，CDFI)是通过波的频率改变测量眼部血流动力学变化的技术。眼科应用彩色多普勒可检测眼动脉、睫状后动脉、视网膜中央动脉等血流及眼球、眼眶肿瘤的血流。多用于眼球后段及眼眶部病变的诊断。

(1)特性：声源与接收器之间的相对运动，使得接收器接受到的声波频率发生变化的现象称为多普勒效应。彩色多普勒检查法是应用多普勒效应原理，当探头和反射体之间有相对运动时，回声的频率有所改变，此种频率的变化称为频移。频移的程度与相对运动的速度成正比。距离变近则频率增加，距离变远则频率减少。其增减的数字可用检波器检出。因此，由频移率可以推算出血流速度。目前临床应用的超声多普勒技术主要有①多普勒频谱图；②彩色血流图；③彩色多普勒能量图。彩色血流图是指在二维平面中用彩色图像时显示血流的方向与速度。通常用不同的颜色指示不同的血流方向，红色表示血流流向探头，蓝色表示血流背向探头，而颜色的亮暗则与流速的大小有关。

(2)频谱测量：检查时首先用B型超声显示二维图像，观察眼球及眼眶一般情况，显示视神经；然后启动彩色多普勒，调整入射角度，尽量使声束平行于血流方向，以显示所要检查的二维血流彩色图。可测得收缩期峰值血流速度、舒张期血流速度和时间相关的平均峰值血流速度，最后推算出搏动指数和阻力指数。

(3)适应证：可用于视网膜中央动脉阻塞、视网膜中央静脉阻塞、前段缺血性视神经病变的血管性的诊断，以及对部分眼球及眼眶肿瘤的判断。

(4)正常彩色多普勒血流成像特点：眼动脉和睫状后动脉的频谱图为三峰两谷搏动型动脉频谱；睫状后动脉显示波峰低；视网膜中央动脉显示为高阻斜三角搏动性动脉形频谱，上升陡而直，峰顶圆钝形，下支呈斜坡形。

(5)异常彩色多普勒血流成像特点：主要表现为血管的异常改变和血管增生。如视网膜中央动脉阻塞表现为无频谱或频谱形态模糊；缺血性视神经病变显示睫状后动脉的血流速度下降；颈动脉海绵窦瘘表现为眼上静脉增粗，呈红色血流或红蓝相间血流；眶静脉曲张显示频谱无搏动不规则的静脉型频谱；此外，还可探测到肿瘤内血管的位置、现状、大小和分布。根据血管数量可分为血管丰富性肿瘤、血管稀疏性肿瘤和不显示血管肿瘤，对肿瘤组织学的判断也有一定的辅助价值。

(七)眼光学相干断层扫描检查

光学相干涉断层成像(optical coherence tomography，OCT)是应用测量光回波时间延迟的原理而获得被测组织的的分层，具有非侵入性，非接触性，分辨率高，成像速度快等特点。眼科目前主要用于眼后段检查，能观察眼后段的显微结构，可起到类似于组织病理学观察的作用。

1. 基本原理　光波投射到组织后出现吸收、反射和散射等现象。光在不同层次反射光的运行时间也不同，因此可获得不同层次的截面图。根据光学相干的原理，通过 Micheison 干涉仪，选择性地接收和强化特定层次的反射光，获取不同的反射信息，经过计算机处理成像，以伪色形式显示视网膜的断面结构。

眼光学相干涉断层成像仪的结构包括低相干涉仪、监视器、眼底照相机、信号探测光源(超级发光二极管)和计算机图像处理系统。

2. 检查方法　检查时被检者的头部置于颏颌架上，光线通过瞳孔射入眼底，嘱被检查者注视仪器内特定的视标，检查者通过监视器定位，选择测试条件，开启扫描，观察受检部位，照相记录，根据扫描记录直观分析判断。

3. 适应证　由于 OCT 能够清晰地显示脉络膜新生血管、视网膜前膜和视网膜的水肿、出血、玻璃膜疣、渗山斑、色素异常、新生血管膜、脱离等眼底病变体征。因此临床适用于对黄斑疾病、玻璃体-视网膜界面疾病、视神经疾病、眼底血管性、炎症性与变性疾病、眼底肿瘤等疾病的检测。

4. 正常眼的 OCT 图像　清晰显示角膜各层。前房角为特殊结构的无暗区。虹膜表层、晶状体囊膜反射较强。玻璃体为无反射暗区。视网膜前部的红色高反射层为神经纤维层，后部的红色高反射层为视网膜色素上皮和脉络膜毛细血管层，此前的暗层为视锥细胞层，视锥视杆细胞层之前的黄绿色为视网膜中内层组织。黄斑中心凹为绿色。视乳头为黄绿色。

5. 异常眼的 OCT 图像

(1)能够显示玻璃体界面粘连牵引、囊样变性、膜形成、裂孔、水肿和渗出等。

(2)能够显示神经上皮下出现的液性暗区

(3)能够显示色素上皮脱离时其下方隆起的无反射暗区。

(八)视网膜厚度分析检查

视网膜厚度分析仪(retinal thickness analyzer，RTA)是用来描绘后极部视网膜厚度的计算辅助的光学检测仪，可以在多个光学交叉切面重复测量视网膜厚度，使因眼球运动而造成的假象减低到最小程度。RTA 测量的视网膜厚度图的形状与已知后极部的组织学形态一致。

1. 视网膜厚度分析仪原理　视网膜厚度分析仪的工作原理是将一束窄的激光裂隙倾斜地投射到视网膜上，应用双折射的物理特性，观察玻璃体-视网膜与脉络膜-视网膜反射界面之间的距离，即所测到的视网膜厚度。根据双折射的概念，当组成某介质的平行排列的圆柱体的直径小于通过其光线的波长，光线通过时会发生双折射；在有双折射的介质中，发生双折射的光轴与该介质中圆柱体的轴一致，有双折射性的介质能够改变所通过光线的极化状态，使光线通过时发生两次折射。极化状态改变的多少称为延迟，延迟的量与双折射性介质的厚度是成比例的，所以测量通过某双折射性介质的光线的延迟量就可以得到该双折射性介质的厚度。视网膜是一种具有双折射性的组织，其双折射性主要来源于神经纤维层。当光线通过它时，在玻璃体与内界膜界面及 RPE 与脉络膜界面可发生两次折射，通过测定这两次折射的延迟量，就可以得到与延迟量成正比例的视网膜厚度值。

2. 视网膜厚度分析的方法 RTA 检查时，将一束氦氖激光裂隙经过放置在瞳孔水平的扫描镜聚焦在视网膜，以一定的角度对视网膜进行扫描，图像用照相机拍摄记录。以观察到玻璃体-视网膜与脉络膜-视网膜反射界面之间的距离。激光裂隙长 2mm，宽 10μm，每次扫描可获取 10 条 2mm×2mm 大小的视网膜横断面像，共 9 个扫描区，可覆盖黄斑区 6mm×6mm 范围，相当于以黄斑为中心的 20°范围。RTA 检测得到的后极部视网膜信息以图形、参数等多种形式输出，包括横截面、二维地形图、三维地形图、正常偏离值、异常概率值，以及视网膜最小厚度、中心凹凹陷半径、中心凹深度、偏心率、后极部平均厚度等 45 组常用值。

3. 临床应用 主要用于对黄斑水肿进行检查，评估整个后极部视网膜增厚的情况，同时可以鉴别视网膜裂孔、囊样改变及膜增生等视网膜病变。

(九)共焦激光扫描检眼镜检查

共焦激光扫描检眼镜(confocal scanning laser ophthalmoscope，CSLO)是一种通过聚焦激光束扫描眼底以获得高分辨图像的技术。

1. 基本原理 是将激光光束聚焦在视网膜表面进行扫描，通过在检测器前面设置一个可变共焦点的小孔装置于深度坐标轴上，使眼底光束落在焦点平面上，这样，来自眼底发亮点的光线才能到达探测器，而阻挡了来自于眼底不同层的光线或来自亮光束外不同邻近点的光线，极大提高了图像的分辨率，同时，在检查过程中又不断改变扫描激光的焦点，这样就可获取视网膜不同部分的光学断层切面图像，并通过计算机处理系统将视网膜不同层面的系列图像整合成视网膜三维图像，清晰动态地显示眼底玻璃体-视网膜地形图。

2. 临床应用 主要适用于青光眼视乳头分析，黄斑疾病的形态学观察以及眼肿瘤的诊断。特别是对黄斑疾病，如黄斑水肿的形态和厚度进行准确量化分析，准确监测糖尿病黄斑水肿和黄斑囊样水肿，以及为患者随诊观察提供客观依据。

六、眼电生理检查法

在视觉过程中，存在着一系列的生物电活动现象，视网膜受到光或图像的刺激，首先在视感受器内发生光化和光电反应，然后引起感受器电位。感受器电位经双极细胞等的传递，使神经节细胞产生脉冲信号，经视神经、视路传至大脑枕叶视皮质中枢形成电位。这些检查是以测定视觉过程中生物电的变化作为观察指标，临床多用于研究引起视功能障碍的机制，评定视功能障碍的程度，为疾病的诊断、病位确定、疾病的预后、疗效的鉴定提供依据。常用的有视网膜电流图(ERG)、眼电图(EOG)、视诱发电位(VEP)。下面分别作一简要介绍。

(一)视网膜电流图检查法

视网膜电流图(ERG)根据刺激的方式不同，可分为闪光视网膜电流图(FERG)和图像视网膜电流图(PERG)。FERG 是视网膜受到闪光刺激后，从角膜面记录到的生物电反应，主要反映视网膜第一、二神经元的功能。PERG 是用亮度呈周期性改变的光栅或棋盘格刺激视网膜后，从角膜面记录到的生物电反应，主要反映视网膜第三神经元的功能。FERG 和 PERG 的联合应用，则可反映全视网膜的功能。

1. 闪光视网膜电流图 在一定的刺激条件下，正常的 FERG 成分有早感受器电位(ERP)、a 波(晚感受器电位)、b 波、振荡电位(OPs)、c 波和 d 波等成分(图 4-2-20)。

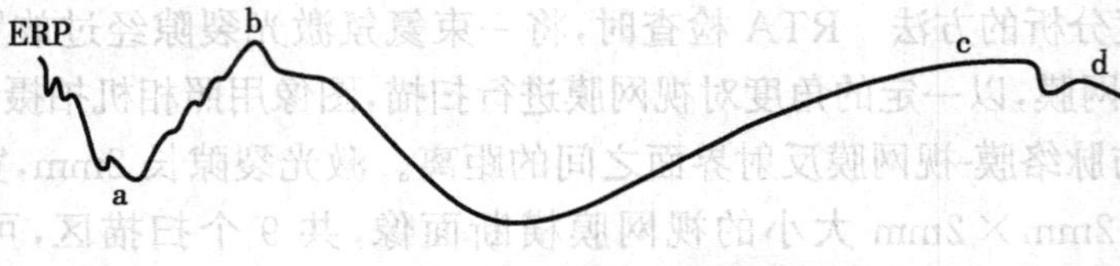

图 4-2-20 FERG 成分(示意图)

ERP 起源于视锥细胞的外段，是视锥细胞光化学反应的产物，与视色素的代谢有关，对外层视网膜病变的诊断有一定意义。a 波起源于感光细胞内段，为一负波。b 波起源于 Müller 细胞或双极细胞。OPs 起源于内层视网膜，可能代表从无长突细胞到双极细胞间的抑制性反应。c 波起源于视网膜的色素上皮层，当感光细胞病变时，也会影响 c 波的形成。d 波可能起源于双极细胞。

分别装置与角膜、皮肤接触的作用电极、参考电极及地电极。使用弥散光，控制刺激的时间、刺激光的波长、强度及背景光的强度。

检查前应向受检者解释检查的目的、意义和注意事项，以取得受检者的配合。受检眼应散瞳，结膜囊点表面麻醉剂，以便安装电极。

(1)常规应记录以下 5 种 FEGG：

1)暗视网膜电图：此即视杆细胞反应，反映视网膜暗视系统的功能。

2)暗适应视网膜电图：是视网膜明视系统和暗视系统的混合反应。

3)振荡电位(OPs)。

4)明视视网膜电图：即单闪光视锥细胞反应，反映视网膜明视系统功能。

5)闪烁视网膜电图：主要反映视网膜明视系统功能。

(2)也作如下特殊反应记录：

1)暗视阈值反应：主要反映视网膜暗视系统的功能。

2)视网膜电图的光强——反应曲线：可提高 FERG 的诊断价值，拓宽其临床应用。

3)双光视网膜电图：主要代表视网膜明视系统的功能。

4)局部视网膜电图：是应用一点状闪光，刺激视网膜的一定区域，记录该区的视网膜反应，如用以测定黄斑区的功能。

2. 图像视网膜电流图　PERG 的波形与 FERG 相似，依次为一个小的负相 a 波，较大的正相 b 波和一个负相的负后电位。它起源于视网膜神经节细胞。PERG 与 FERG 的联合应用，可反映全视网膜的功能，如果与 VEP 以及闪烁 ERG 联合应用，则能更好地对视网膜不同层次和视路不同部位的病变进行定位分析。

作用电极分为挂在下睑的钩形金箔电极和放在角膜结膜面的微纤维电极。参考电极和地电极同 FERG。临床常用的刺激图像为电视棋盘格图像。控制一定亮度和频率并进行记录。PERG 的反应振幅很小，临床上主要测量正相 b 波的振幅和峰值。

3. 视网膜电流图的临床应用　ERG 主要用于视网膜疾病的诊断和病情观察，如视网膜的变性、视网膜的循环障碍、视网膜脱离、多发性鳞状色素上皮炎，以及药物、外伤、营养不良引起的视网膜病变。此外，对视神经的炎症、外伤、萎缩以及弱视的诊断也有帮助。另外，青光眼眼压达到或超过眼动脉舒张压时，ERG 的 a、b 波振幅均明显降低甚至消失。对于角膜白斑、白内障、玻璃体混浊需手术治疗，通过 ERG 检查，可评价视网膜的功能，从而推测手术效果。

(二)眼电图检查法

眼电图(EOG)是从内外眦皮肤面间接测量的眼球前后极间的静息电位,它是随视网膜适应状态的变化而缓慢变化的电位。光照视网膜后,在60～75秒发生静息电位迅速下降,称为快振荡;随后是一个持续7～14分钟的缓慢上升,称为慢振荡或光峰。现已证实,它主要起源于色素上皮层。在24小时内,眼的静息电位随着外界照度的变动而出现节律性振荡。在暗处,静息电位逐渐下降,约在10分钟左右,降至最低值,称之为暗谷;在明处电位逐渐上升,约10分钟左右达到最高点,称之为光峰。这种眼静息电位随光照水平变化而相应变化的能力,正是反映了视网膜在视觉过程中的一种最基本的感光功能。

1. 视觉眼电图　将测定视功能有关的EOG专门称为视觉眼电图(VEOG)。这种方法主要反映视网膜色素上皮层功能,是临床视觉电生理检查的一个重要手段。

记录电极尽量安放在靠近眼球的内、外眦皮肤上,地电极安放在前额正中或耳垂的皮肤上。用全视野刺激器,使均匀照射视网膜。选择背景光,调整控制眼动的指示灯夹角等。记录显示通过计算机完成。

记录VEOG有两种不同方法:

(1)求光峰和暗谷之比:每次VEOG检查的总时间为35分钟,取得前5分钟的平均值和后30分钟内每分钟的平均值。后30分钟测定每分钟前10秒眼球运动时的电位变化,余下50秒让受检者休息。前15分钟测定暗适应过程中的静息电位变化,并求得暗谷电位和暗谷时。后15分钟测定明适应过程中的静息电位变化,并求得光峰电位和光峰时。

(2)求光峰与暗适应基线之比:先暗适应40分钟,记录暗适应最后5分钟的静息电位,以建立暗适应基线,然后按上述方法求得光峰电位。

正常VEOG是由暗谷和光峰电位组成的电位-时间曲线(P-T曲线,图4-2-21)。它由基值电位、暗谷电位、暗谷时、光峰电位、光峰时、差值电位、阿登比(光峰电位/暗谷电位)、格利姆比(差值电位/基值电位)、差峰比(差值电位/光峰电位)、峰基比(光峰电位/基值电位)等作为诊断指标。

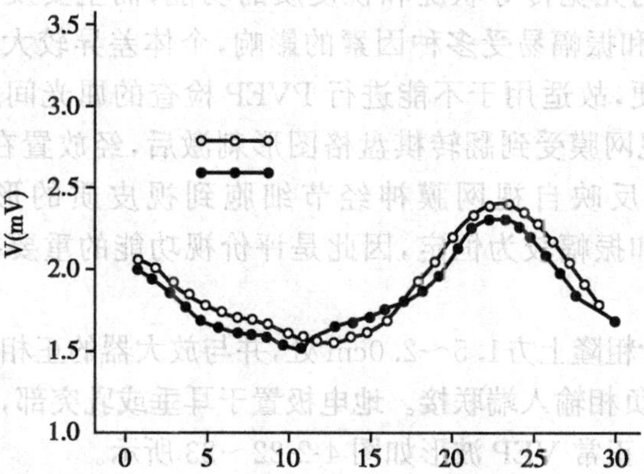

图4-2-21　视觉眼电图的P-T曲线

快振荡:此信号代表色素上皮基底膜的超极比,它产生在光照后30～40秒之间。对于遗传性视网膜变性、黄斑变性、脉络膜异常类遗传病、先天性夜盲、视网膜脱离、视网膜中央静脉阻塞、色素上皮炎、中毒性视网膜病变等的诊断、监测是很好的手段和工具。

2. 特殊眼电图检查

(1)眼动眼电图：主要用于测定扫视速度。单位时间里，眼球运动的角度称为 SV。SV 是一种急速的眼球运动，其生理意义在于维持中心凹注视。眼的静息电位是测试 SV 的基础，它和眼球运动的张角有关。当眼肌本身或相关神经有病变时，眼球运动的张角和运动的速度便会出现异常改变。因此，测定眼静息电位和 SV 可以作为检查眼外肌功能的指标。临床主要用于眼外肌疾病的诊断、眼球运动障碍的原因分析、眼外肌麻痹程度的测定及疗效的评判。

(2)矢量眼电图：是指采用二维向量检查眼球运动的一种方法。这种检查不仅能观察眼球的水平运动和垂直运动，而且可观察其斜肌运动的功能。

(3)色光眼电图：在全视野刺激器的背景光源前加不同颜色的滤光片，使 EOG 检查的明适应阶段以色光作背景光。主要用于更好地区别视锥和视杆细胞对不同颜色光的反应。

(4)高渗透压和乙酰唑胺反应：受检者先暗适应 30 分钟，使眼的静息电位处于稳定状态，然后静脉注入高渗液(20％甘露醇或 10％果糖)或 10％乙酰唑胺溶液。给药后，眼静息电位逐渐降低，数分钟后又逐渐回升。最后计算眼静息电位差值(给药前后静息电位差值)和给药前静息电位的比值。此比值可反映出药物引起视网膜色素上皮的反应，故是一种由非光刺激所诱发的眼静息电位变化测量法。

(三)视觉诱发电位检查法

视觉诱发电位(VEP)是视网膜受闪光或图像刺激后在头颅皮肤面记录到的大脑枕叶视觉中枢的电反应。主要反映视网膜神经节细胞至视觉中枢的传导功能。由于视皮质的绝大部分信息来自黄斑区，故 VEP 不仅反映了上述功能，而且也反映了视网膜黄斑区和从该区神经节细胞到视皮质的这种通道的功能。

根据刺激方式不同，可分为闪光视觉诱发电位(FVEP)和图像视觉诱发电位(PVEP)。FVEP 是视网膜受到均匀的闪光刺激后，经放在枕区的头皮电极所记录到的电位反应。它反映视路的光觉传导状况和视皮质的功能，而主要反映黄斑中心凹的功能。FVEP 的波形、峰时值和振幅易受多种因素的影响，个体差异较大，故应用上受到一定限制。但由于其记录方便，故适用于不能进行 PVEP 检查的屈光间质混浊、婴幼儿和不合作的患者。PVEP 是视网膜受到翻转棋盘格图形刺激后，经放置在枕区的头皮电极记录的电位反应。它主要反映自视网膜神经节细胞到视皮质的形觉信息的传递功能。PVEP 成分的峰时值和振幅较为恒定，因此是评价视功能的重要指标，有很高的临床应用价值。

作用电极置于枕骨粗隆上方1.5～2.0cm 处，并与放大器的正相输入端相联。参考极置于前额正中，与放大器负相输入端联接。地电极置于耳垂或乳突部，另一端接地。刺激器分图形刺激与闪光刺激。正常 VEP 波形如图 4-2-22～23 所示。

通过对波峰时延迟、振幅降低，甚至 VEP 消失，对视神经病变(球后视神经炎、缺血性视神经病变、视神经外伤、多发性硬化)、黄斑病变、视路病变、弱视等作出诊断和监测。由于检查结果客观，可用于婴幼儿视功能检查及发育情况的研究。对于伪盲、癔症能进行鉴别诊断。此外，VEP 对乙胺丁醇中毒的诊断很敏感，在中毒早期，P1 波已出现峰时延迟，振幅降低。

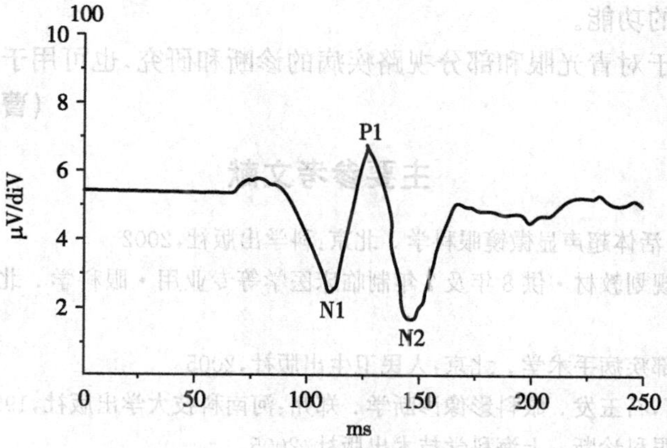

图 4-2-22　闪光视觉诱发电位

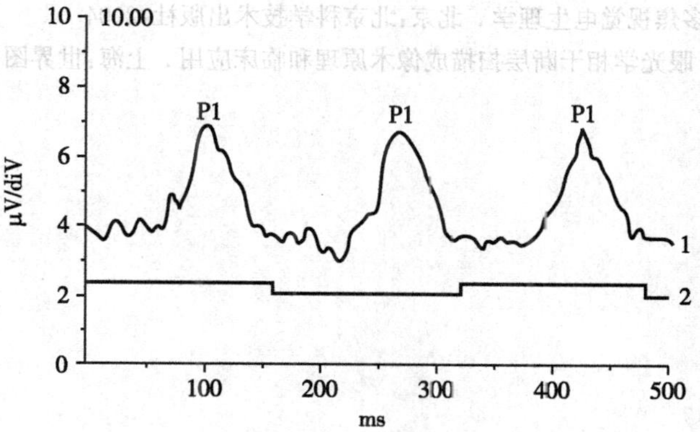

图 4-2-23　图形视觉诱发电位

另外，用立体图形同时刺激双眼视网膜，有立体视觉的受检者，在枕叶视皮质头皮表面上可记录到的 VEP，能反映出更高级的视功能。

用弱的直流电以脉冲方式刺激视网膜，从枕叶视皮质头皮表面记录到的电活动，称为视觉电诱发电位。它同 VEP 一样，反映视网膜和视路功能，适用于屈光间质混浊及检查不合作者。

(四)多焦视网膜电图

多焦视网膜电图(multifocal electroretinogram，mERG)又称多刺激 ERG，它应用伪随机的二进制 m-序列的输入-输出系统，在同一时间内对视网膜多个部位进行高频刺激，用一个常规电极记录多个不同部位的混合反应信号，通过计算机处理，使视网膜各部位的反应波幅组合成立体形态，进一步分析 mERG 的时间和空间非线性成分，可以了角视网膜不同层次的状态，定量和直观评价视网膜功能。

临床主要用于黄斑疾病、青光眼等眼病的检查。

(五)多焦视诱发电位

多焦视诱发电位(multifocal visual evoked potential，mfVEP)是应用计算机 m 系列控制随离心度增大而增大的六边形阵列刺激图形或飞镖盆刺激图形，从枕部皮肤电极记录的反应，通过计算机处理后，得出各个刺激部位视诱发电位。可客观、准确地反映不同视野的视网膜神经节细胞的功能。

目前主要应用于对青光眼和部分视路疾病的诊断和研究，也可用于癔症和诈盲的诊断。

（曹建辉　李志英）

主要参考文献

1. 王宁利，刘文．活体超声显微镜眼科学．北京：科学出版社，2002

2. 葛坚．卫生部规划教材·供8年及7年制临床医学等专业用·眼科学．北京：人民卫生出版社出版，2005

3. 唐仕波．黄斑部疾病手术学．北京：人民卫生出版社，2005

4. 史大鹏，李舒茵，石玉发．眼科影像诊断学．郑州：河南科技大学出版社，1997

5. 施殿雄．实用眼科诊断．上海科学技术出版社，2005

6. 吴恩惠，冯敢生．医学影像学．第6版．北京：人民卫生出版社，2008

7. 肖利华．现代眼眶病诊断学．北京：北京科学技术出版社，2006

8. 吴乐正．临床多焦视觉电生理学．北京：北京科学技术出版社，2004

9. 陆豪，李海生．眼光学相干断层扫描成像术原理和临床应用．上海：世界图书出版公司，2008

附篇　眼部肿瘤与先天异常

第一章

眼部肿瘤

第一节　眼睑肿瘤

常见的眼睑良性肿瘤有色素痣、黄色瘤、皮样囊肿、血管瘤、传染性软疣等。恶性肿瘤有基底细胞癌、鳞状上皮癌、睑板腺癌及黑色素瘤等。

一、良性肿瘤

色素痣

【表现】

一般在出生时即存在，少数在青春期出现。婴儿时期生长较快，以后生长渐慢，至成年期逐渐静止，一部分尚可自行萎缩，极少数会演变成恶性黑色素瘤。发生在外眦部睑缘者较多。表面扁平或隆起，有黑色素，或有毛生长。在避免刺激影响下，罕有恶变。

【诊断】

1. 扁平或稍隆起，为棕黑色或深黑色肿块，可有毛发生长。经常刺激可发生恶变，此时痣迅速变大，见毛细血管扩张，甚至有出血倾向。

2. 在眦部，有时占上下睑各半，称分裂痣。此胚胎期上下睑尚未分开之前即已形成。

3. 眼睑上颌部褐青痣（又名太田痣），常发生于出生时或稍晚，为淡褐色、青灰色至蓝褐色，无浸润的色素斑片。无自觉症状。

【治疗】

1. 静止的色素痣不需治疗。

2. 迅速增大者应做彻底切除，并送病理检查。

3. 为美容可用激光及冷冻治疗，也可用艾灸。

4. 睑分裂痣可做整形治疗。

黄色瘤

【病因】

属脂肪代谢障碍性皮肤病。

【病理】

为结缔组织变成脂肪和色素沉淀所致。

【表现】

本病多见于老年妇女。常见于双眼上睑或下睑内眦部，上睑者偏多，两侧呈对称性，扁平而又略隆出于皮肤表面，且与眶缘平行，生长缓慢，色黄。除睑部皮肤外，于身体他处同时可找到类似病灶，可多至数块。有时伴有糖尿病或胆固醇过多症。去除后不能防止再生。

【诊断】

1. 发生在上睑或下睑近内眦部皮肤，常双侧对称，扁平，轻度隆起，色黄，上睑更为多见。

2. 无自觉症状，进展缓慢。

【治疗】

1. 应注意饮食调配。

2. 为美容考虑，可行手术切除、冷冻、激光或X线放疗，但不能防止再生。

3. 肝素有促进脂肪代谢、消除血脂的作用，在无出血素质和不伴有凝血迟缓各种疾病的患者，可用肝素注射液，取0.1ml(含625单位)注于黄色瘤的下方，每周1次，较小者注射5～6次，大的需10次左右，瘤的范围可缩小甚至消失。

皮样囊肿

【病因】

为先天发育异常。源于胚裂，出生时即存在。

【病理】

可见囊壁有毛囊、皮脂腺、汗腺，囊内有角蛋白、脂质、毛发等。

【表现】

属眼睑上比较常见的先天性发育异常。婴儿时期生长缓慢。患者多为儿童。多见于上睑外侧，次为上睑内侧，也可发生在睑其他部位或眶内。囊肿为圆形或椭圆形，质软、隆起，位置深浅与大小不一，表面皮肤平滑正常，触之可移动，不与囊肿发生粘连。手术切除后，或因手术切除中未去净囊壁而有部分患者复发者。

【诊断】

1. 多在骨缝附近生长，多发于眶外上角，也见于眶内上角或眶内。

2. 大小不一，初起时小，坚实如豌豆，逐渐长大，呈圆形或椭圆形，表面光滑，界限清楚，与皮肤不粘连，但与骨壁相连。

3. 穿刺时，或可抽出酸臭、黄色如牛油样液体。

【鉴别】

皮样囊肿有时被误诊为脑膜膨出，其鉴别要点为脑膜膨出：①多发于眶内上角，固定于眶骨处不能移动。②有搏动。③压迫时肿物缩小。④必要时在绝对灭菌下用针刺探查，可见有清亮的脑脊液流出。

【治疗】

手术切除。

血管瘤

【病因】

属先天性畸形。多具有遗传特征。

【病理】

血管瘤主要分为毛细血管型和海绵状血管型。前者为扩张的许多大小分化不全的毛细血管腔所构成，色紫红。后者病变多在真皮下或皮下组织内，由扩大的静脉网所组成，有大小不等的血窦，窦与窦间有纤维组织间隔，色蓝紫，质软，表面隆起。

【表现】

睑血管瘤多见于儿童，好发于上睑部。由于其扩展或伴发其他部位血管瘤则表现不同的严重后果。

1. 毛细血管型血管瘤　累及范围不一，或仅眼睑极小部位，或遮盖整个颜面，也有侵及第五颅神经各分支区。因所处位置深浅不同而呈现颜色不同，浅者呈鲜红色或淡紫色，少数深达真皮下则呈暗紫色或浅蓝色。形状扁平不隆出皮肤表面者称火焰痣或葡萄酒红痣，如在皮肤表面呈乳头样突起似草莓状者称草莓痣。有些经过数年后，逐渐被纤维组织代替而萎缩。

2. 海绵窦型血管瘤　为结节状或分叶状紫蓝色肿块，质软，有时略具弹性，指压后肿块变小，低头咳嗽或哭时可见增大，色亦变深。若为进行性发展可使上睑下垂，影响视功能。也有于幼年时被纤维组织代替而日渐萎缩者。

3. Sturge-Weber 综合征　血管瘤广泛地分布于三叉神经支配区内，合并同侧结膜、巩膜、脉络膜或视网膜毛细血管瘤，常引起同侧青光眼。伴有脑膜血管瘤者可有癫痫发作。颅内血管瘤可以发生钙化。

【诊断】

1. 毛细血管型血管瘤

(1)浅者为鲜红色，深者为浅蓝或暗紫色，或为扁平状(称火焰痣)，或为隆起如草莓状(称草莓痣)，压之褪色。

(2)出生即有，半岁内生长快，一岁后则生长缓慢，有些可于数年后逐渐被纤维组织代替而萎缩。

2. 海绵窦型血管瘤

(1)位于真皮下层，为结节状或分叶状紫蓝色肿块，质软，指压后肿块变小。

(2)低头、咳嗽或哭时肿块增大。

3. Sturge-Weber 综合征

(1)分布于三叉神经支配区，伴有该侧结膜、巩膜、脉络膜或视网膜毛细血管瘤，同侧青光眼。

(2)伴有脑膜血管瘤者可有癫痫发作。颅内血管瘤可以发生钙化。

【鉴别】

应注意是否还伴有眼眶、眼球、脑膜、脑部血管瘤的存在，而应做血管造影检查，以明确诊断。

【治疗】

1. 发生于婴幼儿和青春期的血管瘤常能自行消退，治疗时应予考虑。

2. 毛细血管瘤可用冷冻治疗。对 X 线敏感者，也可用^{90}锶敷贴。

3. 海绵窦型血管瘤宜用手术切除。

传染性软疣

【病因】

本病为病毒感染所致。

【病理】

病毒刺激皮肤 Malpighi 层，使之增生而形成，呈小叶状，小叶间有中隔分开。

【表现】

本病多位于睑缘，呈粉红色或灰色圆形小肿块，其中央凹陷似脐，因有传染性，故每发现数瘤群集于眼睑，挤压该瘤时有颗粒状分泌物自凹陷处流出，且常伴有结膜炎或角膜炎，去除肿瘤后炎症便会消退。然而有些隐蔽于睫毛行列间是很小的病变，病程缓慢，可数月无症状，有时亦可自行消退。

【诊断】

1. 多位于睑缘，呈粉红色或灰色圆形小肿块，其中央凹陷似脐。常数瘤群集于眼睑。

2. 常伴有结膜炎或角膜炎，摘除肿瘤后炎症便会消退。

【治疗】

用小尖刀将软疣挑破，排出内容物，用碘酊或硝酸银棒涂抹。

二、恶性肿瘤

基底细胞癌

【病因】

可能与眼睑皮肤较薄、暴露较多、容易受到慢性损伤有关。常接触致癌物质如沥青等，或戴眼镜者的眼镜框对鼻梁眼睑间皮肤所造成的刺激，又如烧伤瘢痕，寻常狼疮、乳头状瘤，老年角化病等原有损害有可能成为其诱因。

【病理】

其由类似表皮的基底细胞所组成，呈巢状排列。细胞小，核着色深，细胞呈圆柱多角形，核染质网十分丰富。基底膜破裂是其恶性的主要特征。癌巢呈分支状或棒杵状，向下浸润较浅，且到同一平面为止。另有较罕见的癌细胞含大量色素，为色素性基底细胞癌。

【表现】

此癌占眼睑恶性肿瘤的大多数，多见于老年人，最常发生于睑缘移行处的下睑内眦部，开始为无症状的一小丘疹样的结节，数周或数月后，其表面所覆的痂皮脱落后，中央部呈现溃疡，并逐渐扩大，称蚕蚀性溃疡。溃疡表面如合并感染或反复性出血，则有血性脓痂，去痂后溃疡底部见有粗糙不平的硬性肉芽组织。常有黑色素，发展缓慢，不觉疼痛，数年后才扩展到深部，破坏睑、眶及颜面组织，极少累及淋巴结。如骨组织已受累或癌组织已侵入颅内，治疗效果较差或可致死亡，但经过及时治疗的基底细胞癌，预后较好。

【诊断】

1. 常见于老年人，多发生于下睑内眦部皮肤与黏膜交界处。

2. 开始为浅黄色或淡灰色蜡样小结节，数周或数月后中央部凹陷，表面出现溃疡，边缘内卷。溃疡基底浅、坚硬、粗糙不平呈颗粒状，或呈肉芽状及菜花状，常有色素沉积。

3. 病程漫长，无疼感。合并感染或反复出血可有脓痂或血痂。

4. 一般不累及邻近的淋巴结，也不向远处移行。

5. 晚期溃疡扩展到深部，可破坏眼睑、眼球、眼眶及颜面的软组织或骨。

【鉴别】

1. 眼睑基底细胞癌与黑痣及黑色素瘤相鉴别　眼睑基底细胞癌在典型溃疡尚未形成前的早期病例，有色素者易被误诊为黑痣或黑色素瘤。

2. 眼睑基底细胞癌与鳞状细胞癌或恶性黑色素瘤相鉴别　当不适当处理或受过外伤的眼睑基底细胞癌病变迅速增大，从而失去侵蚀性溃疡的一般临床表现时，其感染则可引起反复出血和剧烈疼痛，以及局部淋巴结的炎症性肿大，临床外观和鳞状细胞癌、恶性黑色素瘤相似者，应仔细鉴别。

上述鉴别诊断需要密切结合病史及细致了解不同发展阶段的病变特点和演变过程。对疑难病例，需要注意正确地进行活组织切片检查，才能最后确定诊断。

【治疗】

1. 本病对放射线敏感，累及范围较小的，可行放射疗法。

2. 早期手术切除病损范围应该大，术中应做病理检查以决定进一步切除或术后补充放射治疗。

3. 晚期应行眶内容剜出术并结合放射治疗。

鳞状上皮癌

【病因】

炎症或瘢痕损害为诱因，如眼睑热烧伤、放射治疗灼伤之后，或见于狼疮瘢痕、眼睑疣等。

【病理】

癌细胞呈巢状排列，其外面一层细胞排列较整齐；向内为许多杂乱无章的多角形细胞层；再向内细胞染色更红，有程度不等的角化，并见角化珠。该角化珠是由扁平的无细胞核的多角形细胞所构成，围绕着中央的角质心子，呈向心的分层排列。分化较低或非常低的鳞状细胞癌可无典型上皮珠形成，但在个别癌细胞却可见到细胞内角化现象。癌巢向下浸润，可在表皮附近，或达到眼睑皮下及眼肌深层组织内，向各个方向呈浸润性生长，并常波及神经外围的淋巴腔隙内，引起眼痛和头痛症状。其间质变异很大，可有纤维组织增生及硬变；在癌巢的进行性边缘有淋巴细胞、浆细胞及嗜伊红细胞浸润，在早期，淋巴细胞及浆细胞较多。

【表现】

多见于老年人，常位于内眦部或睑缘其他部位。早期为小硬结节状隆起，表面粗糙角化，数月后上皮脱落、皲裂及结痂，以后形成溃疡，底深、高低不平，边缘隆起并轻度外翻、质硬。有的发展很快，表面呈乳头状或菜花状，表面破溃出血常有继发感染，散发恶臭。晚期肿瘤向深部和邻近组织蔓延，破坏眼睑、眼球、眼眶等，以致达到颅内。早期虽不疼痛，但侵及眶上及眶下神经时则有剧烈疼痛。数年或十几年后，患者可死于恶病质、出血或继发感染引起的脑膜炎。该病虽可侵及淋巴结组织，但远处转移并不多见。

【诊断】

1. 多见于老年人，生于内眦部或睑缘其他部位。

2. 早期为小结节状隆起，表面粗糙角化，以后形成溃疡，底深、高低不平，边缘隆起并轻度外翻，质硬。有的发展很快，表面呈乳头状或菜花状，表面出血常有继发感染，散发恶臭。

3. 晚期病变向深部和邻近组织蔓延，并向肌肉、骨骼、局部淋巴结及全身转移。

【鉴别】

鳞状上皮癌与基底细胞癌及假上皮瘤增生症鉴别见附表 1-1 与附表 1-2。

附表 1-1 鳞状上皮癌与基底细胞癌鉴别表

	鳞状上皮癌	基底细胞癌
恶性程度	较高	较低
病程发展	病程较短，病变很快长成菜花样肿块	病程非常缓慢
溃疡形成	深浅不一，基底高低不平，边缘比较饱满，甚至外翻	硬底卷边，基底较浅而平，边缘参差不齐，而且明显内卷
含有色素量	因有大量角化物质，颜色一般不发黑，反而带白	含有色素，除色素瘤外，要优先考虑
转移	10%左右可转移到局部淋巴结	基本上不转移

附表 1-2　鳞状上皮癌与假上皮瘤增生症鉴别表

	鳞状上皮癌	假上皮瘤增生症
向下增生的深度	比较深，多达到皮肤附件水平以下	较浅，一般不超过皮肤附件水平
在上皮细胞中	见不到	常被多形核白细胞所侵入，形成微型脓肿
非典型核分裂象及单个细胞角化现象	可以见到	缺如
在切片上细心寻找结核、真菌性肉芽肿的证据	不存在	存在

【治疗】

1. 可于术前先行放射治疗。

2. 肿瘤范围小者可彻底切除并做病理检查。

3. 波及眼眶者应行眼眶内容剜出术，术后放疗；有淋巴结肿大者应摘除并做病理检查。

睑板腺癌

【病因】

系原发于睑板腺的恶性肿瘤。原因不明。

【病理】

肉眼观该癌无真正包膜，质地坚硬，切面呈灰白色条纹状，布以黄白色斑点。其由大小不等的腺泡细胞组成，腺泡又被血管丰富的结缔组织所分隔。癌组织呈腺小叶样排列，癌细胞内能染出脂肪染色阳性物质。可分为分化型、鳞状细胞型、基底细胞型、腺型和梭形细胞型睑板腺癌。

【表现】

多见于老年女性，好发于上睑。多数病情发展缓慢，临床表现颇似复发的霰粒肿。多无自觉症状，偶见眼睑有肿块而就诊。初起，可于患处触及一小硬块，与皮肤不粘连，外观上难与睑板腺囊肿区分。但在发展到睑板组织以外时，局部可触到分叶样硬块，皮肤处血管略扩张，相应处的睑结膜充血，表面粗糙，并有黄白色斑点。随后其表面呈黄白色分叶状结节，引起溃疡，向眶内侵犯，使眼球突出，还可有局部淋巴结和内脏转移。本病早期即可转移。分化型者发展缓慢，很少转移；鳞状细胞型者，发展较快，且转移率也高。主要转移到局部淋巴结，极少数可转移到肝脏；基底细胞型及腺型者也易转移；梭形细胞型属于较不分化的一种类型，较少转移。

【诊断】

1. 早期，形态与睑板腺囊肿相似，在眼睑皮下可摸到质地硬、无痛、与皮肤不粘连的结节，多见于上睑。

2. 早期生长缓慢，以后可穿破睑膜面，为黄白色分叶状结节，随之形成溃疡。

3. 继发感染时可反复出血，也可向眶内发展，还可向局部淋巴结和内脏转移。

【鉴别】

睑板腺癌在临床上主要需与霰粒肿、眼睑鳞状细胞癌和眼睑基底细胞癌相鉴别。见附表 1-3、1-4、1-5。

附表 1-3 睑板腺癌与霰粒肿鉴别表

	睑 板 腺 癌	霰 粒 肿
年龄	老年多见，最好将切出的内容物送做病理检查	青年多见
病变位置	睑缘受累者多见	多离睑缘较远
睑结膜表面病变形态	比较粗糙，有时能见到黄白色斑点	虽可稍有充血，但一般较光滑
病变内容物	切开时见内包质地硬而脆的黄白色肿瘤组织。自行穿破后，见表面粗糙的乳头瘤样肿物	切开时见内包一种胶冻样内容物。如有继发性感染和液化，则有灰黄色液体从切口溢出。自行穿破后，可形成息肉样的肉芽组织

附表 1-4 鳞状细胞型睑板腺癌与眼睑鳞状细胞癌鉴别表

		鳞状细胞型睑板腺癌	眼睑鳞状细胞癌
性别		女性较多	男性明显多
年龄		平均年龄在 60 岁以上	平均年龄低于 60 岁
病变位置		好发于上睑，位置较深	多发生在下睑，位置起自皮肤表面而一般都较表浅
病变形态	早期	非常似霰粒肿	在皮肤表面似痣或乳头状瘤
	晚期	在眼睑皮下形成核桃样分叶的坚硬肿块	形成菜花样肿块或典型的溃疡
转移的发生率		60%	10%

附表 1-5 睑板腺癌与眼睑基底细胞癌鉴别表

		睑 板 腺 癌	眼睑基底细胞癌
性别		女性多	男女略相近
病变位置		病变较深，在皮肤与睑结膜之间	多起源于皮肤表面，病变位置较浅
病变形态	早期	似霰粒肿	似痣或囊肿
	晚期	在皮下形成核桃状分叶的硬块。溃破后有黄白色癌组织暴露	形成硬底卷边的典型侵蚀性溃疡

【治疗】

手术切除。切除要彻底，病变广泛者，应行眶内容剜出术和淋巴结切除。放射治疗不甚敏感，只能作为辅助疗法。

恶性黑色素瘤

【病因】

真正原因不详。外伤，各种外来刺激或许是其诱发因素。

【病理】

在真皮内具有浸润性生长，特别是看到血管内、淋巴管内或神经外围有瘤细胞浸润者。

组织学上表皮真皮交界处细胞性质紊乱，细胞浆和细胞核异常，有明显的非典型核分裂象以及表皮有溃疡趋势；或表皮无溃疡，而真皮可见炎症反应。

【表现】

以老年人居多。多发生在内外眦部睑缘处。初起时外观上很似色素痣，渐渐增大而成为明显的色素结节，其周围有很小的色素损害，有血管形成和炎症反应，且往往形成溃疡，患者有瘙痒感，接触肿瘤易引起出血。肿瘤亦可发展成为巨大肿块或菜花样。一般局部疼痛不明显。病程长短不一。早期即可出现转移，发生耳前淋巴结肿大，可转移至肝脏而死亡。本病恶性程度高，容易广泛转移。其生物行为却有较大的变异性。病变可以多年静止，或仅缓缓增大；亦可很快增大溃破，并在短期内转移。可以在转移至局部淋巴结后却迟至许多年才转移到全身；也可能原发病灶很小，外观上恶变表现不显著时，却已转移到内脏。

【诊断】

1. 初起时为黑色素结节，结节外围可有卫星状小结节和弥散色素，病变区血管充盈。

2. 表面发生溃疡者可有出血，或可发展成为巨大肿块及菜花样。局部疼痛不明显，病程长短不一。

3. 可引起淋巴结和肝脏等转移。

【鉴别】

本病与色素痣的鉴别见附表1-6。

附表1-6　恶性黑色素瘤与色素痣鉴别表

	恶性黑色素瘤	色素痣
年龄	偏大，平均60岁以上	一般出生时即有
病变外观	表面比较粗糙，颜色很浅或不含色素，有时长有毛发，表面每有溃疡形成，无故流水出血	表面比较光滑，颜色可以很深，浓淡不一，分布很不均匀
病变质地	质地硬而脆	质地软而韧

【治疗】

1. 应将病变组织彻底切除并做病理检查，术后加用化疗。

2. 病变波及眼睑结膜或球结膜者应行眶内容剜出术。

第二节　泪腺肿瘤

泪腺肿瘤少见，其中混合瘤为多，恶性程度较高的有圆柱瘤。

一、混合瘤

因肿瘤组织起源于不同生发层，故称混合瘤。

【病因】

病因不明，是由上皮成分化生而成。

【病理】

以上皮细胞、圆柱细胞和遗留的腺基质同时存在为特征。腺基质遭到组织变形，有硬化型、软骨样型和黏液样型，结缔组织纤维与硬蛋白纤维相混杂，其细胞呈多形性。

【表现】

多见于老年人。大多为良性。起病缓慢，患者无疼痛，早期可无症状，在发生眼球突出或移位时则有复视和视力轻度减退。眼球常向鼻下方突出，向上转及外转受限制。突眼严重时，能引起睑闭合不全、暴露性角膜炎或视乳头视网膜水肿。在眶外上方扪到表面呈结节而质地坚硬且与皮肤和骨壁游离，与眼球无粘连的肿块。少有可能表面光滑而质地较软的肿块。眶X线片检查，良性呈泪腺窝扩大和骨质增生。骨质破坏往往有恶性发生。本病良性者若手术顺利而能完整摘除，能明显控制病情并尽可能减少复发。恶性者预后差。

【诊断】

1. 眼球突出鼻下方，有复视、视力轻度减退，向上转及外转受限。早期可无症状。

2. 在眶外上缘下方可摸到肿块。肿块表面多呈结节状，质地坚硬，良性者多无压痛。

3. 随肿块增大压迫眼球可出现屈光不正，视乳头视网膜水肿，晚期视神经萎缩、眼睑闭合不全及其他并发症。

4. 眶X线检查，良性呈泪腺窝扩大和骨质增生，恶性者往往有骨质破坏。

【治疗】

手术务求彻底摘除，并送病理检查，必要时应行眶内容剜出术。

二、圆 柱 瘤

【病因】

是由泪腺导管上皮为起源的恶性肿瘤。

【病理】

该肿瘤由成堆的小肿瘤细胞构成，或瘤细胞簇间有囊腔出现，其中含有黏液。在瘤细胞群的外缘，有高度胶原化如玻璃样变的基质围绕。

【表现】

女性多见，多见于中青年。病程较短。患处疼痛常为患者就诊的主要症状。眼球突出、眼球运动受限和视力下降迅速出现。晚期时X线片可见泪腺窝扩大和虫蛀状骨质破坏。容易蔓延入颅内及转移到全身引起死亡。本病较混合瘤严重，也常向邻近及远端骨骼侵袭，经手术或放射治疗后，易在原处复发，并可向颅内及肺、肝转移，引起死亡。术后复发率亦较高，亦有术后相当时间，十余年才发生转移者。

【诊断】

1. 泪腺区疼痛。多见于中青年及女性。

2. 眼球突出、眼球运动障碍和视力减退可迅速出现。

3. 晚期时X线片见有泪腺窝扩大及骨质破坏明显。

4. 术后复发率高，容易蔓延入脑，引起全身性转移（包括肺、肝、骨骼）而死亡。

【鉴别】

圆柱瘤与混合瘤相鉴别　圆柱瘤者可在其眶缘或眼睑皮下扪到有粘连的肿块，并有压痛；而混合瘤触之虽有肿块却无粘连及压痛情况。

【治疗】

应行眶内容剜出术。可行高压电及深部X线放射疗法，如经1～2次复发则对放射疗法产生耐受性。争取早期诊断，早期及时进行彻底治疗。

第三节　结 膜 肿 瘤

常见的结膜良性肿瘤有结膜囊肿、皮样脂肪瘤、浆细胞瘤、结膜血管瘤等。恶性肿瘤有恶性黑色素瘤。

一、良 性 肿 瘤

结膜囊肿

【病因】

外伤、手术、慢性炎症刺激或副泪腺管阻塞引起，另外，寄生虫亦可引起。

【病理】

上述原因和刺激使结膜上皮细胞植入及向内生长到结膜下层，细胞在其中增生变性，形成囊肿；腺内分泌物不能排出致使瘀集而成；寄生虫结膜囊肿多见于猪囊尾蚴。

【表现】

由外伤或手术引起的上皮植入性者，囊壁菲薄，囊肿常固定在浅层巩膜表面而不移动，其中含透明液体，其周围常有轻度炎症反应。

由长期慢性炎症刺激引起者，多见于上睑结膜上穹隆部。

由副泪腺管阻塞引起者，囊肿体内含有粘液及上皮细胞碎片。常见于沙眼患者。多发生在上穹隆结膜。

由寄生虫引起者，多为猪囊尾蚴。好发于近内眦部的下穹隆部结膜。囊肿呈圆形，可移动。本病属寄生虫性者，可影响身体其他脏器，导致严重后果。

【诊断】

1. 随囊肿增大可有异物感，长在球结膜的囊肿呈囊样透明隆起，囊肿常固定在巩膜上不动，周围可有轻度充血。

2. 由副泪腺管阻塞引起者，常发生于上穹隆结膜。

3. 猪囊尾蚴囊肿好发于内眦部的下穹隆部结膜，囊肿呈圆形，透过结膜有时可见到白色的虫头。身体其他部位详查亦可发现。

【治疗】

1. 手术切除，注意取净囊壁。

2. 寄生虫性者在切开结膜后，即自行逸出。需要时应进行驱虫药治疗。

皮样脂肪瘤

【病因】

先天性病变。

【病理】

由纤维组织及脂肪组成。有时在表面上有皮样组织及毛囊，但无包膜。

【表现】

多发生在外眦部或上直肌与外直肌之间。含有大量脂肪，且脂肪与眶内脂肪相连续，瘤体较软而呈黄色。本病预后一般良好。

【诊断】

1. 常在外眦部或上直肌与外直肌之间的结膜下见黄色、扁平的柔软肿物，不充血，无自觉症状。

2. 切开见脂肪组织，与眶脂肪相连续。

【治疗】

手术切除，注意勿牵拉出过多眶内脂肪，勿损伤眼外肌。

浆细胞瘤

【病因】

并发于长期慢性沙眼。

【病理】

由聚集成堆的浆细胞所组成，其中有玻璃样或淀粉样变性，是慢性炎症产物，而非真正肿瘤。

【表现】

该病变呈弥漫性生长，无明显界限，表面光滑，色泽较暗。多见于上睑及穹隆部结膜，使眼睑增厚，甚可侵及角膜，且较脆易碎。本病因面积广泛，难以一次全部切除。

【诊断】

1. 发生于上下睑结膜、穹隆结膜、半月皱裂、泪阜，甚可侵及角膜。

2. 病变呈蜡黄色隆起，无血管，为形状不规则的肿块，侵及睑板使之睁眼困难。

3. 瘤组织较脆易碎。

【治疗】

手术切除。

结膜血管瘤

【病因】

为先天性血管发育畸形病变。

【病理】

毛细血管瘤为一团扩张的毛细血管，无明显界限；海绵状血管瘤为隆起的紫红色肿瘤，外有包囊，可为多叶，其中为互相交通的血液腔隙。

【表现】

单纯发生于结膜者少见，多发生在泪阜附近，常伴有眼睑、巩膜、眼肌或眼眶部血管瘤。在儿童时期有生长的趋势。

某些可能伴发眼球、脑膜、脑部血管瘤而引起相应的严重后果。

【诊断】

其由粗细不等弯曲的血管构成结膜下紫红色的肿块，有时可出血。

【治疗】

手术切除或冷冻治疗。

二、恶性肿瘤

恶性黑色素瘤

【病因】

多为结膜色素痣的恶变，也可继发于色素膜恶性黑色素瘤。外伤或各种外在刺激常被视为诱因。

【表现】

多见于中老年人。肿瘤增长迅速，早期即可转移他处。瘤呈棕黑色隆起，色素浓，表面呈分叶状，与其他组织粘连牢固。瘤体周围结膜可见散在的大小不一的棕黑色素团块或色素小点。本病恶性程度高，早期易转移。

【诊断】

1. 该病为棕黑色隆起，色素多，增大迅速，其周围有大小不一的棕黑色色素团块。

2. 瘤组织易出血，早期即可转移。

【治疗】

应尽早手术切除。根据情况采取眼球摘除或眶内容剜除术，术后仍可能复发或转移。放射疗法不敏感。

第四节 角膜肿瘤

局限于角膜的肿瘤是极罕见的。角膜肿瘤常见有皮样瘤和原位癌。

一、皮样瘤

【病因】

为先天性迷芽瘤，或跨越角膜缘部的一种纤维脂肪瘤。

【病理】

组织学显示角膜上皮肥厚，上皮增生，前弹力层消失，角膜基质中有排列紊乱的纤维束和空隙，且肿瘤有明显的血管形成。

【表现】

该瘤约占儿童外眼肿瘤的 1/5。一般无症状，其大小不一，常位于外下侧角膜缘，为稍淡黄色或粉红色而微隆起的半圆形小肿物，边界清楚，表面组织与皮肤相同，其上或许有汗毛生长。可逐渐增大，尤以在外伤、刺激和青春期时，其生长速度可以加快。为良性肿瘤。

【诊断】

1. 常见于角膜缘外下侧，为稍淡黄色或粉红色而微隆起的半圆形小肿物。增大可发展至角膜中央甚至整个角膜。

2. 活检可见该组织中含有脂肪组织、毛囊、汗腺、皮脂腺等。肿物轻微高起，其边界清楚。

3. 合并有耳异常者称 Goldenhar 综合征。

【鉴别】

1. 较大的皮样瘤与 Peters 先天异常（后角膜缺损）相鉴别　超声检查可查明眼前节的解剖结构及增厚的角膜，以区别 Peters 先天异常。

2. 较大的皮样瘤与角膜葡萄肿相鉴别　角膜葡萄肿透照法检查透光，而皮样瘤则不透光。

【治疗】

无症状时不需治疗，增大时在切除肿物后行板层角膜移植术。

二、原位癌

又名上皮内上皮瘤或 Bowen 病。

【病因】

该瘤为角膜上皮层的基底细胞增生，较常发生在以前有过炎症、外伤或烧伤的眼上，也可发生在健康的角膜上。

【病理】

多见有鳞状细胞癌，该细胞癌形成许多细胞柱，边缘为柱状细胞，其内为多角形细胞，中央的扁平细胞，可见有角化癌珠，有炎症细胞浸润，肿瘤内血管丰富。基底细胞癌占少数。

【表现】

多见于老年人，男性偏多。多为单眼发病。病程缓慢。角膜缘处有一弥漫的轻度隆起的红灰色胶状或肉芽肿状的肿物，伴生血管翳。该病变仅向角膜中央生长。有的多年静止，有些则直接恶变或全身转移。本病大多为良性，偶有恶变者。侵及全角膜、眼球内或眶内者预后较差。

【诊断】

1. 多为老年男性及单眼患者。常见于紫外线照射强的地区，或以前有过病的眼上。具有角膜刺激症状。

2. 角膜缘见有生长呈灰红色隆起的肿物，伴新生血管翳。可向角膜中央生长。

3. 组织学为不典型的排列与形态不一的上皮细胞，上皮基底层完整，基质层不受侵犯。

【鉴别】

原位癌应与角膜营养不良相鉴别。虽两者均可伴角膜刺激症状及结膜分泌物，且本病亦可在角膜营养不良基础上发生，但本病具有恶性特征，如损害范围较大，表面增生高起，角膜血管丰富呈管束状等。活体组织检查有助于鉴别。

【治疗】

手术应彻底切除肿瘤，行板层角膜移植术。活体组织检查疑有恶变者，据情况可考虑行眼球摘除或眶内容摘除术。对放射治疗一般不敏感。

第五节 葡萄膜肿瘤

常见葡萄膜肿瘤有葡萄膜恶性黑色素瘤和脉络膜血管瘤。

一、葡萄膜恶性黑色素瘤

虹膜恶性黑色素瘤

【病因】

原因尚不明确。遗传因素、外伤及长期眼内炎症可为诱因。

【病理】

该肿瘤可浸润虹膜基质，继之侵犯前房角等房水滤过通过的组织，引起眼压增高。也可沿血管丛蔓延至眼球外。个别病例的肿瘤细胞还可进入房水，经房水途径扩散到其他部位。显微镜下观察，该瘤形态与睫状体或脉络膜相似。有学者认为，该瘤有相当数量属于非恶性的梭形细胞。

【表现】

部分病例是在系统检查时而被发现，有因其颜色、形态和大小的改变，或可能有因肿瘤坏死出现虹膜睫状体炎病征才被发现。前房出血和屈光改变较少，如有屈光改变则表示睫状体可能受累。肿瘤好发于虹膜下方，直径超过 3mm，隆起 1mm 以上，呈棕色至深黑色或颜色较浅，甚至无色素。可为单个或多个，多个者彼此间距离不一。肿瘤内血管丰富，有粗大营养血管，破裂时即引起前房出血。也可能出现虹睫炎体征。眼压一般正常，如患侧眼压升高，则表示小梁已受侵犯。超声波检查，虹膜有实质性病变。该瘤多为良性色素痣，恶性者少见。发生前房出血者，应警惕为恶性。该瘤较葡萄膜其他部位的恶性黑色素瘤预后较好。该肿瘤少部分可并发交感性眼炎或向眼球外扩展。发生远处转移者很少见。复发病例常出现于手术摘除后多年。

【诊断】

1. 肿瘤好发于虹膜下方，直径超过 3mm，隆起 1mm 以上，呈棕色至深黑色或颜色较浅，甚至无色素。可为单个或多个。肿瘤内血管丰富，破裂时即引起前房出血。也可能出现虹膜睫状体炎体征。

2. 眼压一般正常，如患侧眼压升高，则表示小梁已受侵犯。

3. 超声波检查 虹膜有实质性病变。少数可疑病例，可进行活体检查。

【鉴别】

1. 虹膜恶性黑色素瘤应与虹膜血管瘤相鉴别 虹膜血管瘤的血管极丰富，在过于致密时则只有组织学检查才能区别。

2. 虹膜恶性黑色素瘤应与虹膜恶性淋巴瘤和白血病性浸润相鉴别 后者为双侧性，有炎症改变，虹膜增厚，尚伴有其他临床表现。

3. 虹膜恶性黑色素瘤应与虹膜痣相鉴别 后者痣境界清楚，不增大，不变化，无血管，但当它进展时便不易鉴别。

4. 虹膜恶性黑色素瘤应与虹膜包裹性异物相鉴别 后者常伴有炎症反应。

5. 虹膜恶性黑色素瘤应与虹膜黑色炎性假瘤相鉴别 后者组织学检查可发现坏死组织，并含淋巴细胞及浆细胞。

此外，尚应与虹膜增生、虹膜囊肿、虹膜转移性肿瘤、虹膜神经纤维瘤、伴虹膜增生的弥漫型虹膜恶性黑瘤、虹膜平滑肌瘤、铁锈症、血铁质沉着、青年性黄色肉芽肿相鉴别。

【治疗】

1. 对不能确诊者，应进行追踪观察。

2. 病变有增大发展变化应考虑手术。

3. 肿瘤严格局限于虹膜，前房角镜检查证明睫状体和房角的其他部分均未受累，非多灶性肿瘤，无眼压升高者可行虹膜切除术。

4. 虹膜肿瘤已波及睫状体者，可行虹膜睫状体切除。

5. 肿瘤广泛累及眼内组织或眼已失明，应摘除眼球。

睫状体恶性黑色素瘤

【病因】

真正病因尚不明确。遗传因素、外伤及长期眼内炎症可为诱因。

【病理】

有认为组织来源于神经鞘细胞和葡萄膜的黑细胞。组织检查与脉络膜同性质肿瘤相似。

【表现】

早期不易发现。一般进行缓慢，无自觉症状，侵犯晶状体或睫状肌时，则患者诉视力减退，闪光幻视，眼球剧痛，或有照镜时发现虹膜根部有黑块露出。可引起屈光改变或晶状体移位，早期即可发生白内障和青光眼。前房变浅，虹膜膨隆。眼刺激症状部位常与肿瘤区域相符。若位于眼球上方可引起脉络膜视网膜脱离。当其坏死时可引起前房出血和渗出。

本病多为恶性肿瘤。局限于睫状体者，比脉络膜黑色素瘤的预后要好些。因一般早期不易被注意和发现，当肿瘤扩散到脉络膜时则预后较差。若已侵及角膜缘血管网，则扩散机会更大，预后常不良。

【诊断】

1. 可引起屈光改变或晶体移位，早期晶状体皮质局限性混浊，晚期全混浊。

2. 结节状睫状体黑色素瘤，向前累及虹膜使前房变浅，虹膜膨隆，有部分引起继发性青光眼。

3. 眼刺激症状及表面的局限性充血常与该肿瘤区域相符。当肿瘤坏死时可引起前房出血和渗出。

4. 该肿瘤位于眼球上方者，可引起脉络膜视网膜脱离。

5. 详细检查前房角有无黑色素块或虹膜根部分离。对可疑病例应进行超声波检查或进行房水细胞学检查。

【鉴别】

本病应注意与睫状体囊肿、腺瘤、平滑肌瘤、血管瘤、假瘤、髓上皮癌和上皮癌以及肉样瘤的虹膜结节、睫状体的白血病性浸润相鉴别。

【治疗】

睫状体黑色素瘤一旦确诊多数患者需做眼球摘除。摘出的眼球必须做病理检查，如发现眼球表面有肿瘤细胞浸润，应行眶内容剜出术。独眼肿瘤小者可定期观察，或行局部切除。

脉络膜黑色素瘤

【病因】

真正病因尚不明确。遗传、外伤及长期眼内炎症可为诱因。

【病理】

肉眼观察，肿瘤早期呈局限性肿块，其头部将视网膜顶起，大多不与视网膜粘连，该处血管丰富。当玻璃膜破裂后，肿瘤顶端扩大增生，呈蕈状。其表面色素多少不一，有些呈黑炭样，有些则颜色较淡。肿瘤多少不一，大小不等，扩散至整个脉络膜。肿瘤伴随着视网膜脱离和其他损害。该肿瘤在超显微镜下为细胞核大而结构均匀，核仁大，不规则，呈网状结构。细胞浆含有许多线粒体。整个细胞内均含有颗粒状、圆形或条纹形色素。

【表现】

多发生于中、老年人。病情发展缓慢。该肿瘤多位于眼球后极部，累及黄斑则可出现视力减退。若肿瘤增大，至后期引起继发性青光眼。

早期肿瘤常呈扁平状隆起，沿脉络膜扩大，大多具有色素，可呈黑炭样或颜色较淡，少数亦有呈无色素型者，可继发视网膜脱离。如肿瘤穿破玻璃体膜而进入玻璃体，最后也可从巩膜穿出而蔓延至眼眶内，也可通过血行转移。

该肿瘤组织的坏死为预后不良的一个重要因素，且易引起转移。其坏死可引起色素膜炎。女性较男性者预后较好。肿瘤多由血行转移至肝、肺、脑、脊柱或皮下组织。

【诊断】

1. 早期可有闪光感或视物变形，严重者则发生暗点。

2. 短期内视网膜高度坏死萎缩。肿瘤穿过视网膜，棕色的头部伸入玻璃体腔内，顶部呈球形膨大，头部有扩张的血管，在玻璃膜部为一细颈，形似蕈状。其周围伴随着视网膜脱离。因其生长缓慢，病变部位失去正常色调，出现色素紊乱，似脉络膜视网膜炎样改变，诊断困难。

3. 超声波与X线、CT检查有助于诊断。荧光眼底血管造影时病变区有斑块状高荧光。

【鉴别】

本病与脉络膜血管瘤、转移癌、老年性黄斑变性出血的鉴别，见附表1-7。

【治疗】

位于前部者较小，直径小于10mm，厚度在2mm以下，可追踪观察。位于后极部者，应早期摘除眼球。肿瘤发展较快、较大，前后径超过10mm，一般行眼球摘除术，手术时避免挤压眼球。手术时查出肿瘤已累及球外者应做眶内容剜出术。术后放射治疗。

二、脉络膜血管瘤

【病因】

为先天性血管发育异常，常伴有眼睑或颜面血管瘤。

附表1-7　脉络膜黑色素瘤与脉络膜血管瘤、脉络膜转移癌、老年性黄斑变性出血鉴别表

	脉络膜黑色素瘤	脉络膜血管瘤	脉络膜转移癌	老年性黄斑变性出血
起病和发展	早期缓慢、晚期发展快	缓慢	较急，发展较快	急，但发展慢
病变形态	呈蕈状	隆起，近视乳头部最高	扁平，比较弥漫	隆起甚高
病变颜色	黄色或棕黄色	淡红色	较淡或偏白	暗灰色或青灰色，不均匀
出血	多在隆起顶部，量较少	表面出血少，视网膜水肿残迹多见	黄斑附近可有斑点状出血	深部出血，范围大，量较多
视网膜脱离	常见，多在病变颈部和低位	晚期可有	可有，较广泛	一般无
疼痛（包括眼痛、头痛）	早期无，青光眼或眼内炎时常有	早期无，青光眼时有	明显，且早期出现	无
巩膜透照试验	不透光	可透光	可透光	可透光

【病理】

本病属海绵状血管瘤，管壁肥厚，含有结缔组织中隔，血管之间间隙较大。其无包膜，由周边脉络膜渐渐生长出来。肿瘤区的脉络膜可有骨化或钙化点。有时可见脉络膜赘膜，赘膜处有微小囊肿。

【表现】

常见于10～20岁时发病。视力逐渐减退和进行性远视。病变多位于后极部。患处视网膜色素上皮萎缩消失，眼底呈淡黄、淡红或橘红色扁平隆起，瘤体表面有色素紊乱或视网膜囊样变性，边界不清。晚期病变增大，变为淡灰色或蓝绿色，向视乳头缓慢进展。常伴有

黄斑变性和脉络膜血管扩张，可出现扇形视野缺损，并因渗出或出血发生视网膜脱离和青光眼而失明。

本病预后欠佳，最后可因视网膜脱离和青光眼而失明。

【诊断】

1. 视力减退。病变多位于后极部。病变早期，眼底呈淡红或橘红色扁平隆起，其表面有色素紊乱或视网膜囊样变性，边界不清。

2. 晚期病变增大，变为灰色或蓝绿色，向视乳头缓慢进展，常伴有黄斑变性和脉络膜血管扩张，可出现扇形视野缺损。

3. 因渗出或出血发生视网膜脱离和青光眼而失明。

4. 眼底荧光血管造影　动脉前期或动脉早期即显荧光，早期呈多湖状，随之渗漏增加，出现强荧光区，其范围与肿瘤大小基本一致。

【鉴别】

本病应与脉络膜黑色素瘤相鉴别。后者呈蕈状隆起，边界清楚，色暗，有色素，巩膜透照不透光。超声波检查时两者明显不同。

【治疗】

透热凝固可使病变萎缩，但疗效不确切。可采用光凝疗法。

三、脉络膜骨瘤

【病因】

脉络膜骨瘤是位于脉络膜的良性骨性肿瘤，其病因尚不明确，推测为一种迷芽瘤，但迷芽瘤并无类似脉络膜骨瘤的性别倾向，在成人期亦不增长。双眼发病的脉络膜骨瘤有遗传倾向。

【病理】

组织病理学检查显示，脉络膜骨瘤由致密的骨小梁及衬以内皮细胞的大血窦和毛细血管组成，可见大量的成骨细胞、骨细胞和破骨细胞。骨小梁的髓腔可见疏松的纤维血管成分、肥大细胞和泡沫间质细胞。脉络膜毛细血管变薄或消失，脉络膜黑色素细胞向肿瘤表面或巩膜移行，肿瘤表面局灶性色素脱失。

【表现】

脉络膜骨瘤多见于20～30岁青年女性，因肿瘤生长缓慢，所以早期多无自觉症状，就诊年龄明显晚于肿瘤发生年龄。随病变发展，出现症状多为视力下降，视物变形和视野缺损。眼底检查清晰可见，肿瘤主要位于视乳头边缘或视乳头附近，多呈扇形，也可环绕视乳头呈地图状，少数肿瘤出现在黄斑区，近似圆形或椭圆形。双眼发病者病变多对称分布。瘤体呈黄白色或橙红色，其表面可见散在的色素斑块。肿瘤呈扁平状缓慢增长，边界清楚，大小多在2.0～2.2mm之间，隆起0.5～2.5mm。病久肿瘤表面呈丘陵状高低起伏。黄斑区发生脉络膜新生血管膜，可引起视网膜下出血和渗出，致使视力显著下降。

【诊断】

1. 视力下降，视物变形和视野缺损等。

2. 眼底检查可见肿瘤大多位于视乳头边缘或视乳头附近，呈扇形或地图状，少数出现在黄斑区者呈圆形。肿瘤呈扁平状生长，边界清楚，黄白色或橙红色。

3. CT扫描检查，脉络膜骨瘤呈现与眶骨一致的高密度影像。眼底荧光血管造影早期，病变处呈现斑片状强荧光，晚期为弥漫性荧光染色。B超检查可见肿瘤的强反射在图像上呈现鳞片状光带。A超检查可见肿瘤的高回声峰。

【鉴别】

本病应与以下疾病鉴别：

1. 巩膜脉络膜钙化　CT与超声波检查可见与脉络膜骨瘤相同的影像，但巩膜脉络膜钙化多见于中老年人，病灶多位于眼底周边部，组织病现学检查主要为无细胞、不定形的嗜碱性物质。

2. 眼内骨化　CT与超声波检查可见与本病相同的眼内骨质影像。但眼内骨化多发生在长期萎缩的眼球内，常因并发白内障而无法检查眼底。组织病理学检查无成骨细胞和破骨细胞。

3. 脉络膜血管瘤、脉络膜转移癌、眼内淋巴瘤和无色素的脉络膜恶性黑色素瘤的形态非地图状，表面圆滑无丘陵状起伏。CT与超声检查有助于鉴别。

【治疗】

因脉络膜骨瘤为良性肿瘤，在其症状不明显时以临床观察为主。若黄斑区发生脉络膜新生血管膜，可考虑光动力疗法治疗。

第六节　视网膜肿瘤

视网膜母细胞瘤

【病因】

该瘤是以视网膜内核层，偶或节细胞层和外核层为起源的胚胎性恶性肿瘤，本病与家族遗传有关，有人认为由于染色体第13号长臂缺失所致。

【病理】

本病是由一些未成熟的视网膜母细胞增长而成，胞浆少而细胞核大，着色深浓、细胞分裂活跃。肿瘤坏死区往往远离血管，并可见钙化痕迹。

【表现】

本病最多见于3岁以下儿童，常为单侧性，约1/4病例双眼先后发病。临床症状随肿瘤发展时期而不同。

开始可从某一角度观察到患眼出现白瞳征，侵犯玻璃体后，该征便永远存在。瞳区出现金黄色反光，称为“黑蒙性猫眼”，而引起家长注意。随之，眼球出现偏斜、震颤、视力丧失。肿瘤细胞播散到前房及虹膜，引起虹膜新生血管、假性前房积脓及继发性青光眼。查眼底，肿瘤呈大小不等的乳白色不规则斑块，一般为2～3个视乳头直径，境界模糊，表面凹凸不平，有血管穿入，其周围视网膜水肿。肿瘤向外层发展，在视网膜下形成肿瘤结节，互相融合，引起无裂孔的视网膜脱离，并沿视神经向眼眶发展或穿破角巩膜向眼外侵犯。则出现球结膜水肿、眼球突出、运动障碍。肿瘤生长迅速，表面容易出血。瘤组织可转移到骨骼、肝、肺及蔓延到颅内而致患者死亡。

年龄愈小，预后愈差。双侧性肿瘤较单侧者严重。如果已出现眼球突出，X线片证明有颅脑受累，全身情况恶化则预后不良。偶有个别患者肿瘤自行萎缩。

【诊断】

1. 开始可见白瞳征及黑蒙性猫眼而被注意。随后眼球有偏斜、震颤、视力丧失。可有虹膜新生血管，假性前房积脓及继发性青光眼。

2. 查眼底，肿瘤呈大小不等的乳白色不规则斑块，一般为 2～3 个视乳头直径，境界模糊，表面凹凸不平，有血管穿入，其周围视网膜水肿。并可形成无裂孔性视网膜脱离。

3. 向外侵犯可出现球结膜水肿、眼球突出、运动障碍，肿瘤生长迅速，表面容易出血。瘤细胞可转移到骨骼、肝、肺及蔓延到颅内而致患者死亡。

4. X 线片，肿瘤往往有钙化点阴影。超声波检查，早期可发现实质性肿块回波，晚期可出现由坏死空隙形成的囊性回波。尿液检查如果发现香草基杏仁酸和高香草基酸排出增多将有助于诊断。

【鉴别】

1. 本病应与原始玻璃体增生症相鉴别　原始玻璃体增生症为先天性玻璃体动脉残存，并由增生所致。出现在足月产婴儿。属单眼性。患眼小，前房浅。使瞳孔呈白色反光。超声波探测不到实质性肿块的回波。

2. 本病应与晶状体后纤维增生相鉴别　早产儿出生后供氧过度引起视网膜循环障碍，致玻璃体前部形成纤维膜。眼底周边部血管畸形，动脉迂曲，静脉曲张，以颞上方血管最为显著。以后出现视网膜脱离和晶状体后玻璃体内灰白色膜形成，并带有血管，不能窥见眼底。虹膜有萎缩、后粘连及瞳孔膜闭，但无钙化点。为双侧性，伴有小眼球。超声波探测不到实质性的回波。

3. 本病应与转移性眼内炎相鉴别　转移性眼内炎多发生在急性传染病高热后，一般有角膜后沉着物、虹膜后粘连、低眼压、并发性白内障或眼球萎缩。超声波探测不到实质性肿块的回波。

4. 本病应与 Coats 病相鉴别　见附表 1-8。

附表 1-8　视网膜母细胞瘤与 Coats 病鉴别表

	视网膜母细胞瘤	Coats 病
年龄及性别	多在 3 岁以下	多在 6 岁以上，男性多见
眼别	可为双眼	单眼
病程	一般较短，晚期发展较快	较长，发展缓慢
视网膜病变形态	出血少见，隆起病灶为灰白色肿块，有的已呈结节	出血多见，并常有白色渗出物广泛分布于病变的视网膜上
视网膜血管异常	仅在肿瘤区内有局限性怒张和迂曲的血管，其他血管正常	常见，且较广泛，可有小血管瘤样局限性扩张
玻璃体混浊	较为多见，为大小不等的瘤细胞团块物	少见，即使有，也仅为少量细碎小点
虹膜红变和色素外翻现象	偶可见到	晚期引起青光眼，常可伴有虹膜红变和色素外翻
X 线片检查	钙质沉着多见，为细碎的钙质沉着，晚期病例可见视神经孔扩大	钙质沉着罕见，若有，则为大片的钙化，视神经孔无扩大现象
超声波检查	常见实质性肿块波型	常无实质性肿块波型

【治疗】

早期诊断，及时摘除眼球，为最有效的治疗措施。手术时当剪断视神经时不应短于1cm，眼球摘出后即送病理检查。如果视神经已受累或已扩展到眶内组织，应行眶内容剜出术，继以放射治疗及化疗。保守疗法只适用于4个视乳头直径以下的小肿瘤。

第七节　眼眶肿瘤

一、眼眶血管瘤

【病因】

该瘤为较常见的良性中胚叶眼眶肿瘤，占眶内占位性病变的第二位，仅次于泪腺肿瘤。它分为海绵状血管瘤、蔓状血管瘤、血管内皮瘤、血管外皮瘤、毛细血管瘤和血管肉瘤，其中以海绵状血管瘤和蔓状血管瘤最为多见。

【病理】

血管瘤可分为两型，即窦型和毛细血管型，前者由一些窦样血腔形成，其有厚薄不均的纤维包膜，肿瘤的血窦被纤维组织相间隔。毛细血管型者则无包膜，呈弥漫性生长，但较少见。

【表现】

多见于青壮年，病程缓慢，常因眼球突出、结膜下出血、复视而就诊。早期视力不受影响，肿瘤渐增大后则引起屈光不正或视力下降。

位于肌锥内的血管瘤，早期无明显临床症状，或仅有轻度眼球突出。肿瘤增大后，向肌锥外发展时，可引起明显的眼球突出、眼球运动受限，可触及肿物。窦型血管瘤，质地柔软，有一定的弹性。含纤维组织丰富的血管瘤，质地较坚硬。血管瘤内血栓形成、发生纤维化和钙化时，质地变硬。超声波结合CT检查可做出明确诊断。

【诊断】

眶血管瘤与眶其他良性肿瘤，尤其是由肌锥内起源的良性肿瘤的临床症状颇有相似之处。若伴有炎症时，则应与假瘤相区别。

【鉴别】

眼眶血管瘤如果并存有颜面眼睑血管瘤，或眼睑、结膜有扩张的血管同时伴有眼球突出者则诊断不难。若血管瘤为单独存在，且位于肌锥内者则诊断有一定困难，虽B超检查有可能探知眶内肿块性质，可除外内分泌性眼球突出和眶内囊性肿物，X线检查呈现眶腔扩大而无骨质破坏，这一点可以与有明显骨质破坏的恶性肿瘤区分，只有通过手术后的病理检查才能明确诊断。

【治疗】

1. 眼眶血管瘤是发育性肿瘤，有自行萎缩的可能。对儿童患者应随访观察。

2. 对年龄较大、肿瘤发展较快、眼球突出明显并引起视力损害者，应考虑手术切除。

二、眶　假　瘤

本病属非特异性慢性增生性炎症，因具有真性眶肿瘤的症状而得名。

【病因】

有非特异性肌炎伴有眶静脉炎；区域性感染如鼻窦炎、巩膜炎、脉络膜视网膜炎等；病灶感染；血管性病因如眶静脉栓塞、结节性动脉周围炎；变态反应；病毒引起的组织核蛋白改变产生的自身免疫反应；在中毒、缺氧、血管改变的基础上引起眶脂肪组织坏死的刺激。

【病理】

组织学方面，假瘤可分弥漫炎症型；慢性肉芽肿型；胶原组织增生型；慢性汗腺炎型；肌肉炎型；脉管炎型。

【表现】

可发生于各年龄，男性较多。

先兆有眼神经分布区有阵痛，伴有流泪、结膜水肿和眼球突出。之后，眼球可迅速向正前方中度突出，不能复位，同时眼睑和结膜水肿加剧，眼球运动障碍甚至视力显著下降。于眶周某处可触及肿块。偶见在眼球受压迫时视网膜静脉扩张淤滞、视乳头水肿及视网膜脉络膜炎的症状。X线片少见骨质破坏，但可见致密阴影或仅眶腔扩大，少有视神经孔扩大。眶静脉造影往往不见静脉行径移位。超声波检查对假瘤有定位意义。预后一般多有好转。应慎重进行开眶术，否则个别也可激发进行性不可逆转的水肿，甚至使损害扩展到双侧。

【诊断】

1. 可发生于各年龄，男性较多。先兆有眼神经分布区有阵痛，伴有流泪、结膜水肿和眼球突出。

2. 随后发展中眼球迅速向正前方中度突出，不能复位，同时眼睑和结膜水肿加剧，眼球运动障碍甚至显著视力下降。

3. 在眶下部、内下壁、沿眶上缘可触及肿块。

4. X线片少见有骨质破坏及视神经孔扩大，但可见致密阴影或仅眶腔扩大。眶静脉造影往往不见静脉行径移位。超声波及CT检查对假瘤有定位意义。

5. 偶见在眼球受压迫时视网膜静脉扩张淤滞、视乳头水肿及视网膜脉络膜炎的症状。

【鉴别】

假瘤应与真性恶瘤相鉴别，前者起病及发病较快，复视、眼睑和结膜水肿较早出现，眼底改变少见，有复发性，X线片少见骨质破坏。

【治疗】

应用广谱抗生素合并糖皮质激素、抗凝剂、环磷酰胺及碘剂治疗。应慎重施行开眶术。

三、眶脑膜瘤

【病因】

本病是由蛛网膜或硬脑膜发展而来的中胚叶肿瘤。

【病理】

其组织结构可分为砂粒型、纤维型、类上皮细胞型、混合型、血管型、内皮细胞型及肉瘤型等。后三者的恶性程度较高，可破坏颅骨、眶骨及鼻窦而引起死亡。

【表现】

多见于中年妇女，病程长，单侧眼球逐渐突出，不能复位。起自嗅沟附近的使眼球向下突出，伴有嗅觉丧失，有时侵入鼻腔而导致鼻出血。起于肌锥附近的使眼球向正中方向突出，甚至可完全突出于眶外引起暴露性角膜炎，并伴有眼睑及结膜水肿，若侵犯肌锥则有眼球运动障碍。晚期，侵犯整个眶腔，包绕整个眼球，可引起视力丧失、眼球固定、第Ⅱ、Ⅲ、Ⅳ、

Ⅴ、Ⅵ颅神经受累的眶尖综合征或眶上裂综合征。眼底可见视乳头、视网膜水肿、出血和渗出，静脉扩张，甚至视神经萎缩，可伴间歇性或持续性隐痛。

检查视野对肿瘤定位有诊断意义，视野缺损与眼球受压的方向有关。触诊可发现坚韧而不能移动的肿块。如果向颅内蔓延累及视交叉时，则可引起对侧眼的视野缺损；也有侵犯鼻窦的可能。对此一般认为是良性。如早期摘除，常永久痊愈。但也可有恶变者。在幼儿的脑膜瘤则恶性程度较高。

X线片常见眶腔扩大，视神经孔和眶上裂有时也扩大，骨质呈局限性吸收和增生，有的还可见钙化点。

【诊断】

1. 多见于中年妇女。单侧眼球逐渐突出不能复位。依据肿瘤起源不同而突出方向各异。随后有视力下降，常伴有眼睑肿胀及眼底相应改变、视神经萎缩等，或有眶尖综合征或眶上裂综合征。

2. 伴有各种类型的疼痛，如眼痛间歇性或持续性隐痛，但无压痛。

3. 触诊可发现坚韧而不能移动的肿块。检查视野对肿瘤定位有诊断意义，视野缺损与眼球受压的方向有关。如果向颅内蔓延累及视交叉时，则可引起相应的视野缺损。

4. X线片常见眶腔扩大，视神经孔和眶上裂有时也扩大，骨质呈局限性吸收和增生或钙化点。

5. 一般认为是良性。在幼儿的脑膜瘤则恶性程度较高。

【鉴别】

详见眼眶血管瘤鉴别部分。

【治疗】

手术治疗。如果肿瘤已充满眼眶而已丧失视力者，宜施行眼内容剜出术。

四、眶横纹肌肉瘤

【病因】

本病亦称横纹肌母细胞瘤，是由横纹肌纤维衍生的恶性肿瘤。被认为是因肌组织发育异常的先天性肿瘤，在成人极罕见。

【病理】

从组织学上可分三型：①胚胎型：占肿瘤多数病例，由一些圆形、星形和梭状细胞汇集为合体而成，细胞核染色质丰富，胞浆为嗜酸性，排列成条带，细胞中可发现纵横条纹。②分化型：每个细胞内有一嗜酸胞浆带，很易找到条纹，细胞的多形性很明显，预后较胚胎型者良好。③腺泡型：肿瘤多来自眼外肌，肿块被中隔分开，肿瘤细胞小而圆，易被误诊为腺癌，难发现纵横条纹。

【表现】

常见于儿童，男比女多。单侧眼球突出骤然发生，多向下及向外发展，伴有疼痛及流泪。早期眼球受肿瘤包围，故常出现运动障碍，结膜水肿。如果肿瘤位于球后则有视乳头水肿、视网膜皱褶、视力减退。触诊可发现肿瘤相当坚实，形态不一，部位各异，多侵犯眶的鼻上方，触之不痛。X线片可见眶腔扩大甚至有骨质破坏。本病属于高度恶性肿瘤。腺泡型预后最坏。然而，所有病例的病情都很危重，终必致命。虽经手术，但迅速复发蔓延入颅内、口腔和鼻腔，或很快死于肝、肺的早期转移。年龄越大的患儿，存活期越长。

【诊断】

1. 常见于儿童，男比女多。单侧眼球突出骤然发生，伴有疼痛及流泪。早期眼球受肿瘤包围，故常出现运动障碍、结膜水肿。

2. 如果肿瘤位于球后则有视乳头水肿、视网膜皱褶、视力减退。

3. 触诊可发现肿瘤相当坚实，形态不一，部位各异，触之不痛。

4. X线片可见眶腔扩大，甚至有骨质破坏。

5. 本病所有病例的病情都很危重，终必致命。虽经手术，但迅速复发蔓延入颅内、口腔和鼻腔，或很快死于肝、肺的早期转移。

【鉴别】

请详见眼眶的血管瘤鉴别部分。

【治疗】

当肿瘤尚局限在眶内时，可行眶内容剜出术。如瘤组织已侵犯眶骨及鼻窦者，还应将受累骨及鼻窦一并切除，术后辅以放射治疗，以防复发，或周身应用抗癌药物，如氮芥、甲氨蝶呤及放线菌素D等。

（赵建浩　李清文）

第二章 眼部先天异常

第一节 眼睑的先天异常

一、隐眼畸形

本病发生在胚胎第2个月的初期或中期，不是胚胎期炎症的结果，而是由于发育不良所造成。目前认为本病属常染色体隐性遗传。本病的特征为完全无眼睑，因此皮肤连续地由前额经过眼部到面颊部，眼睑组织完全缺如，亦无睫毛。眼眶中部可见皮下有呈圆形隆起的眼球，从表面覆盖的皮层可以扪及并感觉其动度，强光照射时可引起周围皮肤的反射性皱褶，说明有视网膜感光的功能并引起眼轮匝肌收缩。有的病例强光照射时无反应。隐眼可为单侧或双侧。多数患者尚伴有其他畸形如：无眼球，皮样囊肿，腭裂，兔唇，耳鼻畸形，喉闭锁，脑膜脑膨出，生殖系统畸形，腹疝，声嘶和手指足趾畸形。手术治疗复明无望。

二、先天性睑裂狭小症

系胚胎3个月前后由于上颌突起发育抑制因子量的增加与外鼻突起发育促进因子间平衡失调，故双眼内眦间距离扩大，下泪点外方偏位。本病为常染色体显性遗传，表现为睑裂左右径及上下径皆较正常明显变小，有的横径仅13mm，上下径仅1mm。常合并有内眦角之异常，鼻梁低鼻根宽阔，内眦赘皮及上睑下垂，亦可合并小眼球、小角膜、泪小管延长及泪小点向外偏位等，有的合并不同程度之智力缺陷。治疗可行外眦切开内眦成形术或行隆鼻术。

三、先天性眼睑缺损

本病大多数与遗传无关，可能有少数隐性遗传病例。致病原因在大型缺损并有其他异常者，可能因羊膜带机械性压迫，阻止眼球的发育或摧毁其已经形成的组织结构。单纯性且较小的缺损，则可能由于局部睑褶黏着失败，或眼睑融合以后的过早分离，形成切迹状的发育缺陷。本病单眼者多见，上睑缺损较下眼多见，亦有右上下睑缺损伴左下睑缺损或双眼上下睑对称的四个缺损。缺损部位以中央偏内侧者占绝大多数。缺损之形状多为三角形，基底在睑缘，亦有呈梯形或椭圆形者。常合并角膜缘皮样瘤，泪点缺损或过多，角膜先天性混浊与虹膜前粘连或与睑结膜粘连，先天性小角膜，小眼球或虹膜脉络膜缺损、黄斑缺损等眼部畸形。另外可合并兔唇、颜面破裂，头、耳鼻、四肢之畸形，智力发育迟缓。治疗可采用手术移植修复。

四、内眦赘皮

本病发生在胚胎的3～4个月时，多由于颅骨及鼻梁骨发育不良所致。由于鼻梁低平而使过多的皮肤延向内眦部形成皱褶。多为常染色体显性遗传，有的病例无遗传关系。多表现为双侧性，两侧亦可不相等，单侧者少见。皮肤皱褶起于上睑，呈新月形绕内眦部走行，至下睑消失。少数病例由下睑向上延伸。皱褶亦可很宽，有时遮蔽内眦部，甚至遮盖鼻侧部分眼球而影响视野，常被误认为内斜视。本病常合并上睑下垂，睑裂缩小，内斜视及向上运动障碍等。轻者无需治疗，为美观可行整容手术。

五、先天性上睑下垂

本病主要由于动眼神经核的发育不全或提上睑肌力量薄弱所引起，为常染色体显性遗传，亦有隐性遗传者。上睑下垂常为双侧，但两侧可不对称，也可为单侧。常伴有眼球向上运动障碍。下垂明显者可发生弱视。上睑皮肤平滑、薄、无皱纹。如瞳孔被眼睑遮盖，为克服视力障碍，额肌紧缩，形成较深的横行皮肤皱纹.牵拉眉毛向上呈弓形凸起，借以提高上睑缘位置；或有仰头视物等特殊表情。常伴有内眦赘皮、睑裂狭小，小眼球，眼球震颤，斜视，眼肌麻痹，色盲，色弱等其他先天性眼部异常。治疗可采用提上睑肌缩短及(或)前徙手术。

六、颌动瞬目反射

本病为不规则的常染色体显性遗传，多表现为单侧上睑下垂，下垂之上睑可随下颌运动而提高。轻者有时不易被发现。完全型者在休息时上睑遮盖角膜上半，为部分性上睑下垂，但下颌张开时则下垂的上睑立即上举，比健侧上睑位置更高，但只能维持瞬间。引起上睑提高之运动各式各样:较多见的为开口、咀嚼或下颌向健侧方向移位时，有的向前或向后移动时或回旋时患眼上睑提高，或在吸入、舌伸出、咳嗽、谈话、笑、呕吐、下咽时患眼上睑提高。本症常合并其他先天异常，如眼球向上或向下运动障碍及斜视或患侧白内障等。治疗可行上睑下垂矫正手术，将翼外肌切除等。

七、双 行 睫

本病为常染色体显性遗传。表现为在正常睫毛后方另发生一行睫毛。此睫毛由睑板腺口内长出，少者3～5根，多者20根以上。常见于双眼上下睑，或生于双眼下睑或单眼。此副睫毛可与正常睫毛相同，亦可能细软短小，色素少。排列规则，直立或向内倾斜。常引起角膜刺激症状。偶有合并睑缘外翻者。治疗可行电解术，或行毛囊摘除术。

八、先天性眼睑内翻

本病多继发于内眦赘皮、小眼球或无眼球。多表现为双侧性，在下睑近内眦部的睑缘内翻致睫毛倒向眼球。刺激角膜，尤以眼球下转时症状明显。角膜在睫毛刺激部发生上皮损伤。可有羞明、流泪、球结膜充血等症状，角膜下方可见薄层混浊。偶见上睑内翻者。治疗可行手术矫治。

第二节 泪腺先天异常

一、先天性无泪腺

先天性无泪腺极少见。泪腺是由上穹隆结膜上皮发育而来，故无泪腺常见于无结膜，无眼球和隐眼畸形。有些无泪液的病例也可能无泪腺。

二、先天性无泪液

先天性无泪液可能的致病原因有：①中枢神经通路与泪核未建立联系。②泪腺缺如或发育不全，多伴有内眦赘皮和上睑下垂等，并可有面部发育不对称。③由其他神经性异常引起，如各种神经核未发育而致的第Ⅴ、Ⅵ、Ⅶ、Ⅷ、Ⅻ对脑神经先天性麻痹。无泪液通常为双侧性，很少单侧发生。患者无泪，在眼受刺激时也无泪液分泌，有畏光和结膜充血，有时有黏稠分泌物。角膜上皮的深层和基质的浅层可有点状混浊。结膜上皮日久可发生水肿性退变，与干性角膜炎相似，但无炎性体征和刺激症状。治疗主要为症状治疗，可滴人工泪液或甲基纤维素，或手术封闭泪点以保持眼表面湿润，重者须作部分睑缘缝合以保护角膜。

三、先天性泪液分泌过多

先天性泪液分泌过多甚为罕见，曾有家族性的病例报告，伴有多汗、多毛和弥漫性颅骨增生。

四、反常性流泪反射

反常性味觉-流泪反射即吸吮或咀嚼时泪液增多，通常称为“鳄鱼泪”。分为先天性和后天性。先天性者，单眼或双眼皆可发生，常伴有第Ⅵ对脑神经麻痹，或有广泛的颅骨、腭骨、脊柱和肢体畸形。此种异常可能为脑干异常累及上涎核和外展核，也可能是面神经运动核附近的灰质柱分化异常，正常情况下泪核和涎核从此处发生。公认的解释为面神经的再生涎腺神经纤维经蝶腭神经节而误入泪腺，故当患者有味觉刺激发生流涎反射时，使其同时有流泪的症状。

五、先天性泪腺异位

1. 先天性泪腺脱垂　可能是由于筋膜悬韧带软弱或先天性小眼眶所致。为少见的畸形，泪腺脱垂使上睑隆起，脱垂至上睑内者少见，有些为家族性发病。

2. 迷行性泪腺　迷行的泪腺组织可出现在睑结膜和球结膜下任何部位及角膜上，巩膜内或眼肌内，类似一新生物。迷行于眼球内的较少见，可在虹膜、睫状体或脉络膜内，也有位于前房角者。唯一的治疗方法是手术切除。球内者可作单纯肿块切除，但肿块大而弥漫时多不能保留眼球。

六、先天性泪腺囊肿

本病极少见。发生于眶部泪腺者，于出生时或生后数年出现。如无导管通表面，则表现为眶外侧缘下有波动且张力大的肿块，并常向眶深部伸展，甚至可达眶尖，表现为眼睑肿胀，上睑下垂，眼球突出。新生儿的先天性囊肿生长迅速，数日内可使眼球脱位毁坏。发生于睑部泪腺者，可从穹隆扩展到球结膜下。治疗可采用手术切除。另外其他先天性泪腺瘤样病变为泪腺皮样囊肿和皮样脂肪瘤。

七、先天性泪腺瘘

本病较少见，可能是由于睑褶形成前表皮陷入所致。上穹隆排出管被瘘管代替，而开口于睑褶上方皮肤。瘘管也可能为先天性囊肿穿破而形成。瘘口位于上睑外侧皮肤，恰在睑板上缘。瘘口周围常有成丛的类似睫毛的毛。瘘道排出泪液，并受各种流泪刺激如冷风、结膜激惹、情绪等的影响，一般量少，初生时常不被觉察，泪液常引起瘘口周围皮肤湿疹或脱屑，感染时有脓液排出。治疗可将瘘管移植于穹隆结膜，或将瘘及与其有联系的泪腺部分一并切除。

八、泪腺排出管异常

泪腺排出管异常，与泪腺瘘管相似，有时开口于外眦皮肤，使上下睑不能正常联合，有时绕过外眦而开口于下睑结膜面，还有泪腺眶叶经瘘管开口于眶上外角，而睑叶正常的引流入结膜囊内者。

第三节　泪道先天异常

一、无　泪　道

先天性无泪道极少见，常见于面部发育异常者，如独眼畸形、隐眼畸形和无嗅脑畸形，亦可由于宫内羊膜带损伤所致，临床报告极少。

二、泪　道　扩　张

泪道扩张是由于面裂的侧鼻突与上颌突不融合，面部成一皱沟，也可部分融合而致不同的畸形。轻症者可遗留一泪道瘘于面颊上或兔唇的缺损区内。有个别病例内眦和鼻距离宽，有一大泪囊位于其间且有蓄脓。这种畸形还可能与羊膜束带的损伤有一定关系。羊膜带可以从面部任何部位跨过而产生奇特的畸形，甚至成骨不全。随羊膜带跨过泪道的位置和发生的时间不同，可产生各种形状的泪道先天畸形。如羊膜跨过泪小管部位，则切断泪小管；跨过鼻泪管部位，则切断鼻泪管。

三、泪点和泪小管异常

1. 泪小管和泪点同时缺如或闭锁　较少见，由于泪道原基上端未分化，有时即使分化又未形成管道，或有甚小的泪点，或缺如。单纯性泪点闭锁不少见，泪小管正常，表面开口甚小或被小皮遮盖而完全闭塞，表现为一小凹或突起。下泪点受累较多，亦有四个泪点全闭塞者。此类畸形有遗传性，多为常染色体显性遗传，有不同的外显率和表现度。泪小管正常，泪点开口小者，可采用探针扩大；无开口者，可在睑缘内面相当于泪小管的部位切开，从泪小管内伸入探子、顶住相当于泪点的上皮，切开作成泪点开口，并置入丝线或塑料管维持切口敞开，无泪小管者，可作结膜泪囊造口术。

2. 额外的泪点和泪小管　一眼两个下泪小管的先天畸形可以有家族遗传性。这种异常多发生于下睑，常在正常泪点的鼻侧另有一个泪点，也有3～4个泪点成群并各有一泪小管者。此外，还可有两个小管各开口于下睑内端睑缘缺损的两侧。泪小管外侧端的开口可以位于睑缘、眼睑皮肤面、结膜或泪阜上。额外的泪小管内侧端可汇入一个泪总管，或分别进入泪囊，也可以终止于一个囊状盲端而与泪道无关。

3. 泪点形状和位置异常　泪点畸形可成裂隙状或沟槽状。泪小管长短变化可见于小睑裂及内眦外移畸形等患者。先天性泪点异位：常向内移，下泪点不在睑缘的睫部而在泪部，还有泪小管开口于泪阜者。有的由于发育时芽突方向异常，有的则为瘘管形成。较常见且易出现临床症状者为泪点轻度外翻，不与球结膜接触，不能由毛细管作用吸入泪液而致泪溢。治疗需根据不同情况作修复手术。

四、泪囊和鼻泪管异常

1. 鼻泪管闭锁　是常见的先天异常，主要由于泪道分化在管道化过程中的发育缺陷。一般情况下，足月婴儿约有6%的鼻泪管阻塞，阻塞最多在下口，有时是上皮残屑堵塞，有的是因管道化不完全而形成皱褶、瓣膜或黏膜憩室，鼻泪管下口被一薄膜阻塞最常发生，是大部分鼻泪管阻塞的原因，常为Hasner瓣膜未裂开，或形成一瓣膜皱褶所致。此膜一般在婴儿第一周泪液分泌前自行穿破，也易被探针刺破，如未穿破，分泌物潴留，常成黏液囊肿或慢性泪囊炎。这种先天异常属常染色体显性遗传。当婴儿有流泪或泪道黏液脓性分泌物时，先用抗生素液滴眼控制感染，每日多次向下按摩泪囊区，使鼻泪管下口膜穿破。若无效，再试冲洗，再后是用探针探通。当探通不能维持通畅时，可试置入肠线。如有明显畸形，特别是骨部受累，则待年龄较大时作手术引流入鼻腔。因羊膜带或组织坏死等引起的严重畸形，需要行整形手术，但泪道功能难以建立。

2. 先天性泪囊瘘　较常见，为发育变异或发炎所致。瘘道从泪囊直接开口于鼻腔者为内侧瘘，临床不易察见。常见者为外侧瘘，开口于面颊。可为单侧或双侧，也有一侧2个瘘管者。开口的位置常在鼻外侧，稍低于内眦韧带，或位于上下泪小管之间。常流出清液，或有脓性分泌物排出。开口于内眦韧带下双侧对称的泪囊瘘，为发育异常，可能是泪囊外侧下端过度生长所致。有的合并面裂闭合畸形，甚至面裂不闭合而通入颅内，这与羊膜致伤的因素有关。治疗多采用手术封闭瘘管，但须泪道畅通。也可用热烙或硝酸银等烧灼，或手术切除瘘管。

3. 鼻泪管异位　极为罕见。黄志方等(1985)报告1例，左侧鼻泪管异位于鼻外侧，成柱状，尖端中央有一小孔，手术及病理切片发现柱中有腔，与泪小管相通而不通鼻腔。

第四节　角膜先天异常

一、无　角　膜

无角膜或角膜完全发育异常临床上极为罕见。由于胚胎发育早期眼杯发育时，外胚叶呈异常不下陷而造成先天性无角膜，无前房，无晶状体，而眼球为一囊泡，被巩膜样致密纤维组织包裹，并衬贴有视网膜。该症通常为全身综合征的一部分，伴发头部发育畸形、并(指)趾畸形与泌尿生殖器异常。为常染色体隐性遗传。

二、巨大角膜

巨大角膜系指角膜直径较正常大而眼压、眼底和视功能在正常范围。大角膜经常出现于眼前部大眼球，是一种双侧性眼前部较正常增大的发育异常。常伴晶状体、悬韧带和睫状体的异常。巨大角膜的直径之横径在 13mm 以上，纵径在 12mm 以上。角膜弧度有时增加，但较常见的为高度散光，最大弧度通常在垂直径线上。有些患者前房加深，常有虹膜基质萎缩，由于瞳孔扩大肌薄弱而瞳孔呈现缩小状态。虹膜和晶状体常有震颤。巨大角膜的病因未定，一般并非进行性病变，而是原发的生长过度。巨大角膜一般为静止性，除高度屈光不正外，对眼功能无明显不利影响。其并发症有两个，即由晶体脱位或半脱位所致的青光眼与白内障。

三、小角膜

小角膜是指眼的角膜直径小于 10mm，而其他组织基本正常者。小角膜眼的眼前部也较小，眼直肌附着点异常前移，角膜弧度增加，折光率相对增大而呈近视状态。但常因眼球小眼轴短而总的折光度为正视甚或有可能为远视。本病病因不明，常有显著的遗传倾向，往往为常染色体显性遗传。小角膜常合并虹膜缺损，脉络膜缺损，先天性白内障等。

四、扁平角膜

扁平角膜甚为罕见，为角膜弧度小于正常，致角膜呈扁平状态。角膜基质常有弥漫性混浊。角膜较正常小，上下被白色巩膜包绕，使角膜呈水平的椭圆形。扁平角膜常造成前房浅及上睑下垂，虹膜缺少纹理而不现领状区。角膜折光率明显下降，但因眼轴长度正常或延长而使眼球总折光力在 7D 远视到 9D 近视间的范围。本病病因不太清楚，可能为角膜发育中止所致。胚胎在 4 个月以前，角膜与巩膜曲度相同，4～5 个月角膜比巩膜曲度增高，如在此时发育受到干扰，虽生长继续进行而弧度发展缓慢，导致角膜扁平。本病常有遗传因素，可伴有前胎生环，虹膜缺损，先天性白内障，视网膜脉络膜缺损和晶状体异位，蓝色巩膜，小眼球和视网膜发育不良。也可发育成青光眼。

五、球形角膜

球形角膜是一种罕见的双眼病变。其特征为整个角膜变薄，呈球状前隆。角膜透明，基质变薄，尤其在周边部，约为正常角膜厚度的 1/3。一般无症状，也可出现轻度基质混浊。由于角膜、巩膜组织薄弱，即使轻微的钝挫伤也可引起这些组织破裂。病变性质不明，似为一种与扁平角膜相反的发育异常，或是大角膜的一种形态变异，或因水眼病变中止所致。本病常合并巩膜组织变薄而形成蓝色巩膜，也可伴发手和踝关节过伸。

六、规则性角膜散光

由于角膜经线弧度差异所致的散光普遍存在以致被视为正常情况，但如果角膜曲率半径小于 6.75mm 和大于 9.25mm 则可视为异常，称之为规则性角膜散光。常有遗传性，多为常染色体显性遗传，隐性者少见。

七、后部型圆锥角膜

后部型圆锥角膜非常罕见，为角膜后表面弧度增加，使角膜中央区变薄，而角膜前表面正常，角膜基质可透明也可混浊。病变为静止性。病因可能是在胚胎期由于某种原因角膜发育中止。无遗传倾向。所见病例均为女性，至今未发现男性病例。

八、先天性角膜混浊

先天性角膜混浊的部位、形态和原因各异。可能只累及角膜组织，角膜混浊可为暂时性或永久性。可部分或遍及整个角膜。亦可伴有虹膜或眼底组织缺损、畸胎瘤、小眼球、白内障，或虹膜、瞳孔膜、晶状体与角膜粘连等。其病因有两种学说，即发育障碍学说与子宫内炎症学说：①由发育障碍引起的角膜混浊：晶体泡从外胚叶表面分离延迟或不能分离的发育异常；中胚叶组织的正常发育受阻，以致角膜后弹力膜或角膜内皮形成障碍。②炎症性角膜混浊：通过血流或羊水直接感染，如梅毒性角膜基质炎，天花等疾病。其他先天性角膜混浊还有角膜前胎生环，角膜后胎生环等。

第五节　葡萄膜先天异常

一、葡萄膜缺损

1. 典型性缺损　发生于原始视泡内陷与肛裂闭合之间的阶段，在胚长 7～14mm（第 4 至 5 周）期间。与胚裂有关的组织结构可全部受累也可部分受累，多为眼底的或虹膜睫状体的各自单独缺损。①眼底的典型性缺损：多数限于脉络膜和视网膜。脉络膜视网膜典型性缺损在检眼镜下表现为眼底下方略偏内侧有透见白色巩膜背景的缺损区，通常呈卵圆形，其后界可距视乳头下界不远，或缺损也包括视乳头在内。缺损范围可至眼底下方周边，偶尔包括睫状体和虹膜。缺损区多较局限，边界较清楚，常有色素沉着。缺损区常表现一定程度的凹陷向眼外扩张，显著者呈囊肿样。少数缺损区内有少许正常的视网膜血管。患者的中心视力一般不受影响，常能查出与缺损区相应位置的视野缺损。②睫状体与虹膜的典型性缺损：睫状体小而窄的缺损不易被发现。如有大而宽的缺损，因缺损部两侧的睫状突增生，两层外胚叶组织折叠并突入玻璃体腔呈息肉状，有时可形成较大的上皮性囊肿。缺损区底部充有疏松血管性结缔组织，有的可表现为突起的嵴。虹膜在下方偏内的缺损常伴有脉络膜视网膜下方缺损，是由于胚裂前端的闭合不良，视杯边缘未能在缺损处长出虹膜组织。③视神经入口处的缺损；通常呈卵圆形，可以毗连视乳头，或占据视乳头的一部分或大部分甚至全部视乳头区。如存在一部分视乳头结构，则表现为白色缺损区止端上方一个界限清楚但视乳头不完整的粉红色区。视神经入口处缺损的临床表现各异，轻者类似一较深的生理性凹陷，重者则凹陷大而且深，有时还伴有球后囊肿。眼底见白色缺损区为圆形或竖卵圆形，比正常视乳头大 2 至数倍。大多数患眼的视乳头区呈深度达 30D 的陷窝，视乳头区表面呈白色，扩张凹陷处呈灰色。若存在一部分视乳头组织呈粉红色，视网膜血管从此处通向视网膜。眼的其余结构可正常或异常。

2. 非典型性缺损　眼底的非典型性缺损除发生的位置与典型者不同外，其他临床表现大体相仿。在缺损的位置有视功能缺陷，表现为视野中的暗区。黄斑缺损是较多见的一种眼底非典型性缺损，表现为黄斑区横椭圆或圆形的缺损区，边界清楚，边缘可规则或不规则。大小可从一至几个视乳头直径不等。根据缺损区色素分布的多少不一，可分为色素性黄斑缺损，无色素性黄斑缺损，黄斑缺损伴异常血管。睫状体缺损出现于非典型性位置，缺损包括肌肉和外胚叶各层，后者常在缺损边缘处增厚成皱褶或息肉状突起。缺损底部常有血管性结缔组织。虹膜的单纯性或非典型性缺损一般不合并葡萄膜其他部分的缺损。可表现为瞳孔缘的切迹，虹膜的孔洞，或近睫状体缘即虹膜根部脱离的缺损。如缺损累及虹膜组织的全层，称为完全性虹膜缺损，仅累及外胚叶或中胚叶部分者，称为不全缺损或假性缺损。若有瞳孔膜衍生之中胚叶组织以缺损区跨越则称桥形缺损。

二、虹膜和睫状体先天异常

1. 虹膜先天异常

(1)无虹膜：无虹膜为少见的眼部先天畸形，表明其发育停滞于原始状态。发病率占人口的十万分之一。凡肉眼能在前房周边察见小的虹膜结节者为部分性无虹膜。如需前房角镜检查才能发现虹膜残端者为无虹膜。多为双眼受累，个别为单病例，对侧眼往往也有虹膜发育不良。无虹膜眼临床表现为极度的大瞳孔区，包括整个角膜范围。聚光照明检查时，在角膜缘内可见眼内晶状体的赤道边缘，有的还可察见晶状体悬韧带的细纤维和其后方睫状突的尖端，患眼无虹膜遮光，有畏光症状。视力极差，常有眼球震颤，经常导致弱视。患者常有远视，少数为近视眼。无虹膜眼多半是静止性，但因有些患者前房角小梁区有异常的中胚叶胚胎组织阻塞，可引起高眼压，发生水眼或青年性青光眼。患者常因进行性角膜，晶状体混浊或青光眼而失明。本病遗传倾向明显，多为常染色体显性遗传。其发病机制不明，可能是神经外胚叶的原发性缺陷与中胚叶异常发育致使外胚叶缺乏引导或阻抑所致。常伴有其他眼部畸形，可同有小角膜及形状异常呈锥形或呈现混浊，间或有蓝巩膜，前房过浅或过深。晶体可有异位，且绝大多数患者的晶体有板层性、前后极混浊或弥漫性混浊，少数还有晶体缺损。常同时伴睫状突发育不全，偶有瞳孔残膜，玻璃体多见永存玻璃体动脉和纤维组织条索。视网膜周边部偶见弥漫性退变。间或有小眼球等明显的先天异常。还可伴发周身的骨骼畸形及不同程度的智力发育障碍等。

(2)虹膜基质前层增生：本病表现为虹膜附膜。在正常发育情况下，虹膜表面中胚叶层即虹膜瞳孔板层的虹膜部分终止于虹膜小环，萎缩后残存的纤维组织分布于虹膜隐窝中。如出现发育异常，则成为一层厚膜，宛如双层虹膜。这一浅层虹膜附膜可止于虹膜领状带，但时常超越领状带并附于虹膜瞳孔区的浅面。增生膜可围绕部分或整个瞳孔，也可为较小的条索状组织。显著的虹膜附膜可覆盖于全瞳孔区，膜上的不规则形孔洞犹如多数瞳孔，膜后的虹膜瞳孔缘仍能在孔后察见。有时这种附膜组织连于晶状体前囊，且该处晶状体混浊。此病多为散发性，少数表现为常染色体显性遗传。

(3)虹膜基质发育不全：虹膜基质可出现不同程度的发育不全。并可累及中胚叶基质的前叶或两层的全层，或虹膜的一个节段及瞳孔区，或全部虹膜。虹膜的中胚叶部分发育不良以及前叶过度萎缩，可能是导致基质发育不全的两种因素，单独或两者联合发生作用，形成各种先天异常。若基质发育不全为普遍性，则虹膜失其正常构形，可隐约透见外胚层为褐色背景，括约肌为黄色带。局限性基质发育不全则为虹膜隐窝中的两层中胚叶组织全缺，表现为虹膜的小窝底部呈现黑色色素上皮。还有一些表现为虹膜扇形菲薄区，常位于下方，可能与胚裂发育有关。虹膜基质发育不全若伴有色素上皮缺失，则表现为虹膜上有半透明的小陷窝。此外还有一种少见的瞳孔周围虹膜发育不全，不但虹膜两层中胚叶缺损，还累及外胚叶的结构，即色素上皮和括约肌，瞳孔大而不规则，外观与无虹膜相似。本病多为常染色体显性遗传，可伴发瞳孔异常，角膜混浊，白内障和视网膜发育不全等。

(4)虹膜肌肉异常：为瞳孔开大肌缺如，表现为先天性小瞳孔。甚为少见，有常染色体显性遗传倾向。瞳孔在平常日光下直径常小于2mm。常双眼发病，但可能一眼表现较重。患眼虹膜常无环形收缩皱纹，瞳孔反射运动甚微或缺如，对一般扩瞳剂反应甚小。只有滴用后马托品类药物者可使瞳孔散大。由于瞳孔括约肌没有开大肌的拮抗，瞳孔持续收缩，又因括约肌反射性影响而有持续性调节痉挛。患者症状为暗光下视力不良。本病可伴有虹膜萎缩、小角膜、小晶体及永存瞳孔膜等，偶有伴发蜘蛛肢体综合征者。

(5)先天性瞳孔异常

1)瞳孔大小不等：正常的瞳孔双侧等大，并有同样的反射活动，一般日光下眼在休息状态、瞳孔直径约2.5～4mm，左右眼瞳孔大小可稍有差异。如差别超过20%，则为先天畸形，正常人约有2%可发生这种异常。两侧大小差异多在2mm以内，平均约差0.5mm。这种先天性异常多半为不规则性常染色体显性遗传，并有同卵双生一致性异常的报告。

2)多瞳孔：真正的多瞳孔症极为罕见，一般的所谓多瞳孔病例都是虹膜上的缺损性穿孔，并非真正的瞳孔，不具有瞳孔括约肌和开大肌组织。这些假瞳孔随真瞳孔的缩小和开大而启闭。假瞳孔可呈裂隙状等异常形态。

3)瞳孔异形：极少见，多表现为裂隙状瞳孔。在暗光环境或扩瞳剂作用下可呈圆或卵圆形，也可仍保持裂隙形状。此病多为双眼对称，不少患眼在裂隙的一端有结缔组织连系，表明其可能与发育过程中血管残留的机械性障碍有关。如无其他先天畸形，一般不影响视力。瞳孔异形还可有方形和梨形等，更为罕见。

4)瞳孔异位：正常发育的瞳孔位于虹膜正中稍偏内和下方。轻度异位者不少见。明显异位者甚为罕见，可位于虹膜周边。常双眼对称，单侧者少见。多数异位的方向为向上和向外，且瞳孔常呈卵圆和不规则形，反射活动常不灵敏。虹膜可粘连于异位瞳孔偏向一侧的角膜缘处，有时瞳孔缘见条索组织，可能与发生畸形有关。瞳孔异位眼常有近视，常伴晶状体异位、不全脱位，晶状体发育不良，或白内障。还可合并有永存瞳孔残膜，虹膜和眼底缺损，玻璃体动脉残留，水眼或小眼球等。本病有遗传倾向，属常染色体显性遗传。

(6)虹膜色素上皮层异常：虹膜色素层发育不全较多见，使用透照法可见虹膜呈半透明状。色素层增生则较少发生，为虹膜背面的色素层增生重叠，有时表现为多数皱褶，但临床上不能发现。表现于虹膜瞳孔缘的先天异常较为易见。

1)虹膜瞳孔缘色素上皮增生：本病是由于外胚叶生长肥厚并现外翻，或因边缘窦出生时未闭形成囊样扩张。正常虹膜两层色素上皮恰在瞳孔缘形成上皮皱褶的镶边。若色素缘增生则色素上皮可铺至虹膜表面，甚至达虹膜睫状区，遮盖一部分虹膜，因呈黑色，外观似虹膜缺损。增生外翻的色素上皮常呈多数放射形和绒状的条形突起。常伴发虹膜基质的痣样色素增生，还可有其他先天异常如虹膜缺损，虹膜晶状体前囊粘连，瞳孔残膜或小眼球等。

2)绒球：为虹膜上方色素上皮呈绒球状生长，双眼发生。绒球呈两种形状，一为圆形结节，被中胚叶组织覆盖和局限，另一为单纯由色素上皮形成扁平和卷曲的板层，有时也现突起。本病基本上是静止性，但有时第一型可成为囊状或实性团块，间或脱入前房，或一端脱在前房中飘浮。多为常染色体显性遗传。

3)先天性虹膜内翻：先天性瞳孔缘全部或部分向后翻转并不多见，有时伴瞳孔残膜。可能与前玻璃体条索或瞳孔血管膜等异常有关。另外，有的病例在内翻处有虹膜萎缩并开大肌缺失，有些有虹膜色素上皮与角膜内皮粘连，这些又可能与胚胎发育中的炎症有关。

(7)先天性虹膜囊肿

1)虹膜基质囊肿：可能为胚胎表面外胚叶内陷入中胚叶组织引起，或发生晶状体的细胞移位所致。表现为虹膜中胚层内成一相当大的半透明泡，可静止若干年再长大，但较多发生青光眼。

2)色素上皮囊肿：色素上皮囊肿位于虹膜后面，有两种类型，一是由于原始视泡两层未能融合，另一为神经外胚叶前层细胞移行于虹膜中胚叶基质。前者属于囊性绒球，位于瞳孔缘，伴有永存或过度发育的边缘窦。视杯两层可在任何部分发生不融合，成为一或多个囊肿，位于瞳孔后面或睫状体上皮。若继续长大，出现于瞳孔缘，可引起晶状体脱位。第二种为色素性，也可位于虹膜基质内而与色素上皮有或无连系。

(8)永存瞳孔膜：又称瞳孔残膜。是由于瞳孔部的第一和第二中央动脉弓及其伴同的中胚叶组织，在胚胎发育过程中萎缩和消失不完全所致。在新生儿常可观察到不同程度的瞳孔残膜。随年龄增长，大部分婴儿眼内残膜逐渐消失，不消失者即成为永存膜。永存膜按位置差异，可分为两个类型。

1)永存瞳孔膜全位于虹膜：表现为纤细组织起于虹膜小环并架在虹膜瞳孔部上，也有残膜肢架的一部分超过瞳孔缘凌架于瞳孔缘附近的瞳孔区，但不附着于晶状体上。另有虹膜瞳孔板肥厚，从虹膜小环伸张到或超过瞳孔缘，在虹膜前面呈花边状，甚至在虹膜表面呈一个孔，或形成一完整的膜遮盖瞳孔的全部或一部分。

2)永存瞳孔膜附着于晶状体：①膜性条带或细纤维状永存瞳孔膜起于虹膜表面，另一端在瞳孔区附着于晶状体前囊，在晶状体附着处可见局限性的白色晶状体混浊。②有一些受累眼在晶状体前囊有孤立并分散的色素，并不与虹膜连系。③永存瞳孔膜与角膜粘连。

2. 睫状体的先天异常

(1)睫状体不发育或发育不全：常见于有显著畸形的眼，睫状突很小或缺如。在小眼球或无虹膜等病例，睫状体常发育不全。另外，在少见的先天性调节麻痹的患眼也可能是由于睫状肌未发育完善所致。

(2)睫状突移位：本病可为原发性，也可继发于其他眼部畸形。伴有眼部其他畸形者如先天性前葡萄肿、虹膜嵌入角膜，则睫状体被牵引向前，但睫状肌的位置不变，且被脉络膜和视网膜的前部覆盖。另一方面，如果永存晶状体纤维血管膜阻碍虹膜向前生长，则睫状体向后移位。

第六节　视网膜先天异常

一、眼底血管异常

1. 永存性玻璃体动脉　永存性玻璃体动脉是眼内最常见的血管异常。按其形状各异有以下几种情况：

(1)玻璃体动脉从视乳头到晶体全部残留,呈细线状或条索状,还可有血液流通,并有一些纤维性或胶质性组织伴行。这种血管退行残余条索发生的皱缩牵引可引起白内障或晶状体脱位。有时由于眼球增长,这种残余条索因中部较细易于断裂,以致残留一端于视乳头前面,另一端在晶状体后面。

(2)玻璃体动脉的后段永存于视乳头上,常表现为白色结节,位于视网膜中央动脉上。有时可为一通畅的血管或一闭塞条带,长短不一,伸入玻璃体内随眼球的运动呈蛇行状摆动。其末端可分散为若干细线,或终止于一球形结节。另外还可表现为视乳头前膜视乳头前玻璃体动脉囊肿。

(3)玻璃体动脉止端永存,附着于晶状体后面,多位于晶状体后极部鼻侧偏下。裂隙灯下呈螺旋状,在玻璃体内随眼球转动而浮动。有的在晶状体后面呈细丝状,有时伴有大量纤维组织,并可形成囊肿浮动于前部玻璃体中。

2. 睫状视网膜动脉　睫状视网膜动脉为由后短睫状动脉直接发出的支,或Haller-Zinn环发出的毛细血管增大,或极少情况下由脉络膜血管发出的支,分布于视网膜黄斑区。典型的睫状视网膜动脉从视乳头边缘出现,呈钩形伞柄状,通常只有一支,与视网膜中央动脉没联系。多位于颞侧,也有出现于鼻侧者。

3. 视网膜血管形态和分布的异常

(1)视网膜血管分支和行径异常:视网膜中央静脉在视乳头上可出现分支数目异常,或在视乳头周围有环行静脉吻合或有小静脉环袢或分支交通。视网膜中央动脉在视乳头上可分为三支。或见视网膜上半动脉或静脉血管分支供应下方象限的视网膜,或下半的血管供应上半的视网膜等。

(2)视网膜血管屈曲扩张:这种畸形发生于静脉较动脉多,可局限性或普遍性,单眼或双眼均可发生。有时可分并有面部或其他部位的血管瘤痣。少数合并指趾畸形。扩张的静脉管径增粗,但仍显正常的深红色与血柱的光反射,无病理性静脉淤滞迹象。

(3)视网膜血管异常交叉:正常情况下视网膜动静脉均不发生两侧血管彼此交叉,因发育过程中视网膜各部由其各自邻近的血管芽萌发供应。偶可出现视乳头和接近视乳头处鼻侧血管与颞侧互相交叉者。

(4)异常黄斑血管:少见。偶有视网膜颞下动脉或静脉主干发出分支越过视网膜水平缝并布于黄斑、也有从颞上血管发出异常分支跨过黄斑区者。

4. 视网膜巨血管症和动静脉交通　先天性视网膜巨血管症通常指跨越黄斑区异常粗大的静脉血管,供应或引流视网膜水平缝上下两侧的血循环。临床可见一支视网膜血管延伸至水平缝上或下方一定程度,并分出较大的支穿过黄斑中心,间或还有一些小支跨过黄斑无血管区。视力不受影响。荧光血管造影可见视网膜区血管症存在不同程度的动静脉交通。先天性视网膜动静脉交通呈蔓状血管瘤者,血管异常可限于视网膜,常不进展,视力可不受影响。有些伴有面部、头皮、颅骨、口腔黏膜或中枢神经系统的血管异常。若视网膜、皮肤和颅脑血管同时存在先天异常,称为Wyburn-Mason综合征。

5. 视网膜前血管袢　视乳头前血管袢从视乳头上的血管发出并突入玻璃体腔约1.5～5mm。血管袢的两端都在视乳头血管上,或可见起点在视乳头上而止点在视网膜血管上。血管袢多为动脉性,可有一个或多个升支和降支。袢的形态呈弯形或螺旋状,有的有白色胶质鞘包绕,视力一般不受影响。

二、视网膜色素异常

1. 视网膜色素上皮先天性肥大　临床表现为视网膜上一种孤立的圆形色素增多区域，不高出视网膜表面，边界整齐清楚，且常被一色素较少黑色较淡的环围绕。有相应区域的视野缺损。病理显示病变区视网膜色素上皮比正常肥大，有一单层大色素上皮细胞，含较正常为大的色素颗粒。其表面的光感受细胞有退行性变。

2. 视网膜黑变病　先天性视网膜黑变病范围较广，或为多灶性黑色素群集分布。多单眼发病。可表现为一侧眼底的一个普遍带黑色或深褐色。也可为多数群集的色素斑团，直径约0.1～3.0mm，圆形或状若熊爪的足迹。色素增殖常位于视网膜与脉络膜之间，或视网膜血管的浅面。一般不影响视力。

3. 视乳头先天性色素沉着　形态不一，色素可来源于视网膜和脉络膜。可表现为斑点状沉着，一致性沉着，色素沉着于视乳头上的色素性小窝内，以及黑色素细胞瘤等。正常情况下，视乳头上偶有少许细小的斑点色素，若十分显著则有可能是先天异常。脉络膜性色素沉着常在视乳头边缘，呈环形、星川形或楔形分布。有时与视网膜中央血管伴行或呈孤立的大片状，或整个视乳头被黑色素遮盖。

4. 白化病　白化病指人体黑色素缺乏的先天异常，眼为白化病常犯的器官。临床表现为白色眉毛和睫毛，虹膜发育不良，呈浅灰白色；瞳孔区呈红色反光；眼底为鲜红的橙红色，视网膜和脉络膜血管以白色巩膜为背景明显可见；视乳头的红色因周围环境的鲜明红色而不易分辨。眼底检查不能发现黄斑和中心凹。患眼常为高度近视并有散光。视力很差，常有水平性眼球震颤。视野缩窄并有中心暗点。光线刺激常引起羞明和目眩，令患者眯眼皱眉。患眼的色觉、光觉和暗适应功能一般尚正常。

三、视乳头先天异常

1. 视神经未发育与发育不全　视神经未发育极罕见，可能是由于胚胎早期中胚叶组织未长入眼球，以致神经节细胞未发育之故。临床表现为无光感，瞳孔无直接光反射。常同时有小眼球、白内障或眼底视网膜脉络膜缺损，并可能与中枢神经系统不发育相伴发。视神经发育不全偶有发生，病因不明，可能与遗传、孕妇服用药物、糖尿病或病毒感染等有关。多见于男性。临床表现为视神经乳头明显减小，色苍白，视乳头周围有浓淡不一的黄白色环，眼底血管正常，黄斑中心反射正常或消失。有不同程度视力障碍。可发生内斜视，眼球震颤，可有视野的部分缺损。还可伴有小眼球，无虹膜和眼组织缺损等先天异常。颅内伴发症较多见无脑畸形和水脑。

2. 视神经乳头的大小和形状异常

(1)大视神经乳头：正常视神经乳头大小约为1.60mm±0.2mm(竖径和横径的平均数)。大视神经乳头常超过正常平均值3个标准差，多发于单眼，视力多不受影响，生理盲点有相应扩大。

(2)视神经乳头的形状和位置异常：明显的先天异常并不多见，可呈显著的卵圆形，竖椭圆形，横椭圆形或斜椭圆形，或略现四方形、三角形、多边形、半月形或肾形等。高度变形的视神经乳头边缘常有弧形斑。

(3)双视神经乳头：十分罕见，有一种简单的“双盘”，为从视乳头两个分开的凹陷穿出两组分开的视网膜血管。但多数为两个分开的视乳头有不完全融合，每个视乳头各有分开的血管分布，或由两个视乳头中的主要视乳头的交通支动脉供应。多为单眼发病，视力可正常，患眼有两个生理盲点。电脑断层扫描证实球后有两条视神经，并有两个视神经孔。两个视乳头中较小者称为“副盘”，常位于另一正常视乳头的下方或眼底其他位置。

(4)视乳头大生理凹陷：正常视神经穿过筛板处形成一小的生理凹陷，先天性大凹陷则异常增大和加深，有时宛如视乳头缺损。视网膜血管从其边缘呈屈膝状爬出，呈青光眼样凹陷或缺损样凹陷。但先天性大生理凹陷限制于视乳头境界之内，一般不侵犯边缘处，有时仅表现为视乳头的一部分凹陷。

(5)假性视神经炎：或称假性视乳头水肿，为视乳头处的神经纤维堆积并有过量神经胶质，呈隆起的外观。多双眼对称，轻者仅视乳头鼻侧缘的境界模糊不清并现肿胀；显著者视乳头整个膨隆、血管拥挤，颜色发红似充血，隆起可高达 10 屈光度。眼球较小的远视眼均可见此异常，偶有遗传倾向。

3. 先天性视乳头小窝　为视乳头内圆形或卵圆形局限性的陷窝，呈灰色，多位于视乳头的颞侧。若小窝紧邻视乳头边缘，多在靠近小窝处有视乳头周围的脉络膜视网膜病变。小窝直径在 0.1～0.7mm 之间，患眼视乳头较正常大，约 40%出现限于黄斑区的浆液性视网膜脱离，脱离的高度一般不超过 1.5mm，脱离的视网膜可发生囊样改变发生黄斑板层或全层裂孔。单纯视乳头小窝患眼视力一般不受影响或影响不大。

4. 视乳头的先天性缺损和牵牛花状异常　常见者为视乳头下半的部分性缺损，在白色缺损区上方表现为一界限清楚的粉红色不全视乳头。缺损区下方还常连有脉络膜及视网膜缺损。视乳头缺损表现各异，缺损区一般比正常视乳头面积大数倍，呈圆或直立卵圆或不规则形，并有深的陷窝，其余可正常。“牵牛花综合征”，是一种视神经入口处的先天畸形，多见于单眼。视乳头比正常大，中部明显凹陷呈胶质样外观，边缘为隆起而带有脉络膜视网膜色素改变的环围绕，从视乳头中部向四周发出呈放射状的血管 20～30 支，延伸到视网膜周边部，不易区分动静脉。畸形的视乳头形状似牵牛花。有时合并与视乳头相连的非裂孔性视网膜脱离。

5. 先天性视乳头倾斜　视乳头向下方倾斜较少见。可见视乳头水平径较竖径长，常有鼻侧下方弧形斑及色素稀少。该区的眼球壁常向外凸起呈鼻侧眼底扩张，此种先天异常又称 Fuchs 缺损，反转性近视或视乳头转向不良等。视力可有轻度障碍，可有相对性的颞侧视野缺损，双眼畸形者出现双颞侧偏盲。本病无遗传倾向，可能与胚裂的部分性闭合不良有关。

6. 视乳头周围葡萄肿　较少见。表现为视乳头周围的葡萄肿样凹陷，凹陷深度约 8～20D，视乳头正常，在凹陷区的外缘常呈脉络膜萎缩的改变。视力一般不受影响。本病可能与后巩膜的发育异常有关。

四、眼底其他先天异常

1. 有髓鞘神经纤维　表现为与视乳头边缘相连的白色斑块，斑的边缘呈羽毛状，视网膜血管可被其遮盖。也有在视乳头附近而不与视乳头相连者。黄斑部少见，视力多不受影响，在视野相应处有暗点。本病是由于视神经纤维的髓鞘在生后仍继续生长超出筛板，在视乳头边缘处形成不透明的视网膜神经纤维所致。男性多见。

2. 视网膜皱襞

(1)增生性皱襞　常起于视乳头，向颞侧水平方向扩展，直达锯齿缘部。单纯的增生性皱襞累及视网膜一或二核性层，也可影响整个视网膜神经层。但与玻璃体或玻璃体血管系统无牵连。多为双侧性，并可伴小角膜、小睑裂、瞳孔残膜、内斜视和眼球震颤等。

(2)镰状视网膜皱襞　多从视乳头发起，在颞侧偏下向锯齿缘和睫状体延伸形成视网膜增生隆起呈镰状隔膜。多双眼对称，常伴有玻璃体动脉残迹。可有广泛的视网膜脱离，视网膜中央动脉分支常从视乳头分布于皱襞之上。本病有遗传倾向，为性连遗传。

3. 风疹性视网膜病变　表现为弥漫性视网膜色素紊乱，呈椒盐状视网膜病变。多由于孕妇怀孕三个月内感染风疹病毒致出生的婴儿发生先天性视网膜病变。如无其他并发症，一般对视力影响不大。

4. Leber 先天性黑蒙　表现为婴儿重度视力不良，甚至完全丧失光感，常见眼球游动性转动或震颤，瞳孔反射可正常。婴儿常有不停地用手指戳自己的眼眶的指-眼体征。眼底可正常，也可见视乳头苍白、视网膜血管细窄，视网膜周边部椒盐状色素改变，脉络膜血管暴露，或见黄斑色素沉着等。本病是一种先天性视网膜营养不良性退变，多为常染色体隐性遗传。

第七节　眼眶先天异常

一、颅面畸形

1. 尖头畸形　本病又名塔形头，其临床特征为头颅垂直径过长，而横径和前后径过短。此种畸形在出生后即能被认出，4 岁之内发展较快。7～8 岁以后，脑停止发展，畸形也不再进展。由于尖头畸形颅和面骨均被侵及，同时也影响了眶骨发育。眶腔变浅，容积减小。本畸形有明显的头痛症状，程度有轻有重。眼球突出是显著的眼部体征，两眼距过远和外斜视常有发生。由于眼球突出可引起暴露性角膜炎，长期高颅压引起视乳头水肿、视神经萎缩可致视力减退。尖头畸形的病程和预后与颅缝愈合时间和范围有关。愈合越早，发展越快，预后不佳。当发生视乳头水肿时，应早期手术治疗，以保存有用视力。手术方法以冠状缝和矢状缝侧线状颅骨切除为佳，而行减压术仅能暂时缓解症状。

2. 舟状畸形　本畸形因矢状缝过早的愈合，头颅沿矢状面发展，形成前后径长而左右径短，如同龙船样子。常有两侧眼球突出、视神经萎缩、外斜。

3. 颅面骨发育不全　本病是一种常染色体显性遗传性畸形。出生后体征已较明显。所侵犯范围包括颅、面、眶。颅脑改变界于尖头和舟状畸形之间。前额大而向前上方隆突，颅底向下、后退。两眼过远，智力低下。颜面部由于上颌发育不全，鼻短、宽，呈钩状似鹦鹉嘴样。下颌大而前突，牙齿畸形，反殆位，硬腭高位。眼部异常包括双侧眼球突出、视神经萎缩和视力减退，常有外斜视及眼球震颤。本畸形早期行颅减压术可保存视力，广泛的颌面骨切除及牵引，可改进面部畸形。

二、先天性小眼球合并眼眶囊肿

本病是一种少见的先天性眼球发育异常，眼眶囊肿是继发改变。由于胚胎时期，眼球的发生和发育经过眼泡、眼杯和胚裂闭合几个时期，如胚裂未能按时闭合，眼杯成分经过中胚叶相应之裂口向眼外增长，便形成了眼眶囊肿。往往在出生后或婴儿期即被父母发现。多发生于一侧，约1/3为双眼。初眼窝塌陷，睑裂小，结膜囊内可见小角膜和小眼球。随着年龄增长，囊肿逐渐肿大，下睑向前隆起，青蓝色，可扪及软性肿物。小眼球向上移位，下睑结膜也呈青蓝色隆起。结膜下肿物透光。少数病例伴有身体其他部位的先天畸形。治疗可反复抽吸囊液，或以硬化剂冲洗后加压包扎，使囊腔闭合。

三、脑膜-脑膨出

本病是由于颅内结构通过骨缺损疝入眶内引起的一种先天异常。根据骨孔的位置，又可把脑膜-脑膨出分为前部和后部两种临床类别，按位置分类对诊断和治疗有较大意义。本病是胚胎时期眶骨形成失败的一种先天畸形，常在儿童或青年时期才出现症状和体征。

1. 前部脑膜-脑膨出　由于两侧筛板之间骨缝闭合不全，脑组织经此骨缺失向前下突出于皮下。表现为双侧对称，鼻背加宽前隆。在眶内可扪及软性肿物，哭闹、喷嚏、用力或低头等颅内压增高时，多量脑脊液至颅外的囊内，致使肿物增大。压迫肿物则变小，较多的脑脊液突然进入颅内，颅内压增高，可引起恶心、呕吐、头晕等症状。骨孔较大时，脑搏动可经脑脊液传递至颅外，肿物与脉搏同步搏动。因肿物多位于眶内上侧皮下，体位性增大，需与毛细血管瘤鉴别。囊肿内含有澄清的脑脊液，可透光，此点与血管瘤不同。X线检查采用张口45°后前位摄影，可发现筛板骨缺损。超声探查有搏动性囊性肿物，可压缩。CT扫描有骨缺失及较低密度块影，在穿吸进行常规和生化分析可证实为脑脊液。颈动脉造影可见眶后血管向前下方移位。病理镜下可见神经元和三层脑膜。手术治疗常能收到较好效果，但手术进路和处理不当可招致脑脊液瘘、脑膜炎，并致死亡。手术可从前部皮肤切口，结扎眶内肿物颈部，切除膨出的肿物，将蒂送入骨孔，用硅片或黏合剂封闭裂孔。

2. 后部脑膜-脑膨出　由于脑膜和脑组织经过扩大的视神经管，眶上裂、后筛孔或蝶骨大、小翼骨缺失疝入眼眶后部，多见于神经纤维瘤病。表现一或两侧眼球突出，并向下移位，常伴有搏动。头前倾时，突出加重，压迫眼球尚可纳入眶内。眼球搏动系脑搏动传递而来，无血管杂音，压迫患侧颈动脉，搏动也不停止，此点与血管性搏动不同。眼睑水肿，下垂，前隆，上举不足。偶见视力丧失，原发性视神经萎缩和眼球运动受限。X线检查在20°后前位可见颅前窝小，颅中窝大，蝶骨大、小翼骨缺失或骨管、骨孔、骨裂扩大。其他检查同前部脑膜-脑膨出，而手术治疗复杂，效果较差。

四、神经纤维瘤病

本病是发生于多系统的先天性显性遗传性疾病，可侵犯眼眶和眼球，临床上较多见。其病因是胚芽紊乱，影响了中胚叶和外胚叶的发育引起的，属遗传性病。临床上表现为眼球突出，同时伴有搏动。眶上缘扪及中等硬度搏动性肿物，眶下部扪及软性肿物多系肿瘤本身。视力减退多因肿瘤侵犯视神经梢，视神经萎缩所致，或因同时患有角膜白斑、青光眼、弱视可致视力减退。也可眼睑肿大及上睑下垂。结膜因软性增生而突出于睑外。角膜混浊，虹膜淡黄色结节突出于虹膜表面，而视网膜可有神经纤维瘤结节和结节性硬化。脉络膜、睫状体有大小不等瘤结节。可伴有先天性青光眼和视路的胶质瘤、脑膜瘤。全身其他部位侵犯，如皮肤可出现棕色素斑、皮肤软性突起物、皮下软性肿物；软组织和脏器出现肥厚或橡皮肿、血管瘤、淋巴管瘤、神经纤维瘤、内脏、纵隔、声带肿瘤；内分泌功能异常引发生长发育、智力改变；也侵犯中枢神经系统任何部位，如胶质瘤和脑膜瘤；骨骼先天性异常经常发生。X线检查、超声探查及CT扫描有助于诊断。皮肤色素斑达到6块，每块不小于1.5cm即可诊断为本病。皮下组织软性肿物及骨缺失可高度提示诊断。本病治疗系针对不同情况进行手术治疗。

（徐茂生　李全智）

附1

中药笔画索引

六画

七画

八画

九画

十画

十一画

十二画

十三画

十四画

十五画以上

附2

方剂笔画索引

一画

二画

三画

四画

五画

六画

七画

八画

九画

十画

十一画

十二画

十三画

十四画

十五画以上

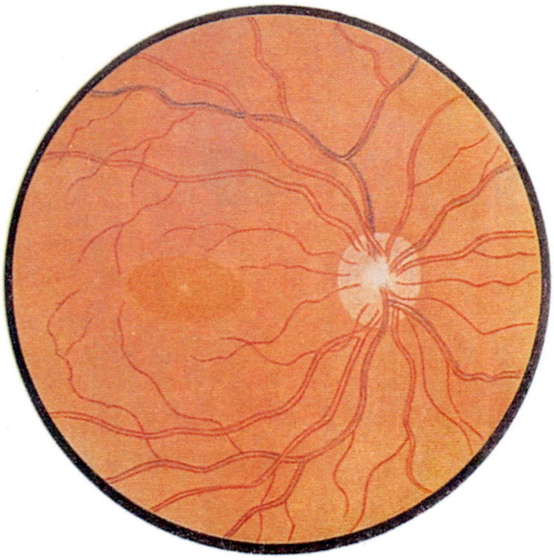

彩图1
正常眼底

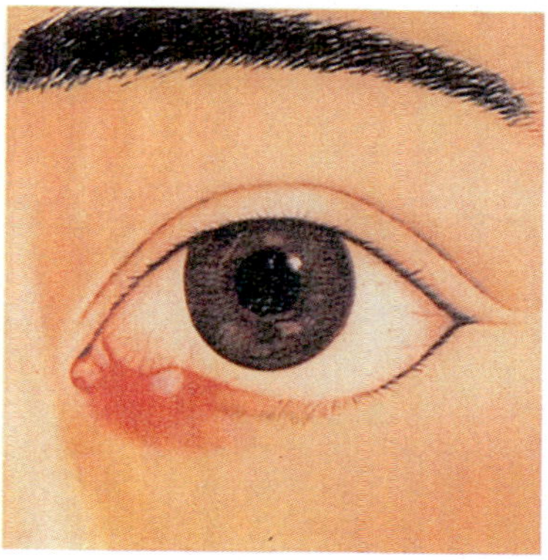

彩图2　针眼

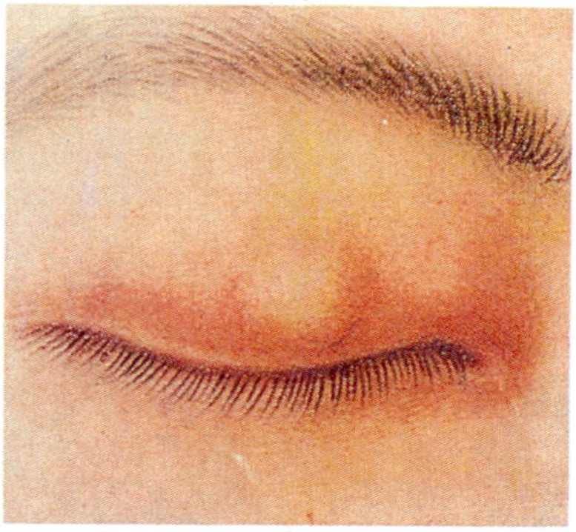

彩图3
胞生痰核

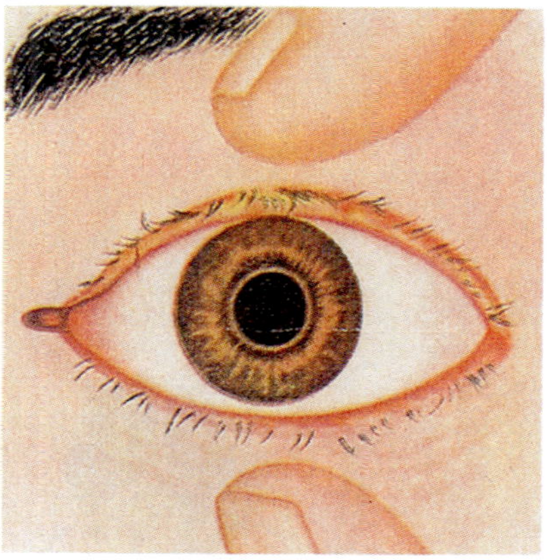

彩图4
睑弦赤烂

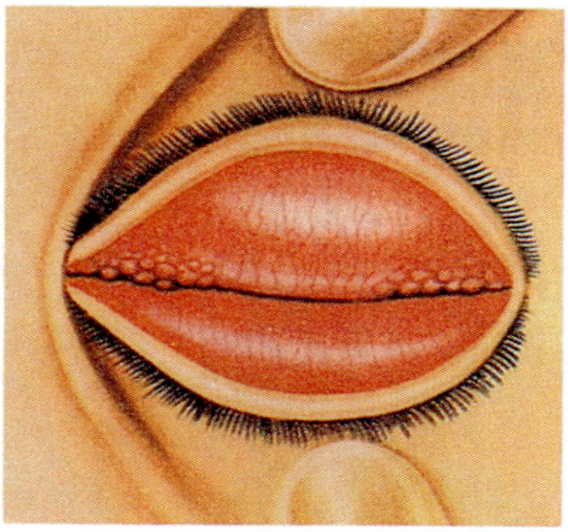

彩图5
椒疮（轻症）

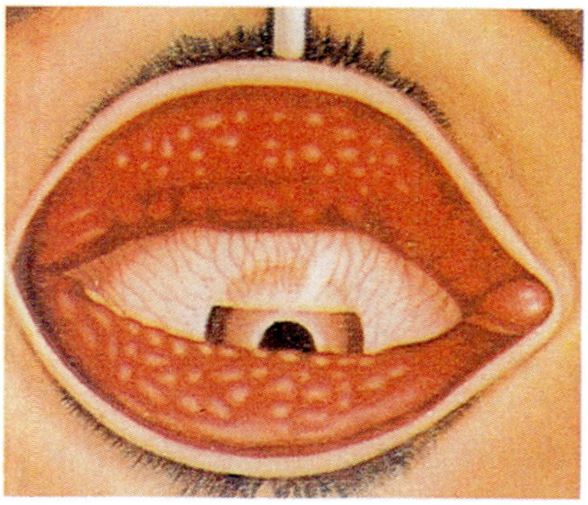

彩图6
椒疮（重症）

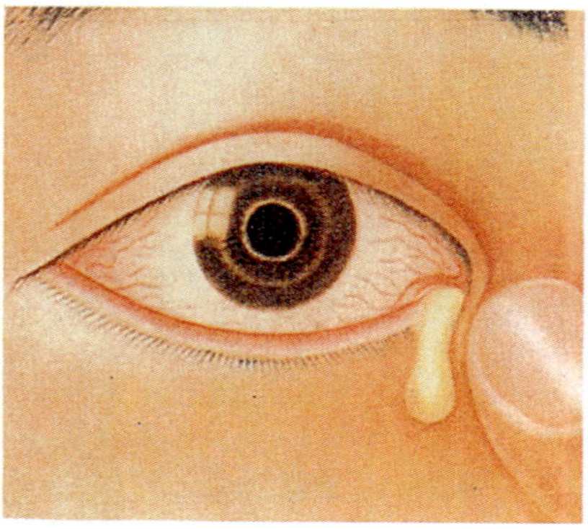

彩图7　漏睛

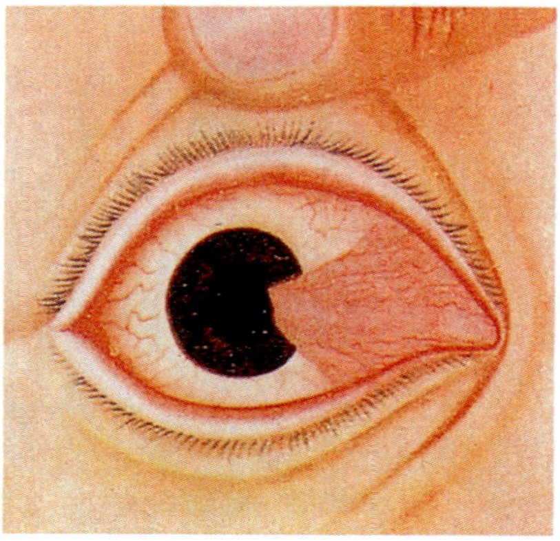

彩图8
胬肉攀睛

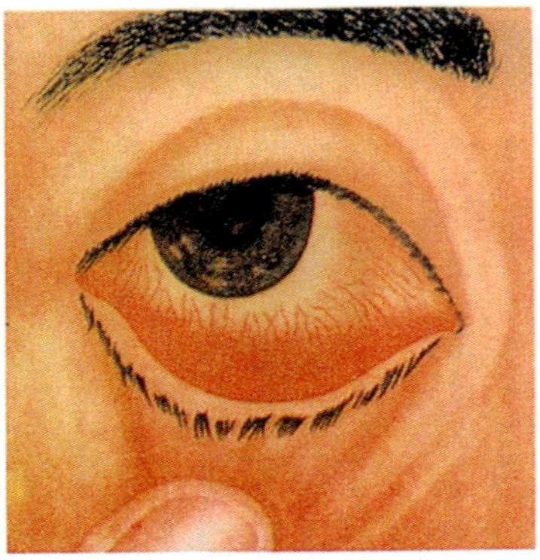

彩图9　天行赤眼

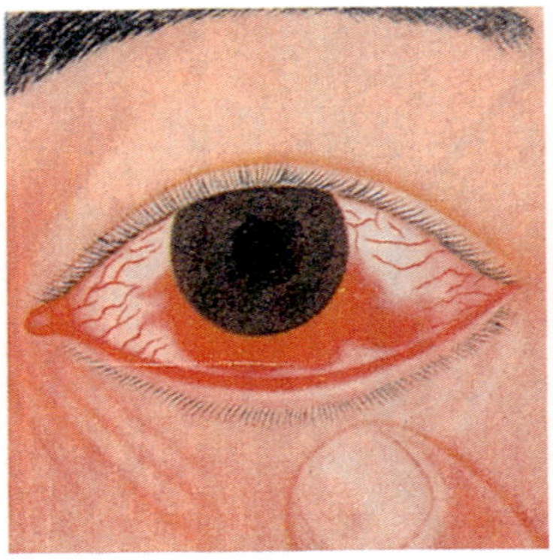

彩图10　白睛溢血

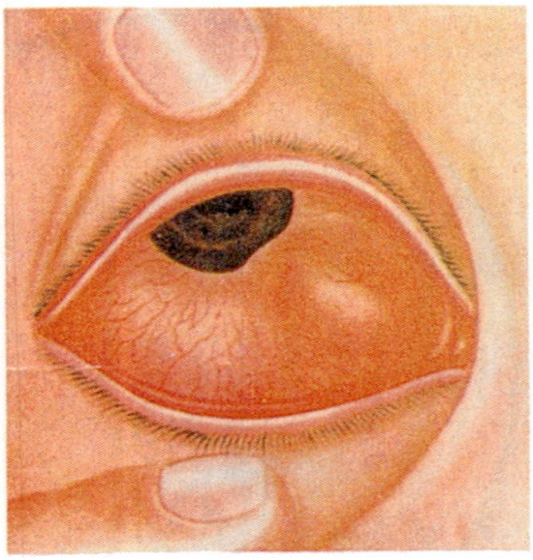

彩图11　火疳

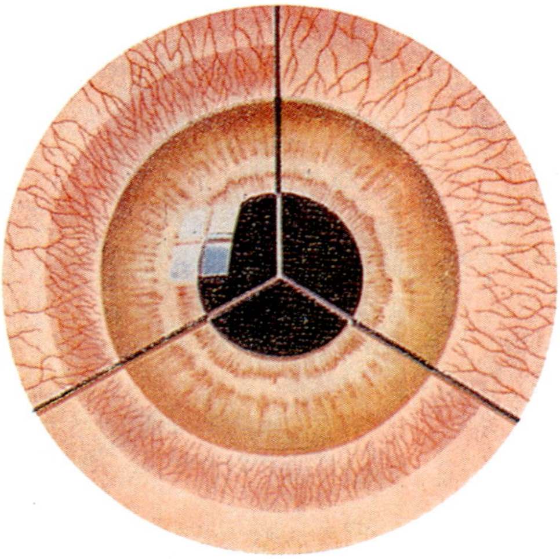

彩图12　三种白睛部发红（充血）的鉴别
（1）白睛红赤（结膜充血）
（2）抱轮红赤（睫状充血）
（3）白睛混赤（混合性充血）

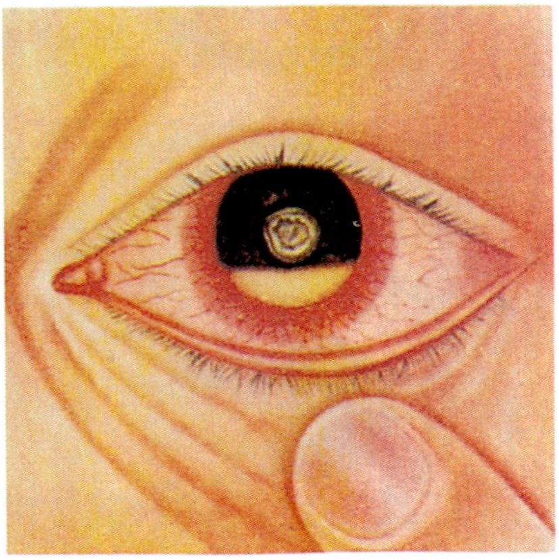

彩图13　凝脂翳

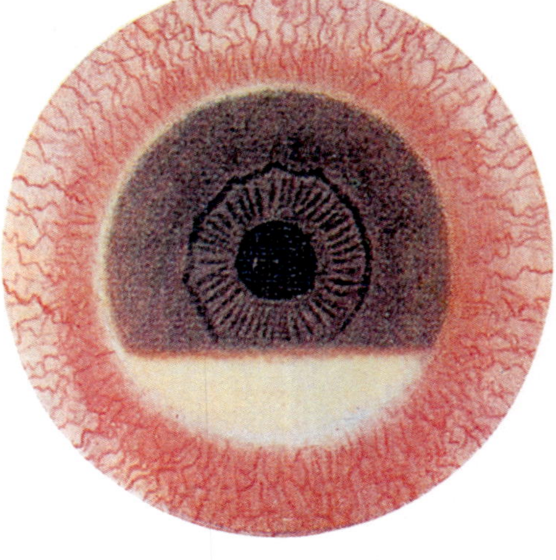

彩图14　黄液上冲

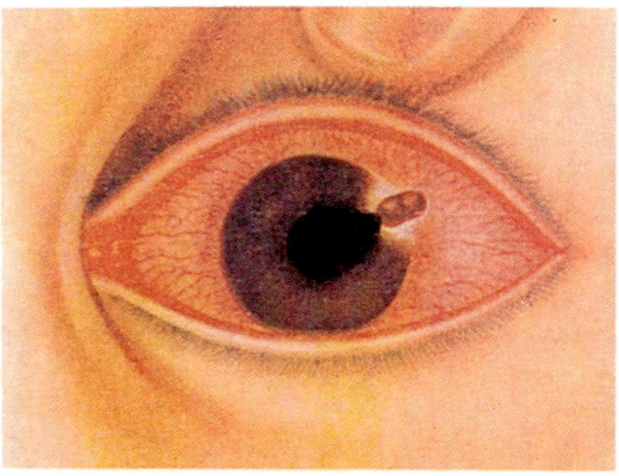
彩图15
蟹睛症

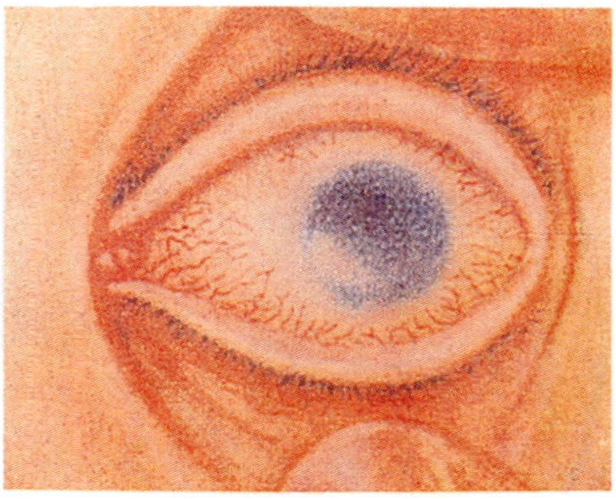
彩图16
混睛障

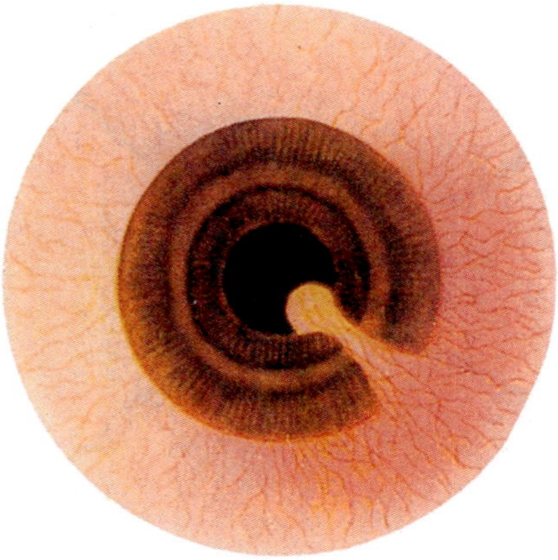
彩图17
风轮赤豆

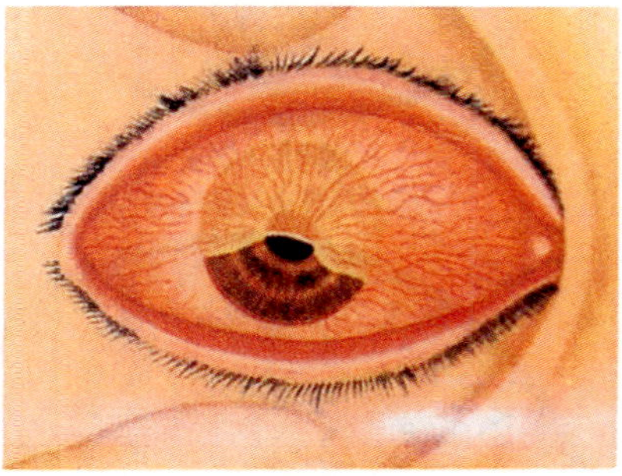
彩图18
赤膜下垂

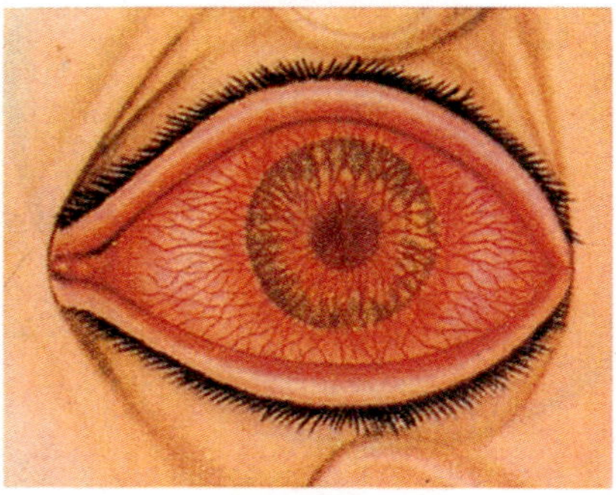
彩图19
血翳包睛

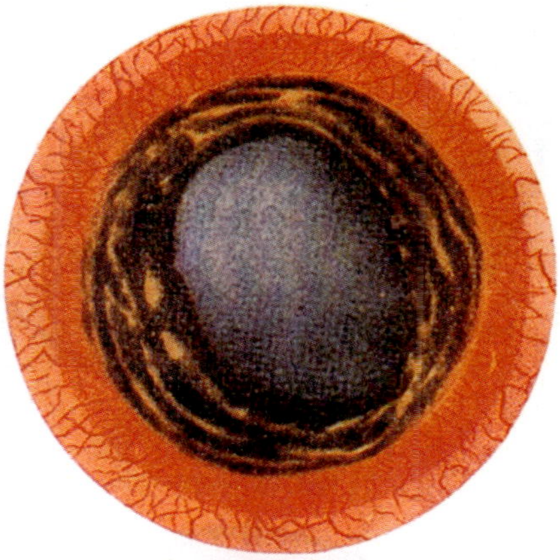
彩图20
绿风内障

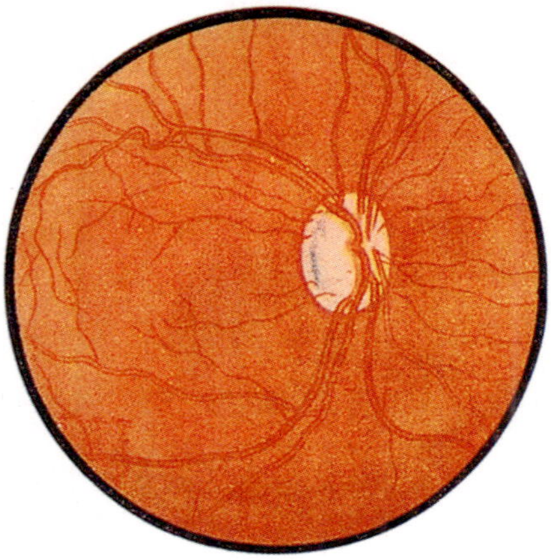
彩图21　青盲
（青光眼性视神经萎缩）

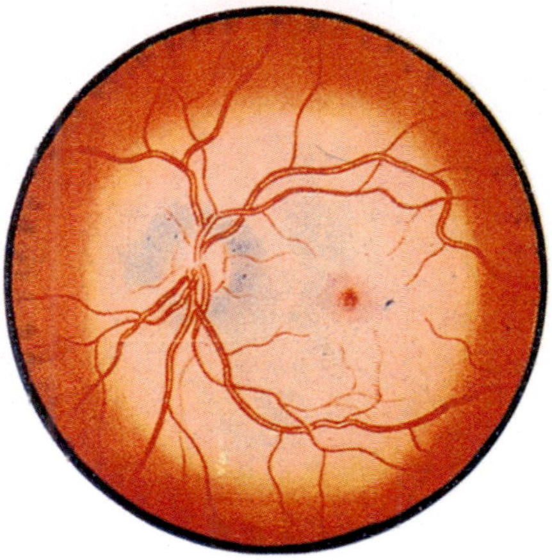
彩图22　暴盲
（视网膜中央动脉阻塞）

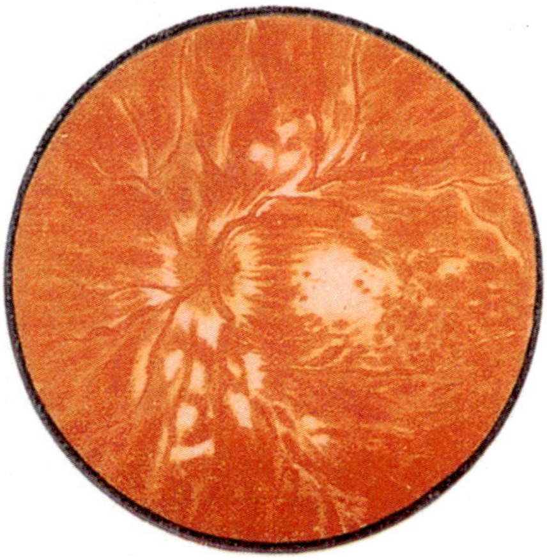

彩图23　暴盲
（视网膜中央静脉阻塞）

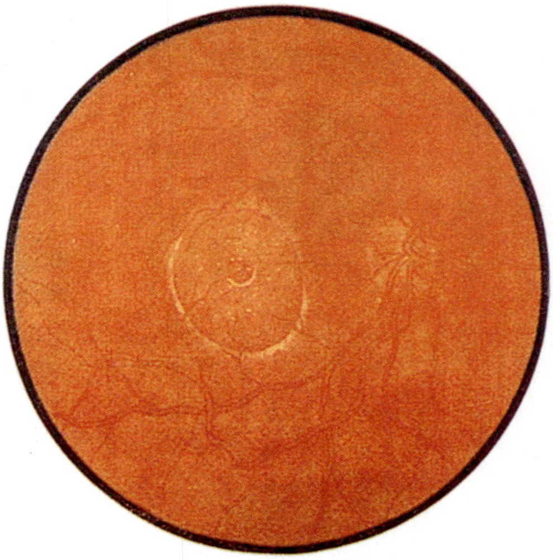

彩图24　视瞻有色
（中心性视网膜脉络膜炎）

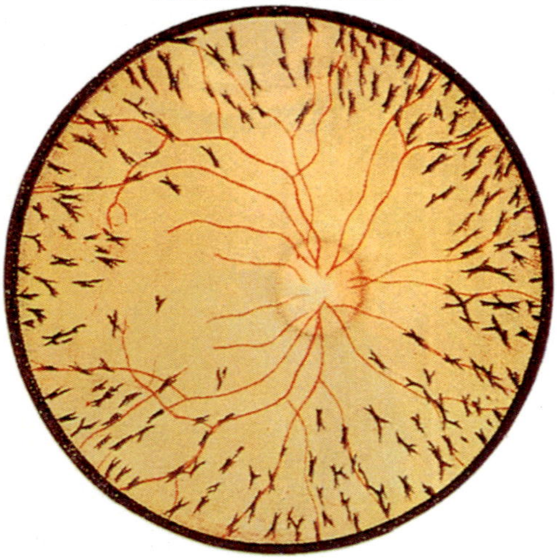

彩图25　高风内障
（视网膜色素变性）

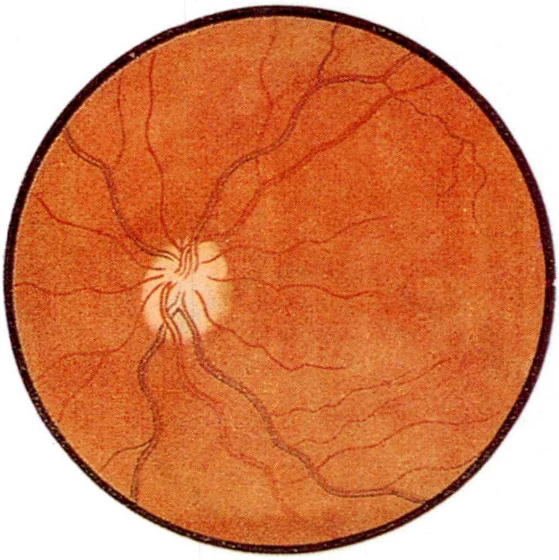

彩图26　青盲
（炎性视神经萎缩）

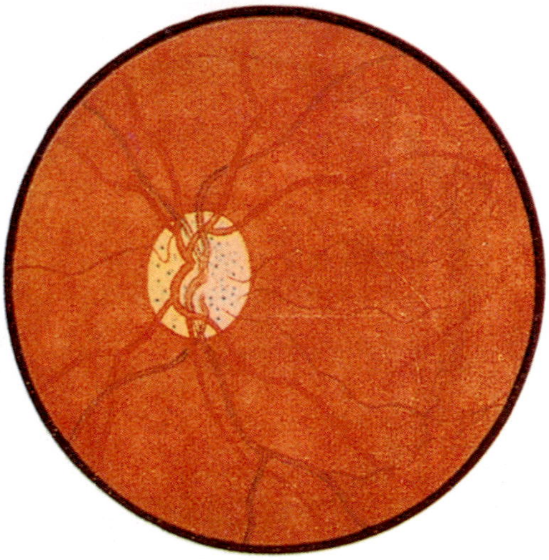

彩图27　青盲（原发性视神经萎缩）

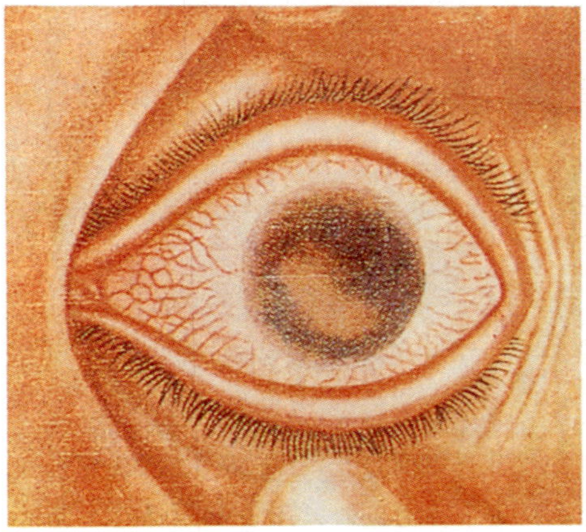

彩图28　疳积上目

《中医药学高级丛书·中医妇产科学》（第2版）
《中医药学高级丛书·中医儿科学》（第2版）
《中医药学高级丛书·中医眼科学》（第2版）
《中医药学高级丛书·中医耳鼻咽喉口腔科学》（第2版）
《中医药学高级丛书·中医骨伤科学》（上、下册）（第2版）
《中医药学高级丛书·中医急诊学》
《中医药学高级丛书·针灸学》（第2版）
《中医药学高级丛书·针灸治疗学》（第2版）
《中医药学高级丛书·中药炮制学》（第2版）
《中医药学高级丛书·中药药理学》（第2版）